からだと温度の事典

彼末一之
[監修]

永島　計
紫藤　治
稲葉　裕
田村照子
太田俊二
堀越哲美
澤田晋一
田中英登
福岡義隆
[編集]

朝倉書店

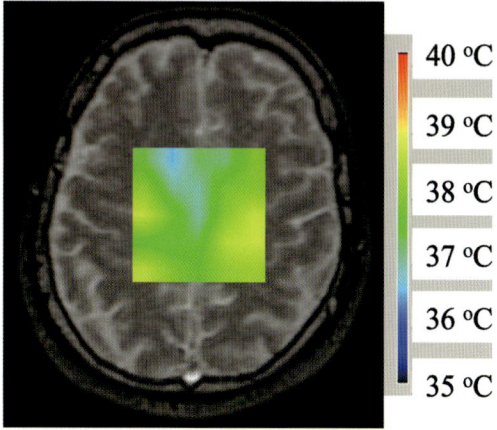

A22. 体温測定・体温計

図2 健康成人の脳内温度分布画像（本文 p.71）
磁気共鳴法により非侵襲的に2次元温度画像も得られるようになった．ただし，現段階では高精度に測定できる領域が限定される．

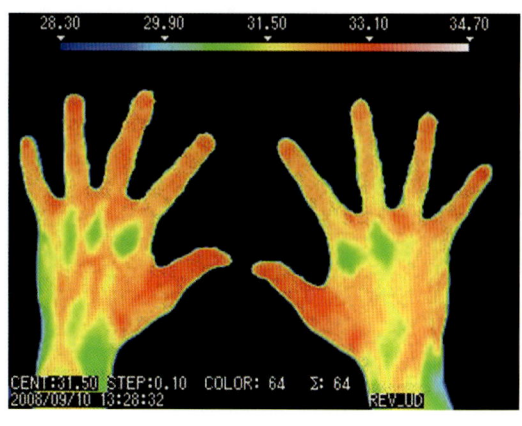

A26. 体温とサーモグラフィ

図1 医用サーモグラフィ装置（富士通特機（株），インフラアイ 3000 システム）および同装置による手指のサーモグラム画像（本文 p.81）

(a) (b) (c) (d)

(e) (f) (g) (h) (i) (j)

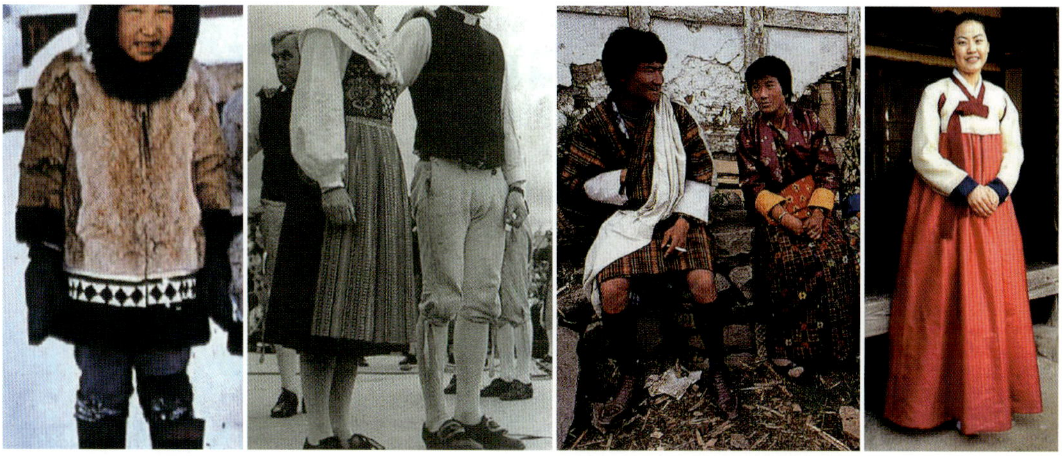

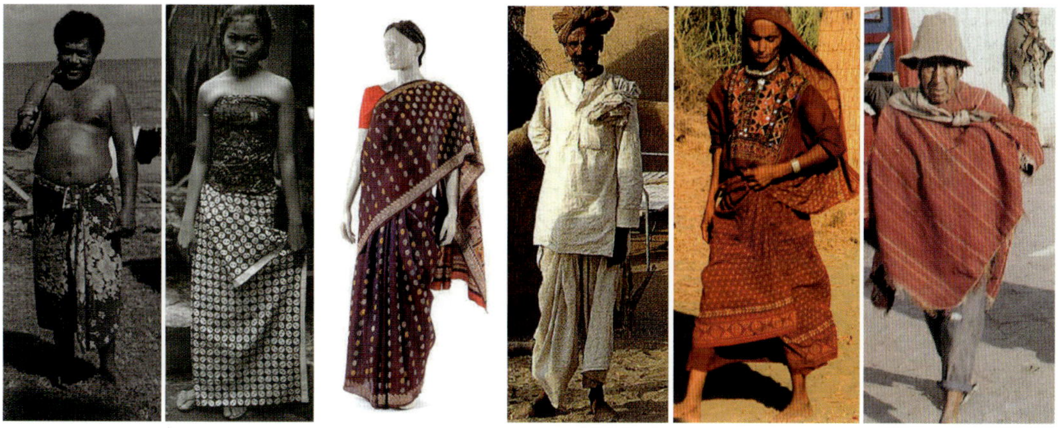

D8. 気候と民族服

図1 世界の民族服（本文 p.237）
(a) イヌイットの子ども服，(b) スウェーデンの民族服，(c) ブータンのゴ（男）とキラ（女），(d) 韓国のチマ・チョゴリ，(e) フィジーのスル，(f) インドネシアのパンジャンとクンプン，(g) インドのサリー，(h) インドのクルタとドーティ，(i) パキスタンのベールと貫頭衣，(j) アンデスのポンチョと帽子．

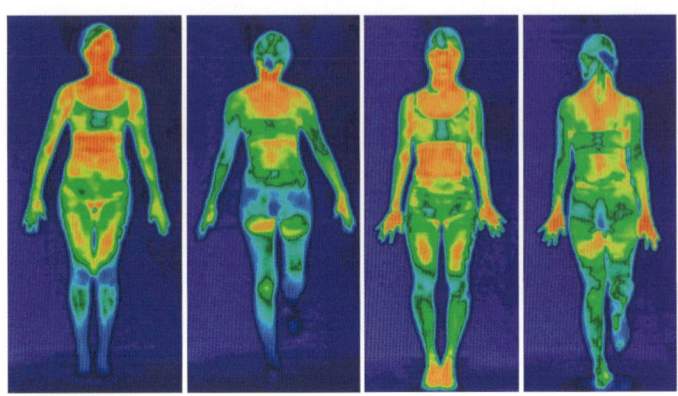

D12. 冷え性の衣服対策
図1 28℃ 50% RH 環境下におけるサーモグラム（本文 p.250）冷え性者（左）と非冷え性者（右）の比較．

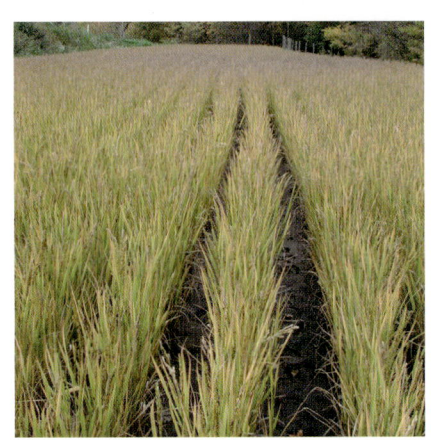

E9. 農産物の冷温障害
図1 2003年冷夏の低温で不稔障害といもち病が発生した水田（本文 p.301）

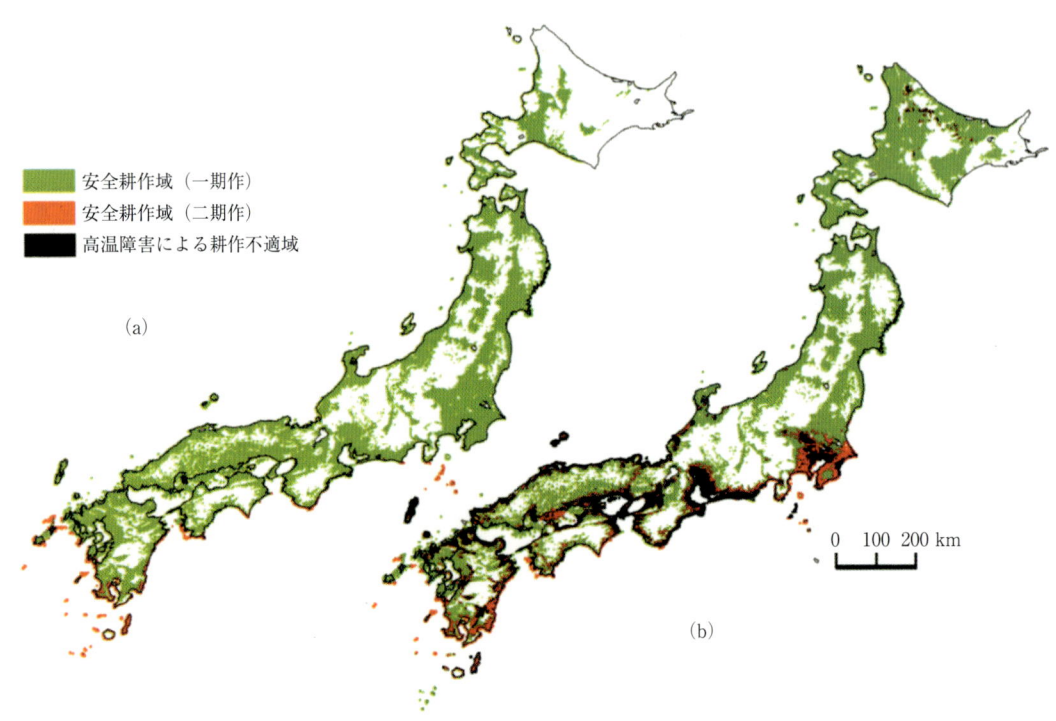

E14. 農業の気候的適域の変化
図2 日本の水稲耕作の気候的適域の (a) 現状（1971～2000年）と (b) 2081～2100年の気候的適域の予想分布図（本文 p.315）

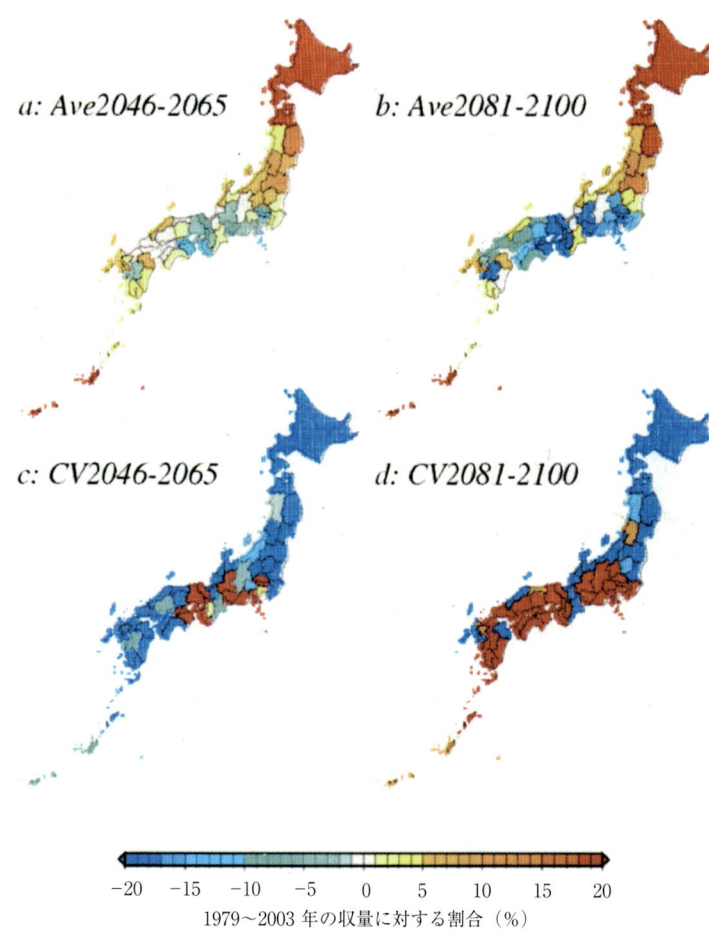

E15. 将来の食料生産量予測

図1 気候シナリオによる米の収量の変化推計結果（本文 p.318）

(a), (b) 平均収量, (c), (d) 20年間の収量の変動係数（標準偏差と平均との比）の変化率を表す．変化率は対象期間の値（2046〜2065年あるいは 2081〜2100 年）と現在の値（1979〜2003年）との差と現在の値との比で定義した．水稲の生育過程と気象環境との関係に基づいて，過去のデータを再現する県別米収量推定モデルを作成し，気候シナリオ（MIROC, A1B）を入力して米収量の変化を推定した．

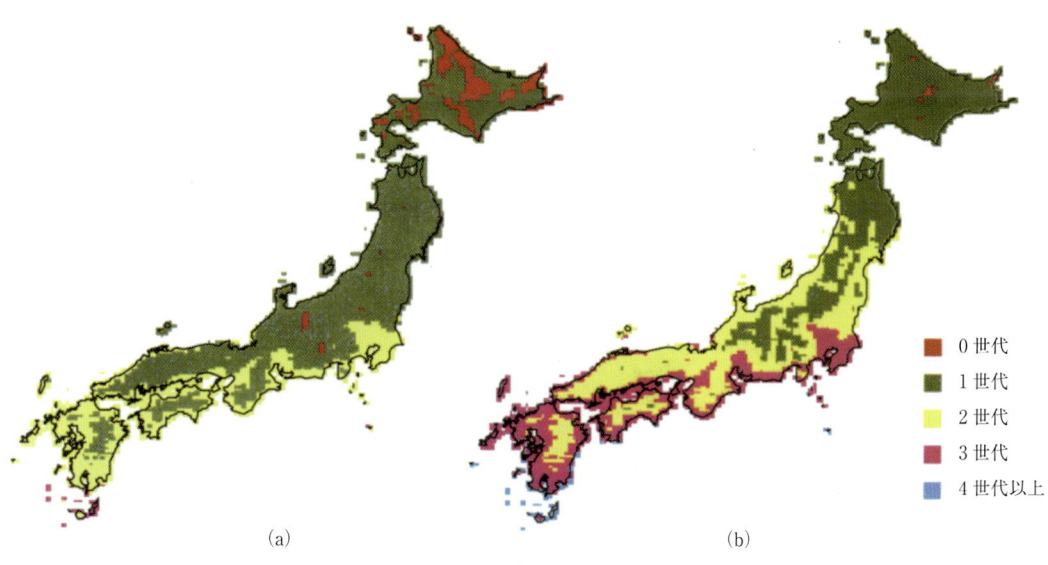

E16. 農業資源の持続的利用

図1 気候変化によるヒメトビウンカの世代数の分布変化（本文 p.322）

(a) 現状と (b) 2060年代での推計．イネの感受期とヒメトビウンカ発生の同期性の観点から6月1日における世代数の分布を示す．世代の境界線付近がイネ縞葉枯病の危険地帯であると判断される．(b) の気候推移は東京大学気候システム研究センターと国立環境研究所が開発した全球気候モデルによる．

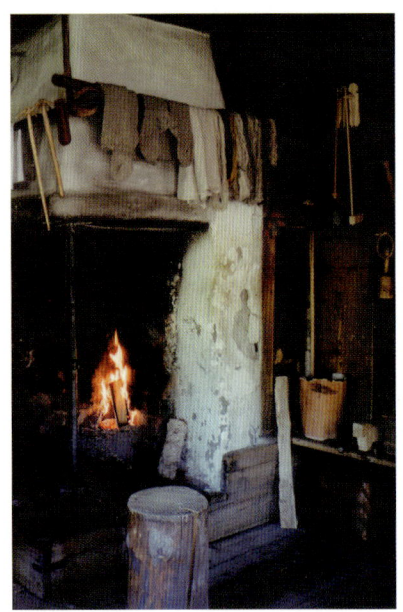

F1. 温度とすまいの歴史
図2 室内で用いられる火（本文 p.337）
暖炉の原型．スウェーデンの伝統住宅．

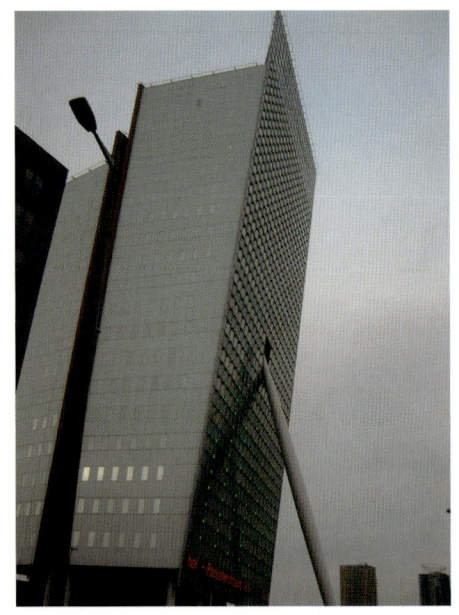

F1. 温度とすまいの歴史
図5 オランダ・ロッテルダムの現代ビル（本文 p.338）
自由な形とガラス窓空気調和と人工照明により環境が維持される．

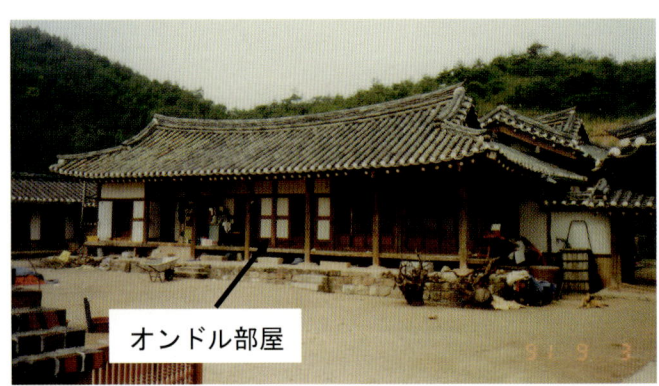

オンドル部屋

F1. 温度とすまいの歴史
図3 韓国の伝統住宅における
オンドル（本文 p.337）

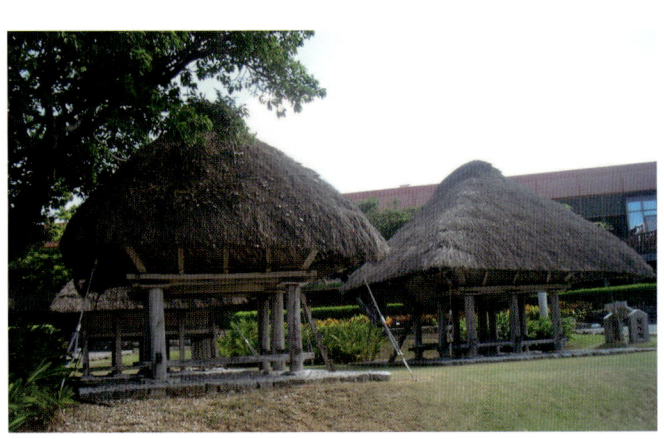

F1. 温度とすまいの歴史
図4 沖縄の高床倉庫（本文 p.337）

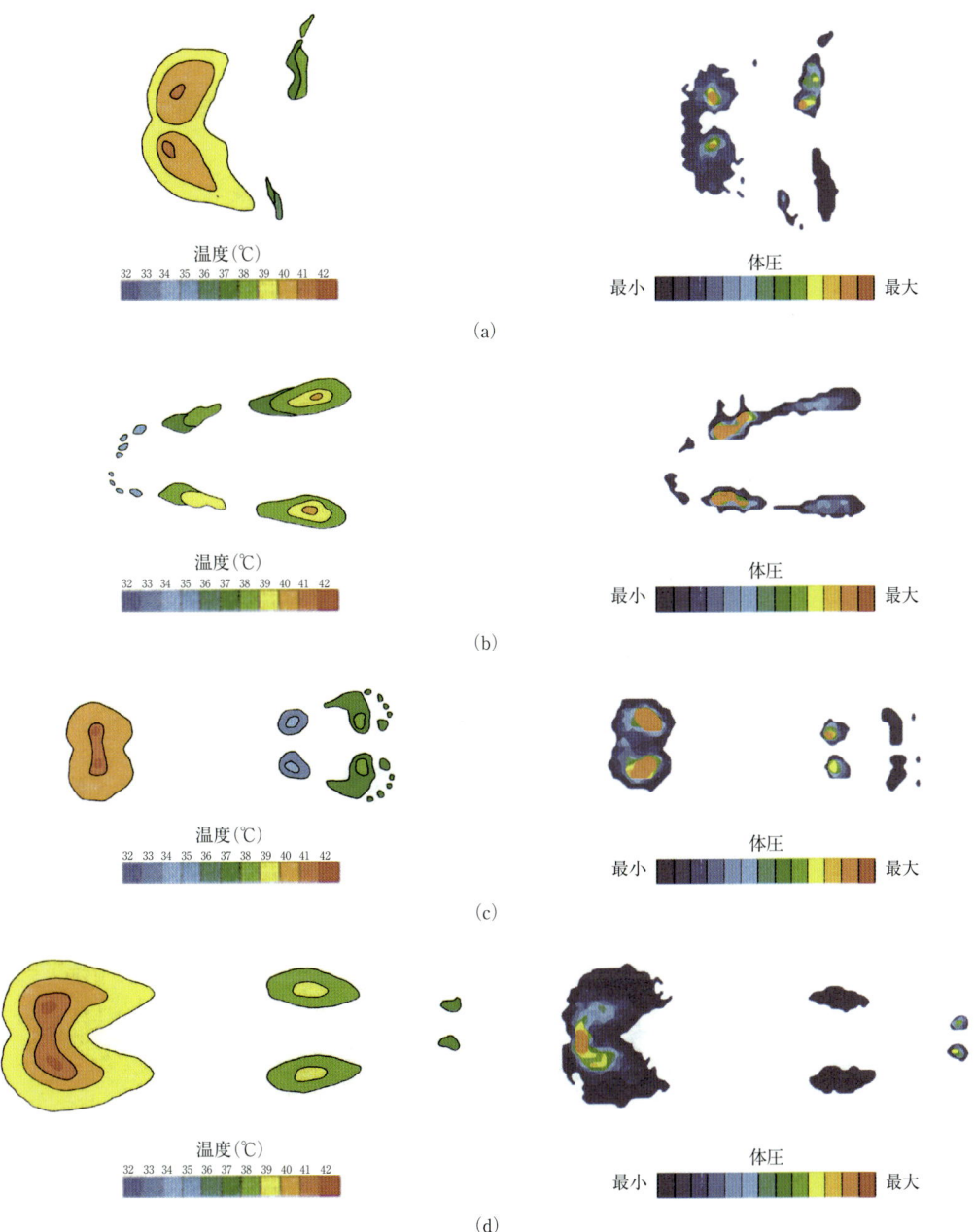

F14. 床暖房と人体

図1 (a) 胡坐，(b) 正座，(c) 立て膝，(d) 投げ足姿勢における接触面の温度分布と体圧分布（本文 p.383）
被験者：青年男子（身長：169.0 cm，体重：56.8 kg，BMI：20，年齢：22歳），気温：約20℃，相対湿度：約50％，周囲壁面温度：気温±1.0以内，床面の面発熱体：110 W/m^2，温度分布測定：25 mm×25 mm 間隔で測定（0.3 mmφ T 型熱電対），体圧分布測定：10 mm×10 mm 間隔で測定（ニッタ（株），BIG-MAT）．

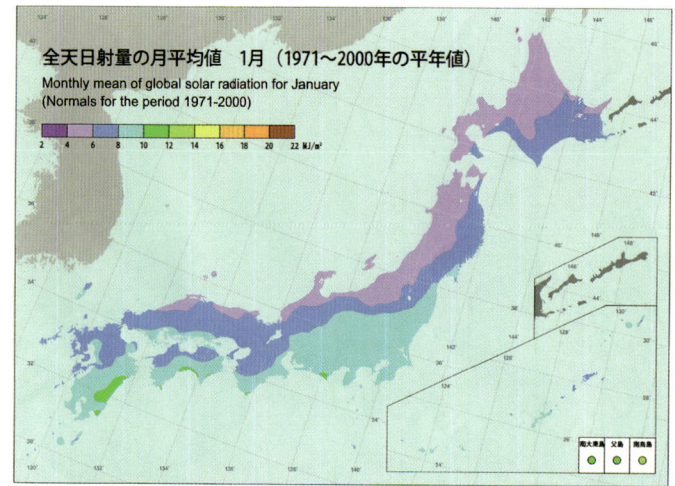

I8. 日射と日照
図1 1月における全天日射量の月平均値（1971～2000年の平年値）（気象庁ホームページより）（本文 p.572）

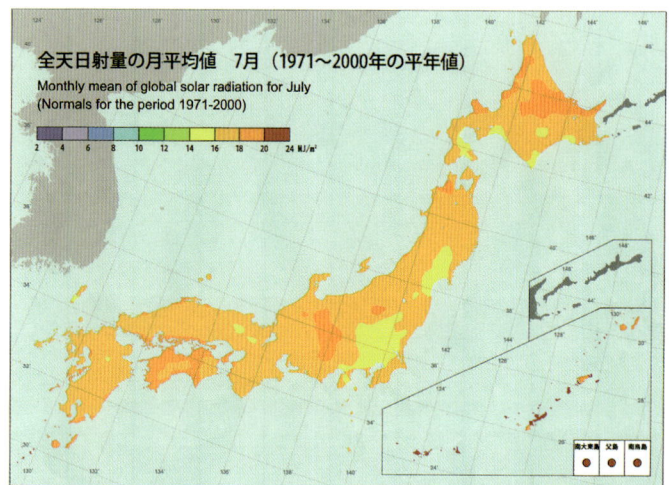

I8. 日射と日照
図2 7月における全天日射量の月平均値（1971～2000年の平年値）（気象庁ホームページより）（本文 p.572）

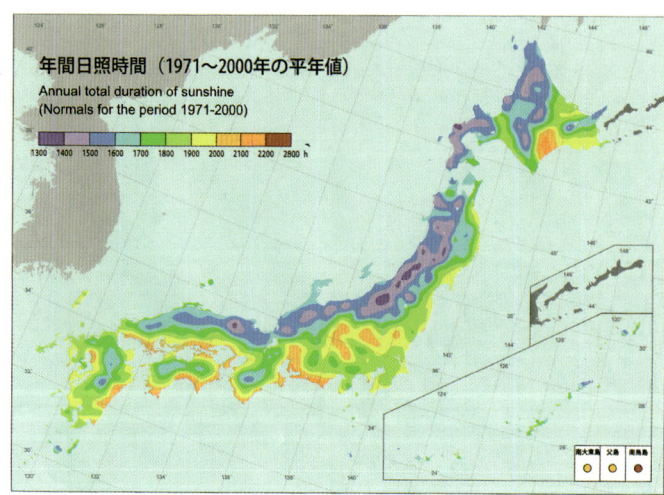

I8. 日射と日照
図3 年間日照時間（1971～2000年の平年値）（気象庁ホームページより）（本文 p.572）

III. 積算温度

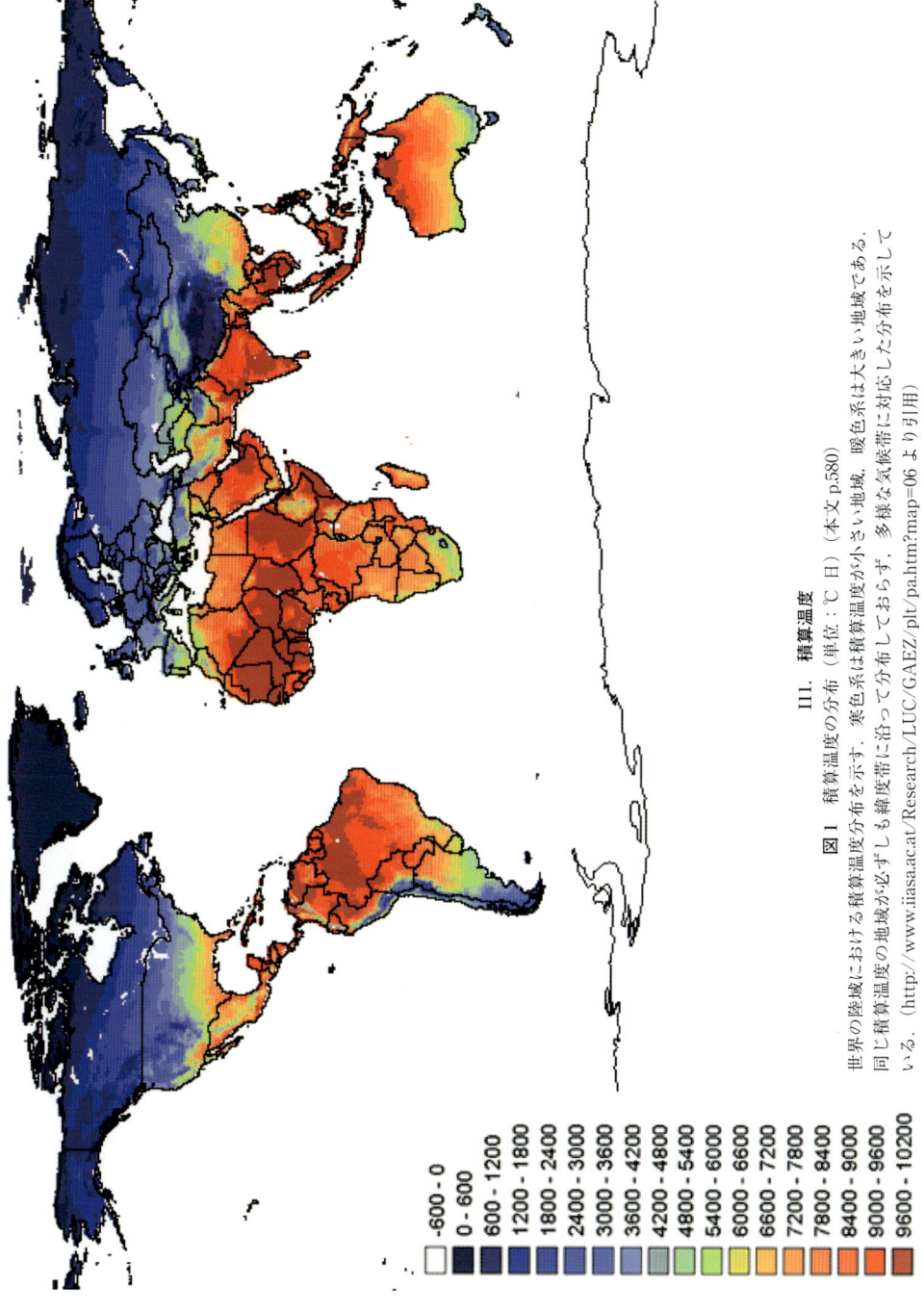

図 1 積算温度の分布（単位：℃日）（本文 p.580）

世界の陸域における積算温度分布を示す。寒色系は積算温度が小さい地域、暖色系は大きい地域である。同じ積算温度の地域が必ずしも緯度帯に沿って分布しておらず、多様な気候帯に対応した分布を示している。(http://www.iiasa.ac.at/Research/LUC/GAEZ/plt/pa.htm?map=06 より引用)

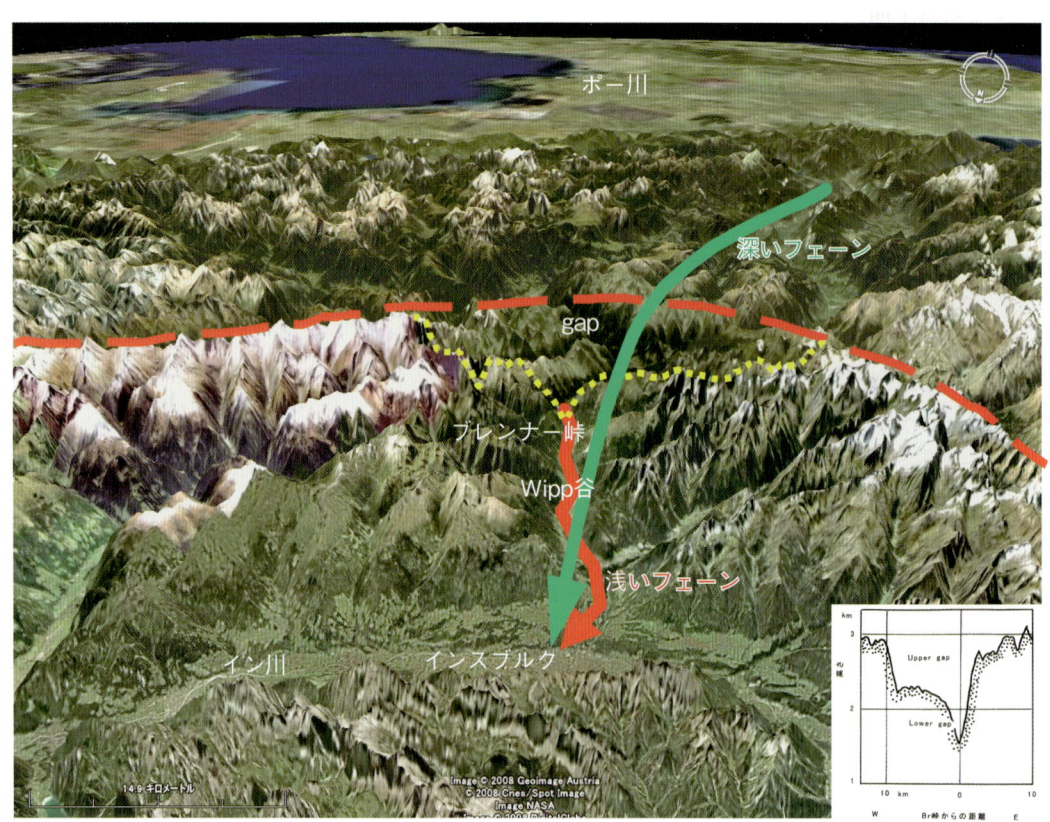

I14. フェーン現象

図1 オーストリア・イン川の谷からみたヨーロッパアルプスの鳥瞰図（本文 p.589）

画面奥はアルプス山脈南側のイタリア・ポー川の谷で，青色に示されているのはアドリア海（地中海）である．山頂高度を赤色破線で示し，稜線のギャップ（Wipp谷）を黄色点線で示す．図右下隅に，ブレンナー峠を通る Wipp 谷の横断面を示す．緑色太矢線は対流圏全層がアルプス山脈を越える深いフェーンを意味し，赤色太矢線は山頂高度より低いギャップのなかを吹く浅いフェーンを意味する．

序　文

　本書では人間と「温度」に関わる事項を広く取り上げた．読者の方々は目次を見て驚かれるに違いない．「からだ」の話はもとより「衣・食・住」から「自然現象」に至るまで，人間のあらゆる営みをカバーしているのである．

　ヒトは恒温動物として進化した生命体である．恒温動物は環境（温度）変化の束縛から自由になり，変温動物に対して優位に立つことができると考えられている．実際それを実現している体温調節系—特に我々ヒトのそれ—の安定性は，他のホメオスタシス調節系と比べても際立っている．それがあまりに優れているために，体温を日常意識することはほとんどない．体調が悪くなって病院で「体温を測って下さい」と言われる時ぐらいであろうか．我々の体温は37℃を中心に，生まれてから死ぬまで±3℃（おおむね±1℃）程度の範囲に収まっている．これは大変なことだということが70 l の水（70 kgの人に相当）の温度を70年，80年にわたって一定に保つことを考えればわかる．我々のからだはこれを行っているのである．本書の「**A．基礎医学**」ではこのようなヒトの体温調節について詳しく解説されている．体温調節の基礎研究は日本には長い伝統がある．最近この分野の研究の進歩は著しく，新しい知見が次々に報告されている．日本人研究者の貢献も大きい．

　いかに体温調節が優れているとしても，様々な場面で体温が普段とは異なる振る舞いを示す時がある．「**B．臨床医学**」では体温の異常について紹介し，そのメカニズムを解説した．また臨床医学の領域では温度（高温・低温）を治療に利用することもあり，このような方面についても解説する．さらに，温度（気象，気候）はいろいろな疾患とも深く関わっている．それはからだへの温度の直接的な影響ばかりではなく，例えば，病気を媒介する昆虫の成育環境といった間接的な関わりをも含んでいる．このような現象について述べたのが「**C．予防医学**」である．

　そもそもヒトはアフリカのサバンナで進化したと言われており，そこの環境は裸でいても体温維持に問題はなかったと考えられる（F編第1章をぜひ参考に）．ところが，知能の発達とともにヒトが世界中（特に寒冷地帯）に進出するにつれ，過酷な環境からからだを被い，また身を隠す必要が生じてきた．「衣」と「住」の始まりである．もちろん，現代の衣と住には体温調節以外の（性的あるいは個人のアピールの手段から，社会的ステータスのシンボルとしてまで，つまり「温度」から離れた）機能を持つようになっている．しかし，根本である「温度」に関わる機能が必要なことは変わりない．本書の「**D．衣**」と「**F．住**」ではこのような観点から諸現象について解説されている．

　「食」もからだから生み出される熱を通して体温に関係する．さらに温度は料理法や保存（安全）にも深く関係している．また温度（気候・気象）は農業・漁業生産を直接左右することはもとより，昆虫の発生を介した間接的な影響も重大である．さらに地球温暖化の要因

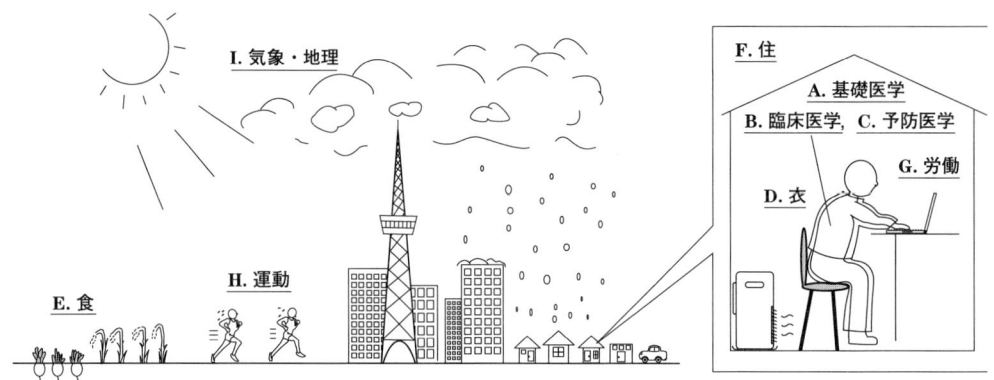

である温室効果ガス発生に実は「食」が大きく関わっている．例えば，ハウス栽培における二酸化炭素施肥など，一般の人は知識としても知らないのではないだろうか．また食料運搬にかかるエネルギーを考えれば，食べることも地球温暖化につながることがわかる．「E. 食」ではこのような広い範囲の現象について解説する．

一方，体温に直接影響する因子としてはヒトの活動と環境の2つが代表である．ヒトは動物すなわち「動くもの」である．ヒトが動くにはエネルギーが必要で，しかもその効率が100％ということは望めない．活動には必ず「熱」の発生を伴うのである．すなわち生きている限り，ヒトは不断に生み出される熱との折り合いを工夫しなくてはならない．またヒトの活動は極端な温熱環境でも行われることが多い．現代社会でこれが特に問題になるのは労働とスポーツの現場である．そこで本書では「G. 労働」，「H. 運動」の項を設けた．

最後は「I. 気象・地理」の項である．毎日の天気予報では日照や降雨とともに，気温についての情報が必ず扱われる．これはヒトの暮らしに温度がいかに影響するかを良く示すものである．最近は地球温暖化に伴い，種としてのヒトの存続そのものが脅かされるまでに，温度は大きな問題になってきている．つまり我々はいま，好むと好まざるに関わらず「温度」を意識しないでは生きられない時代にいるのである．

以上のように本書は多くの分野の方々にお集まりいただいて完成にこぎつけることができた．1983年に故中山昭雄先生の監修で『温熱生理学』が刊行され，この本はいまでもこの分野のバイブルとなっている．先生の教室で学んだ研究者として，温熱生理学ばかりではなく広く温度をとらえた本書をこの時期に世に問うことができるのは大きな喜びである．

最後に朝倉書店に深くお礼を申し上げる．本書の企画は朝倉書店編集部の発案であり，様々な分野の編者・著者のとりまとめに大変なご尽力をいただいた．

2010年3月

早稲田大学　彼末一之

■監修者

彼末一之　早稲田大学

■編集者 (担当順)

永島　計	早稲田大学 (A編)	堀越哲美	名古屋工業大学 (F編)
紫藤　治	島根大学 (B編)	澤田晋一	労働安全衛生総合研究所 (G編)
稲葉　裕	実践女子大学 (C編)	田中英登	横浜国立大学 (H編)
田村照子	文化学園大学 (D編)	福岡義隆	広島大学名誉教授 (I編)
太田俊二	早稲田大学 (E編)		

■執筆者 (執筆順)

永島　計	早稲田大学	内田伸恵	島根大学
時澤　健	早稲田大学	森本武利	京都府立医科大学
富永真琴	岡崎統合バイオサイエンスセンター	堀口　淳	島根大学
平田耕造	神戸女子大学	松川　隆	山梨大学
中原香利	神戸女子大学	柳澤裕之	東京慈恵会医科大学
近藤徳彦	神戸大学	北薗雅敏	日本医科大学
田中睦美	メルボルン大学	佐藤秀貴	東京臨海病院
岡松優子	北海道大学	山本保博	東京臨海病院
斉藤昌之	天使大学	紫藤明美	島根大学
大坂寿雅	国立健康・栄養研究所	齊藤洋司	島根大学
上條義一郎	信州大学	山仲勇二郎	北海道大学
彼末一之	早稲田大学	本間さと	北海道大学
中村真由美	早稲田大学	本間研一	北海道大学
細野剛良	大阪電気通信大学	依田珠江	獨協大学
鷹股　亮	奈良女子大学	西村　甲	鈴鹿医療科学大学
橋本眞明	帝京科学大学	渡邉賀子	慶應義塾大学
菅屋潤壹	愛知医科大学	渡辺賢治	慶應義塾大学
松本孝朗	中京大学	馬庭壯吉	島根大学
岡崎和伸	大阪市立大学	川原　繁	近畿大学
能勢　博	信州大学	木原貴士	きはらハートクリニック
松村京子	兵庫教育大学	鄭　忠和	鹿児島大学
吉岡芳親	大阪大学	小野雅司	国立環境研究所
永坂鉄夫	金城大学	髙橋正弘	神奈川県立保健福祉大学
横山真太郎	北海道大学	島田智恵	国立感染症研究所
満淵邦彦	東京大学	佐藤尚武	放送大学滋賀学習センター
紫藤　治	島根大学	星　秋夫	桐蔭横浜大学
松村　潔	大阪工業大学	町田和彦	早稲田大学
渡邊達生	鳥取大学	張　明姫	国立がん研究センター
尾崎　眞	東京女子医科大学	吉永卓成	ファイザー (株)
中島敏博	京都工芸繊維大学	伊東　繁	東京勤労者医療会東葛病院付属診療所

執筆者

佐藤　　純	名古屋大学	楽原浩平	北海道大学
松村　　誠	松村循環器・外科医院	田辺新一	早稲田大学
田中正敏	福島県立医科大学名誉教授	橋本　　剛	筑波大学
吉野正敏	筑波大学名誉教授	土川忠浩	兵庫県立大学
成瀬正春	金城学院大学	五十嵐由利子	新潟大学
丸田直美	文化ファッション大学院大学	堀江正知	産業医科大学
田村照子	文化学園大学	栃原　裕	九州大学
都築和代	産業技術総合研究所	宮下和久	和歌山県立医科大学
佐藤真理子	文化学園大学	榎本ヒカル	労働安全衛生総合研究所
内田幸子	高崎健康福祉大学	橋口暢子	九州大学
小柴朋子	文化学園大学	森岡郁晴	和歌山県立医科大学
薩本弥生	横浜国立大学	井奈波良一	岐阜大学
深沢太香子	京都教育大学	田中英登	横浜国立大学
畑江敬子	和洋女子大学	朝山正己	至学館大学
太田俊二	早稲田大学	石井好二郎	同志社大学
松村正哉	九州沖縄農業研究センター	大西範和	三重県立看護大学
丸山篤志	九州沖縄農業研究センター	中井誠一	京都女子大学
菅野洋光	東北農業研究センター	管原正志	長崎大学
杉浦俊彦	果樹研究所	長谷川博	広島大学
鮫島良次	東北農業研究センター	大野秀樹	杏林大学
大場和彦	長崎総合科学大学	木崎節子	杏林大学
谷津明彦	水産総合研究センター	齊藤武比斗	共栄大学
横沢正幸	農業環境技術研究所	田井村明博	長崎大学
柏　雅之	早稲田大学	野本茂樹	東京都老人総合研究所
矢口芳生	国立国会図書館	山崎昌廣	広島大学
東城清秀	東京農工大学	石渡貴之	立教大学
堀越哲美	名古屋工業大学	井上芳光	大阪国際大学
藏澄美仁	椙山女学園大学	内田　直	早稲田大学
垣鍔　直	名城大学	田中幸夫	東京農工大学
長野和雄	奈良女子大学	安松幹展	立教大学
兼子朋也	米子工業高等専門学校	高橋日出男	首都大学東京
高田　暁	神戸大学	福岡義隆	広島大学名誉教授
鈴木健次	豊田工業高等専門学校	山川修治	日本大学
松原斎樹	京都府立大学	成田健一	日本工業大学
佐藤信孝	(株) 日本設計	山下脩二	東京学芸大学名誉教授
山岸明浩	信州大学	林　陽生	筑波大学
宇野勇治	愛知産業大学	中川清隆	立正大学
宮本征一	摂南大学	南　利幸	気象解説研究所
渡邊慎一	大同大学	松本　太	産業技術総合研究所
大野秀夫	愛知医科大学	加賀美雅弘	東京学芸大学
澤田晋一	労働安全衛生総合研究所		

目　　次

A．基　礎　医　学

1. 体温とは ……………（永島　計）… 2
2. 中枢での温度受容機構
　　…………（永島　計・時澤　健）… 5
3. 末梢での温度受容機構 …（永島　計）… 8
4. 温度受容の分子機構……（富永真琴）… 11
5. 熱放散機構1―皮膚血管調節―
　　………（平田耕造・中原香利）… 14
6. 熱放散機構2―発汗調節―
　　………………（近藤徳彦）… 17
7. 熱産生機構1―ふるえ熱産生―
　　………………（田中睦美）… 20
8. 熱産生機構2―褐色脂肪組織―
　　………（岡松優子・斉藤昌之）… 23
9. 自律性体温調節のための神経機構
　　………………（大坂寿雅）… 27
10. 交感神経活動と皮膚血管拡張・発汗調節
　　………………（上條義一郎）… 30
11. 行動性体温調節 ………（彼末一之）… 34
12. 温度感覚と温熱的快適感
　　………（中村真由美・彼末一之）… 37
13. 体温の概日リズム ……（時澤　健）… 40
14. 女性の体温調節 ………（細野剛良）… 43
15. 脱水時の体温調節 ……（鷹股　亮）… 46
16. 摂食と体温―DIT，摂食・エネルギー
　　摂取との関係など―
　　…………（永島　計・時澤　健）… 50
17. 低体温・冬眠―冬眠を中心に―
　　………………（橋本眞明）… 53
18. 暑熱順化 ………………（菅屋潤壹）… 56
19. 寒冷順化 ………………（松本孝朗）… 59
20. 加齢と体温調節
　　………（岡崎和伸・能勢　博）… 62
21. 発達と体温調節 ………（松村京子）… 66
22. 体温測定・体温計 ……（吉岡芳親）… 69
23. 体温調節の民族的差異
　　………………（松本孝朗）… 72
24. 選択的脳冷却 …………（永坂鉄夫）… 75
25. 体温調節の数理モデル
　　………………（横山真太郎）… 78
26. 体温とサーモグラフィ
　　………………（満渕邦彦）… 81

B．臨　床　医　学

1. 体温異常の分類と原因…（紫藤　治）… 86
2. 高体温症1―発熱のメカニズム―
　　………………（松村　潔）… 89
3. 高体温症2―発熱症候群―
　　………………（渡邊達生）… 95
4. 高体温症3―発熱の管理と治療―
　　………………（渡邊達生）… 98
5. 高体温症4―悪性高熱症―
　　………………（尾﨑　眞）… 101
6. 高体温症5―ストレス性高体温―
　　………………（中島敏博）… 106
7. 高体温症6―温熱療法（ハイパーサー

ミア），がん治療を中心に—
　………………（内田伸恵）… 109
8．高体温症 7—熱中症の病態—
　………………（森本武利）… 112
9．高体温症 8—熱中症の治療（一般的高体温を含む）—………（松本孝朗）… 114
10．高体温症 9—薬物による高体温—
　………………（堀口　淳）… 117
11．低体温症 1—アナピレキシアと変温—
　………………（紫藤　治）… 120
12．低体温症 2—薬物による低体温，麻酔薬を中心に—………（松川　隆）… 123
13．低体温症 3—低体温症の病態と治療—
　………………（柳澤裕之）… 126
14．低体温症 4—低体温療法—
　（北薗雅敏・佐藤秀貴・山本保博）… 129
15．低体温症 5—手術中の体温管理—
　…………（紫藤明美・齊藤洋司）… 133
16．更年期障害と体温……（細野剛良）… 136
17．体温リズムの異常……（山仲勇二郎・
　　　　　　　本間さと・本間研一）… 139
18．皮膚血管運動障害……（菅屋潤壹）… 143
19．発汗障害………………（菅屋潤壹）… 146
20．アルコールと体温……（依田珠江）… 150
21．冷え性……（永島　計・時澤　健）… 152
22．漢方医学における体温…（西村　甲・
　　　　　　　渡邉賀子・渡辺賢治）… 155
23．温熱療法………………（馬庭壯吉）… 157
24．寒冷による局所障害…（柳澤裕之）… 160
25．熱　傷………………（川原　繁）… 162
26．和温療法…（木原貴士・鄭　忠和）… 165

C．予 防 医 学

1．マラリアの流行 ………（小野雅司）… 170
2．節足動物と温度 ………（小野雅司）… 173
3．熱帯病 …………………（小野雅司）… 176
4．地球温暖化と感染症 …（小野雅司）… 178
5．温度と食中毒 …………（髙橋正弘）… 181
6．感染症 …………………（島田智恵）… 184
7．睡眠と温度 ……………（佐藤尚武）… 187
8．熱中症の予防 …………（星　秋夫）… 190
9．微生物・菌の増殖と温度
　………………（町田和彦）… 193
10．脳卒中と気温
　…………（張　明姫・吉永卓成）… 195
11．気管支喘息……………（伊東　繁）… 197
12．リウマチ・関節炎……（佐藤　純）… 199
13．心疾患…………………（松村　誠）… 202
14．季節病カレンダー……（田中正敏）… 205
15．健康気象予報…………（吉野正敏）… 208

D．衣

1．衣服気候 ………………（成瀬正春）… 212
2．衣服による気候適応 …（丸田直美）… 215
3．気温と衣料品需要 ……（田村照子）… 218
4．靴内気候 ………………（成瀬正春）… 222
5．寝床内気候—寝具と温度—
　………………（都築和代）… 225
6．高齢者の体温調節と衣服
　………………（都築和代）… 229
7．乳幼児の体温調節と衣服
　………………（都築和代）… 233
8．気候と民族服 …………（田村照子）… 236
9．衣服の接触感と温度 …（田村照子）… 239

10. 発汗サーマルマネキン
　　　………………（田村照子）… 242
11. 衣服の熱抵抗─clo 値─
　　　………………（丸田直美）… 246
12. 冷え性の衣服対策…（佐藤真理子）… 250
13. 皮膚温度感受性の加齢変化
　　　………………（内田幸子）… 252
14. 湿潤感と衣服の蒸れ…（小柴朋子）… 255
15. 皮膚濡れ感と暑熱感覚
　　　………………（小柴朋子）… 258
16. 人体の局所加温・局所冷却反応
　　　………………（小柴朋子）… 260
17. スポーツウェアと体温
　　　………………（薩本弥生）… 263
18. 防護服・作業服と温度
　　　………………（深沢太香子）… 266
19. 身体障害者の体温調節と衣服
　　　………………（佐藤真理子）… 269
20. 衣服の蒸発熱抵抗……（丸田直美）… 272
21. 登山服…………（深沢太香子）… 274

E. 食

1. 食品需要と温度 ………（畑江敬子）… 278
2. 世界各地の食生活と温度
　　　……………… （畑江敬子）… 280
3. 食品の安全と温度 ……（畑江敬子）… 283
4. 食物の味と温度 ………（畑江敬子）… 286
5. 植物の最適温度 ………（太田俊二）… 289
6. 農業生産と積算温度の関係
　　　………………（太田俊二）… 292
7. 温度上昇による病害虫被害の拡大
　　　………………（松村正哉）… 295
8. 農産物の高温障害 ……（丸山篤志）… 298
9. 農産物の冷温障害 ……（菅野洋光）… 301
10. 温暖化気候下の果樹生産
　　　………………（杉浦俊彦）… 303
11. 温暖化気候下の寒地農業
　　　………………（鮫島良次）… 306
12. 家畜と体温─畜産と温度の関係─
　　　………………（大場和彦）… 309
13. 主要水産資源と水温の関係
　　　………………（谷津明彦）… 312
14. 農業の気候的適地の変化
　　　………………（太田俊二）… 314
15. 将来の食料生産量予測
　　　………………（横沢正幸）… 317
16. 農業資源の持続的利用
　　　………………（横沢正幸）… 320
17. 水産資源の持続的利用
　　　………………（谷津明彦）… 323
18. 地球温暖化と穀物価格
　　　………………（柏　雅之）… 327
19. 食料輸入による二酸化炭素排出
　　　………………（矢口芳生）… 330
20. ハウス栽培による二酸化炭素排出
　　　………………（東城清秀）… 332

F. 住

1. 温度とすまいの歴史 …（堀越哲美）… 336
2. 人体熱収支と温熱環境指標
　　　………………（堀越哲美）… 339
3. 人体と環境の熱特性値
　　　………………（藏澄美仁）… 346
4. 温熱的快適環境 ………（垣鍔　直）… 348
5. 環境温度と皮膚温・温熱感
　　　………………（長野和雄・兼子朋也）… 351

6. 温湿度と人体 ………(高田　暁)… 354
7. 室内気流と人体
　　………(堀越哲美・鈴木健次)… 357
8. 住宅の温度 ………(松原斎樹)… 364
9. 高層建築と温度 ………(佐藤信孝)… 367
10. 地下建築物と温度……(佐藤信孝)… 370
11. 商工空間と温度
　　………(山岸明浩・宇野勇治)… 374
12. 特殊環境と温度………(垣鍔　直)… 377
13. 不均一環境の影響……(藏澄美仁)… 380
14. 床暖房と人体………(宮本征一)… 382
15. 炬燵と人体………(渡邊慎一)… 385
16. 冷房病………(大野秀夫)… 388
17. 室内で起こる熱中症
　　………(澤田晋一・桒原浩平)… 391
18. 温度と知的生産性……(田辺新一)… 394
19. 屋上緑化・壁面緑化…(垣鍔　直)… 397
20. 半屋外環境と温度……(田辺新一)… 400
21. 都市における温度と人体
　　………(橋本　剛)… 403
22. 日向と日陰, 緑と水辺
　　………(堀越哲美)… 405
23. 身体障害者と室内温熱環境
　　………(土川忠浩)… 408
24. 高齢者と室内温度環境
　　………(五十嵐由利子)… 410
25. 建築デザインと温度…(堀越哲美)… 413
26. 風土と建築…(堀越哲美・宇野勇治・
　　兼子朋也)… 417
27. 温度と他の環境要素との複合影響
　　………(松原斎樹・長野和雄)… 420

G．労　働

1. 職業性暑熱障害と暑熱許容基準
　　………(澤田晋一)… 424
2. 職業性寒冷障害と寒冷許容基準
　　………(澤田晋一)… 427
3. 防暑服 ………(田村照子)… 431
4. 防寒服 ………(田村照子)… 434
5. 労働安全衛生保護具 …(田村照子)… 437
6. 暑熱と作業効率 ………(堀江正和)… 440
7. 寒冷と作業効率 ………(田中正敏)… 443
8. 作業温熱条件の労働衛生管理対策
　　………(澤田晋一)… 446
9. 作業至適温度 ………(田中正敏)… 449
10. 快適温熱環境条件……(栃原　裕)… 452
11. 作業温熱ストレスの評価
　　………(澤田晋一)… 455
12. 作業温熱ストレインの評価
　　………(澤田晋一)… 459
13. 屋内作業温熱条件……………… 462
　　a．暑熱作業環境 ………(堀江正和)… 462
　　b．寒冷作業環境 ………(宮下和久)… 463
14. 屋外作業温熱条件……(澤田晋一)… 465
15. オフィスの温熱環境
　　………(榎本ヒカル)… 469
16. 水中作業………(垣鍔　直)… 472
17. 作業温熱環境と性差…(橋口暢子)… 475
18. 作業温熱環境と年齢差
　　………(橋口暢子)… 478
19. 温熱ストレスと作業関連疾患
　　………(田中正敏)… 481
20. 複合曝露……(宮下和久・森岡郁晴・
　　井奈波良一)… 484
21. 冷房作業環境………(栃原　裕)… 486

H．運　動

1. 運動時の体温 ……………（田中英登）… 490
2. 運動と熱の放散 ………（近藤徳彦）… 493
3. 運動時の体液調節 ………（鷹股　亮）… 496
4. 運動時の水分補給 ……（朝山正己）… 500
5. ウォーミングアップ
　　　　　　　　　　（石井好二郎）… 503
6. クーリングダウン ……（大西範和）… 506
7. 運動と暑熱障害 ………（中井誠一）… 509
8. 運動と寒冷障害 ………（管原正志）… 512
9. 運動の限界—体温と疲労—
　　　　　　　　　　（長谷川博）… 514
10. 運動時の体温と活性酸素
　　　　　　　（大野秀樹・木崎節子）… 516
11. 運動トレーニングと暑熱順化
　　　　　　　　　　（齊藤武比斗）… 518
12. 運動トレーニングと寒冷順化
　　　　　　　　　　（管原正志）… 521
13. 水泳時の体温 ………（田井村明博）… 523
14. 登山時の体温調節 ……（野本茂樹）… 526
15. 身体障害者の運動環境
　　　　　　　　　　（山崎昌廣）… 529
16. 子どもの運動と体温調節
　　　　　　　　　　（石渡貴之）… 532
17. 高齢者の運動と体温調節
　　　　　　　　　　（井上芳光）… 535
18. 女性の運動と体温調節
　　　　　　　（近藤徳彦・井上芳光）… 538
19. 海外遠征（時差）と運動
　　　　　　　　　　（内田　直）… 541
20. 自律神経トレーニング（気功・ヨガ・
　　呼吸法）と体温 ………（田中幸夫）… 544
21. スポーツサーフェースと温度
　　　　　　　　　　（安松幹展）… 547

I．気　象・地　理

1. 温度とは ……………（高橋日出男）… 552
2. 気温・水温・地温 ……（福岡義隆）… 555
3. 温度の日較差と年較差
　　　　　　　　　　（福岡義隆）… 558
4. 地球温暖化 …………（山川修治）… 560
5. ヒートアイランド ……（福岡義隆）… 562
6. 温度の計測 …………（成田健一）… 565
7. 気候帯と気候区 ………（山下脩二）… 568
8. 日射と日照 …………（山下脩二）… 571
9. 気象災害と温度 ………（山川修治）… 574
10. 体感気候 ……………（堀越哲美）… 576
11. 積算温度 ……………（林　陽生）… 580
12. 赤外放射温度 ………（林　陽生）… 583
13. 気温の逆転 …………（中川清隆）… 586
14. フェーン現象 ………（中川清隆）… 589
15. 熱帯夜・猛暑日 ………（福岡義隆）… 592
16. クライモグラフ ………（福岡義隆）… 594
17. 気候指数と気温 ………（山下脩二）… 596
18. 露点温度 ……………（中川清隆）… 599
19. 気温予報 ……………（南　利幸）… 602
20. 花粉飛散と気温 ………（南　利幸）… 605
21. 植物季節 ……………（松本　太）… 607
22. スモッグ ……………（福岡義隆）… 609
23. 天気予報 ……………（南　利幸）… 611
24. 文化としての温泉 …（加賀美雅弘）… 614

索　引 …………………………………………… 617

A. 基礎医学

1. 体温とは

a. 生物にとっての温度の重要性

温度は，生命活動において重要な要因である．生命活動の基本は，物質分解と物質合成にある．すなわち，生命活動とは一つの化学反応と見なすことができる．

b. 生物の化学反応

Berthelot は，温度が 10℃ 上昇した際に増加する化学反応速度を Q_{10} 効果として定義づけた．生物の化学反応も温度に強い影響を受けることが知られている．しかし，一般的な化学反応と生物の化学反応の大きな違いは，生物では触媒として非常に多くの酵素群が関わっていることである．生物のもつ酵素は至適温度があり，このため生物での Q_{10} 効果は一般的な化学反応と大きく異なる．また，酵素はタンパク質を基本構造とするため，高熱では変性し不可逆的な変化を来す．一方，低温ではその活性が極端に低下する．このため，多くの生物の活動，ひいては生存は温度に強く依存する（極高温，極低温で活動を営む生物も例外的に存在する）．例えば植物では至適な温度環境でのみ繁殖し，動物はよりよい温度環境を求めて移動する．生物にとっての温度の意義は，その酵素活性への影響であると言っても過言ではないだろう．

c. 恒温動物と変温動物

体温を論じるに当たって着目すべきことは，動物は体温調節のための内的器官をもつ恒温動物と，もたない変温動物に大きく分類されることである．ほかにも，環境温度に影響を受けやすい外温動物（ectotherm）と，受けにくい内温動物（endotherm）などの分類もある．恒温動物には哺乳類，鳥類が含まれ，変温動物にはそれ以外のものが含まれる．体温調節のための内的器官・組織は一般に温度効果器（ヒトでは汗腺，皮膚血管など）と呼ばれる．これら温度効果器の作用は，自律神経により調節され，自律性体温調節と呼ばれる．しかしながら恒温動物のみが体温調節を行うわけではない．恒温動物も変温動物も行動性体温調節と呼ばれる反応が体温調節に最も重要である（A編の第2章を参照）．行動性体温調節は，体温の恒常性維持（ホメオスタシス）のために最適な環境を求めて探索する行動のほかにも，環境への接触面積を変化させるための体位変換，ハドリング，ヒトでは衣服の着脱，ひいては空調のオン/オフもこれに含まれる．すなわち，体温調節はすべての動物（生物）にみられるものであり，高い生命活動の維持には重要な調節系である．

d. 体温の熱力学

体温は，生物による産熱と放熱のバランスによって決定され，通常の物体と同様に熱力学の法則に従う[2]．産熱の大部分は物質の分解（エネルギー産生）の際に生じる熱や運動などの仕事の際の物理的な抵抗による熱などの副産物に由来する．極端な寒冷環境では，ふるえや，げっ歯類や最近ヒト（成人）にもある可能性が示されている非ふるえ熱産生（生化学的な熱産生機構）など積極的に産熱を行うシステムをもつ動物もある．放熱は赤外線の出入り（輻射），空気を含む周囲物体との熱移動（伝導），風（対流），呼吸・発汗による気化熱（蒸散）によって行われる．産熱が亢進しても同時に放熱が亢進していれば体温の変動は認められず，逆に産熱が少なくても放熱の経路が完全に断たれれば体温は上昇する．環境（温度や湿度）の変化

は主に放熱を変化させる．動物は，これら産熱/放熱のバランスを変化させて体温をコントロールする能力をもっている．特に恒温動物はいくつかの，これら産熱/放熱のバランスを変化させる体温調節の効果器をもっている．しかしながら，いずれの動物においても環境要因の大きな変化は体温の維持を破綻させることになり，生命維持の危機に直結することになる．

e． コア温とシェル温

動物，特に大型動物のからだの温度はどの部位でも一定ではない．このため，温度分布，体温調節の観点から，からだの温度は大きく脳（脊髄を含む）・深部臓器（心臓，肝臓など）を含む深部（核心，コア：core）と皮膚・皮下組織（脂肪，筋肉など）などの被殻部（シェル：shell）に分けられる（図1）[1]．体温調節の大きな目的は，生命活動に大きく関わる深部臓器の温度（核心温，コア温）を一定に保つことである．コアに存在する臓器・器官では化学反応，すなわち物質合成/分解が活発に行われており温度制御を必要としている．一方，シェルに存在する器官は常に温度制御を必要とするわけではなく，通常はコア温を制御するための器官，組織としての意味合いが大きい．脂肪，筋肉は温度に対するインシュレーターとして働いており，ヒトでは体表の血管は収縮/拡張により核心部（コア）で温められた血液の分布を変化させ体温調節をする．このため被殻部の温度（シェル温）は環境温度に強く影響を受けるのに対して，コア温は一定に保たれる．体温とは，一般にコア温のことを示している．体温の測定は，腋下，口腔内（舌下），直腸などさまざまな部位で行われるがシェルに近い部分である．しかし少しの温度差があるものの，コア温に比例して変化することが知られており，体温の間接的測定法として利用されている．

f． 脳と体温

特に大きな脳重量をもつ，ヒトをはじめとする霊長類において，体温は非常に重要な意味をもつ．中枢神経（脳）は脂肪組織や筋肉でみられるグリコーゲンなどの貯蔵エネルギーをもたない．さらに利用するエネルギーは主にグルコースである．また2 kgに満たない組織重量にもかかわらず約20〜25％の血流分布を必要とし（酸素を消費している），非常に高いエネルギー消費が行われていることを示している．すなわち，酵素活性を変動させる体温の低下あるいは上昇は脳の活動に大きく影響を与える．例えば低体温症では感覚鈍麻から昏睡に至る神経症状がでる[3]．また神経組織は再生能力に乏しいため，強い温度変化は非可逆的な変化を生じさせる．このためコア温の調節は脳機能に大きく関わっている．

g． 体温調節の効果器

恒温動物の体温調節は他の生体調節と異なり，多くの器官・組織を用いて行われている[4]．また，その多くが体温調節以外の本来の目的をもっていることが興味深い．汗腺は放熱

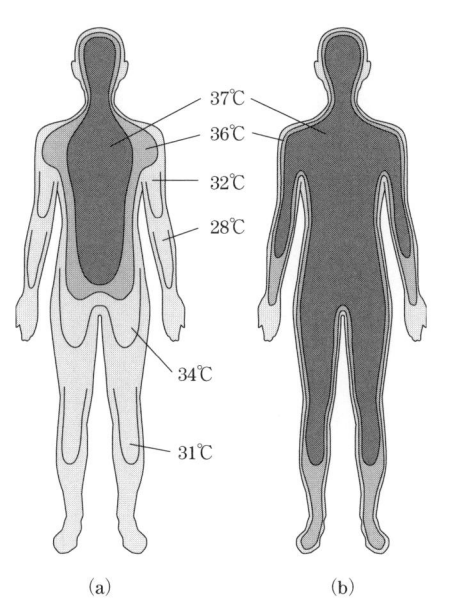

図1 からだの温度分布[6]
環境温度：(a) 20℃，(b) 35℃．

に特化した効果器であるが，皮膚血管は本来皮膚への栄養血管である．呼吸筋への刺激に基づく呼吸数の増加は本来ガス交換の促進のためであるが，体温調節反応としてもイヌなどの動物ではみられ，随伴して生じる気化熱が放熱機構として利用される．このように体温調節の効果器は体中に存在し，その多くは体温調節以外の本来の機能をもっている．

h．体温の異常

体温調節は生物の生理機能のなかでも非常に完成されたものであると考えられる．その大きな理由は，体温異常に関わる疾患がきわめて少ないことである．また遺伝子異常に由来すると考えられる疾患も少なく，これは体温調節異常があると生存に強く影響することを間接的に示唆している．体温の異常としてよく知られているものは発熱であろう．しかし，これは微生物をはじめとする異物を排除し，生体を守るための正常な免疫反応の一つであると考えられる．低体温症，熱中症の多くは環境要因の大きな変化に対する偶発的な体温異常である．悪性高熱症は，ごく少ない人口でみられる，ある種の麻酔薬を使用したときに起こる体温調節異常である．これには遺伝子の点変異（point mutation）との関係が示唆されている[5]．ほかにも無汗症などの先天性のもの（無痛症を伴う）や脳卒中などの神経疾患に伴う後天的なものなどがある．

（永島　計）

■文献

1) Aschoff J：Circadian control of body temperature. J Therm Biol 8：143-147, 1983.
2) Gagge AP：Engineering indices of thermal comfort, the past and the future. J Physiol (Paris) 63(3)：373-376, 1971.
3) 日本救急医学会ホームページ http://www.jaam.jp/html/report/dictionary/index.htm
4) Nagashima K, Nakai S, Tanaka M, Kanosue K：Neuronal circuitries involved in thermoregulation. Anton Neurosci 85(1-3)：18-25, 2000.
5) Sambuughin N, Holley H, Muldoon S, Brandom BW, de Bantel AM, Tobin JR, Nelson TE, Goldfarb LG：Screening of the entire ryanodine receptor type 1 coding region for sequence variants associated with malignant hyperthermia susceptibility in the north american population. Anesthesiology 102(3)：515-521, 2005.
6) 彼末一之：体温・エネルギー代謝．スタンダード生理学（初版）（二宮石雄，安藤啓司，彼末一之，松川寛二編），p.277, 文光堂，2002.

2. 中枢での温度受容機構

体温調節の大きな目的は核心温（コア温）を至適領域に保つことである．したがって中枢，深部臓器の温度を直接モニターすることは重要である．核心温の上昇は熱放散反応を引き起こし，低下は熱産生反応を引き起こす．この反応は，いわゆるフィードバックメカニズムとして説明できる．実際，皮膚以外にも視床下部，脳幹部，脊髄に温度感受部位が見つかっており，体温調節の基幹となるものであると考えられる．特に中枢での温度受容は，末梢/皮膚の温度受容器からの情報を統合し，体温調節反応に直接関わっていると考えられている．例えば，急激に寒い場所に移動した際に，からだがふるえるような反応は，寒冷曝露が将来的にコア温の低下を来すことを予想し，未然に防ぐための反応（いわゆる予測制御，フィードフォワードメカニズム）と考えられる．一方，激しい運動の後など核心温が上昇している際には，皮膚温が低下してもふるえは起こらない．これらの反応は，中枢の温度受容器と末梢の温度受容器が共調して体温調節を行っていることを示唆している．ここでは中枢の温度受容と末梢温度受容の共調メカニズム，そして中枢の温度受容と実際の体温調節を結びつけるメカニズムをまとめていく．

a. 視床下部での温度受容

皮膚以外の温度受容部位として，視床下部が重要であることは古くから知られていた．1960年のはじめ，Nakayamaら[1]は，当時，脳内で唯一温度受容があると信じられていた視索前野/前視床下部（preoptic area/anterior hypothalamus：PO/AH，視索前野は厳密には解剖学的に視床下部とは区別される）で温度

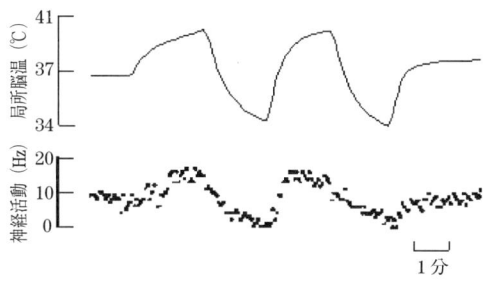

図1　視索前野/前視床下部より得られた温度感受性ニューロンの神経記録
温度刺激により再現性をもって神経活動の頻度の増加が認められる．また加温の速さに活動頻度は関係なく，静特性のみが認められる．文献[2]を改変．

受容ニューロンを初めて記録した．この温度受容ニューロン（一般に温度感受性ニューロン（thermosensitive neuron）と呼ばれる）は，同部に存在するニューロンの約20%を占める．また，温度上昇に対して，活動電位の頻度が上昇する温ニューロンと，温度低下に対して活動電位の頻度が低下する冷ニューロンの二つに大きく分類される．特に温ニューロンの数が多く，単一のニューロンの記録からは1℃以内の温度変化にも追随し，かつ再現性のある活動電位が記録されている（図1）．これらのニューロンは特別な温度受容器を形成せず，かつニューロン自体に温度感受性をもつ．また，ニューロンの活動電位の頻度は，そのときの温度にのみ決定される静的特性をもち，皮膚の温度受容器からのニューロンで記録されるような，一過性の刺激温度の変化に対して活動電位の頻度が増減するような動的特性はもたない．すなわち，PO/AHの温度感受性ニューロンは，中枢の絶対温度をモニターしていると考えられる．

b. 脊髄での温度受容

1900年代前半には頸椎レベルでの脊髄切断

によっても体温調節反応は保たれることが示され，脊髄での温度受容器の存在が示唆された．しかし，この考えは長く認められず，1960年代後半になって脊髄腔内の選択的脳冷却によりふるえ熱産生が起こることが示されて，初めて脊髄での温度受容の存在が確認された[3]．この脊髄での温度受容の役割として，上行性に視床下部での温度受容を修飾したり，下行性に体温調節反応を増幅したりすることが報告されている．脊髄の温度受容は皮膚と同様に温ニューロン，冷ニューロンが存在する．また，温度刺激に対する反応特性は，静的特性も動的特性も備えている．ただし，現在まで正確な脊髄温度受容の実態や存在部位は明らかではない．脊髄の温度受容の体温調節反応全体に対する重みは，視床下部と同程度であると報告されている．しかしながら，現在までの視床下部を中心として行われている体温研究のデータ量から考えると，脊髄に関するものは少なく，今後の研究が待たれる．

c．その他の中枢温度受容

中脳，延髄にも温度受容があると報告されている．しかし，同部にはPO/AHの温度情報に基づく，温度効果器への出力（遠心路）の中継基地としての役割の方が重要であると考えられる．

d．視索前野/前視床下部からの体温調節のための遠心路

PO/AHの温ニューロンと冷ニューロンの役割について，対暑-対寒反応の二つの独立した神経回路をおのおのもつものと当初は考えられていた．しかし，Kanosueら[4]はPO/AHで圧倒的に多くみられる温ニューロンが対暑-対寒反応の二つの反応系に重要な役割を果たしていることをラットを用いた実験で示している．一見パラドックスのように思えるこの調節系は，以下のような細かい実験の積み重ねにより明らかにされている．ラットには対暑反応として尾部血管拡張があり，対寒反応として，ふるえ熱産生，褐色脂肪組織（brown adipose tissue：BAT）の燃焼による非ふるえ熱産生がある．いずれの反応も視床下部内神経核や脳幹部からの遠心性神経により制御されている．この視床下部内神経核や脳幹部とPO/AHの間は神経連絡があることはすでにわかっている．PO/AHの電気刺激，もしくは局所加温は皮膚血管の拡張を引き起こし，PO/AHからの遠心性神経連絡の切断は，この反応を消失させる．すなわち，PO/AHのニューロンの興奮は熱放散反応を促していると考えられる．一方，耐寒反応ではどうであろうか．体表の寒冷刺激によりふるえや非ふるえ熱産生は誘発されるが，PO/AHの電気刺激，局所加温は，これらの熱産生反応を抑制する．しかし，PO/AHから遠心性の神経遮断は，PO/AHに何の刺激も行うことなく熱産生反応を増加させる．このことはPO/AHのニューロンの興奮は熱産生反応を抑制していると考えられる．またPO/AHのニューロンの興奮がないと熱産生は常に亢進してしまうことになる．

e．視索前野/前視床下部への皮膚温度受容器からの求心路

d項で示したKanosueらの実験の一部は，PO/AHの温ニューロンの活動を皮膚からの温度入力が修飾する可能性を示している．PO/AHを局所加温すると，神経活動に伴い発現すると考えられているFosタンパクが，多くみられるようになる．しかし寒冷曝露を行いながら，PO/AHを局所加温するとFosタンパクの発現は急激に低下する．このことはPO/AHの温ニューロンの活動が直接皮膚温からの温度入力により修飾されることを示している．最近Nakamuraら[5]は，皮膚の冷受容器に由来するニューロンが脳幹部を経由して上行していき，PO/AHの温ニューロンに抑制性の介在ニ

ューロンを介して接続していることを報告している．すなわち冷刺激は，直接温ニューロンを抑制する刺激となることを示している．

f．分子レベルからみた中枢の温度受容

thermo TRP（温度刺激により非特異的な陽イオンの透過を引き起こすチャネル，A編の第3章を参照）の発見により，皮膚の温度受容のメカニズムの多くが明らかになりつつある．皮膚と中枢の大きな違いは変化する温度範囲であり，かつ中枢ではわずかに脊髄後根，視索前野にthermo TRPの一部がみられるのみである．また，これら中枢にあるthermo TRPが局所体温のモニター，さらに体温調節に関わっているかいないかは明らかでない．

〈永島　計・時澤　健〉

■文献

1) Nakayama T, Eisenman JS, Hardy JD：Single unit activity of anterior hypothalaus during local heating. Science 134：560-561, 1961.
2) 彼末一之，中島敏博：ブレインサイエンスシリーズ23　脳と体温（暑熱・寒冷環境との戦い）（大村　裕，中川八郎編），p.24, 共立出版，2000.
3) Walther OE, Iriki M, Simon E：Antagonistic changes of blood flow and sympathetic activity in different vascular beds following central thermal stimulation. II. Cutaneous and visceral sympathetic activity during spinal cord heating and cooling in anesthetized rabbits and cats. Pflugers Arch 319：162-184, 1970.
4) Kanosue K, Yoshida K, Maruyama M, Nagashima K：The central organization of the thermoregulatory system. Thermo therapy for neoplasia, inflammation, and pain 2-11, 2001.
5) Nakamura K, Morrison SF：Central efferent pathways mediating skin cooling-evoked sympathetic thermogenesis in brown adipose tissue. Am J Physiol 292：R127-R136, 2007.

3. 末梢での温度受容機構

本章では，皮膚表面での温度受容について述べる．末梢部，特に皮膚表面の温度受容は局所の温度を知るという特徴以外に，極端に熱いものや冷たいものに対しては痛みに類似した情報を脳に伝え，防御反応を引き起こす．生理学的な皮膚表面への温度刺激はまた，環境温度を察知し，自律性・行動性体温調節を行ううえで非常に重要である．

a. 温点と冷点

1800年代の終わり頃よりこの皮膚表面の温度受容に関して多くの研究がなされている．まず温点，冷点と呼ばれる低温，高温刺激あるいは電気刺激により温覚，冷覚が引き起こされる領域が発見された．これらの温度点は不規則な形をしており，また隣接する温度点は温ニューロン，冷ニューロンと呼ばれる1本の感覚神経により支配されている．温度点の大きさは，径1〜3 mm程度である．温度点の分布は体表の部位によって大きく違い，冷点は顔，首，胸，腹などに多く，10〜20個/cm^{2}にもなる．手などでは逆に少なく，1〜5個/cm^{2}にとどまる．温点は冷点に比べて絶対的に少なく，比較的数の多い顔面でも1〜2個/cm^{2}にとどまる．陰茎など全く温点が存在しない部位もある．温点，冷点の本体であると考えられる温度受容器は明らかでない部分も未だに多いが，冷点に関しては神経の自由終末があげられている．ただしその解剖学的特徴は，冷点が表皮の基底膜を越え表皮細胞の基底層に潜り込んだような形で存在する神経終末が認められる程度で，温度受容器は触覚や圧覚にみられるような特殊な構造物があるわけではない．

b. 求心性線維

温度情報は求心性線維を介して情報が伝達される．基本的に冷覚は有髄Aδ線維と無髄C線維で，温覚は無髄C線維で伝達される．これらの神経によって伝達されるのは温度情報のみではない．いわゆる侵害刺激と呼ばれる組織破壊が生じる程度の高温，低温刺激に対しても侵害受容器と呼ばれる特殊な感覚点を介して痛みとして伝達されることが知られている．また，ある種の機械刺激や化学刺激に対しても反応することが明らかになっている．

c. 温度受容に関わる求心性線維の電気生理学的特徴①

温度情報の強さは他のニューロンと同様にインパルス（活動電位）の増減により伝達される．つまり，温受容器からの入力は高温側で増加し，冷受容器からの入力は低温側で増加する．また，このインパルスの頻度は実際の温度感覚の強さと相関することが知られている．神経束から得られるインパルスの頻度と刺激温度の関係を調べると図1のようにきれいな分布が認められる[1]．冷受容器刺激に反応するニューロンは45℃以上の高温刺激に対しても興奮し，逆説放電と呼んでいる．極端な高温，低温刺激，すなわち侵害刺激に対して反応するニュー

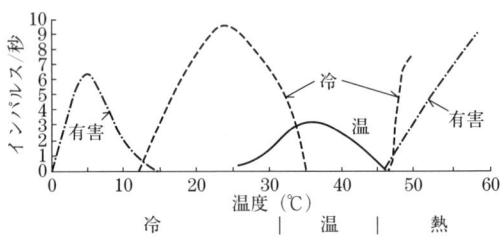

図1 皮膚を様々な温度で刺激した際に，神経から記録されるインパルスのパターン[1]

ロンも見て取れる．これらの反応は通常の温度受容器を介して反応するもの以外に侵害受容器を介して反応するものもある．また，侵害受容器のなかには機械的・化学的な刺激に対しても反応するものもある．生理的な温度範囲で活動しているニューロンであっても他の刺激に対して反応するものも知られている．例えばウェーバーの錯覚（Weber's illusion）と呼ばれる冷たいものが重く感じられる錯覚は，機械的刺激にも冷刺激にも反応する通常の冷ニューロンより細いC線維が関与している．また，メントール，カプサイシンに反応するニューロンも知られている（後述）．

d. 温度受容に関わる求心性線維の電気生理学的特徴②

図2（a）は温度受容に関わる単一ニューロンの絶対的な温度刺激に対する静的特性を示している[2]．ニューロンにかかわらずインパルスが最も強く生じる温度域があり，これを中心に上下の温度域でインパルスは弱まっていく特性を示す．すなわち温ニューロンと冷ニューロンの違いは，その最大の反応を示す温度域の違いである．（b）のグラフは温度受容器を冷刺激した際のインパルスを，単一の冷ニューロンから測定したものである．この図で注目すべきことは，冷ニューロンでは温度下降に対して一過性の上昇を示し，温度上昇に対して一過性の下降を示すことである．すなわち，強い動的な特性を示していることである．この動的な特性は皮膚の温度受容器からの入力で明らかであり，脳の温度受容ニューロンでは全く認められない．

e. 温度感覚の強さについて

温度感覚は以上に述べたことより，温点への刺激の強さ，またその変化量の大きさが影響すると考えられる．Stevensら[3]によると温度刺激の面積も大きな要因である．しかし，温度刺激の強さが大きい場合は面積の要因は小さくなり，逆に温度刺激の強さが小さい場合では面積の要因は大きくなる．

f. 温度受容の本質

温度受容器の本質は最近までほとんど明らかではなかった．温度受容器の代謝率，温度勾配による膜電位変化，カルシウム（Ca^{2+}）やナトリウム（Na^+）などのイオンの関与が推測されていた．しかし，transient receptor potential（TRP）イオンチャネルの発見と，そのサ

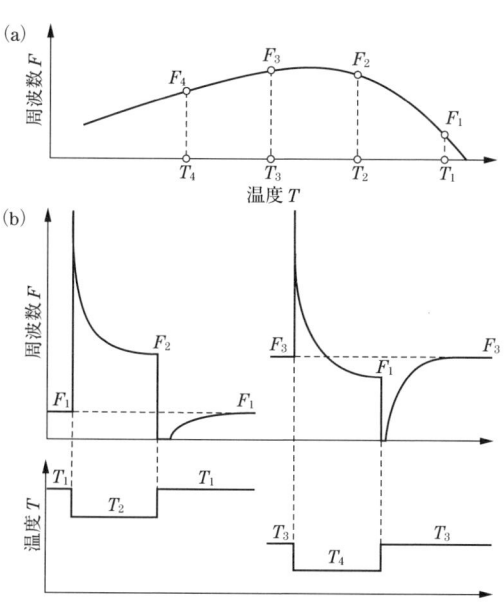

図2 （a）単一の温度ニューロンの静的特性と（b）冷受容器を温度変化させて刺激した場合に見られる動的特性[2]

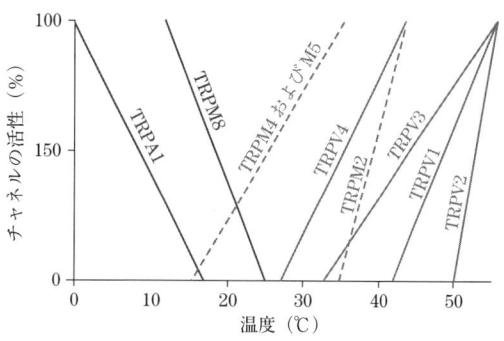

図3 thermo TRPの温度分布[4]

ブファミリーのなかの温度感受性のあるチャネル（特別に thermo TRP と呼ばれる）の発見により，多くのことが明らかになってきた[4,5]（A編の第4章参照）．

末梢の温度受容に関する研究は，明らかでない部分が多かったが，thermo TRP の発見により大きな進歩をみせている．しかし，thermo TRP の分布は温度受容だけでは説明が付かない部分もある．さらに末梢からの温度情報と体温調節反応の関係は未だに多くは明らかではなく，今後の研究がさらに必要とされる．

（永島　計）

■文献

1) Zotterman Y : Special senses : thermal receptors. Ann Rev Physiol 15 : 357-372, 1953.
2) Hensel H, Zotterman Y : Quantitative relations between the discharge of individual cold-receptors and the temperature. Acta Physiol Soand 23 : 291-319, 1951.
3) Stevens JC, Marks LE, Simonson DC : Regional sensitivity and spatial summation in the warmth sense. Physiol Behav 13 : 825-836, 1974.
4) Romanovsky AA : Thermoregulation : some concepts have changed. Functional architecture of the thermoregulatory system. Am J Physiol 292 : R37-R46, 2007.
5) Caterina MJ : Transient receptor potential ion channels as participants in thermosensation and thermoregulation. Am J Physiol 292 : R64-R76, 2007.

4. 温度受容の分子機構

a. 哺乳類の温度感受性 TRP チャネル

1997 年に感覚神経で温度を感知する初めての分子としてカプサイシン受容体 TRPV1 がクローニングされた[1]．TRP チャネルは，ショウジョウバエの光受容器異常変異株の原因遺伝子として同定された *trp* を筆頭にスーパーファミリーを形成している．TRP (transient receptor potential) という名は，*trp* 変異株で光応答電位が一過性で持続せず，細胞外からの Ca^{2+} 流入が減弱し視覚に異常があることから名付けられた．現在，TRP チャネルは哺乳類では TRPC, TRPV, TRPM, TRPML, TRPP, TRPA の六つのサブファミリーに分けられている．1997 年の TRPV1 の発見から 10 年あまりで九つの TRP チャネルに温度感受性があることが示された[2,3]（図1，表1）．これらは TRPV, TRPM, TRPA サブファミリーにまたがっており，それぞれの活性化温度閾値は最も低い TRPA1（17℃ 以下）から最も高い TRPV2（52℃ 以上）まで幅広い．温度感受性 TRP チャネルの大きな特徴は，温度以外にも多種のリガンドや他の物理刺激に応答する「多刺激受容体」として機能することであり，有効刺激間にはクロストーク（リガンドの存在で活性化温度閾値が変化する）が存在する．温度感受性 TRP チャネルは，ヒトの感覚基準から，大きく熱刺激・温刺激・冷刺激感受性チャネルに分けられている．43℃ 以上と 15℃ 以下の温度は痛みを惹起する．

b. 熱刺激感受性チャネル―TRPV1, TRPV2―

TRPV1 は最初に同定された温度感受性 TRP チャネルであり，トウガラシの主成分カプサイシンに応答する分子としてクローニングされ，約 43℃ 以上の温度でも活性化することが判明した．この 43℃ という温度は長く生体に痛みを惹起する侵害性熱刺激温度閾値と考え

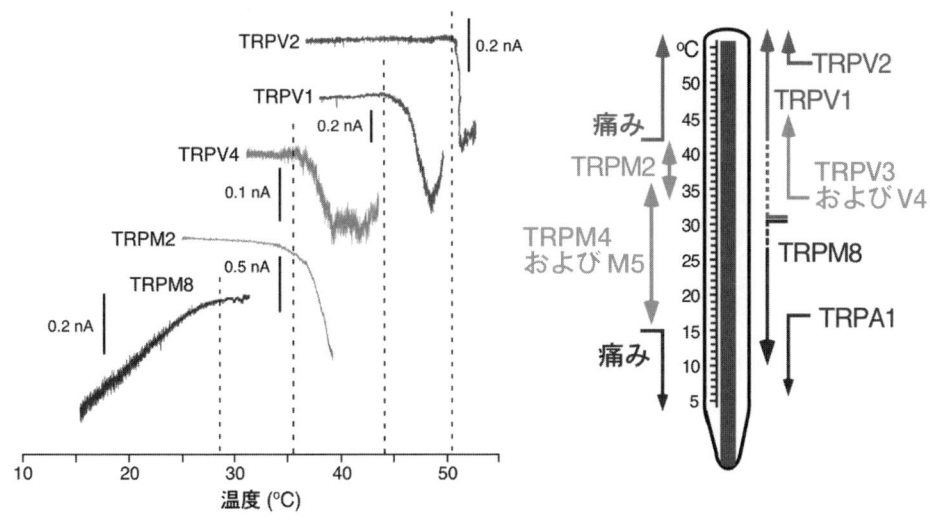

図1 温度感受性 TRP チャネル
各温度感受性 TRP チャネルの活性化温度帯とリガンドの一例．左に温度刺激による典型的な活性化電流を示す．

表1 温度感受性TRPチャネルの性質と主な発現部位

受容体	活性化温度閾値	発現部位	他の活性化刺激
TRPV1	43℃ <	感覚神経，脳，膀胱上皮	カプサイシン，酸，カンファー，アリシン，脂質，2-APB，バニロトキシン，機械刺激？
TRPV2	52℃ <	感覚神経，脳，脊髄，肺，肝臓，脾臓，大腸	機械刺激，成長因子，2-APB
TRPV3	32〜39℃ <	皮膚，感覚神経，脳，脊髄，胃，大腸	2-APB，サイモール，メントール，カンファー，カルバクロール，不飽和脂肪酸
TRPV4	27〜35℃ <	皮膚，感覚神経，脳，腎臓，肺，内耳	低浸透圧刺激，脂質，機械刺激？
TRPM4	warm	心臓，肝臓など	カルシウム
TRPM5	warm	味細胞，膵臓	カルシウム
TRPM2	36℃ <	脳，膵臓など	cyclic ADP-ribose，β-NAD$^+$，ADP-ribose
TRPM8	<25〜28℃	感覚神経，膀胱上皮，前立腺	メントール，イシリン，膜リン脂質
TRPA1	<17℃（?）	感覚神経，内耳	アリルイソチオシアネート，シナモアルデヒド，機械刺激？，カルバクロール，アリシン，カルシウム

アリシン（ニンニクの辛み成分），アリルイソチオシアネート（ワサビの辛み成分），2-APB（2-aminoethoxydiphenylborate），シナモアルデヒド（シナモンの辛み成分），カルバクロール（オレガノの主成分），サイモール（タイムの主成分）．
哺乳類（ヒト，マウス，ラット）の場合について示す．リガンド応答性や活性化温度閾値は生物種によって異なることが報告されており，生理機能も多様化していると予想される．

られており，まさに侵害性熱刺激受容体の分子実体が明らかになったのである．辛み成分カプサイシンの感知機構も長い間謎であったが，トウガラシが辛みと同時に熱感覚を与えることは経験的によく知られていた．TRPV1を熱とカプサイシンで同時刺激することで相乗的にチャネル活性が大きくなることが示され，「熱いと辛さが増す」現象が説明された．TRPV1は侵害刺激受容に関わる小径の感覚神経細胞に発現する．TRPV1の活性化温度閾値は他の有効刺激やリン酸化によってダイナミックに変化することが明らかとなっており，30℃くらいに低下して体温で活性化する現象は急性炎症性疼痛発生の分子メカニズムの一つと考えられている．TRPV1欠損マウスでは侵害熱刺激に対する感受性低下や炎症性痛覚過敏の減弱がみられたことから，TRPV1は急性疼痛や痛覚過敏に対する創薬のターゲットとして注目を集めている．TRPV2はTRPV1と相同性が高いが，より高い侵害熱刺激である52℃で活性化する．発現がみられる中〜大径ニューロンは有髄で伝達速度が速く，より侵害的な温度を素早く伝えるために合理的である．しかし温度受容に関与しない運動神経や52℃の熱にさらされることのない脳や心筋にも発現するため，熱受容とは異なる働きも報告されている．

c．温刺激感受性チャネル―TRPV3，TRPV4，TRPM2，TRPM4，TRPM5―

TRPV3は32℃以上の温度で活性化し，繰り返し刺激で活性が増強する．湿布や軟膏に含まれる樟脳（カンファー）やハーブの天然成分にも応答する．TRPV3は表皮に発現することから，体表温変化を中枢に伝える役目が想定されている．TRPV4は低浸透圧で活性化するチャネルとして同定され，34℃以上の温度にも応答する．発現が多いのは水分再吸収や浸透圧調節に重要な腎尿細管の上皮細胞や脳室周囲器官で，実際TRPV4欠損マウスでは浸透

圧変化に対する応答に異常があった．TRPV4は表皮にも発現しており，皮膚温度依存的な皮膚生理機能の調節に関わっていると推定されている．さらに，体温調節に重要な中枢の前視床下部域にも発現するが，体温調節への関与はわかっていない．TRPV4は機械刺激受容にも関与すると考えられており，膀胱の上皮細胞では進展刺激を感知して尿意の制御に関わっていると言う．TRPV4欠損マウスは温度感知に異常がみられるが，体温の概日リズムは正常である．TRPM2は36℃以上の温度で活性化するチャネルで脳や膵臓，リンパ球などに発現している．膵臓のβ細胞では深部体温（核心温，コア温）の37℃で常に活性化し，インスリン分泌に寄与すると考えられている．TRPM4とTRPM5は15〜35℃の温度帯で活性が上昇する．活性化には細胞内Ca^{2+}の上昇（500 nM以上）が必須で，生理的環境下では何らかの上流シグナルによるCa^{2+}濃度上昇に引き続いて応答すると考えられる．TRPM4は，膵臓のβ細胞においてグルコース負荷に伴うインスリン分泌に関与するらしい．TRPM5は味細胞に発現がみられる．TRPM5欠損マウスでは甘味に対する神経応答の温度依存的増強がみられなかったことから，味覚受容体活性化に伴うTRPM5の活性化が「温かいと甘味が増す」現象に関わることが示唆された．このような温かい温度を感知するチャネルの存在は，感覚神経だけでなく，体中の多くの細胞が温度を感じながら生存していることを示している．

d．冷刺激感受性チャネル—TRPM8，TRPA1—

TRPM8は28℃以下の低温やミントの主成分メントールなどによって活性化する．ミントは「冷涼感」を与えることが知られていたが，TRPM8の同定によってその機構が明らかになった．メントールと冷刺激を同時に負荷することで活性化温度閾値が上昇する（より高い温度で冷たいと感じる）．後根神経節や三叉神経節の小〜中径ニューロンに発現するが，TRPV1とは共在しないことから，冷刺激と熱刺激は異なる神経を介して伝達されるようである．TRPA1は，17℃以下の侵害冷刺激や，シナモン，ワサビ，ニンニクの主成分，マリファナ成分，機械刺激によって活性化すると言われている．しかしながら，冷刺激や機械刺激による活性化には議論があり，TRPA1欠損マウスによる解析でも冷刺激に対する応答性について結論が得られていない．

e．他の細胞膜温度受容分子

温度感受性TRPチャネル以外にも，温度で活性化する膜分子の候補がいくつかあげられている．2ポアドメインK^+チャネルであるTREK-1は小〜中径の感覚神経細胞や体温調節領域を含む脳全体に発現し，温刺激（25〜42℃）によって活性化する．冷刺激信号の伝達や熱による痛みの緩和に関わっているらしい．また，Na^+/K^+ ATPaseやDEG/ENaCファミリーに属するNa^+チャネル（ENaC），酸感受性チャネル（BNC1，ASIC，DRASIC）も冷刺激によって制御を受ける．

温度感受性TRPチャネルをはじめとする温度受容分子の発現や機能制御によって，将来，温度感覚をコントロールできるようになるかもしれない．

〔富永真琴〕

■文献

1) Caterina MJ, Schumacher MA, Tominaga M, Rosen TA, Levine JD, Julius D：The capsaicin receptor：A heat-activated ion channel in the pain pathway. Nature 389：816-824, 1997.
2) Tominaga M, Caterina MJ：Thermosensation and pain. J Neurobiol 61：3-12, 2004.
3) Dhaka A, Viswanath V, Patapoutian A：TRP ion channels and temperature sensation. Ann Rev Neurosci 29：135-161, 2006.

5. 熱放散機構1―皮膚血管調節―

皮膚血管は暑熱によって拡張し，からだの深部から表面への熱移動を促進して，環境への熱放散量を増加させる．また皮膚の血管拡張は，汗腺活動との関連性が高く，効率的な熱放散に寄与している．寒冷下においては，皮膚血管が収縮し，熱放散を抑制するよう調節を行う．暑熱・寒冷いずれの環境においても，からだからの熱放散量を変化させ，体温調節反応に大きな役割を果たしている．ヒトの皮膚における血管系は毛細血管と動静脈吻合（arteriovenous anastomoses：AVA）の二つに大別される．

a. 皮膚血管の構造

皮膚における血管は，真皮内の3層の血管網で構成されている（図1）．各層で小動脈や細動脈が吻合して動脈網が形成される．そのうち，最も浅い細動脈からは係蹄状の毛細血管が乳頭下に入り込み，ここから熱放散が行われる．毛細血管は全身のほとんどの皮膚に存在している．

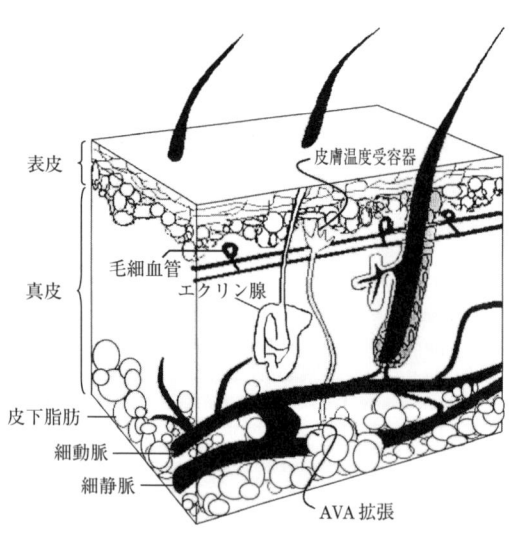

図1 皮膚血管の構造

AVAは，手掌や足底，耳や鼻，口唇などの無毛皮膚部位にしか存在しない．これらの限られた部位におけるAVAは，毛細血管を介さず細動脈と細静脈を直接短絡しており，開大すると直径は25～150 μmに至り，皮膚に大量の血液が流れる．毛細血管と比較するとAVAの直径は約10倍（10 μm：100 μm）となり，同一長当たりの血流量は約10,000倍となる（ポアズイユの法則：Poiseuille law）．皮膚での熱放散に重要な役割を果たす特殊な血管である．

b. 皮膚血流量の調節

皮膚血管は，血管収縮性活動神経（vasoconstrictor）と能動的血管拡張神経（active vasodilator）システムによって調節されている．血管収縮神経はアドレナリン作動性神経であるが，能動的血管拡張神経には未だに不明な点が多く，解剖学的な存在も証明されていない．しかしながら，交感神経遮断時において，血管収縮神経の活動低下による皮膚血流増加は確認されたが，暑熱刺激による皮膚血流量の増加反応は示されなかったことから，血管拡張においても神経的調節がなされていると考えられている（図2）．また，皮膚加温後には第1段階として血管収縮神経の活動低下によって血流量が増加し，その後，能動的血管拡張神経システムの働きによって第2段階の血流増加が観察される．後者の皮膚血流増加は発汗発現とほぼ同時に生じ，ともに増加を継続することから汗腺活動と密接に関連していると言われている．汗腺支配性の交感神経終末からは，アセチルコリンだけではなく，血管作動性腸管ポリペプチド（vasoactive intestinal polypeptide：VIP），カルシトニン遺伝子関連ペプチド（calcitonin-

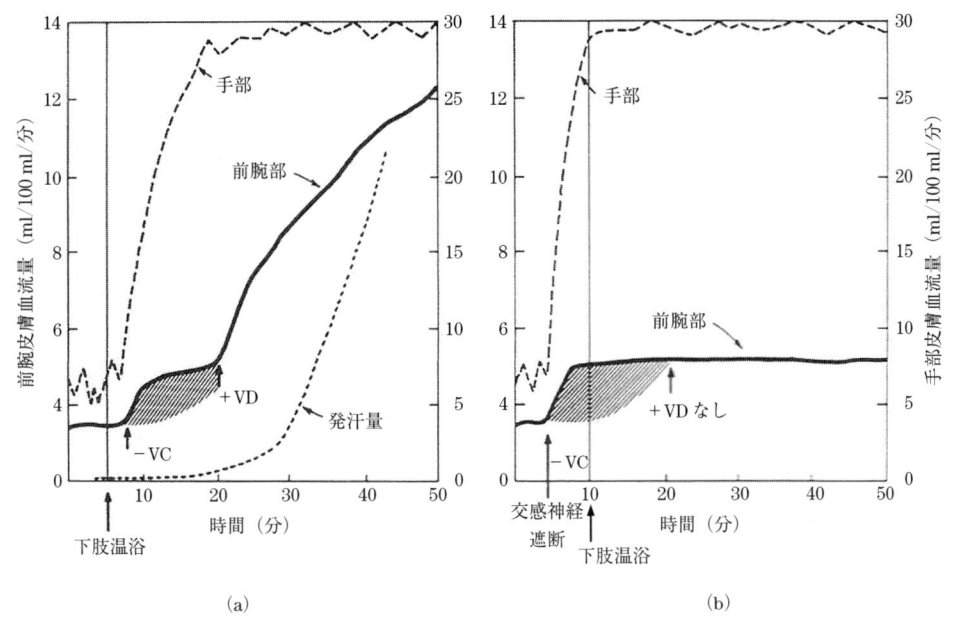

図2 (a) 通常および (b) 交感神経遮断による局所加温時の皮膚血流量変化[3]

下肢温浴による局所加温中，四肢末梢部（手部）および四肢近接部（前腕部）の皮膚血流量と発汗量を連続測定した．手部は，加温 (a) と加温前の交感神経遮断 (b)，いずれにおいても血管収縮神経の活動低下 (−VC) によって血管拡張が生じた．前腕部は加温開始直後に，血管収縮神経の活動低下によって皮膚血流量が増加し (a)，10〜14分後には能動的血管拡張が観察され (+VD)，同時に発汗が開始した．能動的血管拡張は交感神経遮断によって抑制され，発汗は認められなかった (b)．

gene related peptide：CGRP）やP物質（substance P）などの神経ペプチドが分泌されている．また，汗腺自身からはブラジキニンなどが放出される．これらのいずれかが皮膚血管拡張物質として作用すると推察されており，特に血管作動性腸管ポリペプチドが最も可能性が高いと言われる．

また，皮膚血管の調節には部位特性のあることが認められており，ヒトでは，四肢末梢部および体幹部と四肢近接部，頭部と前額の三つに大別されている．

① 四肢末梢部： 手や足，耳，鼻，口唇などの皮膚血管はアドレナリン作動性の血管収縮神経のみによって支配されている．血管収縮性神経活動の増大によって血管収縮し，活動抑制による血管の弛緩によって受動的に拡張する．

② 体幹部と四肢近接部： これらの部位は，能動的皮膚血管拡張システムが作用して，血管を拡張させる．発汗時にはコリン作動性の神経活動が血管拡張に影響する可能性が高いと報告されている．

③ 頭部と前額： 両部位には血管収縮性神経が分布していないため，寒冷曝露下においても皮膚血管が収縮せず，血流量の低下がほとんどみられない．しかしながら暑熱刺激に対しては，拡張反応が観察され，発汗も生じる．

c. 寒冷血管拡張反応と温熱性血管収縮反応

皮膚血管は一般に前述の機序によって調節されている．しかしながら皮膚を局所冷却あるいは加温すると，一定の刺激温度に対して特殊な皮膚血管反応が生じる（図3）．

(1) 寒冷血管拡張反応

四肢末梢部を極度の寒冷に曝露すると，刺激部の皮膚温が急激に低下し，その後，皮膚温が不規則に上下する反応が観察される．このような反応を，寒冷血管拡張反応（cold-induced vasodilation：CIVD）と言い，寒冷刺激に対

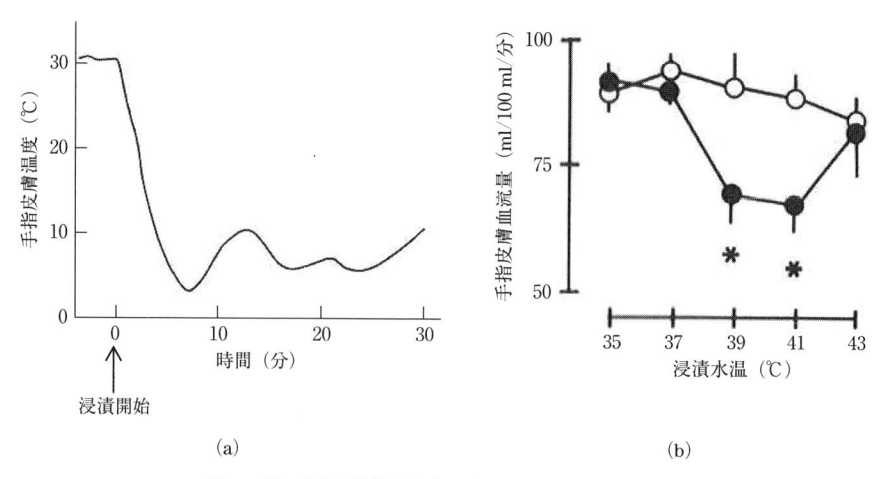

図3 (a) 寒冷血管拡張反応と (b) 温熱性血管収縮反応
冷水浸漬時（水温0℃）における手指皮膚温度の変化 (a). 浸漬部の皮膚温は最低値を示した後，上昇と下降を繰り返した．手指を35～43℃の水温へ浸漬した際の皮膚血流量を非浸漬手指の皮膚血流量と比較した (b). 浸漬水温が体温を超えると浸漬側の手指皮膚血流量が有意に低下し（●），非浸漬側（○）に比べ血流量の抑制がなされた．(a) は文献[4]，(b) は文献[5] を改変．

する皮膚血管収縮が，主にAVAの拡張によって間欠的に中断して引き起こされるものである．皮膚血流量の回復により，血液供給がきわめて低減した末梢部の皮膚組織へ熱や酸素などを供給し，凍傷にかかることを防御する生体反応である．

(2) 温熱性血管収縮反応

温暖な環境下において，AVAの存在する皮膚（四肢末梢部など）を局所加温する際，体温より高温の暑熱刺激に対しては，皮膚血流が減少することが知られている．このような皮膚血管の収縮は，温熱性血管収縮反応（heat-induced vasoconstriction：HIVC）と呼ばれている．体温より高い温度に対して皮膚血管が拡張していると，生体内への熱の流入が促進されることになり，HIVCはこれを抑制するための生体防御反応である．

（平田耕造・中原香利）

■文献
1) 中山昭雄，入來正躬編：新生理科学大系22 エネルギー代謝・体温調節の生理学，pp. 108-119，医学書院，1987．
2) 平田耕造，井上芳光，近藤徳彦編：体温―運動時の体温調節システムとそれを修飾する要因―，pp. 28-38，ナップ，2002．
3) Rowell LB：Human circulation—regulation during physical stress—, pp. 96-104, Oxford University Press, 1986.
4) 黒島晨汎：環境生理学，pp. 51-53，理工学社，1993．
5) Nagasaka T：Skin vasoconstriction induced by local skin heating. Jpn J Physiol 37：761-772, 1987.

6. 熱放散機構2―発汗調節―

a. 汗　腺
(1) 汗腺の種類と構造

　汗腺は一般に分泌様式に基づいて，エクリン腺（eccrine gland）とアポクリン腺（apocrine gland）とに分類される．エクリン腺は分泌部と導管から形成されている1本の管状腺であり，分泌部はコイル状に折り込まれた状態になっており，導管と分泌部とつながっている部分（曲導管）も分泌部と一緒に折り込まれている．曲導管はまっすぐな直導管，螺旋状の表皮内導管を経て皮膚表面に開口している．エクリン腺は毛包とは別に開口部を有しているが，アポクリン腺は導管が毛包に接続している（図1）．また，エクリン腺の大きさにはかなり部位差や個人差もあるが，平均 $0.015\,mm^3$，重さは $30〜40\,\mu g$ と言われる[1]．発汗調節機能として重要な役割を果たしているのはエクリン腺であるので，ここではヒトのエクリン腺を扱うことにする．

(2) 汗腺の分布

　人体表面には300万〜400万個の汗腺が皮膚の表面から1mm前後の深さのところの真皮層に分布しており，このうち分泌能を有している汗腺（能動汗腺）は日本人で平均230万個と言われる．汗腺の能動化は胎生28週に始まって生後2年半くらいで完了すると考えられ，この数はこの時期の温度環境に影響を受け，熱帯地方で出生した者では多く，寒冷地方で出生した者は少ない．したがって，能動汗腺数は子どもから成人にかけて変化しないので，汗腺の単位面積当たりの密度は子どもの方が高いことになる[1,2]．エクリン腺は全身に幅広く分布しており，また，分布密度は部位によって異なり，手掌や足底，前額で特に多いが，一方で，個人差も大きい．さらに解剖学的に数えた汗腺数と機能的に能動汗腺数を調べた値ではかなり異なることが指摘されている[1]．同じエクリン腺でも手掌や足底では汗腺が皮丘（皮溝と皮溝の間）に位置するのに対して，その他の全身では皮溝と皮溝が交わったところに位置している．手掌や足底の発汗は表面を湿潤させ，接触性を高めるための役割をし，それ以外の部位ででた汗がすぐに周囲へ広がり，蒸発しやすいようにするためではないかと考えられ，それぞれの部位において都合のよい汗腺の配置になっていると推察される[2]．

(3) 汗の生成と成分

　最高発汗量は十分に暑熱順化した成人で1時間に2l前後であるが，3〜4lに達するとする報告もある．単一汗腺当たりの最高発汗量は7〜8 nl/分になり，これは摘出単離汗腺を薬物（methacholine）で刺激した場合の値と近い．分泌管ではほぼ等張（約140 mM）の前駆汗が

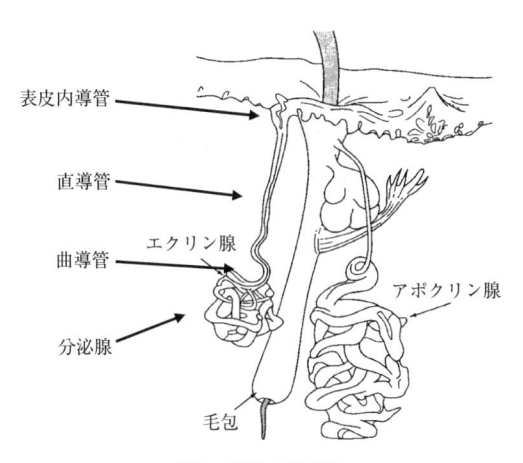

図1　汗腺の模式図
エクリン腺は皮膚に直接開口しているが，アポクリン腺の開口部は毛包につながっている．エクリン腺は分泌腺，曲・直導管および表皮内導管とからなり，導管部分でNaClの再吸収が行われる．文献[2] を改変．

生成され，血漿の濾過ではなく基底細胞の膜のポンプ作用（Na^+-K^+-$2Cl^-$共輸送体機構）によって汗が分泌されると考えられている．すなわち，細胞間細管壁にあるNa^+-K^+-$2Cl^-$共輸送体機構によりNa^+，K^+，$2Cl^-$が細管内に流入し，細胞内Na^+濃度が上昇し，この上昇により細胞膜に存在するNa^+,K^+-ATPaseが賦活され，Na^+は細胞外に，細胞外K^+は細胞内に輸送される．この一連のイオンの動きの結果，Cl^-が管腔にでて，それによりNa^+が細胞間接合部を通って間質側から管腔に移動し，これらにより浸透圧勾配が生じ，水が移動する．これらの一連の動きは汗腺分泌部がアセチルコリン（acetylcholine）の刺激を受け，分泌細胞内のCa^{2+}濃度が上昇することから始まる．汗の無機成分としてNaClが最も多く，これらは導管部位において再吸収され，皮膚表面での汗は分泌部で生成される汗より低張になる[1,2]．汗中のNa^+，Cl^-濃度は発汗量が増すにつれて高くなり，これは導管におけるNaCl再吸収能の限度と関係があると考えられる．発汗量と汗中Na^+濃度との関係をヒトでみると，その関係の勾配は四肢部（前腕と大腿）の方が軀幹部（胸や背）よりも大きく，これはこの部位での汗中Na^+の再吸収が大きいことを示している可能性があり，部位による差も認められている[2]．

b．発汗の種類とその調節

発汗は，暑熱負荷時にみられる温熱性発汗（thermal sweating）と，精神緊張などによって起こる精神性発汗（mental sweating；手掌や足底など）とに分けられ，ヒトの場合前者の発汗が主で，手掌や足底を除く一般体表面にみられ，視床下部の体温調節中枢機構により調節されている．運動時や安静時に体温が上昇した場合，発汗はある体温から始まり（発汗開始閾値），体温上昇とともにほぼ直線的に増加する（図2）．また，体温と発汗量の関係は平均皮膚

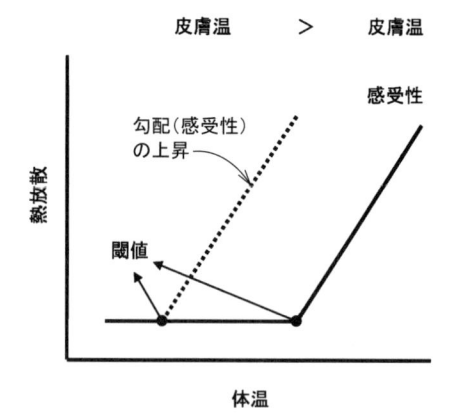

図2 体温と発汗量の関係
発汗はある体温から始まり（発汗開始閾値），体温上昇とともにほぼ直線的に増加する．また，両者の関係は平均皮膚温（環境温）が高いほど左方へ平行移動し，さらに，局所皮膚温が変化するとこの関係の勾配（感受性）も影響される．

温（環境温）が高いほど左方へ平行移動し，発汗開始閾値が低下する[1,2]．さらに，局所の皮膚温が変化すると，この関係における勾配（感受性）が影響されることも指摘されている．

視床下部の体温調節中枢機構は，前述のように体温や皮膚温などの温度情報を入力として全身のエクリン腺を制御し，一般体表面の全域に同期して温熱性発汗を増減させる．温熱性の汗の分泌は持続的に皮膚表面にでてくるのではなく，波動状に拍出される（汗の拍出頻度）．この拍出は手掌部や足底部を除く一般体表面で同期することから，発汗中枢機構の活動性を示しており，平均体温（体温と平均皮膚温とをある係数で重み付けした値）あるいは環境温と汗の拍出頻度の間に得られる回帰直線からその活動性を知ることが可能となる．また，汗の拍出頻度と発汗量の間に得られる回帰直線から発汗の末梢機構の活動性を知ることが可能となる．このような方法によって発汗反応の変化を，中枢性か末梢性かに分類して検討することができる[1]．

c．神経性調節

熱放散機構として働く汗腺であるエクリン腺

は，コリン作動性神経（cholinergic nerve）である発汗神経によって支配されている．コリン作動性神経終末からはアセチルコリンが放出され，エクリン腺に存在するムスカリン受容体（muscarinic receptor）に結合して，汗腺の分泌活動を促進する．しかし，アセチルコリンは神経接合部でアセチルコリンエステラーゼ（acetylcholinesterase）によって，速やかにコリンと酢酸に加水分解されるため，神経終末から放出されたアセチルコリンがすべてムスカリン受容体に結合するわけではない．特に，アセチルコリンの放出量が少ない状態においては，アセチルコリンエステラーゼによってほとんど加水分解されて，発汗発現に至らない．一方，発汗神経からのアセチルコリンの放出が増大すると，アセチルコリンエステラーゼの効果は徐々に小さくなり，多量発汗時にはアセチルコリンエステラーゼの効果は薄れてしまう．また，コリン作動性神経終末からは多様な神経ペプチドがアセチルコリンと同様に放出されており，そのなかでもカルシトニン遺伝子関連ペプチド（calcitonin-gene related peptide：CGRP）はコリン作動性の発汗活動を活性化し，P物質（substance P）は抑制することが報告されている[2]．

d．神経性調節以外の調節
(1) 液性調節

発汗反応に関与している可能性があるホルモンとしては，副腎皮質から分泌されるアルドステロン，下垂体前葉からのプロラクチンや下垂体後葉から分泌されるバゾプレッシンなどがあげられる．アルドステロンやプロラクチンの役割は，再吸収機能を促進してNa^+やCl^-の電解質の流出を抑制することである[1,2]．また，腎臓の遠位尿細管における水分の再吸収を促進するバゾプレッシンは，汗腺においてもその効果があるらしいが，否定的な報告もある．

(2) 局所性調節

局所性の要因としては，局所の温度と末梢神経レベルでの調節があげられる．局所の皮膚温が高くなると発汗量は増加する．これは，Q_{10}効果のような温度上昇に伴うアセチルコリン放出の促進や，受容器の感受性が高くなったなどの可能性が考えられる．発汗反応への皮膚血流量の関与に関しては，一定量の発汗がみられる状態から，阻血による血流量の減少や，薬物などによる皮膚血管の収縮や，皮膚血管拡張の抑制によって，発汗量が減少するなどの報告がある[2]．末梢神経における反射性の発汗反応としては，軸索反射と半側発汗（hemihidrosis：皮膚圧-発汗反射）と言う反射性の発汗反応がある．前者は，ある一部の神経終末を刺激すると，その神経に軸索レベルで接続されている神経終末からはアセチルコリンが放出され，その周囲において発汗が発現する反応のことである．後者は，片側皮膚部位に圧迫を加えることによって同側の発汗が抑制される反応のことである．また，長時間の運動などで多量発汗が起こると汗量の低下がみられ，これは発汗漸減（hidromeiosis）と呼ばれている．発汗漸減は汗の蒸発が妨げられると起こり，無効発汗量にのみ影響するため，発汗漸減速度は無効発汗量が多くなると大きくなる．発汗漸減の原因の1つとして，皮膚の湿潤により汗腺導管の開口部が閉塞するためであると考えられている．これ以外にも，刺激性の食物を味わったときに顔面や頭部などに発汗がみられ，味覚性発汗（gustatory sweating）として知られている[1]．

〈近藤徳彦〉

■文献
1) 中山昭雄，入來正躬編：新生理科学大系22 エネルギー代謝・体温調節の生理学, pp.154-175, 医学書院, 1987.
2) 平田耕造，井上芳光，近藤徳彦編：体温―運動時の体温調節システムとそれを修飾する要因―, pp.27-52, 63-88, ナップ, 2002.

7. 熱産生機構 1 ―ふるえ熱産生―

からだは代謝活動による内部の熱産生や，外部環境（暑熱環境など）から熱を得る．体温は通常環境温度より高いので，代謝による熱産生が主な熱源である．安静時は基礎代謝により胸部や腹部から熱は産生されるが，この基本レベルを超えるような熱産生は主に骨格筋活動の変化によるものである．したがって骨格筋による熱産生は，体温調節の点において寒冷時に熱を得るための重要な手段となる．

a．ふるえとは

ふるえは骨格筋が不随意に繰り返し周期的に収縮する反応である．ふるえ時は屈筋と伸筋が同時に収縮することにより，外に仕事をしない．したがって，つくられたエネルギーのほとんどが熱に変えられ，非常に効率のよい熱産生が可能である．ふるえによる熱産生量は基礎代謝の3～5倍になる．

ふるえは，顔面，会陰部，外眼筋，中耳筋以外のほぼすべての骨格筋でみられる．一般的にふるえはからだの上半身の筋（咀嚼筋や肩甲骨辺りの筋を含む）に始まり下肢へと広がる．パーキンソン病などの疾病によるふるえとは異なり，寒冷によるふるえは常に末梢よりもからだの中央に近い筋で，より強く起こる．

ふるえは核心部（コア温）と被殻部（シェル温）どちらの温度変化によっても引き起こされる．それらの温度情報が上位中枢（体温調節中枢）で統合され，ふるえの大きさが決まる．例えば寒冷環境下でも核心温が高ければふるえは小さい．また，呼吸活動もふるえの大きさに影響を与え，吸気時に増加し，呼気時に減少する．一方，ふるえは不随意な反応なので大脳皮質からの刺激がなくても起きうるが，ふるえが弱い場合は随意的に抑制することも可能である．

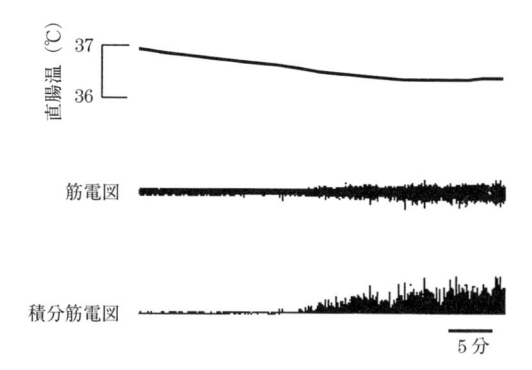

図1 寒冷によるふるえ
ウレタン麻酔ラット．環境温17℃．大腿筋より筋電図と積分筋電図を記録．直腸温低下につれて，筋電図の振幅増加すなわちふるえが生じる．

ふるえは筋電図によって検知することができる（図1）．筋電図は筋の電位変化を記録するもので，ふるえ時の筋収縮の周波数は10～12 Hzである．

b．ふるえの発生とリズム

筋収縮は脊髄に存在する運動ニューロンによって引き起こされる．支配する筋線維によりα，β，γの3種類の運動ニューロンが存在するが，実際に筋収縮を引き起こすのは錘外筋線維を支配するα運動ニューロンである．脊髄の寒冷刺激はふるえを引き起こすことができる．しかし脊髄をあるレベルで切断すると，ふるえは切断部位より上位レベルに支配されている筋に制限される．したがって上でも述べたように，ふるえは体温調節中枢により調節されており，その支配下で筋の脊髄反射（伸張反射）が調整された結果として現れる．この中枢からの遠心性信号はもちろん脊髄に沿って伝達されるが，ふるえを調節するための中枢からの信号

のリズムは，実際の骨格筋でのふるえのリズムとは異なる．また，ふるえている筋を伸ばすとふるえが増強される．これらは，中枢からの遠心性信号と脊髄での伸張反射とが共同でふるえを引き起こしていることを示唆している．

ではふるえはどのように発生し，そのリズムはどのようにつくられるのであろうか．

安静時においても筋はある一定の緊張を保っている．寒冷下での最初の骨格筋の反応はこの筋緊張の増加であり，thermal muscle toneまたは preshivering tone と呼ばれる．これは屈筋より先に伸筋で始まる．このとき，緊張の増加している筋を支配している α 運動ニューロン群のそれぞれのニューロンの発火は同期していない．寒さが厳しくなると，発火する α 運動ニューロンの数とその発火頻度が増加することにより発火活動が同期するようになり，よく知られているふるえのリズミカルな収縮がみられるようになる．

一方，ふるえのリズムは筋の固有受容器（筋紡錘）によって決定される．筋紡錘は錘内筋線維とその上に終わる求心線維（Ia 線維）から

なり，骨格筋の長さの変化（錘内筋線維と錘外筋線維の長さの差）に反応する．筋紡錘の求心線維を遮断した筋では，ふるえは生じるがリズムが消失する．また，体温調節中枢の温度は筋紡錘の活動に影響を及ぼし，温度を下げると筋紡錘の求心性線維の発射が増加し，加温すると減少する．この温度による筋紡錘の反応は，遠心性の γ 運動ニューロンの活動の変化によるものである．γ 運動ニューロンの活動はふるえが生じない程度のマイルドな皮膚冷却により増加する（図 2）．この皮膚冷却による γ 運動ニューロンの反応は脳を介して引き起こされる．

以上のことより，寒冷下では中枢からの指令により γ 運動ニューロンの活動がいちはやく促進されることが示唆される．γ 運動ニューロンのインパルスは錘内筋線維の収縮を引き起こし，その収縮は筋紡錘の求心性発射を増強させ α 運動ニューロンの興奮を引き起こす（γ ルー

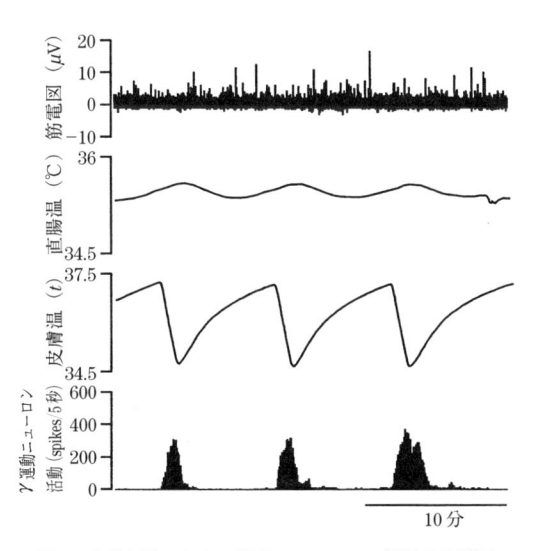

図2 寒冷刺激による γ 運動ニューロンの活動と筋電図
ウレタン麻酔ラットの筋電図（左腓腹筋から記録），直腸温，皮膚温，γ 運動ニューロン活動（左腓腹筋神経から記録）．皮膚のマイルドな冷却により，γ 運動ニューロンの活動が筋電図の変化を伴うことなくみられる．文献[4]を改変．

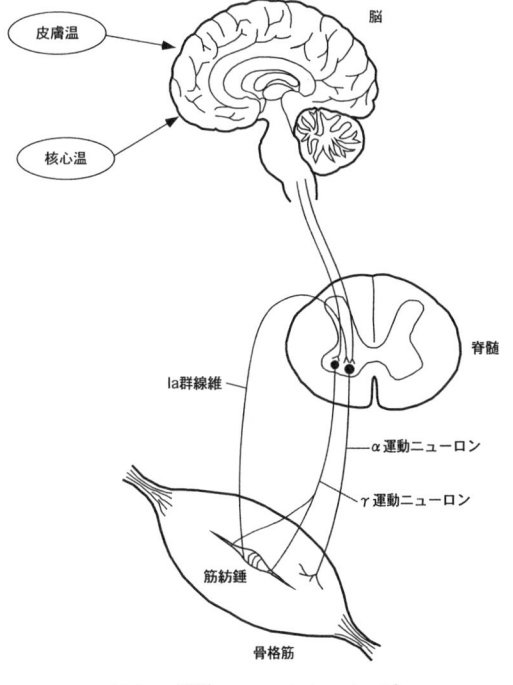

図3 α 運動ニューロンと γ ループ
脊髄の α および γ 運動ニューロンは上位中枢からの信号を受け取り，それぞれが支配する筋線維に影響を及ぼす．γ 運動ニューロンは γ ループ（γ 運動ニューロン−筋紡錘−求心線維（Ia 群線維））を経由して α 運動ニューロンに作用する．

プ)(図3).このγループを経由したα運動ニューロンの興奮が上述のふるえに先立って生じるthermal muscle toneを引き起こすのではないかと考えられる.寒さがさらに厳しくなると,中枢からのインパルス(α運動ニューロンに直接伝達される経路も含む)が増加し,興奮するα運動ニューロン数がさらに増えることにより,ふるえが発生すると考えられる.そしてふるえ時のα運動ニューロン群の活動の同期性すなわち筋収縮のリズムもまた,中枢による調節ではなく反射による筋紡錘の求心性線維の周期的な振動によるものである.

このように,ふるえは恒温動物にとって寒冷時の重要な熱産生システムである.ふるえは骨格筋が不随意に繰り返し周期的に収縮する反応で,産生されたエネルギーはすべて熱に変えられ,安静時の3〜5倍の熱をつくり出すことが可能である.末梢と体幹からの温度情報が脳にある体温調節中枢で統合され,そこからの遠心性の信号により脊髄での筋の伸張反射が調整された結果としてふるえが発生する.骨格筋を実際に収縮させるのはα運動ニューロンであるが,寒冷時ではγ運動ニューロンにより筋紡錘の感度が増強され,それに伴う筋紡錘の求心性線維の発射頻度が変化することにより,ふるえの骨格筋収縮のリズムがつくり出される.

(田中睦美)

■文献

1) Jansky L : Shivering. Physiology and Pathophysiology of Temperature (Blatteis CM ed.), pp. 48-58, World Scientific, 1998.
2) von Euler C : Physiology and pharmacology of temperature regulation. Pharmacol Rev 13 : 361-398, 1961.
3) Hemingway A : Shivering. Physiol Rev 43 : 397-422, 1963.
4) Tanaka M, Owens NC, Nagashima K, Kanosue K, McAllen RM : Reflex activation of rat fusimotor neurons by body surface cooling, and its dependence on the medullary raphé. J Physiol 572 : 569-583, 2006.

8. 熱産生機構2―褐色脂肪組織―

a. 褐色脂肪による熱産生と脱共役タンパク質

褐色脂肪（brown adipose tissue：BAT）は非ふるえ熱産生を行う特殊な脂肪組織であり，通常の白色脂肪とは存在部位も機能も異なる[1,2]．白色脂肪は皮下や内臓周囲など全身に多量に存在し，余剰のエネルギーを中性脂肪として細胞内に蓄えて必要に応じて脂肪酸として放出する．一方，褐色脂肪は肩や腎周囲などに限局して少量存在し，脂肪酸をそれ自身で酸化分解して熱を産生する．この褐色脂肪に特異的な代謝的熱産生能を担うのが，脱共役タンパク質（uncoupling protein 1：UCP 1）である．

UCP 1は，褐色脂肪のミトコンドリア内膜に存在し，プロトン（水素イオン，H^+）チャネルとしての機能を有する（図1）．ミトコンドリアでは呼吸鎖によってつくられるプロトンの濃度勾配を利用してアデノシン三リン酸（adenosine triphosphate：ATP）が合成されているが，UCP 1が活性化するとATP合成を伴わずにプロトン濃度勾配が解消され，エネルギーは熱として散逸する．UCP 1は通常不活性な状態で存在するが，交感神経由来のノルアドレナリンのβ作用により活性化する．すなわち，ノルアドレナリンがβ受容体に結合すると，アデニル酸シクラーゼ→プロテインキナーゼA→ホルモン感受性リパーゼといった一連の反応が活性化されて細胞内の中性脂肪が分解される．生じた脂肪酸は，UCP 1を活性化するとともにミトコンドリア内で酸化分解され熱産生の基質となる．なお，褐色脂肪にはUCP 1以外にもUCPホモログであるUCP 2やUCP 3が存在するが，熱産生にはUCP 1のみが必須である．

b. 褐色脂肪による熱産生と体温調節

交感神経-褐色脂肪-UCP 1を活性化する生理的刺激として代表的なものが寒冷刺激であ

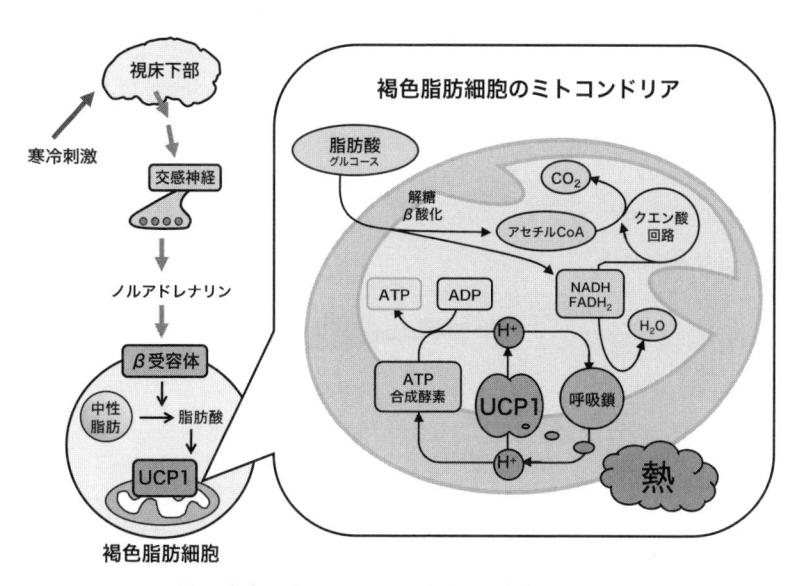

図1 褐色脂肪-UCP 1による熱産生と交感神経性調節

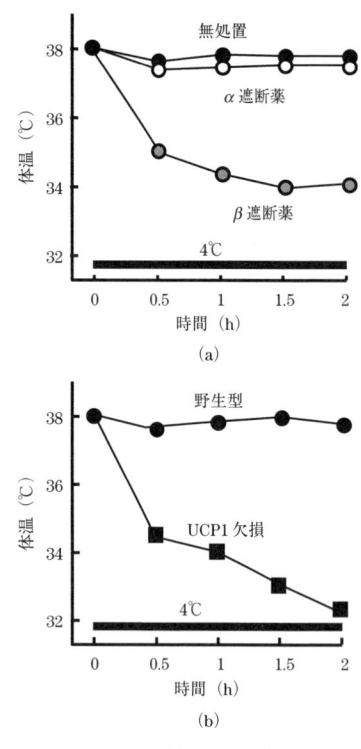

図2 寒冷曝露による体温変化
(a) 野生型マウスを寒冷に曝露しても，体温は一定に維持される．アドレナリンα受容体を遮断しても影響はないが，β受容体を遮断すると体温は低下する．(b) UCP1欠損マウスを寒冷に曝露すると，体温は低下し，最終的には死に至る．

る．寒冷環境下では，皮膚血管の収縮や立毛により熱放散が抑制されるとともに，熱産生が増加して，体温は一定に保たれる（図2）．このとき，アドレナリンα受容体遮断薬を投与しても影響はないが，β受容体遮断薬を投与すると体温は低下する．また，UCP1やノルアドレナリン合成酵素（ドーパミンβ-ヒドロキシラーゼ），β受容体の欠損マウスは，いずれも寒冷に曝露されると体温が低下し，死に至る．これらの事実は，寒冷環境下での体温維持には交感神経-褐色脂肪-UCP1経路による熱産生が重要であることを示している．長期間の寒冷暴露では，UCP1発現量の増加に加え，褐色脂肪そのものが増生して熱産生能が増加し，寒冷に適応する．

褐色脂肪による熱産生は，寒冷時の体温維持のみならず，冬眠動物が覚醒する際や麻酔から覚める際の体温上昇などにも重要である．なお，感染や炎症時の発熱にもこの経路が関与している可能性が古くから示唆されてきたが，UCP1欠損マウスを用いた検討では，インターロイキン（interleukin：IL）-1β誘導性の体温上昇や熱産生に野生型マウスとの間に違いはない[3]．UCP1の寄与がもともと少ないか，UCP1欠損マウスではふるえによる熱産生が代償するのかもしれない．

c．褐色脂肪でのグルコース利用とヒト褐色脂肪

前述のように，褐色脂肪での熱産生の基質は主に脂肪酸であるが，褐色脂肪が活性化するとグルコースの利用も増加する．例えば，ラットを寒冷下において全身のデオキシグルコース（deoxyglucose：DG）取り込みを測定すると，血中インスリン濃度に変化はないにもかかわらず，曝露時間に依存して褐色脂肪へのDG取り込みが増加する（図3(a)）．このようなDG取り込み応答は白色脂肪を含めた他臓器では起こらず，さらにUCP1欠損マウスや交感神経を切除した褐色脂肪では認められないので，交感神経-UCP1の活性化に依存していると言える．

最近，褐色脂肪の代謝特性を利用してヒトでの検出・評価が可能になってきた[3,4]．PET（positron emission tomography：ポジトロン放出断層撮影）は，フッ素の放射性同位元素（^{18}F）でラベルした非代謝性のグルコースであるフルオロデオキシグルコース（fluorodeoxyglucose：FDG）を利用して，全身組織での糖利用を可視化する方法であり，がん診断目的で普及している．これを利用したヒト褐色脂肪検出の典型例を図3(b)に示す．健常被験者（30歳代，女性）に，室温19℃で両足を間欠的に氷冷することにより寒冷刺激を2時間与えてPETを撮影すると，肩部に強いFDG集積が認められる．このFDG集積は，①同時に撮

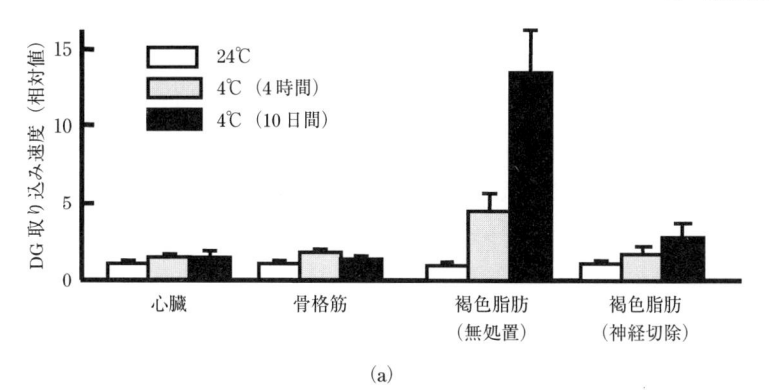

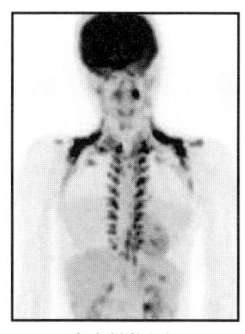

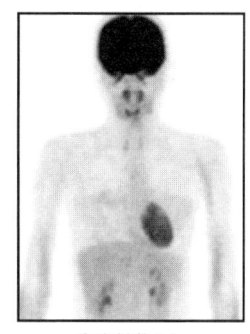

図3 UCP1活性化に伴う褐色脂肪組織でのグルコース利用
(a) ラットを寒冷下で飼育し，組織へのデオキシグルコース（DG）の取り込みを測定．(b) 組織へのフルオロデオキシグルコース（FDG）集積をPET-CTで検出（30歳代，女性）．2時間の寒冷刺激により，夏季には肩部に，冬季には肩部と傍脊柱にFDG集積が認められる．温暖条件では両部位への集積は認められない．

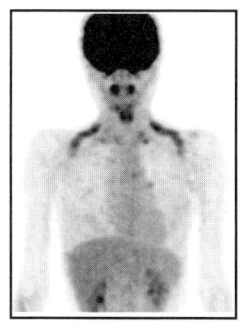

影したCT画像から脂肪組織への集積であり，②室温28℃の温暖条件での撮影では検出されず，③β受容体遮断薬の前投与で減弱する．これらの事実と上記のマウス・ラットの成績とを考え合わせると，寒冷刺激により活性化した褐色脂肪の代謝を反映したものと結論できる．このような寒冷刺激により活性化した褐色脂肪は，24〜35歳の健常被験者では約半数で検出されるが，壮老年者では激減する．興味深いことに，同一被験者について夏季と冬季の結果を比較すると，冬季には肩部への集積が増えるとともに，傍脊柱にもFDG集積が認められるようになる例が多数存在する[5]．これらの結果は，冷房や暖房により室温がコントロールされている現代においても，外気温の変化により褐色脂肪量が変動しており，寒冷時の体温維持に寄与している可能性を示すものである．

褐色脂肪-UCP1による発熱は，体温調節だけでなく全身のエネルギー消費調節においても重要な役割をもつことが知られており[6]，肥満予防・治療のターゲットの一つと考えられている．これらの褐色脂肪に関する従来の知見は，冬眠動物や小型げっ歯類から得られたものが大部分であり，ヒトでは新生児期を除いてほとんど存在しないか，あるとしても生理的役割はないとされてきた．しかし上述のように，ヒト褐色脂肪の検出とその機能評価も可能になり，成人でも活性のある褐色脂肪が高頻度に存在することが明らかになってきた．今後はヒトにおける褐色脂肪の生理的役割について，特に寒冷適応やエネルギー代謝調節，肥満との関係を中心に再検討する必要があるだろう．

（岡松優子・斉藤昌之）

■文献
1) Cannon B, Nedergaard J : Brown adipose tissue : function and physiological significance.

Physiol Rev 84(1) : 277-359, 2004.
2) 岡松優子, 斉藤昌之 : 褐色脂肪の機能と分化機構. 細胞 38(6) : 228-232, 2006.
3) Okamatsu-Ogura Y, Kitao N, Kimura K, Saito M : Brown fat UCP1 is not involved in the febrile and thermogenic responses to IL-1β in mice. Am J Physiol Endocrinol Metab 292 : E1135-E1139, 2007.
4) Nedergaard J, Bengtsson T, Cannon B : Unexpected evidence for active brown adipose tissue in adult humans. Am J Physiol Endocrinol Metab 293(2) : E444-452, 2007.
5) Saito M, Okamatsu-Ogura Y, Matsushita M, et al. : High incidence of metabolically active brown adipose tissue in healthy adult humans : Effects of cold exposure and adiposity. Diabetes 58 : 1526-1531, 2009.
6) 斉藤昌之 : 褐色脂肪とメタボリックシンドローム. 実験医学 25(15) : 61-67, 2007.

9. 自律性体温調節のための神経機構

　神経系のなかで内臓機能を調節するものは自律神経系（autonomic nervous system）と呼ばれ，交感神経系（sympathetic nervous system）と副交感神経系（parasympathetic nervous system）に大別される．自律性体温調節反応には交感神経系が大きな役割を果たしている．

a. 自律性体温調節反応の効果器

　体温調節反応の効果器である皮膚血管，汗腺，褐色脂肪組織（brown adipose tissue：BAT）は交感神経によって主に制御されている．また，副腎髄質，心臓，白色脂肪組織も交感神経系による熱産生に関与している．特に副腎髄質から分泌されるアドレナリン（adrenaline）はβ受容体刺激作用によって強力な熱産生を起こす．アドレナリンおよびノルアドレナリン（noradrenaline）（副腎髄質からも交感神経終末からも分泌される）は白色脂肪組織の脂肪分解を起こし，血液中に熱産生のエネルギー基質である遊離脂肪酸を供給する．同時に肝臓でグリコーゲン分解を起こし，血液中にブドウ糖も増加させる．心臓も交感神経系興奮時には心拍出量を増加させて，熱産生器官へのエネルギー基質の供給を増やすと同時に産生された熱を全身に輸送する．心臓の運動亢進自体による熱産生量は対寒反応としては大きな貢献はない．また，筋交感神経活動によって筋で意義のある大きさの非ふるえ熱産生が起きている証拠もない．

b. 交感神経系の節前ニューロンと節後ニューロン

　交感神経によって支配される組織・器官は自

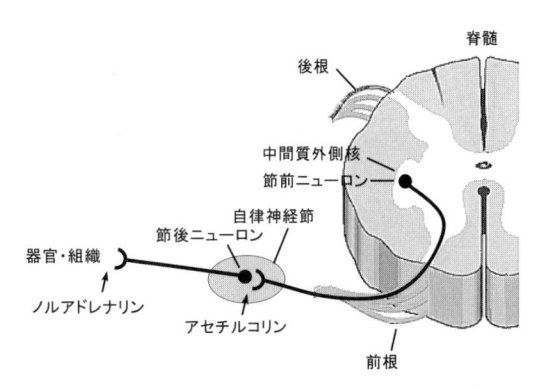

図1 交感神経系のニューロン間の接続様式と伝達物質
交感神経節後ニューロンから効果器細胞への伝達物質はほとんどの場合にノルアドレナリンである．汗腺細胞は例外的にアセチルコリンを伝達物質とする節後ニューロンに支配されている．脊髄の中間質外側核に存在する交感神経節前ニューロンの軸索は前根を通り自律神経節に存在する節後ニューロンにアセチルコリンを伝達物質としてシナプス結合している．

律神経節にある節後ニューロン（postganglionic neuron）からのシナプス連絡を受け，節後ニューロンは脊髄の中間質外側核（intermediolateral cell column）にある交感神経節前ニューロン（preganglionic neuron）により支配されている（図1）．副腎髄質は例外的に節前ニューロンによって直接支配されている．1本の節前線維は一般に多数の節後ニューロンとシナプス結合し，1本の節後線維も複数の組織・器官に終末する場合が多いので，交感神経を介した反応は多くの場合，全身同時に起こる．

c. 交感神経プレモーター細胞

　脳から交感神経系への支配を明らかにするために，偽狂犬病ウイルスを用いた研究が行われた．このウイルスは組織に注入されると，そこを支配している神経に感染し，その起始細胞にまで軸索内輸送される．さらに，このウイルス

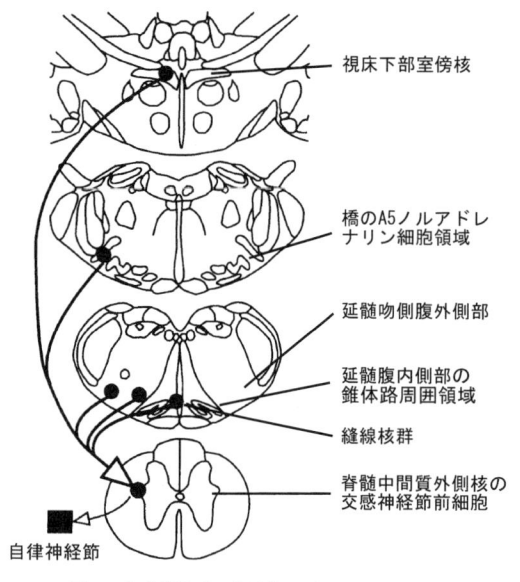

図2 交感神経系に共通するプレモーター領域
交感神経プレモーター細胞の存在部位である脳の5領域と節前細胞が存在する脊髄中間質外側核を示す．交感神経の節後細胞は支配する組織ごとに異なった部位に存在し，節前細胞も支配組織に対応したレベルの脊髄に存在するが，その上位ニューロンであるプレモーター細胞は共通した脳領域に存在している．文献[1]に基づく．

はシナプスを逆行性に乗り越えて，上位ニューロンにも感染する．そこで，免疫組織化学的にこのウイルスを検出することによって神経回路網が解析できる．褐色脂肪組織，白色脂肪組織，尾部の皮膚血管，心臓，副腎髄質などを支配している節前ニューロンの上位ニューロンであるプレモーター（premotor）細胞は延髄の正中腹側部にある縫線核群，延髄腹内側部の錐体路周囲領域，吻側延髄腹外側部，橋の尾側にあるA5ノルアドレナリン細胞領域，視床下部室傍核に存在している（図2）．からだの左右に存在する褐色脂肪や副腎のような臓器には片側の組織のみにウイルスを注入しても，脳の両側（左右とも）にプレモーター細胞が検出されるので，脳から末梢への支配には左右差はないようである．調べられたすべての臓器の交感神経プレモーター細胞はこれらの五つの領域にあり，その分布パターンはよく似ている．したがって，異なった末梢臓器へ脳からの交感神経出力は大筋では共通した機構を介している．

d．交感神経地域反応

さまざまな組織を支配している交感神経は常に同じように活動するわけではなく，それぞれが支配する組織・器官ごとに異なる反応を示す場合がある．交感神経地域反応として知られるこの現象はプレモーター細胞にも組織・器官に対応したグループが存在し，それらの活動に差異があることに由来すると想定されている．延髄の淡蒼縫線核や腹内側部は褐色脂肪組織と，延髄腹外側部は副腎髄質や循環調節と結びつきが強いとされる．

e．上位ニューロン

末梢温度感覚繊維が終末している脊髄後角からは交感神経節前ニューロンのある脊髄中間質外側核に投射がある．また，脊髄を加温冷却すると皮膚血管反応やふるえなどの体温調節反応が起きる．脊髄温度を検出し，皮膚温度情報と統合して体温を調節する機構が脊髄内にある．

延髄では上位ニューロンが孤束核や網様体に存在する．末梢温度情報の上行路からの側枝が延髄内に終末し，このレベルでの体温調節反応に関わると考えられている．延髄の加温・冷却によっても体温調節反応が起きるので，この部位にも温度情報を統合して体温を調節する機構がある．

中脳では赤核後方領域に局所麻酔薬を注入すると強力な熱産生反応が起きる．視床下部を含む前脳を切除しておいてもこの反応は起きるので，中脳内に熱産生を常時抑制している機構がある．

体温調節中枢とされる視床下部視索前野も体温が上がりすぎないように常時抑制的に機能している．視床下部背内側野は熱産生促進などにより体温上昇に関わっている．

島皮質（insular cortex）は温度感覚に重要な大脳皮質の領域であり，自律性体温調節に関

しても視床下部を介して制御している．

f．副交感神経系と体温調節

　副交感神経系は体温調節において一般に重要な機能を有しないが，例外としてげっ歯類における唾液塗布による体温調節がある．これらの動物は暑熱環境下では唾液を体表面に塗ることで水分の蒸発を起こして体温を下げる．唾液腺の節前ニューロンは延髄の唾液核にあり，副交感神経系の鼓索神経を経由して節後ニューロンに接続する．ウイルスの逆行性輸送を用いた研究によると，唾液核の上位ニューロンは視床下部室傍核およびその周囲の視床下部外側野であり，その上位ニューロンは視索前野や島皮質にも見出されている． 　　　　　　　（大坂寿雅）

■文献

1) Strack AM, Sawyer WB, Hughes JH, Platt KB, Loewy AD：A general pattern of CNS innervation of the sympathetic outflow demonstrated by transneuronal pseudorabies viral infections. Brain Res 491(1)：156-162, 1989.

10. 交感神経活動と皮膚血管拡張・発汗調節

　暑熱環境下におけるヒトの深部体温，皮膚温の上昇は，それぞれ中枢，末梢の温受容器を介して，視床下部視索前野にある体温調節中枢に伝えられる．その後，熱放散機構である皮膚血流量の増加と発汗が生じ，深部体温の過剰な上昇を防ぐ．これは生体内におけるネガティブフィードバック機構の一つである．このような熱放散が生じる部位は，主に体幹や四肢の有毛部である．このときの遠心路が皮膚交感神経（節後神経）であり，現在少なくとも①発汗神経，②血管収縮神経，③血管拡張神経の3成分があると考えられている．

a. 皮膚血管拡張調節

　ヒトにおける皮膚血管拡張調節は非常に複雑である．皮膚血管はノルアドレナリンを放出するアドレナリン作動性血管収縮神経とアセチルコリン（acetylcholine：ACh）を放出するコリン作動性血管拡張神経の二重支配を受ける．暑熱環境下においては，血管収縮神経活動が低下することによる受動的な皮膚血管拡張と，血管拡張神経活動が増強することによる能動的な皮膚血管拡張がある．この能動性皮膚血管拡張はヒトに特有な反応である．

　Kamijoら[5]は，深部体温が0.2℃しか上昇しない弱い暑熱負荷をかけたときに，血管収縮神経活動を遮断するブリチリウム（神経末端からのノルエピネフリンの放出を亢進させ，これを枯渇させる）を投与した部位と投与しない部位において皮膚血管拡張反応を比較したところ，投与部位においては皮膚血管拡張が生じるが，投与しない部位においては皮膚血管拡張が観察できないことを報告した（図1）．この結果は，緩徐な暑熱負荷時には，収縮神経活動が拡張神経活動をマスクしてしまうことを示し，皮膚血管拡張は収縮神経活動と拡張神経活動のバランスで決定されることを示す．

　血管拡張神経が独立して存在するのか否かは，未だに結論に至っていない．しかし，能動性皮膚血管拡張反応が神経活動を介するものであるという根拠はEdholmら[3]によって示されている．彼らは，暑熱負荷をかけて口腔温を38℃まで上昇させたとき，前腕部を支配する神経を局所麻酔薬でブロックした腕と，そうでない腕の前腕皮膚血流量を測定した．その結果，ブロックしていない前腕皮膚血流量は，暑熱負荷をかける前のレベルから約4倍に増加したのに対し，ブロックした腕では約2倍しか上昇しなかった．さらに，彼らは，暑熱負荷をかけて皮膚血流量を増加させた後に，局所麻酔薬投与により前腕部をブロックすると，投与前に比べて投与後には皮膚血流量が30～50％減少することを示した．また，BlumbergとWallin[2]は足背部の皮膚を支配する浅腓骨神経を足首の位置で電気刺激をしたときの足背部の皮膚血流量を測定したところ，電気刺激自体の影響とこの刺激による痛みにより，両側足背部の皮膚血流量が上昇するが，この上昇は，いずれもその近位部の局所麻酔により消失することを確認した．以上の結果は，皮膚血管拡張反応が神経活動を介して生じ，この反応が「能動的」に生じることを示す．

　一方，Kelloggら[6]は，前腕部の皮膚において，コリン作動性神経終末からの伝達物質放出を阻害するボツリヌス毒素を前処置した部位とそうでない部位で，暑熱負荷をかけたときの皮膚血管拡張反応を比較したところ，処置していない部位では皮膚血管拡張が観察されるが，前

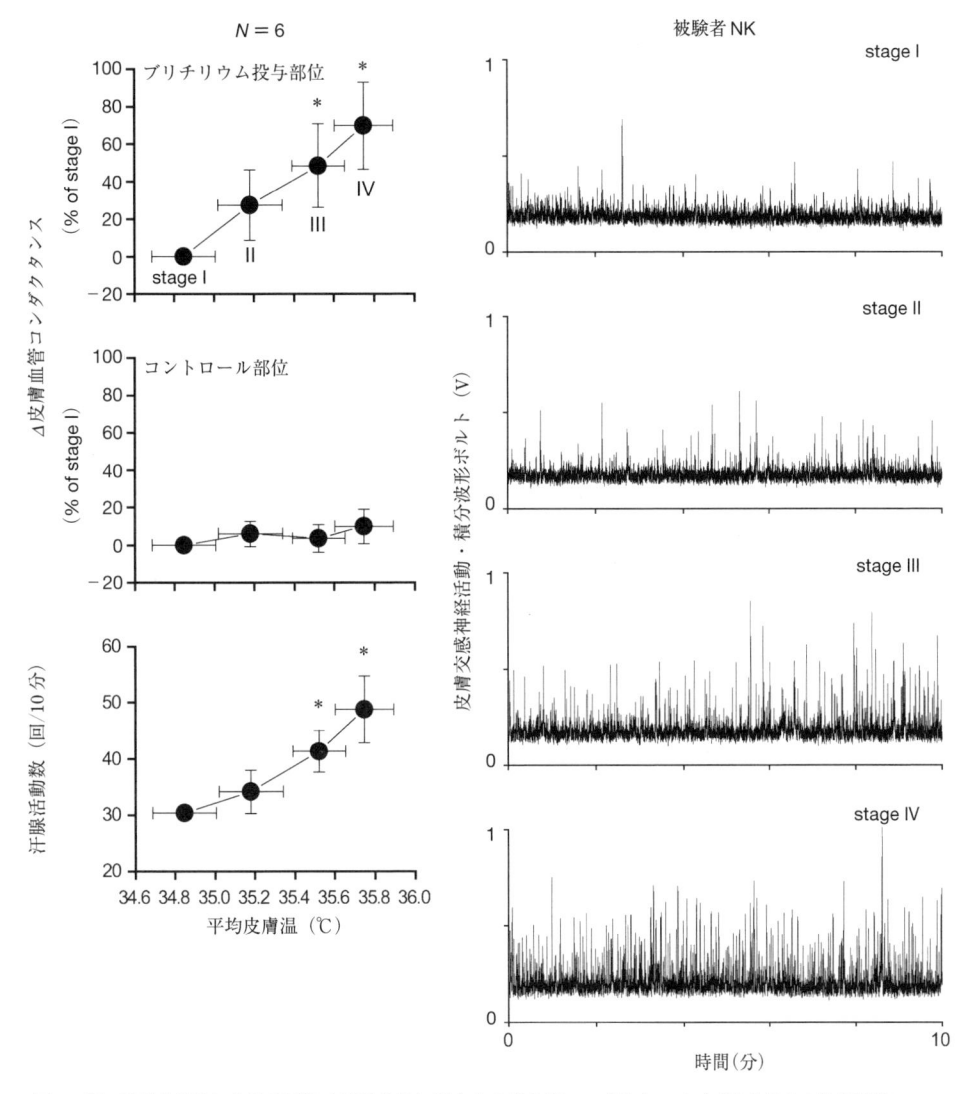

図1 弱い暑熱負荷時における平均皮膚温上昇に対する皮膚血管コンダクタンス（ブリチリウム投与部位，コントロール部位），汗腺活動数 $N=6$ とある被験者の典型的な皮膚交感神経活動積分波形
暑熱負荷は，サーマルスーツに還流する水温を34℃ から 40℃ まで 2℃ ずつ 30 分ごとに増加させ（stage I ～IV），各ステージ最終 10 分間を測定時間とした．ブリチリウム投与部位における皮膚血管コンダクタンスの有意な上昇とともに，皮膚交感神経活動の亢進が確認できる（stage III, IV）．
＊：stage I に対する有意差 $P<0.05$．文献[5] を改変．

処置した部位では皮膚血管拡張が完全に抑制されることを示した．さらに，アトロピン（ムスカリンレセプタの遮断薬）を前処置した部位は，そうでない部位と比べて，暑熱負荷時の皮膚血管拡張反応が遅れて生じるが，この反応を完全には抑制できないことも示している．これらの結果は，皮膚血管拡張に関わる神経がコリン作動性であるが，その際の伝達物質は ACh だけではなく，ほかにも伝達物質が同神経から分泌されることを示す．後に，血管作動性腸管ポリペプチド（vasoactive intestinal polipeptide：VIP）が暑熱負荷時における皮膚血管拡張に関与していることがわかってきた[1]．

コリン作動性神経が皮膚血管拡張反応に関与しているという事実から，皮膚血管拡張神経と発汗神経は同一の神経であるという主張もあ

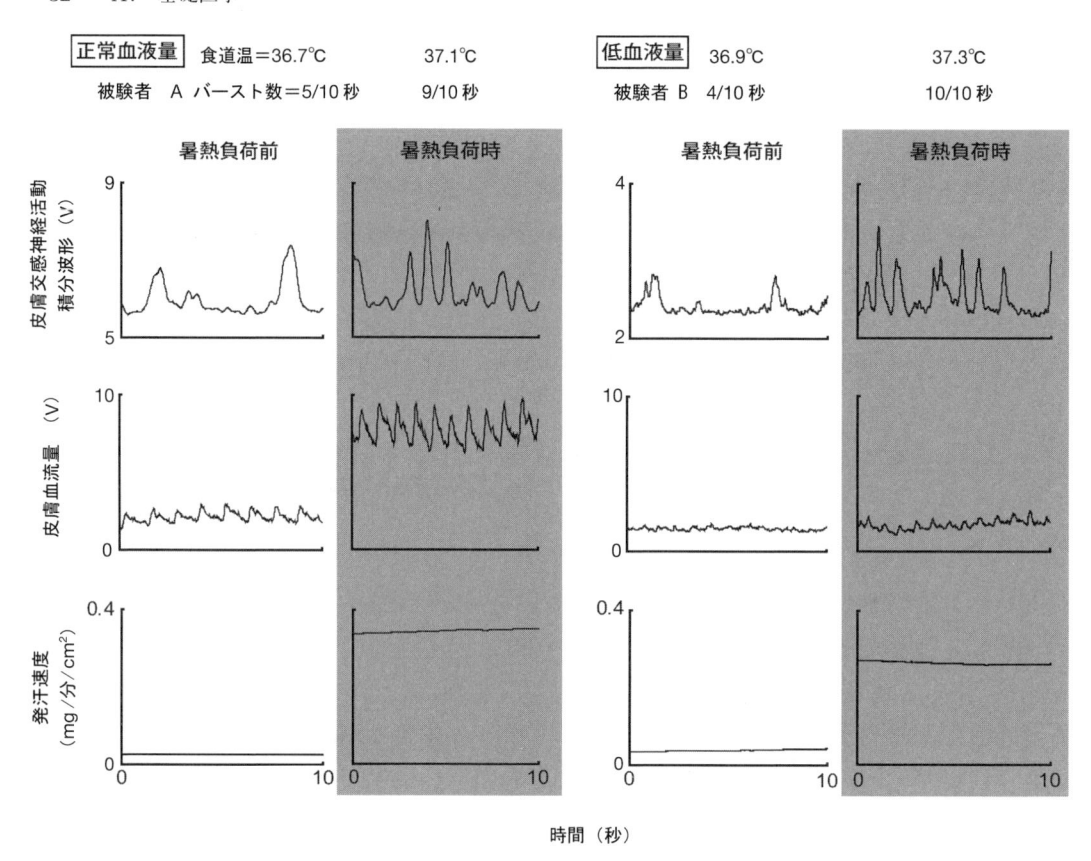

| 正常血液量 | 食道温=36.7℃ | 37.1℃ | 低血液量 | 36.9℃ | 37.3℃ |
| 被験者 A | バースト数=5/10秒 | 9/10秒 | 被験者 B | 4/10秒 | 10/10秒 |

図2 正常・低血液量群における暑熱負荷前・中の10秒間の皮膚交感神経活動，皮膚血流量，発汗速度の典型例
両群の被験者ともに暑熱負荷により食道温が約0.4℃増加し，この上昇により正常血液量群の被験者Aでは皮膚血流量が増加したが，低血液量群の被験者Bでは皮膚血流量の上昇が抑制された．しかし，発汗速度と皮膚交感神経活動は低血液量群で抑制されなかった．文献[4]を改変．

る．もし同一の神経であるならば，皮膚血管拡張反応と発汗反応は常に一致するはずである[5]（図1参照）．ところが最近，両反応が必ずしも一致するとは限らないことも示されている．Kamijoら[4]は，暑熱負荷における皮膚血管拡張反応が低血液量により抑制されるが，発汗反応は抑制されないことを示した（図2）．しかしこのとき，皮膚交感神経活動のバースト数も低血液量時には抑制されなかったので，神経活動により皮膚血管拡張抑制を説明することはできなかった．これらの結果は，皮膚血管拡張が発汗反応とは独立して生じうることを示す．しかし皮膚交感神経の主要な成分は発汗神経であり，皮膚血管拡張神経成分は非常に少なく，従来の測定・解析方法では検出できなかった可能性がある．

b．発汗調節

発汗はコリン作動性神経である発汗神経の調節を受ける．AChの拮抗阻害薬であるアトロピンを皮膚に前投与すると，暑熱負荷時の発汗反応がほぼ完全に抑制される[6]ことから，発汗神経から放出されるAChで発汗反応は説明できる．発汗神経活動は温熱刺激により増加するほか，非温熱性因子によっても調節を受ける．例えば，脱水状態では，発汗の開始や深部体温上昇に対するその増加の感受性が抑制される．これは，低血液量により皮膚交感神経活動も発汗反応も抑制を受けない[4]（図2参照）が，高浸透圧時には皮膚交感神経が抑制される

(Kamijoら, 未発表データ) ためである.

c. 無毛部における皮膚血管拡張・発汗調節

手掌部や足底部の無毛部においては, 皮膚血流は血管収縮神経のみで調節されている. すなわち, 温刺激時には血管収縮神経活動の減弱による受動的な皮膚血管拡張が生ずるだけである. また, この部位における発汗は, 発汗神経活動によるものの, 精神的緊張によっても引き起こされ, 暑熱負荷を加えなくても生じ, 精神性発汗と呼ばれている. 　　　（上條義一郎）

■文献
1) Bennett LAT et al.: Evidence for a role for vasoactive intestinal peptide in active vasodilation in the cutaneous vasculature of humans. J Physiol 552: 223-232, 2003.
2) Blumberg H, Wallin BG: Direct evidence of neurally mediated vasodilation in hairy skin of the human foot. J Physiol 382: 105-121, 1987.
3) Edholm OG et al.: Vasomotor control of the cutaneous blood vessels in the human forearm. J Physiol 139: 455-465, 1957.
4) Kamijo Y et al.: Skin sympathetic nerve firing timing and cardiac cycle in hypovolemic hyperthermia for men. FASEB J 22: 956.6, 2008.
5) Kamijo Y et al.: Active cutaneous vasodilation in resting humans during mild heat stress. J Appl Physiol 98: 829-837, 2005.
6) Kellogg DL Jr et al.: Cutaneous active vasodilation in humans is mediated by cholinergic nerve cotransmission. Circ Res 77: 1222-1228, 1995.

34　A．基礎医学

11．行動性体温調節

a．行動性体温調節とは

体温調節というと発汗やふるえなどの自律性体温調節（A編の第5～第9章参照）をすぐに思い浮かべるが，実は体温は「行動」によって大部分調節されている．実際，発汗やふるえといった自律性調節反応を無制限に続けることはできない．長時間の調節を考えれば何らかの行動性調節が不可欠となる．

姿勢の変化は最も基本的な行動性調節と考えられる．四肢を伸ばすと体表面積が増え，また，からだを縮めれば体表面積が減ることで熱放散量が変化する．また，直射日光のあるときには姿勢によって熱の吸収量が変化する．これは馬鹿にできない量であって，安静時のヒトの産熱は70 W程度だが，太陽光線に直角に対した場合には750 Wもの熱がからだに入る．この量は，手足を広げたときと丸くなったときでは5～6倍も違う．太陽からの放射熱の吸収量の姿勢による調節はいろいろな動物も行う．

温熱的に厳しい環境を避けて快適な場所を探すのは，最も一般的な行動性体温調節の方法である．日向と日陰あるいは地中の間を移動することは，蛛形類，昆虫，軟体動物，甲殻類，両生類など多くの動物が行う．水と陸の間の移動もヒト（海水浴），カバ，ゾウ，ワニ，カメなどばかりでなく，ラットでも水槽を用意してやれば行う．夜行性の行動，また，冬眠や渡りも食物を得るというほかに体温調節のために酷暑や酷寒を避けるという意味もあるだろう．

快適な場所を探すということをより積極的に微気候をつくることも広く行われる．動物での巣や穴がこれで，特に子どもを温度変化から守るのによく利用される．ヒトはこの手段を最も発達させた種である．衣服（D編参照）や住居（F編参照）がそれで，これによってある意味では無制限な体温調節能力をヒトは獲得した．温度管理の行き届いた部屋にいる限り，戸外がどのような温度条件にあろうともわれわれは体温調節を忘れることができる．またヒトが働くのは快適な衣服を買ったり住居を得たりするためであるとするなら，それもある意味で体温調節行動である．

b．自律性調節と行動性調節

自律性体温調節と行動性体温調節は，一体どのような原理で使い分けられているのだろうか．われわれが高温にさらされたときにまず起こる体温調節反応はクーラーを入れたり，服を脱いだりする「行動性調節」である．そしてこの行動が有効には働かないとき，皮膚血管の拡張により熱放散が増加し，さらに体温が上昇すれば，最後には発汗による蒸散注熱放散を動員する．ひとたび行動で体温維持に適当な温熱環境条件が得られれば，体温調節のためにはそれ以上何もする必要がない．また，発汗は強力な熱放散手段ではあるが，からだの貴重な資源である水を必然的に消費してしまう．このように考えると，①行動性調節，②皮膚血管拡張，③発汗という動員の順番は，非常に合目的的である（図1）．

一方，寒冷にさらされた場合でも，最初に起こるのは暖房を入れたり，衣服を着るといった行動性調節で，それでは不十分なときに初めて非ふるえ熱産生とふるえが起こる．ふるえと非ふるえ熱産生はともにエネルギー消費を必要とする．さらにふるえは骨格筋を効果器として使うので運動が大きく制約されるという点で非ふるえ熱産生より問題である．実際，非ふるえ熱

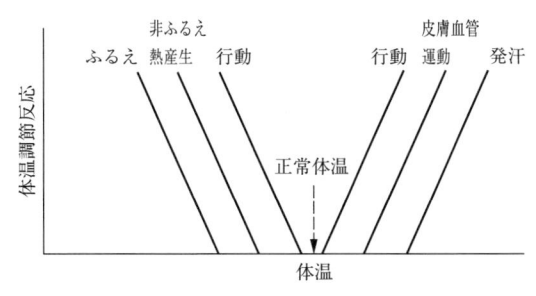

図1 体温調節の効果器反応
対暑・対寒とも「行動」は最も早く動員される.

産生機構をもつ種ではふるえが起こる以前に非ふるえ熱産生が働いて体温を維持する.このように寒冷に対しても①行動性調節,②非ふるえ熱産生,③ふるえという動員の順番は,エネルギー消費が少なく,運動を制約しない合目的的なものである（図1参照）.つまり体温調節はからだのエネルギーや水分消費がなるべく少なく,かつその他のからだの機能に影響が少ない,生存に有利な順序で効果器を動員しつつ行われているのである.

c. 行動性体温調節と温熱的快適感

クーラーを入れるのは「暑い」からで,同様に暖房を入れるのは「寒い」からである.つまり行動性体温調節には「暑さ」・「寒さ」（温熱的不快感）がその動機となる.そこでこの感覚について少し考えてみよう.一般に温熱的快・不快感の官能試験を行うときにはhot-warm-neutral-cool-coldというスケールが用いられている.日本語ではこれに対応して「暑い-暖かい-中立-涼しい-寒い」というスケールが当てられている.しかし実は「暖かい」は決して「暑い」の量的に少ないものではなく,「涼しい」も「寒い」の量的に少ないものではない.

名古屋大学の久野 覚はこの問題を詳細に検討している.図2は彼のモデルを若干改変したものである.「暑さ」は体温 T_b が neutral より高いときに生ずる不快感で,それは体温がさらに高くなる方向に変化する場合（$dT_b/dt>0$,それは多くの場合高環境温）により強くなる.

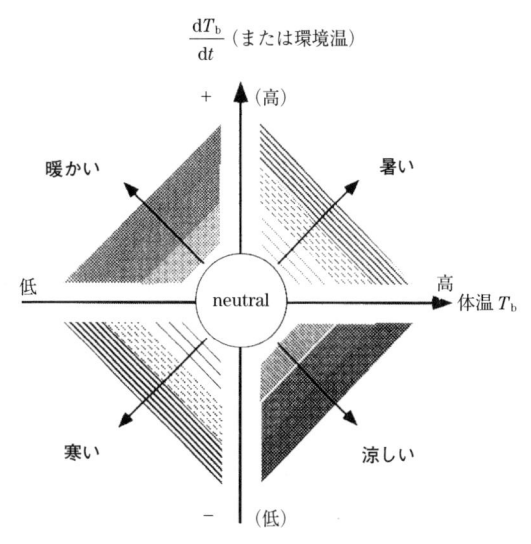

図2 温熱的快・不快感は体温とその時間的変化に関係する

同様に「寒さ」は体温が neutral より低いときの不快感で,体温がさらに低くなる方向に変化する（$dT_b/dt<0$,それは多くの場合低環境温）ときにはより強く感じられる.これに対し「暖かい」・「涼しい」は温熱的快感（thermal comfort）である.「暖かい」は低体温の「寒い」状態が改善されるとき（$dT_b/dt>0$）に感ずる.一方「涼しい」は高体温の「暑い」状態が改善されるとき（$dT_b/dt<0$）に感ずる.つまり「暖かい」は「寒さ」と結びついた感覚で,「涼しい」は「暑さ」と結びついた感覚である.このように温熱的快・不快感には時間の要素が含まれており,1次元のスケールでは決して表すことはできない.

人が高温にさらされたままでいると体温は上昇する.しかし,「暑い」という感覚が彼/彼女をより低温環境に向かわせる（クーラーを入れる）.もしそれが有効なら体温上昇は抑えられ,さらには低下し始める.この状態は「涼しさ」を引き起こすので彼/彼女はこの環境にとどまろうとするであろう.しかしこの状態が長く続くと「涼しさ」はやがて消失,さらに体温が低下しすぎれば「寒く」なり,今度は高温環境を求める（クーラーを切るか,外に出る）ことに

なる．その結果「暖かく」なってホッとする．温熱的快・不快感は，もしそれに従って行動すれば体温を望ましい状態に維持するのに役立つことから，行動性体温調節を発現させる動機となることにその生物学的意味があると思われる．つまり「暑さ」・「寒さ」の不快感は個体の置かれている環境が適切な体温の維持には不適当なので，そこから逃れてより低温あるいは高温の環境を探せという信号であり，また「涼しさ」・「暖かさ」の快感は環境が体温維持に適当なのでそこにとどまれという信号になっているのである．一般に情動感覚は快感＝有益，不快感＝不利益と考えることができ，快感を求めて行動すれば生存の確率が高まるように生物は進化してきた．温熱的快・不快感にもこの原則が適用できる．温度が関係した感覚には，温熱的快適感のほかに物体に触れたときに起こる「熱い」・「冷たい」といった温度感覚（temperature sensation）がある．この両者の違いについてはＡ編の第12章を参照のこと．

（彼末一之）

■文献
1) 彼末一之，中島敏博：ブレインサイエンスシリーズ23　脳と体温（暑熱・寒冷環境との戦い）（大村　裕，中川八郎編），pp. 64-70，共立出版，2000．
2) 彼末一之，永島　計，依田珠江：環境生理学（本間研一，彼末一之編），pp. 61-72，北海道大学出版会，2007．

12. 温度感覚と温熱的快適感

温度に関係した感覚を考える場合，温度感覚（temperature sensation）と温熱的快適感（thermal comfort）の2種類をはっきり区別する必要がある．温度感覚は，皮膚に加わる温度刺激に対し「熱い」，「冷たい」と表現されるような温度を評価する感覚である．一方，温熱的快適感は「涼しい」，「暖かい」，「寒い」，「暑い」などの言葉で表現されるもので，生体が置かれている温熱条件の「快適さ」を表す感覚であり，後述のように単に皮膚温だけでなく身体の温熱条件に強く依存する．

a. 温度感覚

皮膚温度刺激により生じる感覚は温覚と冷覚に分けられる．45℃以上の高温になると熱痛を，また17℃以下の低温が続くと冷痛を感じる．さらに45℃以上の熱刺激で冷覚を生ずることがあり，矛盾冷覚（paradoxical cold sensation）と呼ばれる．温覚，冷覚とも一定の温度に対する静的（static）な感覚と，温度の変化によって生ずる動的（dynamic）な感覚に分けることができる．

(1) 静的温度感覚—順応—

皮膚温付近の温度で皮膚に持続的な加温，冷却を加えても，温覚，冷覚は一過性に起こるのみで順応が起こる．完全な順応の起こる（温度感覚の全くなくなる）温度域を neutral zone（無関帯）と呼ぶ．neutral zone より上または下の温度域では長時間一定温度であっても持続的な温覚，冷覚を感ずる．例えば前腕の15 cm²の温度刺激の場合，neutral zone は30〜36℃である．初期皮膚温からの温度変化が大きいほど順応に要する時間も大きい．また刺激面積が大きいほど順応には長時間を要する．

(2) 動的温度感覚

動的な温度感覚の性質を調べるのによく用いられる方法は，ある順応温度から一定の割合で温度を上昇あるいは下降させて，温覚または冷覚の生ずる閾値を求めるものである．そのようにして調べられた動的温度感覚は，基本的には①温度変化の速度，②初期皮膚温，③刺激面積の三つの因子に影響される．

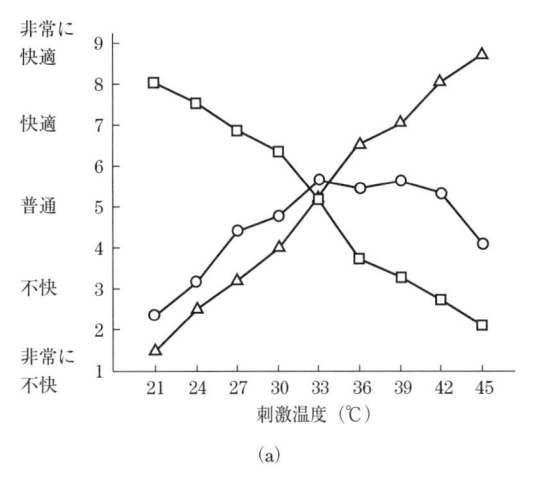

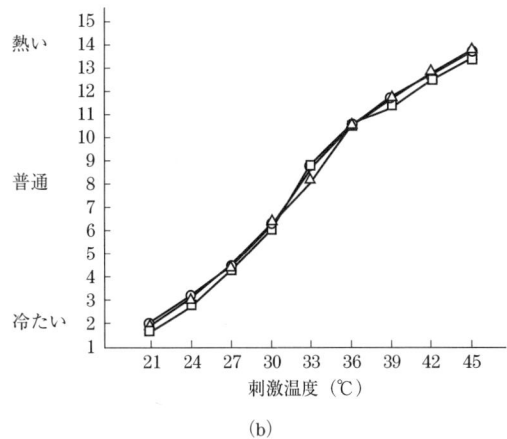

図1 深部体温の温熱的快適感と温度感覚に与える影響[1]
(a) 横軸の温度の水中に手を浸したときの温熱的快適感（横軸），(b) 同じ条件化での温度感覚．△：低体温時，○：平常体温時，□：高体温時．

前腕背面の14.4 cm²を平常な皮膚温から加温,冷却した場合,0.1℃/秒(6℃/分)以上の速い温度変化ではほとんど温覚,冷覚の閾値に影響しない.しかし,それ以下のゆっくりした温度変化では,閾値は温度変化速度の低下につれて増加する.また初期皮膚温が高いほど温覚の閾値は小さく,初期皮膚温が低いほど冷覚の閾値は小さい.刺激面積も温度感覚の閾値に強く影響する.例えば前腕の温覚の閾値は刺激面積が1 cm²から1,000 cm²まで変わると9℃から2℃に減少する.

以上のような温度感覚の特性は末梢の温度受容神経機構に基づくものである(A編の第3～第4章参照).

b.温熱的快適感

温熱的快適感と温度感覚ははっきりと区別できる.このことを実験的に示したのが図1である[2].被験者は手に加えられる温度刺激に対して,温熱的快適感と温度感覚を申告する.このような実験を3段階の深部体温(核心温,コア温)で行った.深部体温が異なると,同じ刺激温度に対する快適度は異なる(図1(a)).これに対し温度感覚は深部体温の影響をほとんど受けない(図1(b)).

同じ皮膚温度刺激でも内部状態により快にも不快にも感じられる.快適感は高体温時の冷刺激,あるいは低体温時の温刺激のように,その刺激が内部の好ましくない状態(高体温/低体温)を小さくする場合に生じる.不快感は逆にある刺激が平常な体温を乱すかあるいは高体温/低体温をより大きくしてしまうような場合に生ずる.

温熱的快適感には部位差がある.図2は暑熱・寒冷環境下で頭部,胸部,腹部,大腿部(図2(a))それぞれ270 cm²の表面積で加温したときの温熱的快適感を示したものである[2].暑熱環境では特に頭部の加温により強い不快感が生じる(図2(b)).一方寒冷環境では特に腹部,胸部の加温で強い快適感が生じる

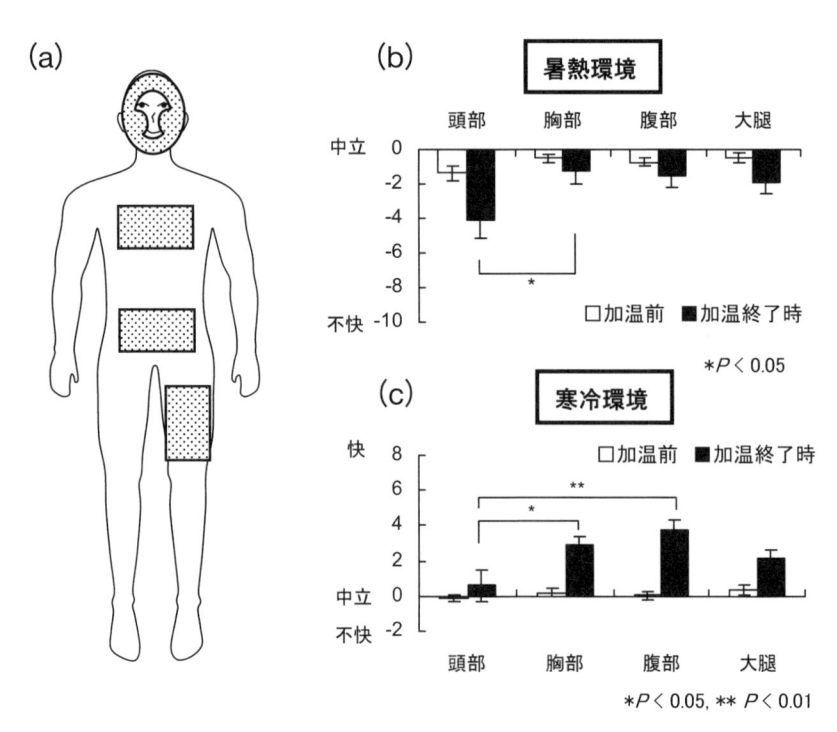

図2 加温部位と加温による各部位の温熱的快適感[2]
(a) 加温部位,(b) 暑熱環境における温熱的快適感,(c) 寒冷環境における温熱的快適感.

（図2（c））．このような温熱的快適感に従えば，暑いときには特に頭部を冷却し，寒いときには体幹部を温めるという行動に結びつくであろう．頭部，体幹部における温熱的快適感の特徴には，頭部（脳）は熱による障害を受けやすく，また体幹部の温度低下は内臓機能の失調を招くことを考えれば，身体各部位には機能と密接に関係した温熱的快適感の特徴があるようである．

温熱的快適感は，もしそれに従って行動すれば体温を望ましい状態に維持するのに役立つことから，行動性体温調節（A編の第11章参照）を発現させる動機となることにその生物学的意味があると思われる．これに対し温度感覚は内部の温熱的条件にはほとんど左右されないことから，環境温度についてのより客観的な情報をわれわれに与えてくれる．温熱的快適感は皮膚温度受容器からの信号が，からだの温熱条件（深部体温，皮膚温）の情報によって修飾されて生ずると考えられるが，その機序はまだ不明な点が多い．最近のfMRIを用いた研究では，温熱的快適感の発生に関わる脳部位として，温度以外の刺激による快・不快情動とも関連して活動する扁桃体（amygdala），眼窩前頭皮質（orbitofrontal cortex），帯状回皮質（pregenual cingulate cortex）などが報告されている[3,4]．

（中村真由美・彼末一之）

■文献
1) 中山昭雄，彼末一之：新生理科学大系9 感覚の生理学（田崎京二，小川哲郎編），pp.332-343，医学書院，1989．
2) Nakamura M, Yoda T, Crawshaw LI, Yasuhara S, Saito Y, Kasuga M, Nagashima K, Kanosue K：Regional differences in temperature sensation and thermal comfort in humans. J Appl Physiol 105：1897-1906, 2008.
3) Kanosue K et al.：Brain activation during whole body cooling in humans studied with functional magnetic resonance imaging. Neurosci Lett 329：157-160, 2002.
4) Rolls ET et al.：Warm pleasant feelings in the brain. Neuroimage 41：1504-1513, 2008.

13. 体温の概日リズム

地球上の生物は昼と夜の24時間周期のもとで進化し，バクテリアからヒトに至るまで現存生物の多くは，1日周期の生物リズムをもつ．個々の生物によって周期の時間は異なるものの，おおむね24時間であることから「概日リズム」と呼ばれる．体温は，睡眠覚醒と並ぶ代表的な概日リズムの一つであり，ヒトでは午前から午後にかけて上昇し夕方に最も高くなった後，夜から低下し早朝に最低値を示す．変動幅は0.7〜1.3℃である．この体温の概日リズムは，睡眠や食事をとらずとも，また暗闇のなかでも認められることから，副次的なものではなく，体温調節系による積極的な変動と考えられている．

a. 産熱・放熱の概日リズム

体温は熱産生と熱放散のバランスにより成り立つことから，それぞれに概日リズムをもつことが予想される．熱産生について，安静状態のヒトの熱量を継続的に測定すると概日リズムが認められる[1]．午前から上昇し，正午前に最高値となる．熱放散に関しては，皮膚血流および皮膚温に概日リズムがみられるが，部位による違いがある．軀幹部の皮膚温は深部体温（核心温，コア温）と同じリズムを示す一方で，前腕や手指の皮膚温は夜になり上昇し，深夜にピークを示す．蒸散性熱放散についても概日リズムが認められ，夜に最大になる．このように，産熱と放熱の概日リズムは，深部体温の概日リズムと完全に一致するわけではなく，深部体温の最高値と最低値が出現する前にそれぞれ最大となり，深部体温の概日リズムを形成していると予想される．

b. 自律性体温調節反応

寒冷・暑熱環境や運動時の体温調節反応にも，概日リズムがみられる．暑熱曝露を行ったときの熱放散が亢進する深部体温閾値は1日の時間により異なり，これは体温の概日リズムに強く関係している[2]．すなわち，夕方の深部体温の最高期には，早朝の最低期よりも高い体温上昇が引き起こされて初めて皮膚血管拡張および発汗が始まる．皮膚血管拡張に関しては，暑熱負荷に伴う深部体温上昇に対する皮膚血流量の増加，すなわち感受性(gain)が，早朝では他の時間帯（12時，18時，24時）と比べて低い．寒冷曝露に対する反応としては，深部体温の最低期に行ったとき，最高期と比べて皮膚血管収縮が始まる閾値が低い．運動によって引き起こされる体温上昇は，昼と比べて夜に行った方が大きくなる[3]．運動の体温上昇に伴う皮膚血管拡張と発汗の閾値は，概日リズムによる深部体温の上昇とともに高くなる．運動時の体温上昇の感受性については，皮膚血管拡張と発汗ともに時間帯によって差は認められない．以上のように，自律性体温調節反応は，深部体温の概日リズムが崩れないような調節をしているものと考えられる．ふるえや褐色脂肪組織(brown adipose tissue：BAT)による熱産生反応には概日リズムはない．また食事誘発性体熱産生については，同じ食事であっても朝に最も熱産生が高く，午後，特に夜に熱産生は低くなると言われている．

c. 行動性体温調節反応

行動性体温調節はどうであろうか．ヒトにおいて，夕方と早朝に環境温を変えていったところ，温熱的不快を感じ始める環境温は，寒冷・

暑熱負荷ともに早朝の方が高い[4]．深部体温の低い早朝の方ではより暖かい環境を好み，深部体温の高い夕方ではより涼しい環境を好むようである．ラットでサーモクラインを用いて行動を調べた場合にも，深部体温の高い時間帯には低い環境温を選択する．深部体温のレベルとは相反する環境温のレベルを好むということは，体温の概日リズムに即した調節と言うよりも，体温の恒常性を保つための調節と考えられるかもしれない．

d．温度感受性

自律性および行動性体温調節は，それぞれ皮膚からの温度情報を感じ取り調節反応が促されることから，皮膚の温度受容に概日リズムがあるとも考えられる．実際，ヒトにおける皮膚への寒冷刺激に対する感覚は夕方にピークに達し，夜から早朝にかけては感覚が鈍いとする報告がある．しかしながら，皮膚温のわずかな違いを感じ取る能力に，概日リズムは認められないとする報告もある．温度受容チャネルTRPV1のノックアウトマウスやカプサイシン脱感作マウスでは，リズムの振幅の大きさに変化が現れるものの，体温の概日リズムそのものは損なわれない．よって，末梢性の要因が体温の概日リズムに与える影響はわずかであると考えられ，後述の中枢性の要因が主である．

e．概日時計

古くから概日時計の存在は考えられていたが，分子生物学の目覚ましい発展を背景にして，1990年代後半から概日時計の分子機構の全貌が明らかにされてきた．完全な解明はまだとは言えず，広範囲にわたる生物を用いた研究の成果により，基本構造と関与する分子群が明らかになっている．ヒトは複雑な多細胞生物であるがゆえに，概日時計の発振機構をさまざまな場所の細胞集団が担うと考えたくなるものの，特定の細胞集団，すなわち視交叉上核（suprachiasmatic nucleus：SCN）のみが中心的な発振の役割を担い，個体としてのリズムをつくっている．哺乳類のSCNは，視交叉背側に位置する視床下部前部の1対の小さな神経核である．リズム発振の分子機構としては，コアとなる四つの時計遺伝子による発現リズムにある．ヒトの場合，転写促進作用をもつ*Clock*と*Bmal*，転写抑制作用をもつ*Period*と*Cry*である．それぞれの二量体が相互に時間の遅れを伴ってネガティブフィードバックループを形成している．これらの時計遺伝子は全身の細胞にありリズムを刻んでいるが，SCNがすべてを統合する役目をもっているため，SCNが破壊されると末梢組織の概日リズムはおのおのがバラバラのリズムを刻むようになる．

f．概日時計と体温

体温の概日リズムに関しても，SCNが破壊されるとリズムは消失する．しかし，SCNを破壊することは，体温調節を修飾するさまざまなリズムをも消失させることとなり，体温の概日リズムが直接概日時計の支配のもとにあるのか否かは疑わしい．しかし近年になって，時計遺伝子の一つ*Cry 1*と*Cry 2*のダブルノックアウトマウスを用いた実験から，時計遺伝子の働きにより体温の概日リズムが形成されることが示唆されてきた[5]．また時計遺伝子のすぐ下流にあるタンパク質，プロキネチシン2（prokineticin-2）の関与も報告されている．SCNが概日リズムの中枢であることはわかってきたものの，その時刻情報がどのように体温調節を修飾していくのか，神経機構についてはわかっていない．体温調節の最高位中枢である視索前野を破壊しても体温の概日リズムは失われず，また自律性体温調節をつかさどる室傍核についても同様である．今後の大きな研究課題であると言える．

（時澤　健）

■文献

1) Webb P : The physiology of heat regulation. Am J Physiol 268(4) : R838-R850, 1995.
2) Aoki K, Kondo N, Shibasaki M, Takano S, Katsuura T : Circadian variation in skin blood flow responses to passive heat stress. Physiol Behav 63(1) : 1-5, 1997a.
3) Miyazaki T, Hashimoto S, Masubuchi S, Honma S, Honma KI : Phase-advance shifts of human circadian pacemaker are accelerated by daytime physical exercise. Am J Physiol Regul Integr Comp Physiol 281(1) : R197-R205, 2001.
4) Shoemaker JA, Refinetti R : Day-night difference in the preferred ambient temperature of human subjects. Physiol Behav 59(4-5) : 1001-1003, 1996.
5) Nagashima K, Matsue K, Konishi M, Iidaka C, Miyazaki K, Ishida N, Kanosue K : The involvement of Cry1 and Cry2 genes in the regulation of the circadian body temperature rhythm in mice. Am J Physiol Regul Integr Comp Physiol 288(1) : R329-R335, 2005.

14. 女性の体温調節

a. 月経周期[1,2)]

女性の月経周期（menstrual cycle）は，卵巣に着目すると，卵胞期（follicular phase），排卵期（ovulatory phase），黄体期（luteal phase）の三つのステージ（卵巣周期：ovarian cycle）に分けられる．子宮に着目すると，月経期（menstrual phase），増殖期（proliferative phase），分泌期（secretory phase）の三つのステージに分けられる（子宮周期：uterine cycle）．体温に関する検討は，卵胞期と黄体期に分けて論じられることが多い．

月経周期の基本的なリズムは視床下部で形成される．視床下部から分泌される性腺刺激ホルモン放出ホルモン（gonadotropin-releasing hormone：GnRH）の支配により，下垂体から卵胞刺激ホルモン（follicle stimulating hormone：FSH）と黄体形成ホルモン（luteinizing hormone：LH）が分泌される．GnRHは律動的に分泌されるために，血中のFSHとLHの分泌も律動的に変動する．FSHは主として卵胞の発育，LHは排卵の調節に関与する．さらには，FSHとLHは卵巣からの2種類の性ステロイドホルモン，すなわち，卵胞ホルモン（エストロゲン：estrogen）と黄体ホルモン（プロゲステロン：progesterone）の分泌も調節する．エストロゲンは，17β-エストラジオール，エストロン，エストリオールの3種類の性ステロイドホルモンの総称であるが，生理作用はエストラジオールが最も強い．FSHとLHの血中の値は，排卵前の時期にピークに達する．血中エストロゲンは，卵胞期に1回目のピークがある．排卵期頃に一度低下し，黄体期には，なだらかな2回目のピークがある．プロゲステロンは，排卵後の黄体から分泌され

るため，黄体期になだらかなピークがある（図1）．

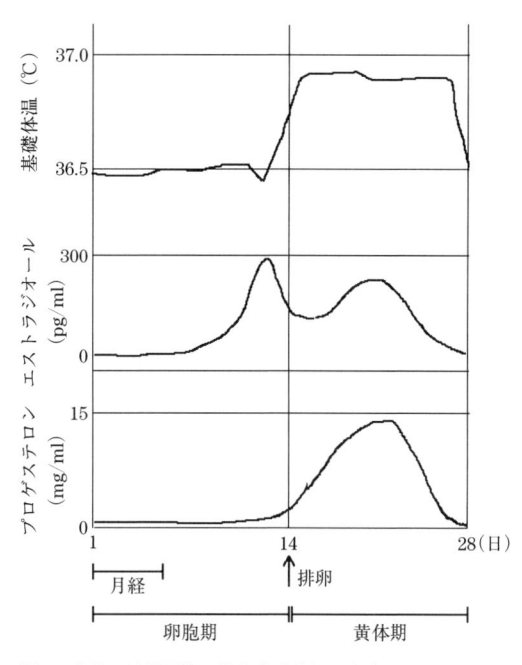

図1 女性の月経周期に伴う基礎体温，血中エストラジオール，血中プロゲステロンの変動の模式図．横軸は月経周期（日）．

b. 基礎体温

(1) 基礎体温とは

基礎体温（basal body temperature）は，十分な睡眠後の朝の覚醒時の核心温（コア温）である．成熟期にある女性には月経周期に伴う2相性の基礎体温の変化，すなわち，低温相と高温相がある．月経の終了頃には基礎体温は確実に低温相となり，排卵期まで低温相が持続される．その後0.5℃程度の温度上昇を生じて高温相となる．高温相に移行する直前に基礎体温の0.2〜0.3℃程度の一過性の低下（dip）を認めることがある．高温相は12日程度持続する．

その後，基礎体温は徐々に低下し，次の月経の発来をみる．

(2) 基礎体温の測定

基礎体温の測定に使用する温度計は，婦人体温計とも称され，温度目盛の最小単位が 0.05℃ となっている．6 時間程度以上の睡眠の後の起床時の口腔温を測定する．覚醒後，横臥したままで口腔温を測定する必要がある．実測法では，測定値が定常化するまで，継続して口腔温を測定する必要がある．最近では温度センサーとしてサーミスタを使用し，測定開始後の 1～2 分程度の実測温度から，最終的な定常温度を予測する方式の婦人体温計も使用されている．基礎体温の測定結果は基礎体温表に記録する．基礎体温表は折れ線グラフの基礎体温の記録部分のほか，日付や月経周期の記入，月経の有無などの症状を記載できるようになっている．婦人体温計にメモリー機能をもたせたものがあり，これを用いると，基礎体温を自動的に記録できる．

c. 女性の体温調節[3,4]

(1) 基礎体温

核心温には概日リズムがあり，夕方にかけて最高値をとり，朝に最低値をとる．卵胞期と黄体期では，ともに概日リズムの核心温の最高値には差異はなく，早朝の最低値には有意な差がみられる．基礎体温を朝の起床時に測定する理由である．黄体期には核心温の日内変動の振幅が減少するとみることもできる．

基礎体温の成因については，厳密には解明されてはいないが，簡単には「エストロゲンは核心温を下げ，プロゲステロンは核心温を上げる」ことで説明できるとされている．通常量のイブプロフェンやアセトアミノフェンなどの解熱剤が基礎体温に影響することはなく，発熱による核心温の上昇と，基礎体温の 2 相性の変化は，異なる機序によることが示された．ヒトにおける黄体期の基礎体温の上昇の主因が，熱放散の抑制にあるのか，熱産生の亢進にあるのか，あるいは，等しく関係するのかは不明である．

(2) 女性の熱産生と熱放散

動物では，プロゲステロンは視床下部・内側視索前野の温ニューロンの活動を抑制し，その結果，熱放散の抑制と熱産生の促進により，核心温を上昇させることが示されている．エストロゲンは冷ニューロンを抑制，温ニューロンを促進して，熱放散の促進と熱産生の抑制により，核心温を低下させることも示されている．これらはエストロゲンとプロゲステロンが，中枢作用により体温調節作用を発揮していることを示している．ただし，エストロゲンが一酸化窒素（NO）などの局所的な生理活性物質などを介して間接的に皮膚血管平滑筋を弛緩させ熱放散を促進するなど，末梢作用による体温調節への関与も示唆されている．

女性の卵胞期と黄体期における暑熱刺激に対する反応はよく調べられている．黄体期には卵胞期に比して，暑熱曝露に対する皮膚血管拡張や発汗の生じる閾値核心温が高くなる．すなわち核心温が高くなる．この核心温の閾値のシフトにはプロゲステロンが関与する．寒冷刺激の研究は暑熱刺激の研究に比して少ないが，卵胞期よりも黄体期の方が寒冷曝露に対する熱産生が大きい．日常生活の環境温下でも黄体期の熱産生量は卵胞期より 8～16％ 増加する．

これらの研究は，自然の卵巣周期の女性を対象に行われるほか，最近では，エストロゲン製剤あるいはプロゲステロン製剤を含む経口避妊ピルを内服する女性も対象として実施されている．ただしこれらの製剤には，エストロゲンやプロゲステロンと同様の生理作用をもつが，化学構造が異なるものも使用されているので注意を要する．

d. 基礎体温の意義と課題
(1) 医学分野での意義[5]

基礎体温の医学的意義は，排卵による血中のプロゲステロンの上昇を核心温から推定することにある．排卵をみない無排卵症では，基礎体温は低温相の1相性となる．経口避妊ピルのプロゲステロン成分の服用期間は高温相となる．妊娠早期はプロゲステロンが常時高値となるため，基礎体温は高温相の1相となる．

しかし基礎体温の診断意義は今日では薄れつつある．超音波診断装置が臨床現場に普及し，排卵の診断はもっぱら画像診断で行われるようになった．この結果，基礎体温が1相性でも排卵している例や，黄体化するものの排卵しない例が見出されるようになった．基礎体温のdipと排卵の関係も見出されなかった．しかし，コスト面からみれば，基礎体温は最も安価な月経周期の評価法であることには変わりはない．

(2) 課題

基礎体温には未だに多くの不明な点が残されている．例として，妊娠経過とともに血中のプロゲステロンは持続的に増加するが，基礎体温そのものは妊娠3か月頃より逆に徐々に低下し，妊娠後期には低温相に落ち着く．これは「エストロゲンは核心温を下げ，プロゲステロンは核心温を上げる」という理由では説明できない．全く不明なのは基礎体温の機能的な意義である．何を目的として黄体期に核心温が上がるのかは，全く解明されていない．

〈細野剛良〉

■文献
1) 日本産科婦人科学会編：産科婦人科用語集・用語解説集，金原出版，2003.
2) 本郷利憲，豊田順一，広重 力編：標準生理学（第6版），pp. 903-912, pp. 954-961, 医学書院，2005.
3) Stachenfeld NS, Silva C, Keefe DI：Estrogen modifies the temperature effects of progesterone. J Appl Physiol 88：1643-1649, 2000.
4) 平田耕造，井上芳光，近藤徳彦編：体温―運動時の体温調節システムとそれを修飾する要因―，pp. 218-227, ナップ，2002.
5) Hengst TC, Berek JS, Rinehart RD：Berek & Novak's Gynecology 14th ed., pp. 1206-1208, Lippincott Williams & Wilkins, 2006.

15. 脱水時の体温調節

体温調節系は，体液調節系と密接に相互連関して機能している．体温調節反応である発汗や皮膚血流量の増加は体液調節系や循環調節系に直接影響し，それにより体温調節機能が修飾される．したがって，体温調節機能と体液・循環調節機能は，双方向に影響し合って機能している．ここでは，脱水時の体温調節について体温調節機能と体液調節機能の相互連関との関連から述べる．

a. 体液調節系

体液調節は，浸透圧調節系と容量調節系からなり，これらの二つの機能が協調して体液の組成（浸透圧）と量が保たれている．浸透圧調節系は細胞外液浸透圧を調節しているもので，自由水（溶質を含まない水）を調節する系である．細胞内外の水の移動は細胞内外の浸透圧差によるため，細胞外液浸透圧を調節することはすなわち細胞内液量を調節することになる．浸透圧調節系において主要な機能を果たしている浸透圧受容器は，視床下部第3脳室前壁腹側（anteroventral part of the third ventricle：AV3V）に存在することが示されている．一方，細胞外液（血漿）量を調節する容量調節系は，主に体内のNa$^+$量を調節し，ナトリウムバランスを調節することにより細胞外液量を決定する．容量調節系の主要な受容器は心房を含む低圧系における伸展受容器（心肺圧受容器）であると考えられている．このため，実際に細胞外液量が減少しなくとも伸展受容器の伸展の度合いが変化すると容量調節系の反応が起こる．例えば，立位時には静水圧により下肢に血液が貯留するため，静脈還流量が減少して心房の伸展受容器の脱負荷が起こり，血漿レニン活性，血漿アルドステロン濃度の増加が起こり，尿量，尿Na$^+$排泄量が減少する．

b. 体温上昇時の体温調節反応が体液・循環調節系に及ぼす影響

ヒトにおいて体温上昇時の体温調節反応は，発汗および皮膚血流量の増加である．暑熱環境における発汗は，細胞外液（血漿）量を減少させる．汗はNa$^+$を含むが，その濃度は細胞外液よりも低い．これは，汗が分泌される際に導管でNa$^+$の再吸収が行われるが，この部位の水透過性は低く水が再吸収されないためである．汗中Na$^+$濃度は発汗量が多くなるほど高くなる．これは，Na$^+$の再吸収量には上限があり，発汗量が多くなると再吸収されずに分泌されるNa$^+$の割合が大きくなるためである．暑熱順化により同量の発汗をした際の汗中Na$^+$濃度が低くなる．これは，Na$^+$の再吸収能が順化により高まるためである．汗は細胞外液に比べて低張なので発汗により細胞外液（血漿）浸透圧が上昇する．したがって発汗による脱水（温熱性脱水）は，浸透圧調節系および容量調節系の両調節系を刺激する．細胞外液と内液の減少の割合は脱水の程度により影響され，脱水量が少ないときの方が全体液量減少に対する細胞外液量減少の割合が高くなる[1]．また，暑熱順化により汗中Na$^+$濃度の低い被験者の方が順化していない被験者に比べて，脱水時の総体液損失量に対する血漿量/細胞外液量の割合が小さくなる[5]．

暑熱環境における皮膚血管拡張による皮膚血流量の増加は，末梢への血液の貯留を増加させ，特に立位の姿勢では静脈還流量を減少させる．静脈還流量の減少により心房の容量受容器

の脱負荷が起こるために，細胞外液（血漿）量減少時と同様な刺激を生体に与えることとなる．

したがって，体温上昇時の体温調節反応である発汗および皮膚血管拡張反応は，いずれも体液・循環調節系への刺激として体液・循環調節系機能を作動させることになる．

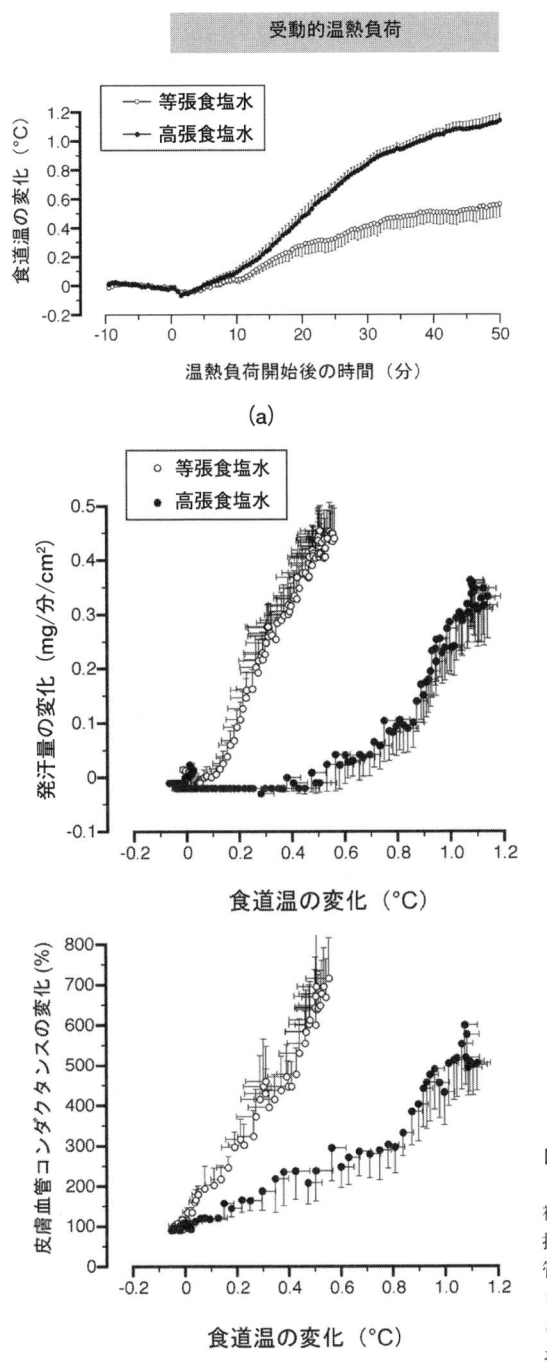

c. 細胞外液浸透圧が体温調節反応に及ぼす影響

発汗や運動（後述）により細胞外液（血漿）浸透圧が上昇するが，血漿浸透圧上昇は体温上昇時の体温調節反応を抑制する[8]．被験者に，高張性食塩水を輸液して血漿浸透圧を約 15 mOsm/kg H_2O 上昇させ，下腿温浴（水温 42℃，室温 28℃）させた際の体温上昇は等張性食塩水を輸液した後と比べると著しく大きくなる（図1(a)）．これは，温熱負荷時の体温調節反応が抑制されたためである．温熱負荷時の体温調節反応と食道温の関係から，発汗および皮膚血管拡張の核心温（コア温）閾値が，血漿浸透圧上昇により著しく高温側に移動することが明らかになった（図1(b)）．一方，閾値以上の食道温における発汗-食道温の関係および皮膚血管コンダクタンス-食道温の関係の傾きは浸透圧に影響されないことより，血漿浸透圧上昇は主に体温調節反応の核心温閾値を選択的に上昇させることにより体温調節反応を抑制することがわかる．発汗および皮膚血管拡張の核心温閾値は血漿浸透圧上昇に対して直線的に上昇し，血漿浸透圧が 1 mOsm/kg H_2O 上昇するとこれらの閾値は 0.03〜0.04℃ 上昇する[7]．

図1 血漿浸透圧上昇が，(a) 温熱負荷に対する体温の上昇と (b) 体温上昇に伴う体温調節反応に及ぼす影響[8]
被験者は，温熱負荷前に等張性食塩水または，高張性食塩水を投与された後，下腿温浴を行った．その際の発汗および皮膚血管コンダクタンスを測定した．同様の温熱負荷を行っているにもかかわらず，高張性食塩水投与により血漿浸透圧が上昇すると体温上昇が大きくなる．また，血漿浸透圧が上昇すると発汗および皮膚血管拡張の核心温閾値が高くなり，かなりの体温上昇の後，これらの反応が現れる．

d. 細胞外液（血漿）量の減少が体温調節反応に及ぼす影響

Nadelら[4]は利尿剤を用いて等張性（血漿浸透圧の変化なし）に被験者の体液量を減少させると，運動時の前腕血流量と食道温の関係は，全体に右にシフトし，最大前腕血流量も減少することを報告した（図2）．一方，血液量の増加は体温上昇時の前腕血流量の増加に影響しなかった．すなわち，運動時の体温上昇に対する皮膚血管拡張反応が細胞外液（血漿）量の減少により抑制されることを明らかにした．運動時の体温上昇による皮膚血管拡張反応は，下半身に陰圧負荷をして心肺区圧受容器の脱負荷を行うと抑制され，陰圧負荷をやめると抑制が解除されることから，細胞外液（血漿）量減少時の皮膚血管拡張反応の抑制は容量受容器（心肺圧受容器）を介する反応であることが示唆されている[3]．

長時間運動時には，一定負荷の運動を行っていても体温の上昇に伴い心拍数の増加が起こる．これは，cardiovascular driftと呼ばれている．心拍数の増加は皮膚血流量の増加による末梢への血液貯留が静脈還流量を減少させ，1回拍出量が減少に対する代償的な増加であると考えられている．長時間の立位運動時には皮膚血流の体温上昇に伴う皮膚血流量の増加がレベルオフする（体温上昇に対する皮膚血流量の増加が小さくなる）．このレベルオフは生理食塩水の輸液，陰圧呼吸などにより心肺区圧受容器の脱負荷を防ぐことにより消失することから，容量受容器を介する反応であることがわかる．また，安静時でも体温上昇時に下半身に陰圧を負荷をして，心肺区圧受容器の脱負荷をすると体温上昇に対する皮膚血流量の増加は，抑制される[2]．すなわち，容量調節系は皮膚血流反応の最大値を抑制する点で体温調節系に浸透圧調節系とは異なる影響を及ぼす．発汗の最大値に対する影響に関しては，容量調節系からの影響はあまりないようである[2]．

以上をまとめると，体温調節反応である発汗および皮膚血管拡張反応は，体液調節系に対する刺激となり，細胞外（血漿）浸透圧上昇および細胞外液（血漿）量の減少は，体温調節反応を抑制する．浸透圧上昇は，主に体温調節反応の核心温閾値を上昇させることにより体温調節反応を抑制する．心肺区圧受容器（心房の伸展受容器）の脱負荷は，体温調節反応の閾値を変化させるだけではなく，循環調節機能にも大きな影響を与え，その結果，皮膚血管反応の最大値も低下させる．脱水時には体温調節反応は著しく抑制されるため，熱中症予防には体液の組成や量を一定に保つために水分摂取が必要となる．

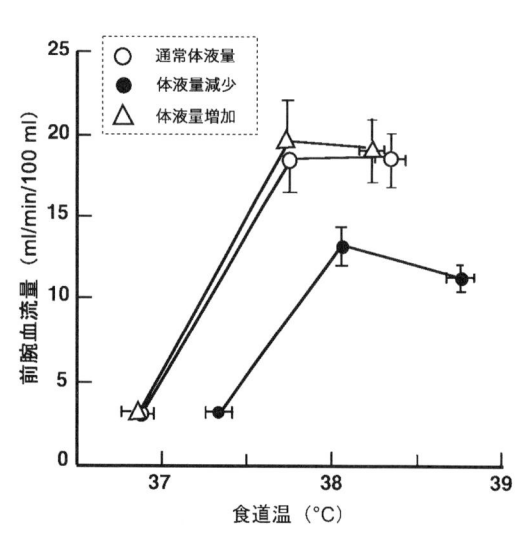

（鷹股　亮）

図2 体温調節反応である皮膚血流量の増加に対する等張性の体液量減少の影響[4]
被験者に利尿剤を投与して等張性に体液量を減少させた後，最大酸素摂取量の約55％の負荷で運動を行い，その際の前腕血流量と食道温の関係を決定した．同様の実験を特に前処置を行わない通常体液量状態，バゾプレッシン投与により体液量を増加させた状態でも行い，比較した．等張性の体液量減少により体温上昇に伴う皮膚血管拡張反応が抑制されていることがわかる．

■文献
1) Costill DL, Coté R, Fink W : Muscle water and electrolytes following varied levels of dehydra-

tion in man. J Appl Physiol 40 : 6-11, 1976.
2) Mack GW, Cordero D, Peters J : Baroreceptor modulation of active cutaneous vasodilation during dynamic exercise in humans. J Appl Physiol 90 : 1464-1473, 2001.
3) Mack GW, Nose H, Nadel ER : Role of cardiopulmonary baroreflexes during dynamic exercise. J Appl Physiol 65 : 1827-1832, 1988.
4) Nadel ER, Fortoney SM, Wenger CB : Effect of hydration state on circulatory and thermal regulation. J Appl Physiol 49 : 715-721, 1980.
5) Nose H, Mack GW, Shi X, Nadel ER : Shift in body fluid compartments after dehydration in humans. J Appl Physiol 65 : 318-324, 1988.
6) Rowell LB : Circulatory adjustments to dynamic exercise and heat stress : competing controls. Human Circulation : Regulation during Physical Stress, pp. 363-406, Oxford University Press, 1986.
7) Takamata A, Nagashima K, Nose H, Morimoto T : Osmoregulatory inhibition of thermally induced cutaneous vasodilation in passively heated humans. Am J Physiol 273 : R197-R204, 1997.
8) Takamata A, Yoshida T, Nishida N, Morimoto T : Relationship of osmotic inhibition in thermoregulatory responses and sweat sodium concentration in humans. Am J Physiol Regul Integr Comp Physiol 280 : R623-R629, 2001.

16. 摂食と体温―DIT，摂食・エネルギー摂取との関係など―

摂食は，非常に強く摂食行動そのものや代謝に影響を与える刺激の一つである．高脂肪食や過食は代謝を上昇させ，絶食や飢餓は代謝を減少させる．また同時に体温を変動させることもある．最近の研究では，摂食や絶食は循環中のホルモンやペプチドのみならず，脳内のホルモンやペプチドを同時に変化させ，摂食，代謝を変化させる大きなメカニズムになることも報告され，生活習慣病対策に絡めて大きなテーマとなっている．また，摂食行動に関わる脳部位として，古典的には満腹中枢として視床下部腹内側核が，空腹中枢として外側視床下部が脳破壊実験をもとに考えられていたが，最近の研究によりその概念が大きく変わりつつある．

a．DIT

摂食に伴い一過性にエネルギー代謝が亢進することはよく知られていた．この減少をDIT (diet-induced thermogenesis：食餌性熱産生) もしくはthermic effect of foods (TEF：食物の温度効果) と呼んでいる．この現象は食事の組成によって大きく変化し，タンパク質が多く含まれる際に著明であり，摂食したエネルギーの20～30%に相当する代謝の増加がみられることがある．このメカニズムには多くの要因が含まれていると考えられる．摂食に伴う代謝変化のメカニズムとして近年明らかにされてきたメカニズムを以下に示した．

b．インスリンとレプチン

インスリンは循環血液中の血糖値の上昇により膵臓のβ細胞より分泌されるホルモンである．インスリンは筋肉，肝臓などの細胞に糖を取り込む役割をもつと同時に，循環血液中から脳内へと移動し，中枢での代謝や摂食の調節機構に関わるホルモンとして最初に見つかったものである．レプチンは摂食に関わる重要なペプチドとしてSchwarzらのグループにより同定された[1]．レプチンは白色脂肪細胞から分泌されインスリンと同様に脳の神経細胞に作用し代謝や摂食の調節に大きく関わっている．インスリン，レプチンの血中濃度の上昇は，ともに摂食の抑制，代謝の増加を起こすことが知られており，これは末梢臓器への直接作用ではなく中枢での調節によるものであると考えられている．実験動物を用いた研究では，代謝調節に関してより大きな作用をもつのはレプチンであることが報告されている．このため肥満の治療薬としてのレプチンが期待されたが，遺伝子変異に伴うレプチンの産生異常がある場合を除き，レプチン投与はあまり効果が期待できない．肥満を示すヒトでは血中のレプチンが非常に高値になっているのにもかかわらず摂食の抑制，代謝の亢進はあまり生じない．Ⅱ型糖尿病（先天的なインスリンの分泌異常ではなく，多くは長期にわたる食習慣の問題によって生じた糖尿病）が外的なインスリン投与に対して，血糖値降下作用に抵抗性を示すように，肥満ではレプチンに対して抵抗性を示すようである．

c．レプチンの作用機序

レプチンの中枢への作用機序としては視床下部の弓状核が重要であると考えられている．レプチンは弓状核にある神経ペプチドY (neuropeptide Y：NPY)/アグーチ関連ペプチド (agouti-related peptide：AgRP) ニューロンを抑制し，プロオピオメラノコルチン (proopio melanocortin：POMC)/コカイン・

アンフェタミン調節トランスクリプト（cocaine and amphetamine-regulated transcript：CART）ニューロンを活性化する[2]．レプチンは白色脂肪の蓄積のみならず，通常の摂食によっても変化することが知られている．飢餓，絶食などによるレプチンの低下は弓状核でのNPY/AgRPニューロンを活性化する．NPY/AgRPニューロンは弓状核より視床下部室傍核や外側視床下部に分布しており，摂食や代謝の低下を促すと考えられている．一方，十分な脂肪の蓄積，摂食は同じく弓状核のPOMC/CARTニューロンを活性化し，摂食の停止，代謝の上昇を促すと考えられる．POMC/CARTニューロンも視床下部室傍核や外側視床下部に分布する（図1）．これら二つのニューロン群の活動のバランスが大きく摂食行動，代謝を決定しているものと考えられる．

d．グレリン

グレリンは1999年に胃から産生されるペプチドとして発見された[3]．消化管に由来するペプチドが直接脳に働き生理作用を示す物質として非常に画期的な発見である．グレリンは絶食により上昇し視床下部に働き，摂食を亢進させる．これにはNPYニューロンが関与すると考えられている．またグレリンは成長ホルモンの分泌を強力に促進する．グレリンの薬理学的投与は体重増加，脂肪組織の増加を来し，レプチンに拮抗する作用をもつものと考えられる．

e．絶　食

DITはさまざまなメカニズムを経て代謝を増加させると考えられるが，体温への直接的な影響は代謝の増加の割合に比べて小さい．これは体温調節反応が保たれ，熱放散反応が適切に行われ体温の上昇を最小限に抑えていると解釈される．しかしながら絶食は非常に強く体温，体温調節反応に影響を与える刺激であると考えられる．ある種のげっ歯類や鳥類では，1日のうちのある時期（通常，非活動期に），torporと呼ばれる体温や代謝の低下がみられる．これはエネルギー節約のための生理反応と考えられているが，この反応の一部にレプチンの低下が関係していると言われている．Nagashimaら[4]はラットを用いて，絶食時の体温調節の変化のメカニズムを解析している．3日間の絶食によりラットは明期初期に特異的な体温の低下を示す．これはいわゆるtorporと考えられてきた1日の時間特異的な代謝などの生理活動の極端な低下によるものであろうか？　この絶食時の体温と代謝を連続測定すると，代謝はほぼ1日すべての時間にわたり低下しているのに対して，体温の低下はtorporのみられる時期に限定される（図2）．この原因として，絶食時には熱放散反応が強く抑制され体温保持に働いているが，特定時間にはこの抑制がとれ，体温の低下が出現すると考えられている．生物時計の最上位中枢と考えられる視交叉上核の破壊，時計遺伝子Clockの変異マウスを使った実験では，このような特定時間の体温低下はみられ

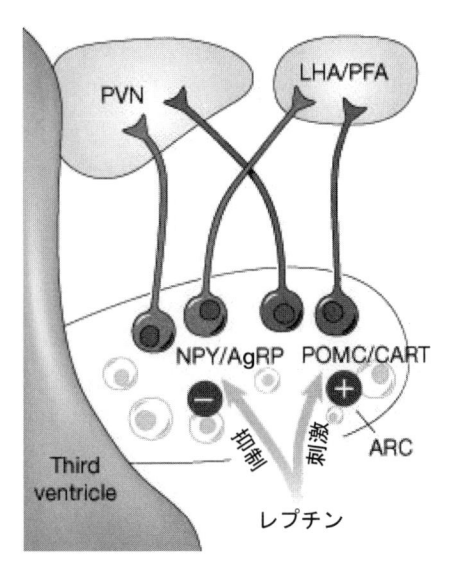

図1　視床下部でのレプチンの作用と関連するニューロン群[2]
third ventricule：第3脳室，ARC：弓状核，PVN：室傍核，LHA/PFA：外側視床下部/脳梁周囲野．

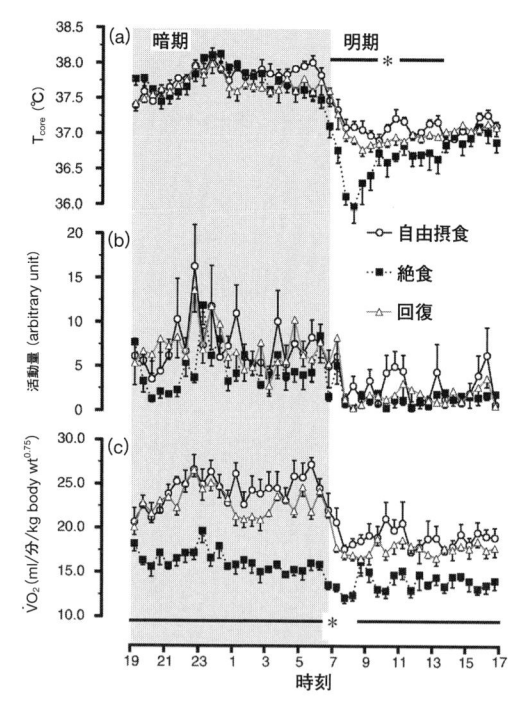

図2 自由摂食，3日間の絶食，回復時の (a) 体温，(b) 活動量と (c) 代謝の変動[4]

ないことから，以上の反応は生物時計によってプログラムされた現象と考えられる．

f．分子と代謝

代謝に関わる遺伝子が多く見つかっている．このなかで PPARα は脂質代謝に大きな役割を担っており，かつ時間依存性を示す分子である．さらに PPARα により発現が誘導される FGF 21 が飢餓時に重要な役割をすると報告されている[5]．また FGF 21 の発現は体温の変化とも大きく関わっており，代謝と体温の調節メカニズム，torpor のメカニズムの分子機構を知るうえで今後の研究が待たれる．

（永島　計・時澤　健）

■文献

1) Zhang Y, Proenca R, Maffei M, Barone M, Leopold L, Friedman JM：Positional cloning of the mouse obese gene and its human homologue. Nature 372：425-432, 1994.
2) Schwartz MW, Woods SC, Porte D, Seeley RJ, Baskin DG：Central nervous system control of food intake. Nature 404：661-671, 2000.
3) Kojima M, Hosoda H, Date Y, Nakazato M, Matsuo H, Kangawa K：Ghrelin is a growth-hormone-releasing acylated peptide from stomach. Nature 402：656-660, 1999
4) Nagashima K, Nakai S, Matsue K, Konishi M, Tanaka M, Kanosue K：Effects of fasting on thermoregulatory processes and the daily oscillations in rats. Am J Physiol 284：R1486-R1493, 2003.
5) Chikahisa S, Tominaga K, Kawai T：Bezafibrate, a peroxisome proliferator-activated receptors agonist, decreases body temperature and enhances electroencephalogram delta-oscillation during sleep in mice. Endocrinol 149：5262-5271, 2008.

17. 低体温・冬眠―冬眠を中心に―

a. ヒトの低体温―生存限界体温―

体温が通常の変動範囲を下回ると活動に障害がでる．しかし，睡眠中の体温は積極的な熱放散と代謝の低下により，覚醒中の安静時と比べ平均約 0.5℃ 低下する．目覚める前には体温が回復していないと，速やかに活動を開始できない．家屋をもたず，着衣習慣もなく生活をしていたオーストラリア先住民とヨーロッパから来た白人が寒冷期，屋外で睡眠を試みた研究がある．数℃ の気温，焚き火に囲まれているとは言え，ヨーロッパ人はふるえて睡眠できず体温はほぼ不変であったが，先住民は地面に横たわり朝まで睡眠した．そのとき記録された体温は図1のようで，低環境温への適応的行動として，エネルギー消費の大きい体温維持よりも，経済的な低体温が選択されたのであろう[1]．それでも時折覚醒し，焚き火を維持したと言う．適応的な低体温とは言え，維持すべき下限体温があることを示唆する．

体温 28℃ 以下では，心臓が小刻みに収縮しポンプ機能が障害される心室細動が起きやすくなる．外科手術時など人工的に管理された状況下では，種々の生理的調節機構を抑制する麻酔により熱放散量の増加とエネルギー代謝の減少，加えて人工的な冷媒の使用により体温を 20℃ にまで低下させ，適切な処置により障害を残さず蘇生可能である．体温が 1℃ 低下すると酸素消費量は約 7% 減少する．体温が速やかに十分低下すれば組織の酸素・栄養の需要は急減し，血流停止による組織損傷は抑制される．生命維持できる低体温の限界や持続時間の限界については実験的解析の困難さから正確には不明であるが，偶発的事故により極寒の屋外で極度の低体温と心肺機能停止が続いた後に蘇生，障害を残さず回復したとする報告が蓄積しつつある．冬季に氷結した湖や川で溺れて数十分後に救助され，蘇生できた例が多い．この場合，大人と子どもで差はあるようだが，報告されて

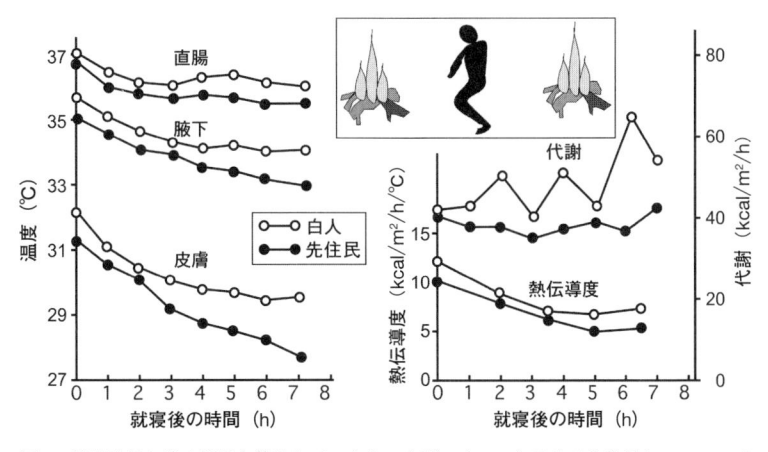

図1 屋外生活し着衣習慣も普及していなかった頃のオーストラリア先住民とヨーロッパから来た白人の夜間屋外睡眠実験
寒い夜間，焚き火に挟まれた地面の上で，白人はふるえ，睡眠できず，朝まで体温が維持された．先住民は睡眠でき，体温は降下し続けたが，時々目を覚まし焚き火を維持した．寒冷適応による睡眠中の体温低下許容度の増加を示すものである．文献[4]を改変．

表1 事故による極度の低体温，心肺停止からの蘇生例

報告年	報告者・雑誌名	場所	年齢	性別	最低体温（℃）	状況	水中時間（心肺停止）
1963	Kvittingen ら，Br Med J	ノルウェー	5	男	24.0	氷水浸漬	22 分
1975	Siebke ら，Lancet	ノルウェー	5	男	24.0	氷水浸漬	40 分
1988	Bolte ら，JAMA	アメリカ	2.5	女	19.0	氷水浸漬	66 分
2000	Gilbert ら，Lancet	ノルウェー	29	女	13.7	氷水浸漬	39 分
2004	Modell ら，Chest	アメリカ	2	男	26.7	氷水浸漬	20 分
2007	南ら，日本救急医学会雑誌	神戸市	35	男	22.4	山岳遭難	21 日間寒冷野外（意識喪失，脈拍 27 回）

冬季，氷結した川，湖への転落などで救出時に心肺停止が確認され，蘇生措置により救命された報告が蓄積している．体温が急速に低下したと推測される状況下では，心肺停止状態でも救命の可能性が高まるようである．最下段は地上であり，心肺停止でもないが，長期の絶食絶水・極度の低体温から後遺症なく回復した例である．

いる最低体温は大人でも 14℃ ほどである（表1）．とは言え，いずれの場合でも体温回復には適切な人工的加温処置が必要であり，20℃ の部屋に放置され自然回復したとの古い報告もあるが，まれである．

b．冬　　眠

寒冷地に棲息する内温動物（endotherm）のなかには，冬季にエネルギー消費を極限まで抑制し，体温を氷点付近の環境（巣内部）温程度にまで低下させた状態で一定期間を過ごし，再び通常体温にまで回復させるものが知られている[2]．雪深い地で餌を探し回るのに必要なエネルギーが，ようやく見つけたわずかな餌から得られるエネルギーをはるかに上回るような環境下で獲得された適応的行動と考えられる．

冬眠の様式は行動形態と生理的特徴から，次の三つに分類されている．

(1)（真の）冬眠

（真の）冬眠（hibernation）は，マーモットやリス，ハムスターなどのげっ歯類に多くみられ，体温は氷点付近にまで低下し，その状態を数日～数週間維持した後，一時的に覚醒し，動物によっては食餌・飲水・排便・排尿した後，再び体温を低下させ冬眠状態に入り，冬季間（数か月）これを繰り返す（図2）．覚醒時には褐色脂肪組織（brown adipose tissue：BAT）の温度が最初に上昇し，その他の臓器の加温に寄与している．これを取り除くと冬眠には入る

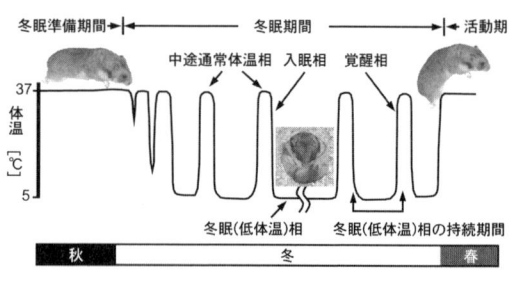

図2　冬眠相の分類

ゴールデンハムスター（*Mesocricetus auratus*）の例．多くの冬眠動物では秋に一定の準備期間を経て冬眠期に入る．入眠相では代謝が極端に低下し，体温を通常範囲に維持する反応はみられない．深く冬眠した状態（冬眠相）が一定期間持続し，覚醒を始める．一定周期で冬眠途中での覚醒状態（中途覚醒期）が観察される．低温飼育室内でも主観的冬眠期間（約半年程度）が終わると再度冬眠することはない．冬眠の再開には，いったん温暖室温下での飼育が有効．動物種により各相の持続時間はさまざまだが，多くの種で同様の冬眠パターンを示す．

ロクマでは32℃までである．しかし，心拍数の減少からエネルギー代謝は最大で50％以下にまで低下すると算出されている．刺激により比較的容易に覚醒する．クマの雌はこの巣ごもり中に出産する．また，クマは冬眠中，タンパク質の分解産物としての尿素産生は抑制的で，含まれる窒素のアミノ酸合成への再利用とタンパク質再生が特徴的である．

c．ヒトは冬眠できるか

その答えはまだ得られていないが，可能性を示唆する報告がある．マダガスカル島に棲息するコビトキツネザル（体重130 g）では，冬季（乾季）の日内気温が数〜30℃の変動をするなかで，数か月の間活動を休止し，巣穴とする樹洞にとどまり，積極的な体温調節が行われず環境温度依存性となり，体温が10〜30℃の間で変動する冬眠様の行動を示す[3]．冬眠からの覚醒時に不可欠とされるBATがヒト新生児にもあり，最近，成人にも機能的に存在していることが示された．地震で保育器ごと瓦礫に埋められ，1週間以上経過して救出された新生児たちが何ら障害を残さず発育した報告もある．通常の代謝状態を維持していては生存が難しかったと思われ，冬眠状態で生き延びたと推測されている[1]．国内でも成人男性が21日間意識喪失状態で山岳遭難，救助後障害を残さず回復した例も報告されている（表1参照）．

（橋本眞明）

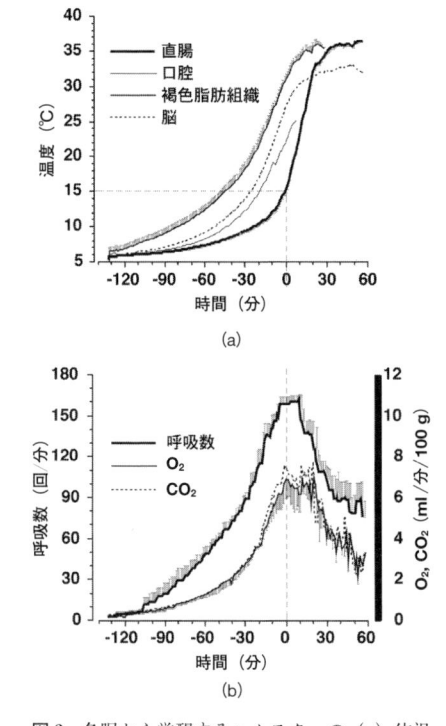

図3 冬眠から覚醒するハムスターの (a) 体温分布と (b) 代謝[1]
からだのなかで最も早く温度上昇を示すのは褐色脂肪組織であり，数℃からの体温上昇に重要な「呼び水」的役割を果たしている．体温が10℃を超えると骨格筋によるふるえが始まり，体温は急上昇する．

が覚醒できない．冬眠中にも下限の体温はあり，それを超えて低下しようとすると熱産生を増して覚醒を始める（図3）．

(2) 日内休眠

日内休眠（daily torpor）は，哺乳類のさまざまな種で報告されている[2]．夜行性動物であれば昼間など，行動休止期にエネルギー代謝を低下させ，体温を環境温付近まで低下させるが，翌日には活動状態に戻り，その周期は1日である．最低体温は環境温度依存性であるが10〜10数℃付近の場合が多い．

(3) 冬（季の巣）ごもり

冬ごもり（winter denning）は，クマ（クマ科）やアナグマ（イタチ科）で知られている．体温の低下は大きくなく，両者とも活動期の体温約37℃から，アナグマで28℃，アメリカク

■文献
1) 橋本眞明：寒冷適応．環境生理学（本間研一，彼末一之編），pp. 218-232, 北海道大学出版会，2007.
2) 川道武男，近藤宣昭，森田哲夫編：冬眠する動物たち，東京大学出版会，2000.
3) Dausmann KH, Glos J, Ganzhorn JU, Heldmaier G：Hibernation in the tropics：lessons from a primate. J Comp Physiol B 175：147-155, 2005.
4) LeBlanc J：Man in the Cold, Charles C Thomas, 1975.

18. 暑熱順化

a. 対暑反応とその適応的変化

体温調節にはフィードバックとフィードフォワードの機構が関わっている．前者は体温を一定値に維持する役割をもっており，後者は体温変化をあらかじめ見越して予測的に調節する役割を果たす．

生体に暑熱が負荷されると体温が上昇する．フィードバックの調節では，この体温変化が打ち消されるような作用が発現する．つまり，体温上昇によって，皮膚血管が拡張して皮膚血流が増加し，輻射・対流・伝導による乾性熱放散が増えるほか，発汗が誘発されて蒸発性熱放散が促進される（対暑反応）．

こうした暑熱負荷が繰り返されるとやがて生体には適応的な変化が生じ，主として熱放散量が増加することにより対暑反応が強化されて暑熱に対する耐性が増す．こうして暑熱順化が成立すると暑熱環境下で個体は生存しやすくなり，さらにより強い暑熱負荷にも耐えられるようになる．暑熱順化にはそれぞれ様式が異なる短期暑熱順化と長期暑熱順化がある[1〜5]．

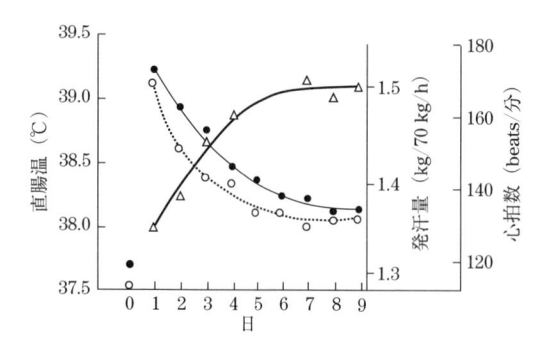

図1 暑熱順化の成立過程
毎日100分のトレッドミル歩行（3.5 mph）を49℃，15%の環境下で9日間連日実施したときの歩行終了時の直腸温（●），心拍数（○），全身発汗量（△）の変化．文献[6]を改変．

b. 短期暑熱順化

体温が38.0℃程度に上昇するような暑熱負荷を毎日1.5時間程繰り返し負荷すると，4〜5日目には発汗量の増加が起こり，10〜14日後には発汗量は一定の高いレベルに達する（図1）．これによって同じ強度の暑熱負荷を加えたときに生じる体温上昇は低減し，心拍数の上昇も抑制される．さらに暑熱負荷時の不快感も軽減する．季節が存在する温帯地の住人では，夏季に短期暑熱順化が自然に成立している[2]．また，身体運動は内的な熱負荷となるため，運動鍛練者では短期暑熱順化が成立している．

暑熱順化を成立させるための条件として，毎回の暑熱負荷の種類（運動vs暑熱曝露，低湿vs高湿など）とその強度および負荷時間，負荷する期間（回数）などがある．例えば，同じ強度の負荷を同じ回数与える場合は，1日おきに与えるより毎日与える方がより強力な変化が生じる．また，暑熱曝露だけでなく運動を併用するとより強力な順化が成立する[5]．短期暑熱順化では一般に暑熱負荷を中止すると数日で適応的変化は消失する．

暑熱順化で獲得される耐暑性は主として発汗能の増大による．順化を獲得すると，発汗はより早期に発現し，同じ体温に対する発汗量は増大する．最高発汗量も著明に増大する[4]．発汗機能は中枢機構と汗腺機構を介して調節されている．暑熱順化による発汗機能亢進には両者の活動亢進が関わるが，その割合は順化の方法により異なる．暑熱曝露や運動により人工的に成立させる暑熱順化では中枢機構の変化が主体である．夏季に自然に生じた暑熱順化では，汗腺機構の関与はやや多いことが見出されている．いずれにせよ，汗腺活動の亢進は中枢機構の変

化に比べて遅れて起こるようである．順化に伴う汗腺活動の亢進には部位差がみられ，軀幹や顔面に比べて四肢が著しい[4]．未順化の状態では四肢の発汗量が少ないので，順化が成立すると発汗量の部位差が軽減する．これは，汗の蒸発むらを減らすことになり，効率的な蒸発に寄与する．

また，暑熱順化により汗中塩分濃度が低下する．汗中塩分濃度は発汗量が増すにつれて直線的に増大する（Na^+は汗腺の導管部で再吸収されるが，その量には限度があるため）が，順化の成立により回帰直線は右に移動する[5]．つまり，同じ発汗量なら順化により汗中塩分濃度は低くなる．汗中濃度の低下は多量発汗時の塩分損失を軽減するとともに，汗の蒸発を促進する役割があるとされる[1]．塩分濃度の低下は汗腺のアルドステロンへの感受性が増加するためとされている．

さらに，暑熱順化は発汗漸減にも影響する．発汗漸減とは，多量の発汗により，おそらく汗孔部ケラチン環が膨化して汗孔が閉塞されるため，単位面積当たりの発汗量は徐々に減少してくる現象をいう．順化が成立すると発汗漸減が起こりにくくなる[4]．すなわち，より多くの発汗量を維持することができるようになる．

発汗と同様に熱放散に関わる皮膚血流量は，暑熱順化によって著明に増えるとは限らない．皮膚血流量の体温に対する関係をみると，回帰直線は順化により左方に移動し，同じ体温なら順化により皮膚血流量は多くなることが証明されている．しかし暑熱順化が成立すると暑熱負荷中は体温が低く維持されるため，同じ負荷を与えて測定すると順化状態でも皮膚血流量は必ずしも多くはないと解釈される．

暑熱順化による循環系の変化として著明なものは，暑熱負荷時の心拍数増加が低減することである（図1参照）．心拍数の減少は，発汗量の増加より若干早く生じ，以下に述べる血漿量の増加とほぼ平行する．心拍数は減少するが1回拍出量は増加するため，分時拍出量への影響は少ない．通常，収縮期血圧や拡張期血圧は暑熱順化により変化しない．順化が成立すると暑熱負荷時に心拍数が減少する原因は主として血漿量の増加であるとされている．

血漿量増加は暑熱負荷をはじめて1週間目頃に完成する．その後，暑熱負荷を継続すると血漿量増加は軽減し，徐々に正常化するとされるが，長期にわたって維持されるとの見解もある[5]．血漿量増加は，血漿総タンパク量の増加によるとの説と，体内総水分量の増加の結果であるとの説がある[3]．いずれにせよ血漿量の増加は，循環系の強化に寄与する．すなわち，暑熱負荷時には熱放散の要求により皮膚に血液が再配分され，さらに発汗による水分喪失も生じる．その結果，心臓や肺に集まる血液量（中心血液量）が減少して心拍出量の低下を招く．血漿量の増加はこの心拍出量低下に対抗する．

加齢は暑熱順化の成立に多少とも影響する[5]．小児期や思春期では暑熱順化を成立させる能力はあるが，その成立は遅れ，しかも成立後の程度は若年成人より弱いことが示されている．中年者でも暑熱順化は成立するが，若年者と同じ程度に成立するかどうかについては一致した見解はない．体重，体表面積，体脂肪率などを一致させた被験者で比較すると，中年者と若年者との間に耐暑性の向上に差はないとの報告がある．また高年者では，若年者と比べて耐暑性の改善度には差を認めなかったとの報告がある．高年者では暑熱順化による血漿量の増加が少ないことも指摘されている．

女性における暑熱順化は，男性と比べて一般に強度が低いとされている．しかし，酸素摂取量や体表面積/体重比を一致させれば男性と同程度に成立することが実証されている．

c．長期暑熱順化

熱帯地の住人はあまり汗をかかない．彼らは温帯地住人とは異なる様式で対暑反応を強化し

て高い耐暑能を獲得している．短期暑熱順化による適応的変化は大部分が機能的なものであるが，長期暑熱順化による適応的変化は機能的な変化に加えて遺伝的な形質変化に基づく体格・体型の変化も伴っている．長期暑熱順化は熱帯地住人に備わった特性であり，その詳細はA編の第23章に詳しいので，本章では短期暑熱順化との差異について概略を述べるにとどめる．

熱帯地住人は暑熱負荷に対して発汗の発現は遅く，発汗発現後の発汗量は少ない．また，熱帯地住人では汗中塩分濃度は低い[2]．このような発汗機能の変化は温帯地住人（日本人）が熱帯地に移住した際にも再現される．また熱帯地で出生し，居住する日本人では同様に発汗量は少ない．

熱帯地住人のこのような特異な発汗特性は，長期連続する暑熱負荷によって発汗中枢に慣れが生じ活動性が低下したためであると考えられている[2]．また，汗腺の感受性の低下もこの発汗特性の変化に関与している可能性がある．すなわち，個々の汗腺の最大分泌能力も減退し，最大発汗量も減退していることが報告されている．

熱帯地住人の能動汗腺（汗を分泌する能力を有するエクリン汗腺）が温帯地・寒冷地住人に比べて多いことは，よく知られている．汗腺の能動化は2歳半までに生じるとされており，それまでに居住した温度環境に依存して能動汗腺数が決定される[2]．同じ発汗量の場合，能動汗腺数が多いと汗により皮膚が濡れる面積が増すので蒸発効率は高い．

代謝量は一般に居住地の平均気温と関係があることは古くから知られている[1]．つまり熱帯地住人は代謝量が低いため，熱産生が少ない．したがって，少ない放熱量で熱平衡が維持できる．これが，熱帯地住人は発汗量が少ないのに高い耐暑能を有している原因の一つであると考えられる．

体型や体格の差が熱帯地住人の耐暑性向上に果たす役割も大きいと考えられている．熱帯地住人には痩せ型で，四肢は細くて長い体型を有するものが多い（アレンの法則）．このような体型では体重当たりの体表面積が大きく，熱放散に有利である．また熱帯地住人の皮下脂肪は薄いことも熱放散には有利である．おそらく熱帯地住人は，低い代謝量によって熱産生を低くし，その体型や体格による差によって熱放散効率を大きくし，発汗の増加に依存する程度を小さくしているのであろう．この暑熱順化の方式は，体液・体液成分の損失が少ないためホメオスタシスの乱れが少なく，また循環系への負担も少ないという観点で短期暑熱順化と比べて有利である．

近年わが国では夏季にはエアコンディショニングが常識化したため，夏季に自然に生じる暑熱順化は起こりにくくなっていると言われる．事実だとすれば，熱射病の予防にとって大きな脅威になる．地球温暖化や都市のヒートアイランド現象により極端な暑熱環境に曝露される機会も増えると思われる．その意味で，暑熱順化の機序の解明（特に分子レベルでの）は重要な課題となろう．

（菅屋潤壹）

■文献

1) Hori S：Adaptation to heat. Jpn J Physiol 45：921-946, 1995.
2) Kuno Y：Human Perspiration, Thomas, 1956.
3) Nielsen B, Hales JR, Strange S, Christensen NJ, Warberg J, Saltin B：Human circulatory and thermoregulatory adaptations with heat acclimation and exercise in a hot, dry environment. J Physiol 460：467-485, 1993.
4) 小川徳雄：蒸発性熱放散．新生理科学大系22 エネルギー代謝・体温調節の生理学（中山昭雄，入來正躬編），pp. 154-175，医学書院，1987．
5) Sawka MN, Wenger CB, Pandolf KB：Thermoregulatory responses to acute exercise-heat stress and heat acclimation. Handbook of Physiology 4. Environmental Physiology, (Fregley MJ, Blatteis CM eds.), pp. 157-185, Oxford University Press, 1996.
6) Lind AR, Bass DF：J Appl Physiol 22：704-708, 1963.

19. 寒冷順化

a. 気候に対する体格および体型の適応的変化

寒冷地に居住する民族は，温暖地に居住する民族に比較して身体が大きいこと（ベルグマンの法則）が知られている．また，熱帯地に居住する民族は，四肢が細長く，痩せ型の体型をもつ人が多く，寒冷地に居住する民族は，軀幹部から突出する耳・鼻などの部分が小さく，四肢が短いこと（アレンの法則）が知られている．身体が大きい，あるいは軀幹部からの突出部が小さいと，体表面積/体重比が小さくなり，ヒトの熱放散は皮膚表面から行われるため，寒冷環境下での熱放散を減少させ，体熱保持に有利に働く．これらは世代を越えた遺伝的適応（genetic adaptation）といえる．

b. 寒冷順化（cold acclimation）

ヒトや動物が繰返し寒冷に暴露されると，寒さに強くなる適応的変化が生じる．これを寒冷順化とよぶ．寒冷順化のメカニズムについては，これまで主にラットなどの小型哺乳類を用いて検討されてきたが，それらの動物実験で得られた成果は多くの場合ヒトにも当てはまることが示されている．ヒトの寒冷順化には，以下の3つのタイプが知られており，寒冷暴露の強さと期間，生活様式などの違いによって，これらの型が単独で，あるいは複合して発現する．

(1) 代謝型寒冷順化（metabolic cold acclimation）

ヒトの寒冷順化の最も一般的な型であり，ヒトを裸体で1日数時間，12-14℃の寒冷に1か月間暴露すると，寒冷刺激により生じるふるえ（shivering）が次第に減少し，非ふるえ熱産生（non-shivering thermogenesis：NST）が増大する．全体としての熱産生能が増大して，寒冷耐性が高まる．小動物では，ふるえが非ふるえ熱産生によって完全に置換され，寒冷暴露によっておこる非ふるえ熱産生が安静時代謝の2～3倍に達するが，ヒトではその程度は弱く安静時代謝の20％程度にとどまる．実験的な寒冷順化や寒冷地で生活する人に観察される．寒冷地に暮らすエスキモーの基礎代謝は，白人に比べ，14-17％も高く，寒冷刺激によりさらに増大する．一般の人においても，夏に比較して冬には，寒冷刺激によるふるえの発現が遅く，その程度も弱く，非ふるえ熱産生がより発達する．基礎代謝も夏低く，冬高い季節変動を示す．寒冷順化した人では，ノルアドレナリンに対する感受性が高く，ノルアドレナリンを注射した際の代謝の増大が大きいことが知られている．また，非ふるえ熱産生の主なエネルギー基質である遊離脂肪酸の血中濃度も冬高く，夏低い季節変動を示す．

(2) 断熱型寒冷順化（insulative cold acclimation）

皮膚血管の収縮（皮膚温低下），皮下脂肪の蓄積，毛の増大などによる外殻部組織の断熱性の増大により，体熱保持能力が向上する．オーストラリアの原住民であるアボリジニは，冬季の0℃付近の環境温の中で，ほとんど裸体で地面に直接寝ている．白人をその環境に暴露すると，強いふるえのため入眠できなかった．睡眠が阻害される代わりに，ふるえによる熱産生によって直腸温がわずかに低下したレベルで維持された．それに対して，アボリジニではふるえが発現せず，そのため代謝がほとんど増加しなかったが，皮膚温が大きく低下（皮膚血管収縮）し，断熱性の増大（熱伝導度の低下）する

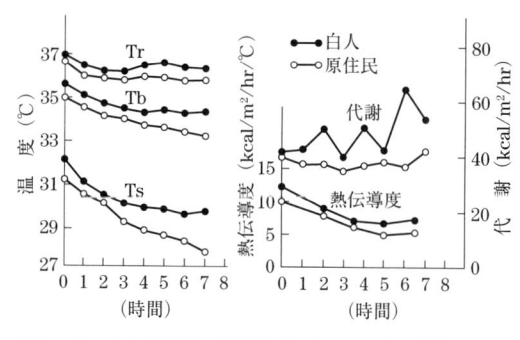

図1 オーストラリアの原住民（アボリジニ）の断熱型寒冷順化

気温3℃，着衣量3.4クローでの睡眠中の直腸温（Tr），平均体温（Tb），皮膚温（Ts），代謝，皮膚の熱伝導度の変化．白人では強いふるえが生じ（代謝の亢進），それによって直腸温がわずかに低下したレベルで維持されたが，アボリジニではほとんど代謝の増加（ふるえ）が見られず，皮膚温が大きく低下し，直腸温が中等度低下した．皮膚血管収縮（皮膚温の低下で示される）とそれによる外殻部組織の断熱性の増大（熱伝導度の低下で示される）によって寒冷耐性を獲得する，断熱型寒冷順化の例である．（文献3より引用，原典：LeBlanc, 1975）

ことで，直腸温が中等度低下した状態で睡眠できた（図1）．中等度の寒冷に長期間暴露されることで生じると考えられ，韓国や日本のアマ（海女）などでも報告されている．

(3) 低体温型寒冷順化（hypothermic cold acclimation）

冬眠型あるいは慣れ型ともいう．体温の設定水準を低下させることで，1～2℃の低体温に対して熱産生増加や血管収縮といった体温調節反応を起こさないで，低体温に耐えうる．低体温に対する"慣れ"が生じると考えられている．北欧の狩猟民族であるラップ人は，冬季には非常に低温となる原始的テントの中で生活しており，0℃の実験室で就寝させても，熱産生が増加せず，直腸温を1℃くらい低下させて睡眠できる（図2）．一方，ヨーロッパ人ではふるえが生じ，その結果，代謝が増大することで直腸温が維持された．アフリカのブッシュマンの例も知られている．断熱型寒冷順化の例にあげたアボリジニやアマも，この低体温型寒冷順化の要素を合わせ持っている．

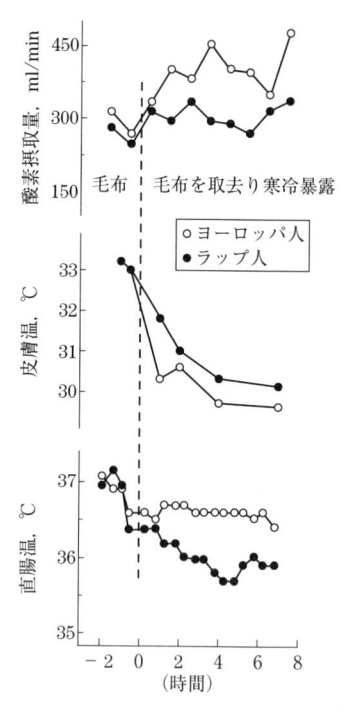

図2 北欧のラップ人の低体温型寒冷順化
0℃の実験室内で一晩の寒冷暴露中の酸素消費量，皮膚温，直腸温の変化．寒冷順化していないヨーロッパ人（コントロール）に比較し，ラップ人ではふるえによる熱産生の増大がほとんどなく，皮膚血管収縮も弱く（皮膚温がヨーロッパ人よりも高い），直腸温の低下が大きい．（文献1より引用，原典：Andersen et al., 1960）

c．褐色脂肪組織（brown adipose tissue）

非ふるえ熱産生のための特殊な臓器として褐色脂肪組織がある．褐色脂肪組織は，褐色脂肪細胞を主体とする血管の豊富な組織で，交感神経の支配を受けている．細胞内に多数の小型の脂肪滴と多数のミトコンドリアがあることが特徴で，ミトコンドリア内のチトクロームにより褐色を呈する（図3）．褐色脂肪細胞は，自らの細胞内の脂肪を使って熱を作る熱産生を専門とする細胞である．一方，脂肪を貯蔵する細胞である白色脂肪細胞は，単胞の大きな脂肪滴が細胞の大部分を占め，核は周辺に押しつけられ，ミトコンドリアは少ない．げっ歯類や冬眠動物では，褐色脂肪組織が肩甲骨間や腎周囲などによく発達しており，寒冷順化により増殖し

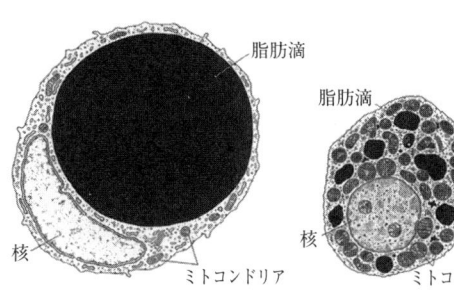

図3 褐色脂肪細胞と白色脂肪細胞[2]
白色脂肪細胞は脂肪を貯蔵する細胞で，褐色脂肪細胞は脂肪を使って熱を作る細胞である．細胞内に多数の小型の脂肪滴と多数のミトコンドリアがあることが褐色脂肪細胞の特徴で，ミトコンドリア内のチトクロームにより褐色を呈する．白色脂肪細胞は，単胞の大きな脂肪滴が細胞の大部分を占め，核は周辺に押しつけられ，ミトコンドリアは少ない．

てその機能が高まる．冬眠動物では，冬眠から覚醒するときの体温上昇に重要である．ヒトでも新生児期にはみられ，神経系や骨格筋系が未発達でふるえ熱産生が充分に起こらない時期の体温調節に役立っている．これまで，成人には存在しないと考えられてきたが，最近，成人にも存在すること，やせた人でよく発達しており，寒冷暴露で活性が増すなど成人においても機能していることが明らかとなり，肥満治療への応用が期待される． 　　　　（松本孝朗）

■文献

1) Young AJ：Homeostatic responses to prolonged cold exposure：human cold acclimatization. In Handbook of Physiology, Section 4：Environmental Physiology, MJ Fregly & CM Blatteis ed., pp. 419-438, Oxford University Press, New York, 1996.
2) 黒島晨汎：寒冷の生理学．In：環境生理学 第2版, pp. 51-72, 理工学社, 1993.
3) 橋本眞明：寒冷適応．In：環境生理学，本間研一，彼末一之編, pp. 218-229, 北海道大学出版会, 2007.
4) 黒島晨汎：寒冷馴化．In：生気象学の事典，日本生気象学会編, pp. 162-163, 朝倉書店, 1992.
5) Lichtenbelt WDM et al.：Cold-activated brown adipose tissue in healthy men. N Engl J Med 360：1500-1508, 2009.
6) Cypess AM et al.：Identification and importance of brown adipose tissue in adult humans. N Engl J Med 360：1509-1517, 2009.
7) Virtanen KA et al.：Functional brown adipose tissue in healthy adults. N Engl J Med 360：1518-1525, 2009.

20. 加齢と体温調節

a. 温熱的中性域における体温とその日内変動

高齢者の温熱的中性域 (thermoneutral) での深部体温 (core temperature：核心温, コア温) は, 若年者より低く, 個人差の大きいことが報告されている. しかし, これらの変化は身体活動レベルや食事などの生活習慣, 体格・体組成, 疾患, 服薬などの違いに起因し, 加齢が直接の原因ではない. これらの要因を除外すれば, 日常生活時の高齢者の深部体温は若年者と差はないとされる. 一方, 深部体温の日内変動は, 加齢に伴い変動の幅がやや小さくなり, さらに変動の位相が早い時刻に移行することが報告されている.

b. 寒冷環境下における体温調節反応

寒冷曝露時には, 高齢者は若年者より深部体温が低下しやすく低体温症 (hypothermia) に至る危険性が高い. この主因は, 自律性体温調節反応の劣化にある. すなわち, 皮膚血管収縮 (vasoconstriction) によって皮膚温を低下させ熱損失 (heat loss) を抑制する反応, 熱産生 (heat production) を増加させる反応の両方が加齢に伴い低下する.

一方, 高齢者では体脂肪率が高いため, 若年者に比べ自律性体温調節反応が低いにもかかわらず, 寒冷曝露時の深部体温の低下に差がない, あるいは低下しにくいという報告もある. これは, 皮下脂肪量の増加と体表面積/体積比の低下により断熱効果 (insulation) が増加するためである.

(1) 皮膚血管収縮反応

加齢に伴う皮膚血管収縮反応の減弱は, 寒冷曝露あるいは全身冷却 (whole body cooling) の両条件で認められ, 手掌や足裏などの無毛部, 四肢や体幹などの有毛部の両方で起こる. この変化は, 最大酸素摂取量 ($\dot{V}_{O_2max}$), 身体活動レベル, 体格・体組成などの影響を除外しても認められる. 原因として, 高齢者は若年者に比べて, ①皮膚血管収縮を引き起こす皮膚交感神経活動の増加反応が低下していること, ②そのために交感神経終末からノルアドレナリン (noradrenaline：NA) 放出が低下していること, ③NA に対する皮膚血管収縮反応が約半分に減弱していることが指摘されている. また, 若年者では全身冷却時の皮膚血管収縮反応の 60％ が NA によって起こり, 残りの 40％ は NA とともに放出される神経ペプチド Y (neuropeptide Y：NPY) などの共伝達物質によって起こるが, 高齢者では共伝達物質による皮膚血管収縮反応がみられないことも原因である.

一方, 局所冷却 (local cooling) による皮膚血管収縮反応は高齢者と若年者で差がない. これは, 加齢によって局所冷却に対する NA 放出とそれに対する皮膚血管の反応性は低下するが, それを補償するように, ミトコンドリアでのスーパーオキサイド産生増加を介する RhoA/Rho キナーゼ経路による皮膚血管収縮反応が亢進するためである.

(2) 熱産生反応

加齢に伴う寒冷曝露時の熱産生反応の低下は, 基礎・安静時代謝の低下に関係し, それらは 30～70 歳の間に約 20％ 低下することが報告されている. これは加齢による骨格筋量の低下が主な原因である.

c. 暑熱環境下における体温調節反応

暑熱曝露時には，高齢者は若年者より深部体温が上昇しやすいとされる．これを直接示した研究はないが，高齢者の熱中症（heat stroke）による搬送や死亡数が若年者より著しく多いことからも類推される．この主因は，熱放散を増加する自律性体温調節反応の劣化にある．図1に示すように，暑熱環境下運動時の一定の深部体温上昇に対して，発汗によって蒸散性熱放散を増加する反応，皮膚血管拡張（vasodilation）によって非蒸散性熱放散を増加する反応が両方とも高齢者では若年者よりも著しく低下している．この特徴として，熱放散反応の開始する深部体温の閾値には差がないが，深部体温上昇に対する熱放散反応増加の感受性の低下することが認められている．つまり，加齢による熱放散反応の低下は，中枢性よりも末梢性要因の変化で起こることが示唆される．暑熱曝露，下腿温浴，水循環スーツなどの安静時の受動加温（passive heating）時においても同様の結果が報告されている．

(1) 発汗反応

深部体温上昇に対する発汗量が若年者より高齢者で低いのは，加齢が直接の原因ではなく，$\dot{V}_{O_2max}$の低下に起因する．すなわち，暑熱順化の程度が等しい場合，高齢者と若年者を$\dot{V}_{O_2max}$の等しい群で比べると，暑熱環境下運動や受動加温時の発汗量に差はない．一方，高齢者で認められる発汗量の低下には部位差が報告されており，体幹部より四肢で，また，上半身より下半身で顕著である．さらに，コリン作動薬の皮下投与に対するエクリン汗腺の局所発汗量，すなわち，汗腺のコリン感受性は加齢に伴い低下する．この低下は$\dot{V}_{O_2max}$の影響を除外しても認められる．この特徴として，一定量の薬剤に対する活動汗腺数は変わらないが，活動汗腺当たりの発汗量は加齢に伴い減少する．また，高齢者は若年者より一定発汗量に対する汗中Na^+濃度が高く，これは導管でのNa^+再吸収能の低下に起因する．これら汗腺機能の低下も，体幹部より額や四肢で顕著である．

(2) 皮膚血管拡張反応

深部体温上昇に対する皮膚血管拡張反応が若年者より高齢者で低い原因の一部は，$\dot{V}_{O_2max}$の低下によって説明できる．しかし，この影響を除外しても，さらに順化や脱水状態を考慮しても，暑熱環境下運動や受動加温の両条件で，高齢者の皮膚血管拡張反応は若年者より25～

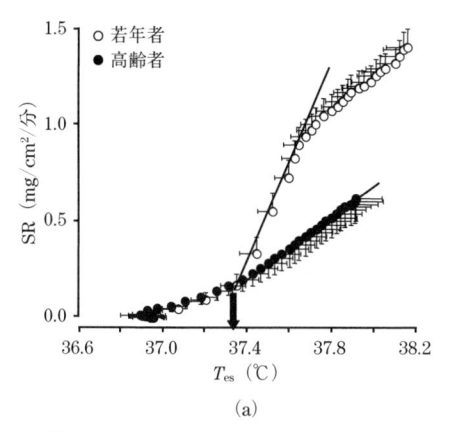

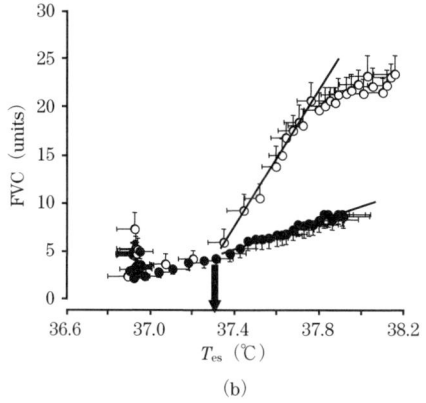

図1 環境温30℃，相対湿度50％における自転車こぎ運動（30分間，60％ $\dot{V}_{O_2max}$ 強度）時の深部体温（食道温）上昇に対する (a) 胸部発汗および (b) 前腕皮膚血管コンダクタンス

若年者（9名，平均年齢23歳，平均 $\dot{V}_{O_2max}=60$ ml/kg/分）に比べて高齢者（9名，平均年齢66歳，平均 $\dot{V}_{O_2max}=30$ ml/kg/分）では，発汗および皮膚血管拡張開始の深部体温閾値（図中の矢印）は変わらないが，深部体温上昇に対する発汗および皮膚血管拡張増加の感受性（図中の直線の傾き）は著しく低下している．筆者らの未発表データによる．

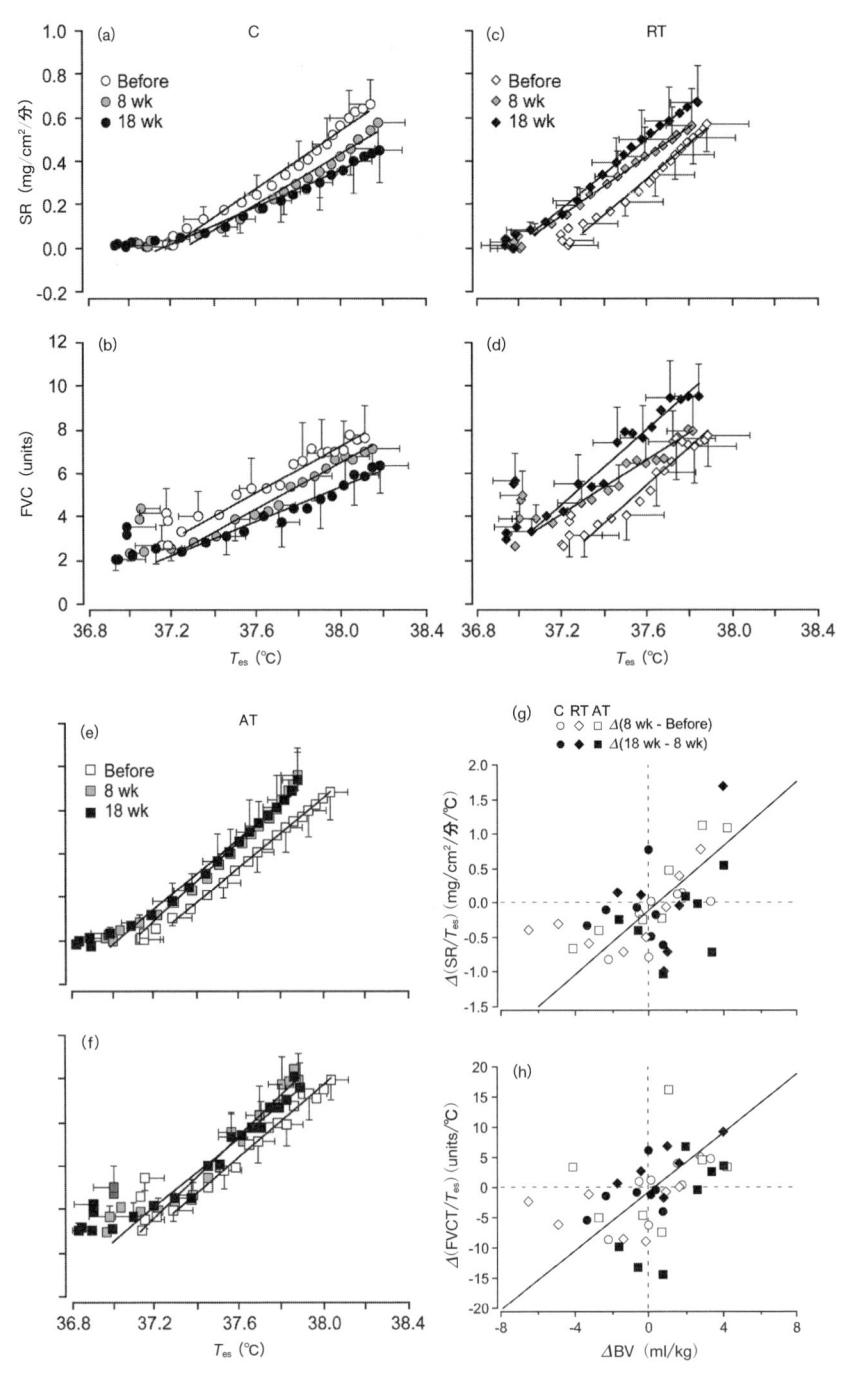

図2 環境温30℃，相対湿度50%における自転車こぎ運動（20分間，60% $\dot{V}_{O_2max}$ 強度）時の深部体温（食道温 T_{es}）上昇に対する胸部発汗（SR）および前腕皮膚血管コンダクタンス（FVC）[6]

8週間および18週間のトレーニングによって，対照群（C）に比べて筋力（RT）および持久性トレーニング群（AT）で発汗および皮膚血管拡張開始の深部体温閾値が低下するが，深部体温上昇に対する発汗および皮膚血管拡張増加の感受性（図中の直線の傾き）は変化しない（a）〜（f）．一方，トレーニングによる発汗（g）および皮膚血管拡張増加の感受性（h）の変化量は血液量の変化量と相関する．

50％低い．発汗と同様に，この傾向は体幹部より四肢，下半身より上半身で顕著であり，発汗機能の減退に先行して起こることも指摘されている．この変化は，交感神経性血管収縮（sympathetic vasoconstrictor）反応の亢進ではなく，能動的血管拡張（active vasodilator）反応が加齢に伴い低下することに起因する．特に，能動的血管拡張反応に含まれる一酸化窒素（NO）による血管拡張が加齢に伴い低下することが示されている．原因として，高齢者は若年者に比べて，①アルギナーゼ活性（arginase activity）の亢進によってL-アルギニン（L-arginine）が低下しNO生成が低下する，②さまざまな種類の活性酸素の増加によってNO生成の抑制とNO分解の亢進が起こる，③NOに対する血管拡張反応も減弱することが指摘されている．また能動的血管拡張反応に占めるNOによる血管拡張は，若年者では30～40％であるが，高齢者ではほぼ100％であることから，能動的血管拡張におけるNO以外の要因が加齢により消失していることも考えられる．

さらに，高齢者は，若年者より暑熱環境下運動や受動加温による心拍出量の増加反応や，内臓・腎から皮膚血管への血液再分配反応が減弱しており，これらも皮膚血管拡張反応が高齢者で低い原因である．特に，心拍出量反応の低下については，高齢者で1回拍出量が低いことに起因し，これは血液量と心機能が低いためと考えられる．

一方，四肢末端以外の皮膚では，局所加温（local heating）に対する皮膚血流量増加反応の感受性や最大値が加齢に伴い低下する．原因として，高齢者は若年者に比べて，①加温後初期の軸索反射による血流量増加反応が低い，②その後に観察されるNOによる血管拡張反応が低いことが指摘されている．また，加齢に伴う皮膚血管の組織解剖学的変性（微小循環の崩壊・蛇行，毛細血管密度の減少など）も原因である．

(3) 暑熱・運動トレーニングに対する適応

暑熱環境下での運動を繰り返し行うような暑熱順化（heat acclimation）を行うと，高齢者でも熱放散反応が増加し，同条件での深部体温や心拍数の上昇が抑制される．また，局部を繰り返し加温する局所暑熱順化を行うと，高齢者でも汗腺のコリン感受性が増加する．しかし，これらの増加の程度は若年者に比べて低い．

一方，温熱的中性域での持久性トレーニングによって，若年者では発汗，皮膚血流量などの熱放散反応の感受性が亢進するが，図2に示すように，高齢者ではこれらの反応が減弱している．しかし，高齢者において，トレーニングによる熱放散反応の改善効果は血液量の増加と相関することから，高齢者でもトレーニングによって血液量さえ増加できれば若年者と同等の熱放散反応の改善が期待できそうである．

〈岡崎和伸・能勢　博〉

■文献

1) 平田耕造，井上芳光，近藤徳彦編：発育と老化による修飾作用．体温―運動時の体温調節システムとそれを修飾する要因―，pp. 180-198，ナップ，2002．
2) Holowatz LA, Thompson-Torgerson CS, Kenney WL：Altered mechanisms of vasodilation in aged human skin. Exerc Sports Sci Rev 35(3)：119-125, 2007.
3) Kenney WL, Munce TA：Invited review：aging and human temperature regulation. J Appl Physiol 95(6)：2598-2603, 2003.
4) Thompson-Torgerson CS, Holowatz LA, Kenney WL：Altered mechanisms of thermoregulatory vasoconstriction in aged human skin. Exerc Sports Sci Rev 36(3)：122-127, 2008.
5) van Someren EJ, Raymann RJ, Scherder EJ, Daanen HA, Swaab DF：Circadian and age-related modulation of thermoreception and temperature regulation：mechanisms and functional implications. Ageing Res Rev 1(4)：721-778, 2002.
6) Okazaki K et al.：J Appl Physiol 93：1630-1637, 2002.

21. 発達と体温調節

ヒトの深部体温（核心温，コア温）は環境温の変動にもかかわらず，ほぼ一定に保たれている．この体温調節能力はどのように発達するのであろうか．

a. 温熱中間帯

代謝が最低となり，皮膚血管の拡張・収縮のみで熱平衡が維持できる環境温度を温熱中間帯（thermo neutral zone：TNZ）という．新生児の温熱中間帯はどの動物においても親より高温である．温熱中間帯は，からだが小さいほど，また熱絶縁が低いほど高温側に移動し，かつその幅が狭くなる．成長するにつれて温熱中間帯はしだいに成人のそれに近づく．それは，主として皮膚と末梢組織の熱絶縁の状態による．

体温調節の可能な環境温度域も新生児では狭い．裸の成人では5℃でも1～2時間正常体温を維持できるが，新生児では20～23℃が限度である[1]．

b. 体温

温熱中間帯では，新生児の体温は成人とほぼ同じである．出生後の直腸温は37～38℃であるが，その後の1～2時間に1～2℃のいわゆるinitial drop（出生直後の初期体温の低下）がみられる[2]．これは皮膚が濡れているため，蒸発によって多くの熱が失われるからである．

同じ環境温および直腸温においては，平均皮膚温は新生児の方が低い．それぞれの温熱中間帯では成人の平均皮膚温が32～33℃であるのに対して，新生児では36℃以上である．新生児の末梢組織の熱絶縁が成人よりも低いからである．

新生児では体温の日周変動はみられない．生後数週の間にしだいに周期が形成され，変動幅は数年間にわたってしだいに大きくなる．体温変動幅の増加は，夜間の体温の低下による．この低下が深く，長時間となるにつれて，朝の体温上昇の時刻がしだいに遅くなる．

子どもの体温が低下してきていることが報告されている．1936～1980年における小・中学生の腋窩温を比較したところ，1966年までの平均体温は午前36.9～37.5℃，午後36.7～37.5℃であった．一方，1979年，1980年では，午前，午後ともに36.3～36.7℃となっており，低下している[3]．この原因については，生活環境の変化に伴う活動量の減少が考えられる．

c. 熱産生

新生児では，基礎代謝の測定の代わりに，哺乳と哺乳の間の安静時代謝量を測定する．井上ら[4]によると成熟児の酸素消費量は気温30℃において生後1～2日目では約5.5 ml/kg・分，3～4日目はこれよりも低下するが，以後徐々に上昇して，約1週間で1～2日目の値より大となる．7～10日目に約20％の上昇がみられ，生後3週目まで持続する．未熟児（出生時体重2.3 kg以下）では，酸素消費量の上昇の開始が遅れ，しかもゆっくりとした上昇となる．

生後1週間以上18か月（体重10～12 kg）までの基礎代謝は体重（kg）に比例して増加し，7.2×体重（ml/分）で示される．12 kg以上の小児では，20×体重$^{0.6}$（ml/分）である．

出生時体重2 kg以下の未熟児では，生後の代謝増加の速度が遅い．体温も不安定で低い．

それでも寒冷（32℃以下）によって速やかに酸素消費を増加させる[5]．単位体重当たりでは新生児でも最高 4～5 kcal/kg・h の熱を産生しうるが，これはすでに成人の最高値 5～6 kcal/kg・h に近い．しかしその増加は 1 時間以上も続けることはできない．

d．熱放散

からだが小さくなるにつれて単位体表面からの熱放散は大きくなる．裸の状態では，体表面からの熱流は組織の熱絶縁と，体表面に接する空気の絶縁によって左右される．乳幼児では末梢組織が薄く，脂肪層が少なく，水分含量が多いので組織の熱絶縁は成人より低くなる．117人の健康な新生児（出生時体重 0.9～4.8 kg）について出生後 10 日間，そのうち 16 人については 6 週間にわたって研究が行われた結果，成人では組織の熱絶縁が $0.175℃/m^2・h・kcal$，体重 4.2 kg と 1 kg の新生児ではそれぞれ $0.146℃/m^2・h・kcal$ と $0.120℃/m^2・h・kcal$ という値が報告されている[6]．

e．体温調節機能の発達

（1）皮膚血管運動

皮膚血管運動調節は，生後 1 週間の新生児で認められる[1]．出生時体重 3.29 kg の新生児が 7 日目には，室温 32℃ から 28℃ への低下に伴い，皮膚血流を 1/3 に減少させ，代謝を 2 倍に増加させている．

（2）ふるえ・非ふるえ熱産生

温熱中間帯より低い環境温では，ふるえが起きる．しかし，新生児はふるえが起こらない．その代わりに褐色脂肪組織（brown adipose tissue：BAT）で効率よく熱を産生する．これが非ふるえ熱産生である．BAT は，小動物に特に多くみられる．小動物では体重に比して体表面積が大きいため（ヒトの新生児も同様である），寒冷環境下に置かれたとき，ふるえによる熱産生では同時に対流による熱放散も大となる．BAT はそのような熱損失もなく，熱産生を起こすことができ，小動物にとっては好都合と言える．

ヒトの新生児期における BAT は，肩甲骨間，頸部，肋間，脊椎などに分布している．脊髄を保護するように存在している BAT は，寒冷下において，その熱産生によって脊髄温の低下を防ぐ．脊髄温の低下はふるえを発現させることから，BAT による熱産生はふるえを抑制するように作用している．生後，日数とともに BAT 主体からふるえ主体の熱産生に移行する．ヒトでは生後半年ぐらいから逆転し，ふるえ主体となる．動物を低温環境下で飼育することによって BAT 熱産生能力を存続させることができる．最近，一部の成人においても，BAT が存在し，寒冷期に活性化することが報告されている[7]．

（3）発汗

久野[8]によると，胎生期に表皮から内面に向けて小隆起ができて汗腺原基となる時期は，手掌と足底で胎生 16 週，腋窩では 19 週，一般体表面では 22 週前後である．手掌・足底の汗腺は，エクリン腺ではあるが，精神的緊張に伴ってごく僅量の汗を分泌するものであり，動物では手掌・足底が軽く湿ることによって摩擦を増し，滑り止めとして役立っている．ヒトでは精神性発汗の発現には大脳のある程度の発達が必要である．

薬物の皮内注射による汗滴の出現は胎生 29 週頃から認められる．組織学的に欠陥のない汗腺でも必ずしも発汗するとは限らない．かなりの数の汗腺は最大の温熱刺激によっても発汗しない不能動汗腺である．汗腺の能動化は胎生期のみならず，生後も引き続いて行われ，能動汗腺数は生後約 2 年の間は増加する．しかし成人について一定の皮膚部位に温熱刺激を反復して与えても，能動汗腺数が増加することはない．

精神性発汗が初めて観察された出生後日数には，かなりの個人差があり，生後 1～3 か月を

要する．温熱性発汗は主として視床下部の機能に依存し，精神性発汗が大脳皮質に依存することが，二つの発汗の出現時期に反映している．

成熟新生児の睡眠中の前額皮膚の発汗を観察した結果，出生日で28例のうち15例は陽性反応を示した[9]．2日目では42例中31例，3日目では39例中34例で，1週間目には全例で発汗を認めている．正常出産児は出生当日にすでに発汗能力をもっていて，日数の経過とともに温熱性発汗の部位が広くなり，かつ発汗の閾値体温が低くなる．早産児の発汗反応は弱く，しかも頭部のみに限られる．妊娠期間が210日より短い者では温熱性発汗は直腸温37.8℃でも起こらない．

発汗機能は小児期を通じてよく発達する．体表面積1m²当たりで，同一実験条件における成人と小児の発汗量を比較すると，春季では小児の汗量は成人の2倍以上あり，夏季でも1.6倍である．これは小児皮膚の汗腺密度が大であるためであろうが，中枢性の原因も考慮に入れる必要があろう．と言うのは，冬季に母と子の胸部発汗量を同時に測定した成績をみると，母の発汗は高温室に入ってからある潜時を経て徐々に増加するが，子の発汗は入室後間もなく急激に増加する．このような差は夏季には少なくなる．つまり小児では適当な温熱刺激があれば，四季を通じて即座に発汗するのに対し，成人の発汗性は冬季に低く，夏季に高くなる．発汗が小児型から成人型に移行するのは14～16歳の思春期であるから，性ホルモンがこの変化の原因と考えられる． 〔松村京子〕

■文献

1) Brück K：Temperature regulation in the new-born infant. Biol Neonate 3：65-119, 1961.
2) 船崎幸二郎：新生児の体温と環境．日大医学雑誌 26：656, 1967.
3) 秋山昭代：児童・生徒の平常体温―従来の報告による平均体温との比較―．保健の科学 27：64-70, 1985.
4) 井上太郎，大久保敬子：新生児のエネルギー代謝．日本生理誌 35：438, 1973.
5) Hey EN：The relation between environmental temperature and oxygen consumption in the new-born baby. J Physiol 200：589-603, 1969.
6) Hey EN, Katz G, O'Connell B：The total thermal insulation of the new-born baby. J Physiol 207：683-698, 1970.
7) Nedergaard J, Bengtsson T, Cannon B：Unexpected evidence for active brown adipose tissue in adult humans. Am J Physiol metab 293：E444-452, 2007.
8) 久野 寧：汗の話，光生館，1963.
9) 小田良彦，斉藤雅子，藤島 暢：成熟，未熟新生児の発汗開始日齢と発汗量，汗内電解質の年齢差異．小児科臨床 27：733-739, 1974.

22. 体温測定・体温計

　今までの一般的な体温計やその開発については，文献1~3)を参照していただきたい．本章では，高精度に体温測定するための留意点と新規非侵襲的深部体温測定法を中心に記述する．

a. ヒトも体温計である

　温度変化するものは，体温測定に応用できる可能性がある．子どもの熱を診るのに額をくっつけたり手のひらを当てたりするのも体温測定である．温度計がないときには重要な判断材料の一つであるし，ヒトそのものが一種の体温計でもある．温度中枢や皮膚をはじめ多くの場所で温度感受性チャネルが見つかってきている．

b. 体温測定での注意点

　①測定部位： 比較的容易に測定できる部位には，皮膚（体表），腋窩，口腔，食道，直腸，膀胱，鼓膜，外耳道がある．また，尿温は容易に測定できるし，マイクロカプセル型の温度計を飲み込めば，排泄されるまでの消化管での温度を測ることが可能である．どのような温度を知りたいかによって測定場所を選択しなければならない．

　②温度は絶えず変化している： ヒトは熱産生するとともに外気と接することで絶えず熱を失っている．この熱の出入りはさまざまな条件で変動するので，表面温のみならず，詳細には深部の温度さえも絶えず変化していると考えられる．生理的条件下でも日内変動があるし，女性の場合は性周期に応じた変動もある．また，脳内温度さえも飲食や運動で変動することが明らかとなっている．体温測定においてはこのような変動があることや，深部温を反映させるためには特別の工夫が必要であることを考慮しなければならない．

　③測定したいのは平衡温度か，非平衡でよいのか： 日本で比較的よく測定されている腋窩温では，腋を閉じてから平衡になるまでの時間が問題となる．外気温や腋の表面がどれだけ冷えていたかが主な要因であるが，少なくとも平衡になるまでには15分程度は必要である．現在の電子体温計は，温度上昇曲線をもとに平衡温度を推定して短時間で表示する．また，10分程度時間が経過すれば，実温度表示に切り替わるようにしている．短時間で測定できているのではなく，推定しているということを念頭に置くべきである2)．

　最近よく使われるようになった耳式体温計では，どの方向にセンサーが向いているかが問題になる．また，風が強い場所では，鼓膜付近まで冷却されており，脳温を反映させた測定は難しい2,3)．頭部深部の温度に近づけたい場合には，少なくとも腋窩温度測定と同様に外耳道までの温度を上昇させるべきである．例えば，耳栓をし，さらに耳朶ごと10分程度覆うことでより深部温に近づけることができる．ただし，こうなると瞬時に測定できる意味がなくなる．

　精度の高い温度計を用いれば，温度そのものは高精度に測定できるが，その温度が希望した温度になっているのかどうかが問題となるということに留意しておく必要がある．

　④リード線からの熱の出入りはないか： 熱電対やサーミスターなどを使った温度測定も多い．センサー部分は先端であり，先端部分に注意が注がれるが，リード線を介した熱の出入りも問題である．これを回避するためには，できるだけセンサー部分近くで余分にリード線を巻き，熱交換させることが重要である．

⑤ 測定器の基準点は揺らいでいないか：センサー部分が大事なのは当然であるが，精度の高い測定を行う場合には，測定装置内の基準点の揺らぎも問題となる．とりわけ，装置の温度安定性が問題となる．熱電対の場合，氷-水の基準点を用いていても，残りのアンプ類が不安定であれば，台なしである．

c．体温計の新しい動向
(1) 非接触型温度計
近年の赤外線センサーの進歩で非接触型の温度計を容易に使うことができるようになった．耳式体温計やサーモグラフィである[2]．この測定で用いている赤外線領域の電磁波はほとんどからだを透過しないので，真の表面温度が測定されていることになるが，空気の揺らぎにも過敏に反応してしまう．体表面温度は体表近くの内部温度も反映するが，測定される温度はあくまでも表面からでている赤外線により計算される温度である．サーモグラフィ用のCCDカメラも開発・改良により，0.01℃レベルの分解能の高感度の製品も市販されるようになった．

(2) メモリー機能・通信機能付き温度計
小指の先程度のカプセル内に温度計と通信装置を備えた温度計測システムもある．飲み込めば，排泄されるまでの間，消化管内の温度をモニターし受信機に送信する．カプセルは使い捨てである．水晶温度計を内蔵したタイプは，精度も高いと思われる．飲み込むときが難点ではあるが，深部温度を無線で連続して測定できる利点は大きい．

ボタン程度の小箱に，温度計とメモリーを組み込んだものもある．ある程度の時間後に外部装置を用いてメモリーから情報を吸い上げることができる．再現性もよくなっており，研究用には較正して用いればよい．下着のベルト辺りに薄型のメモリー内蔵温度計を付けておけば，比較的簡単に連続測定ができる．

このような温度計，記憶装置，通信装置の小型化や無線化により新規情報の取得が可能になってきたし，応用範囲も拡大している．

(3) 新規計測法
非侵襲的な深部温度測定もチャレンジが続いている[1]．前述のカプセルを用いた消化管の温度の測定などが進んでいるが，組織内部の温度まで測定できる手法が望まれる．図1は磁気共鳴法により得られた健康成人男性の安静時の脳内温度である．このように非侵襲的な深部温度測定も進歩しており，次の項で概略を述べる．

(4) 非侵襲的深部温度測定法の発展
AschoffとWeverの50年前の論文[3]の絵が

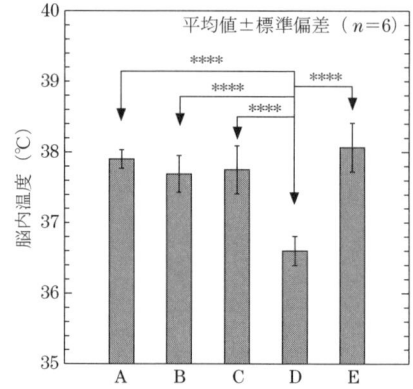

****：$P<0.0001$，脳内5か所の温度（$n=6$）；
A：37.9 ± 0.1℃（平均値±標準偏差），B：37.7 ± 0.3℃，
C：37.8 ± 0.3℃，D：36.6 ± 0.2℃，E：38.1 ± 0.3℃
(a)

(b)

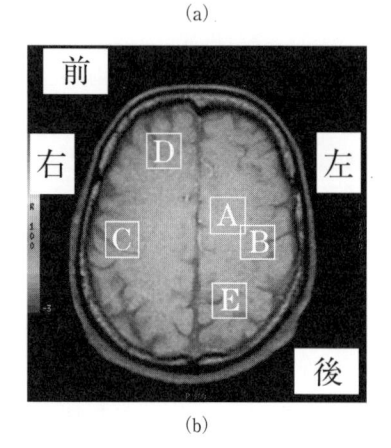

図1 健康成人の安静時の脳内温度
(a) 同一男性での，1日1回・同時刻の測定で，6日間の平均値である．生理的な変動も含まれている．A，B，C，D，Eは測定部位を示しており，(b) 上の場所である．この被験者の場合は，前頭部の温度が低いが，個人差がある．

用いられ，被殻温（シェル温）・核心温（コア温）と表現されるが，深部温度は，一様ではなく，また，絶えず小さいながらも変動しているはずである．深部温度は，生理的条件下での温度制御に関する研究で重要であるし，温熱療法（hyperthermia）や病態評価の臨床応用でも重要である．

深部温度測定は，各種試みられてきたが，臨床的にあるいは生理学的に意味のある精度で温度情報を取り出せるかどうかが問題である．温度補償型の深部体温計が，生理学的研究や臨床応用されてきたが，温度補償の点から，計測できているのは，体表から数 cm の深さの部位の温度になる[2]．いくつかの分光学的な計測法も改良が重ねられ[1]，実用段階に来ているものもある．以下はその例である[5,6]．

現段階で最も精度が高いと思われるのは，磁気共鳴法を用いた手法である．磁気共鳴法で用いている静磁場や電波は，臨床での MRI で周知のように，透過性が高く（侵襲がない），深部まで詳細な画像を取得できる．この手法の特徴である，緩和時間，拡散係数，化学シフトなどのいくつかのパラメーターは温度依存性を示すので，これらのパラメーターを指標とした非侵襲的温度測定が磁気共鳴法の発見当初から試みられてきた．臨床応用が始まった 1980 年辺りからは，緩和時間や拡散係数を活用した手法が試みられてきたが，生体を対象とした場合には，高精度には測定できず[1]，あまり進展がみられなかった．1990 年代になり化学シフトを用いた手法が徐々に高精度化され，hyperthermia でのモニターを目指した臨床応用や[4]，さらに高精度に，生理的条件下での骨格筋や脳内の温度分布やその変化も測定できるようになってきている[6]．図2は，3テスラの磁気共鳴装置を用いて得られた脳内温度分布図である．ようやく生理的条件下での脳内温度を議論できる段階に来たと考えられる．ただし，この手法も現段階では完全ではなく，高精度に測定できる

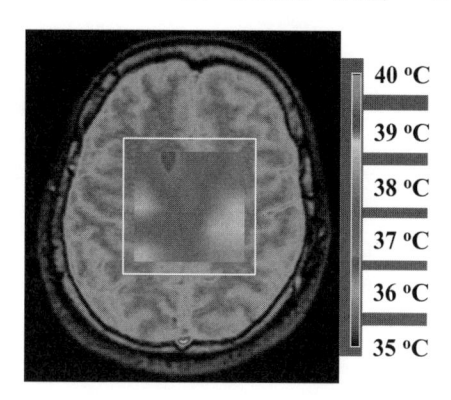

図2　健康成人の脳内温度分布画像
磁気共鳴法により非侵襲的に2次元温度画像も得られるようになった．ただし，現段階では高精度に測定できる領域が限定される．（口絵参照）

部位が限定されること，また，生理的条件から外れると誤差が大きくなることなどの問題点があげられている．

体温は生命活動の基盤であり最も身近な物理量であるにもかかわらず，測定が容易ではない場所が多く，開発・改良が行われている．とりわけ深部温度測定法の進展が期待される．

〔吉岡芳親〕

■文献
1) 臨床体温研究会編：体温の基礎と臨床，pp. 1-24, 127-136, 医学図書出版，2000.
2) 山蔭道明監修：体温のバイオロジー—体温はなぜ37℃なのか—，pp. 161-183, メディカル・サイエンス・インターナショナル，2005.
3) 入來正躬：体温生理学テキスト，pp. 12-21, 分光堂，2003.
4) Ashoff J, Wever R：Kern und Schale im Wärmehaushalt des Menschen. Naturwissenschaften 45：477-485, 1958.
5) Sato K, Morikawa S, Inubushi T, Kurumi Y, Naka S, Haque HA, Demura K, Tani T：Alternate bipolar MR navigation for microwave ablation of liver tumors. Magn Resn Med Sci 4：89-94, 2005.
6) Yoshioka Y, Oikawa H, Ehara S, Inoue T, Ogawa A, Kanbara Y, Kubokawa M：Noninvasive measurement of temperature and fractional dissociation of imidazole in human lower leg muscles using ^{1}H-nuclear magnetic resonance spectroscopy. J Appl Physiol 98：282-287, 2005.

23. 体温調節の民族的差異

ヒトの体温調節には，民族的差異があることが知られている．民族的差異には，その民族が有する遺伝子によって決定された特性（遺伝因子）ばかりではなく，その民族が居住する環境要因から後天的に受けた影響（環境因子）も含まれる．

a. 体格および体型

寒冷地に居住する民族は，温暖地に居住する民族に比較してからだが大きいこと（ベルグマンの法則）が知られている．からだが大きくなると体表面積/体重比が小さくなり，ヒトの熱放散は皮膚表面から行われるため，このことは寒冷環境下では体温の保持に有利に，逆に暑熱環境下では体熱放散に不利に働く．また，熱帯地に居住する民族は，四肢が細長く，痩せ型の体型をもつヒトが多いこと（アレンの法則）が知られている．このような体型は体表面積/体重比が大きくなり，暑熱環境下での熱放散に有利である．これらは世代を越えた遺伝的適応と言える．熱帯アフリカ人の体型は確かにアレンの法則に当てはまるが，東南アジア人の体型は日本人のそれに近く，彼らの暑熱耐性をアレンの法則からは説明しがたい．また，熱帯地に居住するヒトは，寒冷地に居住するヒトに比べ基礎代謝率が低く，皮下脂肪厚が薄いことが知られている．熱伝導率の低い脂肪層の薄いことは熱放散に有利であるが，皮下脂肪厚は栄養状態に大きく影響を受け変動しうる．

b. 能動汗腺数

全身の能動汗腺数から温度適応の民族差が論じられている[1〜3]．北方に住む民族では能動汗腺数が少なく，熱帯に住む民族では能動汗腺数

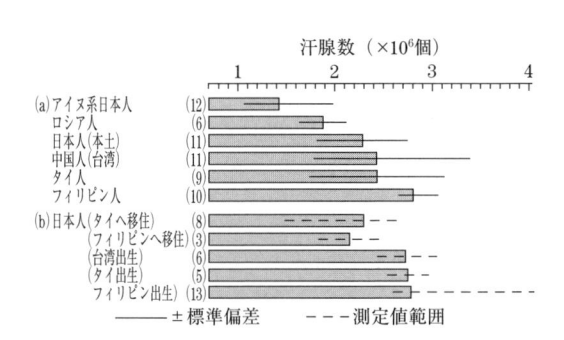

図1　能動汗腺数の民族差[4]
(a) 熱帯住民に多く，寒冷住民には少ない．(b) 日本人でも熱帯生まれのヒトには多いが，成長後に熱帯に移住したヒトには少ない．（ ）内の数字は被験者数．

が多い（図1）．日本人でも熱帯生まれのヒトには多いが，成長後に熱帯に移住したヒトには少ない．汗腺の能動化は生後2歳までの生活環境によって決まると考えられており，ヒトの暑熱耐性を決める要因として，2歳までの環境の重要性が示唆される．

c. 発汗と皮膚血管拡張反応

熱帯地住民では，暑熱に対する発汗開始が遅く発汗量は少なく，汗中Na濃度が低い（長期暑熱順化）．また，基礎代謝率と居住地の平均気温との間には負の相関があるとされる．日本人とフィリピン人，タイ人，台湾人の発汗の違いが，皮膚に押し当てた濾紙を一定時間ごとに交換し計量する濾紙法にて1950年代にすでに報告されている．局所発汗量の連続測定が可能な容量式湿度計-換気カプセル法を用いた定量的比較からも，熱帯地住民であるタイ人の発汗反応は温帯に住む日本人に比較して少ないことが示されている．43℃の循環温水への30分間の下肢温浴により両者とも約0.5℃の体温上昇を生じたが，タイ人の発汗潜時（平均17.0分）は日本人（11.1分）より長く，タイ人の局所

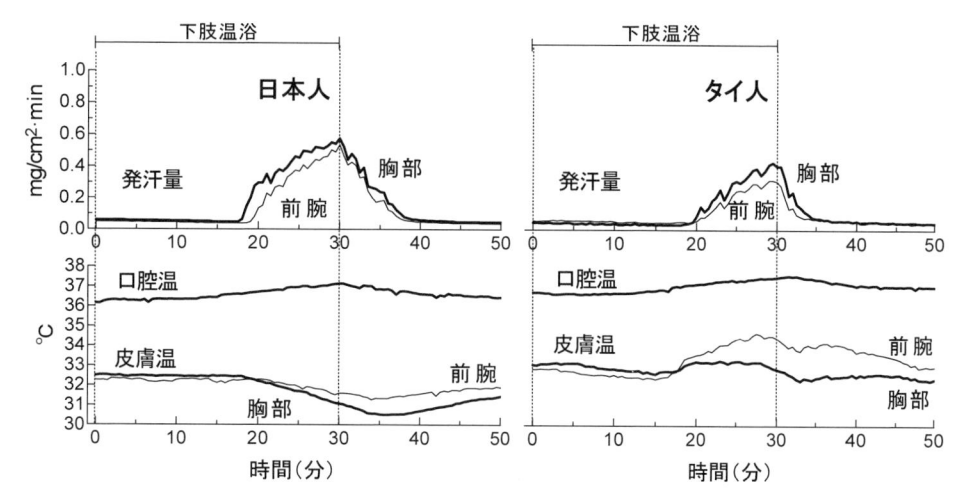

図2 日本人とタイ人の典型的一例の下肢温浴時の局所発汗量，口腔温，皮膚温の変化

室温 26.6℃ にて 43℃ の循環温水に両下肢を 30 分間浸漬させた．両者とも約 0.5℃ の体温上昇を生じた．タイ人の発汗潜時（平均 17.0 分）は日本人（11.1 分）より長く，タイ人の局所発汗量は日本人の約 1/2 と少量であり，多くの日本人では蒸発せずに滴り落ちる無効発汗がみられたが，タイ人ではほとんどみられなかった．文献[5]のデータにより作成．

発汗量は日本人の約 1/2 と少量であり（図 2），多くの日本人では蒸発せずに滴り落ちる無効発汗がみられたが，タイ人ではほとんどみられなかった．また，アセチルコリンをイオントフォレシス（iontophoresis）により皮膚へ投与する定量的軸索反射性発汗テスト（quantitative sudomotor axon reflex test：QSART）の結果から，熱帯地住民では汗腺のアセチルコリン感受性が低下していることが示唆される．従来，熱帯地住民では温熱負荷時の発汗量は少ないが，汗腺の最大発汗能は大きいとされてきた．しかし，QSART はほぼ最大発汗を起こすことから，熱帯地住民では最大発汗能も低い可能性が示唆される．熱帯地住民の発汗抑制には，発汗中枢の活動性の抑制と汗腺の反応性の低下の両者が関与すると思われる．

下肢温浴実験において日本人では 17 人中 15 人において，発汗とともに気化熱を失うため皮膚温の低下が生じたが，タイ人では 26 人中 15 人において，逆に，皮膚温の上昇がみられた（図 2 参照）．発汗量が少ないため奪われる気化熱が少ないことに加え，発汗に伴う能動的皮膚血管拡張反応が強く起こるため皮膚温が上昇するとしている．

d．成人後の熱帯地住民型長期暑熱順化の可能性

最近，成人後にも汗腺の適応性変化が生じる可能性が報告されている．日本で生まれ育ち，成人後に熱帯地に 2～13 年間居住した日本人の発汗能を QSART にて検討したところ，その滞在期間とともに発汗量が減少し熱帯地住民の

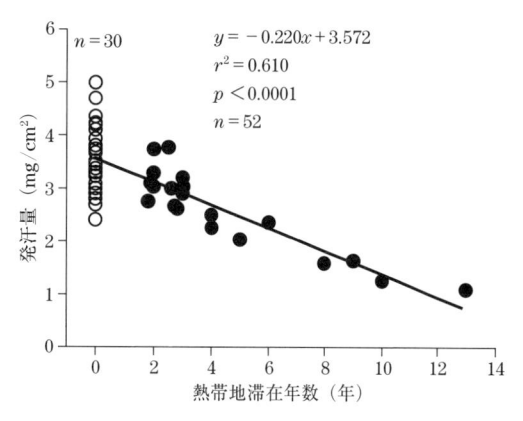

図3 日本人における成人後の熱帯地居住（2～13 年間）による発汗反応の変化[6]

発汗量は，定量的軸索反射性発汗テスト（QSART）の結果による．熱帯地居住が長くなるほど，アセチルコリン誘発性発汗量が減少し，熱帯地住民のパターンに近づく．

結果に近くなる傾向が（図3），またマレーシア人でも日本在住とともに発汗量が増大し日本人の結果に近くなる傾向がみられた．熱帯地住民にみられる長期暑熱順化の少なくとも一部は生後に後天的に獲得されたものであり，温帯に生活することにより脱順化が生じ，日本生まれの日本人であっても成人後に長期間熱帯地に暮らすことによって熱帯地住民型の長期暑熱順化が生じる可能性がある． 　　　　（松本孝朗）

■文献

1) 佐々木隆：人体のエネルギー代謝．新生理科学大系22　エネルギー代謝・体温調節の生理学（中山昭雄，入來正躬編），pp.56-75，医学書院，1987.
2) 堀　清記：暑熱適応．温熱生理学（中山昭雄編），pp.491-500，理工学社，1981.
3) 松本孝朗：民族差と暑熱順化による修飾作用．体温―運動時の体温調節システムとそれを修飾する要因―（平田耕造，井上芳光，近藤徳彦編），pp.168-179，ナップ，2002.
4) Kuno Y：Human Perspiration. Charles C Thomas, 1956.
5) Matsumoto T et al.：Longterm heat acclimatization in tropical inhabitants. International Symposium on Thermal Physiology Abstract, p.69, 1997.
6) Lee JB et al.：Prolonged residence of temperate natives in the tropics produces a suppression of sweating. Pflügers Arch 453：67-72, 2006.

24. 選択的脳冷却

a. 選択的脳冷却とは

ヒトの脳の重量は体重の約2%だが，脳が産生する熱量は，全身のそれの約20%近くにもなる．脳が代謝の高い臓器であるためで，その熱は，体温が低い間は，脳を灌流する血液により運び去られる．このことは，イヌやネコなどの動物で，脳に流入する血流を遮断すると脳温が上昇することからも理解される．

しかし，脳自体は高温耐性の低い臓器で，脳温が約41℃を超えてしばらく稽留すると，脳に何らかの障害が起きる．高温多湿の環境でマラソンなどの激しい運動を続けると，全身の動脈血温が41℃，場合によってはそれを超える温度まで上昇することもまれではなく，そのような場合に脳に流入する血液で脳温を41℃以下に下げることは不可能である．極端なことを言えば，そのときランナーは脳機能に障害をもつはずである．しかし，現実にそのような報告が少ないのは，高体温時に，全身の体温とは独立して，脳温だけを低く抑えておく特別なメカニズムがヒトや動物にあるからである．

偶蹄類やネコ科動物では，脳底近くで外頸動脈が網目状に枝分かれし（頸動脈網：carotid rete），それを上気道粘膜から還流する冷却された静脈血が取り囲んで流れる血管構造をもち，動静脈血間の強力な熱交換で冷却された動脈血が脳に送られるため，高体温時でも脳温は比較的低く維持される．これを選択的脳冷却（selective brain cooling）という．

b. ヒトの選択的脳冷却

偶蹄類やネコ科動物のように頸動脈網をもつ動物は，暑くなるとパンティング（panting）をする．したがって，体温上昇時に脳温を低く保つための必要条件は，パンティングと頸動脈網の存在であると考え，それらのいずれもないヒトは，高体温時でも積極的に脳を冷却できないと主張する研究者がいたが，それは明らかな誤りである．

自動車でも飛行機でも，大きなエンジンには大きな冷却装置が必要である．ヒトの脳は，体重比にすると動物界で最も大きく，最も高度な機能をもつ．したがって，ヒトの脳に強力な冷却装置は不要だとする考えは理屈に合わない．確かにヒトは，頸動脈網をもたず，高体温時でもパンティングをしないが，その代わりに頭部・顔面に大量の汗をかき，その蒸発で冷却された静脈血が眼角静脈（angular ocular vein）経由で脳底の静脈叢に集まり，それに接して走る内頸動脈や椎骨動脈を流れる動脈血を対向流熱交換（counter-current heat exchange）で冷却する．

さらに，導出静脈（emissary vein）経由で頭皮から頭蓋内に流入した低温の静脈血により，直接伝導で，あるいは大脳皮質の表面を走る細動脈の血液が対向流熱交換により冷却されて，脳が冷却される．脳底あるいは硬膜静脈洞に至る静脈血を大きく冷却するためには，顔面・頭部にかく汗の有効な蒸発が必要で，そのためには高体温時に頭部への送風が不可欠である．また，治療の目的で，冷却ヘルメットを頭にかぶらせ，非侵襲的に体温とは独立して選択的に脳を冷却する試みもある．

そのほか，ヒトでも暑熱曝露時には換気量が増え，ヒト以外の動物のように上気道粘膜からの熱放散が増加して脳が冷却されるとする実験がある．暑い環境下で運動したとき，頭部から汗の蒸発で処理される熱量は約150Wだが，

呼吸気道経由で処理される熱量は約100 Wにもなり，その両者で脳は十分選択的に冷却される．

c. 選択的脳冷却における導出静脈血流の重要性

(1) 脳表面での対向流熱交換に関わる血管構造

ヒトの頭蓋 (calvaria) は，大は皮膚の上から触れられるほどの，小は顕微鏡的なサイズの静脈でその内外を連絡している．頭頂導出静脈 (parietal emissary vein) と乳突導出静脈 (mastoid emissary vein) は太い方の代表だが，眼角静脈につながる眼静脈も機能的には太い導出静脈と考えてよい．これら導出静脈は，頭蓋骨中で板間静脈 (diploic vein) と吻合し，さらにそれが頭蓋内の硬膜静脈叢を経由した後，硬膜静脈洞 (dural sinus) に注ぎ，さらにクモ膜腔の静脈と吻合する．硬膜静脈洞の存在しない部位では，硬膜静脈叢の細静脈は直接クモ膜腔の静脈と吻合する．

脳の動脈は，皮質の回と回の間を走行し，皮質表面で細かい枝をだして動脈網を形成する．動脈網の血管径は約 0.08～0.32 mm ときわめて細く，偶蹄類やネコ科動物の頸動脈網と同じ機能をもつ．すなわち，この脳表面の動脈網を流れる血液がクモ膜腔の冷たい脳脊髄液で冷却され，直径約 0.16 mm の長皮質動脈，あるいは直径約 0.02～0.05 mm の短皮質動脈経由で，脳の皮質下や皮質そのものに到達してそれらの部位を冷却する．

(2) 導出静脈（および眼角静脈）血流の測定

超音波ドップラー法で測定した導出静脈（眼角静脈も）の血流は，高体温になると，頭皮（および顔面）から頭蓋内に向けての流入速度が大きく（正常体温時の4～5倍）増加する．このとき，静脈の直径も増加しているはずで，もし直径が1.4倍ほど増加したとすると，その静脈血流量は約10倍に増加する．事実，これらの静脈血の頭蓋内への流入を人工的に遮断すると，脳冷却の程度が落ちる．図1は，首から下の全身を加温しつつ，眼角皮膚を両側で圧迫し，眼角静脈とそれにつながる眼静脈を閉塞しただけで，脳温の指標として用いた鼓膜温度の上昇度が閉塞前と比べて大きくなり，閉塞を解除してその血流をもとに戻すと，鼓膜温の上昇度がしだいにもとに回復したことを示す[3]．

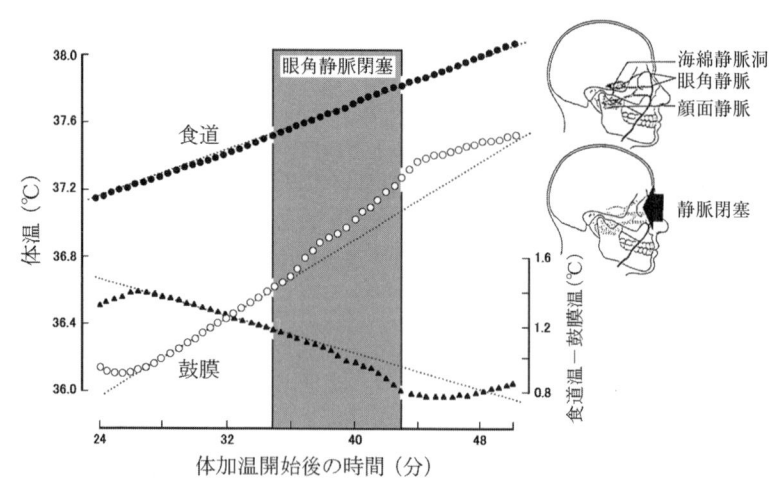

図1 眼角部圧迫により眼角静脈血流を遮断したときの食道温，鼓膜温の変化（体温上昇は体加温装置による）
鼓膜温度の上昇率は眼角静脈の閉塞前と比べ，閉塞中に大きくなる．血流がもとに戻ると鼓膜温の上昇率はしだいに回復する．

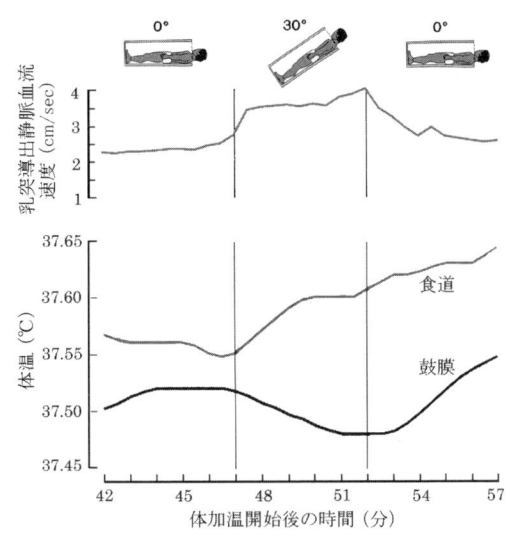

図2 体位変換による導出静脈血流と食道温，鼓膜温の変化

硬膜静脈洞は普通，陰圧を保つ．高体温時に導出静脈経由で大量の静脈血が頭蓋内に帰還するのは，大容量の硬膜静脈洞の内圧が陰圧であることに起因する．したがって，導出静脈が関わる選択的脳冷却の効率は，被験者の姿勢によっても大きく影響される[4]．高体温で仰臥位姿勢をとると，頭蓋内に流入する導出静脈の血流は，立位姿勢のときの約半分に減り，鼓膜温の下降度が減少した（図2）．

d．選択的脳冷却の臨床応用

脳が障害を受けたとき，障害がそれ以上進むのを阻止する目的で，救急医療の現場では，脳低温療法の応用と研究が盛んになった．最近は，全身を氷漬けする方法でなく，ヒトがもつ選択的脳冷却を応用して脳低温を得る試みがされている．例えば，冷却した空気を鼻腔に送り，鼻腔を冷やした後の空気を口から吐き出させて，脳室などを効率よく冷却する試みがある．このような臨床現場に限らず，スポーツや労働時の安全確保に選択的脳冷却の理解と適切な応用が重要である．

（永坂鉄夫）

■文献

1) Cabanac M：Human Selective Brain Cooling, R.G. Landes, 1995；永坂鉄夫訳：頭を冷やすヒトの知恵，IPEC，1997．
2) 永坂鉄夫，小川徳雄：熱から脳を守るしくみ―マーラー的脳冷却学―，能登印刷出版部，2006．
3) Nagasaka T et al.：Role of the veins of the face in brain cooling during body warming in human subjects. Jpn J Biometeor 27：113-120, 1990.
4) Nagasaka T et al.：Blood flow of human head skin in hyperthermia. Body Temperature and Metabolism (Nagasaka T and Milton AS eds.), pp. 149-152, IPEC, 1995.

25. 体温調節の数理モデル

体温調節の数理モデルの研究が本格的になされるようになったのは，生体への自動制御理論の適用の機運ならびにコンピューターの使用が一般化してきた1960年代からである．Hardyら[1]の"Physiological and Behavioral Temperature Regulation"は，その時代の記念碑的集成である．そこにはいくつかの体温調節の数理モデルについての報告がなされている．そのなかでStolwijkは，身体を頭部，軀幹部，腕部，手部，脚部，足部の6部位に，かつ各部位を4層に分け，体温調節モデルを報告している．また，Wisslerは彼独自の数理モデルと差分解法について報告している[1]．Wissler[2]が先に提出したアルゴリズム，特に血管系のそれは，現在でも参考にされることが多い．

一連の系譜で，StolwijkとHardy[3]は，それまでの体温調節の数理モデルの総説を述べている．その特徴は当時の温熱生理学の基礎研究の結果が散りばめられていることにある．そのほかにもいくつかの数理モデルが提出されたが，Gordonら[4]のモデルは部位分割に特徴があり，球層状セグメント，円筒層状セグメント，円筒状セグメントを組み合わせたものを提出した．以上が20世紀の体温調節の数理モデルの研究系譜の概観である．

さて，体温調節の数理モデルを考える場合，制御対象系（controlled system）の数理モデルと調節系（controlling means）の数理モデルに大きく分けられる．制御対象系はpassive systemとも呼ばれ，それらの数理モデルの基本は，生体の空間メッシュ形成法と生体内熱移動方程式からなる．

調節系の数理モデルは，これまで述べられてきた発汗調節，皮膚血管調節，ふるえ熱産生調節が温度受容器情報をもとに制御対象系へそれぞれがどのような調節出力を発揮するかを数学的に記述するものである．

制御対象系の数理モデルの空間メッシュ形成法をやや詳しく述べると，①生体を頭部，頸部，軀幹部，四肢部などに主分割する．これには，頭部，頸部，上軀幹部，…，左右の前腕部，手部，…，下腿部，足部，…，などの16部位分割ないしは伸側，屈側などの機能的な面を考慮して32部位分割が考えられる（図1）．

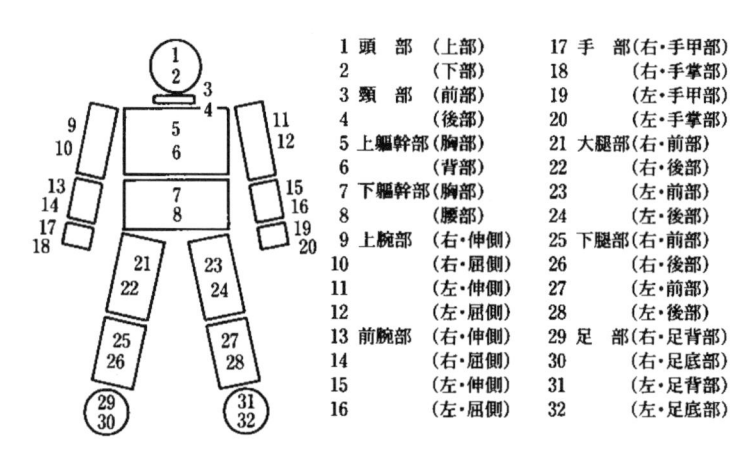

番号	部位	番号	部位
1	頭 部 （上部）	17	手 部（右・手甲部）
2	（下部）	18	（右・手掌部）
3	頸 部 （前部）	19	（左・手甲部）
4	（後部）	20	（左・手掌部）
5	上軀幹部(胸部)	21	大腿部（右・前部）
6	（背部）	22	（右・後部）
7	下軀幹部(胸部)	23	（左・前部）
8	（腰部）	24	（左・後部）
9	上腕部 （右・伸側）	25	下腿部（右・前部）
10	（右・屈側）	26	（右・後部）
11	（左・伸側）	27	（左・前部）
12	（左・屈側）	28	（左・後部）
13	前腕部 （右・伸側）	29	足 部（右・足背部）
14	（右・屈側）	30	（右・足底部）
15	（左・伸側）	31	（左・足背部）
16	（左・屈側）	32	（左・足底部）

図1 生体の32分割モデル

表1 生体内熱移動方程式

・組織
$$\rho c \frac{\partial T}{\partial t} = \lambda \nabla^2 T + \frac{fc_b}{V}(T_{ab} - T) \quad (1)$$
$$+ H_{ab}(T_{ab} - T) + H_{ab}(T_{ab} - T) + M$$

・動脈系
$$\rho_b c_b V_{ab} \frac{\partial T_{ab}}{\partial t} = f_{ab} c_b + (T_{am} - T_{ab})$$
$$+ \int_V H_{vb}(T - T_{vb}) dV \quad (2)$$
$$+ H_{av}(T_{vb} - T_{ab})$$

・静脈系
$$\rho_b c_b V_{vb} \frac{\partial T_{vb}}{\partial t} = f_{vb} c_b + (T_{vn} - T_{vb})$$
$$+ \int_V \left(\frac{fc_b}{V} + H_{vb}\right)(T - T_{vb}) dV \quad (2)$$
$$+ H_{av}(T_{ab} - T_{vb})$$

t: 時間 (s), ρ: 比重量 (kg/m³), c: 比熱 (J/(kg℃)), T: 温度 (℃), λ: 熱伝導率 (W/(m℃)), f: 血流量 (kg/s), V: 体積 (m³), M: 産熱量 (W/m³), H: 体積当たりの熱伝達係数 (W/(m³℃)). 下付き文字 b: 血液, ab: 動脈系, vb: 静脈系, am: 上行動脈系, vn: 下行静脈系.

表2 部位別特性を考慮した体温調節モデルにおける調節出力量の数理モデルの例

・局所発汗相対比: E_i (W/m²)
$$E_i = \varepsilon_i \times \{197 \times (T_{hy} - T_{hy0}) + 23 \times (T_{sm} - T_{sm0})\}$$
$$\times \exp\{(T_{si} - T_{sm0})/10.0\} \quad ((dT_{sm}/dt) - r_0 < 0)$$
$$E_i = \varepsilon_i \times [197 \times (T_{hy} - T_{hy0}) + 23 \times (T_{sm} - T_{sm0})\}$$
$$+ \gamma \times \{(dT_{sm}/dt) - r_0\}]$$
$$\times \exp\{(T_{si} - T_{sm0})/10.0\} \quad ((dT_{sm}/dt) - r_0 < 0)$$

・局所皮膚血流量相対比: $(SBF)_i$ (g/cm³·min)
$$(SBF)_i = \zeta_i \times \{0.694 \times (T_{hy} - T_{hy0})$$
$$+ 0.074 \times (T_{sm} - T_{sm0})\} + C_i$$

・局所ふるえ熱産生相対比: M_i (W/m²)
$$M_i = \delta_i \times \{13 \times (T_{hy} - T_{hy0}) + 0.4 \times (T_{sm} - T_{sm0})\}$$
$$\times (T_{sm} - T_{sm0})$$

T_{hy}: 視索前野/前視床下部温 (℃), T_{sm}: 平均皮膚温 (℃), T_{si}: 部位iの(局所)皮膚温 (℃), T_{hy0}: 視索前野/前視床下部の基準温度 (℃), T_{sm0}: 平均皮膚温の基準温度 (℃), ε_i: 部位iの発汗件数 (−), ζ_i: 部位iの血流変化量相対比 (−), δ_i: 部位iのふるえ熱産生量相対比 (−), γ: 発汗抑止効果の係数 [(W/m²)/(℃/分)], r_0: 発汗抑止効果の閾値 (℃/分), C_i: 至適状態における部位iの皮膚血流量 (g/(cm³·分)).

②それらを皮膚,脂肪,筋,骨,内臓などの器官別に分割し,③さらに数値計算に適合するように生体の空間メッシュ形成を行う.数理モデルの数値計算法には,差分法,有限要素法,境界要素法があるが,どの方法を採用するかによって,③の段階の生体の空間メッシュ形成結果が異なる.

生体内熱移動方程式は,生体内部では蓄熱項,熱伝導項,血液移流項,血管壁からの熱伝達項,産熱項からなり,環境との境界上では熱伝導,対流熱伝達,放射熱伝達,蒸発に伴う熱伝達,呼吸に伴う熱伝達の5経路を適宜考えて,境界条件を形成する.

制御対象系の数理モデルの空間メッシュ形成法と生体内熱移動方程式は一般の組織だけでなく,循環系の動脈系と静脈系についても行う(表1).むしろ,精度のよい動脈系と静脈系の数理モデル構成の方が一般の組織と比較し困難性を伴うことが多い.また,部位形状の同定精度は,熱容量,生体内熱伝導,対流熱伝達などを通じて,推定精度に大きく影響する.そこで,CTスキャナーや3次元形状測定装置の導入が考えられる[5].

次に,調節系の数理モデルであるが,①暑熱下で発揮される発汗調節,②中性温域で重要な役割を果たす皮膚血管調節,③寒冷下のふるえ熱産生調節の数理モデル化が比較的進んでいる.

現在提案されている調節系の数理モデルは核心温(コア温)(視索前野/前視床下部)と平均皮膚温情報によって,調節出力量が駆動されるものが多い.それらの調節系の数理モデルのなかから,部位別特性も考慮されている詳しい部類に分類される例を表2に示した[6].

表2は過去の報告や作成者自身の実験結果をもとにして求められたもので,先述したように核心温(視索前野/前視床下部)と平均皮膚温度情報によって,調節出力量が駆動されるとしたものである.発汗調節の場合,研究が進展していることもあって,局所皮膚温度と平均皮膚温度の変化率によって修飾されるモデルとなっている.それぞれの部位別特性は筆者らが求めた相対的発汗係数ε_i,血流量相対比ζ_i,ふるえ熱産生量相対比δ_iによって表されるとした

数理モデルである． （横山真太郎）

■文献

1) Hardy JD, Gagge AP, Stolwijk JAJ：Physiological and Behavioral Temperature Regulation, Chars C Thomas, 1970.
2) Wisslar EH：A mathematical model of the human thermal system. Bull Math Biophys 26：147-166, 1964.
3) Stolwijk JAJ, Hardy JH：Control of body temperature. Handbook of Physiology Section 9. Reaction to Environmental Agents, pp. 45-68, Amer. Physiol. Soc., 1977.
4) Gordon RG, Rober RB, Horvath SM：A mathematical model of the human temperature regulatory system-Transient cold exposure response. IEEE Trans, BME-23：434-444, 1976.
5) Yokoyama S, Tao M, Kakuta N：Prediction computer program of whole body temperatures and its application under the various combinations of working level and thermal environmental condition. Industrial Health 45：118-124, 2007.
6) 横山真太郎：生体内熱移動現象，北海道大学図書刊行会，1993．

26. 体温とサーモグラフィ

a. サーモグラフィとは

サーモグラフィという言葉は，字義のとおり解釈すると，「温熱図法」であり，物体などの温度分布や温熱場を画像化する手法一般を指すことになるが，現在ではほとんどの場合，赤外線カメラを用いて物体表面の温度分布を画像化する，いわゆる赤外線サーモグラフィ法を指している（図1）．過去には装置が簡単で安価なことから，温度によって色が変化するコレステリック液品を，直接あるいはマイクロカプセルなどに封入した形で柔軟なプレートに塗布し，このプレートを計測対象である物体表面に直接押し当て，提示された色分布から温度分布を得る，いわゆるコンタクトサーモグラフィなども用いられた．しかし，色調による温度分解能は，肉眼では0.15℃と赤外線サーモグラフィに比べて低く，また，温度の定量的な評価や解析を行うためには，得られた色彩情報を温度としての数値に変換してやる必要があるなどの難点もあり，現在ではほとんど使用されなくなっている．このような物体表面の温度分布を得る手法のほかに，広義でのサーモグラフィの範疇に入る手法として，物体（生体）内部の温度分布の断層像を得ようとするいわゆるサーマルトモグラフィがあり，超音波断層画像における超音波の速度やMRI画像における緩和時間T1，T2などが温度依存性を有することを利用した手法，あるいは，マイクロ波を用い，物体の誘電率が同様に温度依存性をもつことなどを利用して，温度の断層像を得る手法などが試みられているが，これらはまだ，空間分解能や温度分解能などの点で実用化には至っていない．

b. サーモグラフィの原理

赤外線サーモグラフィの原理は以下のとおりである．物体の表面からはプランクの放射則に従ってその温度に対応した波長をピークにもつ電磁波が放射されるが，生体系を扱う場合，測定対象の温度はたかだか0～50℃程度であり，この温度では，物体表面から放射される電磁波は，10 μm付近の遠赤外線領域の波長をピークにもつ光となる．また，ステファン-ボルツマンの法則より，ある温度の物体から放射され

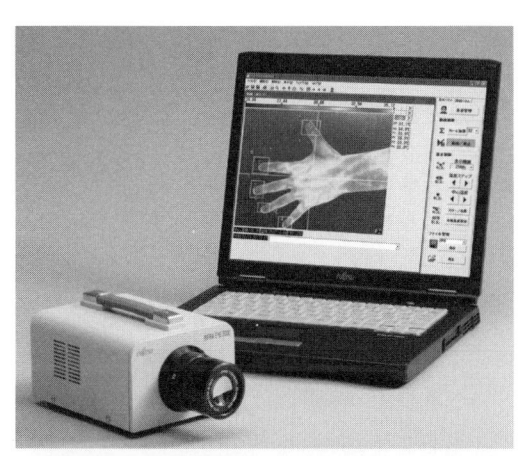

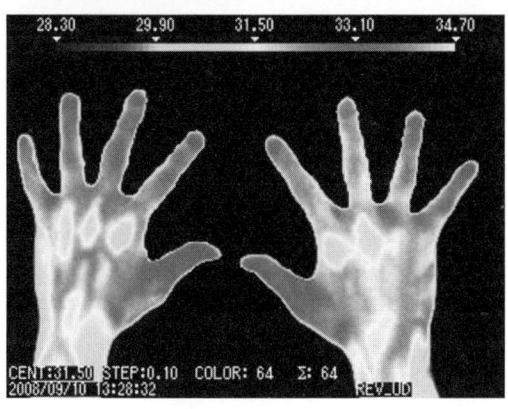

図1 医用サーモグラフィ装置（富士通特機（株），インフラアイ 3000システム）および同装置による手指のサーモグラム画像（口絵参照）

る電磁波の総エネルギーは絶対温度の4乗に比例する値となるので，物体から熱に起因して放射される電磁波（遠赤外線）を光学系を介して検出器に入力し，その強度から，ステファン-ボルツマンの法則に準じた式により，対象の温度を測定しうることになる．この際，2次元の温度分布を得るには，光学系を走査させるか，あるいは検出器を2次元のアレイ状に配列した素子に入力するという方法をとるが，赤外線の検出素子としては，高い温度分解能と時間分解能が要求されるので，従来，センサーとしては，赤外線を光子としてとらえ，光伝導や光起電力の形で強度を測定する，InSbやHgCdTeなどの量子型センサーが用いられてきた．これらの検出器は，検出素子である半導体の不純物準位，または充満帯からの熱励起キャリアーによる雑音を抑えるために超低温に冷却する必要があり，液体窒素やスターリングクーラー(77 K)，あるいは温度が少し高いので信号/雑音比(S/N ee)は落ちるがペルチエ素子(196 K)などが用いられてきた．しかし近年，マイクロプロセス技術の飛躍的な進歩を背景に，ボロメーター（赤外線吸収による抵抗の温度変化を利用した温度測定素子）をマイクロ化してアレイ状に並べたマイクロボロメーターアレイ素子を用いて温熱画像を撮影する，いわゆる非冷却型の赤外線温熱カメラも普及してきている．現在，性能としては，民生用の装置では，画像取り込みの速度は高速の装置ではビデオレート(30 flames/秒)が一般的で，温度分解能は0.05℃程度，実際の測定精度は0.1℃程度である．

c．サーモグラフィの医学・生物学領域における応用

サーモグラフィは，医学・生物学領域においては生体機能の評価や疾患の検出に応用されているが，サーモグラフィによって検出されるものは，体温ではなくて体表面の温度分布である．恒温動物では，生命現象を維持するために酵素系などの働きを最適に保つ必要があり，体内，特に重要な臓器・器官が存在する体の中心部（核，コア）の温度を一定（人間では約37℃）に保つように厳密なフィードバックシステムが構築されており，一般にはこの温度を体温と呼んでいるが，意味を明確にするために「核心温（コア温）」，「深部温」あるいは「深部体温」と呼ぶこともある．生体では，生きている限り物質代謝が行われ，これにより体内で副次的に熱が産生されるが，一方，一般的には外界の温度の方が体温よりも低いので，からだから外界に熱が逃げることになる．恒温動物は，種々のメカニズムにより，この体内における熱の産生と，体内から体外に排出される熱の平衡をとり，外界の温熱環境が変化しても，コア温（体温）を一定に保つよう，制御を行っている．この際の外界との熱交換は人間では主に体表で行われ，皮膚の血管を開閉し，熱交換面である体表に送り込む血流の量を変化させることによって体表での熱交換量を調節している．

このように，恒温動物では，体温（コア温）は，概日周期や概月周期による変動はあるものの，正常状態では原則として非常に厳密に一定値に保たれているが，病気になったときには多くの場合，この体温の設定値がずれる（鬱病や低体温症などを除くと多くは上昇する）ので，体温は，病気か正常かを最初にスクリーニングするための最もよく用いられるパラメーターとなっている．

上述のように，体温は制御対象そのものであるので，セットされた温度から外れているか否かのみが問題となるが，これに対して，サーモグラフィで検出される体表温分布は，体温を一定に保つために熱の産生，放散をコントロールしている効果器（熱交換器-体表）の温度分布であり，体温を一定に保つために，状況に応じて常時熱交換量の調節を行っているので，その温度（分布）は外界や内部状態に応じて常に変

化している．そのため，同一人においても，異なった時点で記録したデータを比較しようとする場合には，測定しようとする対象者を温熱環境をはじめとして全く同じ環境（例えば姿勢や着衣量，その他）のもとに置き，この同一環境下で完全に平衡状態に達した（順化）後に測定を行う必要がある．また，別々の被験者のデータを比較する場合は無論であるが，同一人においても長い間隔をあけて記録したデータを比較する場合には，一般的には，温熱分布に影響を及ぼす解剖学的な要因，すなわち，血管の分布や筋肉・脂肪や皮膚の厚さなどが異なってきてしまっているので，これらを考慮して評価を行う必要がある．

医学・生物学領域におけるサーモグラフィの意義については，構造学的な異常ではなく，機能的異常の検査法としての特徴をもち，また，基本的には全身的発熱のチェックよりも局所的な体表温分布異常の検出にあるが，非接触・無侵襲検査法という特徴を活かして，SARSなど，感染性の発熱疾患患者を空港などにおいてチェックする際にも用いられている．体表温異常の原因を大別してみると，①発熱性疾患や低体温症などによる全身的な体温異常，②局所の組織における熱産生の増加や減少，③血液（熱の担体）の導管である血管系の器質的異常，④血管系の収縮・開大を制御したり，熱産生を制御したりしている自律神経系（交感神経系・副交感神経系）の異常などがあげられる．具体的な疾患としては，①ではSARSやインフルエンザなどの発熱疾患など，②では悪性腫瘍（代謝の亢進），いわゆる五十肩（筋肉における熱産生の低下）や炎症（炎症性物質による局所発熱や透過性亢進）など，③ではバージャー病などの血管炎や急性閉塞性動脈硬化症（arteriosclerosis obliterans：ASO）などによる血管閉塞，あるいは悪性腫瘍における血管増・新生など，④では典型例としてはレイノー症候群やホルネル症候群などがあげられるが，椎間板ヘルニアなどの根傷害や，糖尿病性ニューロパチーやアルコール性ニューロパチーなどの末梢神経炎においても自律神経線維が傷害を受けると血管反応の異常を介して温度分布の異常を生じる結果となる．

このように，体表温分布はからだの諸器官のさまざまな異常に対して鋭敏に反応し，また，構造学的検査法では検出できない機能的異常の検出・評価も可能であるので，サーモグラフィは諸器官の異常の有無のスクリーニングに非常に有用である．ただし，体温と同様，異常の存在を検出しうる確率は高いが，それだけでは疾病が何であるかの確定診断を行うことは必ずしも容易でない（sensitivityは高いがspecificityは高くない）面もあるので，他の検査法と適切に組み合わせることが重要である．

〔満渕邦彦〕

B. 臨床医学

1. 体温異常の分類と原因

a. 体温異常の分類

ヒトの核心温（深部体温）には概日リズム，月経周期などの生理的変動があるほか，摂食や身体活動による変動がある．このため，核心温の正常，異常をその絶対値から区別するのは容易ではない．核心温の異常を示す学術的用語について一部混乱しているが，ここでは温熱生理学的な定義を中心に示す[1]．

(1) 広義での定義

① 体温の正常範囲： 正常な体温（cenothermia, euthermia, normothermia）とは，中性温度域下で食事の影響がなく，安静の状態で測定した核心温を対象として，その個体の核心温が±1標準偏差の範囲にあると定義される．測定部位にもよるが，成人男性の昼間でおおよそ36.0～37.5℃程度である．英語表記にはcenothermia, euthermia, normothermiaの3種類があるが，それぞれの語句の接頭辞は「共通の」（common），「よい」（well, good），「正常な」（normal）に由来する．上述の定義からもcenothermiaが適切とする見解がある．

② 高体温と低体温： 高体温（高体温症：hyperthermia）は，個体が生理的に活動したときの核心温の変動範囲よりも核心温が高い状態を言い，低い状態を低体温（低体温症：hypothermia）と言う．高体温や低体温は臨床的に重症度に応じて区分される．高体温では，核心温が40℃を超え生命の危険がある場合を重症高体温症とする．低体温は核心温が35℃未満と定義され，32～35℃を軽症，28～32℃を中等症，20～28℃を重症とする．

広義の高体温や低体温はその発症機序を考慮しない．例えば発熱（fever）のように調節された積極的な体温の上昇や熱バランスの崩れによる受動的な体温の上昇などはすべて高体温に含まれる．

(2) 狭義での定義

① 正常体温： 体温調節反応にはそれぞれ発現閾値がある．核心温が上昇し，熱放散反応の発現閾値に達すると，発汗などが誘導され体

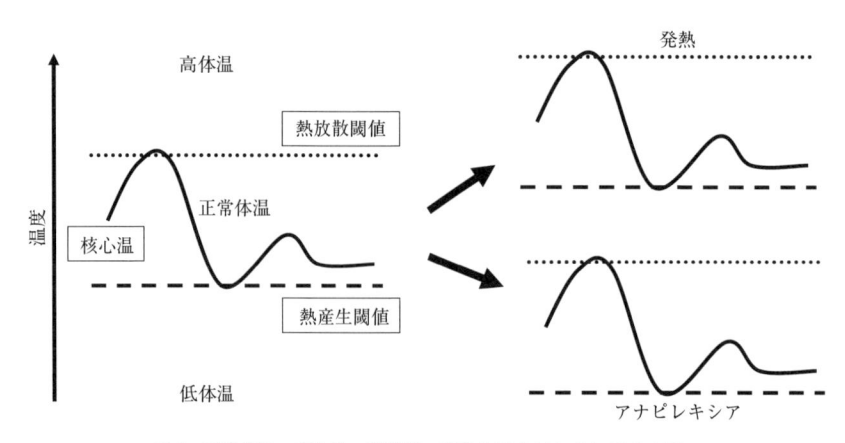

図1 正常体温，高体温，低体温，発熱とアナピレキシアのモデル
縦軸は温度，横軸は時間を示す．点線が熱放散閾値，破線が熱産生閾値，実線が核心温（深部体温）を表す．熱放散閾値と熱産生閾値の間に核心温がある場合が正常で，核心温が熱放散閾値を超えると高体温，熱産生閾値を下回ると低体温となる．両閾値が上方へ移動した状態が発熱，下方へ移動した状態がアナピレキシアである．

温は下降する．核心温が熱産生反応の発現閾値まで低下すると，熱産生反応が誘導され体温は上昇する．つまり，ヒトの核心温は熱放散と熱産生の両閾値の間（interthreshold zone：IZ, thermoeffector threshold zone）にとどまるように調節されている（図1）．IZ は，発汗閾値と熱産生閾値の間を示すことが多く，厳密に言えば，複数の熱放散効果器の閾値温の最も低いものと複数の熱産生器官の最も高い閾値温の間となる．IZ 内に核心温があれば温熱的不快感はなく，行動性・自律性体温調節反応が起こらず，この状態が正常である．ヒトの IZ は非常に狭く，核心温は 0.2℃ 程度のきわめて狭い範囲に調節される．

② 発熱と高体温： 発熱は体温調節中枢により調節された核心温の上昇と定義され，体温のセットポイント（設定温度）が上昇した状態と表現される．発熱時には体温調節反応の発現閾値が病的に上昇し，IZ が生理的な範囲より上方へ移動している．その結果，核心温は新たに設定された IZ 内にとどまるように上昇する（図1参照）．発熱の稽留期には核心温が高いにもかかわらず，熱放散反応は観察されない．

狭義の高体温は，発熱以外の核心温の上昇を言う．一般に，核心温が IZ から上方へ逸脱している状態で（図1参照），熱放散反応の促進や熱産生反応の抑制が観察される．体温調節中枢の機能不全に起因する高体温の場合は IZ 自体が決定されておらず，このモデルは該当しない．

臨床的，温熱生理学的に発熱と高体温を区別することは重要であるが，明確でない場合が多い．

③ アナピレキシアと低体温： アナピレキシア（anapyrexia）は発熱と逆の現象で，体温調節反応閾値が生理的な範囲より下方に移動している状態，すなわち，体温調節中枢により調節された核心温の低下と定義される（図1参照）．このとき，核心温が低いにもかかわらず，熱産生反応は観察されない．

狭義の低体温はアナピレキシア以外で核心温が低下した状態を言い，核心温が IZ より下方に逸脱した状態を言う（図1参照）．低体温時には熱放散反応の抑制と熱産生反応の亢進が観察される．体温調節中枢の機能不全に起因する低体温の場合はこのモデルは該当しない．

④ 異温と変温： IZ が広がり，核心温が変動する範囲が生理的な範囲より広くなる状態を異温（異温症：heterothermia）と言う．異温は恒温動物（homeotherm）に用いられる語句であるが，語源も不適切でほとんど使用されない．変温（変温症：poikilothermia）は自律性の体温調節能力が欠如し，核心温が環境温に依存して変動する状態の動物（いわゆる変温動物）に用いられる語句であるが，現在は異温に代わって恒温動物に対しても使用される．

b．体温異常の原因

ここでは狭義の高体温と低体温を扱い，発熱とアナピレキシアはそれぞれ B 編の第2章と第11章で概説する．

（1）高体温と低体温の共通の原因

① 体温の制御機構の障害： 体温調節中枢，温度受容，効果器への遠心路など，体温の制御機構が損なわれた場合，あるいは中枢神経系全般の機能が抑制された場合には，自律性・行動性体温調節反応が消失し，核心温は環境温に依存して受動的に変化する．通常，暑熱環境下では高体温，涼冷環境下では低体温となる．中枢神経系の障害の場合には，障害部位やその程度により多様な病態を示す．

ⅰ）体温調節中枢（前視床下部）の障害
・器質的障害： 脳血管障害，腫瘍，外傷，神経変性疾患（多発性硬化症，パーキンソン病など），医原性（手術，ガンマナイフ治療），加齢．
・薬物による障害： 神経遮断薬（クロルプロマジンなど），催眠鎮静薬（バルビツレ

ート系催眠剤，泡水クロラール），抗鬱剤．
 ii）末梢温度受容と遠心路の障害：　ニューロパチー（糖尿病性，栄養障害性など），脊髄損傷，加齢．
② 温熱環境要因：　外部の物理的環境が極端な高温・高湿あるいは低温などになり，ヒトの体温調節能力を超えると，熱バランスが崩れ，それぞれ高体温，低体温となる．

(2) 高体温の原因

① 熱放散の抑制
 i）皮膚血流量（非蒸散性熱放散）の減少
・器質的障害：　末梢血管循環障害（糖尿病性など）．
・薬物：　α-アドレナリン作動薬（アンフェタミン，エフェドリンなど）．
 ii）発汗（蒸散性熱放散）の減少
・汗腺の器質的障害：　Fabry病，広範囲の乾癬，瘢痕．
・薬物：　抗コリン剤（アトロピンなど），環系抗鬱剤．
 iii）心機能の抑制：　虚血性心疾患，脱水（高度の発汗，利尿剤，エタノール），抗β-アドレナリン拮抗剤，Ca^{2+}チャネルブロッカー．

② 熱産生の亢進
 i）筋肉緊張の亢進：　けいれん重積発作，カタトニー，テタニー，パーキンソン病．
 ii）内分泌疾患：　甲状腺機能亢進症，褐色細胞腫．
 iii）薬物：　悪性高体温，セロトニン症候群，神経遮断性悪性症候群，サリチル酸中毒，リチウム中毒，交感神経作動薬，ジストニア反応．
③ その他：　多動，医原性（温熱療法）．

(3) 低体温の原因

① 熱放散の亢進
 i）器質的障害：　剝脱性皮膚炎，広範囲の熱傷．
 ii）薬物：　α-アドレナリン拮抗薬，アルコール類，コリン作動性薬，カプサイシン．

② 熱産生の抑制
 i）内分泌疾患：　下垂体機能低下症，甲状腺機能低下症．
 ii）筋肉緊張の低下：　神経筋接合部障害，活動低下，加齢．
 iii）エネルギー源の欠乏：　低血糖，栄養失調，絶食，過剰なダイエット．
 iv）薬物：　β-アドレナリン受容体拮抗薬（プロプラノロール，メトプロロールなど），コリン作動薬，血糖降下剤．
③ その他：　尿毒症，膵炎，がん腫症，医原性（脳低体温療法）．　　　　（紫藤　治）

■文献
1) The Commission for Thermal Physiology of the International Union of Physiological Sciences：Glossary of terms for thermal physiology. Jpn J Physiol 51：245-280, 2001.

2. 高体温症1―発熱のメカニズム―

a. 発熱とは

発熱（fever）とは体温が平常より高い状態のことである．しかし体温はさまざまな原因で上昇する．例えば，運動，日周リズム，月経周期，高温多湿環境はいずれも体温上昇をもたらす．これらの高体温と発熱を明確に区別するため，発熱を次のように定義すると都合がよい．「発熱とは，何らかの疾病が原因で体温のセットポイント（設定温度）が上昇した結果引き起こされる体温の上昇である」．運動，日周リズム，月経周期に伴う体温上昇は，生理的な（疾病が原因ではない）セットポイント上昇によるので，発熱ではない．また高温多湿環境による体温上昇（熱射病）ではセットポイントは変化していないので，熱射病と発熱は区別できる．

発熱の原因となる主な疾病は，感染症，炎症性疾患，悪性腫瘍（がん），自己免疫疾患である．原因不明の発熱を不明熱（fever of unknown origin）と呼ぶ．しかし最初は不明熱と診断されても，その後の検査により上記のいずれかの疾病が見つかる場合が多い．一方，心因性発熱と呼ばれる体温上昇がある．例えば子どもが学校に行く前になると熱がでるとか，手術の前になると熱がでるというのがそれである．ストレス性高体温とも呼ばれる．そのメカニズムは感染や炎症による発熱とは大きく異なっている．詳細はB編の第6章を参照されたい．

発熱は生存に有利な反応と考えられている．発熱は哺乳類にとどまらず，他の脊椎動物や，さらに系統発生的に古い節足動物などにも認められる．体温が高くなるとQ_{10}効果により代謝が増し，エネルギーを余分に消費することになる．このようにエネルギー的に無駄な反応が進化の過程で保存されていることは，発熱が生存に有利であることを示唆する．実際，発熱が生体防御に有意義であることが実験的に証明されている．詳細はB編の第3章を参照されたい．

b. 発熱の分子機構

発熱に関わる分子と細胞の研究は1980年代から急展開した．図1に発熱のメカニズムの概要を示す．①病原菌由来の外因性発熱物質が免疫系細胞を活性化する．その細胞は炎症性サイトカイン（内因性発熱物質）を血中に放出する．②炎症性サイトカインは脳に作用し，プロスタグランジンE_2（prostaglandin E_2：PGE_2）の産生を促す．③PGE_2は視索前野の神経細胞に作用し，神経系を動員して体温を上昇させる．

感染以外の疾病でも，体内の細胞から炎症性サイトカインが放出されれば，上記の②〜③の経路を辿って発熱が起こる．

(1) 外因性発熱物質

病原菌由来の物質で，動物に投与すると発熱を引き起こす物質を外因性発熱物質と総称する．代表的な外因性発熱物質として，グラム陰

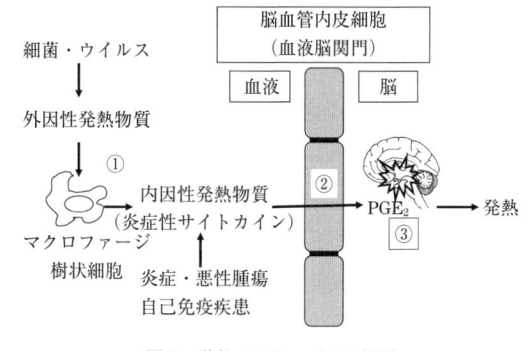

図1 発熱のメカニズムの概要
詳細は本文参照．

表1 Toll様受容体（TLRs）とそのリガンド

TLRs	PAMPs	由来
TLR1/TLR2複合体	リポタンパク質	グラム陽性菌細胞壁
TLR6/TLR2複合体	リポタンパク質	グラム陽性菌細胞壁
TLR5	フラジェリン	細菌の鞭毛
TLR4	リポ多糖類	グラム陰性菌
TLR9	非メチル化CpG	細菌のDNA，DNAウイルス
TLR7，TLR8	1本鎖RNA	RNAウイルス
TLR3	2本鎖RNA	RNAウイルス

PAMPs：pathogen associafed molecular patterns.

性細菌の細胞壁成分のリポ多糖類（lipopolysaccharide：LPS）やRNAウイルス由来の2本鎖RNAがある．真核生物は普段は自己に存在しないこれらの分子を病原体侵入の印と見なし，それにきわめて鋭敏に反応する．外因性発熱物質の検出にはマクロファージ系の細胞が中心的な役割を果たしている．それに加えて，血管内皮細胞などの非マクロファージ系の細胞も外因性発熱物質に反応する．

細胞が外因性発熱物質を認識する仕組みは1990年代後半に明らかとなった．そのきっかけは，ショウジョウバエがカビの感染から身を守るときに働くTollというタンパク質の発見である．その後，Tollとの相同性に基づいて哺乳類のToll様分子が複数個発見され，Toll様受容体（Toll like receptors：TLRs）と名付けられた．まずTLR4がLPSの受容体であることが判明した．これを皮切りにそれぞれのTLRがある種の病原菌群に共通した分子パターン（pathogen associated molecular patterns：PAMPs）を認識することが明らかとなった（表1）．どのタイプのTLRsが活性化されても，細胞内では炎症や発熱に関連したタンパク質の遺伝子転写が起こる．この事実から類推すると，すべてのPAMPsは，LPSや2本鎖RNAがそうであるように，外因性発熱物質と考えられる．

（2）内因性発熱物質
―炎症性サイトカイン―

TLRsはマクロファージ系の細胞や，病原菌の侵入を受けやすい身体部分の細胞に発現している．TLRsが刺激されると，細胞内でnuclear factor κB（NFκB）という転写調節因子が核に移行し，炎症に関わる一群の遺伝子の転写を促す．その遺伝子群のなかに発熱活性をもつ炎症性サイトカインがある．インターロイキン（interleukin：IL）-1α，IL-1β，腫瘍壊死因子（tumor necrosis factor：TNF-α），IL-6，インターフェロン（interferon：IFN）などが代表的な炎症性サイトカイン（以下，サイトカイン）である．

これらのサイトカインは免疫学の分野で1970年代以降に発見されたが，実は古くから内因性発熱物質と呼ばれていた因子と同一物質であった．内因性発熱物質とは生体内でつくられる発熱物質という意味で，1950年代からその存在が知られていた．Beesonらは白血球を無菌的に培養すると培養上清中に発熱活性をもつ物質が現れることを報告した．AtkinsはLPSを投与したウサギの血中にBeesonらの報告と同様の物質を見出した．ただしその当時，内因性発熱物質は発熱活性をもつタンパク質ということ以外は何もわかっておらず，その分子同定はなされていなかった．1970年代になって内因性発熱物質は，白血球由来で急性相反応を引き起こす因子，あるいはTリンパ球

を活性化する因子として別々に研究されてきた分子と同一分子であることが判明した．そして1979年にこの多機能分子はインターロイキン-1と命名された．それに続いてTNF-α，IL-6，INFも内因性発熱物質であることが判明した．炎症，悪性腫瘍，自己免疫疾患でもこれらのサイトカインが産生されるので発熱が起こる．

サイトカインは体内のさまざまな細胞に作用する．しかし，その発熱作用に限れば，作用点は脳である．この考え方はサイトカインが内因性発熱物質と呼ばれ，その分子実体が不明な頃から受け入れられていた．その背景には体温が脳によってコントロールされているという考え方と，内因性発熱物質を脳に微量投与すると発熱が起こるという実験があったと思われる．その後のさまざまな実験により，サイトカインが脳に作用して発熱を起こすことは確実となった．ただし，サイトカインは脳の神経細胞に直接作用するのではない．サイトカインから神経細胞への信号伝達には以下に述べるPGE_2が介在する．

(3) プロスタグランジンE_2

感染や炎症の病巣で産生されたサイトカインは血流によって脳に達し，脳でPGE_2の産生を促す．このPGE_2が脳の神経細胞に作用して神経系，内分泌系を総動員して体温を上昇させる．

PGE_2は生体膜リン脂質のアラキドン酸を原料として生合成される生理活性物質で，さまざまな生理作用を発揮する．1970年にMiltonらはネコにLPSを投与して発熱を起こし，その際にネコの脳脊髄液中にPGEが増加していることを発見した．さらに，ネコの脳内に微量のPGE_1を投与すると体温が上昇することを発見した．その後の多くの研究により1980年代半ばまでにPGE_2が発熱に必須の脳内メディエーターであることが確立した．その主な証拠は以下の3点である．

① サイトカインあるいはLPSを動物に投与すると，脳内でPGE_2が増加する．
② PGE_2を脳に投与すると発熱が起こる．
③ 非ステロイド性抗炎症剤はPGE_2合成阻害により解熱作用を発揮する．

では，サイトカインは脳でどのようにしてPGE_2産生を促すのか．

(4) サイトカインによるプロスタグランジンE_2合成促進の仕組み

サイトカインによる脳でのPGE_2産生促進にはシクロオキシゲナーゼ2（COX-2）とミクロソーム型PGE合成酵素（mPGES）という酵素が関わっている．PGE_2の合成は，まず生体膜リン脂質に酵素ホスホリパーゼA_2（PLA_2）が作用して，アラキドン酸が遊離することから始まる．アラキドン酸は酵素シクロオキシゲナーゼ（COX）によりPGH_2になる．そしてPGH_2はPGE合成酵素（PGES）によりPGE_2となる．COX-2とmPGESはそれぞれCOXとPGESの酵素作用を担う酵素タンパク質である．

これらの酵素が発熱時のPGE_2合成に必須であることは，酵素阻害剤を用いた動物実験や，遺伝子ノックアウトマウスを用いた実験により証明された．つまり動物にCOX-2阻害剤を投与すると，LPSによる脳内PGE_2上昇と発熱が抑制された．またCOX-2遺伝子やmPGES遺伝子をノックアウトしたマウスではLPSによる発熱やPGE_2合成が消失した．

COX-2やmPGESはLPSやサイトカインを投与した動物の脳血管内皮細胞に強く発現する（図2）．これは発熱時のPGE_2産生の場が脳血管内皮細胞であることを示唆する．さらに，脳血管内皮細胞の血液側の細胞膜には各種サイトカイン受容体が発現している．つまり血液中のサイトカインは，脳血管内皮細胞に作用し，そこでPGE_2産生を促す．PGE_2は血管内皮細胞から脳側に放出され，そこで神経細胞に作用して体温調節系を駆動すると考えられる

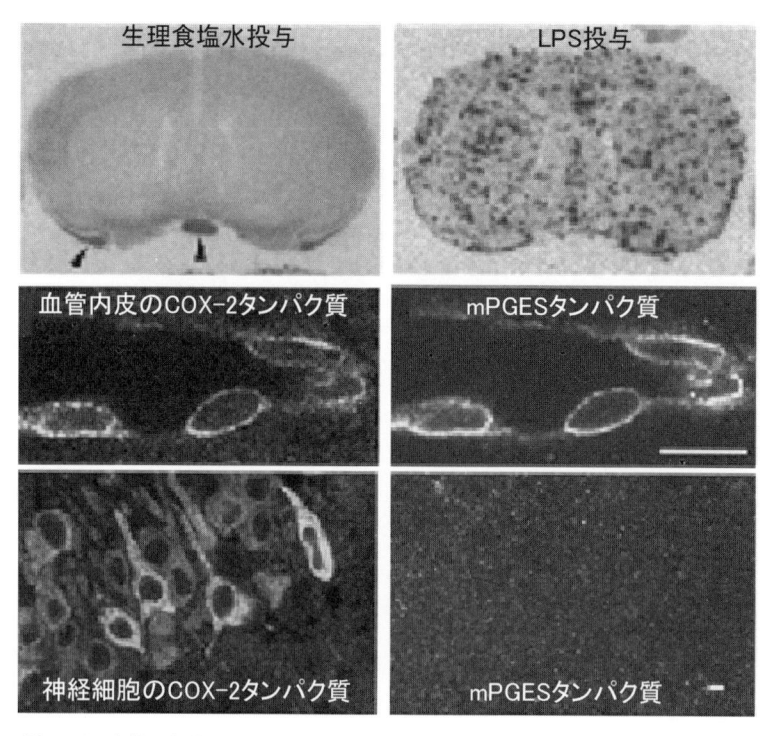

図2 ラット脳におけるシクロオキシゲナーゼ2 (COX-2) とミクロソーム型プロスタグランジンE合成酵素 (mPGES) の発現

上段は脳における mPGES mRNA の分布を示す．リポ多糖類 (LPS) の腹腔内投与により脳全体にスポット状の mPGES mRNA 発現がみられる．中段は LPS 投与により血管内皮細胞に発現した COX-2（左）と mPGES（右）の二重免疫染色像．COX-2 と mPGES の分布が重なっている．下段は平常時の大脳皮質神経細胞における COX-2（左）と mPGES（右）．COX-2 陽性神経細胞に mPGES は全く発現していない．

(図1, 3).

サイトカインは分子量20,000前後のタンパク質である．通常このような高分子は血液脳関門に阻まれて血液から脳に移行できない．そのためサイトカインが脳に作用する仕組みについて，以下の四つの仮説が提唱されている．

① サイトカインは血液脳関門がない脳室周囲器官に作用する．

② サイトカインはサイトカイン輸送体により脳に運ばれ，作用する．

③ サイトカインは迷走神経（感覚神経）に作用し，脳に影響を及ぼす．

④ サイトカインは脳血管内皮細胞に作用し，そこで産生された新たなメディエーターを介して脳に影響を及ぼす．

サイトカインの発熱作用は④の仕組みによっていることになる．①～③はサイトカインの発熱以外の中枢作用に関わっていると考えられるが，その詳細は不明である．

(5) サイトカインは発熱に必須か

これまで述べたように感染による発熱は，外因性発熱物質→サイトカイン（内因性発熱物質）→PGE_2 という分子カスケードで起こる．しかし例外もある．発熱に必ずしもサイトカインは必要ない場合がある．血液中に LPS が存在する場合（敗血症の状態），LPS が直接に脳血管内皮細胞に作用し，PGE_2 産生を促すと思われる．その証拠として，サイトカイン遺伝子ノックアウトマウスでは局所炎症による発熱は抑制されるが，LPS の腹腔内投与による発熱は正常マウスと同等に起こる．また，LPS 非感受性のマウスの骨髄細胞を，正常マウスに移

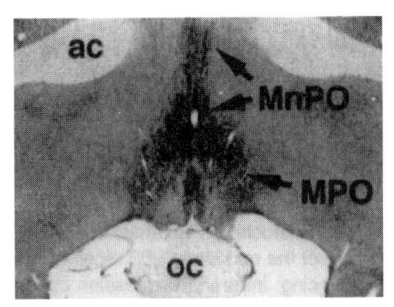

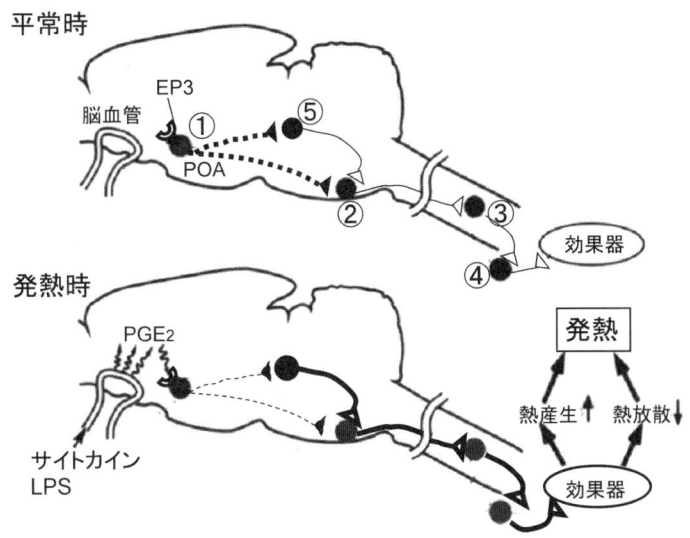

図3 発熱の神経機構
写真はラット視索前野吻側部のEP3分布[6]．OC：視交叉，MPO：内側視索前野，MnPO：正中視索前野，ac：前交連．平常時には視索前野のEP3神経細胞（①）は淡蒼縫線核の神経細胞（②）を直接，あるいは視床下部背内側核の神経細胞（⑤）を介して抑制している（太い破線）．そのため発熱の効果器をコントロールする交感神経系（③と④）の活動は低下している（細い実線）．発熱時には脳血管で産生されたPGE₂がEP3神経細胞に作用してその活動を低下させ，②への抑制効果が弱くなる（細い破線）．その結果，淡蒼縫線核の神経細胞（②）が脱抑制状態になり，交感神経系（③と④）の活動が高まる（太い実線）．効果器での熱産生の増加と熱放散の減少によって体内の熱量が増え体温が上昇する．文献[7]より改変.

植したキメラマウスでも実験が行われた．正常マウスの造血系はあらかじめ放射線で破壊してあったので，このキメラマウスでは白血球はすべてLPS非感受性のものに置き換わっている．つまり，LPS刺激しても白血球はサイトカインを放出しない．にもかかわらず腹腔内にLPSを投与すると，正常マウスと同等の発熱が起こる．腹腔から血液中に移行したLPSが，脳血管内皮細胞に直接作用し，PGE_2産生を促すと考えられる．

c．発熱の神経機構

脳血管内皮細胞で産生されたPGE_2は脳側に放出され，PGE_2受容体をもつ神経細胞に作用する．発熱に関わるPGE_2受容神経細胞は視索前野の吻側部（第3脳室前壁）に分布している．この領域がPGE_2に対して脳のなかで最も敏感に反応して体温を上昇させる．PGE_2受容体に関する研究は1990年代に大きく展開した．まず，組織学的に視索前野の吻側部に高密度のPGE_2結合部位（受容体）が存在することが証明された．PGE_2受容体には四つのサブタイプ

が存在する．そのうちの一つ，EP3受容体のmRNAとタンパク質がこの領域には多い（図3上段）．EP3受容体が発熱に必須であることは，EP3遺伝子ノックアウトマウスにより証明された．

21世紀に入ると，EP3受容体を発現している視索前野の神経細胞から，体温を上昇させる効果器までの神経経路の研究が進んだ（図3中・下段）．げっ歯類で体温を上昇させる効果器の一つに褐色脂肪細胞（brown adipose tissue：BAT）がある．BATは交感神経系によって活性化される（図3の③，④）．その交感神経系を脳から駆動しているのが，延髄の淡蒼縫線核の神経細胞である（図3の②）．視索前野のEP3発現細胞（図3の①）は，直接的および間接的に淡蒼縫線核の神経を抑制し，平常時の熱産生を抑制している．感染などで脳内のPGE_2が増えEP3受容体に作用すると，EP3受容体をもった神経細胞を抑制する．その結果，淡蒼縫線核の神経細胞は脱抑制により興奮し，交感神経系を介してBATでの熱産生を高める．最近，淡蒼縫線核はBATだけでなく骨格筋や皮膚血管の緊張性もコントロールして，体温を上昇させることが示された．一方，行動性による発熱の神経経路については未解明である．

（松村　潔）

■文献
1) 入來正躬編：発熱症候群，文光堂，1989．
2) 本間研一，彼末一之編：環境生理学，pp. 233-244, 北海道大学出版会，2007．
3) Matsumura K, Kobayashi S：Signaling the brain in inflammation：the role of endothelial cells. Front Biosci 9：2819-2826, 2004.
4) Matsumura K, Cao C, Watanabe Y, Watanabe Y：Prostaglandin system in the brain：sites of biosynthesis and sites of action under normal and hyperthermic states. Prog Brain Res 115：275-295, 1998.
5) Nakamura K, Matsumura K, Kobayashi S, Kaneko T：Sympathetic premotor neurons mediating thermoregulatory functions. Neurosci Res 51：1-8, 2005.
6) Nakamura K, Kaneko T, Yamashita Y, Hasegawa H, Katoh H, Ichikawa A, Negishi M：Immunocytochemical localization of prostaglandin EP3 receptor in the rat hypothalamus. Neurosci Lett 260：117-120, 1999.
7) Nakamura K, Matsumura K, Kaneko T, Kobayashi S, Katoh H, Negishi M：The rostral raphe pallidus nucleus mediates pyrogenic transmission from the preoptic area. J Neurosci 22：4600-4610, 2002.

3. 高体温症 2 —発熱症候群—

発熱時には体温の上昇とともにさまざまな反応が起こる．例えば，免疫系の活性化や急性相反応が発熱と同時に起こり，生体防衛機能が向上する．あるいは，発熱時には疲労感をおぼえたり，眠くなる．さらには，食欲が落ちる．これらは，「発熱時には体を休ませろ」という指令と考えられる．重要なことには，以上すべての反応が，インターロイキン（interleukin：IL)-1 などの炎症性サイトカインという共通の因子により引き起こされるのである．したがって，発熱時にみられるこれらの反応をすべてひっくるめて発熱症候群と呼ぶ．本章では，発熱症候群について解説するとともに，そのメリット，デメリットを考察したい．

a. 発　　熱

発熱のメカニズムの詳細については，前章を参照されたい．

発熱時には，なぜ積極的に体温を上げようとするのであろうか．答えは，われわれ自身にとって体温上昇が有利だからである．言い換えれば，高い体温は病原微生物などにとって不利な環境なのである．

この事実を見事に証明した実験がある．Klugerら[3,4]は，トカゲで検討を行った．変温動物であるトカゲは，暖かい場所と涼しい場所を行ったり来たりして体温を調節しようとする（変温動物でも適度な温度の環境さえ与えられれば，行動により体温を調節する）．図1(a)は，人工砂漠でのトカゲの体温調節を示している．砂を敷いた箱の半分の床に電熱ヒーターを埋め込んでおり，その部分が約50℃になるように設定する．電熱ヒーターがない半分は室温と同じ30℃である．ここにトカゲを入れると50℃と30℃の部分を行き来してある一定の範囲内で自己の体温を調節する．ところがトカゲに細菌を投与すると暖かいところにいる時間が増えてトカゲの発熱が起こるのである（図1(b)）．つまり自らの行動により発熱する．ここで，温度勾配のある箱からトカゲをだす．今度は，トカゲに細菌を投与した後にいろいろな温度で飼育した．すると，高い温度で飼育したトカゲ（発熱したトカゲ）ほど生存率が上昇した（図2(a)）．さらにトカゲを前述の温度勾配のある箱（図1参照）に戻して細菌と解熱薬を投与した．すると，解熱薬を投与して解熱したトカゲは生存率が減少した（図2(b)）．すなわち，発熱は生体にとって有利な反応であることがこれでわかる．このことは，発熱が魚類などの変温動物からわれわれヒトまで受け継がれていることからもうなずける．もし，発熱が不利なものであったら，進化の過程でなくなってしまうはずだからである．したがって，われわれは自ら発熱して病原微生物に抵抗しているものと考えられる．ではなぜ発熱は生体に有利に働くのであろうか．一つには，温度が上昇すると，宿主の免疫反応が増強する．例えば，白血球の運動や活性が高まる．インターフェロンの産生や機能が盛んになる．あるいは，Tリンパ球（T細胞）の活性化が起こる．一方，温度の上昇が，病原微生物の生育を抑制することがわかっている．最後に，温度の上昇とともに感染早期に起こる急性相反応は生体防衛上，非常に重要な役割を担っている．

b. 急性相反応[1]

病原微生物による感染初期には発熱と同時に，急性相反応と呼ばれる非特異的生体防衛反

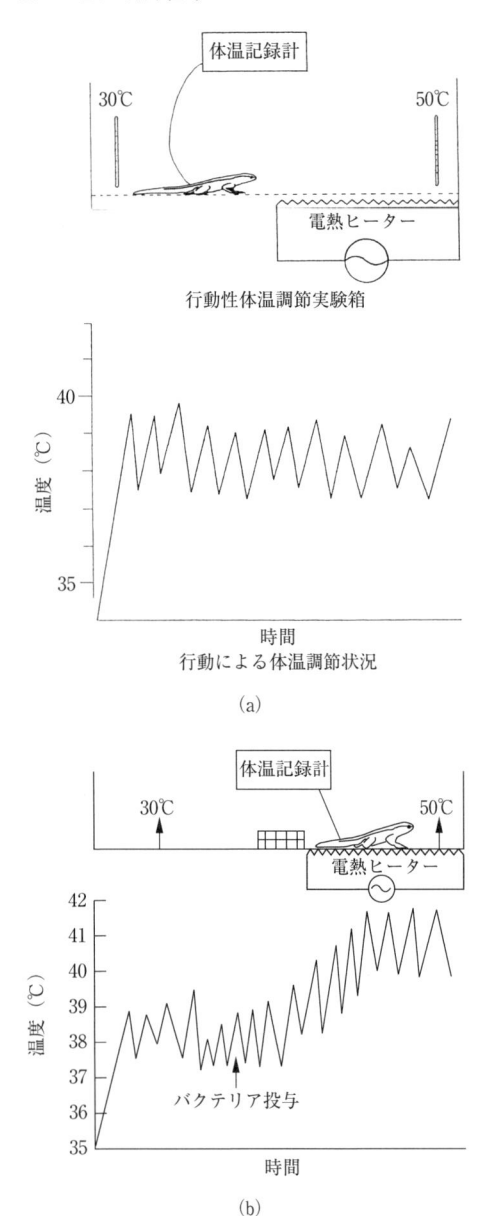

図1 人工砂漠でのトカゲの体温調節と発熱[1]
(a) 人工砂漠では，トカゲは50℃と30℃の部分を行き来して一定の範囲内で自己の体温を調節する．
(b) 一方，トカゲに細菌を投与すると暖かいところにいる時間が増えてトカゲの発熱が起こる．

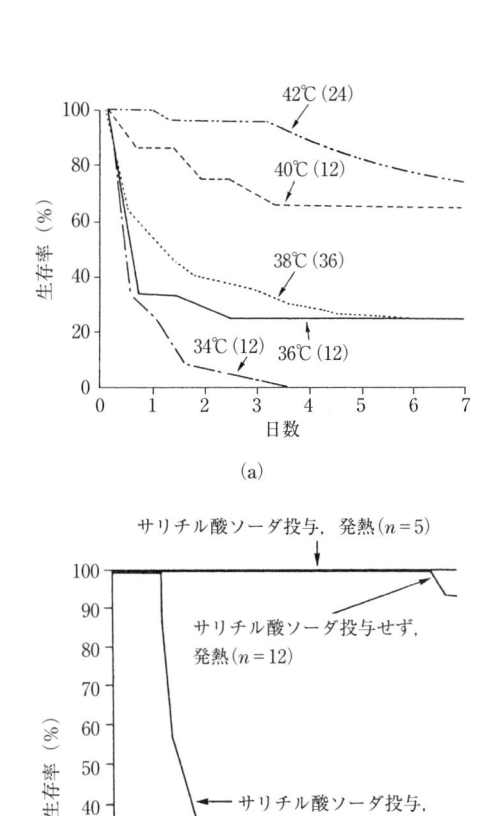

図2 発熱したトカゲの生存率と解熱薬の生存率に及ぼすマイナス効果[1]
(a) トカゲに細菌を投与した後にいろいろな温度で飼育すると，高い温度で飼育したトカゲ（発熱したトカゲ）ほど生存率が上昇した（括弧内は匹数）．
(b) トカゲを温度勾配のある箱（図1参照）に戻して細菌と解熱薬を投与すると，解熱したトカゲは生存率が減少した．

応が起こる．例えば，微量金属の血清鉄濃度や血漿亜鉛濃度が減少したり，血清銅濃度が上昇する．肝臓ではタンパク質合成が高まり，血清C反応性タンパク質（C-reactive protein：CRP）や血清フィブリノーゲン濃度が上昇する．一方，感染がさらに長引いてくるとそれぞれの病原微生物に特異的な防衛反応，すなわち免疫反応が起こってくる．免疫反応は生体防衛上有意義なものであることは広く知られている．ここでは，急性相反応がいかにして生体を防衛しているかについて考えてみたい．

まず，血清鉄濃度の減少に着目する．この反応は，温度の上昇（発熱）と相まって生体防衛

上重要な役割を果たしている．例えば，細菌をシャーレのなかでいろいろな温度といろいろな鉄濃度の培養液で培養する．すると，温度が高くて鉄濃度が低い培養液で培養すると，細菌の生育は抑制された．すなわち，発熱時の血清鉄濃度の減少は，細菌にとって都合の悪い環境である．病原細菌の生育には，適量の鉄が存在することが必要であるし，細菌の生育は高い温度では抑制されることが知られている．次に，肝臓でのタンパク質合成であるが，発熱時に血清CRP濃度が上昇するのは前に述べたとおりである．一般に，CRPは炎症の指標と考えられている．実際CRPは，細菌感染時の炎症性サイトカイン産生を促進する．このようにして，CRPは生体防衛反応に寄与しているのである．最後に，急性相反応と発熱が，炎症性サイトカインという共通の因子により引き起こされる事実は重要である．

c．発熱症候群にデメリットはあるか

これまで，発熱症候群のうち，発熱と急性相反応に焦点を絞ってそのメリットについて述べてきた．では，これら発熱症候群にデメリットはあるのだろうか．発熱と急性相反応は生体防衛反応であるが，それが過度になると生体にとって好ましくない状況が出現する．例えば，40℃を超えるような極端な発熱は，宿主の抵抗力を奪うし，脳の神経細胞へのダメージも起こってくる．急性相反応が過度に起こる状況では，全身の炎症反応が著しく亢進しており生体にとってかえってマイナスである．したがって，極端な発熱症候群が起こっているときには，まず解熱薬（プロスタグランジン合成阻害薬）で発熱を抑制する必要がある．しかし，急性相反応には解熱薬は効かないので（急性相反応にはプロスタグランジンの関与がないので），例えば，interleukin-receptor antagonistのような炎症性サイトカインの作用を抑える薬が有効であるかもしれない．

最後に，発熱症候群は生体にとって有益な状態であるが，それが行きすぎたときには抑制する処置が必要であることを強調して，本章を終えたい．

〔渡邊達生〕

■文献

1) 村上 惠：発熱と生体制御, 日本医事新報社, 1988.
2) 本間研一, 彼末一之編：環境生理学, pp.233-244, 北海道大学出版会, 2007.
3) Kluger MJ, Ringler DH, Anver MR: Fever and survival. Science 188(4184): 166-168, 1975.
4) Bernheim HA, Kluger MJ: Fever and antipyresis in the lizard *Dipsosaurus dorsalis*. Am J Physiol 231(1): 198-203, 1976.

4. 高体温症 3 ―発熱の管理と治療―

　前章で述べたように，発熱は元来生体にとって有益なものである．しかし，過度の体温上昇は，宿主の抵抗力を奪ったり脳にダメージを与える．このようなときには，解熱薬を投与して体温上昇を抑制する必要がある．本章では，現在使用されている解熱薬を中心とした発熱の治療と，その副作用について考察する．さらにその関連項目として，最近までに明らかにされた発熱抑制に働く生理活性物質について紹介する．

a. 解熱薬と副作用

　解熱薬は，発熱の最終メディエーター産生を抑制して発熱を抑える．インドメサシンやアスピリンなどの非ステロイド性抗炎症薬がそれに当たる．発熱の最終メディエーターについて概説する[1]．

　細菌などにより活性化されたマクロファージは，炎症性サイトカインを産生・放出する．炎症性サイトカインは，脳あるいは脳の近傍に作用してプロスタグランジン E_2 を放出させる．このプロスタグランジン E_2 が最終メディエーターとして働いて，発熱が起こるものと理解されている．プロスタグランジン E_2 産生の第1段階は，ホスホリパーゼ A_2 によるアラキドン酸の細胞質への遊離である．次に，シクロオキシゲナーゼがアラキドン酸に作用すると，プロスタグランジン G_2 が合成され，プロスタグランジン G_2 から，プロスタグランジン E_2 が合成される（図1）．インドメサシンやアスピリンは，この経路のなかのシクロオキシゲナーゼの活性を抑制してプロスタグランジン E_2 の産生を阻害し，解熱させる．

　解熱において有効な非ステロイド性抗炎症薬

細胞膜のリン脂質
↓
アラキドン酸
↓
シクロオキシゲナーゼ ←------ 非ステロイド性抗炎症薬
↓
プロスタグランジン G_2
↓
プロスタグランジン E_2

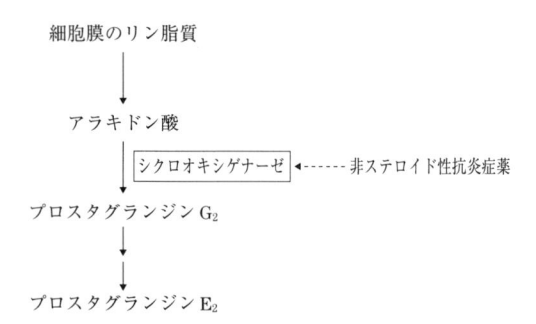

図1　プロスタグランジン産生経路と解熱薬
細胞膜のリン脂質から細胞質内に遊離されたアラキドン酸に，シクロオキシゲナーゼが作用する．その結果，合成されたプロスタグランジン G_2 から，プロスタグランジン E_2 が産生される．インドメサシンやアスピリンは，シクロオキシゲナーゼの活性を抑制してプロスタグランジン E_2 の産生を阻害し，解熱させる．

には，さまざまな副作用がある．胃腸障害，気管支喘息（アスピリン喘息），肝障害，腎障害などである．特に，胃壁のシクロオキシゲナーゼは，胃壁が分泌する酸（塩酸）に対する胃壁の防御作用に関与しており，酸により胃壁が溶解されないようにしている．したがって，シクロオキシゲナーゼが阻害されると，胃潰瘍や消化管出血の原因となるのである．一方，さらに重篤な副作用が知られている．アスピリンが関与している可能性が高い「ライ症候群」である．

　ライ症候群は，1963年，オーストラリアの病理学者Reyeにより「諸臓器（特に肝臓）に脂肪沈着を伴う原因不明の急性脳症」として報告された．主として小児において，突然けいれんや意識障害などの広範囲な脳の機能不全が発現し進行する．肝臓や他の諸臓器の脂肪沈着，ミトコンドリア変形を伴う．脳炎の所見はない．予後は入院時の意識障害の程度や全身状態による．子どもが死亡する可能性は全体で約20%であるが，病気が軽症だった子どもの2%

未満から，深い昏睡に陥った子どもの80％以上まで幅がある．原因は不明であるが，インフルエンザや水痘（水疱瘡）などのウイルス疾患や解熱鎮痛剤であるアスピリンが病気の発症に関与しているとされている．1982年，アメリカにおいてサリチル酸系製剤，特にアスピリンの使用とライ症候群の関連性を疑わせる疫学調査結果が報告された．具体的には，ライ症候群患者では，アスピリンなどのサリチル酸系製剤が使用されている割合が有意に高かった．さらに，小児のインフルエンザなどへのアスピリンの使用を控えると，ライ症候群は激減した．しかし，日本における調査では，アスピリンの使用とライ症候群との間に疫学的な関連性は認められなかった．また，日本では，アメリカでみられたような小児へのアスピリンの使用の減少に伴うライ症候群の明確な減少はみられなかった．このように，アメリカと日本の疫学調査結果は異なったものになったが，日本においてもサリチル酸系製剤の小児への使用のあり方について今後も注意を払っていく必要があると考える．しかし，ライ症候群の原因は不明であることには変わりない．

b．発熱抑制に働く生理活性物質

これまで，脳内の生理活性ペプチドであるα-メラニン細胞刺激ホルモン（α-melanocyte-stimulating hormone：α-MSH）やアルギニンバゾプレッシン（arginine vasopressin：AVP）は発熱抑制に働くことが示されて来た[2]．実際これらのペプチドを実験動物の脳内に投与すると発熱が抑制される．さらに近年，中島ら[2]は，アラキドン酸の代謝系の一つであるエポキシゲナーゼ系に着目し，その代謝産物であるエポキシエイコサトリエン酸（epoxyeicosatrienoic acid：EET）が内因性解熱物質として働いていることを明らかにした．EETの産生を抑制すると発熱が増強し，EETを脳に投与すると発熱が抑制されるのである．

ごく最近，筆者らは四つ目の解熱物質を発見した．ナトリウム利尿ペプチド（natriuretic peptide：NP）である．このペプチドは脳の内外で発熱を抑制する．筆者らは，実験的に細菌性内毒素（lipopolysaccharide：LPS）をラットの静脈内に投与した．この場合，三つの山からなる3相性発熱が起こる．筆者ら[3]は，LPS発熱に及ぼすNPやNP受容体拮抗薬の効果を検討した．その結果，LPSの静脈内投与による3相性発熱の2相目と3相目は，NP受容体拮抗薬の静脈内投与と脳室内投与により，それぞれ有意に増強した．しかし同拮抗薬は，サイトカインの静脈内投与による発熱に対して何ら影響を及ぼさなかった．脾臓におけるサイトカイン産生をNP受容体拮抗薬は有意に促進した．心房性NP（atrial NP：ANP）を静脈内あるいは脳室内に投与すると，LPSによる3相性発熱の2相目あるいは3相目は有意に抑制された．したがって，NPはLPSによるサイトカイン産生を脳の内外で抑制して，LPS発熱を抑制しているものと推察される．次に，NPが脳のマクロファージであるミクログリアの炎症性転写因子（NF-κBとAP-1）の活性化を抑制してLPSによるサイトカイン産生を抑制している可能性を究明した[4]．筆者らは，ミクログリアにNP受容体mRNAの発現があることを確認した．LPS刺激により，ミクログリアの一酸化窒素（nitric oxide：NO）産生は増加した．ANPを作用させると，このNO反応は減弱した．さらに，ANPによるNO反応抑制はNP受容体拮抗薬によりブロックされた．LPS刺激によりIL-1はタンパク質，mRNAレベルで増加したがANPにより双方とも有意に抑制された．LPSによりミクログリアの形態は球形から突起をもつ紡錘形に変化したが，その変化はANPにより抑制された．LPSによるミクログリアのNF-κBとAP-1の活性化は，ANPにより抑制された．したがって，ANPはNF-κBとAP-1の活性

化を阻害してLPSのラットミクログリアへの刺激作用を抑制するものと考えられる．一方，NP受容体（type Aおよびtype B）拮抗薬によりANPのNO反応抑制効果が阻害された事実と，ミクログリアにNP受容体（type A, type B, およびtype C）の発現が認められたことより，ANPの効果はNP受容体のtype Aあるいはtype Bを介して発現するものと推察される．以上の研究結果から，脳の内外のNPはサイトカイン産生を抑制して発熱を抑制するものと考えられる．

c. 今後の発熱治療

現在，さまざまな解熱薬が発熱治療に用いられている．これらの薬は，発熱抑制という点において非常に有効である．しかし，本章で記載したように，解熱薬には，胃腸障害，気管支喘息，肝障害，腎障害，さらにはライ症候群を起こす可能性が示唆されている．一方最近，内因性解熱物質の存在が報告されている．α-MSH, AVP, EET, あるいはNPが脳内で作用して発熱の行きすぎをコントロールしているものと理解されている．これらはすべて生体自身が産生する物質であるので，解熱薬として利用しても副作用がほとんどないと推察される．しかし，内因性解熱物質の多くはペプチドで，脳血液関門を通過しにくい．ヒトでは脳内に投与して治療することはできないので，脳血液関門を通過するアゴニストの開発が必要である．一方，EETは脂溶性であるので，血中に投与したら脳に移行するかもしれない．この点の解明と，効果を発揮できる量の決定が今後必要である．大量が必要ならば，EETのもつ別の作用（例えば，血圧低下）が副作用となる可能性があるからである．いずれにしても，副作用のない，あるいは少ない新たな解熱薬の登場が待たれる．

（渡邊達生）

■文献

1) 本間研一，彼末一之編：環境生理学，pp. 233-244，北海道大学出版会，2007.
2) 彼末一之，中島敏博：ブレインサイエンスシリーズ23 脳と体温（彼末一之，中島敏博編），pp. 140-146，共立出版，2000.
3) Miyoshi M, Kitagawa Y, Imoto T, Watanabe T : Effect of natriuretic peptide receptor antagonist on lipopolysaccharide-induced fever in rats. Is natriuretic peptide an endogenous antipyretic ? J Pharmacol Exp Ther 318 : 1163-1170, 2006.
4) Moriyama N, Taniguchi M, Miyano K, Miyoshi M, Watanabe T : ANP inhibits LPS-induced stimulation of rat microglial cells by suppressing NF-κB and AP-1 activations. Biochem Biophys Res Commun 350(2) : 322-328, 2006.

5. 高体温症 4 ―悪性高熱症―

悪性高熱症（malignant hyperthermia：MH）は，揮発性吸入麻酔薬や脱分極性筋弛緩薬（サクシニルコリン：Sch）により誘発され，呼吸性・代謝性アシドーシス，高熱，筋強直，頻脈，不整脈，高血圧，低血圧などの循環変動，高カリウム血症，高クレアチニンキナーゼ血症，ミオグロビン尿症などを呈する筋疾患で，常染色体優性遺伝である[1~3]．

発生頻度は10～30歳代男性に高く，同年代で死亡率も高い[2]．しかし，潜在的な疾患であるために，MH素因を術前検査から診断することは困難なことが多い．引き金となる薬剤に曝露されて，直ちに発症することもある一方で，数時間何も起こらず，全身麻酔経過中に発症することも，逆に発症しない場合もある．しかし，いったん発症すると症状の進行は速く，体温上昇は急激であり，低血圧，不整脈に引き続き，循環不全に陥り，突然の心停止がもたらされる場合もある．

なお，特徴的な症状としての体温上昇は，体温調節中枢セットポイント（設定温度）が上昇した病態である「発熱」ではなく，体温調節中枢には問題がなく，熱産生が上昇した「高体温」である．

病因は，骨格筋細胞の小胞体のCa^{2+}放出チャネル（リアノジン受容体：RYR）[1]の機能異常であり，細胞内Ca^{2+}濃度が異常上昇し，代謝が亢進することが臨床症状の本態である[1~3]．すなわち，骨格筋細胞内代謝亢進に伴い，骨格筋での熱産生が増大，熱産生が放散を上回り，異常な高熱となる．MHに特異的臨床症状は少ないため，特に全身麻酔中での早期診断には困難がつきまとい，複数の症状が現れてからMHと診断されることが多い．

a．臨床症状

骨格筋細胞内Ca^{2+}は，骨格筋の収縮，解糖作用やミトコンドリア機能の調整に関与している．Ca^{2+}は，アクチンフィラメント上にあるトロポニンCと結合し，トロポミオシンとアクチンに構造的変化を引き起こし，ミオシンにあるATPaseを活性化し，アデノシン三リン酸（adenosine triphosphate：ATP）が分解し，筋収縮が起こるとされている．

骨格筋細胞内Ca^{2+}が増加すると，細胞内グリコーゲン分解や解糖系酵素ホスホリラーゼキナーゼが活性化され，ATPが消費されてグリコーゲンからグルコースへ，次いでグルコースが分解されてエネルギーと乳酸を産生する．

骨格筋小胞体（sarcoplasmic reticulum：SR）のCa^{2+}が調節レベルを超えて上昇すると，ミトコンドリア内へCa^{2+}を取り込み貯蔵する機能が作動する仕組みが存在する．ミトコンドリアでは，ATP需要増加に応じて，好気的代謝が活性化され，酸素を消費してATPが産生される．一過性Ca^{2+}濃度増加に対しては，ATPを消費して骨格筋小胞体内へCa^{2+}を取り込んで，骨格筋細胞内Ca^{2+}濃度を一定に維持しようとする仕組みも存在する．

他方，悪性高熱症素因者（malignant hyperthermia susceptible：MHS）に対して揮発性吸入麻酔薬やSchが投与されると，これら骨格筋Ca^{2+}調節機構が破綻し，Ca^{2+}濃度が異常上昇するため，筋収縮，グリコーゲン分解が活性化，SRへのCa^{2+}取り込みが増加する．これらの過程にはATPが必要であるため，ミトコンドリアではCa^{2+}を取り込む作用以外にもATP産生目的で，好気的代謝が活性化され，酸素を消費し，ATPが産生される．そして骨

格筋収縮，ミトコンドリア好気的代謝，解糖系，ATP加水分解などにより発熱が引き起こされる．

MHでは，上述した一連の化学反応により，酸素とグリコーゲンが枯渇し，二酸化炭素と乳酸，熱が過剰に生成され，ついには骨格筋細胞膜も障害される[3~5]．MHの初発の変化は，骨格筋細胞内でのCa^{2+}濃度の上昇であり，MHブタでも報告されるほどに知られている[6]．咬筋強直以外の臨床症状のうち，最初に観察される敏感な症状は呼気二酸化炭素濃度（$EtCO_2$）の上昇であると報告されている[1,7]．

全身麻酔中では，換気条件を一定にして管理維持していることが多いため，早期にこの$EtCO_2$の上昇に気づくことが多いが，逆に人工呼吸器の設定で$EtCO_2$が一定の値になるように，例えば$EtCO_2=38$ mmHgと設定していると，この初期症状発見が遅れる場合もありうる[8]．

さらに病態が進行すると，動脈血酸素飽和度（SpO_2）低下，頻脈，不整脈が続いて観察され，続いて体温上昇，筋強直もみられてくる．二酸化炭素と乳酸産生増加により，代謝性アシドーシスが認められてくると，初期にはあまり変動がなかった血圧が，体温上昇に伴い，最初上昇してきて，突然低下してくる．

この段階より最終的なMHの様態にまで進行してくると，横紋筋融解が引き起こされてきて，K^+やクレアチンキナーゼ（creatine kinase：CK），また，ミオグロビン血中濃度が上昇する．ミオグロビンによる急性腎不全，播種性血管内凝固（disseminated intravascular coagulation：DIC），肺水腫，脳浮腫，肝不全などが引き続いて生じて多臓器不全の様態を示してくる．

b. 悪性高熱症の臨床診断基準

ある症状がみられたから，即座にMHであると診断可能な特異的臨床症状はなく，MHを疑う兆候が1～2しか認められない状況では臨床診断は難しい．複数の症状からMHとしての臨床診断が可能となってくる．これらのことから，早期に治療されてしまった症例では，臨床症状のみからMHという臨床診断は難しく，MH素因診断は筋生検もしくは遺伝子診断で行うしかない．

臨床症状からの結果と筋生検の結果とを比較することにより，臨床症状の方からMHを予測しようという試みが1980年代から行われてきている[9]．

わが国におけるMHの臨床診断基準は，以下のとおりである．

(1) 体温基準

A　麻酔中，体温が40℃以上．

B　麻酔中15分間に0.5℃以上の体温上昇で，最高体温が38℃以上．

・その他の症状

1) 原因不明の頻脈，不整脈，血圧変動．
2) 呼吸性および代謝性アシドーシス（過呼吸）．
3) 筋強直（咬筋強直）．
4) ポートワイン尿（ミオグロビン尿）．
5) 血液の暗赤色化，動脈血酸素分圧（PaO_2）低下．
6) 血清K^+，CK，グルタミン酸オキサロ酢酸（アスパラギン酸アミノトランスフェラーゼ，GOT），グルタミン酸ピルビン酸トランスアミナーゼ（アラニンアミノトランスフェラーゼ，GPT），乳酸デヒドロゲナーゼ（LDH）の上昇．
7) 異常な発汗．
8) 異常な出血傾向

・劇症型：AかBを満たし，その他の症状を認める．

・亜型：体温基準を満たさないが，その他の症状がある．

わが国では，1974年に盛生らにより提唱され，1987年に一部改定された臨床診断基準が

用いられている[10]．これは体温を指標として，MHを劇症型と亜型に分類している．ここでは，基準の重点が体温に置かれているため，体温上昇を来す状態である，中枢性の高体温，感染症や麻酔覚醒時のふるえにおいてさえ，劇症型MHと診断されるおそれがありうるが，最高体温が38℃以上で15分間に0.5℃上昇が観察されれば，15分間の経過で，全身麻酔中でも診断を下せるという利点が考えられる．また，劇症型MH症例報告[2]やMH死亡症例の検討[11]から体温上昇が患者予後に最も関連があることからも，最も有効な診断基準であると判断されている．

(2) 特異的検査法

① 血清CK値： 血清CK値がMH素因者では高いことにより，高CK血症を診断あるいは素因の有無に用いようとした時代があった[12]．しかし，MH以外の多くの筋疾患においても高CK血症を示す事実が蓄積されてきた．また単に筋細胞が破壊されたことによってCK値が上昇することから，一般的にはMHの診断的価値はCK値にはない．

② カフェイン・ハロタン拘縮試験： MH患者から摘出した骨格筋では，カフェイン，クロロホルム，ハロタンによる収縮域値が低下していることが発表されて以来[13]，欧米では骨格筋によるカフェイン・ハロタン拘縮試験がMH診断基準として定着してきた[14]．しかし現在では，その実験系がもつ欠点により，偽陽性，偽陰性の発生率が高いことが問題となっている[15]．

③ Ca^{2+}遊離速度測定： この検査では，筋生検を行い，化学的にskined fiberを作製し，筋小胞体からのCa^{2+}遊離速度（Ca^{2+}によるCa^{2+}遊離（calcium induced calcium release：CICR）速度）を測定し，遊離速度亢進症例を陽性と診断し，MH素因者とした[16]．

筋小胞体からのカルシウム遊離を担うチャネルの主要構成因子は，植物アルカロイドであるリアノジンと特異的に結合するタンパク質であることが知られている．すなわち，MHの原因がリアノジン結合タンパク質（リアノジン受容体）機能異常であろうことを意味することになる．筋小胞体におけるCa^{2+}遊離チャネル機能異常がなく，他部位に異常がある場合にはCICR速度は亢進せず，陰性となる．その意味からMHに特異的検査であると考えられる．

④ 遺伝子解析： 先述したリアノジン受容体対応遺伝子における点変異の発見は，ブタでは*Arg 615 Cys*の変異[17]，ヒトでは*Arg 614 Cys*変異につながった[18]．それ以降，約20か所以上の点変異が確認されたが，世界的にも20〜30%程度しか診断できないことも判明しており，未解決な問題が多く，臨床応用にはほど遠い[19]．

c. 悪性高熱症発見の発端となった症例

自然界には存在しない揮発性吸入麻酔薬とSchという脱分極性筋弛緩薬によって，誘発されることが多い疾患であるMHが，どのようにして疾患として記述されるようになったのかは興味深い．

1960年4月14日，それは日本にもなじみ深いオーストラリア第2の都市メルボルンにある王立メルボルン病院救急部に運び込まれてきた，車にひかれた下肢複雑骨折の21歳の男性に端を発する．彼は受傷した足についてよりも，全身麻酔を受けることに異様な恐怖を訴えた．この訴えに興味を示した青年医師に患者が明かしたことは驚くべきことであった．彼の親族で全身麻酔を受けた38名のうち，10名が亡くなったと言うのだ．この患者に対してはその当時の新しい揮発性麻酔薬であるハロセンを使用したところ，やはり麻酔開始直後より心拍が異常増加し，不整脈も出現したため，麻酔科医は直ちに麻酔を中止した．覚醒して初めてこの患者が語ったことには，「全身が燃えるように熱くてたまらない」というものであったと言

う．この逸話は，Lancet誌のLetter to the Editorに書かれた最初のMHの論文[20]のもととなった[21]．

d．モデル動物

畜産業界では，ハム製造の際，屠畜時にストレスによると思われる理由で死亡してしまうブタの肉では，肉質が悪く経済上大きな問題になっていた．このストレスブタの肉は，pale, soft and esudative porkという表現で特徴づけられたため，PSEと名付けられた[22]．これらストレスブタの筋肉検査のためにハロタン麻酔を施行したところ，頻脈，全身筋肉硬直，体温の異常上昇が観察された．一方，イギリスのケンブリッジ大学獣医師Hallらがスクサメソニウム（Sch）投与により，MHと類似した症状を示した報告し，MHモデル動物の可能性が確立された[23]．この動物モデルを用いることにより，正確な病態推移（体温変動，血清生化学データの変化，血液ガス分析での変動など）が了解され，ヒトでのMHを理解，解析するうえでの臨床症状や検査値データ変動を裏づけるものとなり，さらにMH病態解明や，治療，遺伝子解析などで大きな貢献をした．ブタ以外では，gery houndなどのイヌや，ネコ，クマ，ウマでMH発症素因が認められている．

e．治療法

高体温に対して冷やしたり，不整脈の治療を行ったりなどの対症療法が主であった時代から，原因薬物が明らかになり，揮発性吸入麻酔薬，脱分極性筋弛緩薬（スクサメソニウム）など原因薬剤投与中止も重要な治療法となった．

特効薬としてのダントロレンが現在の形で提供されるようになったのは，1979年のことである．そもそも，フェニトイン系薬物であるダントロレンは難水性で，これの粉末をマンニトールと水酸化ナトリウムで3時間かけて溶解し，約0.5mg/ml溶液が作成されたのが最初であった．この溶液を大量に前投薬したMH素因ブタは，ハロタンによる全身麻酔でMHが誘発されなかった．また，MHを発症させたブタに対して，ダントロレン溶液を静注したところ，MH症状が速やかに消えることが観察された[24]．これにより，ダントロレンがMHへの特効薬の地位についた．ダントロレンを凍結乾燥した製剤がその後開発され，現在販売されているように蒸留水に3分間で溶解可能となり，臨床試験の後[25]，1985年にわが国でも認可されている．

現在でもまだ揮発性吸入麻酔薬として，ハロタンの後継薬であるMHを誘発しうるセボフルレン，デスフルレン，イソフルレンが臨床で用いられている．他方，MHを誘発しない静脈麻酔薬であるプロポフォールと鎮痛薬としてのフェンタニル，レミフェンタニルを組み合わせる全静脈麻酔も，投与に用いるインフュージョンポンプの進歩とともに，その地位を確立しつつあり，全身麻酔に占める割合も増えつつある．この割合が増えるにつれて，全身麻酔中に発症するMHの数は確実に少なくなっている印象である．今後の動向に注目したい．

〔尾﨑　眞〕

■文献

1) Hopkins PM : Malignant hyperthermia : advances in clinical management and diagnosis. Br J Anaesth 85 : 118-128, 2000.
2) 弓削孟文，向田圭子：悪性高熱症．日本臨床 60 : 635-642, 2002.
3) Wappler F : Malignant hyperthermia. Eur J Anaesth 18 : 632-652, 2001.
4) Loke J, MacLennan DH : Malignant hyperthermia and central core disease : disorder of Ca^{2+} release channels. Am J Med 104 : 479-486, 1998.
5) Avila G : Intracelular Ca^{2+} dynamics in malignant hyperthermia and central core disease : established concepts, new cellular mechanisms involved. Cell Calcium 37 : 121-127, 2005.
6) Ryan JF, Lopez JR, Sanchez VZ et al. : Myo-

plasmic calcium changes precede metabolic and clinical signs of porcine malignant hyperthermia. Anesth Analg 79：1007, 1994.
7) 久保田稔，藤井公融，向田圭子ほか：悪性高熱症モデル豚（Poetrain pig）の麻酔経験．麻酔と蘇生 27(別)：87-95, 1991.
8) Karan SM, Crowl F, Muldoon SM：Malignant hyperthermia masked by capnographic monitoring. Anesth Analg 78：590, 1994.
9) Larach MG, Rosenberg H, Larach DR et al.：Prediction of malignant hyperthermia susceptibility by clinical signs. Anesthesiology 66：547-550, 1987.
10) 盛生倫夫，菊池博達，弓削孟文ほか：悪性高熱症診断基準の見直し．麻酔と蘇生 80：771-779, 1988.
11) 前原康弘，向田圭子，河本昌志ほか：本邦における1990年以降の悪性高熱症死亡症例の検討．日本臨床麻酔学会雑誌 20：385-389, 2000.
12) Aldrete JA, Padfield A, Solomons CC et al.：Possible predictive tests for malignant hyperthermia during anesthesia. JAMA 215：1465-1469, 1971.
13) Ellis FR, Harriman DGF, Keaney NP et al.：Halothane-induced muscle contracture as a cause of hyperpyrexia. Br J Anaesth 43：721-722, 1971.
14) Larach MG, The North American Malignant Hyperthermia Group：Standardization of the caffeine halothane muscle contracture tests. Anesth Analg 69：511-515, 1989.
15) 奥 史郎：カフェイン・ハロタン拘縮試験の現況と問題点．臨床麻酔 18：883-892, 1994.
16) Kawana Y, Iino M, Horiuchi K et al.：Acceleration in calcium-induced calcium release in the biopsied muschle fibers from patients with malignant hyperthermia. Biomed Res 13：287-297, 1992.
17) Fujii J, Otsu K, Khanna VK et al.：Identification of a mutation in porcine ryanodine receptor associated with malignant hyperthermia. Science 253：448-451, 1991.
18) Gillard EF, Otsu K, Fujii J et al.：A substitution of cysteine for arginine-614 in the ryanodine receptor is potentially causative of human malignant hyperthermia. Genomics 11：751-755, 1991.
19) Quane KA, Healy JMS, Keating KE et al.：Mutations in the ryanodine receptor gene in central core disease and malignant hyperthermia. Nat gen 5：51-55, 1993.
20) Denborough MA, Lovell RRH：Anaethetic death in a family. Lancet 2：45, 1960.
21) Denborough MA：Malignant hyperthermia. Lancet 352：1131-1136, 1998.
22) Topel DG, Bicknell EJ, Preston KS et al.：Porcine stress syndrome. Mod Vet Prac 49：40-60, 1968.
23) Jones EW, Nelson TE, Anderson IL et al.：Malignant hyperthermia of swine. Anesthesiology 36：42-51, 1972.
24) Harrison GG：Control of the malignant hyperpyrexia syndrome in MHS swine by dantrolene sodium. Br J Anaesth 47：62-65, 1975.
25) Kolb ME, Horne ML, Martz R：Dantrolene in human malignant hyperthermia：a multicenter study. Anesthesiology 56：254-262, 1982.

6. 高体温症5―ストレス性高体温―

ストレスが体温に影響を及ぼすのではないかということは以前から考えられてきた．しかし体温の概日リズムと個人差により，実証が困難であった．近年，ようやくストレスが体温に影響すること（ストレス性高体温：stress-induced hyperthermia）が解明されつつある．1945年にシカゴ大学の研究者が映画をみた人の体温はみなかった場合の同時刻の体温と比較して平均で0.5℃ほど高いことを報告している[1]．その後の研究で，多くの学生ボランティアの協力により，試験の直前にはそうでない場合と比較して深部体温が上昇することが複数の研究グループにより確かめられた．この体温上昇はほとんどの場合1.0℃以下であり，上昇した体温は通常体温の上限値（37.0～37.7℃）を超えることはほとんどない．

このストレスにより体温上昇が生じる仕組みを解明するため，実験動物による研究が行われ，ラット，マウス，ウサギでストレス性高体温が観察された．ラットでは動物を手で扱うハンドリングストレスにより約2.0℃の体温上昇が見られた．これら，動物に高体温を引き起こすストレスはハンドリングストレスのほかに，広いところに動物を置くオープンフィールドストレス，動物が居住しているケージを変えるケージチェンジストレスなど，多様である．

a．発 熱

発熱は主としてプロスタグランジンE_2（PGE_2）が視索前野の温度感受性ニューロンに作用して生じる調節された体温上昇である[4]．視索前野には温度上昇に対しニューロン活動が促進する温ニューロン，温度下降に対し活動が促進する冷ニューロン，温度変化に対し反応しない非温度感受性ニューロンの3種類のニューロンが存在する．このうち，温ニューロンは全身の熱放散反応に，冷ニューロンは熱産生および体熱保持反応に出力することが解明されている．発熱物質を投与すると温ニューロン活動が抑制され，冷ニューロン活動が促進され，非温度感受性ニューロンの活動にはほとんど影響がない．つまり，発熱物質の体温調節中枢への作用により熱放散反応が抑制され，熱産生および体熱保持反応が促進されて体温が上昇するのが発熱である．

ここで，サルを用いた研究で温度感受性ニューロンの一部は，報酬や嫌な物といった温度に関係がない情動性の刺激により活動が変化することが見出されている．情動性刺激が体温調節中枢に作用して体温を変化させることが示唆される．さらに，ヒトで，胸部や腹部の発汗率が計算をさせると素早く変化することも知られており，情動をつかさどる神経回路からの体温調節中枢への神経経路の存在が推測される．ラットでは海馬から視索前野の温度感受性ニューロンへの神経連絡が存在することも判明している[3]．

b．ストレス性高体温と発熱

発熱とストレス性高体温を関連づける重要な知見として，シクロオキシゲナーゼ阻害剤である解熱薬がストレス性高体温を抑制することが多くの研究で示された．ハンドリングストレス，オープンフィールドストレス，ケージチェンジストレスなど，ストレスの種類によらず，解熱薬が実験動物の体温上昇を抑制するので，一部の研究者はストレス性高体温を情動性発熱（emotional fever）と称している．具体的に

は，解熱薬であるサリチル酸やインドメサシンを脳室内あるいは腹腔内に投与するとラットのオープンフィールドストレスによる体温上昇を減弱した．同量の解熱薬はストレスを受けていないラットの通常体温には影響を与えなかった．なお，インドメサシンはケージチェンジストレスによる深部体温上昇のみならず血漿中のPGE$_2$や副腎皮質刺激ホルモン（adenocorticotropic hormone：ACTH）の増加も抑制した．これらの知見はストレス性高体温において発熱と同様に体温調節中枢でアラキドン酸カスケードが賦活され，発熱の最終メディエーターであるPGE$_2$が産生され，温度感受性ニューロンに作用し，その結果体温が上昇する可能性を示している．

ストレスが視索前野でのPGE$_2$産生を引き起こす機構の仮説として，次の脳内経路が考えられている．ストレスは青斑核のノルアドレナリンニューロンを興奮させる．このシグナルが腹側ノルアドレナリン束を経由して視索前野に至り，そこのニューロンあるいはアストロサイトでのPGE$_2$合成が促進されるというものである．実際，ストレスにより視床下部におけるノルアドレナリンの放出が促進され，ノルアドレナリンを視索前野へ投与すると素早い局所PGE$_2$産生がモルモットで観察されている．

c．ストレス性高体温とストレス応答系

ストレスを受容する神経機構は諸説あり，詳細は未だに不明だが，視床下部室傍核に存在するコルチコトロピン放出ホルモン（corticotropin releasing hormone：CRH）含有ニューロンがストレスにより活動亢進することは明らかである．室傍核のニューロンで産生されたCRHは正中隆起から下垂体門脈へ放出される．このCRHが下垂体前葉でACTH産生細胞に作用することにより血中にACTHが放出され，内分泌系のストレス応答が発現する．CRHはストレス応答のキー物質と考えられる．室傍核のCRHは褐色脂肪組織を支配する交感神経も活性化する可能性がある．褐色脂肪組織は摂食後や寒冷曝露に対して熱産生することが知られており，ストレス性高体温は褐色脂肪細胞の熱産生により生じる可能性もある．実際，ケージチェンジストレスによる高体温はCRHのアンタゴニストであるαヘリカルCRHの脳室内投与により，減弱することができる．

下垂体前葉から放出されるACTHはストレスに特異的に血中濃度が上昇する．このホルモンの作用により副腎皮質から，グルココルチコイド，ミネラルコルチコイド，性ステロイドが分泌される．このうちグルココルチコイドはストレスによる多くの全身症状を引き起こすばかりでなく，室傍核や下垂体前葉へ作用してネガティブフィードバック系を形成し，静止期のホメオスタシスおよびストレス応答の速やかな終了に寄与している．

さらに，グルココルチコイドはアラキドン酸カスケードの第1段階である細胞膜からアラキドン酸を切り出すホスホリパーゼA$_2$の作用を阻害するので，解熱薬として知られている．副腎を切除したラットにグルココルチコイド受容器アンタゴニストであるRU-38486を脳室内投与すると，LPS投与による通常の発熱もオープンフィールドストレスによる高体温も増強した．しかし，RU-38486を視索前野の隣で体温調節中枢を構成する前視床下部に微量注入するとLPSによる発熱は増強されたが，ストレス性高体温には影響を及ぼさなかった[2]．この知見は，発熱とストレス性高体温の発現機構に違いがあることを示唆する．発熱物質が作用するアラキドン酸カスケードは視索前野およびその近傍に存在するのに対し，ストレスが作用するアラキドン酸カスケードは体温調節中枢以外の部位に存在し，そのどちらも血中や脳内に投与したシクロオキシゲナーゼ阻害剤である非ステロイド系解熱薬の影響を受けると考えられ

る。　　　　　　　　　　　　（中島敏博）

■文献

1) Kleitman N : The effect of motion pictures on body temperature. Science 101 : 507-508, 1945.
2) McClellan JL, Klir JJ, Morrow LE, Kluger MJ : Central effects of glucocorticoid receptor antagonist RU-38486 on lipopolisaccharide and stress-induced fever. Am J Physiol 267 : R705-R711, 1994.
3) Osaka T, Hori T, Kiyohara T, Shibata M, Nakashima T : Comparison of influences of stimulation of Ammon's horn and subiculum to thermosensitive preoptic and septal neurons. Pflügers Arch 406 : 86-87, 1986.
4) 彼末一之, 中島敏博：ブレインサイエンスシリーズ 23　脳と体温（大村　裕, 中川八郎編）, pp. 1-212, 共立出版, 2000.

7. 高体温症6―温熱療法（ハイパーサーミア），がん治療を中心に―

a. がんの温熱療法とは

温熱療法（ハイパーサーミア：hyperthermia, thermal therapy, thermotherapy）は，がんを42～43℃に温める治療法である．

温熱療法の歴史は大変古く，古代ギリシアの「医学の父」ヒポクラテス（BC 460-BC 375頃）が「熱によってがんが消滅した」と報告している．近代医学における温熱療法の幕開けは，1866年のドイツのブッシュの記述であるとされている．彼は丹毒による高熱により患者の肉腫が自然に消滅したと報告した．1900年頃には，アメリカの医師コーリーが実際にがん治療に応用した．数種類の細菌毒素のカクテルをがん病巣の周囲に注射して発熱させ，数例の治癒例を報告をしている．1960年代からは，加温法の開発とともに，がんに対する温熱効果の基礎研究が盛んになった．

b. 生物学的背景

細胞を40～45℃に温めると死滅する（図1）．細胞致死効果は温度に依存し，高温であれば短時間で効果を発揮する．特に42.5℃を超えると，細胞の致死率が急激に高くなる．このため，42.5℃を境として細胞致死のメカニズムが異なるのではないかと考えられている．温熱処理により細胞膜やタンパク質の変性が起こるとされているが，詳しい機序はわかっていない．

細胞レベルでは，がん細胞と正常細胞に温熱への感受性，すなわち温熱による致死効果の受けやすさに明らかな差異は認められていない．しかし，がん組織は正常組織に比べて温熱への感受性が高い．この差異の主な理由は，組織の血管の反応性による．正常組織では温度が上昇

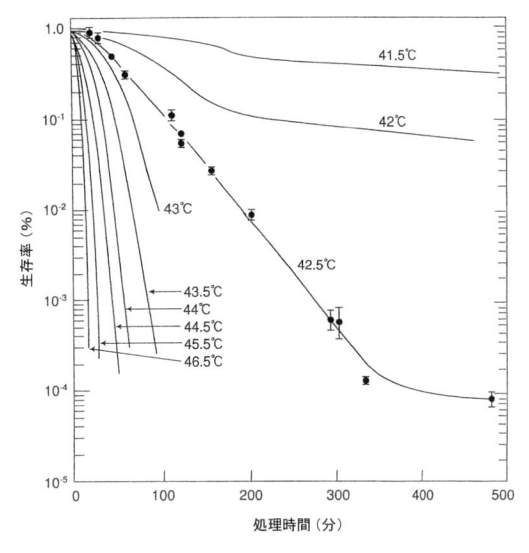

図1 培養哺乳動物細胞（チャイニーズハムスターのCHO細胞）を温度と時間を変化させて加温し，得られた細胞生存率曲線[6]
温度が高いほど，処理時間が長いほど生存率が低下するが，42.5℃以上では急激に生存率が低下する．

すると，血管拡張・血流量の増加により温度調節が得られる．一方，がん組織の血管は温度変化に対する反応が不良であるため，温度が高くなりやすい．さらに，がん組織は正常組織に比べ低酸素状態，低pH状態である場合が多いが，低pH状態では温熱の感受性が高い．また，細胞周期がS期の場合は温熱感受性が高いが，S期は放射線療法に対しては感受性が低い，すなわち抵抗性である．このように温熱療法と放射線療法は相補的であり，併用により相乗効果をもたらす（図2）．さらに温熱療法は種々の化学療法剤の増感効果も報告されている．また，放射線療法や化学療法はがんの種類によって感受性が異なるが，温熱療法の効果はがんの種類による差異がないことも特徴である．

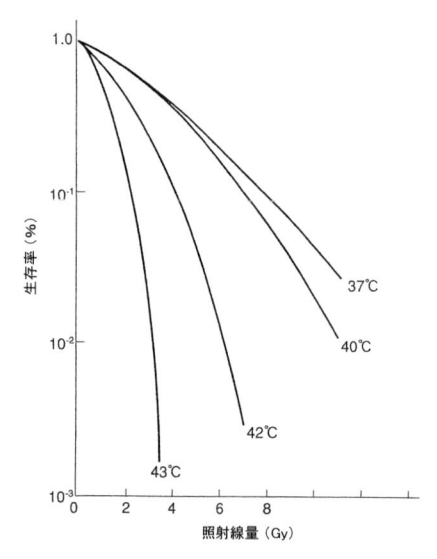

図2 培養哺乳動物細胞（チャイニーズハムスターのCHO細胞）の放射線・温熱併用時の生存率曲線[7]
処理温度が高いほど，同じ放射線の照射線量であっても生存率が低下する．

c．臨床上の現状と課題

上述の理由から，温熱療法は放射線療法あるいは化学療法と併用するのが一般的である．2009年4月現在，温熱療法単独，放射線治療との併用，化学療法との併用で健康保険が適用されている．

このように理論的にはがん治療の新しい柱になりうると期待される温熱療法であるが，日常のがん診療で広く普及しているとは言えない状態である．放射線療法単独に比べ温熱療法併用が治療効果が高いことは，表在性や浅在性のがん病巣ではすでに多く報告されている．しかしながら，体内深在性のがん病巣では，温熱療法併用の意義は完全には証明されていない．深部のがん病巣のみを選択的に安全に加温する技術や，病巣部や正常組織の温度を非侵襲的に正確に測定する方法などの技術的問題が未解決であることが最大の課題である．

d．加温方法・温度計測方法

温熱療法は加温対象により，大きく全身加温と局所加温に分類される．

（1）全身加温

がんが全身転移した状態の場合に，化学療法の治療効果を増感することを目的として行う．血液体外循環法，遠赤外線法などがあり，一般には41～42℃程度に加温する．

（2）局所加温

加温方法によって外部加温，腔内加温，組織内加温などに分類し，加温に用いるエネルギーによって電磁波，超音波，発熱体などに分類する．電磁波はマイクロ波（周波数：数百～数千MHz）やラジオ波（13.56 MHzや8 MHz）が用いられる．マイクロ波は体表から2～3 cmに存在する浅在性の病巣の加温，ラジオ波はより深部の5～10 cmの病巣の加温が可能である．現在，日本で最も用いられているのは，8 MHzのラジオ波による体外加温装置で，二つの円盤状電極でからだを挟み，ラジオ波を通電することにより体内の病巣を加温する方法である．

腔内加温は，食道や腟，直腸などの体腔内に加温電極を挿入して，体外電極との間にラジオ波を通電して加温する．組織内加温は，病巣内に針状の電極を直接刺入して，ラジオ波やマイクロ波で加温する方法が代表的である．

一般的には，温熱療法は放射線や化学療法と併用することが多い．放射線照射後に加温を開始し，1回40～60分，週に1～2回，合計10～12回，病巣の温度が42～43℃以上となるように治療する．加温回数に制限はなく，放射線療法終了後も化学療法と併用で温熱療法を継続することも行われている．

（3）温度計測

温熱療法を正確に行うためには，病巣内，病巣周辺部，周囲正常組織の温度を同時に，持続的に計測することが望ましい．しかし病巣内に複数の細い温度計を直接刺入することは侵襲的であり，実施困難な場合も多い．温度計測の非侵襲化，すなわち温熱療法中の持続的な3次元

的温度分布を非侵襲的に計測する技術の開発が大きな課題である．CT や MRI，マイクロ波，超音波を用いた温度計測法が研究されている．

（内田伸恵）

■文献
1) 松田忠義，菅原　努，阿部光幸，田中敬正編著：難治癌への挑戦―ハイパーサーミアの臨床―，医療科学社，1999．
2) 日本ハイパーサーミア学会監修　平岡真寛，田中良明編：全訂　ハイパーサーミアマニュアル，医療科学社，1999．
3) 菅原　努監修．青山　喬，丹羽太貫編著：放射線基礎医学（改訂第11版），金芳堂，2008．
4) 平岡真寛，笹井啓資，井上俊彦編著：放射線治療マニュアル（改訂第2版），中外医学社，2006．
5) Hall EJ：Radiobiology for the Radiologist (6th ed.), Lippincott Williams & Wilkins, 2006.
6) Dewey WC：Cellular responses to combinations of hyperthermia and radiation. Radiology 123：463-474, 1977.
7) Ben-Hurr E：Thermally enhanced response of cultured Chinese hamster cells：Inhibition of repair of sublethal change and enhancement of lethal damage. Radiat Res 58：38-51, 1974.

8. 高体温症 7 ―熱中症の病態―

高温環境ならびに高温環境下での運動時にみられる障害を熱中症（暑さあたりの意）と呼ぶ．ここでは熱中症の病型と病態について，WHOの「国際疾病・障害および死因分類」（ICD-10）[1]，国際生理学連合の温熱生理学委員会（IUPS Thermal Commission）による病態に基づいた病型の定義[2]，日本体育協会による『スポーツ活動中の熱中症予防ガイドブック』[3]，日本生気象学会による「日常生活における熱中症予防指針」[4] に基づいて紹介する．

a. 熱中症の病型と病態

現在，WHOのICD-10では，熱中症に関し表1に示した分類が国際的な統計基準として用いられている[1]．このうち熱射病（heatstroke），熱失神（heat syncope）ないしは熱虚脱（heat collapse），熱けいれん（heat cramp），熱疲労（heat exhaustion）に関して述べる．

(1) T67.0 熱射病または日射病

体温の上昇による中枢神経系の障害のため体温調節機能が失われるものであり，処置を誤ると死の転帰をとる．日射病（sunstroke）は直射日光の影響による場合に使用され，室内や運動による体温の上昇は熱射病である．

症状は，高体温（40℃以上），中枢神経障害（頭痛，吐き気，嘔吐，めまい，失神，混迷，発作，昏睡など），播種性血管内血液凝固（disseminated intravascular coagulation：DIC），肝機能障害，腎機能障害，ショック症状などを認める．

疾病や投薬により体温調節能の衰えた高齢者や小児などが，高温環境や脱水にさらされた場合に発症するいわゆる古典的熱射病（classical heatstroke）では，皮膚が乾燥して高温を示すことが特徴で，熱波などに際してみられる．一方運動時などに発症する労作性熱中症（exertional heatstroke）では発汗を認める[4]．

治療はできるだけ迅速に体温を39℃以下に下げ，水分補給を行い，ショック状態から回復させることである．また，48～72時間後にDICや横紋筋融解症（rhabdomyolysis）による急性腎不全や肝機能障害を来すことがあるので注意が必要である．

(2) T67.1 熱失神（熱虚脱）

体温調節反応としての皮膚血管拡張により心臓への血液還流量が低下し，心拍出量が減少することによる．

体温の上昇時には皮膚血管が拡張し，これに体位の変動や身体運動脱水などが加わると心還流量が低下して脳虚血が生じやすい．

症状としては顔面蒼白，意識喪失，全身脱力感，疲労，視覚異常，低血圧，皮膚温および深部体温の上昇，過呼吸などが認められる．

(3) T67.2 熱けいれん

暑熱環境下での運動や労働に際して，四肢，腹部などの随意筋に有痛性のけいれんを認め，2～3分続く．大量の発汗による塩分欠乏が原

表1 WHOの「国際疾病，障害および死因分類」（ICD-10）による熱中症の分類[1]

T 67	熱および光線の作用
T 67.0	熱射病および日射病
T 67.1	熱失神ないしは熱虚脱
T 67.2	熱けいれん
T 67.3	脱水による熱疲労
T 67.4	塩分喪失による熱疲労
T 67.5	熱疲労，原因不明
T 67.6	熱疲労，一過性
T 67.7	熱性浮腫
T 67.8	その他の熱および光の作用
T 67.9	熱および光線の作用，原因不明

因で，食塩水の補給により軽快する．

(4) T67.3 脱水による熱疲労

長時間の発汗ないしは水分の補給不足により高度の脱水が生じた状態（heat exhaustion, anhydrotic）．症状としては，口渇，疲労・脱力・倦怠感，皮膚温・体温の上昇，血液の濃縮などが認められ，運動により悪化する．

(5) T67.4 塩分喪失による熱疲労

発汗時には汗から塩分が失われ，塩分の補給が不足すると脱塩による熱疲労（heat exhaustion due to salt depletion）を来す．発汗が数日にわたって続く場合，特に暑さに順化していない場合に起こりやすい．脱水による熱疲労の症状に，めまい，悪心・嘔吐が加わり，筋けいれん，意識障害を認めることもある．これらの障害時には体温調節機能が低下するため，高温環境下では体温の上昇を来しやすく，熱射病に移行することがある．

熱疲労は普通，暑熱環境から涼しい場所に移動させて水分補給をすることで回復する．しかし初期段階では重症の熱疲労と熱射病とは区別が困難な場合もあるので，熱射病の遅延性合併症に注意しつつ，少なくとも24時間の観察が必要である．

表2に，脱水による熱疲労と塩分喪失による熱疲労の症状の相違を示した[5]．

なおICDではT67.3～T67.5にheat exhaustionが使われ，T67.6にはheat fatigueが使われている．exhaustionは高度の疲労で日本語では熱疲憊（ひはい）がこれに相当するが，日常的に使われない言葉であり，T67.3～T67.6を熱疲労で統一した．

これらの熱中症の発生機序を図1に示した．

b．体温調節能と熱中症

体温調節は代謝調節系，循環系，さらには体液を用いて行われる．したがって，体液水分量ならびに体組成の変化，腎濃縮能，口渇感の低下による水分摂取量の低下，水分代謝ホルモンに対する反応性の低下，暑熱に対する順化などが影響し，熱中症の発生要因となる．

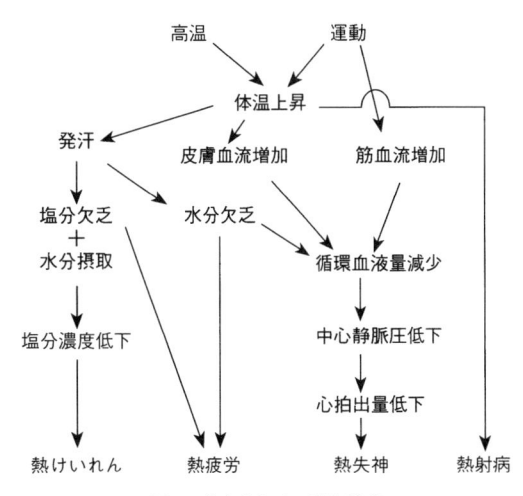

（森本武利）

図1 熱中症とその発生機序

表2 脱水および塩分欠乏による熱疲労の比較[5]

症状	脱水による熱疲労	塩分喪失による熱疲労
持続時間	比較的短時間	3～5日間
口渇感	著明	より軽度
疲労感	より軽度	著明
めまい	より軽度	著明
筋けいれん	認めない	多発
嘔吐	普通認めない	多発
発汗	減少	多くは不変
血液濃縮	後期まで軽度	初期より著明
尿濃縮度	著明	中等度
血漿Na	上昇	低下
死亡原因	脱水性ショック，熱射病	脱水性ショック

■文献

1) WHO：International Statistical Classification of Diseases and Related Health Probleds-10 (http://www3.who.int/icd/currentversion/).
2) IUPS Thermal Commission：Glossary of terms for thermal physiology (3rd ed.). Jpn J Physiol 51：245-280, 2001.
3) 川原 貴，森本武利編：スポーツ活動中の熱中症予防ガイドブック，日本体育協会，2007．
4) 日本生気象学会：日常生活における熱中症予防指針．日生気象誌 45：33-42, 2008．
5) Leithead CS, Lind AR：Heat Stress and Heat Disorders, p.195, Davis, 1964．

9. 高体温症8―熱中症の治療（一般的高体温を含む）―

　高温環境下において発症する熱による障害のうち，皮膚の障害などを除外したものを総称して熱中症（heat disorders）と呼ぶ．熱中症は，熱失神（heat syncope），熱けいれん（heat cramp），熱疲労（heat exhaustion），熱射病（heat stroke）に分けられる．熱失神は炎天下にじっと立っている場合などにみられ，直射日光による皮膚血管拡張と下肢への血液の貯留のための循環血漿量の低下により引き起こされる一過性の脳循環障害（失神発作）である．熱けいれんは単独で生じるものではなく，熱疲労の一症状としての筋けいれんが顕在化したものを呼ぶ．熱疲労は熱中症の中核をなす病態であり，暑熱曝露や運動により体温が上昇し，大量に発汗することによる脱水がその本態である．
　熱射病は熱疲労がさらに進行した病態で，①高体温（40℃以上），②意識障害，③発汗停止を3主徴とする．熱中症のなかで最も重篤で，高体温により体温調節中枢の機能が破綻するため（発汗停止），復温のためには外部からの冷却が必須であり，救急救命処置なしには死に至る．また，高体温を呈する熱射病に類似した病態として，悪性高熱症（malignant hyperthermia：MH）や悪性症候群（neuroleptic malignant syndrome：NMS）がある．以下に，各病態の①症状・所見，②現場での処置，③医療機関での治療，④予防法について述べる．また，推奨される身体冷却方法について，最近の総説やアメリカスポーツ医学会の見解をまとめた（表1）．

a．熱失神

①症状・所見：　一過性の失神発作で，通常はすぐに回復する．体温上昇もほとんどない．

②現場での処置：　涼しい場所で，頭を低くして臥床させる．

表1　熱射病に対する身体冷却方法

推奨度	方法	体温低下率
最も推奨される	氷水浴（冷水浴）法 冷水（2～20℃）の浴槽に体幹・四肢を浸漬する．直腸温が39℃になるまで冷却する．頭部が水没しないよう，両腋窩にシーツなどを挿入し，その両端を補助者が保持する．	0.15～0.24℃/分
次に推奨される	濡れタオル・アイスパック法 氷水に浸した濡れタオルを頭部・体幹・四肢に，アイスパックを首・腋窩・そ径部に当て頻回に取り替える．	0.12～0.16℃/分
	水スプレー（シャワー）・送風法 入手できる水で全身を濡らし，風を当てる．	0.04～0.18℃/分
推奨できない	アイスパック法	0.04～0.08℃/分
	送風法	0.02～0.04℃/分
	胃洗浄法	0.018℃/分
	クーリングブランケット法	0.008℃/分

　熱射病患者の体温を42℃から39℃まで低下させるのに要する時間は，体温低下率0.15℃/分の場合は20分，0.08℃/分の場合は40分，0.05℃/分以下の場合には1時間以上となる．氷水浴（冷水浴）法は，末梢血管収縮やふるえを誘発するため体温が低下しないとの危惧から，かつては禁忌とされてきたが，その大きな体温低下率から第1選択として推奨されるに至った[3～5]．

b．熱けいれん

① 症状・所見： 暑熱環境で長時間の運動を行い，大量に発汗した場合に生じる筋の有痛性のけいれんであり，下肢の筋に多いが腹筋にも生じうる．

② 現場での処置： 可能なら生理食塩水（0.9% NaCl）を飲ませる．吐き気のため経口摂取不能の場合は，医療機関へ搬送する．運動による筋けいれんは暑熱や脱水とは無関係にも生じうるが，暑熱環境下の運動時にみられた場合は，熱疲労として対処する．

③ 医療機関での治療： 生理食塩水500〜1,000 ml の点滴投与を行う．

④ 予防法： 2次性の Na^+ の欠乏による筋の被刺激性の亢進が原因であり，塩分を含んだ飲料を摂取する．食塩摂取量を増やすことが予防に有効との報告もある．

c．熱疲労

① 症状・所見： 暑熱環境で長時間の運動を行った際に，大量の発汗により水分・電解質を失うことにより，循環血液量が減少し，重要臓器への血流が減少する．高度の脱水と循環不全が熱疲労の病態である．熱疲労に特異的な症状はなく，頭痛，めまい，倦怠感，吐き気，嘔吐，下痢，体熱感（時には寒気）などの症状が多くみられる．体温は正常もしくは軽度上昇，脈拍・呼吸数は増加し，血圧はやや低下する．

② 現場での処置： 日陰の涼しい場所に，下肢を挙上して臥床させる．可能なら生理食塩水やスポーツ飲料を飲ませる．熱射病を鑑別するために直腸温を測定することが望ましい（フレキシブルな直腸温計を準備）．意識障害の有無や症状の経過を観察する．これらの処置で回復する場合が多い．少しでも異常が疑われた場合は，熱射病として対応する．また，吐き気のため経口摂取不能の場合も医療機関へ搬送する．

③ 医療機関での治療： 生理食塩水500〜1,000 ml の点滴投与を行う．通常は，補液により短時間で回復し帰宅させることができるが，場合によっては入院を考慮する．

④ 予防法： 高度の脱水と循環不全が原因であり，塩分を含んだ飲料を積極的に補給し，脱水を予防する．運動開始前に250〜500 ml，運動中は1時間当たり500〜1,000 ml 補給することが推奨される．数日にわたる大会などでは，連日の脱水が積み重なって，熱疲労に至ることがあるので注意が必要である．

d．熱射病

① 症状・所見： 熱疲労の病態がさらに進行すると，過度の体温上昇（直腸温で40℃以上）によって中枢神経機能が障害され，意識障害，体温調節機能不全を来す．見当識障害（日時や場所がよくわからない）や普通と異なる言動などの軽いものから，せん妄，昏睡まで種々のレベルの意識障害が必発であり，頭痛，過呼吸，不安定・千鳥足歩行，嘔吐，下痢などがみられる．古典的（非労作性）熱射病では発汗停止のため乾燥し熱くほてった皮膚を呈するが，労作性熱射病では発汗が続いていることもある．進行すると多臓器不全やDIC（disseminated intravascular coagulation：播種性血管内凝固症候群）を併発し，死に至る．

② 現場での処置： 運動中に倒れて立ち上がれない場合や，症状から熱射病が疑われる場合には，熱射病の診断のために現場での直腸温の測定が有用である．熱射病の予後を決定する第1の要因は高体温の程度とその曝露時間であり，できる限り速やかに体温を39℃まで下げる必要がある．そのため，冷却は現場で開始し，ほかに命に関わる合併症がなければ，現場で完了させることが望ましい．身体冷却法のなかで，氷水浴（冷水浴）法が，体温低下率が0.15〜0.24℃/分と最大であり，救命率も最も高い．頭部，体幹，四肢に氷水に浸した濡れタオルを，首，腋窩，そ径部にアイスパックを当

て, 頻回に取り替える方法 (0.12〜0.16℃/分) やシャワーなどで全身を濡らし風を当てる方法 (0.04〜0.18℃/分) が次いで有効である.

③医療機関での治療: 高体温が遷延する場合や多臓器不全を合併する場合には, 医療機関での集中治療が必要である. 血液・生化学検査, 画像診断などを速やかに実施し, 身体冷却に加え, 生理食塩水の投与, 酸素投与などの呼吸・循環管理を行うとともに, 多臓器不全やDICに対する治療を行う. 悪性高熱症や悪性症候群の治療にはダントロレンが用いられるが, 熱射病における有効性は不明である.

④予防法: 高温多湿の環境下での高強度運動, 暑熱順化の欠如, 低いトレーニングレベルが誘引となるが, 暑熱順化した高レベルのアスリートであっても, その熱産生が熱放散を大きく凌駕すれば熱射病を発症しうる. 脱水の予防のため, こまめな飲水を心がけ (c項参照), 休憩を多くとる. WBGT (wet bulb globe temperature: 湿球黒球温度) の測定 (もしなければ気温でも可) を実施し, 熱中症予防指針[1,2]に従って, その日の運動の強度や時間を調節することを考慮する (予防についての詳細はC編の第8章参照).

(松本孝朗)

■文献
1) 川原 貴, 森本武利編: スポーツ活動中の熱中症予防ガイドブック (平成18年度改訂版). 日本体育協会, 2006.
2) 日本生気象学会: 日常生活における熱中症予防指針 Ver.1, 日本生気象学会, 2007 (http://www.med.shimane-u.ac.jp/assoc-jpnbiomet/pdf/nettyushouVer1.pdf).
3) American College of Sports Medicine Position Stand: Exertional heat illness during training and competition. Med Sci Sports Med 39: 556-572, 2007.
4) Casa DJ et al: Cold water immersion: The gold standard for exertional heatstroke treatment. Exerc Spor Sci Rev 35: 141-149, 2007.
5) McDermott BP, et al: Acute whole-body cooling for exercise-induced hyperthermia: A systematic review. J Athl Train 44: 84-93, 2009.

10. 高体温症9―薬物による高体温―

精神科薬物療法の際に高体温が問題となるのは，抗精神病薬による悪性症候群（neuroleptic malignant syndrome：NMS）と，抗鬱薬の投与に起因するセロトニン症候群（serotonin syndrome：SS）の二つである．

a. 悪性症候群
(1) 臨床的事項

抗精神病薬服用患者の0.2～1%程度が発症するとの報告[1]がある．投与開始数日後や増量時や他の抗精神病薬の追加投与や筋肉内投与で発現することが多い．患者の8割以上が発症前に拒食や不穏・興奮に伴う脱水や低栄養状態を呈しており，これらの発症準備状態や高温多湿な環境が危険因子となる．一般的にドーパミン遮断作用の強い薬物はNMSを惹起しやすいが，抗鬱薬や制吐剤（メトクロプラミドなど）の投与，あるいはドーパミン作動薬や抗コリン薬の離脱による発症が報告されている．まれにNMSの家族内発症例がみられることから，遺伝性の脆弱性素因を指摘するものもある．

(2) 臨床症状と診断基準

NMSの診断基準では表1のCaroffら[1]の基準が引用されることが多い．解熱薬に反応しない高熱がNMSの重要な臨床症状の一つである[2]．合併症としては，誤嚥性肺炎，心不全，けいれん，敗血症などがあり，特に持続性の筋強剛のために横紋筋融解症を併発し，血清クレアチンホスホキナーゼ（creatine phosphkinase：CPK）値が上昇し，高ミオグロビン血症やミオグロビン尿やそれによる腎不全[2]などが併発し直接死因となる．血清CK値が100,0001 U/lまで上昇する例もある．持続的な高熱によって中枢神経や末梢組織に不可逆性

表1 Caroffら[1]の悪性症候群の診断基準

1. 発症前7日以内の抗精神病薬の使用の既往
   （デポ剤の場合，発症の2～4週間前の使用の既往）
2. 高熱（38℃以上）
3. 筋強剛
4. 以下のうち5項目
   ・意識障害
   ・頻脈
   ・血圧変動
   ・頻呼吸あるいは低酸素血症
   ・発汗あるいは流涎
   ・振戦
   ・尿失禁
   ・血清クレアチンホスホキナーゼ値の上昇あるいはミオグロビン尿
   ・白血球増加
   ・代謝性アシドーシス
5. 他の薬物性，全身性，精神神経疾患の除外

診断： 以上の1～5の項目を満たす．

の変性が引き起こされ，小脳症状が残遺した例や，剖検で小脳皮質と小脳遠心系の傷害がみられた例の報告がある．

b. セロトニン症候群

1960年代から，セロトニンの前駆物質であるL-トリプトファン（L-Trp）をヒトや動物に投与すると，種々の精神神経症状や異常行動が発現することが報告されていた．SSは動物を用いた行動薬理学の分野で使用されていた用語であるが，すでに1950年代から類似の臨床報告例が散見される．しかしSSとして報告されたのは，Inselらの2症例が初めてである．

(1) 臨床症状と診断基準

表2に示したSternbach[4]が作成した診断基準が引用されることが多い．原因薬物の投与や増量あるいは他薬との併用で急速に，すなわち半数は服用2時間以内に発現するが，原因薬物の投与を中止すれば，多くの場合，24時間以

表2　セロトニン症候群の診断基準[4]

(A) セロトニン作動薬の追加投与や投薬量の増量と一致して，次の症状の少なくとも三つを認める．
  (1) 精神状態の変化（錯乱，軽躁状態）
  (2) 興奮
  (3) ミオクローヌス
  (4) 反射亢進
  (5) 発汗
  (6) 悪寒
  (7) 振戦
  (8) 下痢
  (9) 協調運動障害
  (10) 発熱
(B) 他の疾患（例えば感染症，代謝疾患，物質乱用やその離脱）が否定されること．
(C) 上にあげた臨床症状の出現前に抗精神病薬が投与されたりその用量が増量されていないこと．

内に症状が消失する．

(2) 原因薬物

原因薬物として，L-Trp とモノアミン酸化酵素阻害薬（monoamine oxidase inhibitor：MAOI）の併用例あるいは選択的セロトニン再取り込み阻害薬であるフルオキセチンと MAOI との併用例の報告が多く[5]，大部分は臨床用量の範囲内で発症している．クロミプラミンやイミプラミンのような 5-ヒドロキシトリプタミン（5-hydroxytriptamin：5-HT）の取り込み阻害作用の強い薬物でも発症する．

c．発熱の成因

両者の成因や病態は解明されていないが，前者の発症機序は中枢ドーパミン受容体遮断が，また後者は脳内 5-HT 濃度の上昇が関連すると考えられている．NMS の高熱の成因機序の仮説の一つにドーパミン-セロトニン不均衡仮説がある．これは視床下部に存在する体温調節中枢ではドーパミンは体温下降に，セロトニンは体温上昇に関与することが知られており，ドーパミン遮断薬により両者の不均衡が生じて，結果的に高熱を呈するとする仮説である．この仮説は，髄液中のセロトニン代謝産物の 5-ヒドロキシインドール酢酸が NMS の患者で異常高値を示した症例や，抗セロトニン薬であるシプロヘプタジンが難治性の NMS の患者に有効であった経験をもとに，NMS の発症にセロトニン神経機能の亢進が関与していることを想定したものである．セロトニンは体温上昇作用は動物実験でも報告されているが，これらのことはセロトニン神経系の機能充進も NMS における高熱の出現メカニズムに関連することを示唆している．

さて，ダントロレンは視床下部に作用して細胞内の Ca^{2+} の動態に影響を与え，神経伝達物質の放出を調節することで，NMS の高熱を改善することが指摘されている．また，骨格筋細胞において細胞内 Ca 貯蔵部位からの Ca 遊離を抑制し，細胞内 Ca 濃度を減少させることで筋弛緩作用を示すと言われている．中枢神経系においても細胞内 Ca 上昇に伴う神経伝達物質の遊離を抑制することも明らかにされており，これらのことから神経系の細胞内 Ca の異常が NMS の病態に関与しているという細胞内 Ca 異常仮説も提唱されている．この仮説はダントロレンが NMS 患者の脳波を正常化したことや，ダントロレンの投与が NMS 患者の髄液中のドーパミンやセロトニンの代謝産物や γ-アミノ酪酸の濃度を変化させる所見もその根拠となっている．そのほか，ドーパミン-ノルアドレナリン不均衡仮説などもある．

ヒトの SS の病因は脳内 5-HT 濃度の上昇が原因とされる．セロトニンの体温上昇作用は，特に脳幹と脊髄における 5-HT 1 A 受容体の関与が重要であることが指摘されている．しかし Sleight らは，SS の発症には神経細胞内 5-HT 濃度の増加が必ずしも不可欠ではなく，細胞外の他の神経伝達物質の影響も考慮する必要性を論じている．Graham らのように，ドーパミンとの関連を重視する立場もある．SS の症状は主にシナプス結合後の 5-HT 1 A 受容体の過剰な刺激によって生じると考えられているが，5-HT 2 A 受容体や 5-HT 3 受容体を介しているという報告もある．

（堀口　淳）

■文献
1) Caroff SN, Mann SC, Yamawaki S, Campbell EC : Neuroleptic malignant syndrome. Med Clin North Am 77 : 185-202, 1993.
2) Balanakis N, Peritogiannis V, Kalampokis G : Infections as complications of neuroleptic malignant syndrome. World J Biol Psychiatry 18 : 1-4, 2008.
3) Picard LS, Lindsay S, Strawn JR et al. : Atypical neuroleptic syndrome : diagnostic contraversies and considerations, Pharmacotherapy 28 : 530-535, 2008.
4) Sternbach H : The serotonin syndrome. Am J Psychiatry 148 : 705-713, 1991.
5) Margetic B, Aukst-Margetic B : Serotonin syndrome caused by olanzapine and clomipramine. Minerva Anestesiol 74 : 446-447, 2008.

11. 低体温症1 —アナピレキシアと変温—

a. アナピレキシア

アナピレキシア（anapyrexia）はギリシア語の ana-pyretos を語源とする．英語では reverse-fever となり，「発熱と逆の現象」を意味する．また，クライオゲン（cryogen）はギリシア語の kruos-gen に由来し，英語では cold-become で「寒くなるもの」の意味となる．現時点では両者に対応する日本語の学術用語は明確に定義されておらず，発音のままアナピレキシアおよびクライオゲンとされる．

(1) 定 義

核心温（深部体温）は熱放散反応と熱産生反応の両閾値の間（interthreshold zone：IZ, thermoeffector threshold zone）にとどまるように調節されている．アナピレキシアとは熱放散反応と熱産生反応の閾値温が病的に下方に移動し，IZ が生理的な範囲より低くなった状態で，核心温は新たに設定された IZ 内にとどまるように下降する．すなわち，アナピレキシアとは体温調節中枢により調節された核心温の低下と定義され，体温のセットポイント（設定温度）が低下した状態と表現される．このため，アナピレキシア時には核心温が低いにもかかわらず，核心温を上昇させるような自律性および行動性体温調節反応（熱産生反応の亢進や熱放散反応の抑制）は起こらない．アナピレキシアを誘導する物質をクライオゲンと言う．

(2) アナピレキシアの判定

アナピレキシアはその能動的な発症機序から，受動的な体温下降である低体温（狭義）とは明確に区別されなければならない．動物では，体温調節反応の閾値を決定するのが理想であるが，侵襲的で困難な場合が多い．比較的容易なのは行動性体温調節の観察である．例えば体温の下降を起こす物質を動物に投与し，その動物を温度勾配付きの装置（thermal gradient）に置く．動物が低い環境温を好めば，積極的に（調節性に）核心温を低下させていると考えられ，アナピレキシアと判定される．また，このとき投与した物質はクライオゲンとなる．核心温の低下とともに動物が高い環境温を好めば，動物は低下した体温を上げようとしていると考えられ，体温下降は受動的であり低体温と判定される．ヒトの場合でも着衣の変化などの行動性体温調節反応の有無や，温熱的快・不快感から体温低下がアナピレキシアか否か推察できる．

(3) 特 徴

① 頻度： アナピレキシアに対する認識は低く，用語の記載のない医学書が多い．このためか，ヒトにおけるアナピレキシアの報告例はきわめて少ない．ヒトがアナピレキシアに陥っても体温調節上は何の変化も起こらず，体温下降に付随する2次的症状が顕著にならない限り気づかれない．頻度が少ない原因として，発症例が実際に少ないのか，軽症例が見逃されているのかは不明である．

② 診断： 核心温が低いこと（35℃ 未満）が条件となる．低体温（狭義）との鑑別は臨床上容易ではないが，表1の区分が目安となる．

③ 臨床症状： アナピレキシアの臨床症状は体温の低下により2次的に引き起こされ，重症度に依存する．症状は低体温と類似するが，体温低下に対する体温調節反応に起因する変化（頻脈，呼吸促進，ふるえ，代謝亢進など）は観察されない．

・軽度： 不明瞭言語，記銘障害，判断力低下，寒冷利尿，出血傾向，消化管運動の抑

表1 アナピレキシアと低体温（狭義）との鑑別の目安

	体温調節反応	加温時の応答
アナピレキシア	観察されない	熱放散反応の発現
体温調節機能が保たれた低体温	熱産生反応の亢進，熱放散反応の抑制	体温調節反応の消失
体温調節機構の障害による低体温	観察されない	観察されない

ただし，重症のアナピレキシアの場合は体温調節機能自体が失われるので，体温調節反応の有無は参考とならない．

制．
・中等度： 嗜眠，幻覚，不整脈，寒冷利尿，代謝抑制，筋硬直．
・重度： 昏睡，心室細動，肺浮腫，乏尿，代謝抑制．

④ 治療： 原因となる要因を取り除くことが根本的治療であるが，中等度〜重度の場合は低体温の治療に準ずる．外部からの単純な加温に対しては抵抗性がある．

(4) 原　因

アナピレキシアにはいくつかの原因がある．生体の代謝活動が阻害される条件で，アナピレキシアが発症することが多い．体温が下降すると化学反応が遅くなり，細胞の代謝が低下するので（Q_{10}効果による），必要なエネルギー源や酸素が少なくでき，代謝活動の阻害された細胞や組織を保護するのに好都合となる．例えば，低酸素状態では組織の酸素不足が起こるが，組織の温度が低ければ酸素の必要量自体も減少するので，低酸素による組織障害を防ぐことができる．

① 内因性クライオゲン： 1981年と1982年にKlugerらのグループ[1,2]によりヒトの尿中にクライオゲンが存在するとの報告がなされ，2004年にShidoら[4]により特殊な患者の血漿中に30〜100 kDaのクライオゲンがある可能性が示唆された．しかし，現在まで内因性クライオゲンは同定されていない．

② 外因性クライオゲン： 生体の代謝活動を阻害する物質の多くが該当する．有毒有機化学物質（殺虫剤，有機溶媒），重金属，シアン化合物，麻酔薬，大量の内毒素などがある．

③ エネルギー源の欠乏： 絶食，低血糖，栄養障害．

④ 病的条件： 循環ショック，低酸素症，尿毒症．

b．変　温

変温（変温症：poikilothermia）には以下の定義がなされるが，一般的な環境条件下では核心温の下降を来すことが多く，アナピレキシアと区別できない場合が多い．

poikilothermiaはギリシア語のpoikilos-thermeに由来し，英語ではchangeful, diversified-heatに相当し，「変化する，多様な温度」の意味となる．

(1) 定　義

変温は自律性の体温調節能力を欠如し，核心温が環境温に依存して変動する状態と定義され，変温動物の体温調節に該当する．ヒトを含む恒温動物においても体温調節機能が病的に障害され，核心温が環境温に依存して変動する場合に変温と呼ばれる．

恒温動物において，自律性の体温調節機能は保たれているが，熱放散閾値や熱産生閾値がそれぞれ上方と下方に移動し，IZが病的に広くなる現象が知られる．これは本来異温（異温症：heterothermia）と定義されているが，語源の不適切さからもこの語句はほとんど使用されない．IZが極端に広くなった恒温動物では，核心温の振る舞いは変温と類似する．これらから，恒温動物においても核心温が環境温に依存して変化する状態をその機序を問わず変温と言う場合が多い（図1）．

(2) 特徴と原因

ヒトでの変温は体温調節機構の障害により発生するため，その報告はアナピレキシアに比べて多い．原因には体温調節中枢の疾患（腫瘍，神経変性疾患，脳血管障害），中枢神経系の抑

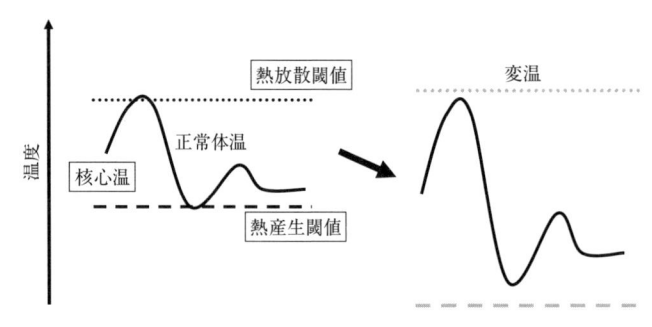

図1 正常体温と変温のモデル
縦軸は温度，横軸は任意の時間を示す．点線が熱放散閾値，破線が熱産生閾値，実線が核心温（深部体温）を表す．熱放散閾値と熱産生閾値の間に核心温がある場合が正常である．体温調節中枢機能の障害により，両閾値が失われた場合，あるいは両閾値の範囲が極度に広がると，核心温は環境温に依存して変動するようになり，変温と呼ばれる．

制（麻酔剤，セロトニン受容体拮抗剤），医原性（手術，ガンマナイフ治療）などがあげられる．

一例の多発性硬化症の患者において，発汗閾値が38.3℃で，皮膚血管収縮の閾値とふるえの閾値がそれぞれ34.4℃と31.8℃であったとの報告がある[3]．このIZの範囲は正常者の数倍〜20倍にも達しており，通常の生活状態では体温調節反応の発現が期待されず，特殊な実験を行わなければ異温なのか変温なのか判断できない．このような例からも，ヒトでも変温が広い意味で用いられている．

病的な状態で体温調節反応の発現閾値温が移動する場合，移動の程度は熱産生反応閾値温の方が大きいことが多い．エンドトキシンショック（内毒素ショック）や絶食時には，熱放散反応閾値がわずかに低下し，熱産生反応閾値が大きく低下して，IZが広くなる．この場合，核心温は低下するが，その一部は調節された結果であり，アナピレキシアでもある．

（紫藤　治）

■文献
1) Cox PS, Rothenburg BA, Kluger MJ：Characterization of an endogenous cryogen that appears in the urine. Am J Physiol 243：R241-R244, 1982.
2) Kluger MJ, Turnbull AJ, Cranston WI, Wing AJ, Gross MP, Rothenburg BA：Endogenous cryogen excreted by the kidneys. Am J Physiol 241：R271-R276, 1981.
3) Kurz A, Sessler DI, Tayefeh F, Goldberger R：Poikilothermia syndrome. J Intern Med 244：431-436, 1998.
4) Shido O, Sugimoto N, Imoto T, Asai A, Maruyama M, Hara T, Watanabe T, Koizumi S：Endogenous cryogens existing in the blood of a hypothermic patient. Jpn J Physiol 54：449-456, 2004.

12. 低体温症2―薬物による低体温,麻酔薬を中心に―

a. 3相性の体温低下

麻酔(全身,硬膜外,脊椎)導入時に中枢温(深部体温)が著明に低下することはよく知られている.典型的には,麻酔導入から30分以内の間に急激に低下(第1相)し,その低下の度合いがやや鈍りながらも約2時間は低下が持続し(第2相),その後平衡状態(第3相)という三つのフェーズをもっている(図1).

b. 全身麻酔・硬膜外麻酔導入時の熱の再分布

上述の第1相の体温低下に関して,1980年代まではこの低下は麻酔(全身麻酔,硬膜外麻酔)によって①熱産生が抑制される,②麻酔薬によって末梢血管が拡張し熱が体内から体外に放出されるという状況によって熱のバランスが著しく「負に傾く」ために生じると考えられてきた.しかしSesslerら[2]による広範な研究によって以下のことが判明した.すなわち,麻酔導入後の急激な中枢温の低下(第1相)に熱の再分布(re-distribution)が重要な役割を果たしているのは以下の原理による.麻酔前の患者(前投薬なし)はある熱容量を保持しているが,緊張のために末梢血管が収縮し,その熱容量の多くは中枢(core)に存在していると考えられる.その際,中枢-末梢温度較差はかなり大きい.麻酔導入によって急激な末梢血管拡張が惹起されると熱容量が中枢から末梢に移動(これを熱の再分布と呼ぶ)が起こり,末梢温は急激に上昇し中枢-末梢温度較差は減少する(図2).したがって,体内全体の熱容量はそれほど変化しないのにもかかわらず,中枢温は急激に低下することになる.この中枢温の低下を熱の再分布性低体温(re-distribution hypothermia)と呼ぶ.

c. 中枢温低下への再分布性低体温の関与の度合い

上記の急激な体温低下に再分布性低体温がどの程度関与しているかに関しては,全身麻酔,硬膜外麻酔ともに第1相では約80%,3つの各フェーズを平均化すると約65%であることが筆者らの行ったボランティア研究で判明している(図3).

d. プロポフォールによる体温調節反応の抑制

プロポフォールによって,発汗の閾値温度は

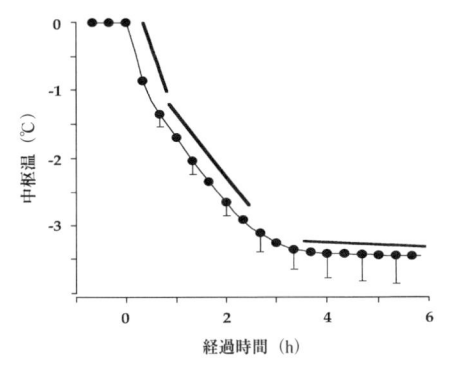

図1 麻酔導入による3相性の体温(中枢温)低下

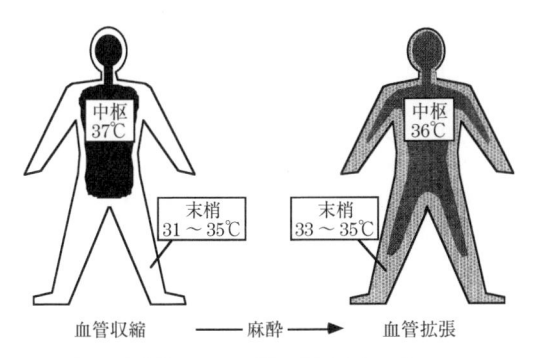

図2 麻酔導入による「熱の再分布」のイメージ

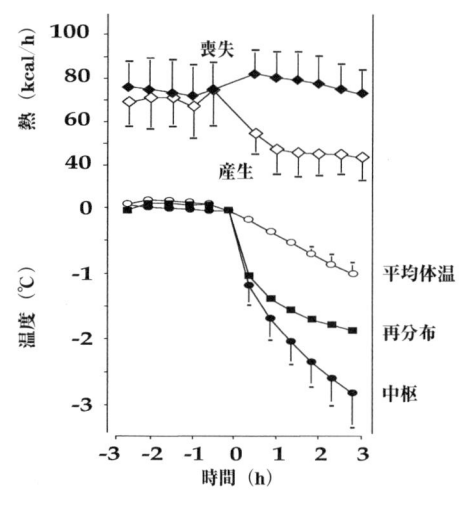

図3 全身麻酔導入時の中枢温低下への「熱の再分布」の寄与度

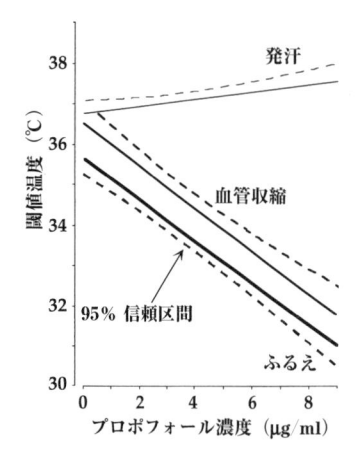

図4 麻酔薬（プロポフォール）による体温調節反応の抑制

わずかに上昇し，末梢血管収縮とふるえの閾値温度は濃度依存的に著明に低下する（図4）．

e．麻酔中の熱の喪失方式

上記の第1相では熱の喪失が熱の産生を上回っていることになる．一般的に熱の喪失方式としては，①放射（radiation），②蒸発（evaporation），③対流（convection），④伝導（conduction）の四つがある（図5）．麻酔中（特に開腹，開胸手術時）には①および②が大きな比重を占めると考えられる．特に高齢者では体温低下が著しい場合があるので注意が必

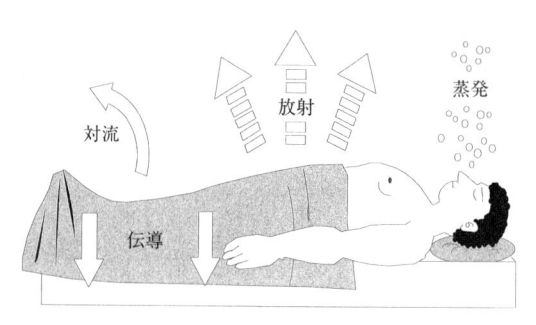

図5 麻酔中の熱の4喪失方式

要である．

f．麻酔前投薬と体温低下

周術期の体温管理に関してはかなり研究されてきたが，周術期に用いられる主麻酔薬以外の薬剤が体温調節に及ぼす影響についてはまだまだ未知の部分が多い．麻酔前投薬として頻用されるミダゾラム（ドルミカム®）の体温への影響を例示する（図6）．成人ボランティアにおける研究で，ミダゾラム筋注により，特に0.075 mg/kg筋注群では著明な鎮静状態が得られた．また，鼓膜温 T_t は30分後にミダゾラムの濃度依存的に有意な低下が観察された（$T_t - 0.006x[\mathrm{Midazolam}] + 0.124$, $r^2 = 0.698$）．前腕-示指温度較差，下腿-拇指温度較

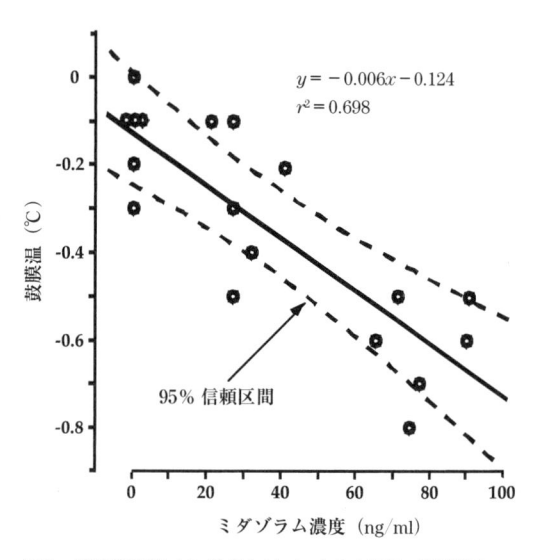

図6 麻酔前投薬（ミダゾラム）による中枢温（鼓膜温）の低下

差も濃度依存的に増大した．中枢温低下の機序としては，ミダゾラムがもたらした末梢血管の拡張によって末梢組織からの熱放散・伝導が著しく増加したためであることが示唆された．したがって，前投薬から麻酔導入時までの間も患者を十分に保温することが麻酔導入による急激な中枢温低下の予防に重要であろう．

（松川　隆）

■文献
1) 松川　隆：体温生理．麻酔生理学（花岡一雄編），pp. 159-168，真興交易医書出版部，1999．
2) Sessler DI：Perioperative heat balance. Anesthesiology 92：578-596, 2000.
3) Matsukawa T, Sessler DI, Sessler AM et al.：Heat flow and distribution during induction of general anesthesia. Anesthesiology 82：662-673, 1995.
4) Matsukawa T, Kurz A, Sessler DI et al.：Propofol linearly reduces the vasoconstriction and shivering thresholds. Anesthesiology 82：1169-1180, 1995.
5) 松川　隆：麻酔前投薬と体温．オペナーシング 14(8)：738-742, 1999.

13. 低体温症 3―低体温症の病態と治療―

a. 低体温症の病態
(1) 総論

生体には熱産生と熱放散を通して，体温を一定に維持する体温調節機構が存在する．その体温調節機構の中心的役割を果たしているのが，視床下部にある体温調節中枢である．体温調節中枢は，体性神経系-自律神経系-内分泌系を介して，熱産生と熱放散を行うことにより体温を一定に保っている．例えば，寒冷刺激にさらされるとこれらの神経-内分泌系が刺激され，悪寒・戦慄（ふるえ），末梢血管収縮などの寒冷反応と呼ばれる防御反応が起こり体温を保持する（図1）．しかし，著しい寒冷環境に曝露された場合や小児・老人のように体温調節機構が不十分な個体では，熱産生が熱放散に追いつかず低体温（深部体温が35℃以下）に陥る．

低体温の発生には，温度，湿度，風力，曝露時間などの環境要因と栄養状態，疲労度，体の保湿状態，衣服，寒冷に対する感受性などの個人的要因が影響する．小児や老人などの年齢的な要因だけでなく，基礎疾患の存在も低体温の危険因子である．

体温が低下すると，初期には寒冷反応が出現する．寒冷反応は，体温が35℃前後で最も強く出現し，30〜32℃まで低下すると寒冷反応は認められなくなる．体温が30℃以下では意識障害（cold narcosis）が出現し，体温の低下とともに呼吸・循環・代謝系が抑制される．体温が25℃以下では，心室細動・心停止，呼吸停止を来しやすい．

(2) 各論

寒冷反応は，ふるえによる熱産生系と非ふるえによる熱産生系に分けられる．ふるえによる熱産生系は，体温調節中枢-体性神経系を介した骨格筋の全身的な振戦により熱を産生する．非ふるえによる熱産生系は，体温調節中枢-内分泌組織-ホルモン（甲状腺ホルモン，副腎皮質刺激ホルモン，コルチゾールなど）を介した臓器による熱産生系と体温調節中枢-自律神経系，特に交感神経-褐色脂肪細胞などの代謝組織を介した熱産生系からなる．交感神経の緊張によって分泌されたカテコールアミンによる血管平滑筋の収縮も熱放散に対して抑制的に作用するため重要な寒冷反応の一つである（図1参

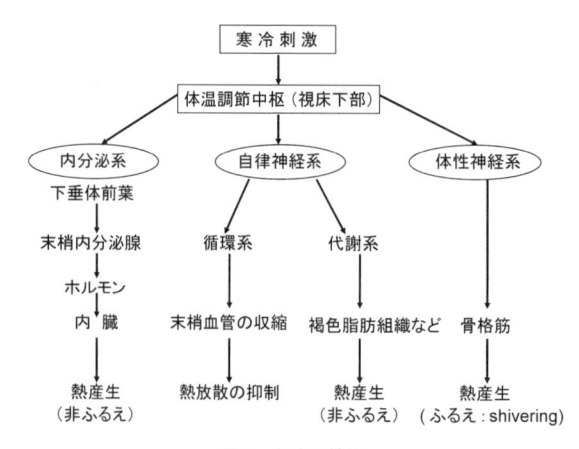

図1 熱産生機構

表1 低体温の症状

体温（℃）	症状
37.6	正常直腸温
37	正常口腔内温
36	熱産生の増大
35	低体温症
	筋肉の振戦（ふるえ）最強
34	血圧/意識は良行
32	意識混濁，血圧低下～測定困難，瞳孔散大（対光反射清祥）
	心房細動出現
30	意識障害進行，呼吸数減少，脈拍触知困難，
	心室性不整脈多発，筋硬直進行
28	心室細動の危険性
27	対光反射消失，深部腱反射消失，随意運動消失
25	呼吸停止の危険性，誘因なく心室細動出現
20	心停止
17	脳波消失

照）．寒冷反応として激しい振戦が起こると，骨格筋に血液が集積し，脳や肝臓，腎臓，肺などの主要臓器の血流が減少する．

体温の低下に伴い，心拍数と心拍出量は減少する．しかし，1回心拍出量は不変～増加傾向にあり，心拍出量の減少は徐脈が原因であると考えられている．徐脈は，洞房結節の再分極延長と心筋代謝の低下により発現する．心電図的には，32℃前後で心房細動の発生頻度が増加し，30℃前後で心室性不整脈が頻発する．体温が28℃以下になると，著しい徐脈，QRS時間/Q-T時間の延長，陰性T波，QRS波とST間にJ波（Osborn波）が出現し心室細動が発生しやすくなる．25℃では誘因なく心室細動が出現し，20℃では心停止に陥る（表1）．

体温の低下とともに呼吸中枢も抑制され，呼吸数・1回換気量は減少する．体温が30℃まで低下すると呼吸の抑制は顕著となり，25℃以下では呼吸停止に至る（表1参照）．また，体温の低下に伴い肺血管抵抗が上昇し，その結果肺血流量が減少するため，肺胞におけるガス交換が抑制される．同時に，肺コンプライアンスの低下により肺胞低換気はさらに進行する．呼吸循環不全に陥ると，血管の透過性が亢進し血漿成分が血管外に漏出する．その結果，血管内脱水により血液粘調度が増加し，組織や臓器への血流はさらに減少する．

酸素消費量は，体温の低下により出現する寒冷反応，特に筋肉の激しい振戦のため初期には増大する．しかし，寒冷反応が停止すると酸素消費量は著明に減少する．寒冷反応がもはやみられない30℃前後では通常の約50%，25℃前後では約25%まで低下する．特に，脳と心臓の酸素消費量は著しく減少するが，同時に脳血流・心筋血流の減少，脳代謝・心筋代謝の低下，脳圧の低下が認められ，低体温は脳や心筋に対して保護作用があると考えられている．その他，血中ヘモグロビンと酸素の親和性の増大（酸素ヘモグロビン解離曲線の左方移動），呼吸循環不全による代謝性アシドーシス，T細胞減少による免疫能の低下，血小板数減少・凝固因子減少による出血傾向，多臓器不全，播種性血管内凝固症候群などがみられる．

b．低体温症の治療

低体温症の患者に遭遇したときは，まず治療の適応を見極めることが最も重要である．初診の段階で，心拍が存在すれば救命の絶対的適応である．しかし，心停止の状態であっても，心停止から初診までの時間が短い場合には，基本

的に救命の適応になりうる．具体的には，30℃で心停止し心停止の時間が10分以内，25℃で30分以内，20℃で60分以内であれば脳蘇生の可能性があり，救命の適応となる．

治療は，復温，寒冷に対する処置，呼吸・循環管理，不整脈対策，輸液管理が中心になる．また，基礎疾患が存在する場合には，基礎疾患の対策も必要になる．低体温患者では，体温が30℃に復温するまでは死亡確認をしてはならない．復温は，急速加温が基本である．加温法には，温気（40〜45℃）による吸入療法，温浴（40〜44℃），温かい輸液と胃洗浄（38〜40℃），電気毛布，腹膜透析，血液透析などの体外循環がある．体温が32℃以上で循環動態が安定している軽症例では，温浴療法が効果的である．より軽症例では，部屋を暖かくし毛布で体を包み，茶などの温湯を飲ませるだけで軽快する．28℃以下の重症例では，心室細動が発生しやすいため，常に心停止の可能性を念頭に置き蘇生する必要がある．このような患者には，不整脈を誘発する危険性の少ない体内からの再加温療法を選択すべきである．人工心肺や血液透析などの体外循環回路を使用することにより，循環不全患者や心停止患者にも循環維持が可能となる．また，30℃以下の患者では，復温による深部体温低下現象（体外からの復温による末梢血管の拡張に伴い，冷えた血液が急速に心臓に還流するため深部体温が低下する現象）や再加温ショック（体外からの復温により末梢血管が拡張し血圧が低下する現象）が発現する可能性があるため，やはり体内からの再加温療法が望ましい．

低体温下の臓器は，薬剤に対する反応性が悪い．心臓では，薬剤に対する反応性だけでなく，除細動に対する反応性も悪いため，除細動は復温後に施行するのがよい．また，不整脈に対する抗不整脈薬の効果も少ない．不整脈に対する最も効果的な治療法は復温である．低体温では，除脈と血圧の低下は必発であるため，30℃では収縮期血圧は80 mmHg，心拍数は40回/分前後でよい．必要に応じて，ドーパミンやドブタミンなどの昇圧薬を使用する．肝臓では薬剤に対する代謝が低下しているため，薬剤の使用方法や使用量には注意を要する．一般に，低体温症に陥っても心停止がなければ，予後は良好である．

（柳澤裕之）

■文献
1) 岡田一敏：新臨床内科学, pp. 2016-2018, 医学書院, 2002.

14. 低体温症 4—低体温療法—

　深部体温が 35℃ 以下の場合，低体温と定義し，体温によりさらに次のように分類される[1]．mild hypothermia（軽度低体温療法）32〜35℃，moderate hypothermia（中等度低体温療法）30〜32℃，deep hypothermia（重度低体温療法）30℃ 未満．低体温療法が現代医学に取り込まれたのは，1930 年代に Fay ら[2] が悪性腫瘍（がん）の増殖や転移を抑制するために，全身冷却を行ったのを発端とする[2]．15℃ 以下の profound hypothermia（超低体温療法）は Fay をはじめ，重症頭部外傷に導入され神経保護効果が確認されるも療法中の合併症などにより予後の改善が必ずしもみられないことから，徐々に行われなくなった．その後，Busto ら[3] により 34〜35℃ の mild hypothermia でも脳保護効果があることが報告され，deep hypothermia でなくてもその効果は十分であると確認された[3]．現在は mild, moderate hypothermia が低体温療法として主に行われている．

a．適　応

　1990 年代初頭から，重症脳損傷の治療に低体温療法が多く用いられるようになり，その対象は重症頭部外傷であったが，虚血性脳血管障害（脳梗塞）と出血性脳血管障害（クモ膜下出血）にも拡大した．最近では蘇生後脳症も最もよい適応として考えられ，また，新生児の窒息や肝性脳症などさまざまなケースで研究が進んでいる．

(1) 重症頭部外傷

　1997 年に Marion ら[4] が GCS（Glasgow coma scale）3〜7 点の重症頭部外傷患者を対象に無作為試験を行ったが，入院時 GCS 3〜4 点の症例では低体温療法による転帰の改善はみられず，GCS 5〜7 点の症例で 3 か月，6 か月後の転帰が有意に改善した．よって GCS 5〜7 点の症例では低体温療法により良好な転帰が得られ，よい適応であると考えられる．Shiozaki ら[5] は頭蓋内圧上昇症例に低体温療法を導入したときの予後を検討しており，低体温療法導入前の頭蓋内圧が 20〜40 mmHg である症例は低体温療法により 6 か月後の機能予後が良好であるとした．また低体温療法を導入しても頭蓋内圧が 40 mmHg を超える患者は機能予後の改善は認められず，60 mmHg を超えてしまう症例は生命予後も危ういことが報告された．NABIS：H II study（National Acute Brain Injury Study：Hypothermia）で頭蓋内圧が高値である 16〜45 歳までの若年患者が低体温療法によって最も利益を受けるとされ，外傷を受けて 2 時間以内の低体温療法導入が奏功するという仮説も検討している[6,7]．さらに最近では，多施設で小児の頭部外傷の患者にも低体温療法の使用が試されている．しかし，多発外傷を伴った頭部外傷のケースでは，低体温療法の導入には検討が必要であろう．多発外傷による不安定な循環動態や出血性ショック，出血傾向など創傷治癒に関しても悪影響を及ぼす可能性がある．

(2) 重症脳梗塞

　脳梗塞に対する低体温療法導入の主立った報告は，1998 年，Schwab ら[8] によってなされ，重症脳梗塞に対する低体温療法は安全で頭蓋内圧亢進状態を改善することで臨床予後を良好にすると示した．また低体温療法は虚血脳組織が可逆性を維持する，可及的早期に導入しなければならない．発症後 5 時間以内に，重症脳梗塞

患者に低体温療法（33℃ 3～5日）を行い，3か月後の死亡率17％，生存例のうち機能予後良好例が60％であったとする報告がある[9]．

(3) クモ膜下出血

クモ膜下出血に対する低体温療法は，一次性脳損傷，脳血管攣縮に対して主に導入されている．primary brain damage は脳動脈瘤破裂のための脳圧上昇，脳灌流圧低下から来る脳虚血による脳損傷と，脳内血腫，水頭症，脳浮腫など2次的脳損傷を含めて解釈される．いくつかの報告から，重症クモ膜下出血のなかでもGCS 6点以上で mild hypothermia 導入が有効とされるが，それは脳圧下降作用により重症例における脳圧管理法となるものの，予後改善については明確でない．そして，脳内血腫の速やかな除去が脳圧管理上重要であることが示唆され，脳動脈瘤を早期に手術し血腫を除去，また，血管内手術で血栓溶解すべきとされる[10]．脳血管攣縮による遅発性脳虚血から脳組織を保護する目的での低体温療法導入も検討されている．河井[11]らは，脳血管攣縮により虚血症状を呈した症例に低体温療法を導入し，予後良好例を認め，有効な治療手段としての可能性を示した．しかし，脳血管攣縮に対する低体温療法は攣縮の進行を一時的に止めているだけにすぎず，復温後に再び脳血管攣縮による脳虚血症状を再燃させる可能性があり，クモ膜下出血発症後20日以降に脳血管攣縮による脳梗塞を来した症例も報告されている．

(4) 蘇生後脳症

院外心停止の発生率は産業国では100,000人に36～128人とされている[12]．そして院外心停止からの生存率は非常に低く，生存して退院するものは7％にすぎないとの報告もある[13]．

表1 日本医科大学付属病院高度救命救急センターにおける蘇生後低体温管理

適応	・witness がある CPA 蘇生後（蘇生までの時間は問わない） ・10歳以上，70歳以下（それ以外は個別に対応） ・収縮期血圧 >90 mmHg
体温管理	・冷却はマットサンドイッチ方式，冷水胃洗浄による ・直腸温，頸静脈温を目標温（34.0±0.5℃）まで可及的速やかに下げる ・低体温48時間継続（患者の全身状態により24時間），その後12～24時間で0.5℃ずつ復温 ・冷却時，ふるえ予防のため，マスキュラックス（2～4 mg/h）使用 ・復温に成功するまでマスキュラックス使用 ・鎮静のため，ドルミカム（2～8 mg/h），フェンタネスト（0.5～5 μg/kg/h），ディプリバン（5～10 ml/h）などを併用
各種モニター	・ICPモニター　推奨される頭蓋内および全身の目標数値：20 mmHg 以下 ・CPP　同60 mmHg ・S$_j$O$_2$，$_r$SO$_2$　同60～80％ ・Swan-Ganz，Picco ・ABR ・SSEP（マスキュラックス オフ後，確認） ・EEG（sedation オフ後，確認） ・マイクロダイアリシスモニター
復温のタイミング	・低体温開始後，48時間が目安 ・ICP 20 mmHg 以上の場合，個別に対応 ・0.5～1.0℃/24 h の復温が理想だが，順調に復温できない場合でも急ぐ必要はない ・復温は 36.0～37.0℃ の平熱を目標とする．復温後，高体温に注意 ・ブランケット除去後の体温上昇は，ボルタレンなどの坐剤を用いる
注意点	・冷却時の低カリウム血症，復温時の高カリウム血症 ・冷却時の血小板減少 ・復温時の必要栄養カロリー増加（1200～1800 kcal/日） ・復温後の高体温（坐剤でコントロールできないときは冷却マット使用）

Bernardら[4]は1997年，院外心停止VF（ventricular fibrillation：心室細動）症例に33℃12時間の低体温療法を行い，低体温群22人のうち11人が神経学的予後良好であり，平温群22人のうち神経学的予後良好は3人であったとして有効性を報告した．以降，蘇生後脳症に対する低体温療法の有効性が次々と発表され，2002年，The Hypothermia After Cardiac Arrest Study Group[15]は，32～34℃24時間の低体温療法を院外心停止，自己心拍再開症例に導入し，低体温療法群で神経学的予後良好が55％，6か月後死亡率41％（非低体温療法群で神経学的予後良好が39％，6か月後死亡率41％）の結果から，低体温療法は蘇生後脳症の神経学的予後，死亡率を改善させることを報告した．ILCOR（The International Liason Committee on Resuscitation：国際蘇生法連絡委員会）の勧告に関連してThe American Heart Association（AHA：アメリカ心臓協会）とThe European Resuscitation Council（ヨーロッパ蘇生協議会）は，自己心拍再開となった病院外心肺停止症例に対して治療として低体温療法を推奨している．2005年AHAガイドラインでは蘇生後の脳低体温療法に関して以下の記載がなされている[16]．

① VFで院外心肺停止後ROSC（return of spontaneous circulation：自己心拍再開）の昏睡症例は12～24時間，32～34℃の低体温にすべきである（IIa）．

② 院内外のnon VF心停止例においても同様に低体温管理をした方がよい（IIb）[16]．

日本医科大学付属病院高度救命救急センターにおいても2005年AHAガイドラインに準じ蘇生後低体温管理を行っているが，当施設ではwitness（＋）CPA蘇生後（時間は問わない）の場合も表1の範囲内で脳低体温療法を導入している．

b．低体温療法の合併症[17]

(1) 低カリウム血症

低体温中は腸管壁の透過性亢進のためK^+が腸内に流出する．また抗利尿ホルモンの分泌抑制による利尿からK^+が排出される．さらに低体温によるK^+の細胞内移行のため低カリウム血症となる．

(2) 凝固異常・血小板機能低下・血小板減少

外傷患者の凝固反応を各体温で評価した報告では，34℃以下で，急激に血小板機能，凝固機能低下を認めたとある．低体温療法が長期に及ぶと血小板減少は必ず経験する合併症であるが，網内系にトラップされているだけなので復温時には正常化する．

(3) 心機能低下

自験での肺動脈カテーテルを用いた検討では心係数（cardiac index：CI）は34℃以下になると直線的に下降したが，31℃を下回らない限り正常を維持した．また，32℃以下で心房細動，30℃以下では心室細動発生の危険性がある．

(4) 免疫能低下

白血球遊走能，貪食能は低下し，感染に対する防御機構である免疫機能やサイトカインの反応は低温下では抑制される．また下垂体機能低下による成長ホルモンの低下は，リンパ球数の低下を惹起し細胞性免疫不全の原因となる．

c．復　　　温

復温時には反動による高体温は避けるべきであり，低体温療法後の復温の場合，ゆっくりと復温していく必要がある．0.5～1.0℃/日以上の速度の復温は危険であり，Lavinioら[18]は復温中に37℃を脳温が超えてしまうと脳の自動調節能に深刻な障害がもたらされることを発見した．復温時に注意すべき病態として，頭蓋内圧亢進や高カリウム血症などがあげられる．復温を中止し一定の温度で維持しても頭蓋内圧亢

進状態を改善できないときは，再冷却を考慮する必要がある．復温中はふるえを避けるため，復温が完了するまで鎮静，筋弛緩を継続し，復温後は平温を保つようにする．

　低体温療法ははじめ，頭部外傷から脳血管障害へと利用されてきたが，最近，蘇生後脳症に導入され有効であるとの報告が増えている．PCPS（percutaneous cardiopulmonary support：経皮的心肺補助装置）などとの併用によってさらなる成果が期待できる病態であり，蘇生後脳症が低体温療法の最も活躍できる分野であるかもしれない．しかし，冷却期間，冷却方法，復温管理など施設によってさまざまで，長期予後の検討も含めて今後の課題であり，これからも研究，調査が必要である．

〔北薗雅敏・佐藤秀貴・山本保博〕

■文献

1) Resuscitation Council UK：Advanced Life Support Course：Provider Manual (5th ed.), Resuscitation Council（UK）and ERC.
2) Fay T, Henny GC：Correlation of body segmental temperature and its relation to the location of cartinomatous metastasis.Clinical observations and response to methods of refrigeration. Surg Gynecol Obset 66：512-524, 1938.
3) Busto R, Dietrich WD, Globus MYT et al.：Small differemces in intraischemic brain temperature critically determine the extent of ischemic neuronal injury. J Cerb Blood Flow Metab 7：729-738, 1987.
4) Marion DW, Penrod LE, Kelesey SF et al.：Treatment of traumatic brain injury with moderate hypothermia. N Engl J Med 336：540-546, 1997.
5) Shiozaki T, Sugimoto H, Taneda M et al.：Selection of severely head injured patients for mild hypothermia therapy. J Neurosurg 89：206-211, 1998.
6) Clifton GL：Is keeping cool still hot？ An update on hypothermia in brain injury. Curr Opin Crit Care 10：116-119, 2004.
7) Clifton GL, Miller ER, Choi SC et al.：Hypothermia on admission in patients with severe brain injury. J Neurotrauma 19：293-301, 2002.
8) Schwab S, Schwarz S, Spranger M et al.：Moderate hypothermia in the treatment of patients with severe middle cerebral artery infarction. Stroke 29：2461-2466, 1998.
9) 成富博章：急性期脳梗塞における低体温療法.神経内科 52：185-191, 2000.
10) 斉藤良一ほか：くも膜下出血における脳低温療法. 救急・集中治療 17(4)：425-429, 2005.
11) 河井信行：低体温療法の神経生理学2.低体温療法の基礎と臨床―臨床研究― 47(12)：788-794, 2005.
12) World Health Organization：Cardiovascular Disease-Prevention and Control, The Organization, 2001.
13) Pell J, Sirel J, Marsden A et al.：Presentation, management and outcome of out of hospital cardiopulmonary arrest：comparison by underlying aetiology. Heart 89：839-842, 2003.
14) Bernard S, Jones B, Horne M：Clinical trial of induced hypothermia in comatose survivors of out-of-hospital cardiac arrest. Ann Emerg Med 30：146-153, 1997.
15) The Hypothermia after Cardiac Arrest (HACA) Study Group：Mild therapeutic hypothermia to improve the neurologic outcome after cardiac arrest. New Engl J Med 346：549-556, 2002.
16) AHA ガイドライン 2005
17) 佐藤秀貴，横田裕行，山本保博：重症頭部外傷の治療戦略. 脳神経外科速報 13(7)：748-754, 2003.
18) Lavinio A, Timofeev I, Nortje J et al.：Aerebrovasculalr reactivity during hypothermia and rewarming. Br J Anaesth 99：237-244, 2007.

15. 低体温症5—手術中の体温管理—

手術中・麻酔中の患者は34～36℃程度の低体温になることが多い．心臓手術時の低体温麻酔（18～20℃）など特殊な場合を除き，周術期の低体温はさまざまな悪影響（表1）をもたらすため，治療が必要である．

a．術中体温測定の必要性

生体内部はその温度分布によって，常に37℃前後に保たれている核心部と，それを取り囲む温度変化の大きい外殻部に分けられる．術中管理で最も重要なのは，核心部の温度（核心温，深部体温）である．30分以上の全身麻

表1 術中低体温による副作用・合併症

程度	副作用	続いて起こる悪影響
軽いもの	冷感	患者の不安・不快感
	ふるえ	創部痛増強，酸素消費量増加
	創部離開	手術の追加
	覚醒遅延	手術室・回復室での滞在延長
重いもの	心筋虚血の頻度上昇	術後の心血管系合併症増加
	止血凝固能低下	出血量・輸血量増加
	創部感染率上昇	入院期間延長

軽いものは臨床的にしばしば認められる．重いものは発生頻度は低いが，いったん発生すると患者の状態が重篤になる可能性がある．

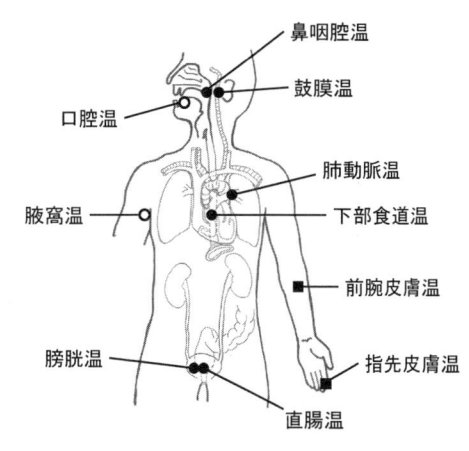

図1 手術中に測定可能な体温
通常は，直腸温，膀胱温，鼓膜温，下部食道温などを測定する．●は核心温（深部体温），■は外殻温を示す．口腔温と腋窩温（○）は本来核心部の体温ではないが，条件を厳守すれば「核心温の指標」にできる．

表2 手術中に測定可能な体温の特徴

	種類	特徴	温度変化への追随性
臨床的核心温（深部体温）	肺動脈温	脳灌流血液温に一番近い．肺に血流がないとき（人工心肺時）は脳温を反映しない．肺動脈カテーテル挿入が必要．	速い
	下部食道温	心臓の背面にあれば，急激な血液温の変化に追随する．人工心肺時は脳温を反映しない．	速い
	鼓膜温	顔面の温度に影響受ける．鼓膜損傷の合併症．	速い
	鼻咽腔温	鼻孔より5cm程度挿入し鼻孔を塞げば脳温を反映．	速い
	膀胱温	尿量が少ないと不正確．膀胱カテーテル挿入が必要．	速い
	直腸温	肛門より6cm以上挿入．下腹部開腹時は不正確．	遅い
	口腔温	顔面の温度に影響受ける．閉口が必要．	遅い
	腋窩温	安定までに腋を閉じて15～50分かかる．	遅い
外殻温	前腕-指先皮膚温度較差	体温調節性血管運動の評価の有用．	

核心部の体温は一様ではない．手術内容や患者の状態によっても装飾される．それぞれの術中管理に最適な体温を選択し，測定・評価するのがよい．

酔時，または局所麻酔でも1時間以上の手術（特に開腹手術）時には核心温を測定し，36℃以上に保つように努力すべきである．

b．術中体温測定部位

脳や心臓は，開頭・開心術など特別な場合を除いて，絶えず身体核心部にあり，この部位の温度測定が理想である．しかし，臨床的には測定が困難であるため，これらに近い温度を実際には測定する．術中に測定可能な各体温の部位と特徴を，図1と表2に示す．

c．低体温の予防・治療法

周術期の低体温は，①麻酔による血管拡張がもたらす熱の再分布（再分布性低体温），②麻酔薬による体温調節機構の装飾，③手術室の涼しい環境，④手術で開放した体腔からの熱喪失，⑤冷たい輸液や輸血の大量投与，⑥患者の熱産生量低下などがあげられる（詳細はB編第12章参照）．低体温の治療はこれらの機序に対処することである（表3）．

(1) 再分布性低体温の抑制

麻酔前の体表面加温や血管拡張薬の投与は，核心部と外殻部の温度差を小さくする．麻酔導入時の熱の再分布軽減につながる．

(2) 体表面からの熱喪失抑制

熱喪失が熱産生を上回ると体温が低下する．皮膚表面からの熱喪失（熱放射と熱対流）は全喪失の90%を占めるため，これを抑制することでの低体温予防効果は大きい．

① 手術室温の調整：　患者の体温維持に理想的な生理的環境温は成人で26～31℃，新生児で32～34℃ である．労働環境面からみて室温だけの調整は現実的な方法ではない．

② 体表面の被覆・加温：　断熱性のよいブランケットで体表面を被覆したり，加温装置で加温したりする．温風式加温装置（図2 (e)）が最も効率がよい．

(3) 輸液・輸血の加温

冷蔵された輸血用血液や室温の輸液製剤を大

表3　主な低体温の予防・治療法

(a) 再分布性低体温抑制	麻酔1～2時間前からの体表面加温（温風・電気毛布など）	身体外部からの加温
	麻酔前の血管拡張薬（ニフェジピンなど）投与	
(b) 体表面からの熱喪失抑制	手術室の室温調整	
	断熱ブランケット（スペースブランケット）	
	電気毛布	
	温水循環式加温マット	
	温風式加温装置（図2 (e)）	
	放射熱加温装置（特に小児）	
(c) 輸液・輸血の加温	保温庫（38～40℃）での輸液製剤の加温	身体内部からの加温
	乾熱式加温装置（ホットプレート式，図2 (a)）	
	水槽式加温装置（図2 (c)）	
	二重管式加温装置（対交流熱交換方式，図2 (b)）	
(d) 気道からの熱喪失抑制	人工鼻（図2 (d)），低流量麻酔	
(e) 熱産生増加	アミノ酸輸液（分岐鎖アミノ酸を含む製剤）	
(f) 特殊な方法	人工心肺による血液加温，加温生理食塩液による腹腔・膀胱・胃洗浄	
(g) ふるえの治療	加温，酸素投与，薬剤静脈内投与（メペリジン，クロニジン，硫酸マグネシウムなど）	

いずれの方法にも加温の温度や範囲に限界がある．いくつかの方法を組み合わせて，できるだけ広い範囲を加温するのがよい．麻酔中の方が麻酔後よりも加温効果は高い．過度の加温による熱傷や，輸液製剤の変性（47℃で赤血球は変性する）にも注意する．

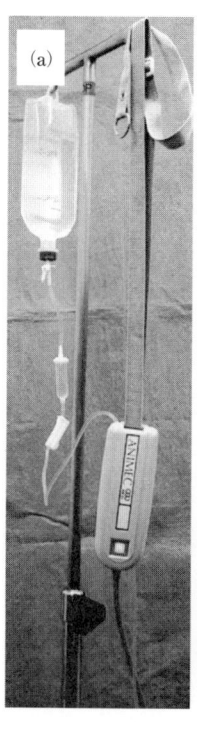

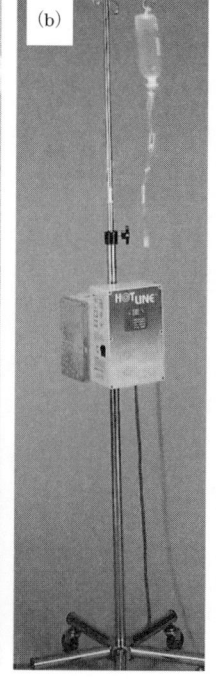

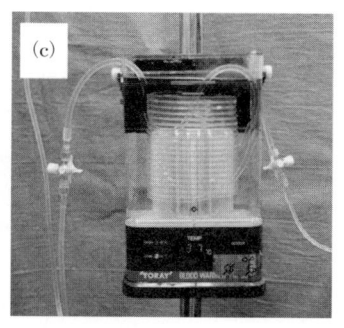

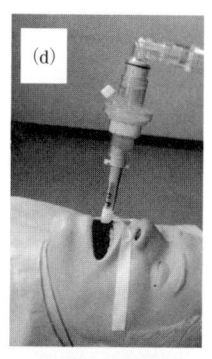

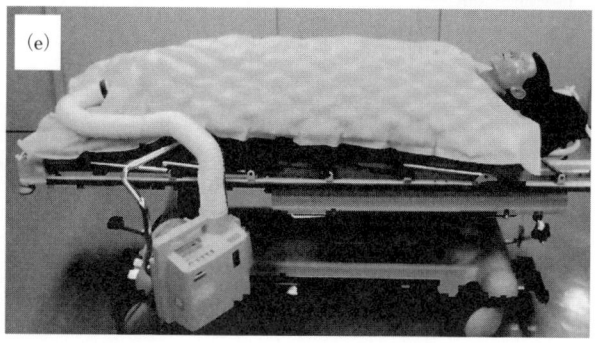

図2 加温装置の例
(a) ANIMEC SA-1（エルテック社（株），流速1〜12 ml/分で液温27〜37℃），(b) HOTLINE™（日本メディコ（株），流速60 ml/分で液温34〜40℃が可能），(c) 血液加温機TM-90（東レ・メディカル（株），流速50 ml/分で液温30℃以上），(d) DARエア・フィルター（タイコヘルスケアジャパン（株）），(e) Warm Toutch®（タイコヘルスケアジャパン（株），温風温42〜46℃まで）．

量に投与するときは，輸液ルートを加温するとよい．加温装置には乾熱式（図2(a)），水槽式（図2(c)），二重管式（図2(b)）などがある．この順に加温効率がよくなるが操作は煩雑になる．あらかじめ保温庫（38〜40℃）で輸液製剤を温めておくのが，最も簡便である．

(4) 気道からの熱喪失抑制
人工呼吸の回路に人工鼻（図2(d)）を接続したり，麻酔器からの供給ガス量を少なくする（低流量麻酔）と，気道からの熱喪失が軽減する．しかし，低体温防止効果は小さい．

(5) 熱産生増加
麻酔中に投与するアミノ酸製剤は，熱産生亢進作用をもつ．

(6) 特殊な方法
まれに，血液や体腔を積極的に直接温めることもある．

(7) ふるえの治療
低体温のまま麻酔から覚醒すると，ふるえが起こることがある．加温，酸素投与，薬剤投与を行う．

〔紫藤明美・齊藤洋司〕

■文献
1) Miller RD：Miller's Anesthesia, pp.1571-1597, Elsevier Churchill Livingstone, 2005.
2) 深川耕二，柴田真吾：周術期体温管理法，臨床麻酔 24：1449-1455, 2000.
3) 入來正躬：体温生理学テキスト，pp.12-29, 文光堂，2003.
4) 山蔭道明：体温のバイオロジー，体温はなぜ37℃なのか，pp.146-160, メディカル・サイエンス・インターナショナル，2005.

16. 更年期障害と体温

a. 更年期の定義と様態
(1) 更年期とは

女性の一生を性機能の面からみると，視床下部-下垂体-卵巣系の発育と成熟に伴う初経から始まって，周期的な月経の発来をみる性成熟期に至る．月経周期は，視床下部から分泌される性腺刺激ホルモン放出ホルモン（gonadotropin-releasing hormone：GnRH）の分泌に支配される．GnRH により下垂体からの卵胞刺激ホルモン（follicle stimulating hormone：FSH）と黄体形成ホルモン（luteinizing hormone：LH）の分泌が調節される．さらに FSH と LH により卵巣からのエストロゲン（estrogen）分泌と，排卵後の黄体からのプロゲステロン（progesterone）分泌が調節される．特にエストロゲンは多彩で強力な生理作用をもち，性成熟期のいわゆる「女性らしさ」を維持する．エストロゲンは，女性内性器への作用のほか，乳房間質組織や乳腺管腔構造の発達，骨芽細胞の活性の亢進，動脈硬化の抑制，皮下脂肪沈着，皮膚の柔軟化などの生理作用がある．

40歳代半ば頃から，しだいに月経周期の延長あるいは短縮などの月経不順が始まり，やがて50歳頃に永続的な月経の終了，すなわち閉経（menopause）をみる．この閉経の時期を中心とした40歳代後半から50歳代頃までの時期を更年期（climacterium）と言う．閉経の原因は，卵巣そのものが機能低下を来し，やがてその機能を失うことにある．したがって，更年期には卵巣から分泌されるエストロゲンが減少し，上記のエストロゲンの生理作用が低下していく．視床下部や下垂体の機能そのものの低下はないので，ネガティブフィードバックによって GnRH や LH，FSH の分泌は亢進する．

(2) 更年期障害の定義

更年期障害は，日本産科婦人科学会によれば，「更年期に現れる多種多様の症候群で，器質的変化に相応しない自律神経失調症を中心とした不定愁訴を主訴とする症候群を言う」と定義されている．その主因にエストロゲンの減少があるが，もう一つの大きな要因として，社会心理的要因があげられる．これには更年期の年代の女性がしばしば直面する家族の問題（配偶者の定年・健康障害，子どもの受験・自立，高齢者の介護・死など），職場の問題（人間関係，責任の増加など），自分自身の問題（健康の問題，老化の自覚など）などがあげられる．これらへの対処は精神的ストレスとなり，さまざまな症状の発現の誘因となる．

b. 更年期障害の診断と治療
(1) 症 状

更年期障害の症状を表1に示す．

(2) 診 断

更年期障害の診断は，器質的な原因疾患の存在を否定したうえで行う．主に患者の自覚症状によって評価しなければならないので，診断には困難を伴う．自覚症状の客観的なスコア付けの指標として，Kupperman 更年期指数や日本人女性の更年期症状評価表などが用いられてい

表1 更年期障害の主な症状

分類	症状
自律神経症状	のぼせ，発汗，頭痛，めまい，耳鳴り，動悸
精神症状	鬱，意欲低下，不安
運動器症状	肩こり，関節痛，腰痛
その他	易疲労性，皮膚掻痒感，口渇感

頻度としては，自律神経症状が高く，そのなかでものぼせや発汗の頻度は高い．

る．また，精神症状については，鬱病などの真の精神疾患の存在にも留意する必要がある．血液中のホルモン値も診断の指標となり，血中エストロゲンの低値やFSHの持続高値は診断の補助となる．

　(3) 治　療

　更年期障害に対する治療では，薬物療法，カウンセリングなどが行われる．薬物療法としては，ホルモン補充療法（hormone replacement therapy：HRT）や漢方療法が行われる．HRTでは，エストロゲン製剤の投与が行われ，子宮体がんなどのリスクの軽減のためにプロゲステロン製剤を併用する．近年，アメリカでの広範な臨床試験によって，HRTは冠動脈疾患の予防効果に乏しく，浸潤乳がんの発症リスクが増加することが指摘された．しかし日本では，アメリカとのこれらの疾患の発症リスクの差異があり，またHRTによる明らかな血管運動神経症状の緩和効果もあることから，この結論を単純には適用できないとされている（2002年の日本産科婦人科学会「ホルモン補充療法に関する見解」による）．

c．更年期障害と体温

　体温調節との関係が特に注目されている更年期障害として，血管運動神経症状であるのぼせ（hot flash, hot flush）がある．

　(1) のぼせの本態

　のぼせの本態は，数分あるいは10数分に及ぶ突然の皮膚血管の拡張であり，皮膚温の上昇を伴う．このため，のぼせは客観的に記録できる．本人ものぼせが生じていることを自覚する．時には，のぼせの前兆を自覚することもある．また，のぼせに伴って，しばしば発汗を伴う．統計によってバラツキがあるが，25～75%の更年期の女性が，のぼせを5年以上の期間にわたり自覚する[1]．のぼせは人種・民族によらず広範にみられるが[2]，日本人は白人やアフリカ系アメリカ人に比べてのぼせを自覚する頻度が低い．

　(2) のぼせは体温調節反応か

　厚着や温かい飲食物の摂取は，のぼせの誘因となる．のぼせの発生の際に冷風を求めるなど，より低い環境温度を求める行動をとることもある．皮膚血管拡張，核心温（深部体温）上昇刺激によるのぼせの発生，行動性体温調節反応などをみると，「のぼせは核心温を下げようとする体温調節反応」である．

　(3) のぼせの発生機序

　のぼせは，更年期の女性の生活の質（quality of life：QOL）を下げるため，欧米では長らく問題とされ，発生機序は広範に研究されている．しかし，さまざまな学説にもかかわらず，その詳細は未だに不明である[3]．

　① 黄体形成ホルモンのピークとのぼせ：のぼせに関して古典的な知見として，更年期の女性において，のぼせの発生に伴って血中のLHのピークが生ずることが観察された[4]．このほか，のぼせは下垂体を外科的に摘除した女性でも発生する．また，男性において，去勢手術の後にはのぼせと同様の現象を自覚する．これらの事実から，のぼせの発生には性ステロイドホルモンの減少に伴うネガティブフィードバックによる視床下部の機能亢進が強く関係すると考えられる．

　② 視床下部における神経伝達物質の変容[3]：エストロゲンの低下によって，視床下部におけるノルアドレナリンあるいはセロトニン作動性の神経活動が変容するという説がある．例えば，のぼせを訴える更年期の女性では血液中のノルアドレナリンの代謝産物が増加する．実際，のぼせの治療には，α_2拮抗薬であるクロニジンが有効であるとされている．また，エストロゲンの減少がセロトニンの脳内レベルを減少させ，その結果，視床下部におけるセロトニン受容体の感受性が増加することが，体温調節中枢活動の変容につながるという説もある．血管拡張作用のあるカルシトニン遺伝子関連ペプ

チド（calcitonin gene-related peptide：CGRP）の増加が血管拡張を来すという説や，GnRHが体温調節中枢に影響を与えるという説もある．いずれの説にしても，ヒトのみならず動物実験の結果と仮説をリンクさせることによってのぼせの発生メカニズムを説明しようとしており，直接的な証明には欠く．

（4）のぼせの治療[5]

のぼせの治療に最も効果のある方法は，前述のエストロゲンの補充である．その他の薬物療法としては，選択的セロトニン再取り込み阻害薬や漢方薬などが臨床で使用されている．非薬物的療法として，ダイズ製品やレッドクローバー（ムラサキツメクサ）などのサプリメント効果が注目されているが，信頼性の高い証明はまだなされていない．

〔細野剛良〕

■文献

1) American College of Obstetricians and Gynecologists Women's Health Care Physicians：Vasomotor symptoms. Obstet Gynecol 104(4 Suppl.)：106S-117S, 2004.
2) Gold EB, Colvin A, Avis N et al.：Longitudinal analysis of the association between vasomotor symptoms and race/ethnicity across the menopausal transition：study of women's health across the nation. Am J Public Health 96：1226-1235, 2006.
3) Rapkin AJ：Vasomotor symptoms in menopause：physiologic condition and central nervous system approaches to treatment. Am J Obstet Gynecol 196：97-106, 2007.
4) Casper RF, Yen SS, Wilkes MM：Menopausal flushes：a neuroendocrine link with pulsatile luteinizing hormone secretion. Science 205 (4408)：823-825, 1979.
5) Nelson HD：Menopause. Lancet 371(9614)：760-770, 2008.

17. 体温リズムの異常

a. 生物時計と体温リズム

　通常の生活環境下において，就寝前に手足の体温がポカポカと温かくなることは，誰しも経験することである．体温に1日24時間を1周期とする概日リズム（サーカディアンリズム）が観察されるのは，脳内の生物時計による支配を受けるためである．ヒトを含め哺乳類の生物時計（中枢時計）は，視床下部視交叉上核（suprachiasmatic nucleus：SCN）に局在する．SCN の中枢時計は，末梢臓器（肝臓，肺，骨格筋など）に存在する末梢時計へ時刻情報を伝達し，生体内の時間的秩序を維持している．つまり，通常の生活環境化において体温やホルモンなど，多くの生理機能に24時間のサーカディアンリズムが観察されるのは，SCN が網膜で受容した光情報を手がかりとして外界の環境周期に内因性周期を一致させているからである．この現象を「同調」と呼び，またそのための手がかりとなる外界因子を同調因子と呼ぶ．環境周期がなく時刻の手がかりもない恒常環境下においては，これらのリズムは中枢時計の発振する内因性リズム周期を示す．これをフリーランリズムと言う．ヒトのフリーラン周期は，24時間よりもわずかに長い約25時間前後である．このため，通常の生活環境下においては，生物時計と24時間の環境周期とのずれを補正することが必要となる．生物時計にとって，最も強力な同調因子は光であり，内因性周期を環境周期に同調させるメカニズムとしては，光に対する生物時計の位相反応により説明が可能である．同調に必要な照度と時間は動物種によって大きく異なり，ヒトでは，数千lx以上の高照度光を数時間照射する必要がある．光に対する位相反応はすべての生物で基本的に共通しており，サーカディアンリズムは主観的明期の前半（朝方）の光で位相前進し，主観的暗期の前半（夜間）の光で位相後退する[1]（図1）．通常の生活環境下においては，朝，起床後の自然光により生物時計が位相前進することにより生物時計をリセットし，生体内に24時間のサーカディアンリズムを駆動していると考えられる．ヒト概日システムの特徴である内的脱同調現象（後述）は，深部体温リズムおよび血中メラトニンなどを駆動する振動体（SCN に局在する

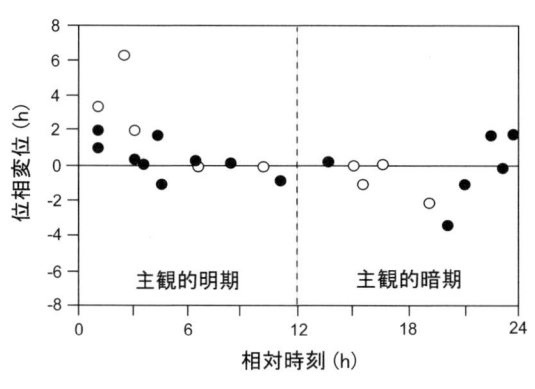

図1 ヒトのサーカディアンリズムの高照度光に対する位相反応曲線
プラスが位相前進を，マイナスが位相後退を示す．データは2論文（○：文献[1]，●：文献[7]）を組み合わせて作成したものである．

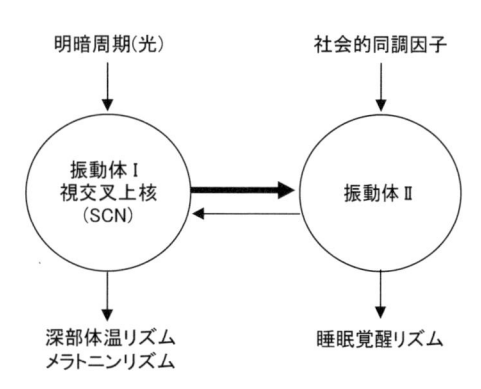

図2 ヒトのサーカディアンリズムの2振動体仮説

と考えられる）と睡眠覚醒リズムを駆動する振動体（局在不明）の，二つの振動体の相互カップリングによりヒトのサーカディアンリズムが維持されていることを示唆している（図2）．

b．ヒト体温リズムの異常
(1) 睡眠障害と体温リズム

通常の生活環境下においては，外界の明暗周期に対する就床・起床時刻と体温リズムの間には一定の位相関係が維持されるが，睡眠相後退症候群（delayed sleep phase syndrome：DSPS）や睡眠相前進症候群（advanced sleep phase syndrome：ASPS）といった睡眠障害では，外界の明暗周期に対して就寝時刻が極端な位相後退（DSPS）もしくは位相前進（ASPS）を示し，環境周期に対する位相関係に異常同調が生じている．極端な同調位相の変位は，生活習慣が非常に夜型あるいは朝型であることのみが原因ではなく，内因性周期の関与が示唆され，その原因の一つとして，時計遺伝子の機能変化があげられる．DSPSに関しては，時計遺伝子の一つである Per3 のミスセンス変異により PER3 タンパクの機能が変化していることが報告されている[2]．また，DSPSでは，深部体温リズムの最低値位相出現から覚醒までの時間が，健常者に比べて延長していることが報告されており[3]，深部体温リズムを駆動する SCN と睡眠覚醒リズムを駆動する振動体間の位相関係に変化が起きていることが推測される．ASPS に関しては，時計遺伝子の一つである Per2 遺伝子のリン酸化の障害による内因性周期の短縮が原因となる家族性 ASPSの存在が報告されている[4]．

(2) 時差飛行・夜間交代勤務と体温リズム

体温リズムは，産熱と放熱リズムのバランスにより生じるが，放熱のリズムがリズム変動の大半を占める．また，生物時計の振動を出力以外に，時計を介さないさまざまな影響（マスキング）による変動を示す．産熱を促進する運動や入浴などによる体温の上昇は正のマスキング，放熱に影響する環境温度，着衣，血管への慢性刺激などによる体温の低下は負のマスキングと呼ぶ．正および負のマスキングは，いずれも体温リズムの振幅を変化させる（図3）．

通常の生活下において睡眠障害のない健常者も，時差飛行や交代勤務など，外界の明暗周期や社会スケジュールが急激に位相シフトすると，本来の睡眠時間帯に活動することを強制され，外的脱同調が生じる．

時差飛行直後の深部体温リズムは，通常時に比べてリズム振幅が減少する．この現象は，体温リズムが SCN からの直接支配以外に運動，食事，睡眠などの社会因子によりマスキングを受けることが原因の一つとして考えられ，現地

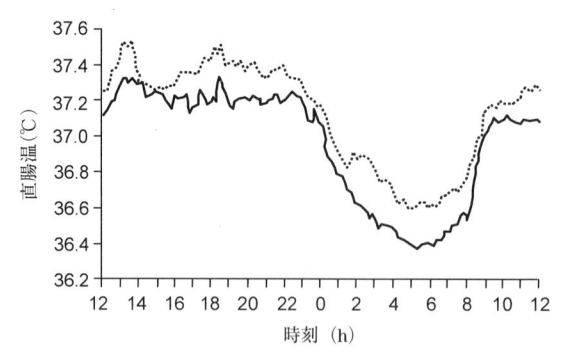

図3 深部体温（直腸温）リズムに対するマスキング効果
夜間採血（破線）では1時間ごとに留置カテーテルによる採血のため血管拡張が抑制され，通常の睡眠時（実線）に比べ体温の低下が小さくなっている．データは被験者9名の平均値を示す．

時刻の社会スケジュールに強制的に睡眠覚醒リズムを合わせることが体温リズムをマスクした結果である．深部体温リズムの再同調速度とそのリズム振幅との間には負の相関関係があり，リズム振幅の大きいヒトほど再同調により多くの日数を要することが報告されている[4]．新しい明暗周期への再同調速度は，中枢時計であるSCNと末梢時計間ではズレがあり，中枢時計は末梢時計に対して早期に再同調を完了する．つまり，明暗周期を位相シフトさせた直後では，現地の環境周期に対する外的脱同調に加え，生体内で一時的に内的脱同調が生じている．

一方，夜間交代勤務は，環境周期は変化せずに睡眠覚醒スケジュールのみが強制的に位相シフトすることが時差飛行と異なっている．つまり，中枢時計であるSCNは交代勤務に従事しているにもかかわらず外界の明暗周期に同調し続け，睡眠時間や勤務時間などの社会スケジュールのみが変化するために慢性的な内的脱同調を強いられることになる．交代勤務時の深部体温リズムは，通常の生活スケジュール下に比べリズム振幅が減少する．普段の深部体温リズムの低温相に勤務を強いられるために，正のマスキングを受け体温の低下が小さくなるが，生物時計による覚醒の働きかけは弱まっており，夜間勤務時には眠気を感じ作業効率が低下してしまう危険性がある．そして，勤務後では，生物時計の覚醒の働きかけにより体温は上昇し，昼間の睡眠による負のマスキングにより体温の上昇が小さくなるが，睡眠の持続時間が短縮し，睡眠の質も低下する．

(3) 内的脱同調と体温リズム

隔離実験室のような特殊な実験施設を使用し，時刻の手がかりがない恒常環境下で被験者の生体リズムを長期間にわたって計測すると，睡眠覚醒リズムとメラトニンや直腸温リズムの間に乖離が生じる「内的脱同調」が観察される（図4）．典型的な内的脱同調では，深部体温リ

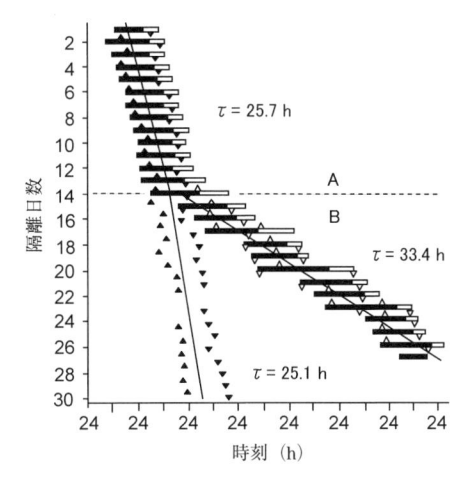

図4 ヒトのサーカディアンリズムにみられる内的脱同調リズム

隔離実験室で測定された睡眠覚醒リズム（黒：活動，白：睡眠）と深部体温リズム（▼：最低値，▲：最高値）．実験開始から14日目まで（A）は，二つのリズムは25.7時間の周期でフリーランするが，それ以後（B）は深部体温リズムは25.1時間，睡眠覚醒リズムは33.4時間の周期でフリーランしている．文献[6]を改変．

ズムは約25時間でフリーランし，睡眠覚醒リズムは約34時間でフリーランする．睡眠覚醒リズムが約18時間と短くなる内的脱同調もまれに存在する[6]．内的脱同調時の深部体温リズムは，安定した約25時間周期でフリーランするが，睡眠の長さは周期的に変化する．睡眠開始時刻を深部体温リズムの位相で表し，睡眠持続時間との関係を調べると，睡眠が深部体温リズムの下降期に開始すると睡眠の持続時間は長く，上昇期に開始すると短縮する．この相互関係は，通常の生活環境下における内的同調が深部体温リズムを支配するSCNと睡眠覚醒リズムを駆動する振動体間での相互カップリングの結果であることを示唆している．

体温リズムにみられる異常は，体温リズムを支配する概日システムの障害・異常（時計遺伝子変異，光同調障害など）が原因となって生じる睡眠障害に関連するもの，環境周期や社会スケジュールの急速な位相シフトにより，体温リズムの生物時計による支配と強制的な社会スケ

ジュールによるマスキング効果（外的脱同調）が混在することにより生じた外的・内的脱同調に関連するものがある．生物時計は，自然光の明暗サイクルだけでなくわれわれを取り巻く人工照明（街灯，室内照明）にも位相反応を起こす．特に，最近では年齢を問わず就寝時刻が後退し生活リズムの夜型化が問題となっている．生物時計は夜間の人工照明により位相後退する．一方，社会環境は依然として朝に活動を強いるため，生物時計と社会生活のサイクルの間で乖離が生じる可能性がある．体温リズムの異常を招かないためには，規則正しい生活スケジュールで生活することにより，生物時計の環境周期からの脱同調を防ぐことが重要である．

（山仲勇二郎・本間さと・本間研一）

■文献

1) Honma K, Honma S：A human phase response curve for bright light pulses. Jpn J Psychiatr Neurol 42：167-168, 1988.
2) Ebisawa T et al.：Association of structural polymorphisms in the human period3 gene with delayed sleep phase syndrome. EMBO Rep 21(4)：342-346, 2001.
3) Uchiyama M, Shibui K, Hayakawa T et al.：Larger phase angle between sleep propensity and melatonin rhythms in sighted humans with non-24-hour sleep-wake syndrome. Sleep 25(1)：83-88, 2002.
4) Toh KL, Jones CR, He Y et al.：An hPer2 phosphorylation site mutation in familial advanced sleep phase syndrome. Science 291 (5506)：1040-1043, 2001.
5) Zulley J, Wever R, Aschoff J：The dependence of onset and duration of sleep on the circadian rhythm of rectal temperature. Pflügers Arch 391(4)：314-318, 1981.
6) Wever R：The Circadian System of Man：Results of Experiments under Temporal Isolation, Springer-Verlag, 1979.
7) Minors DS et al.：A human phase-response curve to light. Neurosci Lett 133(1)：36-40, 1991.

18. 皮膚血管運動障害

　皮膚には小動静脈，細動静脈，毛細血管，動静脈吻合（arteriovenous anastomiosis：AVA）の血管が分布する．血管運動神経は毛細血管を除いたこれらの血管を支配している．この血管運動神経が傷害されると皮膚血流調節が阻害される．本章では主に皮膚の微小循環レベルでの血管運動障害についてその病態を中心に考察する．

　血管運動神経による皮膚血流の調節機序については，A編の第5章に詳細な記述があるので参照されたい．簡潔に言えば，皮膚血管には交感神経性血管収縮神経が分布し，血管運動中枢に由来する神経活動を受けて血管運動を調節するが，ほかに血管拡張に関わる神経も存在する．血管収縮は血管収縮神経の活動が高まることによるが，血管拡張は血管収縮神経の活動が減退することによる受動性機構と，別の神経機構による能動性機構が関わる．能動性血管拡張は交感神経を介するとの証拠はあるが，血管拡張神経を介するのか，発汗神経を介するのかは不明である．ここでは，最近病態が解明されつつあるいくつかの疾患に注目して述べる．

a．レイノー現象

　レイノー現象（Raynaud's phenomenon）は寒冷や情動ストレスによって誘発される手指・足趾の動脈の攣縮に随伴する症状をいう．指趾は最初強い血管収縮とそれに伴う血流減少により白色に，続いて酸素欠乏により紫色（チアノーゼ）に，最後に血流の再灌流により赤色となる．しばしば疼痛や異常感覚を伴う．レイノー現象は，膠原病（強皮症）や造血疾患などに伴って2次性に生じる場合と，原因が不明な場合があり，後者を特にレイノー病という．振動工具の使用もレイノー現象を生じる（振動障害）．

　レイノー現象は指趾の微小循環での障害によるとされており，発作時には血管内皮細胞の異常，自律神経の受容体機構の異常，血管内の血液組成の変化などが憎悪要因となって血管収縮と血管拡張の不均衡が生じ強い血管収縮傾向が現れると考えられている．血管収縮をもたらす第1の要因はアドレナリン作動性受容体の役割である．指趾血管の緊張の調節には α_2 受容体が重要であり，α_2 受容体機能は寒冷により促進される．レイノー患者では α_2 受容体の感受性が四肢近位の血管で増大することが証明されている．血中カテコールアミン濃度は必ずしも上昇していない．血管収縮神経の活動亢進も関与するとの示唆もあるが，直接交感神経活動を記録しても神経活動は亢進していないと報告されている．

　血管内皮から放出される血管収縮物質であるエンドセリン（endothelin：ET）-1もレイノー現象に関与する．ET-1は寒冷によって増量し，その後も増加が続くこと，一部の患者の皮膚に過剰発現しており，結合部位の密度も増大しているなどの観察がその証拠となっている．

　血管内皮細胞から放出される血管拡張物質である一酸化窒素（NO）の欠乏がレイノー現象の血管攣縮に関わることが推測されている．一部の患者では血管内皮の障害が証明されており，NO欠乏が示唆されるが，皮膚には逆に過剰発現されるとの報告もあり，また寒冷による変化もないなど，まだNOの関与を示す証拠は不足している．カルシトニン遺伝子関連ペプチド（calcitonin gene-related peptide：CGRP）は感覚神経から放出される血管拡張物質であるが，レイノー患者ではこれを含むニュ

ーロンが減少していることからCGRPによる血管拡張が障害されていることが示唆される.

レイノー現象ではまた血小板の活性化,線維素溶解の障害,白血球の活性化,酸化ストレスの発生など多くの血管内要因が関係する.血小板の活性化によりトロンボキサンが増加して血小板凝集に関わるほか,強力な血管収縮をもたらす.これは寒冷負荷によって増加し血管攣縮に寄与しうる.組織プラスミノーゲンアクチベーター抗体の増加により血管内微小血栓形成を促す.白血球の活性化がフリーラジカルによる酸化ストレスを発生させ,これが血管内皮の損傷をもたらす.これは血管収縮を悪化させる.いずれにせよ,レイノー現象は多くの要因が関連した複雑な異常に基づいており,所見の多くは2次的徴候であると考えられている.

b. 肢端紅痛症[5]

肢端紅痛症(erythromelalgia)は,温熱刺激などによって発作性に生じる四肢末端部の発赤,灼熱痛,皮膚温の上昇を主徴とするまれな疾患である.灼熱痛は皮膚の加温により悪化し,冷却により寛解する.上肢よりも下肢の罹患が多い.原因不明の1次性のものと,血小板増加症や真正多血症など特定の疾患に伴う2次性のものがある.

1次性肢端紅痛症の少なくとも一部では,発作時の肢端の皮膚血流量は増加しているが,毛細管血流は減少しているとの証拠がある.皮膚血流量の増加は組織内で一様に起こっているのではなく,足底や手掌に高密度に存在するAVAへの血流(シャント流)が増加している.つまり皮膚に達した血液は,大部分がAVAを介して流出するため,栄養に必要な血流は不足し,皮膚組織は低酸素になると考えられている.皮膚組織はAVA血流の増加により温度が上昇するため代謝が亢進して,栄養血流は相対的に不足になり,悪循環を来す.灼熱痛は皮膚組織の低酸素に基づくとされる.

組織学的には皮膚の交感神経の分布が減少しているのが報告されている.これは低酸素症に基づいた神経損傷による2次的効果であると解釈される.一般に神経支配が断絶された血管はもとの伝達物質に対する感受性が増す(除神経過敏:denervation supersensitivity).本疾患ではこの現象により血管収縮の傾向が現れる.一部の患者では非発作時の肢端血流量は正常より減少しているが,これは除神経過敏の結果であると説明される.細動脈の炎症や内皮増殖も認められ,内皮細胞の機能障害も示唆される.血栓による内腔閉塞は典型的な所見であるが,微小血管の血栓は毛細血管密度を減らし,組織への酸素拡散を妨げて組織の低酸素を助長する.

c. 糖尿病[1]

糖尿病(diabetes mellitus)における微小循環の障害は数多く検討されているが,障害の様式は多様であって糖尿病の病型,病期など多くの要因によって影響されるため,全体像はまだ理解されていない.

一般的には,血流障害は上肢に比べて下肢に著明である.暑熱負荷,寒冷負荷,ストレス刺激などに対する応答は減弱しているとの報告が多く,特に体加温に対する血流増加反応(血管拡張)の減退は一致した所見である.温熱性刺激に対する血流増加の障害は,能動性血管拡張を介した機序によるとの報告がある.II型糖尿病で体加温によって血流が増えないことがあるのは,血管収縮神経の障害による除神経過敏が関与していると説明されている.また,神経障害を合併する患者では血管内皮依存性の血管拡張が阻害される.

一部の患者の少なくとも初期では安静状態での皮膚血流は多いが,これはAVAや細動脈を支配する血管収縮神経の傷害によるとされる.このような糖尿病の交感神経障害は神経内膜の微小血管病変による虚血が原因として重要であ

ることが知られており，この神経障害によって血管収縮機構のほか，血管拡張機構も障害されると考えられている．

d．顔面紅潮

顔面の皮膚血流調節には，前述した全身的な機構のほかにこの部位に特異的な機構が含まれる．すなわち，顔面には副交感神経性の血管拡張機構が存在するとされる．また，脳神経線維を介した反射性の機構も関わっている[3]．

(1) ホルネル症候群[3]

手術，腫瘍，圧迫などにより顔面を支配する交感神経が種々のレベルで切断，傷害され，同側の縮瞳と眼瞼下垂および眼球陥没，同側の無汗・発汗低下などを来す．ホルネル症候群（Horner's syndrome）患者では多くが皮膚紅潮を合併する．顔面紅潮（facial flushing）は健常側の顔面に現れ，障害側の無汗部では認められない．この紅潮は皮膚の血管拡張によるもので皮膚温の上昇を伴っている．この血管拡張は体温調節機構を介したもので体加温により増強する．ホルネル症候群による顔面紅潮は，交感神経性血管収縮神経の活動減退，あるいは能動性血管拡張の亢進によるものである．障害側の無汗部では，交感神経による能動性血管拡張の障害によるほか，血管収縮神経の脱支配により除神経過敏が生じ血管収縮が起こっている可能性がある．

(2) ハーレクイン症候群[2,3]

暑熱曝露や運動などの温熱刺激や，時に情動ストレスにより，顔面の半側に紅潮を来す．紅潮側と非紅潮側での皮膚色調の対比が，道化師の顔面の化粧に似ることが病名の由来である．この症候群の病態は非紅潮側にあるとされ，この側の顔面を支配する交感神経が傷害されて暑熱負荷に対する皮膚血流の増加反応が消失するため，皮膚が相対的に白くなると考えられている．非紅潮側は無汗であるが，眼所見は通常伴わない．眼運動を支配する節前線維は第1胸髄（T1）の高さで脊髄をでるが，顔面を支配する血管運動神経と発汗神経の節前線維はT1以下で脊髄をでる．したがって本症候群の病変はT1以下の節前線維にあるとされる．非紅潮側は暑熱負荷により皮膚温が低下（血流が減少）することがあるが，これは血管収縮神経の脱支配による除神経過敏に基づくとされている．

本章で述べた疾患のほか，アトピー性皮膚炎を含む各種の皮膚疾患，偏頭痛[2]，群発頭痛[2]，一部の慢性痛[3]，更年期ののぼせ（B編の第16章参照）などでも血管運動障害がみられる．

（菅屋潤壹）

■文献

1) Arora S, Smakowski P, Frykberg RG et al.: Differences in foot and forearm skin microcirculation in diabetic patients with and without neuropathy. Diabetes Care 21：1339-1344, 1998.
2) Drummond PD：Sweating and vascular responses in the face：normal regulation and dysfunction in migrane, cluster headache and harlequin syndrome. Clin Auton Res 4：273-285, 1994.
3) Drummond PD：Autonomic disorders affecting cutaneous blood flow. Autonomic Failure (4th ed.), (Mathias CJ, Bannister SR eds.) pp. 487-493, Oxford University Press, 1999.
4) Herrick AL：Pathogenesis of Raynaud's phenomenon Rheumatology 44：587-596, 2005.
5) Mork C, Asker CL, Salerud G et al.: Microvascular arteriovenous shunting is a probable pathogenetic mechanism in erythromelalgia. J Invest Dermatol 114：643-646, 2000.

19. 発汗障害

多汗症（hyperhidrosis）は生活の質（quality of life：QOL）を著しく損なうし，また無汗症（anhidrosis）は熱中症の危険を伴い，時には致命的になる．多汗症や無汗症など発汗障害を来す疾患は多い（表1）．ここではまず，病態の理解のために発汗調節機構とその神経路について略述したうえで発汗障害の病態について概説する．なお，発汗障害を来す個々の疾患の臨床像を詳細に述べる余裕はないので巻末の文献[1,3,4]などを参照されたい．

a. 発汗調節機構と発汗神経路

温熱性発汗は手掌と足底を除いた全体表面に生じ，体温調節における熱放散の役割を担う．体温調節機構は核心温（深部体温）を制御対象とした負のフィードバック機構を構成しており，核心温が変化するとその変化を打ち消すように汗腺などの効果器が駆動される．核心温が

表1 発汗異常を来す疾患

Ⅰ．発汗過多
1. 本態性多汗症：手掌・足底，腋窩，まれに全身性
2. 全身性疾患：
    ・熱性疾患の回復期，慢性感染症（結核，ブルセラ症など）
    ・内分泌異常：甲状腺機能亢進症，褐色細胞腫，末端肥大症，低血糖，閉経期など
    ・心不全，各種ショック，高炭酸ガス血症，宿酔など
3. 薬物中毒：抗コリンエステラーゼ剤，有機リン系殺虫剤
4. 神経系異常：外傷，腫瘍，血管障害，炎症など
    ・大脳・脳幹：自律神経てんかん，種々の損傷による発汗中枢の刺激・脱抑制
    ・脊髄：損傷部以下の反射性または持続性多汗
    ・末梢神経：不完全損傷，カウザルギー，群発頭痛発作時など
                耳介側頭神経症候群，鼓索神経症候群など
                アクリルアミドやアルコール中毒によるニューロパチー
    ・家族性自律神経失調症
5. 皮膚疾患：特殊な母斑や血管腫
6. 「代償性」発汗亢進

Ⅱ．発汗低下・消失
1. 本態性：特発性無汗症，先天性無痛無汗症など
2. 全身性疾患：
    ・極度の脱水，熱射病など
    ・内分泌異常：尿崩症，Addison病，Simmonds病，甲状腺機能低下症など
3. 薬物中毒：抗コリン剤，自律神経遮断剤
4. 神経疾患：主に温熱性発汗中枢，下行路および末梢共通路の遮断・機能脱落
    ・大脳：ヒステリー（大脳から視床下部への過度の抑制？）
    ・視床下部，脳幹，脊髄の損傷
    ・末梢神経：種々の単神経炎，神経叢障害，ポリニューロパシー，Ross症候群，神経らいなど
    ・系統変性疾患：Shy-Drager症候群，オリーブ橋小脳萎縮症，パーキンソン病，Fabry病，筋緊張性ジストロフィー症など
5. 皮膚・汗腺の異常：
    ・形成不全：無汗性外胚葉形成不全症
    ・種々の角化異常症，炎症，萎縮，瘢痕，薬物・放射線による障害など

文献[3]を改変．

上昇すると体温調節中枢（視床下部）にある温度感受性ニューロンで感知され，その温度が体温調節中枢において体温調節のための基準温度（設定温度，セットポイント）と比較される．そして両者の差分（誤差信号）に比例した強度の神経信号が作られ，これが効果器を駆動する信号となる．体温調節の設定温度は通常37.0℃であるが，これは生理的に変動するし，またさまざまな病態でも変動するので，この変動が発汗異常の原因となりうる．発汗障害の一部にはこのような設定温度の変化を介して生じるものがあると考えられている．

発汗を制御する神経路の走行については完全には判明していない．視床下部の体温調節中枢から起こり，橋蓋部，延髄網様体の外側部を通って脊髄に入り，第1胸髄（T1）から第2腰髄（L2）[3]の中間質外側核に至り，交感神経節前線維の細胞体とシナプス結合すると推測されている．脊髄内神経路は側索内側部の錐体路腹側を走行すると言われている．脊髄内の発汗神経線維は大部分が非交叉であるが，一部は交叉する．交叉線維はT1以下で発生する．発汗制御系には促進系のほか抑制系も存在することが示唆されている．発汗抑制路として，大脳皮質に起始し，同側視床下部，脳幹，頸髄を経て交叉し，対側胸髄に至るものが示唆されている[3]．

中間質外側核から発する交感神経節前線維は交感神経節で節後線維にシナプス結合する．節後線維の終末はエクリン汗腺に分布する．エクリン汗腺を支配する節後線維はコリン作動性である．アセチルコリンは分泌細胞のムスカリン（M_3）受容体に結合して汗を産生する．

b．無汗症と発汗減少症

病態生理学的にみると，これらの疾患は視床下部から汗腺までの，発汗神経路に沿ったさまざまな部位の損傷によって生じうる．すなわち，間脳，脳幹，脊髄，交感神経節前線維，交感神経節，交感神経節後線維，汗腺などの病変が原因となる．

無汗部の分布様式から病変部位が推定できることがある[1]．全身性無汗症は，視床下部や脳幹の病変，脊髄の横断性病変など中枢神経の傷害によるほか，脊髄より末梢の部分が系統的に傷害される場合にもみられる．脳幹や脊髄上部の片側性病変は半身の無汗を生じうるし，脊髄の一部に限局する病変や交感神経切除では分節性の無汗が起こる．分節性の無汗は，節前線維，節後線維を含む末梢神経の傷害でもみられる．区域性，限局性病巣が多発する場合は末梢神経の障害によることが多い．糖尿病性神経障害，アミロイド神経障害，Fabry病などは多発性無汗病巣を示す．皮膚疾患による無汗も多くはこの様式をとる．

全身性無汗症は先天性と後天性に分類される．先天性無痛無汗症は遺伝的要因により感覚神経と自律神経が傷害されるまれな疾患であり，無汗と皮膚感覚障害を来す．無汗性外胚葉形成不全症も先天性のもので，汗腺，毛髪，歯牙など外胚葉に由来する器官の形成不全を来す遺伝疾患である．

後天性無汗症の一種である特発性全身性無汗症は皮膚の疼痛やじんましんを伴う無汗症で，まれな疾患である[2]．発症は青年期がほとんどで，男性に多く発生する．運動や暑熱負荷により全身に粟粒大の皮疹が生じ，皮膚にピリピリした痛みを感じる．大部分は全身性の無汗であるが腋窩・顔面などに発汗が残存することもある．一部の症例ではエクリン汗腺のムスカリン受容体の機能異常が関与しているとの報告がある．

系統変性疾患であるShy-Drager症候群も全身性無汗を来す．中高年男性に多く発症する疾患で，自律神経症状を主徴とする．無汗，血圧調節障害，排尿障害などが早期に起こり，やがて中枢神経症状を伴う．発汗障害は下半身から始まり，上行して全身に及ぶ．発汗障害の主な

責任病巣は脊髄の中間質外側核であると考えられている．

全身的な疾患の一部には全身性の発汗低下を伴うものがある．尿崩症，甲状腺機能低下症，Addison病などであるが，その機序はまだ解明されていないものが多い．熱射病は，脳温上昇による体温調節中枢の機能失調が原因で全身の発汗が停止する．高度の脱水でも全身の発汗が低下する．これは，水分不足による汗腺の分泌機能が低下するからではなく，体温調節の設定温度が脱水によって上昇するため中枢由来の神経活動が減少することによると考えられている．

c．多汗症

全身性疾患のうち甲状腺機能亢進症，褐色細胞腫などの内分泌疾患では多量の発汗が温熱性発汗領域に認められる．甲状腺機能亢進症の多汗は，少なくとも一部は甲状腺ホルモン過多による代謝の亢進に伴う2次的なものと考えられる．褐色細胞腫による多汗は腫瘍細胞から分泌されるカテコールアミンの作用が関わるとされるが詳細な機序は不明である．

一部の循環ショックでは皮膚血管収縮を伴って全身性に多量の発汗を生じる（冷や汗）．大量出血などによる容量減少性ショックでは低体温を伴っていることから，血圧低下によって体温調節の設定温度が低下することが1次的な原因であると説明される．設定温度が低下すると体温は低く維持され，代謝量は低下するので組織の酸素不足の危機的状況を生き延びるには都合がよい[5]．低血糖発作時の発汗も同様に血糖値の低下に伴い体温調節の設定温度が低下するためと説明される．高濃度の炭酸ガスを吸入したとき，あるいは窒息時には高炭酸ガス血症により全身性発汗がみられるが，これも血液炭酸ガス分圧の上昇が設定温度を低下させることによると説明される．

全身性発汗に対して，部分的あるいは限局性の多汗もある．脳梗塞後に対側半身に多汗がみられることがある．これは，前述した発汗抑制路の障害が原因であると説明されている[3]．また，ある種の薬物中毒による末梢神経障害では特定の時期に四肢の遠位部に多汗が認められる．

部分的に無汗が存在すると，減少した熱放散量を代償するため健常部での発汗が異常に亢進することがある．この場合，患者は無汗そのものより健常部位での代償性発汗を多汗として自覚することが多い．

生理的には種々の味覚刺激により顔面，特に口唇周囲や頸部に限局性に発汗を生じる（味覚性発汗）[4]．この味覚性発汗は糖尿病性神経障害においてしばしば過度になる．これは，傷害された交感神経線維が再生過程で副交感神経線維と交叉神経支配（過誤神経支配）を生じ，食物摂取により生じる副交感神経反射が病的な発汗を生じると説明されている．耳介側頭神経症候群はまれな疾患であるが，耳下腺の手術や外傷後に顔面に病的な発汗を生じる．この発汗も耳介側頭神経が傷害されて，副交感神経性の分泌神経が発汗神経と交叉支配することによる[4]．

健常者，特に肥満傾向のある若年者などで多汗を訴える者があるが，その多くは全身発汗量を測定してもほとんど正常である．顔面，頸部など生理的に発汗能が高い部位や，腋窩など蒸発しにくい部位に汗が貯留し，過剰意識されるものであろう．また，中高年者で顔面や上半身に多汗を訴える者が少なからずある．しかし，その多くは生理的なものであろう．発汗機能は加齢変化により低下するが，発汗量の減少は下半身から始まるため，その代償として上半身が多汗になることがある．

d．掌蹠多汗症

手掌と足底では各種の精神性刺激に反応して発汗する．この精神性発汗が過度になると日常

生活に不便を伴う．過度の発汗は手掌だけでなく足底にも生じることが多い．多くは思春期前に発症する．発汗過多は常時みられることも，精神性ストレスをきっかけとして誘導されることもある．温熱性発汗の高位中枢は大脳辺縁系や前頭葉などに存在すると考えられている．患者では発汗過多時に中枢由来の発汗神経活動が著しく亢進していることから，高位中枢の活度亢進が主因であろう．治療はさまざまな方法が試みられているが，決定的なものはない．最近はボツリヌス毒素（汗腺の反応を無効にする）の局所投与が注目されている．

本章では発汗障害の治療法については詳述しなかった．無汗症も多汗症も 2 次性のもの以外は発汗障害を回復させる方法はほとんどない．

完全な治療法の確立には，病因の解明が必須である．

（菅屋潤壹）

■文献

1) Fearly RD：Thermoregulatory sweat test. Clinical Autonomic Disorders (2nd ed.) (Low PA ed.), pp. 245-257, Lippincott-Raven, 1997.
2) 中里良彦：特発性無汗症．Ann Rev 神経 2006：309-317, 2006.
3) 斎藤 博：発汗の病態と検査法―温熱性発汗と味覚性発汗―．自律神経の基礎と臨床（改訂 2 版）（後藤由夫編），pp. 200-211, 医薬ジャーナル社，1993.
4) Sato K, Kang WH, Saga K, Sato KT：Biology of sweat glands and their disorders. II. Disorders of sweat gland function. J Am Acad Dermatol 20：713-726, 1989.
5) 菅屋潤壹，後藤純規：低血糖と血液減少性ショックにおける体温調節―病態生理学的考察―，日本臨床生理学雑誌 30：263-271, 2000.

20. アルコールと体温

ビールや日本酒，ワインなどアルコール類は，人間にとって身近な嗜好物である．世界最古の酒は果実酒で，ワインは紀元前4000年頃にはメソポタミア地方で飲まれていた．日本では「清酒」が播磨風土記に登場し，奈良時代には日本酒の製造方法が確立していた．このようにアルコールと人間の付き合いは非常に長い．

a. お酒を飲むと体温は上がる？ 下がる？

アルコールにはさまざまな生理作用があり，体温についてはアルコールを摂取すると「低下」することが知られている[1]．この体温低下は一般にはアルコールが末梢皮膚血管に直接作用して血管拡張を引き起こし，熱放散が盛んになるためと考えられている．しかし，アルコールが末梢（皮膚血管）だけに作用するのであれば，体温調節中枢は体温低下を検出し，体温を維持しようとするだろう．そしてこの体温低下は体温のホメオスタシス維持という点では望ましい変化ではないため，「寒い」という感覚が生じ，暖かい環境に向かう行動性調節が起こると考えられる（A編の第11章参照）．しかし，われわれの日常の経験ではアルコール摂取時には「暑く」なる．このような現象から，体温に関係するアルコールの作用は単に末梢へのものだけではないと考えられる．

b. アルコールと体温調節

動物実験によれば，アルコールの投与量によって体温調節に対する影響は異なる．多量（high doses）のアルコールを投与すると，体温は温度依存性に変化する．つまり暑熱環境下では高体温，寒冷環境下では低体温が引き起こされる．これは中枢神経系の機能低下による体温調節不全を表すと考えられる．一方，中程度の量（moderate doses）のアルコール投与では，体温は低下し，さらに体温調節の効果器の反応も体温低下を促進するように働くことが，ラットやマウス，行動性調節しかできないキンギョを用いた実験で示されている．このことはアルコールが体温調節の中枢に働いて，体温の調節レベルを低下させた結果と理解される．

ヒトを対象にした研究も多く発表されているが，ヒトでは，ラットなどの小動物に比べるとアルコールの影響が小さく，その作用を明らかにすることが難しい．またアルコールの量や環境温度，温度ストレスのかけ方（人工気候室，水浸による暑熱あるいは寒冷曝露，運動）などのプロトコルが研究によってバラバラで結果の比較が難しい．特に運動や水浸など身体的に厳しい負荷を用いた実験では，アルコールの影響が遮蔽される可能性がある．

c. 暑熱・寒冷環境下における体温調節に対するアルコールの影響

そこで，筆者らはヒトが日常的に摂取するアルコール量（15%，3 cc/kg体重，日本酒1合程度）と環境温度（33℃ 暑熱環境，18℃ 寒冷環境）を用いて自律性体温調節反応と温度感覚を調べた[2,3]．暑熱環境下で深部体温はアルコール摂取20分後から低下し（図1 (a)），熱放散反応を表す皮膚血流量は摂取20分後から，発汗量は摂取10分後から上昇した（図1 (b)，(c)）．一方，主観的温度感覚はアルコールを摂取すると摂取前よりも「暑さ」の感覚が強くなった．つまりこの感覚に従えば，服を脱いだり冷房を入れたりという体温を下げるための行動を起こすことになる．このように，暑熱

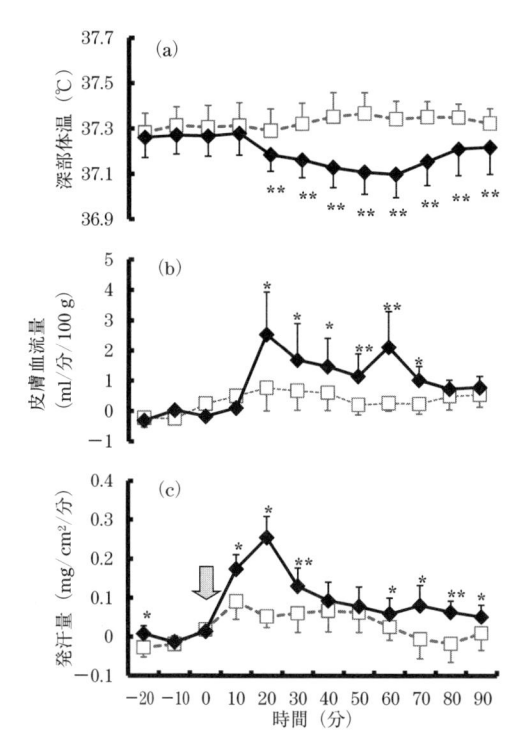

図1 暑熱環境下における (a) 深部体温, (b) 皮膚血流量, (c) 発汗量の変化

室温33℃の暑熱環境下での実験より．深部体温 (a) はアルコール摂取（図中矢印時点・◆）から20分後低下したが，水を摂取したコントロール（□）では変化がみられない．皮膚血流量 (b) はアルコール摂取から20分後に増加し始め，発汗反応 (c) は10分後から亢進した．

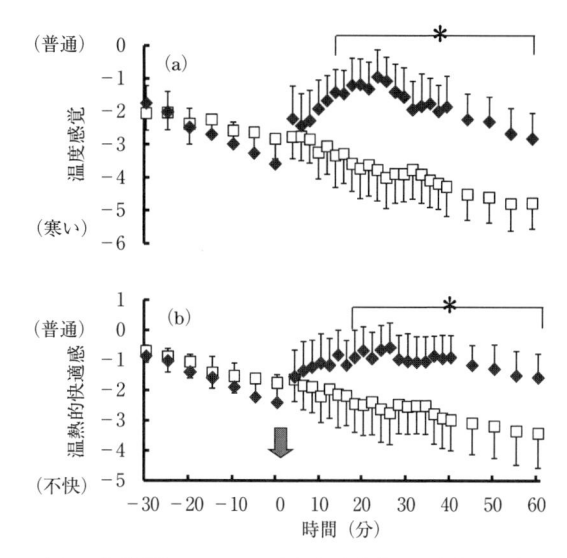

図2 寒冷環境下における (a) 温度感覚と (b) 温熱的快適感

室温18℃の寒冷環境下での実験より．温度感覚・温熱的快適感は時間経過とともに寒さ感覚，不快感とも増大しているが，アルコール摂取（図中矢印時点・◆）後，寒さ・不快感とも和らいだ．一方，水摂取のコントロール（□）は実験終了まで寒さ・不快感が強くなった．

環境下ではアルコール摂取は自律性調節・行動性調節のどちらにも作用して体温を低下させる．一方，18℃の寒冷曝露では，時間経過とともに深部体温は低下し，「寒さ」は強くなり，不快感も増した．曝露後30分時点でコントロール条件の水摂取では代謝の亢進が起こるが，アルコール摂取では，代謝の亢進がみられず，深部体温は低下し続けた．しかし「寒さ」は弱まり，寒さによる不快感も減弱した（図2）．このように寒冷環境においてもアルコールは自律性調節・行動性調節反応とも体温を低下させるように作用した．これらの実験結果から，アルコール摂取による体温低下は血管拡張作用による二次的なものではなく，アルコールが体温調節中枢へ直接作用して体温の調節レベルを下げた結果として起こる熱放散反応・暑熱逃避行動の亢進あるいは対寒反応の減弱によるものであると示唆される．

上述のアルコールの作用は，比較的低い量のアルコールを摂取した場合のものである．動物実験でみられるように，ヒトでも大量のアルコール摂取時には中枢神経系の機能低下による体温調節不全を招くと考えられる．実際，厳冬期では体温が低下すると中枢の機能低下がさらに進み，体温が急激に低下するという悪循環で死に至る危険性が高い（B編の第13章参照）．

（依田珠江）

■文献

1) Crawshaw LI et al.：Ethanol, body temperature and thermoregulation. Clin Exp Pharmacol Physiol 25：150-154, 1998.
2) Yoda T et al.：Effects of alcohol on thermoregulation during mild heat exposure in humans. Alcohol 36：195-200, 2005.
3) Yoda T et al.：Effects of alcohol on autonomic responses and thermal sensation during cold exposure in humans. Alcohol 42：207-212, 2008.

21. 冷え性

冷え性とは，日本をはじめとする東洋世界で一般に認められた概念のようである．手足，腰の冷感を主訴とし，日常生活に大きな支障を来すことがあり，一つの体温異常として受け入れられている．また，女性に多いことも一つの特徴としてあげられる．しかしながら，体温の低下として定義づけられる低体温症と異なり，冷え症では明らかな低体温は認められないことが多く，未だに病態生理学的に定義づけられてはいないと思われる．西洋医学の分野でも教科書には具体的な記述はないが，東洋医学に関係する文献などではいくつかの記載がみられる．南山堂の『医学大辞典』[1]には自律神経障害の一つであることが示唆されているが，『ステッドマン医学事典』には同様な症状を呈する病態は記載されていない．ここでは温熱生理学的な見地から，一般に冷え性と自覚しているヒトの特徴と評価方法について述べていく．

a. 冷え性の疫学的特徴

現在に至るまで冷え性に関して大きな母集団を対象にした疫学的研究や性差・人種差があるのか否かを明確にした研究はない．これは冷え性の明確な定義がない以上，当然のことであろう．日常生活で上に述べた「冷え」を感じており，何らかの生活の制限があるか否かで冷え性と分類し調査した研究[2,3]では，①すべての年齢層の女性の30％以上が冷え性に悩んでおり，②男性には少なく，③体組成が冷えに関係しているが，肥満，痩せ，いずれもが冷え性に関わっているとした報告がある．

b. 冷え性の自覚症状

冷え性の明確な定義はないが，逆に自分で冷

表1 冷え性に含まれると考えられる愁訴

1. 部屋の温度の低下に敏感である．
2. 他人より寒く感じる．
3. 夏でも寒いと感じることがよくある．
4. 夏でも裸足でいるのは冷たくてつらい．
5. 他人が快適でも，自分は夏のクーラーの効いた部屋が苦手だ．
6. 他人より厚着である．
7. 冬，寝るときに何かしらの暖房器具が必要だ．
8. 冬は靴下を履いて寝る．
9. 冬，寒かったり，足が冷たくて就寝の妨げになることがある．
10. 寒いと手足がかじかんで，色がかわってしまうことがよくある．

え性だと思っている女性には共通の特徴があることに気づく．Nagashimaら[4]は一般的な「冷え性」に含まれると考えられる愁訴である10項目を質問紙（表1）にし，自覚症状から冷え性と冷え性でない女性を2群に分類，対象にし，実験を行った．この結果，後述する生理学的反応や温度感覚に2群間には大きな違いがあることを報告している．これは手足の末端の冷感に基づくものであることを示唆している．

c. 冷え性女性の生理学的/生理心理学的特徴

Nagashimaらはb項で述べた質問紙をもとに冷え性だと思われる健康な女子大学生を非冷え性の女性と比較している．まずこの2群の女性の間は大きな体組成（体重，体脂肪率）の違いは認められなかった．次にこれらの2群の女性を29.5℃～23.0℃の軽度寒冷環境に置き，直腸温，表面皮膚温，温熱的快不快感（寒さ），代謝を評価した（図1）．一般に裸に近い状態で自律性の体温調節反応の活動が最も小さく，かつ暑さ寒さを感じない環境温度範囲を温度中性域と呼び，27～30℃の範囲であると言われ

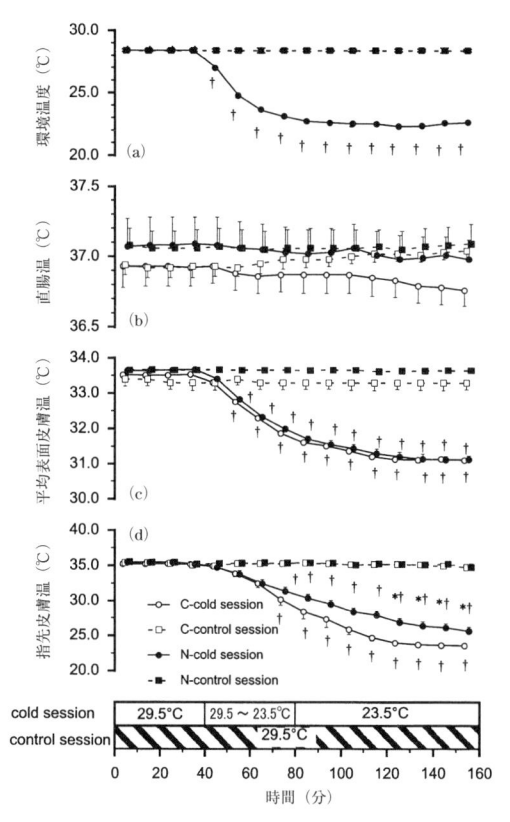

図1 冷えを訴えるグループ（C）と訴えないグループ（N）の中等度寒冷環境（cold session）と29.5℃環境（control session）での（b）直腸温，（c）平均表面皮膚温，（d）指先皮膚温の変化[4]
(a) は環境温度の変化を示す．

ている．しかし，興味深いことに冷え性女性と非冷え性女性の間には，わずかではあるがこの温度中性域での温熱感覚に明確な差が認められた．ベースラインの29.5℃の環境下で冷え性女性は暑くも寒くもないと感じているのにもかかわらず，非冷え性女性ではやや暑いと申告していた．このときの直腸温，皮膚温の差はなかった．28.0℃では冷え性女性はすでに寒さを感じ始め，非冷え性女性は暑さ寒さを訴えなくなった．これより低温になると両群とも寒さを訴えた．23.5℃にまで環境温が下がると皮膚温の著明な低下が両群で認められたが，直腸温の低下はいずれもなかった．皮膚温は指先以外両群で差がなかったが，指先皮膚温が冷え性群で大きく低下していた．代謝は29.5℃で冷え性群で低下していたが，環境温低下に伴う変化はなかった．寒冷曝露時の快・不快感についてはいくつかの研究がなされている．ChatonnetとCabanac[5]は皮膚温が寒さを感じる重要な要因であると報告し，Frankら[1]は深部体温と皮膚温が等しい重みで快・不快感の形成に関与していると述べており，相違がみられる．これより，末梢皮膚温が温熱的快・不快感に大きく寄与する要因であることが示唆される．また体幹皮膚温，指先皮膚温の変化に対する寒さ感覚とも冷え性群で亢進しており，温熱的快・不快感の感受性にも差があると予想される．

d．皮膚血管に影響を与える因子

冷え性には職場・住環境（空調の設定温度），男女の服装の違いなど，宿主の問題だけではないものが多く含まれていると考えられ，前に示した末梢皮膚温の低下，温度感受性の亢進がすべての冷え性と呼ばれる状態の本質とは言えないが，大きな原因の一つであることは間違いないだろう．c項で述べた研究での冷え性群では代謝（熱産生）が低下している．指先皮膚温は熱放散反応に重要な動静脈吻合（artero venous anastmosis：AVA）の活動を反映している．AVAの拡張は表在静脈の血流を増加させ熱放散を促進する．すなわち冷え症群では熱産生低下に対して代償性に，体温を維持するためAVAの収縮により放熱を抑制した結果，指先皮膚温が低下したと予想できる．この反応は肥満による（特に女性に多い筋肉量の増加を伴わないbody massの増加）代謝低下，痩せによる筋・皮下脂肪量の低下による放熱の亢進の際にもみられるものであろう．すなわち冷え性の一部は代謝の低下を代償するための熱放散の強い抑制の結果であり，全く正常な体温調節反応が行われているにすぎないのかもしれない．この結果，温熱的な快適性が犠牲になったものと思われる．

e. 女性と冷え性

冷え性を訴えるのは女性である場合が多い．これは服装や男性主導型の社会的背景（空調などの設定や設計が男性の平均的な感覚やライフスタイルに応じてなされている）もあるのかもしれない．しかし，女性では性周期異常や更年期に関連して冷え性がみられるようである．この予想を裏づけるものとして女性ホルモン，特にエストロゲンの皮膚血管反応に対する影響が示唆されている．のぼせは更年期女性にみられる体温調節に関係しない突然の発汗，紅潮（皮膚血管拡張）であるが，エストロゲンの補充療法が有効である．また，最近の筆者らの研究室での実験結果から，暑熱・寒冷曝露時の体温調節にエストロゲンが関与することが示唆されている．

f. サーモグラフィを用いた冷え性の評価

サーモグラフィを用いて冷え性を定量的に評価しようとする試みがある．一つは腹部表面皮膚温と足部皮膚温を比較し，6℃以上のものを冷え性と定義づけている[7]．また足底部のサーモグラムに着目し，足趾・踵部の低温像に着目したものもある．また，手もしくは足を冷水に浸し，その後の回復率を基準に冷え性の定義づけを行うものもある[8]．いずれも体幹部の低温像ではなく，末梢部の低温像に着目していることは興味深い．このような末梢部のいわゆる「冷たさ」を冷え性として定義づけているのは興味深い．また，冷え性の本態はこのような末梢部の皮膚血管収縮の過剰な収縮なのかもしれないが，これをもって冷え性であると定義づけることは誤りであろう．冷え性と呼ばれる病態の一つとして末梢皮膚血管の過剰な収縮があり，この結果として継続した冷えを感じるものがあるととらえるのが適切と思われる．また，この方法を用いた多くの研究では健常者と冷え性の分類が曖昧であり，皮膚血管反応と温度感覚（「冷え」）の間に明確な関係があるか否かの比較がさらに必要であると思われる．

〔永島　計・時澤　健〕

■文献

1) 医学大辞典, p.1269, 南山堂, 1972.
2) 松尾博哉：冷え性と漢方. 産婦人科臨床 82：329-331, 2001.
3) 石野尚吾：冷え性の治療と漢方. 産婦人科治療 78：535-537, 1999.
4) Nagashima K, Yoda T, Yagishita T et al.：Thermal regulation and comfort during a mild-cold exposure in young Japanese women complaining of unusual coldness. J Appl Physiol 92：1029-1035, 2002.
5) Chatonnet J, Cabanac M：The perception of thermal comfort. Int J Biometeol 9：183-193, 1965.
6) Frank SM, Raja SN, Bulcao CF et al.：Relative contribution of core and cutaneous temperatures to thermal comfort and autonomic responses in humans. J Appl Physiol 86：1588-1593, 1999.
7) 高取　明：サーモグラフィによる冷え性の診断の確立. 日本産科婦人科學會雑誌 44：559-565, 1992.
8) 森　英俊：冷え症の負荷サーモグラフィ. Biomed thermol：J Jpn Soc Thermol（医学・生物学サーモロジー）25：87-93, 2006.

22. 漢方医学における体温

a. 漢方古典からみた体温

　古代の人々は，体温計がなかったため，体温について具体的な数字でとらえることはなかった．また，とらえ方も，冷えている状態として寒，暑がる状態として熱と言った大雑把なものであった．さらに，とらえ方の視点として，患者本人の主観的な寒熱，また診察者の立場から患者の寒熱を診る2通りが考えられる．そのなかでも重要視したものは，患者の主観的寒熱である．診察者は患者の自覚症状としての寒熱をもとに，さまざまな診察情報・所見から総合的に寒熱を判断し，さらには表裏・虚実の概念を加えて病態をより詳細に検討していった．治療経験が蓄積されていくことで，熱の病態には冷やすことで，寒の病態には温めることで改善されていくことが理解されていった．

　自覚症状としての寒熱については，患者の感じ方の問題であり，その愁訴を優先する．寒については，風に当たって寒気がするものを悪風，風に当たらなくとも寒気があり寒気が強いものを悪寒と表現した．一方，熱については，潮が満ちるように高熱が持続するものを潮熱，暑がる状態がはなはだしいものを悪熱と表現した．

　寒熱をさらに表裏・虚実の概念を加えて患者の病態をより精密に判断した．概念的には，実とは充実を，虚は空虚を意味する．具体的には，実は患者の体力が強い，抗病反応が強いなどを，虚は体力が弱い，抗病反応が低いことを意味する．表とは体表全体，筋肉，関節を指し，裏とは胸腹部の臓器を指すとされている．このような寒熱・表裏・虚実といった患者の病態を把握するために，診察者は四診という漢方医学的診察を行った（表1~3）．

表1　寒熱の鑑別

	舌色	舌苔	脈	口渇	尿色	便臭
寒	白	湿潤	遅	少	透明	弱
熱	赤	乾燥	数	強	濃黄色	強

表2　表裏の鑑別

	脈	舌苔	腹	自覚症状部位
表	浮	少ない	所見が少ない	皮膚・筋肉・関節
裏	沈	正常あるいは増加	所見の出現あるいは増加	胸腹部臓器

表3　虚実の鑑別

	脈	舌	腹
実	滑	弾力性が強い	緊張良好
虚	渋	弾力性が弱い・歯痕	緊張不良

　四診とは，望診・聞診・問診・切診である．望診は現代医学的な視診である．聞診は診察者の聴覚・嗅覚を用いた診断である．問診は現代医学的問診と同様である．切診は患者に触れて行う診察で，大きく脈診と腹診に分類される．この脈診と腹診，望診に含まれる舌診は漢方独特の診察法である．

　脈診では脈が軽く触れるだけで感知できる（浮），深く押さえないと触知できない（沈），脈が速い（数），脈が遅い（遅），脈が滑らかである（滑），滑らかでない（渋）などの所見把握が必要である．これにより，虚実・寒熱・表裏が判断される．漢方医学では，20種類以上の脈状を表現する用語がある．それだけ脈から得られる情報は多いのである．

　腹診は患者の腹壁の緊張をとらえるもので，腹部臓器の形態把握を中心とする西洋医学的アプローチとは異なる．基本的に裏の病態，虚実を把握するためのものである．緊張度の違いにより，虚実を判断している．

舌診では，舌の色・大きさ・歯痕の有無，舌苔の色・量などが観察される．脈診・腹診と同様，所見を表現する用語は非常に多い．舌診所見からは，主に，虚実，寒熱を判断している．

b. 漢方からみた現代における体温の問題点

漢方医学では，寒熱ともに重要と判断してきた．しかし，西洋医学においては，冷え症という考え方は存在しない．手足が冷えると患者が訴えても，検査所見に異常がなければ，末梢循環改善薬，ビタミン剤を投与する程度で，有効な治療手段があまりない．漢方医学では，冷え症の患者に対してさまざまな病態を考慮して治療が行われる．

冷え症は通常血行不良が要因と考えられているが，原因はさまざまである．漢方医学では食生活，生活環境，ストレスに関係するような社会環境，ホルモン異常などに伴う自律神経の乱れ，新陳代謝の低下，胃腸機能の低下など多岐にわたって原因を探る．これは，冷えの起こり方とも関連づけられている．

全身が冷たい人では新陳代謝の低下あるいは胃腸機能の低下が，浮腫を伴う人では水分代謝の異常が，クーラーの風がぞくぞくする，手足の先が冷える人では末梢循環不全である瘀血が，冷えとともにのぼせが合併する人では気の流れが逆行する気逆という病態や瘀血が考えられる．

現代では自分が冷え症という自覚がないままに，日常的にミニスカートやタンクトップ，腹部を露出した衣服などの薄着で肌を外気にさらす，冷房の過剰使用，牛乳やビールなどの季節に関わらない多飲，仕事量の超過・ストレス過多・睡眠不足などによる日常生活の乱れなどから，冷えの病態にさらされやすい状況になっている．漢方医学の考え方を取り入れることにより，このような現代における冷え症は十分に回避可能である．

〔西村　甲・渡邉賀子・渡辺賢治〕

■文献
1) 日本東洋医学会学術教育委員会編：入門漢方医学，南江堂，2002.
2) 日本東洋医学会学術教育委員会編：学生のための漢方医学テキスト，南江堂，2007.
3) 特集　女性が悩む症候と漢方薬．薬局9月号，2008.

23. 温 熱 療 法

　温熱療法のリハビリテーション・整形外科領域での利用目的は，血行改善，疼痛の改善，軟部組織の伸張性の増大，治癒促進などである．運動療法，関節可動域訓練，ストレッチの前処置として利用されることが多い．

　温熱の効果には，①血管拡張，②疼痛閾値の上昇（皮膚温度受容器を介するゲートコントロール効果），③代謝の亢進（酵素活性亢進，血流増加，酸素ヘモグロビン解離曲線の右方移動による組織中の酸素の増加），④コラーゲン伸張性の増加などがある．例えば，ストレッチングの前に温熱療法を行うことにより，疼痛の緩和と軟部組織伸張量の増加が図れる．また，組織伸張に要する外力を軽減でき，靱帯断裂などの軟部組織損傷の危険性が低下する．軟部組織の伸張性が最大となるのは，組織温度が40～45℃に5～10分間維持された場合である[1]．

　温熱療法は，用いられる熱移動方式の種類によって①伝導（ホットパック，パラフィン，コールドパックなど），②対流（渦流浴，フルイドセラピーなど），③変換（超音波，マイクロ波など），④放射（赤外線ランプなど），⑤蒸発（冷却スプレーなど）に分類できる．また温熱の深達性によって，①表在性温熱療法（ホットパック，パラフィンなど）と②深達性温熱療法（超音波，マイクロ波など）に分類される．

a．温熱療法

　①ホットパック療法：　ホットパック療法とは，表在性温熱湿布療法の総称である．一般的に用いられるのはシリカゲルを木綿製の袋に入れたもので，加温装置（ハイドロコレーター）で75～80℃で加温し，余分な水分を除去した後，タオルやビニールで包み，患部に当てる．治療時間は20分程度である．

　ホットパックでは水の高い温度，高い比熱，中等度の熱伝導率によって熱の移動が効率的に行われる．ホットパックを直接皮膚に当てると熱傷を生じるため，熱伝導率の低い空気を閉じ込めたタオルなどをパックと皮膚の間に挟んで熱の移動を制限する（皮膚温を40～42℃に維持）．

　適応疾患は，関節拘縮，関節リウマチ，変形性関節症，腱鞘炎，腰痛症，肩関節周囲炎，筋肉痛，痙縮などである．禁忌は，急性炎症，感染，強い浮腫，悪性腫瘍，出血傾向，循環障害，妊婦の腹部などである．

　②パラフィン療法：　パラフィン浴は，浴槽内で固形パラフィンと流動パラフィン（ミネラルオイル）を混合させ，熱で溶かし，患部に適用する．パラフィンの融点は47～65℃であるが，混合することにより融点が45℃前後に調整されている．パラフィンの熱伝導率は比較的低いため，熱がゆっくりと伝わり熱傷の危険性が低い．またパラフィンの比熱は高く，熱容量が大きいため，保温性に優れている．パラフィンと皮膚の間に薄い空気層を形成するため，空気の熱伝導率の低さによって保温性は向上する．その際，汗がパラフィンによって蒸散しないため湿熱効果が得られる．パラフィンは流動性が高いため，患部表面の形状にかかわらず使用可能である．適応と禁忌は，ホットパックに準ずる．

　③超音波療法：　治療用の超音波は組織中2～5 cmの深さで減衰する．超音波の振動エネルギーが熱に変換（吸収）され，組織の温度上昇をもたらす．吸収量は吸収係数に依存し，吸

収係数は組織と周波数に特有である．吸収係数はコラーゲン含有量が多い組織で高くなる．

一般に用いられる周波数は1 MHz（深達度5 cm）～3 MHz（深達度1.5 cm）であり，熱の組織深達性が深く，筋と骨の境界部の温度上昇を起こすが，加温できる面積は小さい．生体内に金属が挿入されていても禁忌とならない．超音波強度は0.5～1.2 W/cm²程度とし，照射時間は5～10分程度（最小治療時間は1 cm²当たり1分間）である．皮膚の上にジェルやローションを塗布して使用する．臨床的には，組織の厚さや循環血流量の違いによって温度上昇の予測が困難であるため，患者の熱感の訴えを参考にして最終的な超音波強度を決定する．超音波の禁忌は，眼球，小児骨端軟骨，悪性腫瘍，急性炎症，循環障害などである．

④ 超短波療法と極超短波（マイクロ波）療法： エネルギー変換熱によって組織深部の加温が可能であり，超音波に比べて広い範囲を加温できる．超短波療法では27.12 MHzの周波数を使用し，コンデンサー電界法と誘導電界法によって臨床応用されている．極超短波療法では2,450 MHzの極超短波を照射する．出力は80～120 W，照射時間は10～15分程度である．アプリケーターと皮膚は5～10 cm離して使用する．金属挿入物がある部位では熱傷の危険性があるため，両者の使用は禁忌である．

深達度は波長に比例し，周波数に反比例するため，深部を加熱するためには極超短波より超短波の方が優れている[2]（図1）．

b．寒冷療法

寒冷刺激によって，① 末梢血管は収縮し，急性炎症部位での浮腫が抑制される．また，② 神経伝導速度は低下し（有髄線維，小径線維で著明であり，痛覚伝導に関与するAδ線維の低下が最も著しい），痛覚閾値を上昇させ（皮膚温度受容器への刺激が脊髄を経由して大脳皮質へ向かう痛覚伝達を抑制（ゲートコントロール）する），鎮痛効果が得られる．さらに，③ 伸張反射や痙性の軽減効果（γ運動ニューロンの活動性が低下し，求心性の筋紡錘とゴルジ腱器官の活動が低下するため）もある．適応として，外傷による出血・浮腫の予防，急性炎症，疼痛緩和，筋スパズムの軽減などがある．禁忌は寒冷過敏症，レイノー現象，クリオグロブリン血症，末梢循環障害，心疾患，高血圧，感覚障害である．

① アイスマッサージ： 氷やクリッカーを用いて局所冷却とマッサージを行う方法で，筋・靱帯の挫傷や筋スパズムの治療に用いられる．

② アイスパック： アイスパックでは細かく砕いた氷をビニール袋などに入れて，患部を冷却する．急性外傷後の疼痛や浮腫の軽減，筋の痙直に対して用いる．

③ コールドパック： 氷点下でも固化しないゲル状保冷剤を用いており，患部への適用が良好である．冷凍庫で冷却して使用する．固化するタイプのコールドパックでは凍傷の危険性があるため，皮膚との間にタオルなどを使用する．

④ 冷水浴： 氷と水を入れた容器に患部を浸す方法で，水温は2～15℃で用いられる．外

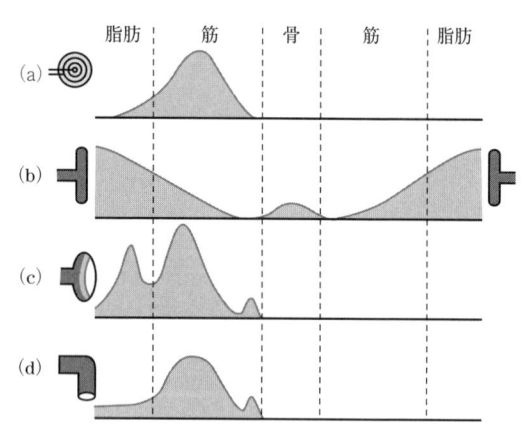

図1 使用する周波数による熱分布の相違[2]
(a) 誘導コイル短波ジアテルミーアプリケーター，(b) 容量板短波ジアテルミーアプリケーター，(c) マイクロ波ジアテルミー，(d) 超音波を使用したときの熱分布．

傷後の浮腫予防のためのRICE（rest（安静），icing（冷却），compression（圧迫），elevation（挙上））と呼ばれる治療原則があり，簡便にできる冷水浴は重要である．

⑤ 蒸気冷却スプレー（コールドスプレー）：気化熱を利用して局所を冷却するもので，患部に直接噴霧する．フルオロメタン，エチルクロライドなどが用いられている．製品の多くは引火性であり注意を要する．患部から30 cm以上離して，毎秒10 cm程度で円を描くように噴霧する．

（馬庭壯吉）

■文献

1) Lehmann JF, DeLateur BJ：Therapeutic heat. Therapeutic Heat and Cold (4th ed.) (Lehmann JF ed.) Lippincott Williams & Wilkins, 1990.
2) Cameron MHほか：電磁放射線，EBM物理療法（原著第2版）(Cameron MH編著・渡部一郎監訳)，医歯薬出版，2006年．
3) 松澤　正監修：物理療法学，金原出版，2008．
4) 篠原英記，鶴見隆正責任編集：理学療法MOOK5, 物理療法，三輪書店，2000．
5) 網本　和編：標準理学療法学（第3版），医学書院，2008．

24. 寒冷による局所障害

　寒冷による局所障害は，凍瘡と凍傷に分類される．凍瘡は「しもやけ」とも呼ばれ，組織の血行障害が原因で発症し，組織の凍結は伴わない．患部としては，寒冷曝露を受けやすい手指，足趾，耳介，鼻尖などが多い．凍傷は組織が−4℃以下の凍結温度にさらされ，組織が凍結することにより発症する．凍結の程度により表皮から真皮，皮下組織，骨まで傷害される．凍結の程度は，寒冷の強さや作用時間，湿度に依存する．凍傷は，凍結温度にさらされやすい手足や顔面などの末梢組織に発症することが多い．

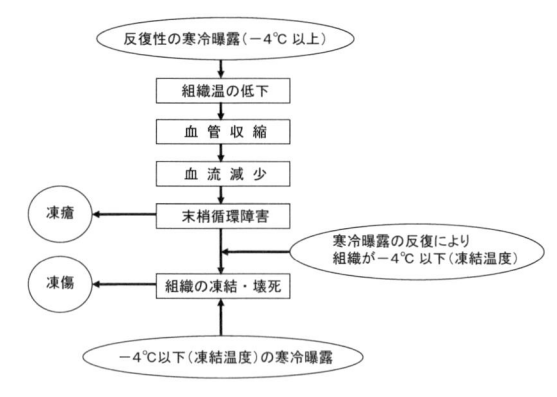

図1　凍瘡と凍傷の発症機序

a．凍瘡・凍傷の病態（図1）
(1) 凍瘡
　体質的な素因に加え，繰り返し寒冷刺激に曝露することで発症する．寒冷刺激に曝露した直後には，組織の小動脈の収縮が起こり，組織血流の減少や血管の透過性が亢進する．その結果，末梢循環不全が生じ，皮膚に搔痒感を伴う紅斑や紫藍色の腫脹が発現する．

(2) 凍傷
　−4℃以下（凍結温度）の寒冷刺激に曝露することにより，細胞の凍結が起こり，それに循環障害が加わって組織の変性，壊死が引き起こされる．寒冷により細胞内外に氷の結晶が形成され，この結晶が細胞破壊を引き起こす．また，凍結周囲組織の小動脈が収縮し，組織血流の減少，血管透過性の亢進，血液濃縮，血液細胞（赤血球，白血球，血小板）の凝集などが起こり，その結果，血栓形成が促進され，細胞の変性，破壊，壊死はさらに進展する．

b．凍瘡・凍傷の症状
(1) 凍瘡
　手指や足趾，耳介，鼻尖部に発赤，腫脹，水疱，びらんを生じる．搔痒感を伴うことが多い．皮膚所見は，患部が環状に赤く腫れ上がる多形滲出性紅斑型と全体が紫藍色に充血，腫脹する樽柿型に分類される．

表1　凍傷の分類と転帰

程度	所見	傷害組織	転帰	熱傷との比較
第1度	発赤，腫脹	表皮	5～10日で治癒	第1度に相当
第2度	浮腫，水疱	真皮まで	軽度の場合は自然軽快，深い場合は潰瘍形成	第2度に相当
第3度	壊死，腫瘍	皮下組織まで	潰瘍化	第3度に相当
第4度	壊疽性変化	筋肉，骨まで	切断	

(2) 凍傷

組織傷害の深度により，第1〜第4度に分類される（表1）．第1〜第2度は表在性凍傷，第3〜第4度は深部凍傷と呼ばれる．第1度凍傷は凍瘡と同義である．通常，5〜10日で治癒する．第2度凍傷は患部に漿液性あるいは膿性の水疱がみられ，その周囲に強い発赤や浮腫が発現する．深達度が浅い場合には，患部はしだいに層状の落屑となり自然に治癒する．しかし，深達度が深い場合には，潰瘍を形成し治癒に時間を要する．第3度凍傷は，患部が暗紫色を示し，血性あるいは膿性の小水疱を呈する．その後，徐々に壊死に陥り潰瘍を形成する．第3度凍傷に局所的に罹患した場合には，その部分は分解線をつくり脱落する．第4度凍傷は，凍傷が筋肉や骨にまで及び，患部が壊疽に陥るため，通常切断を要する．

c. 凍瘡・凍傷の診断

(1) 凍瘡

現病歴と既往歴（特に体質的素因など），身体所見から容易に診断できる．

(2) 凍傷

外表所見から深部組織の傷害の程度を十分に把握することは困難であるため，現病歴，既往歴，身体所見とともにドップラーあるいはレーザードップラー血流計，CT，MRIなどを駆使して壊死組織の広がり，深達度を評価する．

d. 凍瘡・凍傷の治療

(1) 凍瘡

ビタミンEなどの血行促進薬の内服やビタミンE軟膏あるいはヘパリン類似物質含有軟膏などの血行促進外用薬の塗布が有効である．しかし，重要なことは予防である．手袋や耳当て，厚い靴下などの着用は有効である．また，入浴時に患部のマッサージ，あるいは湯と水で交互に刺激するのも効果的である．

(2) 凍傷

保存療法を基本とする．第1度凍傷（凍瘡）の治療法は上述したとおりである．第2度凍傷では，水疱を可能な限り温存する．感染に注意し，分泌液が多いときには，濃度の薄い消毒液（ヒビテン液やイソジン液など）で温浴する．水疱を温存することで，皮下組織も保護される．局所凍結している場合には，40〜42℃の温浴を行い，急速に復温する（rapid rewarming）．患部の末梢部まで，十分に赤みが戻るまで温浴を行う．温浴中の自動運動は望ましいが，マッサージは組織の新たな損傷を生じる可能性があるので避けるべきである．現在のところ，急速加温は寒冷による細胞傷害を最小限にとどめる治療法であると考えられている．解凍後は循環障害が生じるため，発赤，浮腫，灼熱痛などが出現し，通常鎮痛剤の投与が必要になる．第3〜第4度凍傷では，初期の段階で壊死領域を決定することは困難である．初期は，感染に注意しながら，第2度凍傷と同様な処置をする．受傷後約2〜3週間で壊死組織と生存組織の分解線が明瞭となるため，デブリドマンを施行するか自然脱落を図るようにする．患部が壊疽に陥っている場合には，壊疽部を切断して断端形成術を施行する．適切な時期にリハビリテーションを開始することも重要である．

局所加温後の循環不全による2次障害の予防として，交感神経ブロック（星状神経節ブロックなど），血管拡張薬プロスタグランジンE_1の点滴静注・動注，血栓溶解薬ヘパリンの投与，低分子デキストランの投与，高圧酸素療法などが報告されているが，その効果については未だに一定の見解が得られていない． 〔柳澤裕之〕

■文献
1) 畑谷芳功：凍傷．新・図解救急・応急処置ガイド 25：933-936, 2008.

25. 熱傷

熱傷とは，高温の気体，液体，固体，または火炎による皮膚または粘膜の組織障害を言う．多くは60℃以上の高温により熱傷を起こすが，時に，60℃以下の原因でも長時間接触した場合に熱傷が起こることがあり，そのような場合は「低温熱傷」と呼ばれる．ここでは，主に熱傷の原因と病態について述べることとし，熱傷に対する治療の詳細については，専門書を参考にされたい．

なお，従来，やけどのことを医学的に「火傷」と命名していたが，45℃以上の熱源であればやけどは起こりうるので，最近では「熱傷」（burn）という病名が広く用いられている．

a．熱傷のメカニズム

熱傷は，高熱により細胞内のタンパク質が凝固および変性することにより起こると考えられている．その結果，毛細血管の透過性が亢進して浮腫を起こし，さらに，プロスタグランジン，ブラジキニン，セロトニン，ヒスタミンなどの血管作用性または組織障害性の化学伝達物質および酸素由来フリーラジカルが放出され，その結果，局所における急性炎症と壊死が起こるとされる．熱傷が広範囲の場合は，血管透過性の亢進は全身に及ぶため血液量減少性ショックを起こす．受傷後48時間以降は，全身の血管透過性は正常化に向かうため，循環血液量は増加し，尿量が増加（利尿期）する．

b．熱傷の分類と重症度の判定

熱傷はその深さによって，表1に示すように第1〜第3度に分類される．第1度熱傷（表皮熱傷：epidermal burn）は，表皮までの組織障害により起こるもので，臨床的には激しい疼痛と紅斑がみられる．第2度熱傷は，真皮に組織障害が及んだ場合で，水疱が形成される（図1）．第2度熱傷は，主に局所治療により3週間

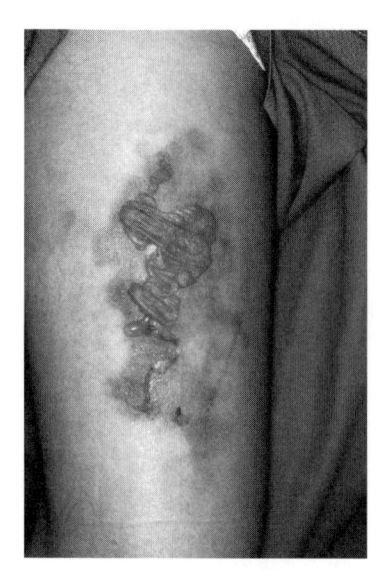

図1 第2度熱傷の例
25歳，女性．熱湯が左上腕にかかって受傷．紅斑と水疱，一部にびらんがみられる．

表1 熱傷深度による分類

	分類	皮膚症状	治療	経過
第1度	表皮熱傷	紅斑，浮腫（痛みが強い）	軟膏療法，被覆剤など	瘢痕（−）
第2度	真皮浅層熱傷（SDB）	水疱，びらん（痛みが強い）	軟膏療法，被覆剤など	瘢痕（−）
	真皮深層熱傷（DDB）	水疱，びらん（知覚が低下）	デブリドマン，植皮	瘢痕（＋）
第3度	皮下熱傷（DB）	白色または黒褐色の壊死（知覚はほとんどない）	デブリドマン，植皮	瘢痕（＋）

以内に瘢痕をほとんど残さず治癒する真皮浅層熱傷（superficial dermal burn：SDB）と，しばしば潰瘍化し，治癒が遷延して瘢痕を残す真皮深層熱傷（deep dermal burn：DDB）に分けられる．第3度熱傷（深層熱傷：deep burn, DB）は，組織障害が皮下脂肪組織に及んだ場合であり，臨床的には壊死がみられ，しだいに深い潰瘍化を起こし，保存的治療だけでは治癒に長期間を要するものである．SDBとDDBの鑑別はしばしば困難であるが，針刺試験（pin prick test）が有用なことがある．Pin prick testとは，受傷部位を注射針などで軽く刺激する方法で，SDBの部位では針刺激で疼痛を訴えるが，DDBの部位では，疼痛が軽いか，ほとんど感じない．

熱傷の重症度を決める因子は，主に熱傷の深さと体表面積に占める割合であり，重症度分類はArtzの基準（表2）が広く用いられている．

また，体表面積に占める割合を簡便に測定する方法として，成人では主に9の法則（図2）が用いられるが，簡便法として，片方の手掌と手指を広げた総面積が体表面積の約1％に相当することを利用した手掌計測法も用いられる．なお，小児では5の法則がしばしば用いられている．

c．低温熱傷

60℃以下の熱源により生じた熱傷を「低温熱傷」という．44～60℃の間では，接触していても疼痛をあまり感じないが，長時間触れることにより，組織障害が起こりうる．44℃でも6時間以上皮膚に作用させると熱傷が起こると言う．低温熱傷の主な原因は従来，アンカ，湯たんぽ，炬燵，ストーブ，カイロなどであったが，最近は温熱便座や岩盤浴，床暖房，体温保持機能を備えた手術用エアマットレスなどによる低温熱傷も報告されている（図3）．

低温熱傷は，受傷者側にも種々の背景因子がある場合が多く，その主なものは，熟睡，泥酔，催眠鎮静剤の内服，糖尿病（末梢神経障害を伴う場合），知覚低下などである．

表2　Artzの基準

重症熱傷（熱傷専門病院または総合病院で入院・治療）
 1．30％以上の第2度熱傷
 2．10％以上の第3度熱傷
 3．顔面，手，足，陰部の熱傷
 4．気道熱傷
 5．軟部組織の外傷，骨折の合併
中等度熱傷（一般病院での入院・治療）
 1．15～30％の第2度熱傷
 2．2～10％の第3度熱傷
軽症熱傷（外来治療）
 1．15％未満の第2度熱傷
 2．2％未満の第3度熱傷

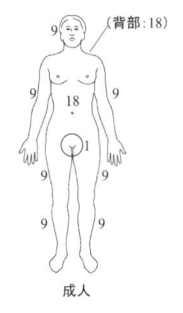

図2　9の法則
熱傷の受傷面積を簡便に測定するために使用され，外陰部を1％とし，他の部位を9％ずつ11個に分ける．

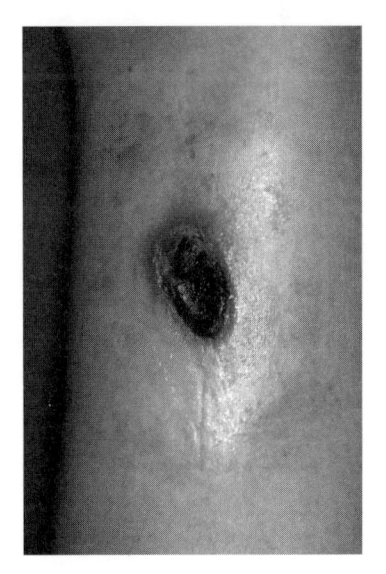

図3　湯たんぽによる低温熱傷の例
15歳，女性．受傷して1か月後の状態であるが，中央に痂皮が付着し，治癒が遷延化している．

低温熱傷の特徴として，組織障害がかなり深くまで及んでいることが多いためDDBまたはDBであり，その結果，保存的治療だけでは治癒に長期間を要し，しばしば瘢痕を残すことがあげられる．

d．熱傷治療の基本

受傷直後の熱傷に対する治療は，皮膚温を正常化するために流冷水などを用いて十分に冷却することである．そのうえで，形成外科や皮膚科，外科などの専門の医療機関を受診する．なお，火炎を浴びた場合などで気道熱傷が疑われる場合は，迅速に処置を行う．表1に示したように，DDBまたはDBでは，軟膏や被覆剤などによる保存的治療だけでは治癒が遷延するため，壊死組織の除去（デブリドマン）および植皮術が必要となる．熱傷が瘢痕を残して治癒した場合，10年以上の長期間を経た後，瘢痕から皮膚悪性腫瘍（皮膚がん），特に有棘細胞がんが発生することがあり，注意を要する．

最近，日本熱傷学会により「熱傷治療ガイドライン」が作成され，さらに，日本皮膚科学会では「創傷熱傷治療ガイドライン」が作成中である．

（川原　繁）

■文献
1) 大西誉光：熱傷．最新皮膚科学体系16　動物性皮膚症・環境因子による皮膚障害（玉置邦彦ほか編），pp.212-215，中山書店，2003．
2) 木所昭夫編：熱傷治療マニュアル，中外医学社，2007．
3) 臼田俊和：低温熱傷．MB Derma 57：63-69，2002．

26. 和温療法

　心不全とは，種々の病因により心機能が低下し，末梢組織が必要とする血液を供給できなくなった状態と考えられている．つまり，血液の需要と供給のバランスが崩れてしまったために生じる病態と言える．そのため，生体はさまざまな代償機構を動員し，乏しい血液で生体を維持するシステムを構築する．血管を収縮させ，血圧を維持させたり，脳血流を維持するために血液の分布を変化させたりと多くの努力が払われる．しかし，この代償機構に関するシステムの多くは心不全慢性期には過剰となり，心機能をさらに悪化させる一因となる．

　一方，心ポンプ機能を改善させる内科的治療は限られており，これまで多く用いられてきた心機能を改善させる強心薬は，慢性期心不全患者の予後を悪化させることがわかり，現在ほとんど使用されなくなっている．そこで，心不全治療の主眼は心臓そのものの改善から，心不全における生態の過剰な代償機構を是正することに注がれるように変化してきている．アンジオテンシン変換酵素（angiotensin converting enzyme：ACE）阻害剤をはじめとする血管拡張薬や，β遮断薬が中心的な心不全治療薬として位置づけられたのも，こうした心不全に対する治療の歴史的な流れを反映している．

　また，内科治療の多くは病気の治療が第1と考えられてきたが，たとえ病気の治癒が完全には得られなくても，患者の生活の質（quality of life：QOL）を改善させることがきわめて重要と考えられるようになってきている．そのため，リハビリテーション，特に運動療法といった分野が注目されるようになっている．

　日常生活に欠かせない入浴は，心不全患者には禁忌とされ，長い間，心不全患者の入浴の喜びは奪われてきた．筆者ら[1]は心不全治療に独自の方法による和温療法を提唱し，和温療法の有用性をさまざまな角度から検証してきた．その結果，60℃というからだと心にやさしい和温に設定されたサウナ浴と直後の安静保温からなる和温療法は，心不全の血行動態を改善させるだけでなく，神経体液性因子・自律神経機能・血管機能を改善し，臨床症状を著明に改善させることを明らかにした．

　特筆すべきことは，和温療法は患者に心地よい発汗を促し，鬱気分を払拭し，何より患者に笑顔を取り戻させる，患者本位の治療法という点である．和温療法は，幅広い患者のニーズに応えられる，QOLを高めるといった，これからの心不全に対する治療に適合しており，さらには心不全の進展予防にきわめて有効である．心不全治療戦略の最初のステップから，重症心不全患者への治療法の一つとして，積極的に取り入れていくべき治療法と言えるだろう．

a. 和温療法中の心血行動態

　筆者ら[2]は中等症以上の心不全患者32名に対して41℃10分間の温水浴もしくは60℃15分間のサウナ浴を施行し，それぞれ出浴直後から毛布による30分間の安静保温を追加するといった和温療法を施行し，その著明な血行動態の改善を明らかにした．入浴により，体温は約1℃上昇し，その間脈拍は約10〜20%増加するが，収縮期血圧に有意な変化は認めなかった．全身血管抵抗は有意に低下し，心拍出量は約1.5倍に増加した（表1）．

　和温療法の心不全に対する急性効果は，体温上昇に伴う末梢血管拡張作用により心臓に対する前・後負荷が軽減し，心拍出量が増加するこ

表1 温熱療法の急性効果

項目	入浴前	入浴中	入浴後
最大酸素摂取量（ml）	209±29	250±25*	219±30
METS	1.09±0.15	1.30±0.13*	1.14±0.14
深部体温（℃）	36.9±0.3	38.1±0.4*	37.4±0.4*
脈拍（bpm）	77±18	97±22*	81±20*
収縮期血圧（mmHg）	115±18	116±19	110±18
拡張期血圧（mmHg）	78±10	70±12**	67±11*
心拍出係数（l/分/m²）	2.7±0.5	4.0±0.7*	3.5±0.7*
1回心拍出係数（ml/beat/m²）	36±7	41±7*	43±8*
全身血管抵抗（dyne/秒/cm⁵）	1,795±468	1,205±320*	1,390±349*
肺血管抵抗（dyne/秒/cm⁵）	238±74	203±59*	213±62*
平均肺動脈圧（mmHg）	29±5	25±6	23±6*
平均肺動脈楔入圧（mmHg）	21±4	17±4**	14±3**
平均右房圧（mmHg）	8±2	6±2**	5±2**

NYHA Ⅱ～Ⅳ度の慢性心不全患者32名（平均年齢58歳）に対し，低温サウナ浴による温熱療法を施行し，血行動態の変化を検討した．
METS：metabolic equivalents．データは平均値±標準偏差にて記載．
$*P<0.01$, $**P<0.05$．
文献[2]を改変．

とによりもたらされる．また，和温療法は左室内腔拡大に伴う機能性僧帽弁逆流を減少させ，心不全患者で多く認められる末梢循環障害に伴う症状を著明に改善させる．さらに，肺血管拡張による前負荷の軽減は僧帽弁逆流の減少とも合わせて肺動脈楔入圧の減少をもたらし，運動耐容能の増加をもたらす．

適切な介助と自動昇降式浴槽や乾式サウナ装置を用いた際の入浴に伴う労作は，酸素消費量から換算して約1.5 METS（metabolic equivalents）程度であり，和温療法はきわめて重症な心機能低下の患者に対しても実施可能である．1回の和温療法で心不全症状が著明に改善されることも少なくない．

b．和温療法は心不全を改善する

筆者ら[3]は56名の重症心不全患者に対して1日1回，4週間のサウナ浴による和温療法を施行し，NYHA（New York Heart Association）心機能分類で，平均3.6から2.5と，有意な心不全症状の改善効果を報告した．また，20名の軽中等症（NYHA Ⅱ～Ⅲ）の心不全患者に対して2週間のサウナ浴による和温療法を施行し，心拡大の有意な減少，神経体液性因子の一つである脳性ナトリウム利尿ペプチド（brain natriuretic peptide：BNP）の有意な減少，末梢血管内皮機能の有意な改善効果[4]，ならびに心室性不整脈の有意な減少作用を報告した[5]．

最近，多施設共同研究により，この和温療法の効果が確認され[6]，かつ5年間の追跡調査により，和温療法を施行することで心事故発生が有意に減少することも明らかとなっている．

c．和温療法の心不全に対する効果発現機序

慢性心不全患者では，冠動脈を含め血管内皮機能が低下していることが明らかにされており[7～9]，ACE阻害剤，抗酸化剤，運動トレーニングなどで改善することが報告されている．心不全における血管内皮機能低下の機序としては，末梢循環不全に伴う末梢血管でのせん断応力（shear stress）の低下があげられる．その結果，血管内皮からの一酸化窒素（NO）産生は減少し[10～12]，血管内皮におけるNO合成酵素（eNOS）の合成は低下する[13,14]．加えて酸化ストレスの増大によるNO利用の低下[15]な

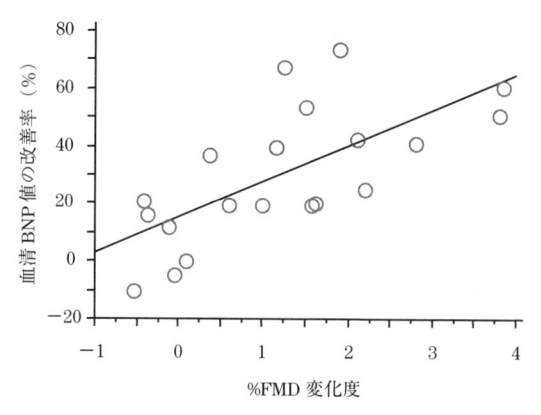

図1 血管内皮機能（%FMD）変化度と血清脳性利尿ペプチド（BNP）値改善率との間に有意な正の相関関係が認められた
文献[4]を改変．

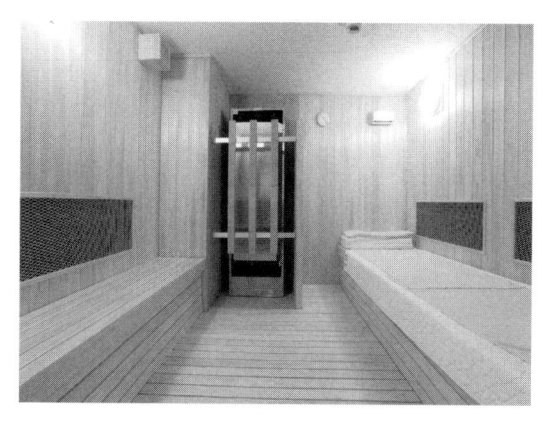

図2 遠赤外線均等和温乾式サウナ治療室

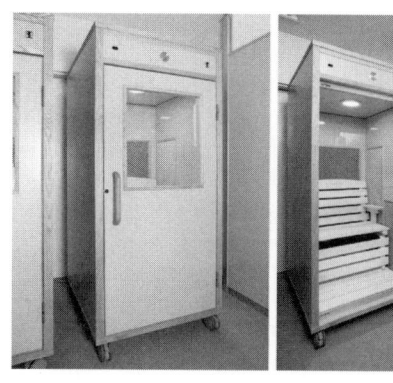

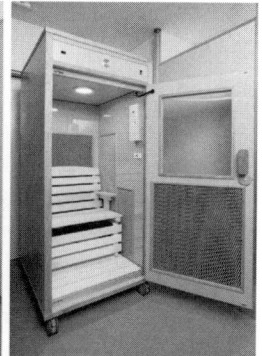

図3 遠赤外線均等和温乾式サウナ治療装置（ポータブルタイプ）

どが報告されている．

筆者らの検討では，心不全患者では血管内皮機能（%FMD）が有意に減少しており，2週間の和温療法により%FMDの有意な改善が示された．さらに和温療法による末梢血管内皮機能の改善は，心不全の重症度の指標であるBNPの改善と有意な相関関係があることも明らかになり[4]（図1），和温療法の心不全に対する効果発現機序の一つとして，血管内皮機能の改善が重要な役割を果たしていることが判明した．

d．和温療法の実際

和温療法には，室温を患者の心身を和ませる温度である60℃に，均一に管理できる遠赤外線均等和温乾式サウナ治療室（図2）が用いられる．一般のサウナ室は室温を均一に保持することは困難であり，高低による温度差の影響を受け，顔面のほてり感の訴えや，座位保持における高低の温度差がどうしても解消できなかったが，室温を均一にすることで，これらの問題点を改善することができ，さらに快適な治療環境を提供できるようになっている．さらに，座位での和温療法が可能となったことで，ポータブル均等低温乾式サウナ治療装置（図3）の開発に成功し，今後の和温療法の普及に大きく寄与することが期待される．

実際の方法を概略すると，60℃の治療室内に15分間入浴し，出浴直後にリクライニングシートに移動し，毛布による30分間の安静保温を追加する．その後，和温療法前後の体重差から発汗量を測定し，それに見合う水分補給をして終了となる．また，心血管不全患者に対する和温療法の効果判定を約2週間の入院期間で行い，その結果を患者に提示した後，外来における和温療法の継続を図るようにしている．

和温療法は，軽症から重症まで幅広い心不全患者に応用可能な非薬物療法であり，心不全治療戦略の一つの柱として，また心臓リハビリテーションの核を担う治療法として大きく貢献することが期待される．また，和温療法はほとん

ど運動のできない重症の心不全患者でも安全に行うことが可能であり、長期入院で運動制限が必要な患者にとっても、爽快な発汗とともに顔色・気分・食欲・睡眠の不振や便秘などを改善する効果もあり、メンタル面からも有用性の高い治療法である。

これからの内科治療は心不全に限らず、患者個々に視点が行き届いた個別医療が望まれている。和温療法はこれからのニーズに即した治療であると確信している。

(木原貴士・鄭　忠和)

■文献

1) Tei C : Waon therapy : soothing warmth therapy. J Cardiol 49 : 301-304, 2007.
2) Tei C, Horikiri Y, Park JC et al. : Acute hemodynamic improvement by thermal vasodilation in congestive heart failure. Circulation 91 : 2582-2590, 1995.
3) Tei C, Tanaka N. : Thermal vasodilation as a treatment of congestive heart failure : a novel approach. J Cardiol 27(1) : 29-30, 1996.
4) Kihara T, Biro S, Imamura M et al. : Repeated sauna treatment improves vascular endothelial and cardiac function in patients with chronic heart failure. J Am Coll Cardiol 39 : 754-759, 2002.
5) Kihara T, Biro S, Ikeda Y et al. : Effects of repeated sauna treatment on ventricular arrhythmias in patients with chronic heart failure. Circ J 68 : 1146-1151, 2004.
6) Miyata M, Kihara T, Kubozono T, Ikeda Y, Shinsato T, Izumi T, Matsuzaki M, Yamaguchi T, Kasanuki H, Daida H, Nagayama M, Nishigami K, Hirata K, Kihara K, Tei C : Beneficial effects of Waon therapy on patients with chronic heart failure : Results of a prospective multicenter study. J Cardiol 52 : 79-85, 2008.
7) Katz SD, Biasucci L, Sabba C et al. : Impaired endothelium-mediated vasodilation in the peripheral vasculature of patients with congestive heart failure. J Am Coll Cardiol 19 : 918-925, 1992.
8) Kubo SH, Rector TS, Bank AJ, Williams RE, Heifetz SM : Endothelium-dependent vasodilation is attenuated in patients with heart failure. Circulation 84 : 1589-1596, 1991.
9) Drexler H, Hayoz D, Munzel T et al. : Endothelial function in chronic congestive heart failure. Am J Cardiol 69 : 1596-1601, 1992.
10) Buga GM, Gold ME, Fukuto JM et al. : Shear stress-induced release of nitric oxide from endothelial cells grown on beads. Hypertension 17 : 187-193, 1991.
11) Pohl U, Holtz J, Busse R et al. : Crucial role of endothelium in the vasodilator response to increased flow in vivo. Hypertension 8 : 37-44, 1986.
12) Rubanyi GM, Romero JC, Vanhoutte PM : Flow-induced release of endothelium-derived relaxing factor. Am J Physiol 250 : H1145-H1149, 1986.
13) Noris M, Morigi M, Donadelli R et al. : Nitric oxide synthesis by cultured endothelial cells is modulated by flow conditions. Circ Res 76 : 536-543, 1995.
14) Nadaud S, Philippe M, Arnal JF et al. : Sustained increase in aortic endothelial nitric oxide synthase expression in vivo in a model of chronic high blood flow. Circ Res 79 : 857-863, 1996.
15) Belch JJ, Bridges AB, Scott N et al. : Oxygen free radicals and congestive heart failure. Br Heart J 65 : 245-248, 1991.

C.予防医学

1. マラリアの流行

a. マラリアとは

マラリアはマラリア原虫（*Plasmodium* 属）によって起きる感染症であり，ハマダラカ（媒介蚊）の吸血によってヒトからヒトへ感染する．潜伏期間は10日～2週間で，症状としては発熱，頭痛，悪寒，吐き気を伴い，時として死に至る．

マラリアは原虫により，熱帯熱マラリア，三日熱マラリア，四日熱マラリア，卵形マラリアの4種類に分けられる．前3者は発熱のサイクルから名付けられたものであり，それぞれ，不定期の発熱，3日ごとの発熱，4日ごとの発熱が特徴である．なかでも，熱帯熱マラリア（*P. falciparum*）は最も重症で，高い致命率を呈する．

b. マラリア媒介蚊

マラリア媒介蚊は地域によって種が異なり，日本では熱帯熱マラリアを媒介するコガタハマダラカ（*Anopheles minimus*）と主として三日熱マラリアを媒介するシナハマダラカ（*An. sinensis*）が主要媒介蚊である．生育環境温度の違いから，シナハマダラカは日本全国に広く分布しているのに対し，コガタハマダラカはわが国最南端の宮古・八重山諸島に限局して棲息している．かつて棲息していた沖縄本島では現在のところ棲息は確認されていない．

c. 世界のマラリアの現状

世界の現状をみると熱帯から亜熱帯，そして温帯地域の一部にまで流行が見られる（図1）．世界の109か国が流行地域に属し，これらの地域に33億人が居住している．流行地域109か国のうち45か国がアフリカに位置する．一口に流行地域といっても，それぞれの地域によって状況は異なり，1年中流行の見られる地域から，降水時期と関連した媒介蚊棲息状況から一定期間の流行地域までさまざまである．2006年には，1億8,900万～3億2,700万人が感染し，そのうち61万～121万人が死亡している

凡例：
- 特に高い
- 高い
- 中等度
- 低度
- 非流行地

マラリア流行状況

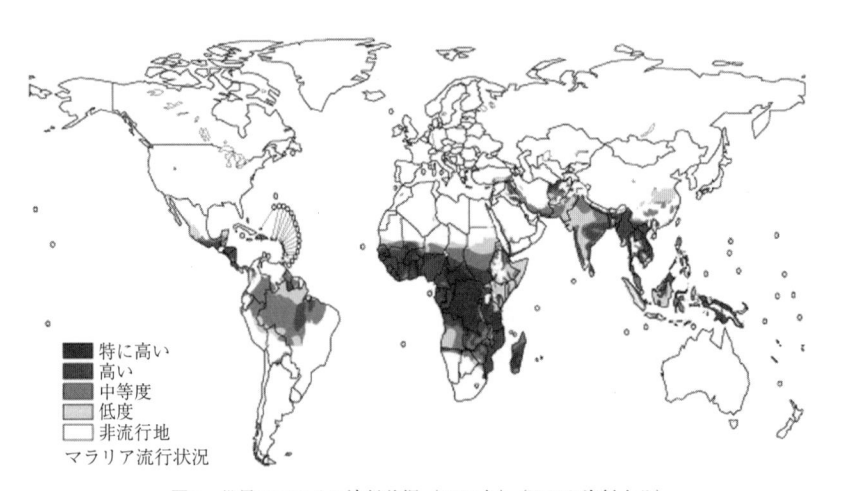

図1 世界のマラリア流行状況（2005年）（WHO資料より）
流行地域に属する国：109か国，流行地域に住む人々：33億人，毎年の感染者数：1.9億～3.3億人，毎年の死亡者数：61万～121万人．

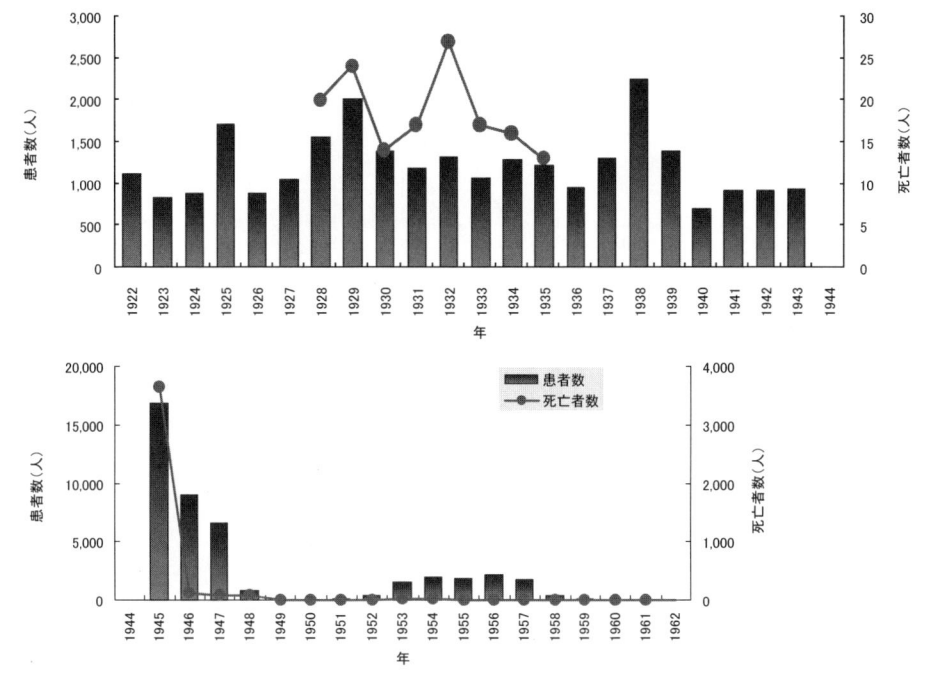

図2 八重山地域におけるマラリア患者数の推移（八重山保健所資料より）
1944年については記録なし．

と推定されている．臨床診断された患者のおよそ86%，死亡者の91%がアフリカ（サハラ以南）で発生している．年間100万人以上ともいわれるアフリカでの死亡者の85%が5歳以下の幼児であり，直接的死亡に加えて，小児や妊婦の貧血，さらには流産，死産，未熟児出産，低体重時出産などを通じて小児の死亡，健康状態に大きな影響を及ぼしている．

d．マラリア流行と温度

マラリアの流行と温度は密接に関係している．一つは，媒介蚊の生息可能な温度条件を反映したもので，マラリアの流行地域は最寒月の平均気温により規定される．媒介蚊が生息不可能な期間があるとマラリアの流行はみられない．もう一つは，媒介蚊の活動状況を反映したもので，流行地域において気温の変化に伴ってマラリア流行が繰り返される．比較的温暖な地域にあっては，1年を通して流行がみられるが，夏季，雨季に特に大きな流行がみられ，また比較的寒冷な地域にあっては，夏季に限局して流行がみられる（C編第2章，C編第4章を参照）．

e．わが国におけるマラリアの歴史と現状

マラリアは日本にも昔から存在していたが，第二次世界大戦以前の流行はごく限られたものであった．第二次世界大戦の終盤から終戦直後にかけて，海外帰還兵とともに大量のマラリア患者が国内へ流入し，日本全国で大規模なマラリア流行を引き起こした．図2に，終戦前後に激烈なマラリア流行に見舞われた八重山地方の状況を示した．1943年以前は，毎年1,000〜2,000人の患者が発生し，20人前後が死亡していた．ところが，1945年には，全人口31,371の半数を超える16,884人の患者と3,674人の死亡が報告されており，致命率は実に20%を超えた．しかしながら，沖縄民政府，八重山民政府，さらには当時沖縄を占領していたアメリカ軍の積極的なマラリア撲滅作戦が功を奏し，

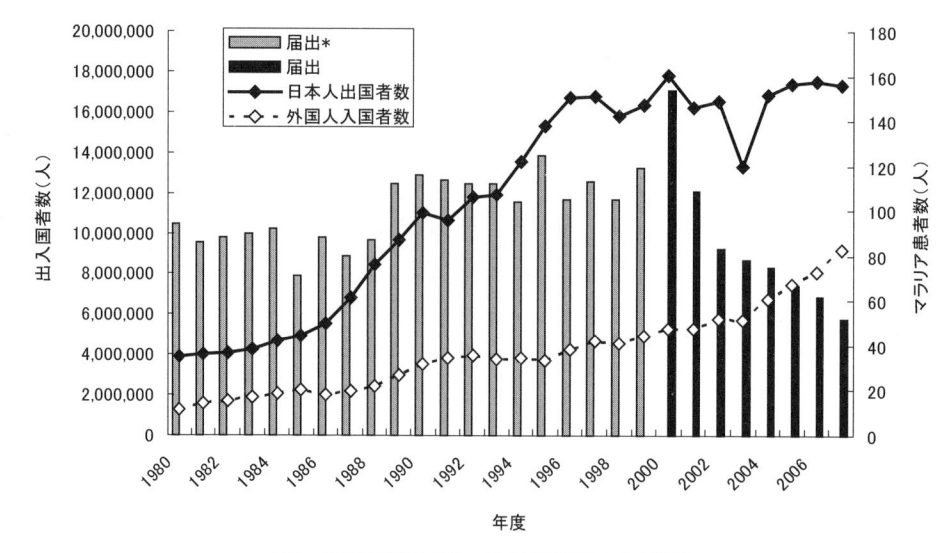

図3 出入国者数と輸入マラリア患者数の年次推移
2000年以降は感染症法（平成11年4月施行）に基づく公式届出患者数（届出）．1999年以前は非公式統計を含む（届出*）．

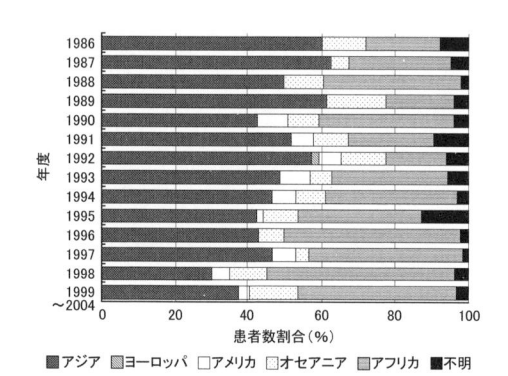

図4 マラリア患者数の年次推移（罹患場所別）

1961年を最後にマラリア患者は八重山（沖縄）から姿を消すこととなった．日本本土においても状況はほぼ同様で，終戦後にみられたマラリア流行は，その後しばらくして消滅した．

現在，日本におけるマラリアは，海外へ出かけて感染するケース（輸入マラリア）のみで，国内で2次的に感染するケースはない．図3, 4に輸入マラリア患者数の推移と感染地域別の内訳を示した．ここ最近は100人を切る患者数であるが，ここに示した患者数は届出数であり，マラリアの潜伏期間が10日〜2週間程度であることを考えると，その多くが帰国後発症し届け出られたケースで，相当数の届出漏れも考えられる．地域別の内訳をみると，以前はアジアが主であったが，最近ではアジアと並んでアフリカでの感染ケースが増えている．日本人旅行者，さらには外国人入国者の数で圧倒的に多いアジアは当然としても，旅行者，入国者ともきわめて少ないアフリカから持ち込まれる患者が多いのは，アフリカのマラリア流行状況の深刻さを反映したものと言える．

f．課題と対策

現在，世界のマラリア対策が遅々として進まない原因の一つに，薬剤耐性マラリアの出現があげられる．これまでクロロキンを筆頭に数多くのマラリア治療薬が開発され効果を上げてきたが，同時に薬剤の使用が広がるにつれて耐性マラリアが出現するというジレンマに苦しめられることになった．また，マラリアワクチン開発への取り組みも各国で早くから行われているが，未だに決定的なワクチン開発には至っていない．

一方，マラリア媒介蚊に関しても，殺虫剤耐性蚊の出現，環境問題としての殺虫剤使用の制約なども，マラリア対策を困難にしている．古くから使われてきた蚊帳が，現在においても最も有効なマラリア予防策である．　　（小野雅司）

2. 節足動物と温度

　熱帯から亜熱帯にかけて動物媒介性感染症が広く分布しており，媒介動物としては節足動物，なかでも蚊が最も重要である．これらの地域に節足動物（蚊）が多く棲息するのは，熱帯地域の自然環境条件，特に気候条件が多くの種の生育に適しているためである．種の生存は環境温度に大きく依存し，正常な生活環（発育，再生産）を営むために一定温度以上の環境が必要となるが，一方で過度の高温は寿命の短縮をもたらす．一例として図1, 2にマラリア媒介蚊の一種であるコガタハマダラカ（Anopheles minimus）の発育に及ぼす温度の影響を調べた実験結果を示した．温度が高くなる（22 → 28℃）に従って蛹化，羽化に要する時間が短縮するが，31℃を超えると再び発育速度が遅くなることが示されている．一方，成虫についてみると，雌雄とも25℃で平均寿命は最も長くなるが，それ以上では短くなる．さらに病気の原因となる病原虫やウイルスも外気温に大きな影響を受け，一般に一定温度以下では成長が止まるか，あるいは遅くなる．これらの事実から，温暖化により，媒介動物の棲息域の拡大と病原体の成長速度の進展が起きることが予測される．しかし詳しくみていくと，例えばマラリアについてみてもハマダラカの棲息域は一般に熱帯，亜熱帯から温帯地域まで広く分布しているが，種により異なる生育環境（ハビタート）をもち，異なる環境を必要とする．このような種の多様性は，温暖化が一概にすべての媒介動物にとって好都合な棲息環境をもたらすとは言えないことを意味する．

a．マラリア媒介蚊

　マラリア媒介蚊は地域により種が異なり，地球全体としてはおよそ100種（500種中）が媒介に関わっている．しかし，温暖化との関連で，日本を含む東アジア地域を対象に考える場合問題となる種は限定される．温暖化の媒介蚊に与える影響は，従来からの分布地域における幼虫発育速度の加速と平均寿命の延長，そして低温のバリアが北上することによる新たな地域への種の分布拡大が考えられる．しかし分布域の拡大についても，元来熱帯の限られた地域にしか分布しえていない種や，すでに温帯に広く分布している種が受ける影響は小さく，注意を要するのは亜熱帯に分布境界をもつ種である．特にアジアでは，山脚の緩流水域発生性のコガタハマダラカとその上位に位置する森林型のアノフェレスダイラス（An. dirus）は分布範囲の広い重要種であるうえ，発生が降雨の直接的

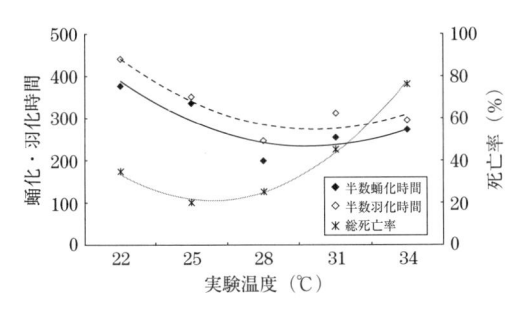

図1　飼育温度によるコガタハマダラカ生育速度の変化

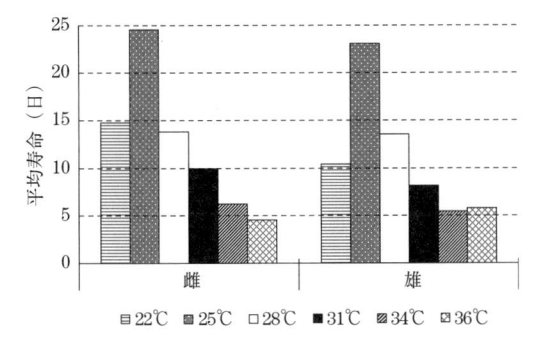

図2　飼育温度によるコガタハマダラカ生存日数の変化

174　C．予防医学

影響と，植生を介しての間接的影響を受けるので大いに注目すべきである．

南西諸島におけるコガタハマダラカ

わが国に関してみると，吐噶喇(トカラ)列島以南，与那国島まで1,000 kmの南シナ海に点在する南西諸島には8種のハマダラカが分布するが，このうち，マラリア媒介蚊としては，水溜まりを主要発生源とするシナハマダラカ（*An. sinensis*）が南西諸島全域に広く分布する．一方，渓流に発生するコガタハマダラカは宮古島を北限とし，宮古・八重山諸島に分布する．1998年から2001年にかけて八重山保健所が実施したマラリア媒介蚊調査によれば，石垣島においては島内のほぼすべての河川でコガタハマダラカの幼虫が高密度に棲息していることが確認されている．西表島，小浜島では棲息が確認されたが石垣島に比べて密度は低く，与那国島，波照間島では確認されなかった．なお，沖縄本島，奄美諸島に関しては現在のところコガタハマダラカの棲息は確認されていない（宮古島は1991年に宮城ら[1]が棲息を確認）．

b．デング熱媒介蚊

デング熱媒介蚊としての重要種はネッタイシマカ（*Aedes aegypti*）とヒトスジシマカ（*Ae. albopictus*）の2種である．わが国に関してみると，ヒトスジシマカは現在でも東北地方まで広く分布しているが，ネッタイシマカについては，かつて広く分布していた沖縄においても1970年頃を境にみられなくなっている．それ以降も，広範な棲息調査にもかかわらず本種は採集されておらず，現在本種は琉球列島に棲息しないと考えられている．ネッタイシマカが沖縄から消失した理由として，①水道の普及により天水を溜める壺や水槽など，ネッタイシマカが好む発生源がなくなった，②ネッタイシマカはヒトスジシマカと競合関係にあり，環境の変化がヒトスジシマカに有利に働いている，③本種の発育零点との関連で，琉球列島の気候，特に1〜2月の気温が本種の発育にとって厳しいことが考えられる．しかしながら，熱帯地域との交流が盛んな今日では，ネッタイシマカが人為的に移入され，土着する可能性は十分考えられる．また，地球の温暖化によってもこれら媒介蚊の棲息分布域が拡大することは確実である．なお，ネッタイシマカは1月の平均気温10℃以上の地域で棲息可能であり，一方，ヒトスジシマカは年平均気温11℃以上で安定して分布すると考えられている．

東北地方におけるヒトスジシマカ

ヒトスジシマカは現在東北地方まで広く分布している．Kobayashiら[2]の調査によれば，

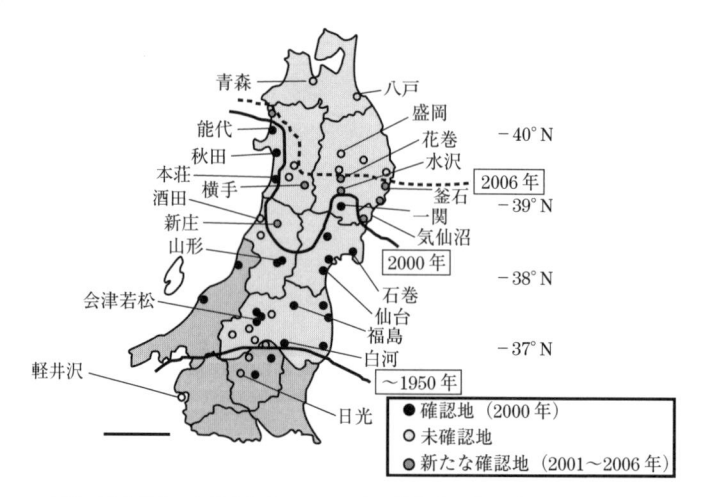

図3　東北地方のおけるヒトスジシマカの棲息域の北限（2000〜2006年）[1]

2000年の調査において宮城県，山形県から，岩手県，秋田県の一部地域で確認された棲息域が，その後，2006年には岩手県，秋田県の中央付近まで拡大していることが確認された（図3）．なお，これらの棲息域は先に示したヒトスジシマカ安定分布域（年平均気温11℃以上）と重なる．

c．日本脳炎媒介蚊

日本脳炎はコガタアカイエカ（Culex tritaeniorhynchus）によって媒介されるが，わが国ではワクチン接種や養豚場の郊外への集約化などにより日本脳炎患者の発生は年間数例となっている．しかし，ブタ血清における日本脳炎ウイルス陽性率（日本脳炎ウイルスはブタの血液内で増幅する）は，毎年春先に九州地方で陽性に転じ始め，順次北上し，夏には関東地方まで広がる．気温の上昇に伴い，蚊の活動が盛んになるためと考えられている．

d．地球温暖化に伴うマラリア媒介蚊・デング熱媒介蚊の棲息分布域の拡大

アジアで熱帯熱マラリアの主要な媒介蚊であるコガタハマダラカをはじめ，デング熱を媒介するネッタイシマカ，ヒトスジシマカは，生育に適した気温（発育零点）をもつ．コガタハマダラカを例にとると，発育零点は13～14℃で，これが現在の棲息分布を規定している（石垣島16.0℃，宮古島15.3℃ vs 那覇13.9℃，名護11.8℃，名瀬11.7℃：最低気温の1か月平均）．本種の北限である宮古島と沖縄本島の間には1.4℃，名瀬との間には2.6℃の温度差があるが，温暖化により仮に4℃の気温上昇を想定すると，温度条件だけを考えると，本種は奄美大島から九州南部，さらには四国・本州の太平洋岸辺りまで棲息分布域が拡大すると考えられる．

デング熱媒介蚊についてみると，現在東北地方まで棲息しているヒトスジシマカは2100年には北海道に上陸すると考えられており，現在わが国には棲息しないネッタイシマカについても，2100年には沖縄だけでなく，九州南部，四国・本州の太平洋岸まで棲息可能域が拡大すると考えられている．

〔小野雅司〕

■文献
1) 宮城一郎ら：環境省・地球環境研究総合推進費平成4年度終了報告書，1994．
2) Kobayashi M, Komagata O, Nihei N：Global warming and vector-borneinfectious diseases. J Disast Res 3：105-112, 2008.

3. 熱 帯 病

熱帯病とは熱帯地域にのみ，あるいは熱帯地域を中心に分布する病気を意味するが，しばしば温暖で湿潤な地域で流行する感染症（マラリア，リーシュマニア，住血吸虫症，オンコセルカ，フィラリア，シャガス病，アフリカトリパノソーマ，デング熱など）を指すことも多い（WHOの定義による）．主要な熱帯病の現状を表1に示す．個別疾患の臨床像，治療法などについては他書に譲ることとして，ここでは熱帯病の疫学に焦点を当ててみていく．

a. 自然環境と熱帯病

熱帯の自然環境を一言で表すと，高温・多湿である．年平均気温は20℃を超え，最も寒い月の平均気温も18℃を超える．気候上は，熱帯多雨林，熱帯サバンナ，熱帯季節風に分類される．感染症のもととなる病原体（ウイルス，細菌，寄生虫ほか）や媒介動物の成育には，一定以上の温度と降水量が必要となることが多く，熱帯地域は，一部の乾燥地域を除いてこれらの条件を備えているため，多くの病気が流行することとなる．

表1 熱帯病統計（special programme for research & training in tropical diseases：TDR）

熱帯病	死亡 （千人）	疾病負荷 DALYs*（千年）
アフリカトリパノソーマ	48	1,525
デング熱	19	616
リーシュマニア	51	2,090
マラリア	1,272	46,486
住血吸虫症	15	1,702
結核	1,566	34,736
シャガス病	14	667
ハンセン病	6	199
フィラリア	0	5,777
オンコセルカ	0	484

*disability-adjusted life years（障害調整生存年）．

全世界で109か国，33億人が流行地域に住むと言われるマラリアを例にとると，マラリア原虫の成育限界は熱帯熱マラリア原虫が19℃，三日熱マラリア原虫が15℃とされており，それ以下では活動を停止する．また，世代交代時間も温度の影響を強く受ける．媒介蚊も同様で，熱帯には高温・多湿を好む数多くの種が棲息する．わが国における熱帯熱マラリア主要媒介蚊であるコガタハマダラカを例にとると，温度条件だけについてみると，23～25℃が発育に最適で，発育零点は13～14℃とされている．現在のわが国においてその条件を満たす地域は宮古・八重山諸島に限局されることとなるが，地球温暖化との関連で注意が必要である．

自然環境条件が分布域を決定する典型的な例として，パプアニューギニアやアフリカ高地のマラリアがあげられる．周辺がマラリア流行地であるにもかかわらず，一定高度以上の地域では気温が低いためマラリア原虫，媒介蚊が生育できず，非流行地となっている．その他，流行地域でありながら，冬季あるいは乾期に流行が停止するのも，それぞれ温度，降水量がマラリア媒介蚊の生育に必要な条件を満たさなくなるためである．

b. 社会環境と熱帯病

熱帯地域は，一部を除き，経済発展の遅れた状況にあり，人口密度が高い，上下水道など衛生状態が悪い，教育水準が低い，低栄養状態にあるなど感染症の広がる条件が揃っている．熱帯病の分布を規定する第1の要因は自然環境（気温，降水量）であるが，実際に流行が起きるかどうかは当該地域の社会環境要因に左右される．例えば，熱帯に位置するシンガポールで

はマラリアはほとんどみられない．気温，降水量とも十分であるが，都市化の進んだシンガポールではマラリア媒介蚊の生育環境（水田や渓流など自然環境を好む）が消滅し，流行が起きないと考えられている．タイも同様で，自然の残る農村地帯では依然としてマラリア流行がみられるものの，バンコクなど大都市周辺ではマラリアの流行はみられなくなっており，社会環境がマラリアの流行を規定する結果となっている．

熱帯地域で流行する病気のなかには，熱帯であることが必須ではないものも少なからずある．ハンセン病や結核がその代表である．両疾病とも，全世界のどこでも流行可能な感染症であるが，熱帯地域における流行が深刻である．熱帯地域の社会環境（経済発展の遅れによる，高人口密度，低衛生状態，低教育水準，低栄養状態など）がこれらの感染症の流行を助長しているためである．

なお，狭義の熱帯病には含まれていないが，熱帯地域の衛生問題として最大の課題は下痢性疾患である．不衛生な食物や飲料水を介して罹患し，低栄養と相まって熱帯地域発展途上国の死亡原因の1/3近くを占め，特に5歳以下の小児にとって最大のリスクとなっている．

c．地球温暖化と感染症

熱帯病のうち，マラリア，デング熱，住血吸虫症などは，地球温暖化により分布域が拡大し，患者数が増加すると考えられている．熱帯病を規定する主要因が温度と降水量であり，地球温暖化により，熱帯〜亜熱帯にしか棲息しえなかった病原体や媒介動物が温帯地域にまでその棲息域を拡大するためである（C編第4章も参照されたい）．

表2 わが国における主要感染症の発生状況

年	マラリア*	デング熱*	日本脳炎**
1999	112	9	5
2000	154	18	7
2001	109	50	5
2002	83	52	8
2003	78	32	1
2004	75	49	5
2005	67	74	7
2006	62	58	8
2007	52	89	9

感染症情報センター報告より．
*輸入患者，**国内発生患者．

d．輸入感染症

熱帯病は，日本脳炎など一部を除き，現在日本で流行はみられない．その理由としては，日本が温帯地域に位置していることももちろんであるが，それ以上に公衆衛生状況のレベルの高さが大きく関係している．一方で，マラリアやデング熱など国内で流行していない熱帯病で海外から持ち込まれる患者（輸入患者）は毎年相当数にのぼる（表2）．今後，海外旅行者の増加，海外，特に熱帯の発展途上国からの入国者の増加，さらには海外での流行地域・流行期間の拡大による感染リスクの増大などにより，輸入患者の増加，ひいては輸入患者からの国内2次感染も懸念される．

現在わが国では，空港・港湾における検疫だけでなく，国内医療施設を対象とした感染症サーベイランスシステムが稼働している．

〔小野雅司〕

4. 地球温暖化と感染症

a. 地球温暖化

IPCC（気候変動に関する政府間パネル）第4次評価報告書[1,2]によれば，最近の100年間で世界の平均気温は0.74℃上昇しており，最近50年の気温上昇は過去500年のどの50年よりも高い上昇を示している．報告書では，これらの気温上昇の原因について，「人間活動による温室効果ガス濃度の上昇が，20世紀後半以降の地球温暖化を引き起こした可能性が非常に高い」と結論づけている．将来の気温上昇については，21世紀末までに，環境保全と経済発展の両立を目指す社会（B1シナリオ）では1.1～2.9℃，化石エネルギーを重視しつつ高い経済成長を目指す社会（A1FIシナリオ）では2.4～6.4℃と予測している．

多くの動物媒介性，食物媒介性，水媒介性の感染症は気象条件の変化に敏感で，直接的・間接的に温暖化の影響を受ける．特に動物媒介性感染症は，温暖化により潜在流行域が地理的に拡大するだけでなく，現流行域では流行期間が増大すると予測されている．

b. 動物媒介性感染症への影響

地球温暖化は熱帯，亜熱帯から温帯地域にかけて広く分布する多くの動物媒介性感染症の流行に大きな影響（直接的・間接的）を及ぼす．

(1) 直接的影響

媒介動物は，生存（発育と再生産）のためにそれぞれが固有の環境，すなわち生態系（ハビタート）を必要とする．地球温暖化による気温の上昇と降水量の増加は多くの媒介動物のハビタートに影響を与え，現在流行のみられない地域（高緯度地方，高地）へ拡大するだけでなく，媒介動物の再生産と寿命，さらには病原体の成長速度にも影響を与え，流行期間が拡大（季節的流行から通年流行へ）すると考えられている．

(2) 間接的影響

気温，降水量の変化は農業活動，特に灌漑，収穫方法，家畜，肥料・殺虫剤の使用などに変化をもたらし，結果的に動物媒介性感染症の流行に大きな影響を与える．灌漑事業または灌漑エリアの変化によりマラリア，住血吸虫症，日本脳炎は大きな影響を受ける可能性がある．温

表1 地球温暖化に伴う動物媒介性感染症の将来予測[5]

感染症	罹患率（百万人）	現在の地理分布	地球温暖化による分布の変化
マラリア	300～500	熱帯，亜熱帯	＋＋＋
住血吸虫症	200	熱帯，亜熱帯	＋＋
リンパ性フィラリア	117	熱帯，亜熱帯	＋
アフリカトリパノソーマ	(25万～30万人，年間新規感染者数)	熱帯，アフリカ	＋
メジナ虫症	10万人	南アジア，中東，中央西アフリカ	？
リーシュマニア	12（50万人，年間新規感染者数）	アジア，南ヨーロッパ，アフリカ，アメリカ	＋
オンコセルカ	17.5	アフリカ，ラテンアメリカ	＋＋
アメリカトリパノソーマ	18～20	中央～南アメリカ	＋
デング熱	(5,000万人，年間新規感染者数)	熱帯，亜熱帯	＋＋
黄熱	(5,000人以下，年間新規感染者数)	熱帯南アメリカ，アフリカ	＋＋

＋＋＋：著しく確度が高い，＋＋：確度が比較的高い，＋：確度あり，？：不明．

暖化に伴う海面上昇は熱帯の広い地域で媒介動物の生育に影響を与える．汽水域の拡大はある種のマラリア媒介蚊（*Anopheles sundaicus*）に好都合な結果をもたらし，逆に，淡水域の塩水化は多くの媒介蚊に不利に働きマラリアの状況が改善する可能性がある．河川の流速や流量の変化は，ブユの棲息に影響し，オンコセルカ症の流行に影響し，旱魃と砂漠化の進行は媒介動物の棲息域を減少させる．一方，旱魃や砂漠化による飲料水事情の悪化は飲料水を通して媒介される多くの感染症の流行を引き起こす．

地球温暖化による動物媒介性感染症への影響評価の概要を表1に示す．

c．マラリアへの影響

Martensら[3,4]は気温と降水量に着目し，熱帯熱マラリアと三日熱マラリアを対象に，気候変動モデルを用いて二つの温室効果ガス変動シナリオ（BaU：business as usual，なりゆきシナリオ，AP：accelerated policies，加速政策シナリオ）に従ってマラリアの潜在リスクを計算した．マラリア流行に適した地域の拡大により，マラリア発生の潜在リスクは広範に増加する．マラリアの増加が予想される地域は，現流行地の周縁および流行地域内にある高地で，これらの地域は，現在も媒介蚊は存在するが気温の制約からマラリア原虫の発育が十分ではないという特徴をもっている．東南アジア，南アメリカ，そしてアフリカの一部のように現在マラリア流行程度がそれほど高くない地域は気候変動に対して非常に敏感で，これらの地域では潜在リスクが有意に増加する（図1）．

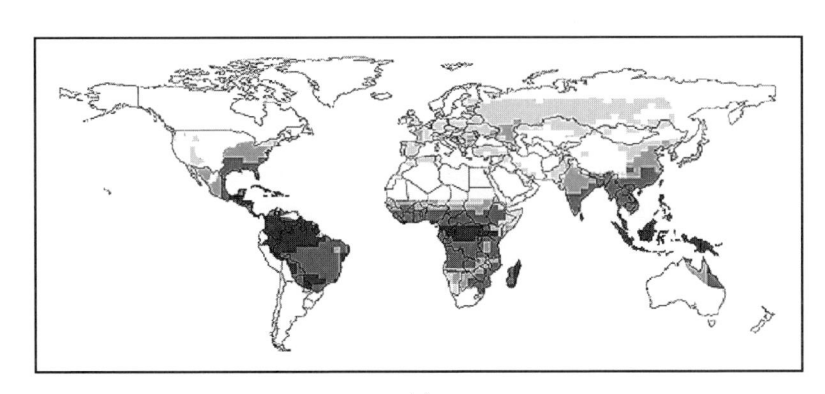

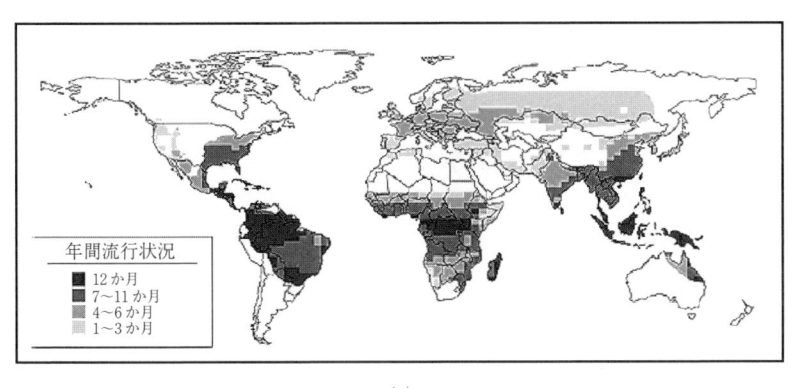

図1 地球温暖化による熱帯熱マラリア流行潜在リスク[6]
(a) 現在気候（1961～1990年）におけるマラリアの年間流行月数，(b) HadCM2モデルによる2080年のマラリアの年間流行月数．

d. 日本における動物媒介性感染症への影響

　日本は，かつて，マラリアをはじめ，各種の動物媒介性感染症が広く流行していた．公衆衛生の向上とともに大半の病気が日本から消滅したが，日本脳炎のように現在でもわずかながら流行を繰り返している病気もある．近年，海外との交流がますます盛んになっており，海外の流行地から持ち込まれる動物媒介性感染症の国内での流行も懸念されている．地球温暖化による日本への影響を直接調べた研究はこれまでない．ただ，前述のMartensらの報告を含め，世界，あるいはアジア地域を対象としたモデル研究においては，いずれの研究でも日本の広い範囲がマラリアの潜在的流行可能地域に入ってしまうことが示されている．

　マラリア媒介蚊については，温暖化により日本でも流行を引き起こすのに十分な自然環境条件が整うことになるが，土着マラリアのないわが国においては感染源となる輸入マラリア患者がどの程度増えるのか，そして人々の生活圏がどこまで蚊の棲息地域に近づくのか（ヒトと蚊の接触機会の増加）がカギとなる．都市化の進行した現在の日本においては，イタリアなどのように輸入マラリア患者からの2次感染（空港マラリアなど）を引き起こすほどの輸入患者の増加（現状は年間100名弱）は考えにくく，また温暖化によって社会・公衆衛生状況が崩壊するなどの事態も想定できず，実際にマラリアが再流行する可能性は相当低いと考えられる．

　蚊が媒介するもう一つの重要な感染症であるデング熱も，マラリアと似通った状況（患者はすべて国外で感染する，媒介蚊のある種は国内に広く分布し，また別の種は日本のすぐ近くまで棲息域を広げている）にあるが，大きく違う点が一つある．デング熱の主要な媒介蚊（ネッタイシマカ，ヒトスジシマカ）は都市型で，われわれの身のまわりにある水溜り（バケツの水，古タイヤの水，草花用の水など）を好んで卵を産みつける習性がある．温暖化により媒介蚊の密度が高まることは，われわれが日常生活で媒介蚊に刺される危険性が高まることを意味しており，都市化の進行した現在の日本でも警戒すべきである．

e. 水媒介性感染症への影響

　不衛生な水が原因で生じる下痢などの水媒介性感染症は，現在でも上下水道設備の不十分な発展途上国においては死亡原因の上位を占めている．地球温暖化に伴うさまざまな気象変動は水媒介性感染症に大きな影響をもたらすと考えられている．気温上昇と降水量の増加は環境中での病原体の増殖を助け，一方，旱魃による水不足，あるいは洪水による飲料水汚染は不衛生な水使用の増加をもたらし，いずれも感染症の増加へつながる．また，海水温の上昇は腸炎ビブリオやコレラ菌の増殖を助けるとの指摘もあり，例えば，エルニーニョの年にコレラ患者が増加したとの報告もある．同様に，気温の上昇は，不十分な衛生管理下では，病原体による食物汚染を増加させ，食物媒介性感染症の危険性が高まる．

〈小野雅司〉

■文献
1) IPCC Fourth Assessment Report：Climate Change 2007：Synthesis Repoer, 2007.
2) IPCC Fourth Assessment Report：Working Group Ⅱ, 2007.
3) Martens WJM et al.：Potential impact of global climate change on malaria risk. Env Health Pers 103(5)：458-464, 1995.
4) Jetten TH, Martens WJM, Takken W：Model simulations to estimate malaria risk under climate change. J Med Entomol 33(3)：361-371, 1996.
5) WHO：Potential health effects of climate change, 1990.
6) IPCC Third Assessment Report：Climate Change 2001：Working Group Ⅱ：Impacts, Adaptation and Vulneravility, 2001.

5. 温度と食中毒

a. 食中毒の特性と分類

(1) 特性

食中毒は，有害・有毒な物質あるいは微生物を含む食品をヒトが経口的に摂取して生ずる健康障害である．

①症状： 急性または亜急性の胃腸炎症状を主徴とするものが比較的多いが，一部には神経（中枢神経，自律神経），肝，腎に障害を示すものもある．

②潜伏期： 数時間，数日～3週間の範囲にあり，病因物質によって一定している．したがって，潜伏期の長さと症状（発熱など）の有無によって，ある程度病因物質を推定することができる．

(2) 分類

食中毒は病因物質別に微生物性，化学性，自然毒と分類されるのが一般的である．

①微生物性食中毒： 微生物性食中毒は食中毒発生件数の大部分を占めるが，細菌性のものとウイルス性のものとに分類される．さらに，細菌性食中毒は発症機構から食品中で増殖した菌そのものによる感染型（サルモネラ属菌，腸炎ビブリオ，病原大腸菌など），増殖中に菌が産生した毒素による毒素型（ブドウ球菌，ボツリヌス菌など）に分類される．なお，赤痢菌，チフス菌，パラチフス菌，コレラ菌，リステリア菌，クリプトスポリジウム（原虫）などによる感染症や寄生虫症で，食品を経由して発症した場合は食中毒として扱われる．

ウイルス性食中毒には，ノロウイルスのほかに，ロタウイルス，アデノウイルス，エンテロウイルスなどによるものがある．

②化学性食中毒： 人為的な過失や不注意により有害・有毒な化学物質（有機塩素・有機リン系農薬，水銀，ヒ素など）が飲食物に誤入や混入して起こる食中毒である．

③自然毒食中毒： 植物や食用動物が自然のままの状態で毒物を含んでいる場合，これを摂取して食中毒を起こす．自然毒食中毒は植物性（有毒植物，毒キノコ）や動物性（フグ，毒魚，貝毒など）に分類される．

b. 食中毒の発生状況

食中毒の発生は図1に示すとおりで，「ヒト」，「病因物質」，「食品」，「外部環境」のもつ各要因によって支配される．

ヒトの要因は，疲労度や獲得免疫など，病因物質と食品の要因では病因物質の食品での存在と蓄積，外部環境では，食品が存在する場所の温度，湿度，酸素など細菌の増殖や農水産物などの生育に影響を与える要因などである．食中毒はこれら要因が相互に絡み合いながら作用し，発生する．

月別発生状況では高温多湿な気象条件の6～9月に細菌性食中毒（サルモネラ属菌，腸炎ビブリオ，ブドウ球菌，カンピロバクター・ジェジュニ/コリなど）が，低温・乾燥状況の11～12月にウイルス性食中毒（ノロウイルス）が集中する．また，5月は山野草，10月はキノコ

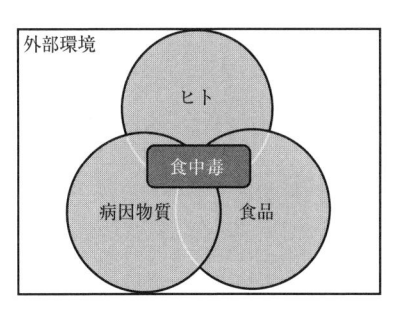

図1 食中毒発生の生態学的把握[1]

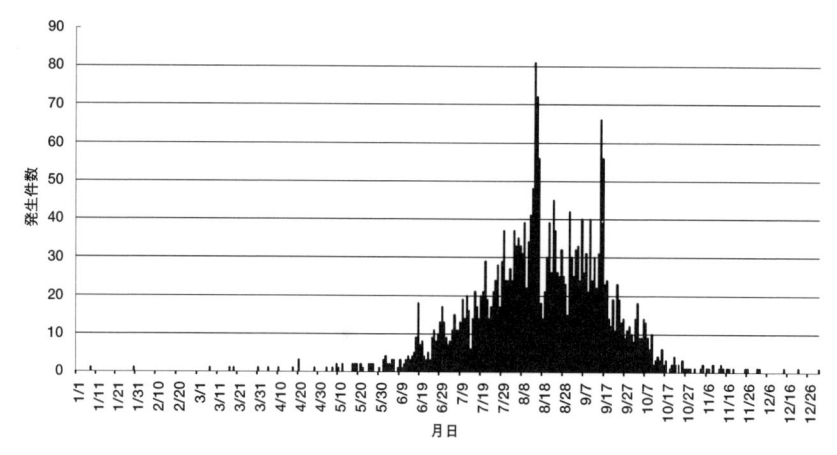

図2 腸炎ビブリオ食中毒の日別発生件数[1]

などの植物性自然毒が集中する．食中毒による死者数の大部分を占めるフグ中毒（動物性食中毒）は年間を通して発生しているが，フグが多く流通する11〜1月に比較的多く発生する．化学性食中毒には特に季節性はみられないが，いずれにしても食中毒の発生は季節と深い関係がある．

c．腸炎ビブリオ食中毒の発生状況と温度
(1) 腸炎ビブリオと温度

腸炎ビブリオ食中毒は細菌性食中毒に分類され，急性胃腸炎（下痢，嘔吐）を主徴とする感染型の食中毒である．病因物質はわが国で発見され命名された腸炎ビブリオ（*Vibrio parahaemolyticus*）で，グラム陰性の短桿菌，極短毛の鞭毛を有し，3％の食塩濃度で最もよく発育する．腸炎ビブリオは海水細菌で汽水域および沿岸海域，あるいはそこに棲息する魚介類などから比較的容易に分離される．本菌は海水温などが15℃を超えると増殖し始め，20℃を超えると急激に増殖する．発育温度域は10〜42℃で発育至適温度域は35〜37℃，10℃以下では発育しない．発育世代時間は約9分で，増殖の速いのが特徴である[2]．

(2) 腸炎ビブリオ食中毒の発生状況

腸炎ビブリオ食中毒はわが国全域で発生し，世界各地でも発生している．感染源は腸炎ビブリオに汚染された魚介類が主である．

図2はわが国の腸炎ビブリオ食中毒の10年間（1988〜1997年）の日別発生状況である．6月頃から増加し始めて，8月中旬および9月中旬が著しく多く，10月下旬にかけて減少し，11月以降の発生はきわめて少ない．

福多[3]は青森県内における患者1人の散発腸炎ビブリオ患者発生が，海水温17℃以上，気温23℃以上から始まり，海水温20℃未満，気温20℃未満になって終息することを観察している．

曜日別発生状況は発生件数・患者数ともに，日曜日，次いで月・土曜日が多く，火・木曜日が少ない傾向を示す．また，8月中旬は「お盆」の時期であり，9月中旬は「敬老の日」に当たるので，発生には気象・海象要因に加え，これら社会的要因の関与も示唆される．

d．細菌性食中毒発生と外部環境などの関係性

髙橋ら[4]は細菌性食中毒発生と発生要因である気象16要因（気温，湿度，気圧，風速，日照時間，降水量，不快指数など），海象6要因（各海域の海水温，潮位など），疫学的8要因（発生件数，患者数など）の多発期の時系列データから，各要因間の相互関係を多変量解析の一手法である主成分分析によって明らかにして

いる.

これら30要因は四つのグループに類別される. まず, 第1主成分 (第1グループ) は, 平均・最高・最低気温, 海水温, 平均蒸気圧, 不快指数, 平均発生件数・患者数などで, これらは温度や発生状況などの大小に関わる因子. 第2グループは, 平均現地・平均海面気圧, 平均・最大風速などで, 風に関する因子. 第3グループは, 平均・最小相対湿度, 平均雲量, 日降水量, 日照時間などの天気に関する因子. 第4グループは潮位で, 黒潮海流の流れる位置に関する因子である. 第1グループの要因からは温度と食中毒発生の関連の深さが推察できる.

e. 外部環境要因などによる食中毒発生予測

食中毒防止の事前・事後対策の一環として, 各都道府県では食中毒の発生を予測し, 警報や注意報を発令している. 神奈川県では, 前述の4グループからそれぞれ選択した要因で設計・構築した線型判別関数 (食中毒発生予測式) により, 日々の発生予測を行い, 必要に応じ知事名で「食中毒警報」を発令し, 広く県民に注意を喚起し, 食中毒発生防止の一助としている.

〔髙橋正弘〕

■文献
1) 髙橋正弘:腸炎ビブリオ食中毒はいつ発生するのか. New Food Industry 50:28-34, 2008.
2) 沖津忠行:食品の微生物検査法と食中毒発生時の疫学調査法8 腸炎ビブリオおよび類縁菌. 防菌防黴 35:467-476, 2007.
3) 福多寛二:腸炎ビブリオ食中毒発生予測・予防対策構築に関する研究 (厚生省S). 腸炎ビブリオ食中毒発生予測・予防対策構築に関する研究 平成11年度厚生科学研究費補助金 27-37, 2000.
4) 髙橋正弘ほか:食中毒発生要因の類別. 防菌防黴 22:717-721, 1994.

6. 感 染 症

　感染症とは，病原性をもつ細菌やウイルスなどの病原体が，何らかの経路で宿主の体内に侵入し，定着・増殖する（感染する）ことによって生じる疾患であり，感染の成立には，宿主，病原体，感染経路の三つの要素が必須である．逆に，感染症の予防を考える際にも，この3要素を念頭に置けばわかりやすいだろう（図1）．以下，まずこの3要素について概論を述べ，次に感染症の予防について述べる．

a． 感染症成立の3要素
(1) 宿　主
　病原体に感染される個体全般だが，ここではヒトのみについて述べる．ヒトにはさまざまな，病原性微生物を含む異物排除の機構，すなわち防御反応が備わっているが，大きく分けると次のようになる．

　①機械的障壁：　損傷のない皮膚，咳・くしゃみ反射，気道や尿路などを構成する線毛細胞による線毛運動などがあげられる．

　②化学的障壁：　強酸性の胃液は多くの微生物に対して防御効果があり，腟分泌物などの酸性の体液や，唾液や母乳に含まれる消化酵素にも殺菌効果がある．

　③免疫応答：　病原体が体内に侵入すると，さまざまな免疫細胞が反応し，病原体を排除しようとする．

　これらの異物排除の仕組みが正常に機能しているか否かが，感染の成立，発症に関わってくる．

(2) 病原体
　ヒトの体内に病原体が侵入・定着・増殖し，感染症を発症させるが，感染症発症に関する病原体自身の因子として，主に感染性（infectivity），病原性（pathogenicity），毒力（ビルレンス：virulence）があげられる．

　①感染性：　ある病原体に対して免疫をもたない，つまり感受性がある宿主において，その病原体が感染症を発症させる度合いを表す．一般的には，感染症発症に必要な最小の病原体の数で表す．また，ヒト-ヒト感染を起こす病原体（例：麻疹ウイルス）では，感受性のあるヒトの集団のなかでの，感染症患者の割合で表す場合もある[1]．

　②病原性：　微生物の，感染症を引き起こす度合いを表す．微生物学的には，宿主の細胞

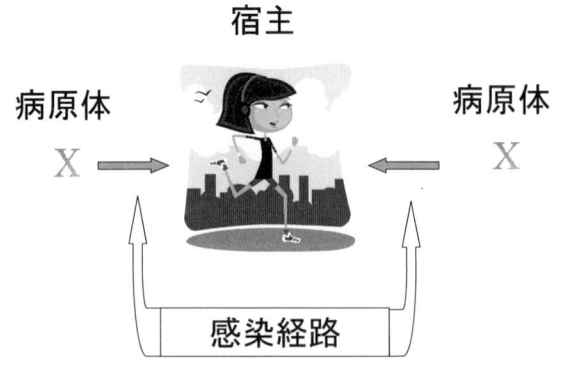

図1　感染症成立のための3要素：宿主，病原体，感染経路

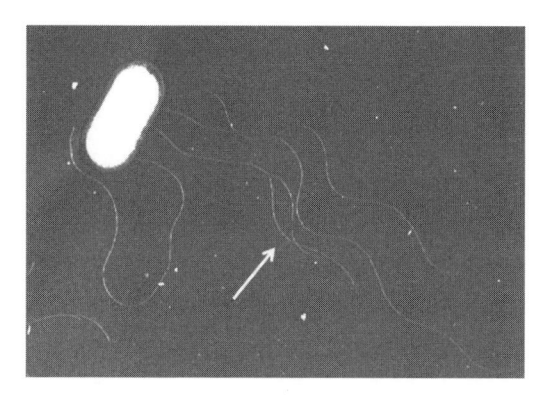

図2 腸管出血性大腸菌の鞭毛（矢印，15,000倍）（国立感染症研究所感染症発生動向調査週報2002年第6週号より）

に定着するために定着因子（線毛（図2）や鞭毛），宿主の細胞に侵入するための細胞侵入因子，宿主の細胞に侵入した後，その細胞のもつ殺菌作用を傷害・回避して増殖するための仕組み（エスケープ機構）などがあるが，詳細については微生物学の成書を参考にしていただきたい．

③毒力（ビルレンス）：　病原体が感染した際の重症度を表すが，しばしば，病原性と同義に用いられることもある．感染症疫学的には，致命率（case-fatality rate）で表すことも多い[2]．

(3) 感染経路

飛沫感染，飛沫核感染（空気感染），接触感染，動物媒介感染，一般媒介物感染に分けることができる[3]．

①飛沫感染：　咳，くしゃみなどにより，病原体を含む5μmを超える大きさの分泌物（飛沫）が飛散し，吸入したり接触したりすることで感染する．飛沫は患者から約1mしか飛散せず，落下してしまう．病原体の例として，インフルエンザウイルス，百日咳菌などがあげられる．

②飛沫核感染（空気感染）：　飛沫から水分が蒸発し，5μm以下の小粒子となった飛沫核が空中に長時間浮遊し，ヒトがその飛沫を吸入することで感染する．飛沫核は空中を浮遊しながら，遠くまで運ばれる．麻疹ウイルス，結核菌が代表的な病原体である．

③接触感染：　患者の皮膚や，血液や体液などに直接触れることで感染する，直接接触感染と，病原体で汚染された医療機器，ドアノブなどを介して感染する間接接触感染とに分けられる．性感染症を引き起こす梅毒，エイズウイルスなどや，しばしば院内感染として問題になるメチシリン耐性黄色ブドウ球菌（methicillin-resistant *Staphylococcus aureus*：MRSA）などがあげられる．

④動物媒介感染：　病原体を保有する昆虫に刺されたり，動物に咬まれたりして感染する．蚊に媒介されるデング熱ウイルス，コウモリ，イヌなどの哺乳類によって媒介される狂犬病ウイルスなどがあげられる．

⑤一般媒介物感染：　汚染された水，食物，土壌などを介して病原体と接触したり，口に入れたりすることで感染する．大腸菌をはじめ，胃腸炎の原因となる多くの病原体が当てはまる．

b．感染症と温度や湿度との関係

温度や湿度は，上述の3要素に密接に関係している．例えば，一般的にわが国では，食中毒は気温の高い夏に多く，気温が低くなる冬に上気道炎（いわゆる「かぜ」）や肺炎などが多いことが知られている．これは主に，原因となる細菌やウイルスが増殖しやすい温度が関係している．例えば，食中毒の主な原因となる，サルモネラ菌，大腸菌，腸炎ビブリオ，黄色ブドウ球菌などは，外気温が30℃前後で最も増殖しやすく，インフルエンザウイルスは，低温低湿度の環境で増殖しやすいと言われている．一方，インフルエンザウイルスの飛沫感染は低温低湿度でより効率的に起こるが，接触感染は，気温・湿度には左右されないという実験結果も報告されており[3]，感染経路にも影響を及ぼしていることがわかる．また，高温・低温の環境

は,ヒトの免疫細胞に何らかの影響を及ぼしている可能性が指摘されているが,現在のところ結論がでるに至っていない[4]. ほかにも,ヒトの防御反応に及ぼす気温・湿度の影響として,気道に存在する線毛細胞などの機能が,低温・低湿度の環境下で低下することなども指摘されている[5].

気温をはじめ,湿度や気圧などの気候条件が人体や微生物に及ぼす作用は,解明されていない部分が多い. 例えば,北半球や南半球では,冬季に流行するインフルエンザが,なぜ熱帯地方では,通年性または,夏季・冬季の2峰性の流行を示すのかも,未だ十分な説明はなされていない. 最近は,日本国内でも,インフルエンザの流行が冬季だけではなく,夏季に報告される現象がみられており,温度と感染症の関係についてのさらなる研究が必要とされている.

(島田智恵)

■文献

1) Nelson KE : Infectious Disease Epidemiology Theory and Practice (2nd ed.), p.37, Jones and Bartlett publishers, 2007.
2) Heyman DL et al. : Control of Communicable Diseases Manual (18th ed.), p.624, American Public Health Association, 2004.
3) Lowen AC et al. : High temperature (30℃) blocks aerosol but not contact transmission of influenza virus. Journal of Virology 82 : 5650-5052, 2008.
4) Castellani JW et al. : Cold exposure : human immune responses and intracerlllular cytokine expression. Med Sci Sports Exerc 34 : 2013-2020, 2002.
5) Makinen TM et al. : Cold temperature and low humidity are associated with increased occurrence of respiratory tract infections. Respiratory Medicine 103 : 456-462, 2008.

7. 睡眠と温度

a. 睡眠・覚醒リズム

　動物の断眠実験でみられるように，睡眠は生きていくために不可欠な生理作用をもっているが，その役割や重要性が科学的に明らかにされるようになったのは比較的最近のことである．睡眠は，恒常性維持機構（ホメオスタシス）と生体時計機構により制御されている．前者は疲れると眠くなるように，覚醒時の活動で酷使された大脳を積極的に休ませる機構である．後者はその日の疲れと関わりなく，いつもの就寝時刻になると眠くなるように，夜になって自然と眠くなる機構であり，概日リズム（サーカディアンリズム）機構とも呼ばれている．これらの機構が昼と夜の変化に応じて相互に関連しながら，睡眠の質・量やタイミングを調節している．

　ところで，概日リズムは生体リズムの約1日の周期を指している．本来の周期は25時間に近いところにあるが，外部環境の変化に同調して24時間リズムを形成している．図1は，青年男子の代謝量の日内変動である．代謝量は健常者より競技者で高い水準にあるが，いずれも午前7時の覚醒後から増大し，午後に最も高い水準となる．夕刻から夜間にかけて低下し，午前4時に最も低く，その後は覚醒に向けて増大に転じている．体温，心拍数，血圧は，代謝量と同様の日内変動を示すが，ホルモンの分泌は睡眠と覚醒に関わってそれぞれ特有のリズム性をもっている．

　このような日内変動を支配する機構は間脳の視床下部にある視交叉上核に存在すると考えられている．ここは時計と同じような働きをもち，生物時計または体内時計と呼ばれている．通常，起床後に眼から入った光信号により時刻の情報が視交叉上核に伝達される．この朝の時報により体内時計はリセットされ，睡眠・覚醒リズムが形成される．

b. 睡眠と体温

　体内時計がリセットされてから12～13時間は代謝が高められ，活動に適した状態にある．これが14時間ほど経過すると，松果体からメラトニンの分泌が始まり，血中メラトニン値の上昇が眠りの体制に導くようになる．メラトニンの分泌は夜半にピークとなり，体温とは相反するリズムを描いている．周知のように，睡眠中の体温は低下する．図2は青年男子の例であるが，眠りに伴って深部体温は低下し，午前4時頃に最低値となり，その後は上昇に転じることになる．

　睡眠と体温との関わりで注目すべきところは，眠りの前段階にある．入眠の4時間前頃から指先皮膚温に上昇がみられ，放熱を高めるようになる．この放熱量の増大が深部体温に反映

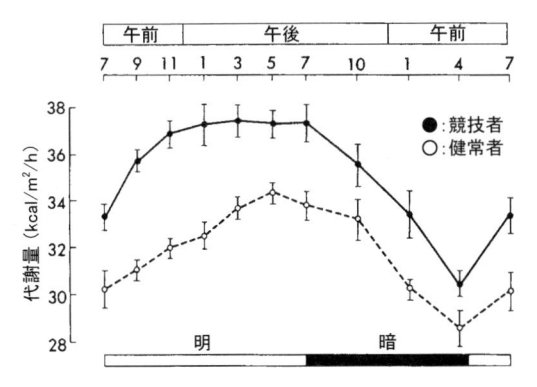

図1 ベッド上での安静状態における代謝量の日内変動[1]
青年男子の健常者4名と競技者（サッカー選手）4名の平均値±標準偏差である．前日の午後7時の夕食後からベッド生活を持続させ，翌朝7時から日中では2時間ごと，夜間では3時間ごとに呼気ガスが採取された．採気後は，10%グルコース溶液（100 ml/h）が経口投与された．

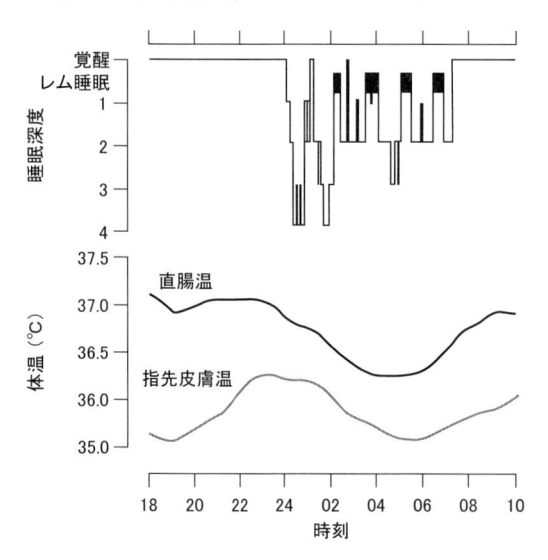

図2 一晩の睡眠経過と体温の変化[2]

青年男子の例であるが、日常的に夜は24時に就寝し、翌朝は7時に起床する習慣にある。夕刻からベッド上で安静状態にし、直腸温と指先皮膚温が測定された。また、睡眠ポリグラフの記録から睡眠段階が判定された。

され、直腸温の低下が始まると、その1〜2時間後に入眠することになる（図2参照）。このように、末梢部の放熱機転を高めて深部体温の低下を導き、眠りへの準備をするのである。この現象は子育てで経験的に知られているが、子どもの手足がポカポカしてくると眠りに入るということを裏づけている。

睡眠は、レム睡眠とノンレム睡眠に分けられる。レム睡眠では脳波が覚醒状態に近く、記憶や感情を整理しており、夢見睡眠とも言われる。他方、ノンレム睡眠では深さが4段階に区分される。まどろみ〜軽い寝息のある浅い眠り（段階1〜2）、やや深い眠り〜最も深い眠り（段階3〜4）である。ここでは脳を休息させ、体の修復を図っている。入眠すると、浅いノンレム→深いノンレム→浅いノンレム→レム睡眠となる。このノンレム睡眠に続くレム睡眠までの睡眠単位が約90分ごとに繰り返され、朝方にかけて浅い睡眠が多くなる（図2参照）。通常は、前半の2単位（寝入りばなの約3時間）に深い眠りが多く、この時間帯に成長ホルモンが集中的に分泌される。

c. 睡眠と温度環境

睡眠の質や量は健康を推し量るバロメーターと言っても過言でない。今日の24時間型社会での生活の不規則性は、睡眠時間の短縮化とともに、熟睡感や充足感などの質的低下をもたらし、新たな健康問題に発展している。日常的に経験することであるが、入眠時の寝つきの悪さ、中途で目覚める眠り、早朝に目覚めてしまう眠り、深く眠った感覚のない眠りなどがある。このような眠りが続くようになると、入眠障害、中途覚醒、早朝覚醒、熟眠障害と言われ、いわゆる不眠症となる。

夜間睡眠に影響する環境因子には温熱、光、音があるが、快眠に向けて温度が注目されている。例えば、入浴温度である。交感神経を高めるような熱い湯を避け、ぬるめの温度でゆっくり温め、その後の体表面からの放熱により深部体温の低下を導くことが、入眠のしやすさとなる。また、各種温度条件下の睡眠からは、裸体では29℃で深い段階のノンレム睡眠とレム睡眠の出現量が最も多くみられる[3]。この温度前後が睡眠にとって最適となり、これより高すぎても低すぎても、眠りの質と量は低下することになる。

ところが、日常的には季節の温熱条件のもとで着衣による眠りが余儀なくされる。実際の生活環境での睡眠[4]によると、快適な就床内気候は気温33±1℃、相対湿度50±5%にある。また快適な寝室は気温13〜28℃、相対湿度50〜60%にある。就床内温度は布団などによる調節で年間ほぼ一定であるが、相対湿度は変化し、夏季では90%を超えて蒸暑感が強くなる。そのうえ、夏季では高温に加えて昼夜の温度差が小さくなる。就床時に30℃を超える状況もまれでなく、冷房する場合が一般的になりつつある。この場合、不適切な温度設定により体調を崩す場合も少なくない。除湿や微気流によるしのぎ方を基本に、設定温度は28℃以下を避ける方がよい。最近、室温をV字型に変動させ

ると，深部体温の低下が大きく，深い睡眠段階の出現量が増大することがわかり[5]，こういった温度制御ができる空調も実用化されている．

　睡眠の質や量の適切な確保には睡眠・覚醒リズムの規則性が重要であり，過剰な快適性の追求は好ましくない．季節変化に順応できる眠りによって，脳を育て，守り，修復し，覚醒への準備をすることが大切である．　　（佐藤尚武）

■文献
1) Sato S et al.：Effect of exercise training on circadian rhythm of the absolute resting metabolism in man. Res J Phys Educ 15：249-262, 1971.
2) 大川匡子：睡眠の生物学的発達．小児看護 28：1450-1456, 2005.
3) Haskell EH et al.：The effects of high and low ambient temperature on human sleep stages. Electroenceph clin Neurophysiol 51：494-501, 1981.
4) 梁瀬度子：温熱環境．睡眠環境学（鳥居鎮夫編），pp.152-157, 朝倉書店，1999.
5) Togo F et al.：Influence on human sleep patterns of lowering and delaying the minimum core body temperature by slow changes in the thermal environment. Sleep 30：797-802, 2007.

8. 熱中症の予防

a. 熱中症の定義

暑熱環境によって生じる健康障害を総称して熱中症（heat disorders）と言う．現在，日本医学会では以下のように分類されている．

〈軽症〉

① 熱失神（heat collapse, heat syncope）：皮膚血管の拡張によって循環不全となり，脳の虚血を引き起こすことにより生じる．症状として，顔面蒼白，全身の脱力感，めまい，失神などを生じる．

② 熱けいれん（heat cramps）：大量に発汗し，水だけを摂取して血液中塩分濃度が低下したときに生じる．症状として，足，腕，腹部の筋肉の疼痛，けいれんなどを生じる．

〈中等症〉

③ 熱疲労（heat exhaustion）：大量に発汗して著しい脱水状態になることにより生じる．症状として，脱力感，倦怠感，めまい，頭痛，吐き気などを生じる．

〈重症〉

④ 熱射病（heat stroke）：異常な体温上昇（時には40℃以上）によって中枢神経障害を来した状態を言う．症状として，頭痛，めまい，嘔吐などの症状から運動障害，錯乱，昏睡に至る．熱中症のなかで最も重症であり，死亡する危険が非常に高いので，速やかに集中治療のできる医療機関に搬送する必要がある．

熱中症の発症は，気温，湿度，気流，日射などの環境要因だけでなく，性差，年齢差，さらにはその日の体調などの健康状態，作業や運動の時間や強度，発汗量や水分の補給状態など，さまざまな要因によって大きく影響される．その発生原因として，古典的熱中症と労作性熱中症とに大別され，古典的熱中症の発症は熱波など暑熱環境の悪化によって生じる．労作性熱中症は激しい労働作業や運動により発症する．熱波の定義は曖昧ではあるが，欧米諸国では一般的に華氏90°F（32.2℃）以上の気温が3日間以上持続する気象現象を言う．近年では，南ヨーロッパを中心に熱波が発生し，数万人が死亡したことが報告されている．わが国では熱波にまでは至らないものの，夏季には真夏日（日最高気温が30℃以上）や熱帯夜（日最低気温が25℃以上）など高温を示す日が多く発生し，熱中症の発症や死亡に影響を及ぼしている．古典的熱中症の特徴として，高齢者での発症が著しく多いのが特徴である．労作性熱中症は高温環境下でなくても激しい運動や労働作業によって発症する．わが国における労働作業時の発生は労働環境の改善などにより減少傾向にあるが，スポーツ活動時における熱中症の発生数は減少しているとは言いがたいのが現状である（熱中症の病態についてはB編の第8章参照）．

b. 温熱の指標

熱中症発症の主たる原因はやはり高温環境である．高温環境を表す指標にはさまざまなものがあるが，湿球黒球温度（wet bulb globe temperature：WBGT）は気温，湿度，気流（風），輻射熱を考慮していることから，熱中症の発生と関連性が高く，熱中症の指標として広く用いられている．

WBGTは以下の式で計算される．

屋外：$WBGT = 0.7 T_{wb} + 0.2 T_g + 0.1 T_{db}$
屋内：$WBGT = 0.7 T_{wb} + 0.3 T_g$

ここで，T_{wb}：湿球温度，T_g：黒球温度，T_{db}：乾球温度．

熱中症の発症はこのような環境要因のほか

に，運動や労作などの活動要因や体調，水分・塩分の補給状態などの身体的要因など，さまざまな要因によって影響される．したがって，労働時やスポーツ活動時には，これらの要因を考慮し，気温や湿度などの気象条件を測定（その場の環境条件を実測する）して熱中症の発生を予防するための判定基準が用いられている．

c．労働時における予防

労働時においては，日本産業衛生学会は1983年と2001年に，暑熱環境における労働作業時の許容基準を示している．これは，「高温環境に適応し，作業に習熟した健康な青年男性が夏季に普通の服装をして適当な水分や塩分の補給をするとき，継続1時間作業または断続2時間作業を基本として，健康で安全にかつ能率の低下を来さない作業場の条件を示したもの」である．作業強度はエネルギー代謝率（relative metabolic rate：RMR）で表されている．RMR～1の極軽作業時（ワープロやキーパンチなど手先の作業に相当）の許容温度条件（WBGT）は32.5℃，RMR1～2の軽作業（旋盤操作や自動車運転などに相当）は30.5℃，RMR2～3の中等度作業（コンクリート磨きや速足で行う作業などに相当）は29.0℃，RMR3～4の中等度作業（大工仕事や自転車運転などに相当）は27.5℃，RMR4～5の重作業（農作業や鋲打ちなど全身を使った作業などに相当）は26.5℃としている．

d．運動時における予防

運動時においては，日本体育協会が1994年に「熱中症予防のための運動指針」を示している．この運動指針は活動水準を五つに区分して，WBGTが31℃以上は運動は原則中止，28～31℃は厳重警戒，25～28℃は警戒，21～25℃は注意，21℃以下はほぼ安全とし，スポーツ活動時の暑熱障害発生を予防するために，それぞれの水準に応じた運動，休息，水分補給をすることをすすめている．この「熱中症予防のための運動指針」は『スポーツ活動中の熱中症予防ガイドブック』[2]としてまとめられ，わが国のスポーツ活動時における熱中症発生予防の啓発活動に利用されている．

e．日常生活時における予防

近年のわが国における熱中症の発生や死亡は労働時や運動時よりも日常生活時に起こる比率が高くなっている．さらに，熱中症発生を年齢階級別にみると，若年齢（10～19歳）と高齢者（65歳以上）とにピークのある2峰性（特に後期高齢者で高い）を示す．近年では，熱中症に対する社会の関心が高まり，気象情報番組やニュースなどマスコミでの熱中症予防情報が行われている．さらに，滋賀県草津市や埼玉県熊谷市など，独自に熱中症発生予防に取り組む

表1 日常生活における熱中症予防指針 Ver.1[5]

温度基準 （WBGT）	注意すべき 生活活動の目安	注意事項
危険 （31℃以上）	すべての生活活動で 起こる危険性	高齢者においては安静状態でも発生する危険性が大きい．外出はなるべく避け，涼しい室内に移動する．
厳重警戒 （28～31℃）		外出時は炎天下を避け，室内では室温の上昇に注意する．
警戒 （25～28℃）	中等度以上の生活活動で起こる危険性	運動や激しい作業をする際は定期的に十分に休息を取り入れる．
注意 （25℃未満）	強い生活活動で起こる危険性	一般に危険性は少ないが，激しい運動や重労働時には発生する危険性がある．

WBGT：wet bulb globe temperature（湿球黒球温度）．

自治体も現れるようになってきた．

このような時代背景から，日常生活の場で発生する熱中症を予防するため，2008年に日本生気象学会により「日常生活における熱中症予防指針」[5]が公表された．日常生活における熱中症予防指針は表1に示したように，その温度基準を「危険」（WBGT 31℃以上），「厳重警戒」（28〜31℃），「警戒」（25〜28℃），「注意」（25℃未満）の4段階に区分し，生活活動水準を「軽い」，「中等度」，「強い」の三つに分類して各温度基準域での注意すべき生活活動の目安を示している．さらに各温度基準域における注意事項が示されている．このほか，注意すべき生活活動強度の目安，水分・塩分補給の目安，特に注意を要する事項が詳細に示されている．ここでのWBGTは日本産業衛生学会における「暑熱環境における労働作業時の許容基準」や日本体育協会における「熱中症予防のための運動指針」での実測値とは異なり，その日の最高気温時の気温と相対湿度から推定されるものである．

（星　秋夫）

■文献

1) Hoshi A, Inaba Y：Prediction of heat disorders in Japan. Global Environ Res 11：45-50, 2007.
2) 川原　貴，中井誠一，白木啓三，森本武利，朝山正巳：スポーツ活動中の熱中症予防ガイドブック，pp.1-48，日本体育協会，1994.
3) 日本産業衛生学会：高温の許容基準．産業医学 25：297-299, 1983.
4) 日本産業衛生学会：高温の許容基準．産業医学 45：108-110, 2001.
5) 日本生気象学会熱中症予防委員会：日常生活における熱中症予防指針Ver.1．日本生気象学会雑誌 45(1)：33-42, 2008.

9. 微生物・菌の増殖と温度

a. 超高熱古細菌，高温菌

表1に微生物のおよその増殖温度を示した．これによると2,000 m以下の深海（数百気圧にもなる）の数百℃という高温に棲息する古細菌の仲間には110℃以上でも増殖する微生物が存在する（これらの微生物を地上に持ち帰り試験したところ，従来は113℃で増殖する菌が最高温度であったが，2008年に日本の研究開発機構がインド洋で発見したメタン菌は122℃でも増殖した．この菌がいた海水の温度は360℃あったので，この程度の温度でも棲息できる可能性がある）[1]．これらの菌の仲間はメタンを生成することでエネルギーを得る超高熱古細菌の仲間[2]で，高温での生存能力も130℃3時間以上もあることが証明されている．

ここまで高温でなくとも，温泉の源泉などではかなりの高温にもかかわらず細菌の存在が知られている．通常の細胞は高温中では細胞にあるタンパク質は変性し，脂質の二重膜は崩壊し，DNAの二重螺旋の分離などが起こり[3]，耐熱性は維持できないが，このような高温菌は進化の過程でその資質を獲得して地球上の劣悪な環境を生き延びてきたものと思われる．これらの細菌は50℃以上の温度でなくては増殖できないので，人間に害を与えることはない．しかし，増殖ができなくても細菌やカビの仲間には条件が悪いと菌体は死んでも胞子の形で生き続け，100℃ぐらいまで耐えられるものもいる．温泉で問題になった細菌としてレジオネラ菌がある．これは特に高温で増殖するわけではないが，通常30~50℃で増殖するのでエアコン，加湿器や温泉などでも感染し，免疫力の落ちている新生児や高齢者は重篤な肺炎を起こすことがある．

b. 中温菌，低温菌

一番問題になるのは中温菌である．中温菌は人間の体内で増殖していろいろな病気を発現させる．その増殖至適温度が人間の体温に近いため，人間に害を与える微生物の大半はこの温度で増殖する．そのなかでもリケッチア，クラミジア，ウイルスは偏性細胞内寄生体と言われ，生物の体内でしか増殖できない（クラミジアとウイルスは増殖に必要な代謝系をもたず宿主に依存しているため，リケッチアはもっているが細胞外では不安定ですぐに死んでしまうと考えられるため）ため，ほとんどが体温とそれほど変わらない温度でしか増殖能力がない[4]．

しかし，カビと細菌の仲間は体内のみならず，体外でも増殖できるものも多く，増殖至適

表1 微生物の増殖温度

微生物名	増殖温度	主な微生物
超高熱古細菌	80℃以上で増殖．最高113℃や122℃で増殖確認．300℃でも生存の可能性．	温泉または深さ数千mの高圧深海に住む古細菌の仲間．Sulfolobus属など
高温（熱）菌（微生物）	至適生育温度45℃以上，生育限界温度55℃以上の微生物	温泉のなかなど高温環境中にいて胞子をつくるバチルス属など
中温菌（微生物）	至適生育温度20~45℃の微生物．最低増殖温度5~10℃，カビの至適生育温度20~30℃	大半の恒温動物の体液・消化管中にいる微生物．人間に病原性をもつ微生物のほとんどがこれに当たる
低温菌（微生物）	至適生育温度10~20℃，最低増殖温度-5~5℃	土壌や水中にいて食品に付着し，低温貯蔵食品を汚染する．シュードモナスやエルシニア菌など

表2 主な食中毒の食品中病原体増殖（文献6)により作成.)

病原体	至適増殖温度	主な感染源
大腸菌	35～38℃	糞便に汚染された食品，水，手指
サルモネラ菌	30～40℃	家畜の肉，鶏卵，ペット
カンピロバクター	31～46℃（30℃では増殖不可）	主に鶏卵，肉，水
黄色ブドウ球菌	32～37℃（7～46℃で増殖可）	化膿巣，膣，握り飯，畜産製品，毒素による
セレウス菌	30～37℃（15～50℃で増殖可）	土壌の付着した食品，毒素による
腸炎ビブリオ	30～35℃（10～42℃）	海水による汚染（魚介類），まな板
エルシニア菌	28℃前後（1～44℃で増殖可）	生肉，生乳，魚介類
ノロウイルス	体内のみのため37℃前後で増殖	貝類，糞便・吐しゃ物で汚染された物とその乾燥浮遊物

温度はかなり広範囲になっている．芽胞菌の仲間（敗血症の原因となる枯草菌や食中毒の原因になるセレウス菌のバチルス属や致命的な創傷感染を起こす破傷風菌や食中毒を起こすボツリヌス菌，その両方を起こすウェルシュ菌などの原因菌の仲間であるクロストリジウム属）は100℃30分の加熱にも耐える熱抵抗性をもつため，普通の細菌のように60℃程度の加熱では死なない．芽胞菌を煮沸により殺すためには65～100℃30分の加熱を3回繰り返す間欠滅菌法が用いられる（通常の高圧滅菌（121℃15分）や乾熱滅菌（180℃30分）では死滅）．芽胞より高温でもその活性を失わないのはアルツハイマーに似た症状を起こす感染性のタンパク質であるプリオンである．プリオンは動物の脳内でしか増殖はできないが，ひとたび感染性のプリオンに変わると通常の高圧滅菌（121℃20分）による滅菌は無効で，完全に不活化するためには134℃60分間の高圧滅菌が必要とされている[5]．

普通の細菌の最低生育温度は5℃前後であり（カンピロバクターは30℃，芽胞菌は10℃前後），増殖至適温度は37℃前後である．また死滅温度は65℃で数分（芽胞菌の菌体は10分程度）である．大半の人間の体内で増殖する感染症の原因となる微生物は，細菌も含め増殖温度はそれぞれの臓器の温度ということになるが，食中毒の病原体はもともとその微生物がいる環境に応じて微妙にその増殖温度や至適増殖温度が異なっているため，表2にまとめた．

中温菌でも，夏季など頻繁に冷蔵庫の開け閉めをしていると冷蔵庫内の温度は5℃以上になる可能性があり，低温を好む細菌やカビの増殖もありうるが，細菌やカビによってはより低温域で増殖する低温菌もいるため，注意を要する．微生物が低温でも増殖できるのは低温でも化学反応の進行を行える低温性の酵素群と生体膜の流動性を保つための高度不飽和脂肪酸などをもつためと言われる．微生物の増殖は冷凍により酵素活性が下がるため抑えられるが，完全に死ぬわけではない[3]．微生物はむしろ低温に強く，ウイルスでも細菌でも死滅させないように保存するために−80℃以下に保存することが推奨されている．

（町田和彦）

■文献

1) Takai K et al.：Cell proliferation at 122℃ and isotopically heavy CH4 production by a hyperthermophilic methanogen under high-pressure cultivation. PNAS 105-131, 10949, 2008.
2) 古賀洋介，亀倉正博編：古細菌の生物学，東京大学出版会，1998.
3) フリー百科事典ウィキペディア（Wikipedia）：高熱菌（http://ja.wikipedia.org/wiki/%E5%A5%BD%E7%86%B1%8F%8C）．
4) 町田和彦：感染症ワールド―免疫力・健康・環境―（第2版），早稲田大学出版会，2007.
5) 柳原保武，田村 憲：微生物学―病原微生物の基礎―，南江堂，2001.
6) 日本体育・学校保健センター学校給食部編集：学校給食要覧（平成10年版），第一法規，1999.

10. 脳卒中と気温

a. 脳卒中の疫学

季節や気象によって発症あるいは死亡が変化している病気は数多くあるが，そのなかで，季節，気象の脳卒中への影響についての研究は古くから注目されてきた．しかし，脳卒中の発症と死亡の予防に実際に役立てるにはまだ不十分である．日本における脳卒中死亡は1980年代をピークとして減少し続け，現在では日本人の死因の第3位にランクされている．しかしながら，脳卒中の発症は必ずしも減少しておらず，また寝たきりや認知症の原因として，今なおその重要性は大きく，高齢化の進展に伴ってますます大きな問題になりつつある．

b. 気温の脳卒中への影響

脳卒中には脳梗塞，脳内出血，クモ膜下出血が含まれるが，疾患ごとに季節の影響は異なっている．Biller ら[1]は，脳内出血は暖かい季節に比べ寒い季節で有意に増加し，脳梗塞は暖かい季節に有意に増加したとしているが，クモ膜下出血発症は季節変動を示さないとしている．Chen ら[2]の研究で脳内出血の発症は，やや寒いとき（日平均気温が＜17.3℃）の日平均発症数がやや暑いとき（日平均気温＞27.3℃）の約2倍であった．久保ら[3]の秋田県北秋田郡鷹巣町の研究では，脳梗塞は12～3月，最低気温もしくは平均気温が0℃以下に発症数が増加する傾向にあり，脳内出血は1月と6月に発症が多く，脳梗塞より大きい日較差の場合に発症しやすいという特性となっていた．順天堂大学医学部附属順天堂医院神経内科に1997年1月～2004年12月に脳卒中で入院した1,430例（うち脳梗塞1,242例，脳内出血188例）の患者の診療録を利用し，脳卒中発症と気温との関連について分析した結果，全体と脳梗塞の発症は有意な季節変動を示し，1月に大きいピークと7月に小さいピークがあった．脳内出血の発症は有意な季節変動は認められなかった．脳梗塞の発症リスクは気温日較差と有意な正の関連を示し，気温差が大きくなるほど発症リスクが大きくなっている（図1）．この結果は，多くの先行研究と同じ傾向を示した．また，研究報告の多くは，クモ膜下出血の発症は季節と関連していないという結果であったが，これはクモ膜下出血の症例数が少なかったためと考えられる．張ら[5]が，順天堂医院および五つの関連病院の脳神経外科での，2000年1月～2006年12月に1,191例のクモ膜下出血発症と気温との関連に

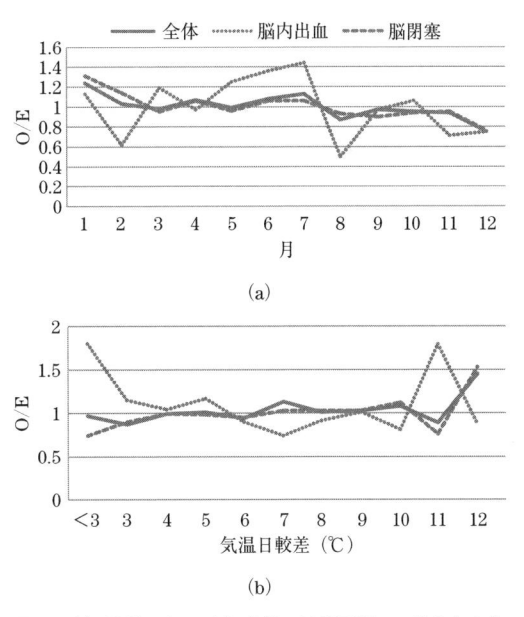

図1 (a) 月別および (b) 気温日較差区間での脳卒中全体と病型別での発症リスク

順天堂大学医学部附属順天堂医院神経内科における，1997年1月～2004年12月の8年間，1,430例の脳梗塞と脳内出血での入院患者を対象とした．脳梗塞1,242例，脳内出血188例．O/E：実際発症数/期待発症数．

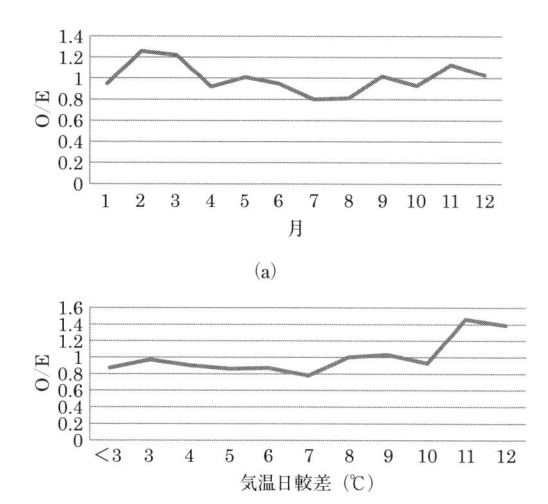

図2 (a) 月別および (b) 気温日較差区間でのクモ膜下出血の発症リスク

順天堂医院および五つの関連病院脳神経外科における, 2000年1月～2006年12月の7年間, 1,191例のクモ膜下出血での入院患者を対象とした. O/E：実際発症数/期待発症数.

ついて分析した結果, クモ膜下出血の発症は有意な季節変動を示し, 2月に有意に多く, 7～8月に有意に少なかった. クモ膜下出血の発症と平均気温では, 平均気温が6～9℃の間に発症が有意に多く, 27℃以上のときに発症が有意に少なかった. クモ膜下出血の発症は気温日較差と有意な正の関連を示し, 気温日較差が大きいほど発症のリスクが高くなる傾向であった (図2).

c. 気温の脳卒中への影響のメカニズム

気温の脳卒中への影響のメカニズムはまだはっきりわかっていない. 岩坂ら[4]は, 脳出血の発症は冬季に集中し, 脳梗塞の発症は高温多湿の日に多いこと, その機序として, 脳出血には気温に対する血管系の反応性, 脳梗塞の発症には気温, 湿度に対する凝固能の反応性が関与している可能性が考えられると述べている. 気温以外の気象要素, 例えば気圧, 湿度, 日照時間などが脳卒中発症に及ぼす影響についても検討すべきである.

高血圧は脳卒中発症の危険因子であり, 気象因子が血圧の調節機構に強い影響を与えていることは, 古くから知られている. 脳卒中に対する治療法が進歩した今日においても, 寒冷前線の接近や, 冬季における暖房の配慮, 生活様式に留意することは大切である.

（張　明姫・吉永卓成）

■文献

1) Biller J et al.：Seasonal variation of stroke—does it exist? Neuroepidemiology 7(2)：89-98, 1988.
2) Chen ZY, Chang SF and Su CL：Weather and stroke in a subtropical area：Ilan, Taiwan. Stroke 26：569-572, 1995.
3) 久保達彦, 朝日茂樹, 木田和幸, 三田禮造：秋田県北秋田郡鷹巣町における脳卒中発症と気象及び時間的要素との関係について. 秋田農村医会誌 50：8-14, 2005.
4) 岩坂壽二, 杉浦哲郎, 斧山英毅, 辻　久子, 一番ヶ瀬順, 一番ヶ瀬明, 稲田満夫, 二階利礼：気象変化が心筋梗塞, 脳出血, 脳梗塞の発症に及ぼす影響. Jpn J Prim Care 8：31, 1985.
5) 張　明姫：入院患者を対象としたくも膜下出血と気象要素との関連. 日本生気象学会雑誌 44(4)：97-104, 2007.

11. 気管支喘息

a. 気管支喘息とは

気管支喘息（以下，喘息）は，世界保健機関（WHO）の定義によると，「気道の慢性炎症性疾患であり，多くの細胞や細胞成分が役割を演じている．その慢性炎症によって気道過敏性が上昇し，繰り返す喘鳴，息切れ，胸部圧迫感（胸苦しさ）および咳が，特に夜間や早朝に起こる．これらのエピソードは通常，広範囲な，しかしさまざまな程度の気道閉塞を伴っており，しばしば自然に，もしくは治療により寛解する」とされる．

喘息は発症頻度の高い病気で，発症により，日常の勤務や学業の妨げが起こることが多く，社会的に影響が大きい．喘息の有病率は年々増加しているが，アメリカでの有病率は4〜5%，オーストラリアでは16〜19%，フィンランドでは3%前後，日本では8〜9%と，国によって差がみられる．

喘息は乳児から高齢者まですべての年齢層に発症するが，初発年齢は10歳までが全体の半数を占める．男女比でみると，小児の喘息はおよそ2:1で男児に多いが，成人になるとほぼ1:1の男女比となる．発症のきっかけとなる因子は多様と考えられており，遺伝的要因（アトピー素因と称する）とウイルス感染，職業性曝露，抗原曝露などの環境要因が考えられる．

喘息患者は，鼻炎，じんましん，湿疹などのアレルギー疾患の既往や家族歴，吸入性抗原からの抽出物を皮内注射した際の皮膚の陽性反応，血清免疫グロブリンE（IgE）の高値，特異抗原を吸入した際の陽性反応などの特徴が示されることが多いが，このような特徴がないのに喘息症状を呈する患者も多くみられる．

喘息の発症の引き金としていくつかのものがあげられる．抗原（アレルゲン），薬物による刺激，環境・大気汚染（後述する気象要因を含む），職業的な要因，感染，運動，情動ストレスなどである．

b. 喘息時の身体的変化

上述のようなきっかけがアレルギー反応を引き起こし，気管支平滑筋の収縮，血管のうっ血，気管支壁の浮腫，濃厚で粘稠な分泌物による気道内径の狭小化などをもたらす．

その結果，気道抵抗の増加，努力呼気流量と流速の低下，肺および胸郭の過膨張，呼吸仕事量の増加，呼吸筋機能の変化，換気と血流の分布異常と換気血流比不均等，動脈血ガス分圧の異常が生じる．

喘息発作時の症状は，呼吸困難，咳嗽，喘鳴の3主徴からなる．発作時には患者は胸部が締めつけられるように感じ，しばしば乾性咳嗽がみられる．喘鳴は周囲にも聞こえるほど荒くなり，呼気の延長，頻呼吸，頻脈がみられる．肺は過膨張し，胸郭の前後径が増大する．重症化すると，呼吸音はむしろ減弱する．

喘息と鑑別すべき病気は数多くあるが，喘息をそれらの疾患と見分けることはさほど困難ではない．見分けるべき疾患としては，腫瘍や喉頭浮腫による上気道の閉塞，声門の機能異常，異物誤飲，気管支狭窄，急性左室不全，慢性気管支炎，好酸球性肺炎などがある．

c. 気管支喘息と気象

喘息は昔から気象病と称される．

喘息発作と気象条件との関連についての研究は，内外で古くから行われており，気温の変化，気圧，湿潤，寒冷前線，台風などとの関連

が述べられている．

しかし，どのような気象条件が喘息の発作に直接関係しているかという点については，報告者によって分析の方法も結論も異なるなど，議論の多いところである．これまでに筆者らが検討してきた資料を中心に，気象と喘息との関連についてのいくつかのデータを示す．

(1) 喘息発症の季節的変動

喘息発症の頻度をみると，日本列島の北海道から九州までほぼ同じように毎年9～10月を山とし，1～2月を谷とするような季節的な変動がみられる．ある連続した2年間の岐阜県大垣市のある病院の年間の受診数を示す（図1）．

一般的に，「季節の変わり目」という言葉で喘息発作の多発期を表すが，これは9～10月の山の時期を指している．

なぜこの時期に喘息が多発するかは，十分には解明されていないが，一つには，秋のこの時期には毎日気温が低下していく．筆者らの観測では，短時間に一定程度以上の気温の低下がみられると，喘息発作が起きやすくなる．このような気象条件が，喘息発作を起こしやすくしているという可能性がある．

秋に喘息発作が多くみられる理由として，気温の低下のほかに，この時期には地表が冷却されることによる大気の逆転層が生じやすいこと，花粉などのアレルゲン物質が大気中に蓄積しやすいことなどの気象条件があげられる．

(2) 気温の変動と喘息発作

ある年の9～11月の期間に，喘息発作のために病院救急外来を受診した喘息患者の発作発現の時間帯と，対応する気象データの記録から，その発作から溯って5時間以内に3℃以上の気温の低下のあった場合と3℃以上の気温の低下のなかった場合に分けてみた（表1）．ここにみられるように，5時間以内に3℃以上の気温の低下のあった時間帯に有意に発作が多いことが示された．

喘息の発症に関与する要因は多岐にわたり，個体のなかにあると思われるもの，外界からの刺激としてとらえられるものなどさまざまである．しかし，上述したように，季節性，気温の変化などが外界要因であることは間違いない．

今後のさらなる綿密な検討が待たれる．

（伊東　繁）

表1　気温低下と患者受診の関係

	患者受診のあった時間数	患者受診のなかった時間数	合計
5時間以内に3℃以上の気温低下のあった時間数	70	277	347
5時間以内に3℃以上の気温低下のなかった時間数	163	1,150	1,313
合計	233	1,427	1,660

$\chi^2=13.69$, $P<0.0002$.

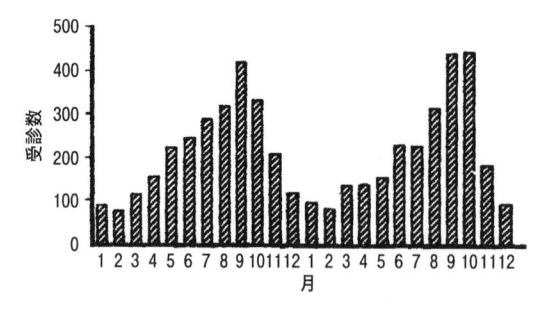

図1　月ごとの小児の喘息発作頻度（岐阜県大垣市）

■文献
1) 伊東　繁ほか：気管支喘息発作と気象因子との関連について―多変量解析（数量化理論II類）による分析―．アレルギー 38：1077-1083, 1989.
2) 伊東　繁ほか：気管支喘息発作と気象因子との関連について 2―地域における比較―．アレルギー 41：475-484, 1992.
3) 牧野荘平，大田　健監修：GINA2002 日本語版，協和企画，2003.
4) 公害健康被害補償予防協会委託業務報告書，1994-1996年版．
5) Harrison's Principles of Internal Medicine (16th ed.), McGraw-Hill, 2005.
6) 伊東　繁：季節の変化と子どもの病気，大月書店，2005.

12. リウマチ・関節炎

　健康な人の関節が気温，湿度，気圧などの気象要素変化だけで痛くなることはない．このような訴えは，その関節に，もともと関節リウマチなどによる慢性の炎症痛があって悪化する場合か，過去に痛めたことがあって現在は症状がないのに気象要素の変化が引き金となって再発したような場合である．これらの現象は日常経験的によく知られており，医療現場では無視できないものであるが，そのメカニズムの詳細には不明な点が多いことから，適切な予防，治療法は確立されていない．本章では，筆者がこれまで行ってきた研究内容を中心に，リウマチ，関節炎の症状変化と温度との関係について述べる．

a. 関節リウマチと温度の関係

　関節リウマチと気象要素との関係を調べた研究は多く行われている[1]．これまでの調査研究を総合すると，文献によって頻度の差はあるが（25～90％），概して関節リウマチの患者は気温，湿度，気圧の変化に対して敏感であると思われる．アンケートの結果ではリウマチ症状は梅雨期と冬季に悪化することから，低気圧，高湿度，低温が影響因子であることが示唆される．ところが，Patbergら[2]の追跡研究では高湿度，高温が悪化条件である．彼らは，88名の関節リウマチ患者に1年間日記をつけてもらい，症状の変化と気象要素との関係を解析した．結果として，気温と水蒸気圧の上昇が痛みの悪化と正の相関があることを見出した．
　わが国では2004年に全国の40～60歳代の一般生活者および慢性疾患患者を対象に行った「健康と気候に関するアンケート」調査がある．リウマチに罹患する人の約86％，関節炎・神経痛などに罹患する人の約53％が，天候が変化すると関節が痛くなると回答している．しかしながら一方で，個々のケースでは痛みの程度は気象変化との因果関係を認めるが，集団としては統計的に有意な相関性が見出せないとする報告もある．また，関節リウマチの患者の場合，症状が安定しているときは気象変化の影響を受けないが，増悪傾向のときは影響を受けるといった不安定さも指摘されている．慢性痛は進行すると痛みの性状はより複雑になり客観的な評価が難しくなることが，臨床研究から一定の結論が得られない理由と考えられる．

b. 関節炎モデルに対する気温低下の影響

　温度変化とリウマチ，関節炎の関係を明らかにしようとする動物実験は意外に少ない．そのなかでも筆者[1]の研究グループは，実験動物に関節炎や神経損傷による慢性痛モデルを作成して，行動学的，神経生理学的なアプローチにより客観的な「痛みの変化」の評価を行い，温度変化と痛みの関連性について科学的実証を試みてきた．
　人工環境曝露実験には，名古屋大学環境医学研究所が保有する低圧低温環境シミュレーターを用い，低温条件として室温を20～30分で22℃から15℃へ7℃冷却させた．室内の気圧は大気圧とし，相対湿度は50～60％に維持した．
　関節炎病態モデルとして，起炎剤（フロイントの完全アジュバント）を足関節内に注入して発症させた単関節炎ラットを実験に用いた．このラットの足関節とその周囲の皮膚は長期間にわたり発赤腫脹し，慢性炎症病態を示す．また，モノフィラメント圧刺激毛を用いて圧刺激

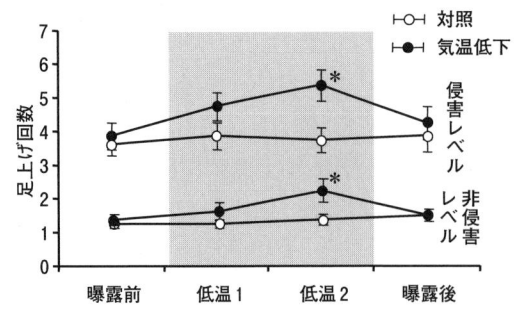

図1 気温低下による関節炎ラットの圧痛覚過敏の増強
非侵害レベル(軽く触れる程度)と侵害レベル(痛みを感じる)の圧刺激を足底皮膚に10回与えたときの足上げ行動の回数を示す.曝露前は気温低下(−7℃)前,低温1~2は曝露中に30分間隔で2回,曝露後は低温曝露後の測定値を示す.対照は曝露せずに同じタイムスケジュールで測定した値.気温低下は足上げ回数を有意に増加させた.

を足関節と周囲の足底皮膚に与えたときの疼痛逃避行動(後肢を引っ込める)を観察すると,痛みを感じないレベルの刺激に対しても逃避行動を示し(アロディニア),痛みを感じるレベルの刺激に対しては大きく足を上げる,舐める,振るなどの強い反応を示すようになる(痛覚過敏).また,足部を25℃の冷水に浸す方法で冷刺激を行っても疼痛逃避行動を示すことがわかっている.これらの疼痛逃避行動は,関節炎の罹病期間とともに徐々に大きくなる.

そこで気温低下(−7℃の冷却)がこのような疼痛逃避行動に影響を及ぼすかを観察したところ,図1のように関節炎モデルラットの疼痛逃避行動は明らかに強くなったが,健常ラットの疼痛逃避行動は影響されなかった.

c. 気温低下に対する自律神経系の応答

以上の結果は,気温低下時に関節痛が悪化する現象を動物実験で再現したものと考えられる.そこで,そのメカニズムを明らかにするため,気温低下に対する自律神経系の応答について検討した.図2は低温曝露時に観察された健常ラットの血圧,心拍数の変化を示したものである.7℃の気温低下は,自由行動下の健常ラットの血圧と心拍数を増加させたことから,気温低下はラットの心臓交感神経を興奮させることが明らかとなった.また,低温曝露は血中のノルアドレナリン量を増加させることもわかっている[1]ので,全身の交感神経系も賦活すると考えられる.これらの変化は慢性痛モデル(坐骨神経損傷ラット)においても同様に観察される.

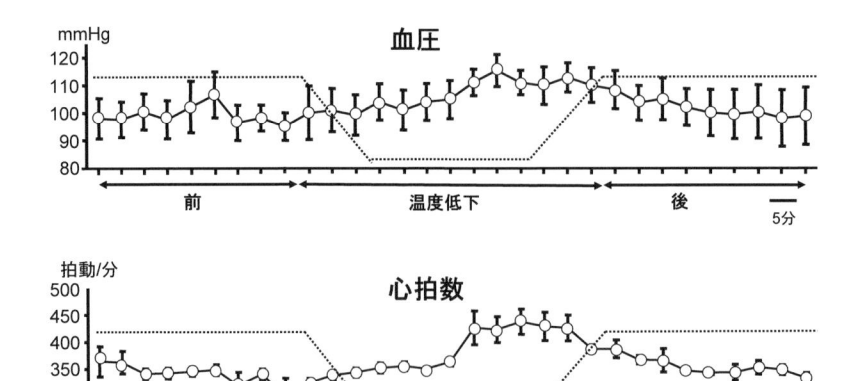

図2 気温低下による健常ラットの血圧,心拍数の変化
環境温度を22℃から15℃まで低下させたときの自由行動下のラットの血圧,心拍数の経時的変化を示す.温度低下は血圧,心拍数を増加させた.

d. 気温低下による関節痛悪化のメカニズム

関節リウマチなどでみられる慢性痛は交感神経が興奮するような状況（ストレスなど）で悪化することが知られていることから，慢性痛のメカニズムに交感神経が関わっていることを示している．そこで，気温低下時に慢性痛ラットの痛み行動が増強する現象が，実際に交感神経の興奮に依存したものであるかを調べるため，腰部交感神経幹を外科的に除去した慢性痛モデル（坐骨神経損傷ラット）に気温低下（-7℃）を与え，痛み行動の変化を観察したところ，交感神経を温存した慢性痛モデルと同程度に疼痛逃避行動が増強した．すなわち，交感神経除去は気温低下による疼痛増強を抑制できなかったことから，気温低下による関節痛増強のメカニズムには交感神経活動は必ずしも重要ではないことが判明した．そこで，健常ラットと関節痛モデルラットの皮膚温度受容器の神経活動を比べると，皮膚温低下に対する反応性が関節炎モデルの方が高いことがわかった．関節炎ラットでは，気温の低下が交感神経を刺激することで痛みの増強を引き起こす経路も存在するが，冷受容器の興奮メカニズムの方が痛みの増強に直接的に働くものと思われ，交感神経を除去しても効果が消えないのであろう．

筆者らが動物実験で得た研究成果を中心に，関節リウマチ，関節炎が気温変化によって悪化するメカニズムについて述べた．人を対象とした調査研究により，気温の変化が慢性痛に影響を与える要素であることは明らかであるが，高温と低温どちらも寛解，悪化を引き起こすことが示されており，メカニズムの複雑さが示唆される．筆者らの研究成果から，関節痛が低温環境で悪化するメカニズムには交感神経の興奮と皮膚冷感受性線維の興奮が関与しているものと考えられる．高温環境が関節炎モデルの疼痛逃避行動に影響を与えるかは，今後の課題である．いずれにしても，気温の変化と湿度の上昇，気圧の低下がリウマチや関節炎の悪化を引き起こすことは明らかなので，近年開始された「健康天気予報」のような公的サービスの充実が望まれる．より正確な予防の実現には，さらなる病態メカニズムの解明が重要であることは言うまでもない．

（佐藤　純）

■文献
1) 佐藤　純：気象変化による慢性痛悪化のメカニズム．日本生気象学会誌 40(4)：219-224, 2003.
2) Patberg WR, Nienhuis RLF, Verninga F: Relation between meteorological factors and pain in rheumatoid arthritis in a marine climate. J Rheumatol 12：711-715, 1985.

13. 心　疾　患

a．心疾患とは

心臓は，全身に血液を送り出しているポンプの働きをしている．全身に血液を送り出すには，心臓の筋肉に十分な血液が供給される必要がある．血液を供給し心臓を養う血管が冠動脈である．この冠動脈が動脈硬化などで狭くなると，血液の供給が不十分となり，心臓の筋肉が酸欠となり，胸の痛みとして現れる．それが狭心症である．冠動脈の動脈硬化が狭心症よりひどい状態になり，血液の塊などで完全に詰まり，心臓の筋肉の一部への血液供給が途絶えてしまい，その部分が壊死を起こした状態が心筋梗塞である．強い胸の痛みが続くのが特徴である．虚血性心臓疾患（狭心症，心筋梗塞）は，欧米各国に比べると，日本ではまだ少ないと言えるが，高齢者人口の増加につれて患者数は増え続け，がん，脳卒中とともに3大死因の一つになっている．急性心筋梗塞だけで言えば，その発症数は年間約15万人で，そのうち約30〜50％が死亡している．2006年には約45,000人が死亡しており，心臓病死亡の約26％を占めている．

b．心筋梗塞は冬の季節病

心臓に血液を送り出す冠動脈が詰まる心筋梗塞は死亡率が高く，中高年にとって非常に怖い病気の一つである．「胸が締めつけられるような症状」を感じたら黄信号である．さらに冷汗を伴えば赤信号である．2006年には全国で45,067人が死亡している．季節別では冬に集中しており，全国で32％が冬場に死亡している（図1）．つまり，心筋梗塞は冬の季節病なのである．冬を乗り切る健康管理が求められるゆえんである．

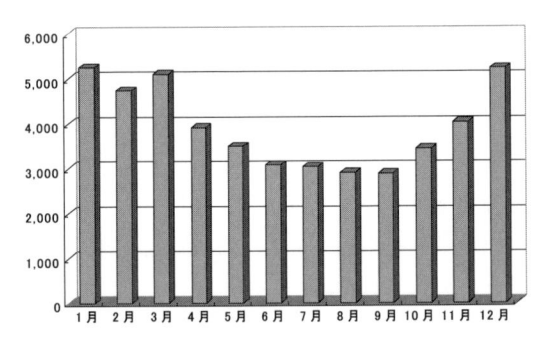

図1 心筋梗塞月別死亡者数（2005年）（平成17年厚生労働省人口動態統計より）

c．心筋梗塞の対策と予防

気温が低くなる冬は，特に心筋梗塞に対して注意が必要である．心筋梗塞の増加は主として寒暖の差によってもたらされると考えられている．それは，身体は暖かいところから寒いところに急に移動すると，体温を保とうとして血圧を上げるなど，さまざまな反応をする．しかし，年齢を重ねるとともに血圧の上昇に血管や心臓が十分に適応できず，心筋梗塞だけでなく脳卒中なども引き起こすことになる．

したがって予防の第1は，冬の生活のなかで寒暖の差に注意することであり，特に気をつけなければならないのが入浴とトイレと外出のときである．いずれも冬の寒さのため，体が冷えることにより心臓の負担が増え，心筋梗塞を発症することにつながりかねないからである．そして，寒い冬に外にでるときは特に首に注意し，身体を冷やさないように保温に気をつけるべきである．帽子，マフラー，手袋は冬の必携外出3点セットである．後は冷たい空気を吸い込まぬようマスクもつけるとよい．

d．心筋梗塞から身を守る

心筋梗塞の予防の基本は，まず「死の四重

奏」と言われる肥満，糖尿病，高血圧，高脂血症を放置しないことである．また，タバコの煙に含まれるニコチンや一酸化炭素は心臓への酸素不足などを招くので，喫煙者の心臓病死は非喫煙者に比べて約4倍も高く，この喫煙も含めた「死の五重奏」から身を守ることが心筋梗塞予防の基本である．特に最近注目されているメタボリックシンドロームである内臓脂肪型肥満については，日頃から健診を受け，食生活と運動に気をつけ，血圧と血糖値と中性脂肪値を正常範囲内に維持することが重要である．また，喫煙はメタボリックシンドロームの危険因子であり，心筋梗塞予防にとっても禁煙は必須である．

e．心筋梗塞予報

心筋梗塞は冬の気象条件が深く関与していることが考えられている．心筋梗塞の死亡率は30〜50％と推計されており，この高死亡率を改善するためにも，その発症の予知予防が重要となる．

2004年，広島県医師会では，広島県下全域に心筋梗塞予報を行うこととし，2001〜2003年の3年間の県下各地域（広島地区，福山地区，備北地区）における救急隊による心筋梗塞症例の搬送状況と気象条件の関連につき調査を行った．気象条件については，より体感温度に近いとされる湿度補正平均気温と平均気圧を用いている．

それによると，広島地区では「湿度補正平均気温6℃未満・平均気圧1,013 hPa未満」で心筋梗塞が多発しており「警戒」，「湿度補正平均気温6℃未満・平均気圧1,013 hPa以上」で多く「注意」とした．福山地区でも広島地区と同様であった．また，備北地区でもやはり「平均気温6℃未満・平均気圧1,013 hPa未満」で多発しており，次いで「同平均気温・平均気圧1,013 hPa以上」で多く発症している（図2）．

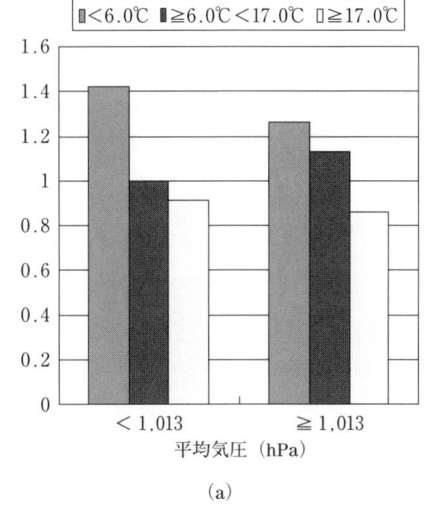

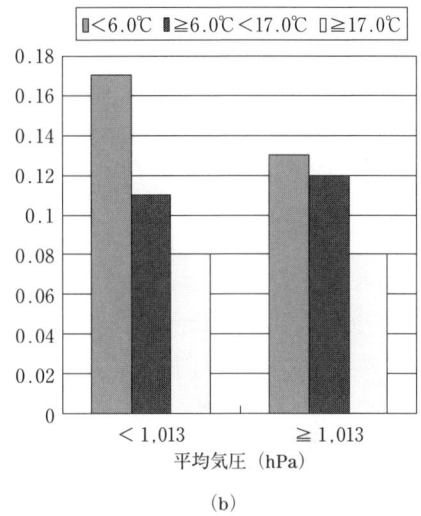

図2 (a) 広島地区と (b) 備北地区における心筋梗塞搬送症例（2001〜2003年）
(a) 広島市消防局（平均1.00/日），(b) 三次市消防局（平均0.11/日）の搬送症例．

以上より，広島県における心筋梗塞予報は，気象庁の天気予報と同じ地域，すなわち広島県南部と広島県北部の2地域に分け，「湿度補正平均気温6℃未満・平均気圧1,013未満」を「警戒」，そして「湿度補正平均気温6℃未満・平均気圧1,013 hPa以上」を「注意」，それ以外を「普通」とし，さらに，天気図型でも，心筋梗塞が多発する寒冷前線通過を「警戒」，帯状高気圧を「注意」としている．

この心筋梗塞予報は，広島県医師会のホーム

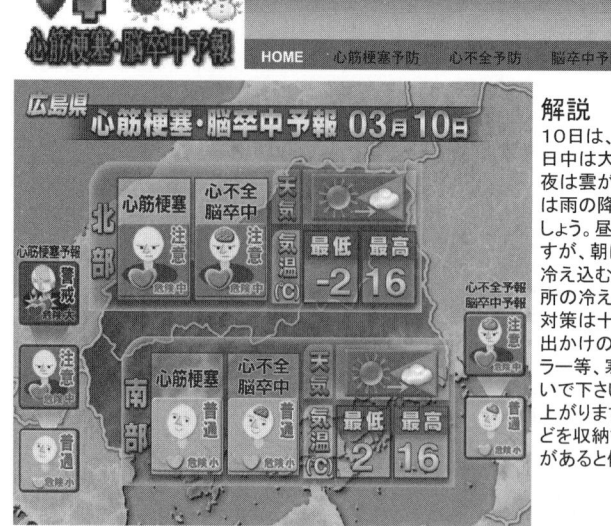

図3 心筋梗塞予報（広島県医師会ホームページより）

ページ上（http://sinkin.hiroshima.med.or.jp/index2.html）でいつでも確認することができ（図3），心筋梗塞が多くなる冬場には，地元有力紙である中国新聞紙上でも毎日発表されている．また2006年冬からは，NHK総合テレビの夕方のニュースの天気予報（広島地域のみ）でも放送されている．狭心症，高血圧，高脂血症，糖尿病などの循環器疾患をもっている人や，治療中の人，またはこれらの症状が気になる人などは，「警戒」や「注意」が出されている日には，特に気をつけなければならない．

この「心筋梗塞予報」を県民に広報することにより，心筋梗塞の発症の予防と早期受診の喚起により，早期診断・治療が推進されることが期待される．

そして今後は，広島県医師会の心筋梗塞予報のような気象と関係のある病気の予報が進歩し，種々の病気の予防が可能となることであろう．

〔松村　誠〕

14. 季節病カレンダー

a. 死亡状況の経年変化

季節病カレンダーは，死亡の季節性，地域性，その変遷のプロセスを総合的にとらえカレンダー化しようとするものである．疾病ごとに月別の死亡率が1年平均の死亡率の値より高い月を選出し，それらの月からなる期間を流行月とするものである．

死亡統計はデータとして把握しやすく，種々の健康影響の要因分析の資料としてしばしば用いられる．明治時代の1899年における日本の粗死亡率（死亡率）は，人口1,000当たり21.5人であったが，戦後まもなくの1947年には14.6人であり，その約30年後の1979年には6.0人の最低を示した．その後，1993～2002年は7人台，そして2003年には8人台となり，社会の高齢化とともに近年の粗死亡率は漸次増加傾向を示している．

月別の死亡率をみると，1912年頃には，8～9月を中心とする夏季，そして1～3月の冬季に死亡のピークがみられ，1930年頃までは夏季の死亡率のピークが高かった．その後，冬季の死亡率が高くなり，戦後まもなくの1947年でみると2月の死亡率が最も高く人口1,000当たり19.3人を示し，7月には14.5人と夏季にもピークを示している．その後の1950年における月別の死亡率には，冬季にピークが，そして夏季にも小さなピークがみられた．しかしその後，夏季のピークは消失し，1960年には夏季の死亡率は年間で最も低くなっている．

そこで死亡率の変動について，その年の死亡率の最も高い月と最も低い月の差をその年全体の平均死亡率で割り，年間の死亡変動率としてみると，1947年には52%と大きく，1955年には35%，1980年には29%，2004年には25%と年間における死亡変動率は小さくなっている．

昔の代表的な疾患は，夏季には下痢，腸炎であり，冬季には肺炎，気管支炎であった．図1は1906～1910年の季節病カレンダーである．明治～大正年間にかけては，夏季に脚気，百日咳，結核，そして小児が罹患しやすい下痢・腸炎，赤痢などの消化器系疾患による死亡が多くみられた．そして冬季にはインフルエンザ（流行性感冒），肺炎・気管支炎による死亡が多くみられた．1950年代には，夏季に多い百日咳や腸チフスなどの死亡は激減し，またその後の人口の高齢化に伴い，高齢者に多い肺炎，気管支炎などの呼吸器系疾患，心疾患，脳血管疾患などによる死亡は冬季に集中するようになった．

b. 死亡の季節性

人口動態統計により近年の月別の死因別死亡率をみると，以前に多くみられ近年には死亡が

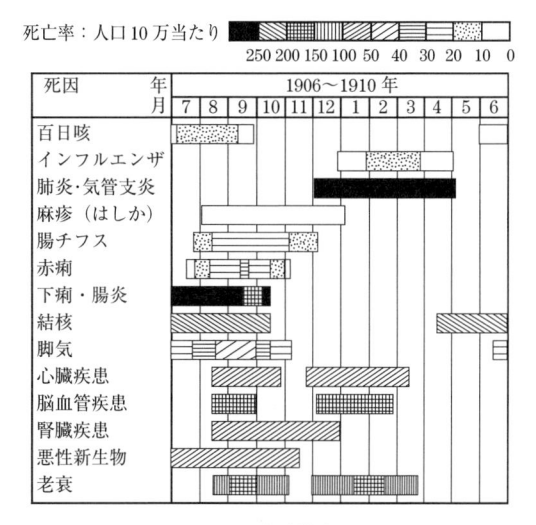

図1 1906～1910年季節病カレンダー

206　C．予防医学

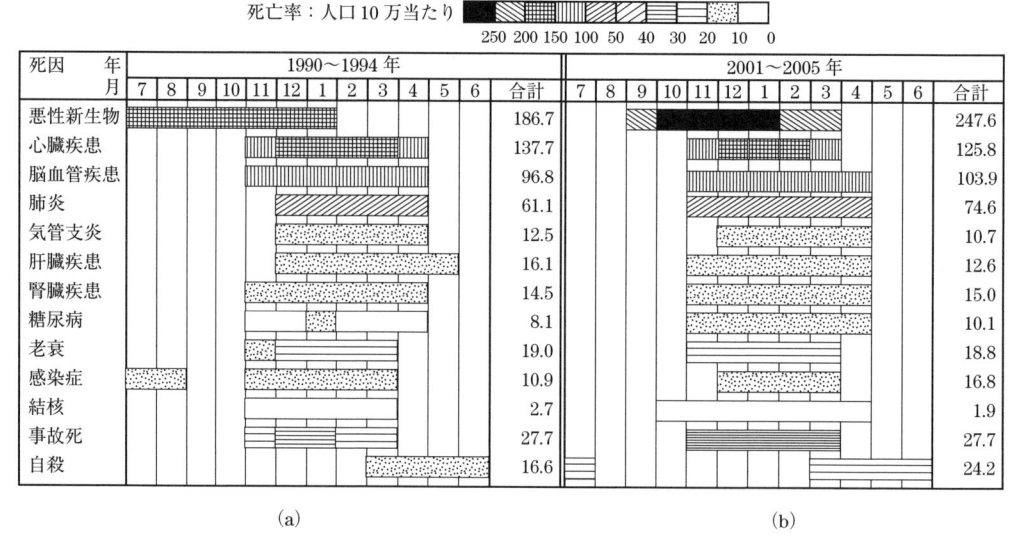

図2　(a) 1990〜1994年，(b) 2001〜2005年季節病カレンダー

全くなくなった疾患としては脚気などがあり，年間死亡率が著しく少ない疾患としては，百日咳，麻疹，腸チフス，赤痢などがある．1974年以降の年間死亡率について，同じく5年間ごとの平均の死亡率についてみると，人口10万当たり1.0以下の疾患死亡はインフルエンザであり，平均死亡率10未満の疾患死亡は胃腸炎，結核であった．死亡率20未満の疾患死亡は腎炎であり，死亡率20〜30の場合は老衰，そして死亡率30〜50の疾患死亡は肺炎・気管支炎であり，死亡率100以上の疾患死亡が心疾患，脳血管疾患，悪性新生物（がん）であった．

この時期の月別の死亡率傾向では，インフルエンザによる死亡が2月をピークとして1〜3月に多発し，肺炎・気管支炎は12〜3月に死亡の流行期があり，なかでも1〜2月に高いピークを示していた．胃腸炎は1月をピークとして12〜3月に流行がみられた．結核は，主として1〜3月に流行がみられた．心疾患は1〜2月に人口10万当たり200以上と高い死亡率を示した．1979年以降には，11月に上昇し，4月までに流行月は終息していた．脳卒中は11月から流行が始まり，1〜2月に人口10万当たり20〜30と高い死亡率の上昇を示していた．腎炎は1〜2月に低いピークがみられ，晩秋から初春にかけて長い流行期がみられた．悪性新生物は盛夏の7月から流行期が始まり，12月に終了していた．老衰は晩秋から死亡率が目立ち始め，寒さの厳しい真冬に最高に達し，立春を過ぎると低下する傾向がみられた．すなわち，死亡率のピークは，悪性新生物では晩秋にあり，長い流行期がみられるが，他の疾病のピークは主として11〜4月にあり，インフルエンザ，肺炎・気管支炎，胃腸炎，結核，心疾患，老衰などはピークが真冬の1〜2月であった．

c．近年の死亡動向

図2に，近年において死亡率の高い疾患などについて1990〜1994年の5年間の平均死亡率および10年後の2001〜2005年の5年間の平均死亡率と季節病カレンダーで示した．死因順位からみると，悪性新生物が1981年以降第1位であり経年的に死亡率は上昇している．第2位が心疾患，以下，脳血管疾患，肺炎，不慮の事故，自殺，老衰，腎不全，肝疾患，そして第10位の慢性閉塞性肺疾患であり，この順位は1999年以降ほぼ同様である．

近年，2001〜2005年の心疾患死の流行は

11～3月であり，特に12～2月に死亡が多く，人口10万当たり150人以上を示している．各疾患の年間の死亡率変動を，年間の死亡変動率として2001年からの5年間でみると，心疾患は1月に最高を，そして9月には最低を示しており，変動率は51.4％と最も高い．逆に悪性新生物は1月に251人と最高を，そして5月には241人と最低を示し，変動率は5.5％と最も低かった．これら疾患のうち変動率が40％台を示したものは肺炎，事故死，老衰，糖尿病であり，30％台は脳血管疾患，腎不全であり，20％台は慢性閉塞性肺疾患，肝疾患，そして10％台が感染症，結核であった．このような変動率は季節による疾患死亡への負荷を示す一つの目安になるものと言える．

これらの季節病カレンダーの比較から，10年前に悪性新生物，感染症が夏季においても流行がみられ，自殺が初春～初夏にかけて流行がみられた．近年の悪性新生物による死亡期は，9～3月に流行期，10～1月にピークがみられており，感染症の夏季における流行は消滅し，全般的に疾病の流行期の冬季への集中化が顕著となっている．

経年的には死亡の流行期が，夏季から冬季へと移行し，医療，衛生状態，生活水準などが上昇するにつれて，疾病の死亡多発期は冬季に集中する傾向がみられる．さらには死亡のピークも低下し，平坦化しており，疾病死亡に脱季節傾向がみられ，今後はこうした傾向がさらに進むものと考えられる．

〈田中正敏〉

■文献
1) 日本生気象学会編：生気象学の事典，朝倉書店，1992．
2) 日本生気象学会編：生気象学，紀伊国屋書店，1968．
3) 厚生統計協会編：国民衛生の動向 49(9), 2007．
4) Tanaka M：Tendency of seasonal disease in Japan. Global Environ Res 12(2)：169-176, 1998.

15. 健康気象予報

a. 健康気象予報の歴史

古代ギリシアやアラビアの時代以来，人間の健康は天気や気候と深い関係があることが知られていた．ヒポクラテス（BC 460-BC 375）が著書『空気・水・土地』のなかに，人間の生活に及ぼす気候の影響を述べた．中国では『菅子』（BC 475-BC 221 に完成）によると，紀元前 650 年頃に，植物の生長や人間の健康と気候・季節との関係が認められていたと言う．例えば，睡眠時間・精神的な安定・日射病・飲食と気象との関係，寒波・熱波・低気圧・豪雨などは人間の健康や疾病に影響があるということを指摘している．同じような記述は『黄帝内径』や『左伝』（正確な年代は不明だが BC 8 世紀-BC 5 世紀に完成）にもある．

日本には中国からこのような知識が 5 世紀頃には入り，8 世紀頃には完全な形で伝えられていた．17～18 世紀には人間の健康に及ぼす気象・季節・気候の影響は現在とほぼ同じ水準になった．これらの知識は，例えば低気圧が接近しているときにはどのような疾患が起きるか，前兆があるかなどの予知を可能にした．

b. 20 世紀になってから

以上に述べたような歴史的基盤に立って，19 世紀末～20 世紀前半には，生気象学・生気候学の研究は進展し，専門の高等教育課程・講座も生まれ，一般人向けの教養書も刊行された．日本では，疾病と気象変化に関する統計的な研究，あるいは生理学的な研究が進んだ．そのなかでも，死亡率と気象の日日変化，季節変化との関係，それらが人間の生活水準・環境とどう関わるか，その長期変動はどうかなどの統計的解析が籾山政子によって研究された．また，建築（住居）と気候，工業地域や都市における大気汚染とそれに関わる疾病と気象，衣服と気候との関係などの研究が進んだ．これらには，野外・現地における観測・測定のほか，室内実験・モデル実験などの方法がとられた．

これらの定量的な研究結果は，当然のことながら，気象変化が予報されれば，その変化量に対応する疾病患者数，人間生理現象の指数（体温，心拍数など）など，健康状態の推定（予報）に利用されるようになった．

最近までにこのような推定（予報）が可能になったトピックスは，以下のようにまとめられる．

① 気温・降水量・気圧・湿度などの変化： 1. 季節変化，2. 日日変化，3. 長期変化（地球温暖化など），4. 地域差（海岸，高山など）．

② ライフスタイル： 1. 長期変化（冷暖房設備，衣服素材など），2. 文化的基盤（伝統的，西洋的，家族構成など），3. 地域差（都市，農村など）．

③ 歴史的発展： 1. 天気俚諺（天気に関することわざ），2. 古文書・古日記・地誌など，3. 統計的研究，実験的研究，記述的研究，健康天気予報．

④ 健康： 1. 種々の疾病，2. 健康状態，3. スポーツ，ツーリズム，4. 食生活．

⑤ 予報技術： 1. 取り上げる疾病の選択，2. 影響度合いの表現（段階区分），3. 対象地域の区分（広がり），4. 概況・実況・解説・予報の区分（限られた時間内での予報提供の時間配分）．

c. 健康気象予報と現象のスケール

健康気象予報をだすには上記のような課題が

表1 気象・気候の時間スケールと空間スケールと対応する健康・疾病・人間活動[1]

スケール（名称）	大気現象の空間スケール	大気現象の寿命時間	関わる例
微（マイクロ）	1 cm～100 m のオーダー	数秒～数十分	ベッド，部屋，家屋，体育館，運動場，散歩，体操，ジョギング
小（マイクロ，局地，ローカル）	100 m～10 km のオーダー	数分～数時間	都市や工業地域の生活，高地療養，ハイキング
中（メソ，地域，地方，リージョナル）	1 km のオーダーから2～300 km	数時間～数日（日，週，旬）	登山，小旅行，温泉療養，難民，大災害避難，避寒，避暑
大（マクロ，グローバル，大陸，半球，地球規模）	200～5,000 km	数日～年（旬，月，季節，年）	大旅行，探検，移民

表2 スケール別の典型的な大気現象，健康気象・疾病の例

スケール	大気現象の例	健康気象の主要な因子	疾病の例
微（マイクロ）	冷暖房，温度制御，冷暖房度日，ウインドチル，小空間気流	風通し，位置（窓側か壁側か），方向（南向きか北向きか），自身の活動（食事後か運動後か）	発汗，発熱など
小（マイクロ）	風速，ウインドチル，体感温度，気温日較差，日日変化，複数要素の相乗作用	人種，性別，年齢，生活パターン，通勤，通学，レジャー	生体リズム変調，高血圧疾患など
中（メソ）	日較差，日日変化，日変化，前線通過による	緯度，水陸分布，中地形，レジャー，観光，業務	気管，気管支，肺の疾患，高血圧疾患など
大（マクロ）	気候帯，大陸度，海岸度，四季変化，気団，最暖月，最寒月，年較差，気候変動，気候変化など	緯度，経度，海（水）陸分布，大地形，海抜高度など	マラリア，ペスト，SARSなど

あるが，さらに対象とする現象のスケールを認識することが重要である．以下，それについて述べる．

ある気象状態，天気・天候・気候の状態は，いつでも，どこでも，必ずある時間スケールと空間スケールに支配されている．健康が関わる気象状態も当然あるスケールの気象である．例えば，ビルの角で吹くつむじ風と台風が来たときに海岸で吹く風とは，時間スケールも空間スケールも全く違うことは容易に想像がつくであろう．人間の対応も当然異なる．健康気象予報においては，この時間-空間スケールをよく認識して，予報を提供する側は利用者に伝達しなければならない．時間-空間スケールは表1に示すように，普通は小さい方から微，小，中，大の4階級に区分する[1]．それぞれのスケールの気象・気候現象の例や，関わる例をあげた．表2には微，小，中，大スケール別に主要な健康因子・人間活動や，疾病などの例をまとめた．予報する現象によって対応する時間スケールが異なり，また予報手段もそれに適したものをとらねばならない．すなわち，長期予測的な情報提供が有効な場合と，分秒を争う警報の類との違いと同様である．

ある一つの行動に関するスケール別の健康気象予報を述べると，例えば，「花見のために2～3日の小旅行をする場合」は次のようである．列車・自動車などの交通機関にはメソスケール，現地の花見の公園・散歩道・丘陵地ではマイクロ（小，ローカル）スケール，宿泊する旅館・ホテル・民宿の室内ではマイクロ（微）スケールの現象が関係する．したがって，それぞれ別々に考察し予報を提供するべきである．

メディアで不特定多数の人を対象にする場合，電波での受信範囲によって，マクロか，メソか，マイクロ（ローカル）かが決まってくる．新聞ならば，全国版か地方版か，あるいは県の範囲かによって違ってくる．ITの場合は，

利用者の利用目的によって提供すべき内容が変わるので，利用目的の種類・利用者の地域分布・利用時間帯などを考慮した配信設計が必要であろう[2]．

また，健康気象特有の課題であるが，ある予報利用者は，例えば「低気圧が来るので頭痛がするかもしれません」という予報を聞いただけで，頭痛を感じてしまう．つまり，予報発表文・表現方法の検討が重要である．

d．「からだと温度」の健康気象予報

現在および近い将来の状態を考えると，健康気象予報の分野では，気温変化に起因する疾病や健康状態の変調に関する現象を予報する技術が最も進んでいる．夏季には地球温暖化による熱波・猛暑の出現する頻度（日数・回数），期間（月・日数），地域が増大し，熱中症が多発するので，その予報が重要である．冬季には暖冬が出現する頻度（年数），期間（1冬の日数），地域が増大する．暖冬のこのような変化はプラスの影響が大きいと考えられがちだが，暖冬が多い年の間には必ず厳冬の年があり，その年には体温調節がうまく機能しなくなったり，衣服や暖房設備の準備不足などが起きるので健康気象予報が一層重要になる．

〔吉野正敏〕

■文献

1) Yoshino M：Climate in a Small Area, University of Tokyo Press, 1975.
2) Yoshino M and Miyashita R：Studies on bioclimate and weather-health forecasting in Japan. Global Env Res 11(1)：23-31, 2007.

D.衣

1. 衣服気候

a. 衣服気候とは

気候（climate）とは，気温，気湿，気流などの自然環境の気象要素を総合した呼称である．快適な気候とは，温熱生理学的に言えば，生体にとって最も負担の少ない気候を指す．亜熱帯地方には，ヒトが裸で快適に暮らす気象条件が自然の気候のなかに備わっている．時代の変遷とともに，ヒトは緯度の高い地域にも住むようになった．緯度の高い地域の気候は，気温をはじめとして亜熱帯地方の気候とは全く異なる．その全く異なる気候のなかでヒトが快適に暮らすためには，その地域の気候とは全く異なる気候をからだのまわりに形成する必要がある．この外界とは全く異なる気候を，微気候（micro climate）と呼ぶ．建物によってつくられた微気候のことを室内気候（indoor climate）と呼ぶ．衣服によってつくられた微気候のことを衣服気候（clothing climate）と呼ぶ．衣服気候とは，衣服と皮膚の微小空間の気温，気湿，気流などの気象要素を総合した呼称である．快適な衣服気候における気温は，$32\pm1°C$ である．相対湿度は，$50\pm10\%$ である．気流は，$25\pm15\,cm/秒$ である．図1にかからだと衣服の間に衣服気候が形成される様子を，閉鎖型衣服と開放型衣服に分けて模式図で示した．

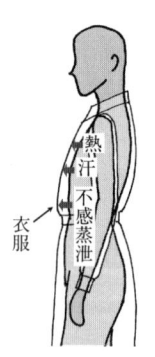

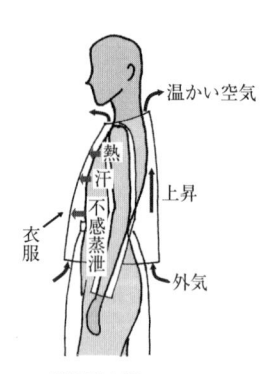

b. 衣服気候を形成する衣服の要素

衣服気候を形成する衣服の要素は，衣服素材の保温性，吸湿性，放湿性，透湿性，吸水性，通気性などである．保温性は，衣服の熱移動特性との関わりで論じられることが多い．吸湿性，放湿性，透湿性，吸水性は，水分移動特性との関わりで論じられることが多い．通気性は，衣服の開口部形状，被覆面積の割合，ゆとり量など，衣服構成との関わりで論じられることが多い．

c. 衣服の熱移動特性と衣服気候

衣服によって快適な衣服気候を形成する仕組みについて，衣服の重ね着を例にあげて熱移動特性の視点から述べる．図2に，衣服の重ね着の枚数を調整することによって快適な衣服気候をからだのまわりに形成する仕組みを季節別に示した[1]．外気温 $31.7°C$ の夏に裸でいても快適な理由は，すでに皮膚近傍に気温 $31.7°C$ の微気候が形成されているからである．亜熱帯地方において裸で暮らしていたヒトのからだのまわりにも，この微気候が形成されていたと考えられる．晩夏になって外気温が $27.5°C$ になると，皮膚近傍の気温は $31.7°C$ よりも低下する．そこで，例えばメリヤスシャツを着用すると，外気温が $27.5°C$ であっても，皮膚近傍の微気候の気温を $31.7°C$ にすることができるようになる．外気温 $27.5°C$ のような晩夏になってメリヤスシャツを1枚着るのは，皮膚近傍の気温を $32\pm1°C$ の範囲内の微気候にするためであ

図1 衣服気候

る．初秋についても，秋についても，冬についても同じことが言える．重ね着をする理由は，皮膚近傍の微気候，つまり衣服気候を快適な気温範囲である $32\pm1°C$ にするためである．このように気温が亜熱帯地方より低い場合は，衣服に体熱の放散を抑制する機能が求められる．この機能を衣服の保温性と言う．衣服の重ね着とは，種々の保温力を有する衣服を上手に組み合わせて着用することによって，快適な微気候を皮膚近傍に形成することである．

d. 衣服の水分移動特性と衣服気候

快適な衣服気候を形成する要素である衣服の吸湿性，放湿性，透湿性，吸水性を，衣服の水分移動特性の視点から述べる．人体皮膚からは絶えず気相の水蒸気が蒸発している．この蒸発を不感蒸泄と言う．衣服には，不感蒸泄による水蒸気を上手に衣服外の環境に送り届ける機能が求められる．この機能が衣服に具備されていないと，衣服気候の一要素である衣服内湿度は上昇する．衣服内湿度が上昇すると，蒸れ感やべとつき感といった不快感が生じる．図3に水分移動の経路を模式的に示した．不感蒸泄によって皮膚から発生した水蒸気は，衣服を構成する布帛の糸と糸の間隙を通過して外界へと水分移動する．この水分移動を透湿と言う．また，皮膚から発生した水蒸気は，布帛の繊維に吸収される．この現象を吸湿と言う．繊維に吸湿された水分は，繊維内の水分の濃度勾配に従い，繊維内を移動して布帛の外表面に達する．布帛外表面に達した水分は，外界との水蒸気圧差によって蒸散する．この現象を放湿と言う．この吸湿から放湿までの水分移動を総合して，吸湿・放湿による透湿と称する．運動などをする

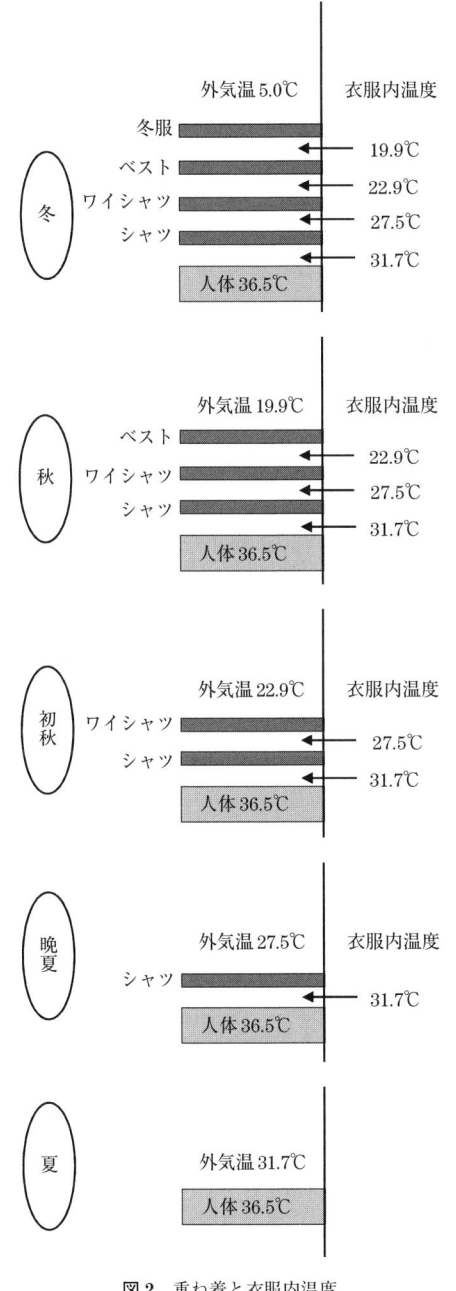

図2 重ね着と衣服内温度
文献[1]により作図．

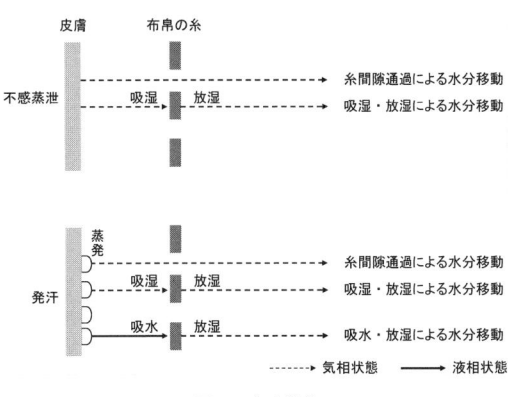

図3 水分移動

と液体状態の汗が分泌される．この現象を発汗と称する．発汗による液体状態の水分は，次の二つの経路を経て外界に放出される．一つは，液体状態の水分が皮膚表面で蒸発して気体状態の水蒸気となり，不感蒸泄と同じ経路で外界に放出される経路である．もう一つは，液体状態の水分が肌面から布帛に吸水され，吸水された水分が繊維間隙の毛細管現象によって布帛の外表面に達する．布帛外表面に達した水分は，外界との水蒸気圧差によって蒸散する．この現象を放湿と言う．この吸水から放湿までの過程を経て，発汗による液体状態の水分は外界に放出される．

衣服気候の一要素である衣服内湿度を $50\pm10\%$ に維持するためには，吸湿性，放湿性，透湿性，吸水性による適正な水分移動特性が衣服に具備されていることが求められる．また，この不感蒸泄による水蒸気や発汗による水分を上手に外界に運び出す衣服の機能を，水分のトランスポート特性とも言う．

e. 衣服構成と衣服気候

快適な衣服気候を形成する要素に衣服内空間の気流がある．衣服構成の視点から，衣服内空間の気流について述べる．図1に，開放型衣服を模式的に示してある．からだの熱で温められた皮膚近傍の空気は皮膚に沿って上昇する．衣服の上部に開口部があると上昇した温かい空気は，衣服外に放出される．衣服に裾，袖などの開口部があると，衣服上部の開口部から放出された空気量に見合う外気が衣服下部の開口部から取り入れられることとなる．衣服下部の開口部から外気が衣服内に取り込まれ，衣服上部の開口部からからだで温められた空気が放出されることによって体熱の放散が促進される現象を煙突効果と言う．この煙突効果は，空気層の厚さが15mm以上になると強く現れる．この効果を利用した着装形態が，クールビズ（cool biz）である．図1の閉鎖型衣服は，適度なゆとり量を確保したうえで，衣服の開口部を最小にしてからだの熱で温められた空気を衣服内に貯留させる着装形態である．この着装形態は，ウォームビズ（warm biz）と呼ばれる．

〔成瀬正春〕

■文献
1) 辻井康子, 丹羽雅子：奈良女子大学家政学シリーズ 被服学概論, 朝倉書店, 1987.

2. 衣服による気候適応

　人類はその出現以来，地球上の各地に生活の場を広げてきたが，これは人類が生物学的に環境に順化したからだけでなく，衣服や住居などによる文化的適応によるところが大きい．なかでも，衣服は個人個人での環境適応が可能であること，人間が持ち運びできる環境調節手段であること，着脱という簡便な方法によって容易に調節可能であることなどから，人間の環境適応手段として不可欠なものである．地球環境問題が深刻になりつつある現在，衣服の気候適応機能を再確認すべきである．一方，現代社会において衣服はファッションとして，個性の表現手段としての要素を持ち合わせている．そこで，ファッションが人間の衣服着用を大きく支配しているようにみえる現代社会において，衣服による気候適応がどのように行われているのかその実態について述べる．

a．着用衣服の季節変化

　安田ら[1]は，1966～1967年，大阪梅田の交差点にカメラを据えて道行人の着衣を調査し，オーバーコート最盛期の冬型，長袖スーツが支配的な春型，秋型，半袖ブラウス最盛期の初夏型，スリーブレスブラウス最盛期の盛夏型など，服装型の季節変化を示した．図1に女子の服装型の変化を示す．男子も服装の種類は異なるが，同様の季節感覚が認められた．田村ら[2]は，2001～2002年，東京で同様の調査を実施し，ここでも男女とも外衣着用衣服の季節変化がみられ，衣服による気候適応の実態が示された．近年は，衣替えの習慣もほとんどみられなくなっているが，上衣衣服が長袖から半袖に変

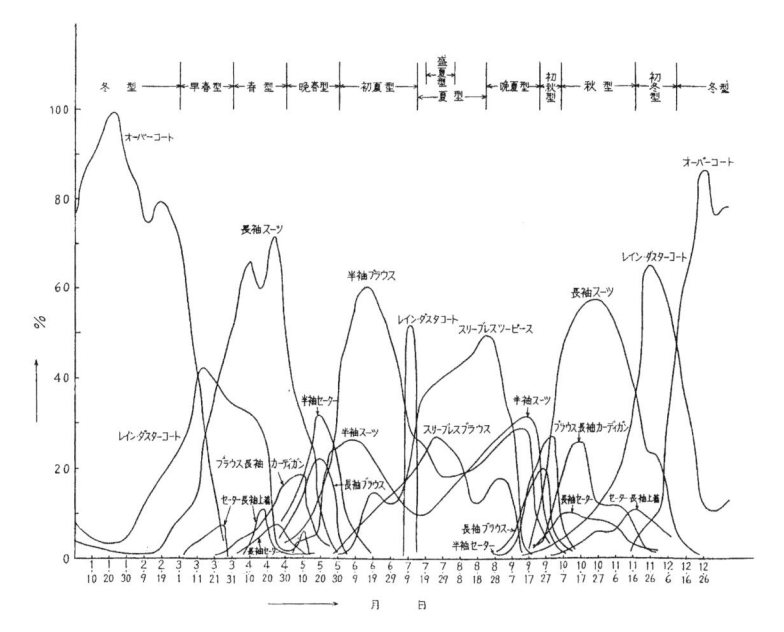

図1 女子の季節による服装型の変化（安田，1969）
1966～1967年，大阪梅田の交差点にカメラを据えて道行人の着衣を調査した．男子50種，女子81種の服種を男子22種，女子27種のパターン（服装型）に分類整理した結果，服装型によって季節変化がみられた．

化するときの気温は，安田らの調査では男性23.1℃，女性21.1℃，田村らの調査では男性23.1℃，女性21.8℃となり，時代を超えてほぼ一致した[2]．腕の露出は体温調節上きわめて有効であり，時代は変化してもわれわれの衣服による気候適応反応には大きな変化はみられないことを示唆している．

b. 着用量の季節変化

図2は年間の戸外気温と着衣重量の関係を示したものである[3]．着衣量（clo値）予測値を右軸で示した．気温の低い冬季衣服の着衣量は高く，気温の高い夏季衣服の着衣量は低くなり，着衣量と気温とは高い相関関係を示した．春季と秋季の着衣量は，従来，春季が多く，秋季が少ないと言われていたが，図2で5月（春季）と10月（秋季）の着衣量は気温がほぼ同じでも10月（秋季）の方が多くなっている．田村らの調査でもコートの着用率が向暖期の春季に低く，向寒期の秋季に高くなる傾向がみられた．その原因として，素材の多様化やおしゃれによる季節の先取り感と，生体の環境適応が考えられる．すなわち向寒期に着衣量が多いことは，夏に適応した現代人の寒冷順化の遅れを，向暖期に着衣量が少ないのは冬を通じての寒冷順化の結果を反映していると考えられる[2]．また，着衣量の季節変化は主に上衣において行われていることもこれまでの報告より明らかになっている[5,6,7,8]．

c. 温熱的快適性と衣服

人間は衣服によって気候適応しているが，温熱的快適性を得るためにはどのくらいの衣服を着用すればよいのだろうか．図3に屋外着衣量調査結果と温熱指標の一つである標準有効温度（standard effective temperature, SET*)[9]の快適域との関係を示す．SET*は空調室内を対象として提案された指標であるが，環境要素（気温，湿度，風速，放射）のほかに，着衣量，代謝量の人体要素も考慮されており，より広い温熱条件への適用が期待されている指標である．着衣量調査結果は，調査方法，調査日，調査場所，着衣量の算出方法の違いにより比較はできないが，寒冷時・暑熱時においてSET*の快適域とのずれがみられる．この理由としてまず寒冷時は，衣服による調節を行おうとして

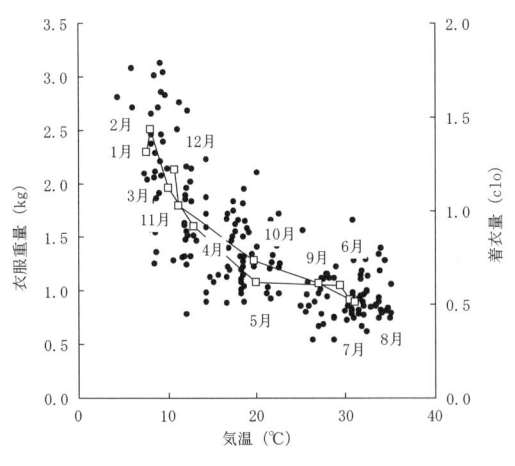

図2 戸外気温と着衣重量の関係
年間の着衣重量（着衣量）と調査日の戸外気温の関係および，月別着衣重量（着衣量）と気温の関係を示した．着衣量への予測値は $Y(clo)=0.57W(kg)$ [4] とした．気温の低下により着衣量は増加し，気温の上昇によって着衣量は減少した．

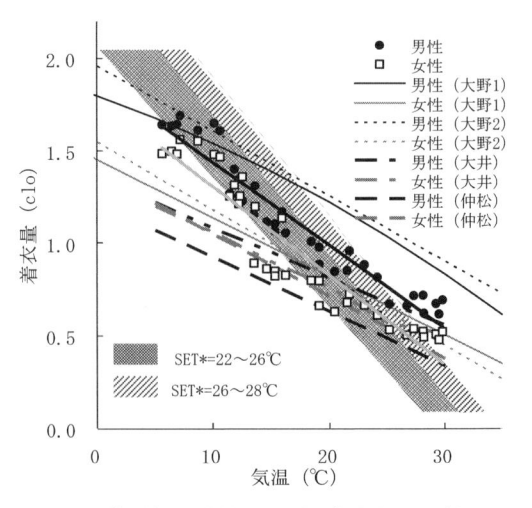

図3 着衣量調査結果とSET*の快適域との関係[8]
着衣量調査結果に基づく気温と着衣量の関係とSET*の快適域おける気温と着衣量の関係との関係を示した．寒冷時，暑熱時においては衣服による気候適応の限界，社会規範などが考えられる．

いるが,人間が着用しうる被服の量には限度があるため,気温が低下しても着衣量の増加がみられない状態だと考えられる.一方暑熱時は,人間は衣服の調節によらず生理的体温調節のみによって適応できるが,社会生活上暑くても着衣量を減少することができない状態だと考えられる[8].2005年に環境省からノーネクタイ,ノージャケットの「クールビズ」ファッションが提案され,地球温暖化問題の一環として一定の評価を得て日本社会に定着しつつあると思われる.今後も,地球環境を考えながら新たな衣服による気候適応を検討していくことが必要であろう.

(丸田直美)

■文献

1) 安田 武,山階克子:衣替えの生態学的研究—1966〜1967年の大阪における観察—.人類誌:36-44, 1969.
2) 田村照子,丸田直美:現代社会における衣服着用率の季節変化 第一報 定点観測法の試み.日本生気象学会誌 40(s):351-360, 2004.
3) 田村照子:基礎被服衛生学,文化出版局,1985.
4) Olesen. B.W.: A new simpler method for estimating the thermal insulation of a clothing ensemble. ASHRAE Transaction 91(2):478-492, 1985.
5) 仲松 亮,堤純一郎,新川亮樹,他:亜熱帯沖縄における温熱感覚調整要素としての着衣量の実態調査.日本建築学会環境系論文集 570:21-27, 2003.
6) 大井 元,斉藤基之,石井昭夫:屋外における着衣量の推定に関する研究.第25回人間—生活環境シンポジウム報告集 203-206, 2001.
7) 大野静枝,飯塚幸子,田村照子,他:各種温熱環境下着衣標準の設定に関する実態調査 第二報 地域・季節別着衣重量,季節別代表的着装パターンについて.衣生活 29(6):31-35, 1986.
8) 丸田直美,田村照子:歩行者の外観に基づくclo値推定の試み—定点観測結果を用いて—.日本生気象学会誌 46(4):2009.
9) Gagge AP, Stolwijk JAJ, Nishi Y: An effective temperature scale based on a simple model of human physiological regulatory response. ASHRAE Trans 77:247-262, 1971.

3. 気温と衣料品需要

a. 季節商品

季節限定商品と言えば，雛人形，鯉のぼり，盆提灯，クリスマスツリーなどのように，年中行事に関連するもの，また，気候変化に応じて使用される，夏用の冷房機具，扇風機，すだれ，熱中症対策用品，冬用の暖房機具，寝具，じゅうたん，花粉対策用品，防寒対策用品など，さらに，年中販売されてはいるが，アイスクリームやビールなどのように，売れ行きに気温との相関がありそうな商品もある．これらの生産や販売見込みには，その季節の気温や降水量，花粉の飛散量などの気象予測が欠かせないという．各種メディアにおいても，「10月上旬，気温が引き続き高めであるため秋物衣料品の動きが鈍い」，「8月の低温と日照不足が顕著で，電化製品・衣料品など夏物商戦に手痛いダメージ」，「連日の暑さで季節商品の好調振りが目立つ」など，商品販売動向の解説には，しばしば気温をはじめとする気候条件との関連性が取り上げられる．

b. 衣料品の種類とその生産・流通プロセス

衣料品（アパレル）は，着用者・着用目的などによって多種にわたる．その分類を図1に示す[1]．一般に，衣料品の生産から販売に関わる産業を総称して繊維産業と言うが，そのプロセスは複雑であり，各プロセスに関わる産業は以下の四つに分けられる．

① 原料の繊維から糸の生産に関わる繊維素材産業．

② 織物，ニット，レースなど生地の生産・加工に関わるテキスタイル産業．

③ アパレルの生産・卸に関わるアパレル産業．

④ アパレル，生地，アクセサリー，寝具，インテリアなどの小売に関わるアパレル・ファッション小売産業．

すべてのアパレルはこれら四つの段階を経て生産・流通され店頭に並ぶため，商品企画から販売までに通常1年以上の時間が必要となる．衣料品の多くは季節と何らかの関連をもつため，販売予測においても気温などの気象データが求められる．しかし，食品などに比べて生産から販売までの時間・プロセスが長く複雑であり，種類もきわめて多種であるため，気温と需要との関連に関する有効な学術データがほとんど見当たらないのが現状である．

c. 衣替え

一方，日本には平安時代から，更衣（衣替え）の習慣があり，20世紀中頃まではかなり厳格に生活のなかに位置づけられていた．しかし，暖冷房の普及に伴い，衣服による気候適応の意義が薄れ，日常生活における衣替えの習慣が崩れていった．1950年代までの衣替えとしては，東京では6月1日と10月1日を境に合服から夏服へ，夏服から合服へと替えたが，この時期の日平均気温は約20℃である．背広一揃い分の保温力は約1cloで，この着衣で快適でいられる気温はおよそ21℃であるから，ちょうど背広を冬用から夏用に変化させる頃に衣替えの日が設定されていたことになる．なお，北海道や沖縄など気温の異なる地方では衣替えの期日も異なって設定されていたとのことである．

3. 気温と衣料品需要

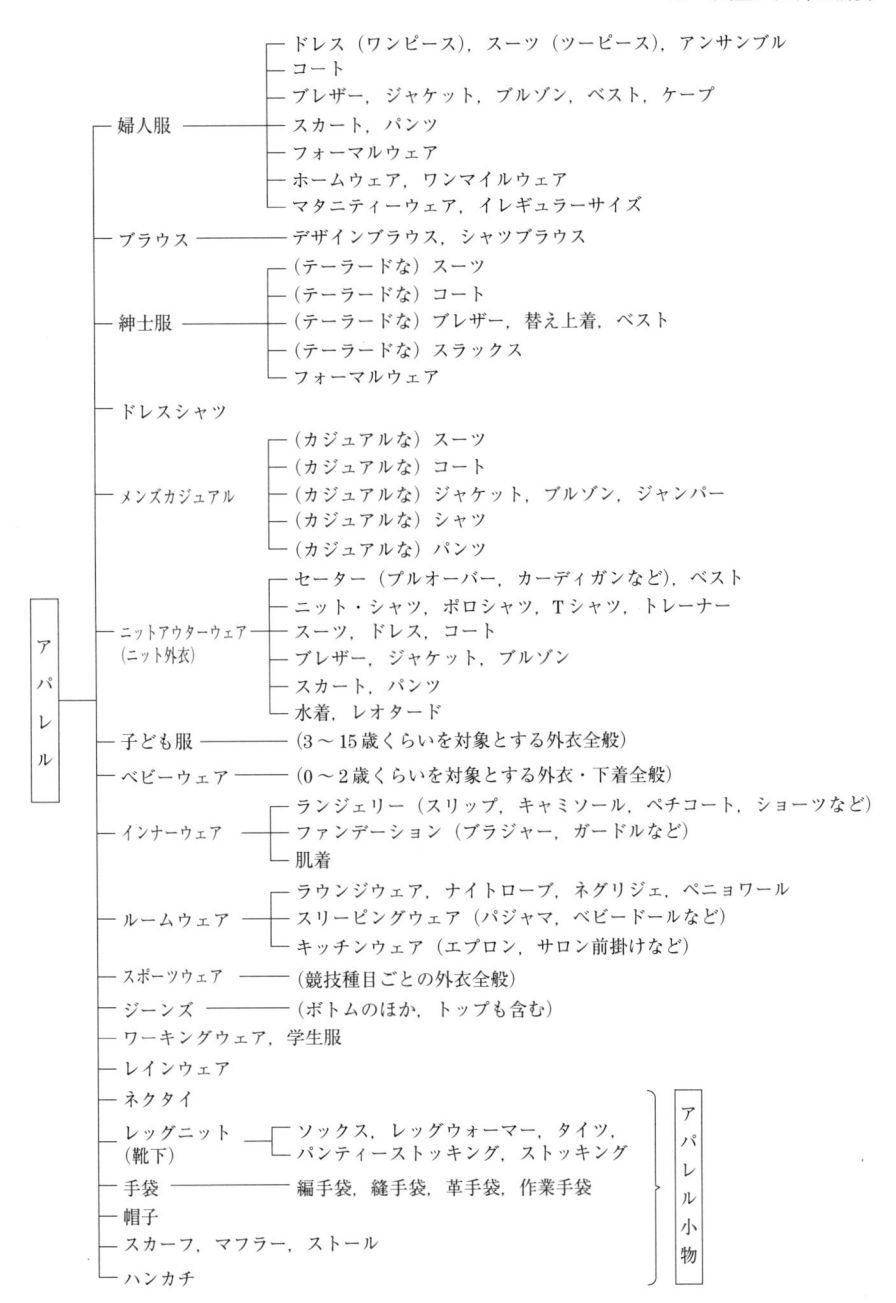

アパレル
- 婦人服
  - ドレス（ワンピース），スーツ（ツーピース），アンサンブル
  - コート
  - ブレザー，ジャケット，ブルゾン，ベスト，ケープ
  - スカート，パンツ
  - フォーマルウェア
  - ホームウェア，ワンマイルウェア
  - マタニティーウェア，イレギュラーサイズ
- ブラウス ― デザインブラウス，シャツブラウス
- 紳士服
  - （テーラードな）スーツ
  - （テーラードな）コート
  - （テーラードな）ブレザー，替え上着，ベスト
  - （テーラードな）スラックス
  - フォーマルウェア
- ドレスシャツ
- メンズカジュアル
  - （カジュアルな）スーツ
  - （カジュアルな）コート
  - （カジュアルな）ジャケット，ブルゾン，ジャンパー
  - （カジュアルな）シャツ
  - （カジュアルな）パンツ
- ニットアウターウェア（ニット外衣）
  - セーター（プルオーバー，カーディガンなど），ベスト
  - ニット・シャツ，ポロシャツ，Tシャツ，トレーナー
  - スーツ，ドレス，コート
  - ブレザー，ジャケット，ブルゾン
  - スカート，パンツ
  - 水着，レオタード
- 子ども服 ― （3〜15歳くらいを対象とする外衣全般）
- ベビーウェア ― （0〜2歳くらいを対象とする外衣・下着全般）
- インナーウェア
  - ランジェリー（スリップ，キャミソール，ペチコート，ショーツなど）
  - ファンデーション（ブラジャー，ガードルなど）
  - 肌着
- ルームウェア
  - ラウンジウェア，ナイトローブ，ネグリジェ，ペニョワール
  - スリーピングウェア（パジャマ，ベビードールなど）
  - キッチンウェア（エプロン，サロン前掛けなど）
- スポーツウェア ― （競技種目ごとの外衣全般）
- ジーンズ ― （ボトムのほか，トップも含む）
- ワーキングウェア，学生服
- レインウェア
- ネクタイ ┐
- レッグニット（靴下） ― ソックス，レッグウォーマー，タイツ，パンティーストッキング，ストッキング
- 手袋 ― 編手袋，縫手袋，革手袋，作業手袋
- 帽子
- スカーフ，マフラー，ストール
- ハンカチ

（アパレル小物）

図1 衣料品の分類[1]

d. 季節に伴う衣料品着用率変化の実測事例

田村と丸田[2,3]は，2001年6月〜2002年5月の1年間にわたり，東京都心の某交差点を横断する人の着用衣服を写真撮影により定点観測し，通行人の衣服着用率の季節変化を観察・分析した．結果の一部を図2，3に示す．図2は横軸に観測日を縦軸にアイテム別男女別着用率を示している．図3は観測日の同場所における日平均気温と着用率の関係をみたものである．アイテムによって着用率そのものには男女間で差があるものの，着用開始から最大値，さらに

着用の終束に至る経緯は，きわめてよく対応し，男女ともに衣料品需要は季節・気候条件に依存していることが示されている．例えばこの調査年においては，半袖シャツの着用開始日は4月23日，終束日は10月13日，コートの開始日は11月5日，終束日は5月13日，サンダルの開始日は4月23日，終束日は10月13日などである．もちろんこれは写真判定である点に限界があり，生地の厚さなど詳細は不明であるが，いずれにせよ，人々がきわめてよく季節や気候に応じた着装をしていることは明らかである．

以上の結果は，観測日と着用率の関係であるが，これを同場所における気温その他の気象要素との関連で分析するとどうか．着用率と当該調査日・当該地域における日平均・日最高・日最低気温，相対湿度，風速，日照時間などとの関係を重回帰分析した結果，コート，マフラー，ブーツなどの冬用衣料については当日の朝の気温または日最低気温が，また，半袖シャツ，帽子，日傘などの夏用衣料では日最高気温が第1要因として抽出された．いずれも気温に関するもので，湿度や風速の影響は僅少であった．そこで着用率と日平均気温との関係をみると，図3のとおり，コートやマフラーなど冬用衣料では負の相関を示し，女性は18.4℃，男性は16.1℃以下でコートを，16.0℃，14.5℃以下でマフラーを着用し始めている．反対に夏用衣料では着用率が気温と正の相関を示し，男女とも15.2℃以上で半袖を，12～13℃以上でサンダルを着用し始めることがわかる．長袖シャツやジャケットのように春秋季に着られるものはそれぞれ20℃，15℃辺りにピークをもつ凸状の分布となるが，男性では30℃付近の夏日にも着用率が高いのは，この調査がクールビズ運動以前の調査でありビジネスマンが社会規範として，夏にもビジネススーツを着用していたことの影響と考えられる．

以上は着用の現状を観察したものであるが，

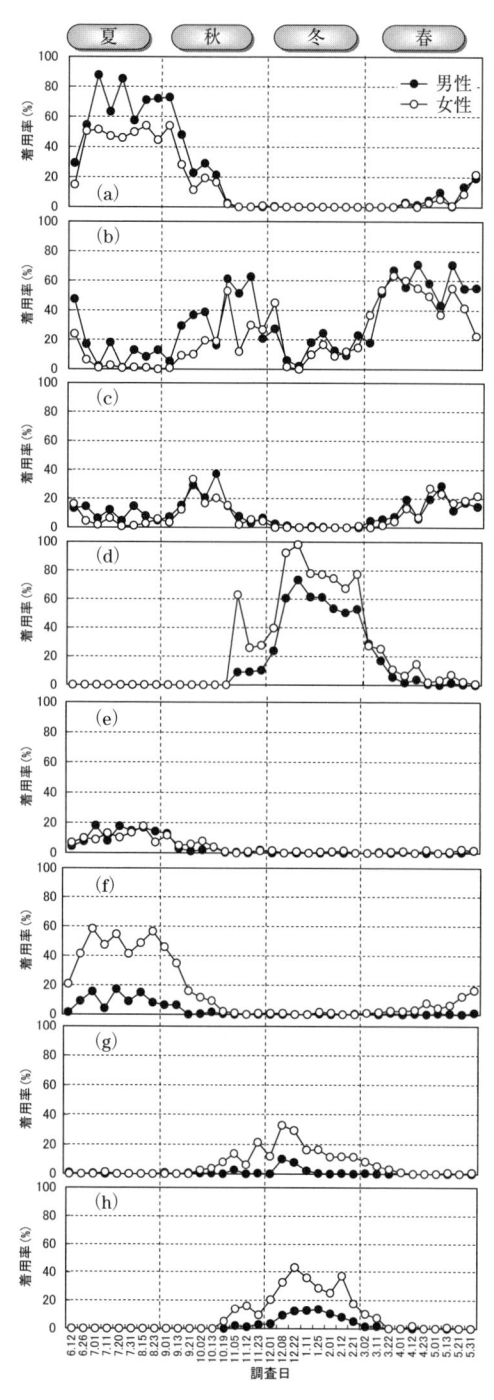

図2 衣料品着用率の年間変動
(a) 半袖シャツ，(b) 長袖ジャケット，(c) 長袖シャツ，(d) コート，(e) 膝丈パンツ，(f) サンダル，(g) ブーツ，(h) マフラー．

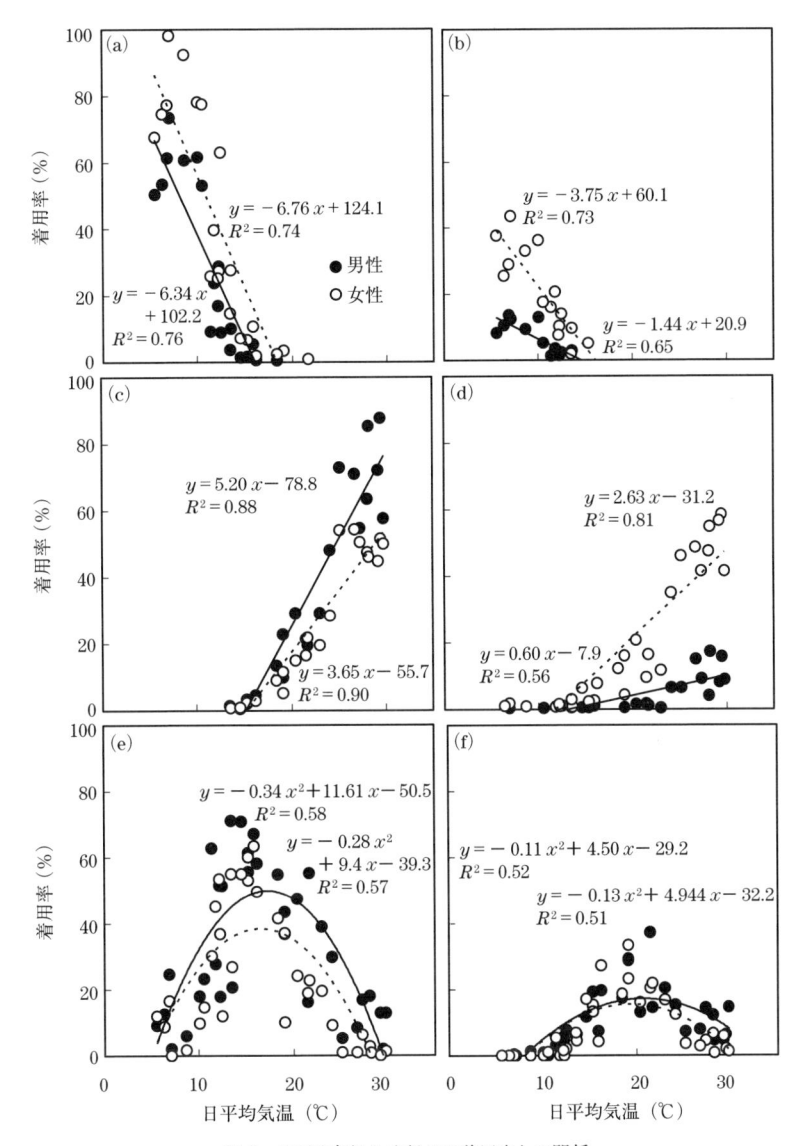

図3 日平均気温と衣料品の着用率との関係
(a) コート, (b) マフラー, (c) 半袖シャツ, (d) サンダル, (e) ジャケット, (f) 長袖シャツ.

このような結果は季節衣料の予測につなげるうえで有効ではないかと考える．衣料品においては，服種とともに生地や色彩の影響も重要であり，今後はこれらの情報の収集に加えて，実際の販売量との関連を検討することが課題である．
　　　　　　　　　　　　　　　（田村照子）

■文献
1) (社) 日本衣料管理協会刊行委員会編：新訂 繊維製品の基礎知識 第3部 家庭用繊維製品の流通，消費と消費者問題, p.72, 日本衣料管理協会, 2009.
2) 田村照子, 丸田直美：現代社会における衣服着用率の季節変化 第一報 定点観測報の試み. 日本生気象学会誌 40(s)：351-360, 2004.
3) 丸田直美, 田村照子：現代社会における衣服着用率の季節変化 第二報 気象データによる予測. 日本生気象学会誌 40(s)：361-368, 2004.

4. 靴内気候

a. 靴内気候とは

靴内気候とは衣服気候の一つであり，靴内の気温，気湿，気流などの靴内気象要素を総合した呼称である．靴下を着用して靴を履いた場合の靴下と足の空隙の気候は，靴下内気候と呼ばれることもある．わが国では，和服に合わせて履く下駄や草履といった開放性の履き物が，気候風土に合った履き物として長く用いられてきた．わが国における靴の歴史は浅く，西洋の閉塞性履き物である靴が導入されたのは明治維新以後である．わが国においては，靴は脱ぐことを前提とした時期が続き，靴内気候の悪化に対して寛容であった．よい靴とは，「適合」，「適応」，「順応」の3条件が具備されていることである．適合とは，足にぴったり合っていることである．適応とは，歩くときの動的な足の変化に従い靴が変化すること，および足が曲がる位置で靴が曲がることである．順応とは，寒暑の気候変化に順応した構造が靴に取り込まれていることである．靴内気候は，このよい靴の3条件のうち「順応」機能との関わりが深い．

b. 靴内気候の形成

綿靴下に革靴，ビニール靴またはレインシューズ着用時の着用直後から着用60分後までの趾根部の絶対湿度の経時変化を図1に示した[1]．いずれの靴においても，趾根部絶対湿度は $30 \sim 32 \text{ g/m}^3$ であり，外気に比較して $11 \sim 14 \text{ g/m}^3$ 高値である．靴・靴下着用時は，着用と同時に外気とは全く異なる靴内気候が靴爪先に形成される．気温23℃で靴を着用して運動した後の趾間の絶対湿度は，最大 40 g/m^3 であったとの報告もある．靴と靴下を種々の組み合わせで着用し，気温 $5 \sim 35$℃ の人工気候室に

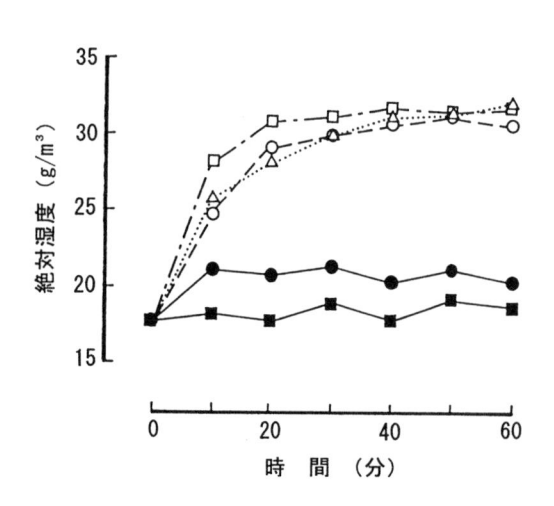

図1 靴・靴下着用後の趾根部絶対温度

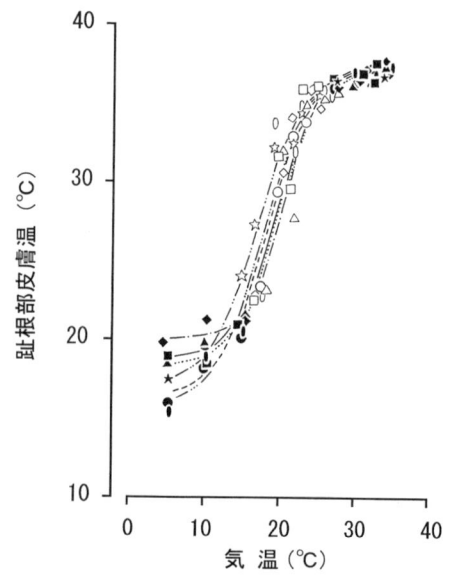

図2 気温と趾根部皮膚温

1時間椅座安静にて滞在したときの気温と趾根部皮膚温の関係を図2に示した[2]．気温5℃におけるナイロン靴下着用時は，革靴およびビニール靴とも他の着用条件に比較して趾根部皮膚温はやや低値を示した．足爪先の感覚が快適と感じるのは，趾根部皮膚温が22.0〜35.5℃，気温が16〜26℃のときであった．

c．寒暑と靴内気候

寒冷時の足部の不快感として，足爪先の冷たさがある．冬はもちろん，夏でも足が冷たく感じると訴える者が少なくない．原田[3]は，冬季の快適な靴内温度は24〜28℃が通例であると述べている．夫馬ら[4]は，靴の保温性は靴形態の差と靴素材自体がもつ保温性の差の両方に関係すると述べている．このなかで，靴形態の差を測定する方法の一つとしてサーマルマネキンを用いる方法を，靴素材の差を測定する方法の一つとして精密迅速熱物性測定装置 KES-F 7 (THERMO LABO II TYPE) を用いる方法を紹介している．

暑熱時の足部の不快感として，靴内気候の高温多湿化に伴う足部の蒸れ感がある．革靴は，合成皮革靴よりも靴内に貯留した足からの汗と熱を素早く発散させ，足を常に快適かつ衛生的に保つことができると言われている．また，足から発生する汗を裏革に吸収させやすくするためには仕上げの塗膜は薄くした方がよく，甲革の仕上げ塗装を強固に厚く施したものは透湿度が著しく低下するとも言われている．靴着用時の主観的感覚には，靴内全体の温度・湿度よりも趾間の温度・湿度の方が大きく影響し，趾根部相対湿度が74%以上になると，蒸し暑い，べとつくなどの不快感が生じるとの報告[2]もある．

d．靴内換気と靴内気候

靴を着用し歩行を行うと，靴内湿度は一過性に下降する．この下降は，歩行に伴う換気作用によるものである．靴爪先部に穴をあけると趾下に大きな通気効果が歩行時に得られる．エアサイクル靴は，インソールの前足部と靴底に通気孔を設けることにより趾根部にまで外気を通し，蒸れ感を緩和する工夫を凝らした靴である．内田ら[5]は，靴爪先に10%二酸化炭素を200 ml/分で5分間供給し，その後の二酸化炭素濃度の減衰割合より靴爪先空間の換気回数を求める手法を提案している．図3に趾根部および足底弓の換気回数を示す．歩行時（5 km/h）の換気回数は椅座安静時に比較して高値であった．その理由は，歩行時の足の蹴りによるベンチレーション効果によると述べている．

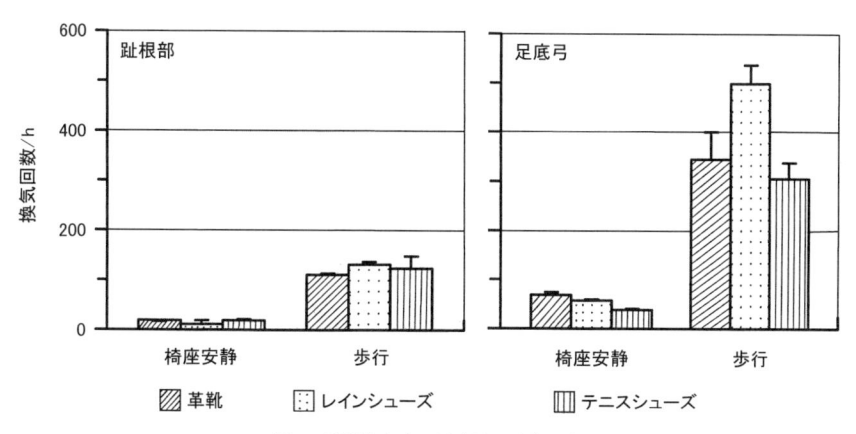

図3 趾根部および足底弓の換気回数

e. 快適な靴内気候

原田[3]は，成人男子の片足の発汗量は$3\,g/h$であり，革靴を6時間着用した後の汗の分配は，履き口44%，甲革透湿量37%，靴重量増加14%，その他5%と述べている．菅野[6]は，足の裏からの不感蒸泄は$23\,mg/cm^2\cdot h$と述べている．さらに，靴着用時に靴が吸収した汗は1晩の間には完全には乾燥しないとも述べている．また，天然皮革は合成皮革に比べて水分の吸収量が大きいうえに連続使用により水分蓄積量が加速的に増加するとも言われている．

夏季における靴の湿潤は，靴内気候の高温多湿化による蒸れ感を引き起こす．冬季には，靴素材の熱伝導率を上昇させ，保温性の低下による冷え感を引き起こす．靴の中底は寝室の布団とよく似ているため「フットベット」とも呼ばれる．水分蓄積を防ぐために，靴に休日を与える，靴を陰干しするなどにより，布団と同様に靴も乾燥した状態に管理することが，快適な靴内気候を維持するためには重要である．

（成瀬正春）

■文献

1) 成瀬正春ほか：靴・靴下着用時における趾根部CO_2とH_2Oのガスクロマトグラフィーによる測定．日本公衆衛生雑誌 36：682, 1989.
2) 成瀬正春ほか：靴・靴下着用時における趾根部の快適環境要因について．公衆衛生 55：213, 1991.
3) 原田和人：足もとの化学―靴の中の気候と，はき心地―．化学と工業 32：511, 1979.
4) 夫馬佳代子ほか：児童の快適な生活環境を目指した試作靴の製作．岐阜大学教育学部研究報告（自然科学）29：51, 2005.
5) 内田有紀ほか：室内換気回数測定法を応用した靴爪先空間換気回数測定法の検討．繊維製品消費科学 47：305, 2006.
6) 菅野英二郎：人と靴．繊維製品消費科学 18：45, 1977.

5. 寝床内気候―寝具と温度―

a. 寝床内気候

寝床内気候とは，人体と寝具との間につくられる微小な温熱環境を指す．寝床内気候と同様に，人体周囲に形成される微気候として衣服内気候がある．寝床内気候も衣服内気候も，どこで何をどう測るべきか，定義されていない．古くは肩部外側，上腹上側，下肢側部が測定されていたが，現在はほぼ同様の胸部や下腿部などで温度，湿度が測定されている．重ね着の場合，皮膚に最も近い最内層，第1層，第2層と，外側になるにつれ外気に近づく．また，人体の動きにより，衣服内気候や寝床内気候は変動する．衣服や寝具の枚数や素材の選択だけでなく，衣服の襟元でパタパタと仰ぎ衣服内に空気を入れたり，手足を寝具から出して布団で腹だけ覆ったりと，手軽に体温調節を補助することができる．それが，計測の困難さや定義の難しさと関連している．

覚醒時について，ヒトが裸体で快適と感じる環境は，気温 28～30℃ であり，これは中性温度域と呼ばれている．この範囲内では皮膚血流量の増減に基づく皮膚温の上昇・下降のみで調節される．衣服を着用して快適と感じる衣服内気候は，体幹部（胴体）の最内空気層の温度が $32\pm1℃$，湿度 $50\pm10\%$[1]（湿度を Torr に換算すると，13.5～22.6 Torr），気流 0.1 m/秒であり，一方，衣服内気候が温度 34℃，湿度 70%（27.9 Torr）以上で不快になることが示されている．

寝具の熱的特徴である断熱性は，衣服と同様に，clo 値（グロー）（1 clo＝$0.155℃\ m^2/W$）で表すことができる．また，寝具の clo 値の測定法は，定められていないが，衣服がサーマルマネキンにより測定されるように，寝袋はサーマルマネキンで測定する方法が定められている[2]．一方，日本の寝具の場合，大きさと素材で表示されており，断熱性に関しては表示されていない．

b. 四季の寝床内気候

温熱環境が睡眠時の人体に及ぼす影響に関しては，裸体実験の結果から気温 29℃ で徐波睡眠やレム睡眠が最も多くなり，覚醒が少なくなって，睡眠効率が高くなることが示されている[3]．言い換えれば，29℃ よりも高温や低温では，徐波睡眠やレム睡眠が減少し，覚醒が増える．しかし，寝具を使用して寝るとなると至適温度は低温側へ移動する．

日本では住宅の断熱性が低く，かつ，中央集中的な暖冷房管理がされていない．そのうえ，安全性や省エネの観点から，終夜にわたり暖冷房器具をつけっ放しにして室温管理する考え方が普及していない．そのため，寝室の温・湿度は季節の影響を受ける．よって，使う寝具の量や質は季節によって異なり，身体との間に形成される寝床内気候も季節により影響される．

四季にわたり高齢者住宅の外気温，寝室気温，寝床内温度，湿度，皮膚温を調べた結果を図1に示す[4]．この結果は，外気温と寝室の気温はほぼ比例関係にあり，寝室気温は外気温よりも夏には3℃，冬には10℃ 高くなる．季節によって使われる寝具は異なり，夏に少なく（1 clo），冬に多く（7.4 clo），春・秋にはその中間ぐらいの結果（5 clo）であるが，寝具によって形成される寝床内温度・湿度は，軀幹部 34～36℃，足部 32～34℃ と狭い範囲にあり，寝室気温の影響を受けていない．平均皮膚温や胸皮膚温は季節による差はないが，足皮膚温は

夏に最も低く，前額皮膚温は寝室の気温に比例している．胸皮膚温と胸部最内層温度に差はない．胸部での着衣と寝具の間の温度との温度差は約1℃であり，足皮膚温と足部寝床内温度との温度差も約1℃である．胸部の最内層湿度と寝床内湿度には差がなく，季節によって夏，春，秋，冬の順に高く，寝室の湿度に比例している．

c．冬季の寝床内気候と皮膚温・直腸温

図2に，十分な断熱性のある寝具（羽毛布団1枚1.4kg，厚手アクリル毛布1枚1.8kg，8 clo）を使って3℃，10℃，17℃の温熱環境（相対湿度は50%，気流は0.2m/秒以下，平均放射温度は気温に等しい）を人工気候室に設定し，青年男子を被験者として実験を行った結果を12名の平均値で示す．消灯の30分前に設定した気温の人工気候室に入室し，アンケート記入後，消灯15分前までに入床し，消灯時間を0として，睡眠実験を開始している．

睡眠ポリグラフ測定から得られた睡眠効率は3条件とも93%であり，有意な差を認めない．入床から約1時間，胸の皮膚温・寝床内温度・湿度は3条件ともに急上昇する．前額皮膚温は室温に比例して低下し，低温条件ほど低い値で安定する．胸部皮膚温と平均皮膚温は，3条件間に差が認められない．直腸温は低温になるほど大きく低下し，これは平均皮膚温に差が認められないことから，頭部が布団に覆われず，環境に直接さらされていることによる．胸の皮膚温および寝床内温度は入床後1時間で急に上昇してその後若干低下するが，胸部皮膚温は35℃，胸寝床内温度は34℃でほぼ安定している．人体が寝具に入り，人体から寝室環境への放熱が寝具により遮断されると，人体からの放熱が人体と寝具との間の微小環境を温め，寝床内温度は上昇し始める．よって，低温環境から寝具に入ると，皮膚温はいったん低下するが，皮膚からの放熱により寝床内が温まり始める

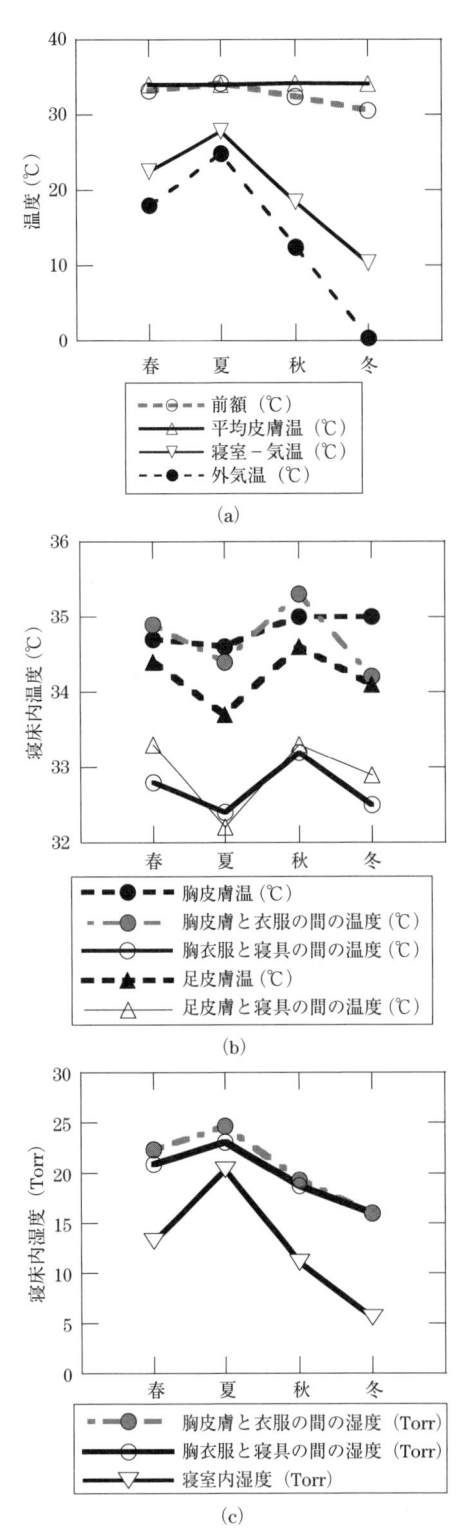

図1 四季における高齢者についての皮膚温，寝床内温度・湿度，寝室気温，外気温

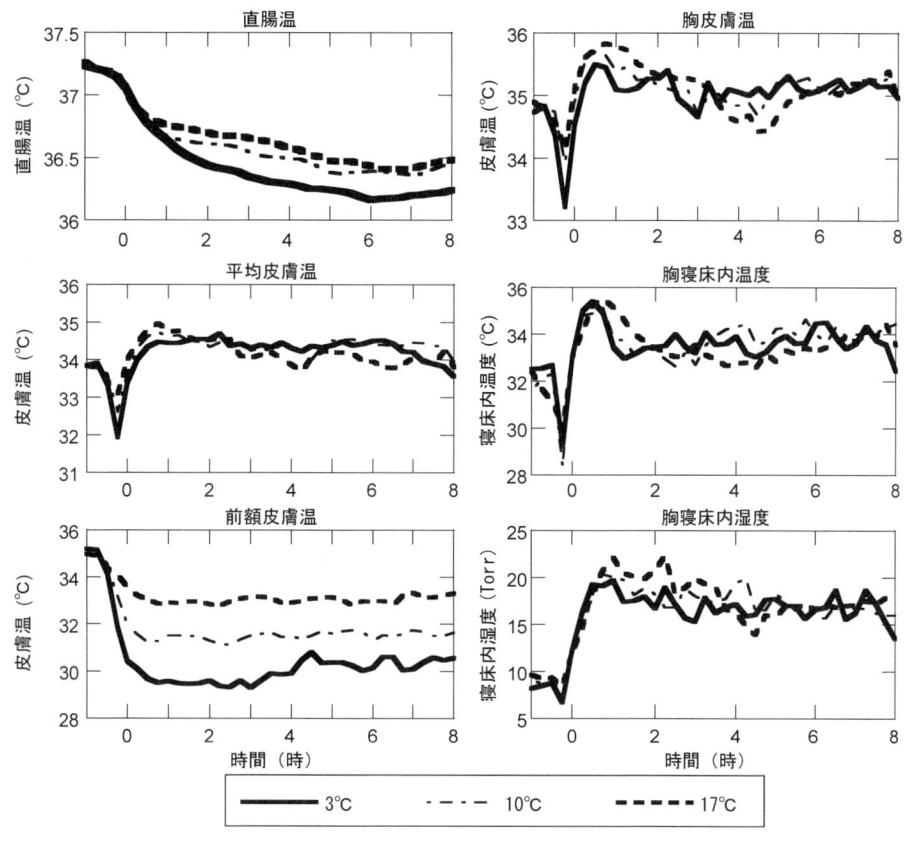

図2 冬に気温 3℃, 10℃, 17℃ の人工気候室において青年男子を被験者に寝具を使用した睡眠実験中の直腸温, 皮膚温, 寝床内温・湿度の変化

と, 続いて皮膚温も上昇する. 寝床内温度は人体からの放熱を反映しており, 例えば, 末梢部は寒冷環境では低い皮膚温を示すが, 寝床内温度は約1℃, 皮膚温よりも低値を示す. 布団の断熱性が高いと, どの気温条件であっても寝床内温度は33~35℃ の範囲になり, 皮膚温とほとんど変わらない. 寝床内湿度は最初1時間で上昇し, その後も17℃ 条件で最も高値を示すが, 徐々に低下し後半では3条件間に有意な差は認められない. つまり, 人体からの不感蒸泄や発汗などの影響を受けるが, 発汗のない場合は 15~22 kp の範囲にある. これらの結果は, 寒冷環境であっても十分な断熱性の寝具を使用すれば, 寝具に覆われている頭部以外の皮膚温は快適範囲に安定する. 頭部が低温環境に曝露されると直腸温低下への影響は認められるが, 睡眠効率には影響のない範囲であると推察される. 寝具を使うことにより, 皮膚温は快適範囲に収まり, 室温 3℃ 以上の寝室環境であれば悪影響はないという寝床内気候の重要性を示している.

寝床内温度・湿度の快適範囲は, これらの結果より 32~36℃, 15~28 Torr と覚醒時の衣服内温度の快適範囲と同様か, むしろより高い値になる. その理由は睡眠中 2~3 割代謝量が減っているからと考えられる. 寝床内温度・湿度がそれらの値よりも高くなった場合に, 寝返りを打つ, 布団から手足を出す, 布団を剥ぐなど無意識の行動性体温調節である体動を起こし, その結果, 睡眠効率も低下する.

図1の高齢者についての調査では, 冬季には皮膚温も胸・足の寝床内温度も入床時には低値

であったり，約1時間で他の季節とほぼ同様の値になる．これを改善するために，寝具内を入床まで電気毛布，炬燵，アンカなどで温めておき，入床とともに電源を切ることにより，温まりすぎや就寝中の熱負荷にならないような方法が推奨されている[5]．また，皮膚温と同等の温度設定を下肢のみに使うなど就寝中の電気毛布使用の工夫[6]や，近年は温風を布団の足元部分に吹き込む布団システムが開発された．高齢者について睡眠実験を試したところ，睡眠を阻害せず，温冷感や快適感を向上させ，よい睡眠感をもたらしている[7]．

d．夏季の睡眠改善

夏季には，寝具に冷却枕を使う改善方法があげられる．32℃80%の環境で頭部に冷却枕を使用，32℃80%の環境で普通の枕使用，冷房（26℃50%）で普通枕使用の3条件を比較した[8]．その結果，冷却枕の使用の有無は，直腸温には影響を及ぼさなかったが，冷却枕使用により睡眠中の全身発汗量が減少して寝床内温湿度も低下した．その結果，睡眠中の中途覚醒が減少し，睡眠効率が改善した．

寝床内気候を改善する方策として，寝室での冷房に並んで扇風機の使用があげられる．32℃80%の環境で扇風機を使った場合と，扇風機を使わなかった場合，冷房（26℃50%）使用の場合の3条件を比較した[9]．その結果，扇風機を使うことにより，睡眠効率は改善され，冷房条件とほぼ同様となった．また，扇風機を使用することにより，皮膚温や直腸温，寝床内温湿度の低下が観察され，全身発汗量も有意に少なくなった．つまり，皮膚温とほぼ同等の温暖環境とは言え，対流熱を増やすことにより，生体への負荷は軽減され，睡眠効率が改善された．

〔都築和代〕

■文献

1) 原田隆司，土田和義，丸山淳子：衣服内気候と衣服材料．繊維工学 35(8)：30-37, 1982.
2) ASTM F1720-06：Standard test method for measuring thermal insulation of sleeping bags using a heated manikin, 2006.
3) Haskell EH, Palca JW, Walker JM, Berger RJ, Heller HC：The effects of high and low ambient temperatures on human sleep stages. Electro Clin Neurophysiol 51：494-501, 1981.
4) 都築和代，佐古井智紀，黒河佳香：四季における高齢者の就寝温熱・光環境が睡眠に及ぼす影響に関する研究．第31回人間-生活環境系シンポジウム報告集：33-36, 2007.
5) Okamoto K, Nagai Y, Iizuka S：Effects of age on physiological responses and bed climate during sleep followed by using the electric blanket. J Home Econ Jpn 50(3)：259-265, 1999.
6) Okamoto-Mizuno K, Tsuzuki K, Ohshiro Y, Mizuno K：Effects of an electric blanket on sleep stages and body temperature in young men. Ergonomics 48(7)：749-757, 2005.
7) 都築和代：寝床内の足元暖房が高齢者の睡眠と体温に及ぼす影響，日本睡眠学会第32回定期学術集会抄録集 161, 2007.
8) Okamoto-Mizuno K, Tsuzuki K, Mizuno K：Effects of head cooling on human sleep stages and body temperature. Int J Biometeorol 48：98-102, 2003.
9) Tsuzuki K, Okamoto-Mizuno K, Mizuno K, Iwaki T：Effects of airflow on body temperatures and sleep stages in a warm humid climate. Int J Biometeorol 52：261-270, 2008.

6. 高齢者の体温調節と衣服

a. 高齢者の体温調節

体温調節の有効性は，深部体温が安定しているかどうかで判断される．加齢に伴って，耐暑反応に関しては，身体部位の皮膚血流の減少，単一汗腺当たりの発汗量の減少，能動汗腺数の減少が末梢部から起こる[1]．また，耐寒反応に関しては，皮膚血管収縮能が低下し，熱産生量の亢進が減少する．つまり，暑熱・寒冷環境において，最初に皮膚血管拡張・収縮能の低下が起こり，発汗量や熱産生量の亢進が減少することにより，深部体温を維持する能力が低下する．

温熱的快適性の研究において，中等度の温熱環境では，高齢者と青年で「暑くも寒くもない，中立」と感じる温度に差がないこと[2]や被験者自身が選ぶ室温に関しては年齢差がないことが報告されている[3,4]．皮膚血管反応のみで熱平衡が可能であると言われる中等度の環境においては，温熱生理反応や主観申告には差がないのか，人工気候室での実験結果を季節について比較するとともに，実際の生活場面において周囲温熱環境と衣服，主観申告について実態調査を実施した結果を示す．

b. 中等度温熱環境における高齢者と青年の体温調節

冬と夏において，高齢者と青年が長袖トレーニングシャツとパンツ（0.64 clo）を着用し，3時間座っていたときの気温23℃，27℃，31℃条件（湿度はいずれも相対湿度60%，気流は0.2 m/秒）について，平均皮膚温，体重減少量，深部体温の変化で図1に示す[5]．冬の気温27℃と31℃では平均皮膚温は約34℃と35℃で安定しているが，青年群の方が高齢群よりも高い平均皮膚温を示している．しかし，気温23℃曝露中，両群ともに平均皮膚温は33℃から32℃へと約1℃低下し続けているが，青年群の方が高齢群よりもやや低い．夏では気温27℃，31℃ともに，青年群よりも高齢群の方が皮膚温はやや高く安定しているが，23℃では青年群の方が高齢群よりも約1℃平均皮膚温は低くなり，かつ，曝露中低下し続けている．気温23℃での平均皮膚温は夏冬で高齢群については差がなく，かつ，特に夏には青年群が約1℃低かったのは，高齢群で血管収縮が減弱して，皮膚温が高く保たれたことを示唆している．

体重減少量は，呼吸や皮膚からの不感蒸発泄と発汗量を合わせたものである．体重減少量は，気温23℃と27℃では年齢差も季節差もないが，31℃では23℃や27℃条件よりも夏，冬ともに約80%多くなっている．夏には，27℃，31℃条件ともに，高齢群の方が体重減少量は多い．これは，平均皮膚温が夏の気温27℃，31℃で青年群よりも高齢群の方が高いことと関連していると考えられる．

口腔温の変化は，気温27℃，31℃ではほとんど変化していない．夏の23℃では高齢群，青年群ともに約0.5℃低下しており，冬の23℃では高齢群は約0.5℃低下しているが，青年群は0.2℃の低下にとどまっている．

これらの結果によると平均皮膚温は，夏の23℃では高齢群の血管収縮が劣っているために青年群よりも高くなったと推察され，冬の31℃では高齢群の血管拡張が劣っているために青年群より低くなったと推察される．発汗量を含む体重減少量に関しては，中等度環境ということで年齢差が認められなかった．深部体温への影響は，冬に高齢群は23℃で口腔温の低

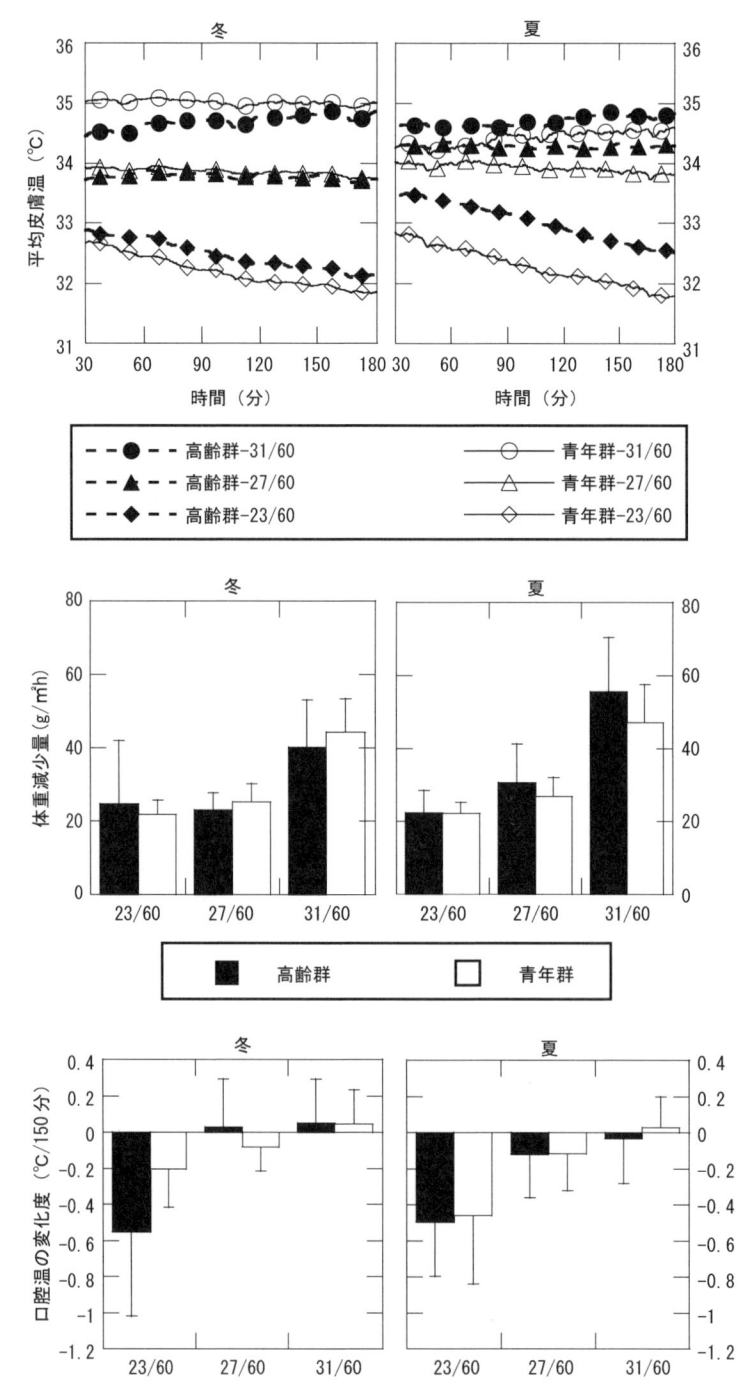

図1 夏と冬の気温23℃，27℃，31℃条件（相対湿度60%，気流0.2m/秒，平均放射温度は気温に等しい）での高齢群と青年群の平均皮膚温，体重減少量，口腔温の変化

下が青年群よりも大きくなり，高齢群の深部体温の保持機能が低下していることを示している．

c．気温と温冷感および不快側申告割合との関係

気温と温冷感申告の平均値，ならびに不快側

申告割合を図2に示す[6]．全身温冷感申告への影響は，冬は23℃，27℃条件で年齢差は小さいが高齢群の方が若干涼しい側申告であり，31℃では高齢群の方が1段階涼しい側申告を示している．夏は，27℃，31℃条件でほとんど年齢差は認められないが，23℃では高齢群の方が1段階暖かい側申告を示している．これらの温冷感の違いは，冬に31℃で高齢群の方が平均皮膚温は低く，夏に23℃で高齢群の平均皮膚温が高いことに一致しており，つまり，冬，夏への季節順化，つまり，低温や高温への体温調節の順化が遅れている，もしくは減弱しているために，前項で示したように皮膚温がそれぞれ低く，もしくは高く保たれて，温熱感覚へも影響を及ぼしていると考えられる．つまり，この結果は中等度温熱環境と言えども，高齢群は夏には低温側を，冬には高温側を，正しく感じにくいことを示している．

1次回帰式に温冷感申告値0を外挿して求めた中立温度を表1に示す．高齢群では，夏と冬で中立温度には差を認めず，青年群では約2℃差があり，夏には冬よりも2℃高温を「暑くも寒くもない」と感じている．高齢群で中立温度に季節差が認められなかったのは，季節順化が遅い，もしくは，順化の程度が小さいということに起因すると考えられる．

不快側割合と気温との関係は，冬は快適感申告の平均値が最も高くなった高齢群では27℃，青年群では25〜27℃で不快側割合が最も低くなる．それより気温が高くなっても低くなっても不快側割合は高くなるが，高温側では青年群の方が不快側割合は高く，低温側では高齢群の

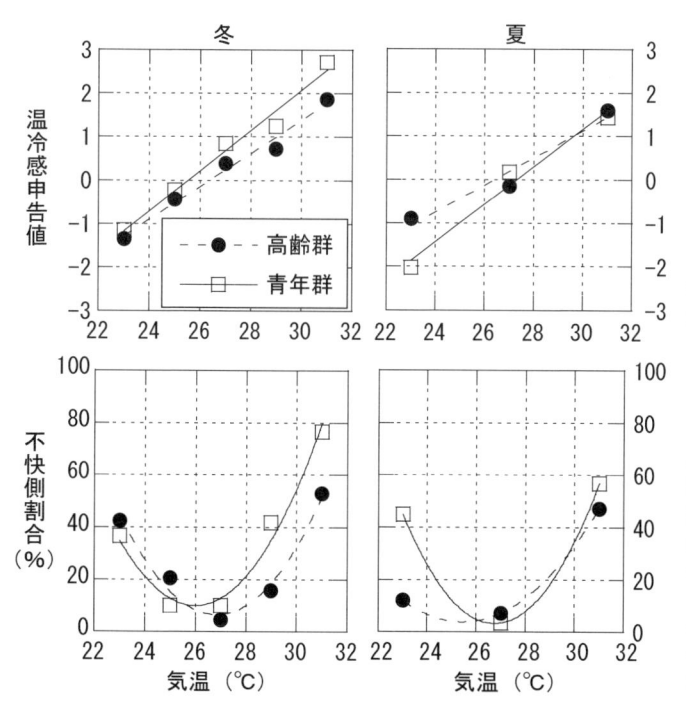

図2 夏と冬の気温26〜31℃条件（相対湿度60%，気流0.2m/秒，平均放射温度は気温に等しい）における高齢群と青年群の温冷感申告値の平均と不快側割合

温冷感申告値は暑さ寒さの感覚強度を数値に置き換えたもので，次の9段階（非常に寒い：−4，寒い：−3，涼しい：−2，やや涼しい：−1，どちらとも言えない（暑くも寒くもない）：0，やや暖かい：+1，暖かい：+2，暑い：+3，非常に暑い：+4）から選ぶ．180分間曝露中の150分目と180分目の2回の平均値を群内で平均する．快適感は，温熱環境に対する快適感の強度を数値に置き換えたもので，次の7段階（非常に不快：−3，不快：−2，やや不快：−1，どちらとも言えない：0，やや快適：+1，快適：+2，非常に快適：+3）から選ぶ．不快側割合は，そのうち−1：やや不快〜−3：非常に不快を選んだ群内の割合．

表1 気温と温冷感申告値の関係から算出した1次回帰式と中立温度

季節	群	1次回帰式	相関係数	中立温度（℃）
冬	高齢	$y = -9.99985 + 0.37915x$	$R = 0.99$	26.4
	青年	$y = -11.756 + 0.46083x$	$R = 0.99$	25.5
夏	高齢	$y = -8.2384 + 0.31186x$	$R = 0.97$	26.4
	青年	$y = -11.777 + 0.43125x$	$R = 0.99$	27.3

方が高い．夏は快適側申告となった気温 27℃ で最も不快側割合は小さくなるが，気温 31℃ で不快側割合 50% 近傍となり，年齢差は認められない．しかし，気温 23℃ では青年群は不快側割合が 45%，高齢群では 10% と年齢差が認められた．

全身均一な温熱環境においては，温冷感申告値の中立付近で不快側割合は小さくなる．しかし，季節により温冷感の感じ方は青年群と高齢群で異なり，高齢群は夏に低温を涼しく感じにくく，冬に高温を暑く感じにくいという結果を示しているが，それにより不快側申告についても，高齢群は夏の低温で青年群より不快側割合が減り，冬の高温で青年群より不快側割合が減ったと解釈できる．つまり，高齢群の温冷感が青年群ほども厳しく感じられないことから，夏の高温や冬の低温で高齢群の不快側割合が青年群よりも低くとどまると考えられる．

d．高齢者の身体部位の特性と衣服

夏の 23℃ における皮膚温低下度を身体部位ごとに高齢群と青年群で図3に示す．平均皮膚温や軀幹部皮膚温ではほとんど違いがないが，青年群が手，足，下腿で高齢群よりも皮膚温を大きく低下させている．一方，高齢群では大腿で青年群よりも皮膚温を大きく低下させている．このことは，中等度から数℃ 下がっただけの冷環境でも高齢群は手の血管収縮力の弱さを補うために，末梢部のみならず下肢全体の皮膚血流を減らし，特に大腿皮膚温の低下が著しかった．

下肢の皮膚温低下は，動作時には下肢の動きを鈍らせる一因となるが，一方，衣服の着用などにより保温しやすいため，高齢者用の衣服には軀幹部のみならず大腿部の保温の工夫も有効

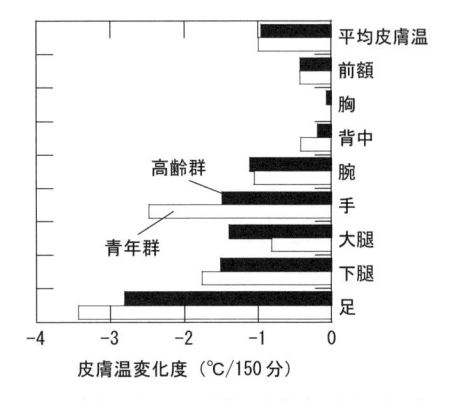

図3 気温 23℃ に曝露中の高齢群と青年群の皮膚温変化の部位差

であると考えられる．特に，本結果からは，夏に高齢者は青年と同じ冷房環境に居ても涼しいと感じにくく，しかし，皮膚温が下肢で低下している可能性があり，配慮が必要であろう．

（都築和代）

■文献

1) 井上芳光，上田博之，荒木 勉：体温調節反応の発育・老化特性とその修飾要因．繊維機械学会誌 56(12)：494-504, 2003.
2) Fanger PO：Thermal comfort, Danish Technical Press, 1970.
3) Ohnaka T, Tochihara Y, Tsuzuki K, Nagai Y, Tokuda T, Kawashima Y：Preferred temperature of the elderly after cold and heat exposures determinded by individual self-selection of air temperature. J Therm Biol 18(5/6), 349-353, 1993.
4) Taylor NA, Allsopp NK, Parkes DG：Preferred room temperature of young vs aged males：The influence of thermal sensation, thermal comfort, and affect. J Gerontol A Biol Sci Med Sci 50(4)：M216-21, 1995.
5) 都築和代：冬季における高齢群の温冷感と体温調節反応．日本建築学会大会（北陸）D-2 環境工学Ⅱ：395-396, 2002.
6) JIS TR S 0002：中等度温熱環境における高齢者及び青年の温熱感覚測定データ集，2006.

7. 乳幼児の体温調節と衣服

a. 乳幼児の体温調節と体格

子どもは小さな成人ではないと言われている．新生児はおおよそ身長 50 cm 体重 3 kg で産まれ，1 年で身長は 1.5 倍，体重は 3 倍に成長する．1 歳までを乳児，1 歳から就学までを幼児と呼び，乳幼児期は身体面，機能面などで成長，発達が著しい．乳幼児は，母親と同じ環境で過ごすことが多い．乳幼児は衣服の着脱や冷暖房機器の制御など行動性の体温調節ができないばかりか[1]，自律性の体温調節も発達途上にある．そこで，実験室で同じ暑熱・寒冷環境に曝露されたときの生理反応の計測結果を比較することにより，子どもの体温調節反応について示す[2,3]．

乳幼児の身体特性を母親と比べると，身長，体重，皮下脂肪のすべてにおいて母親の 22～55％の範囲にあり，絶対的に小さい．体格に関しては，体表面積当たりの体重が，母親の 61％と小さい．これらの乳幼児の身体的特徴に性差は認められない．からだと環境との熱のやりとりは，体表面を通して行われるため，体表面積当たりの体重が，乳幼児の値が母親の 61％であったということは，低温環境では熱が奪われやすい，つまり，冷やされやすく，一方，高温環境では温められやすいということを意味している．

b. 暑熱環境における乳幼児の体温調節

乳幼児の自律性体温調節のうち，発汗に関しては未発達であることが知られている．汗腺は胎児期に組織化されるが，それが能動化するかどうかは，産まれて 2 年半までにどの程度暑熱に曝露されるかによって決まり，それ以降，汗腺数は増えないと言われてきた．発達により，汗腺そのものを大きくすることによって発汗量を増やす．また，からだが大きくなるに伴って汗腺密度が低くなることにより，汗の蒸発効率をよくしていく．

2 歳前後の乳幼児について，暑熱環境においての体温調節反応を母親と比較した結果を図 1 に示す[2]．夏季に気温 25℃ 相対湿度 50％の冷房室から気温 35℃ 相対湿度 70％の暑熱環境に半袖 T シャツと短パン着用の母親と乳幼児を入れたところ，乳幼児は素早く皮膚血管拡張を開始し，乳幼児の皮膚温は母親よりも高く保たれていた．全身発汗量は，乳幼児が母親の約 2

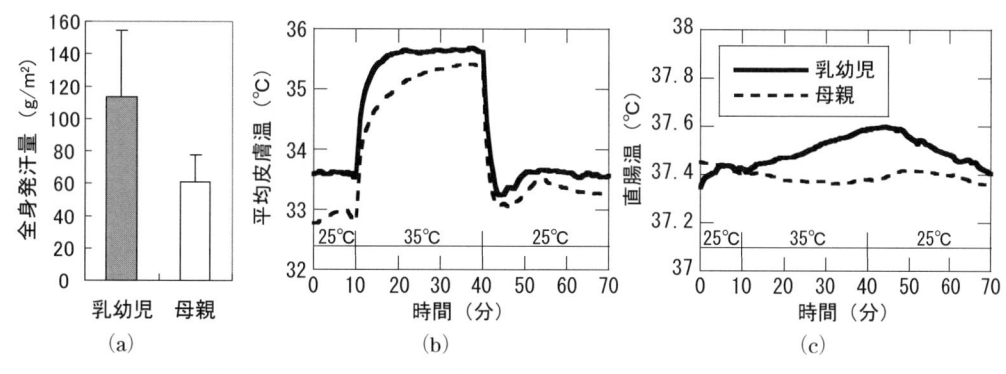

図 1 暑熱曝露中の乳幼児と母親の (a) 全身発汗量，(b) 平均皮膚温，(c) 直腸温の変動

倍の値を示した．直腸温に関しては，母親の直腸温は上昇せず，やや低下して安定したが，乳幼児の直腸温は暑熱曝露中ずっと上昇した．子どもの体温調節が有効かどうかは，深部体温が安定していることによって判断される[1]．本結果は，同じ暑熱環境に曝露しても，先に述べたように母親と乳幼児では身体特性が異なるため，母親は皮膚血管を拡張して皮膚温を上昇させてはいるが発汗量を増やさず，また，直腸温を上昇させなかった．一方，乳幼児は，体表面積当たりの体重が小さいため，暑熱曝露において皮膚温を上昇させるだけでなく，発汗量も大いに増やしていたが，直腸温を安定させることができず，上昇していた．

この結果は，暑熱環境では子どもは温まりやすいため，配慮が必要であることを示している．からだからの放熱が促進，もしくは，阻害されないような衣服の着用が推奨され，エアコンや扇風機などにより，適正な温熱環境にするなどの配慮が必要である．屋外においては，気温だけでなく，日射熱や道路からの反射熱も受けるので，熱負荷が高くなる．特に，夏季の高湿環境では汗の蒸発が抑制され，無効発汗が増えるため，汗を拭う必要がある．また，前述のように汗が多いので，脱水に注意する必要がある．

c．寒冷環境における乳幼児の体温調節

2歳前後の乳幼児とその母親を半袖Tシャツと短パン着用の軽装で寒冷環境に曝露したときの体温調節反応を図2に示す[3]．冬季に気温25℃相対湿度50％の温暖室において母親と乳幼児の皮膚温を比較すると，母親に比べて乳幼児の腹部皮膚温は有意に高く，手と腕の皮膚温

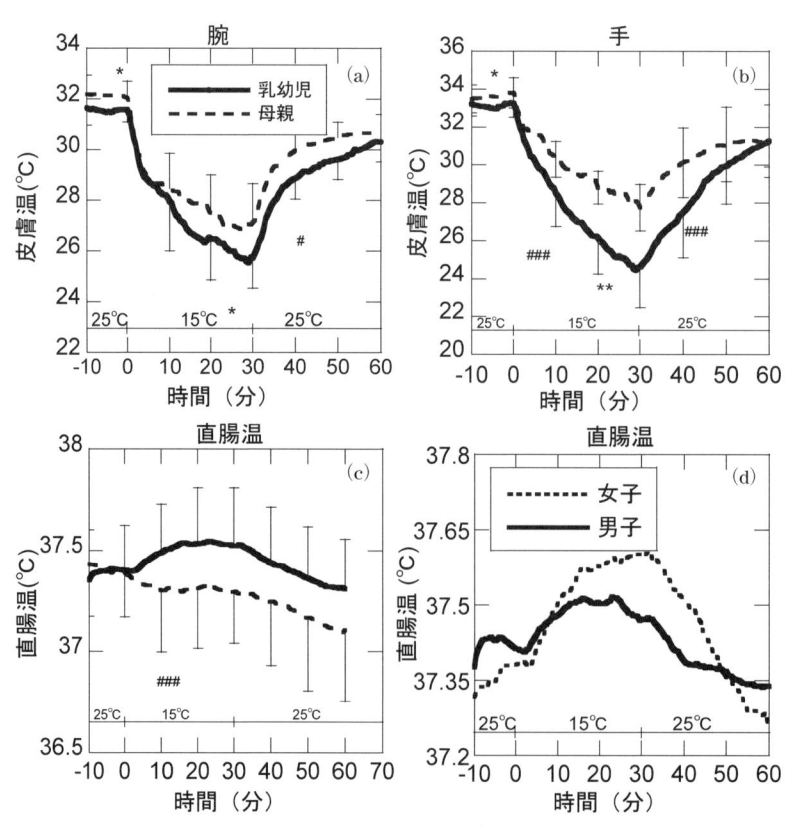

図2　寒冷曝露中の乳幼児と母親の (a) 腕皮膚温，(b) 手皮膚温，(c) 直腸温の変動と，(d) 男子と女子の直腸温の比較

は有意に低くなった．その後，気温15℃相対湿度50%，気流0.3 m/秒の寒冷室へ移動した．寒冷曝露中の皮膚温で有意な変化が認められたのは，末梢部皮膚温であり，手と足で乳幼児の方が有意に大きな低下度を示した．さらに気温25℃への移動による再温暖においての皮膚温変化度は，腕，手，足において，有意に乳幼児の方が皮膚温上昇度は大きくなった．寒冷曝露中の直腸温変化は乳幼児が上昇するのに対して，母親は低下し，有意な差が認められた．乳幼児の直腸温上昇は，寒冷曝露による皮膚血管収縮による直腸温の初発上昇に引き続き，寒冷による代謝量の増加が起こったと考えられる．寒冷による代謝量の増加は，ふるえによるものだけなく，胎児期から背部に褐色脂肪があり，筋での熱産生が十分でないときに褐色脂肪をエネルギーに変えていることが知られている[4]．

体格や皮膚温変化には性差は認められなかったが，寒冷曝露中の心拍数に関しては，男子のみ寒冷曝露により有意に低下した．これは，成人においては男性で寒冷曝露による心拍数の減少が観察されているが[5]，2歳児においてもすでに循環器系の反応には性差が生じていることを示唆している．また，直腸温の変化は，女子では30分間の寒冷曝露中，ずっと上昇していたが，男子では途中から下降が始まっていた．成人の場合，寒冷に対して男性は代謝を増加させるが，女性は断熱型で，代謝量の増加開始が遅く小さいことが知られている．乳幼児の皮膚温変化や体格に性差が認められなかったことから，乳幼児期からすでに寒冷に対する代謝反応に性差があると考えられる．男子の方が，体温を保つ機能が弱い可能性があることに注意する必要がある．

寒冷による血管収縮の結果，皮膚温の低下が乳幼児の手と腕で有意に大きかったことから，乳幼児は寒冷障害を誘引しやすく，寒冷環境においては，衣服を増やすだけでなく，靴下や手袋などにより末梢部を保温する必要がある．

〔都築和代〕

■文献
1) 都築和代，飯塚幸子，光辻佐枝子，池田麻子，富田純子，栃原　裕，大中忠勝：関東地域の住宅における乳幼児の衣住温熱環境調査．日本家政学会 52(5)：429-438, 2001.
2) Tsuzuki-Hayakawa K, Tochihara Y, Ohnaka T：Thermoregulation during heat exposure of young children compared to their mothers. Eur J Appl Physiol 72：12-17, 1995.
3) Tsuzuki K, Tochihara Y, Ohnaka T：Comparison of thermal responses between young children (1- to 3-year-old) and mothers during cold exposure. Eur J Appl Physiol 103：697-705, 2008.
4) Bruck K：Heat Production and Temperature Regulation. Perinatal Physiology, Plenum Publishing Corporation, pp. 455-498, 1970.
5) Stevens GH, Graham TE, Wilson BA：Gender differences in cardiovascular and metabolic responses to cold and exercise. Can J Physiol Pharmacol 65(2)：165-171, 1987.

8. 気候と民族服

a．民族服（飾）

民族とは，人種・言語・宗教を中心とした文化特性を共有する社会的共同体を指し，そこで慣用されてきたそれぞれ特色ある服飾を，民族服（飾）(folklore costume, national costume, regional costume) という．民族服は，これを製作するための材料や技術，あるいは美意識や社会規範が，その民族の文化として何世代にもわたって共有・伝承されてきたものである．現在地球上には多種多様な民族服が存在し，民族服をみればその人がどのような民族に属するかを知ることができるほど，民族服と民族の関係は密接である．「民俗服」という表現が用いられることもあるが，「民族」が自然的・地理的・歴史的側面を強く認識した用語であるのに対し，「民俗」は，農民・漁民などのように社会階級的認識を前提とした用語であるため，現在，民俗服は民族服の概念に包括されることが多い．また，「民族」の概念には，政治的体制を加味した国家・国民という意味が重なり合うため，民族服の区分として便宜上国家名を用いた区分がなされることも多い．さらにある一定の民族の服飾は不変ではなく，科学・技術の進歩，生活様式の変化，異民族の侵入や支配などによって時代とともに変化する．ここでは，民族服と気候との関係を考えるうえで，空調技術が発達する以前，すなわち19世紀末までの民族服飾を対象として検討することとする．

b．民族服の基本形態

民族服の基本形態は，腰巻型，巻衣型，貫頭型，前開型，体形型に分けられる．腰巻型は腰まわりを紐や布で覆う型，巻衣型は広幅の布を人体全体に巻きつけてまといつける型，貫頭型は長方形の布の中央に穴をあけ，ここに頭を通して着る型，前開型は前開きの衣服を前で合わせ，帯などでとめて着る型，体形型は筒袖の上着とズボンの組み合わせのように人体の形態に合わせた型である．

c．世界の気候と民族服

小川[1]は気候風土と民族服飾の基本形態の間には共通した関係があることを指摘した．両者の関係を大きく整理すると以下のようである（図1）．

(1) 寒冷地域

アラスカ，グリーンランド，カナダ北部，シベリア，樺太（サハリン）など：基本は体形型（防寒・全身包被型）．寒帯・亜寒帯の地域では防寒衣料なしでは生きられない．植生が乏しく，素材はトナカイ，カリブーやアザラシ，キツネ，オオカミなど獣の毛皮や腸，一部で魚皮も使用する．毛皮の柔毛を内側に用いた下着，粗毛を外側に用いたゆったりしたジャケット，ズボン，帽子，手袋に長靴（魚油塗布による防水性も）を着用する．一部でアザラシの腸を開いてつくった油紙のような防水性のアノラックや雪の反射から眼を保護する眼帯も使用する．

(2) 温暖地域

① 夏乾冬湿地域（ヨーロッパ，中央アジアなど）：基本は体形型（温暖・四肢包被型）．ヨーロッパは北部でも暖流の影響で暖かく，全域にわたり気候は温和で四季の変化に富む．夏は乾燥，冬は雨が多く湿潤気候である．元来騎馬遊牧民族の上衣とズボンを祖型とし，これにローマ人のチュニックとクロークが加わり，ブラウス，ベストにジャケットとコート，ズボン

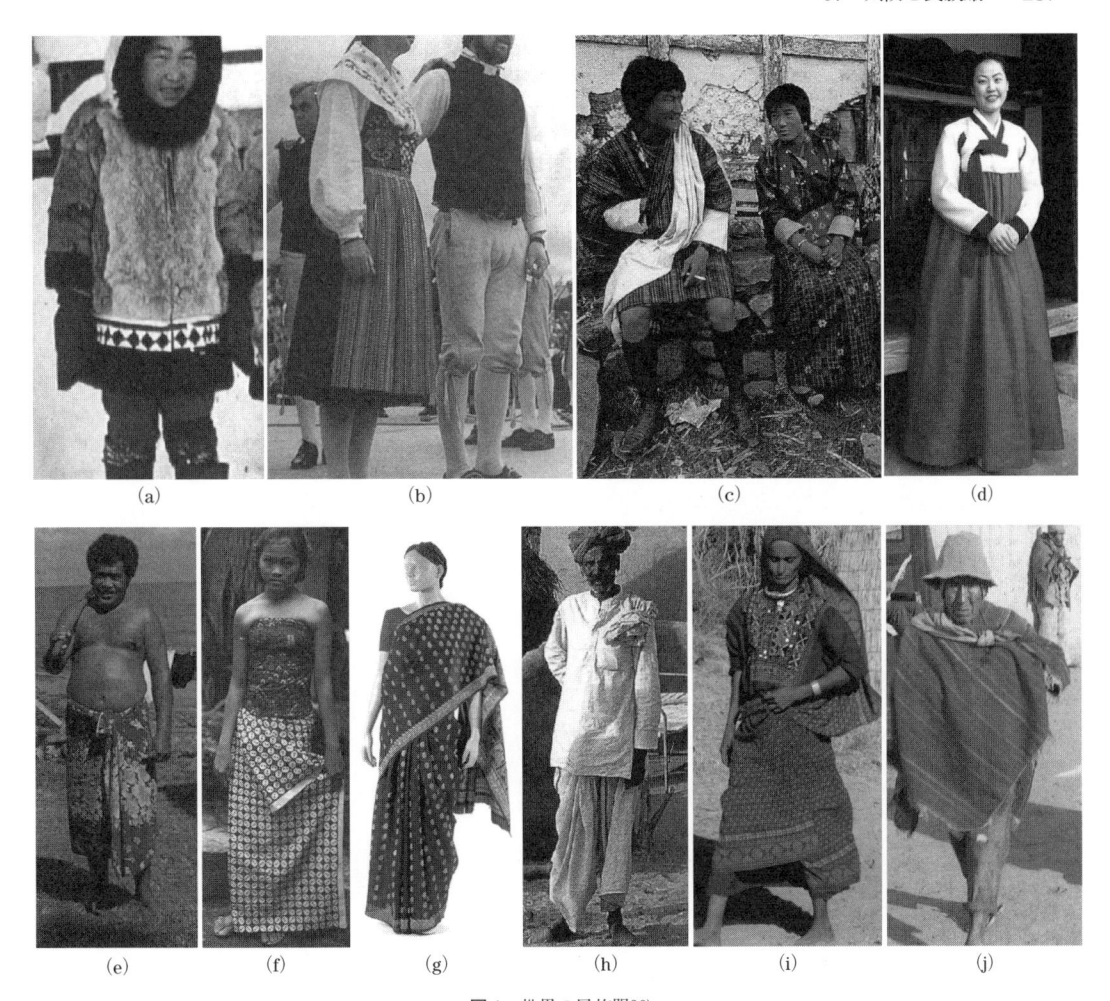

図1　世界の民族服[2,3)]
(a) イヌイットの子ども服，(b) スウェーデンの民族服，(c) ブータンのゴ（男）とキラ（女），(d) 韓国のチマ・チョゴリ，(e) フィジーのスル，(f) インドネシアのパンジャンとクンプン，(g) インドのサリー，(h) インドのクルタとドーティ，(i) パキスタンのベールと貫頭衣，(j) アンデスのポンチョと帽子．（口絵参照）

またはスカートにエプロン，靴下などの基本型が形成された．これに装飾が加わり，地域ごとに多彩な民族服となる．素材は，古くは亜麻と羊毛であるが，後に綿や絹が伝来．スコットランド男性のタータンは特殊で，本来1枚の大きなタータン布地を全身に巻いてウェストでとめていたが現在は下半身のキルトのみが残った．

②冬乾夏湿地域（東アジア：中国・日本・韓国・ブータン）：　基本は前開型（チーパオ，きもの，チマ・チョゴリ，ツルマギ，ゴなど）．夏は高温多湿，冬は低温乾燥の東アジア地域では着脱が容易で開口部が大きく重ね着もしやすいワンピース型またはツーピース型の前開き服が多くみられる．夏素材には麻や綿を用い湿潤気候でも涼しく，冬は絹の袷や綿入れを重ね着して寒さに対応する．中国服のような丸首型と，日本のきもののような垂首型に分けられる．

(3) 暑熱地域

①湿潤地域（東南アジア・南アジア・南太平洋・熱帯多雨地域など）：　基本は腰巻型（パンジャン，サロン，パーシン，スルなど）または巻衣型（サリー）．年間を通して高温多湿の地域では体温調節のための衣服は不要である．過去には全裸の地域も多かったが，民族服

としては，汗の蒸発を促す素材・形状の腰巻型や巻衣型が特徴的である．吸湿・吸水・通気性に優れた綿や麻・樹皮布などの一枚布を腰に巻きつけ，または余り部分を肩に掛ける形式が多く，川などでの水浴の習慣にも適している．インドのサリーやドーティは衣服に鋏を入れることを忌み嫌うヒンドゥー教の影響による．

② 乾燥地域（北アフリカ・西アジア・中央アジア・中南米高地など）：基本は貫頭型（全身包被型，ポンチョ），一部重ね着用の前開き型（チャパン）．年間降水量の少ない砂漠乾燥地帯では，強烈な日射を遮るための衣服が必要で，頭部を含めた全身を覆う民族服が特徴である．遊牧民の衣服が祖型であり，緩やかで着崩れにくく，動きやすく床座に適した貫頭衣，サソリなどから身を守るゆったりしたパンツ（シャルワール）の組み合わせが基本である．イスラム教圏では宗教上の理由からベールをつけるが，ベールは強い日差しや風・砂埃から身を守るためにも必要である．一方，中南米の高地では貫頭型のポンチョとズボンが用いられる．両地域とも貫頭衣は体と衣服との間に空間があるため，日射は遮断し余分な汗は放散する．また気温の日較差が大きいこの地域では防寒用としても有効であり，アジア内陸部ではさらに前開き型のコートが重ねて用いられる．

d．民族服の気候適応範囲に関する実験的研究事例—東・東南アジア民族服の場合—

田村と益田[4]は民族服と各地域の気候との関係を，実験を通してより定量的に評価することを試みている．対象は韓国，ラオス，インドネシア，インドの民族服で，その熱抵抗値・蒸発熱抵抗値を発汗サーマルマネキンを用いて実測し，当該地域のクリモグラフ上に各民族服の予測気候適応域を重ねることにより両者の関係が検討されている．結果は図2に示すとおり，民族服の適応気候域はその地域の気候が低下するにつれて低下し，各民族服がその地域の気候に適応していることが示されている．ただし，インドのサリーは3〜10月，韓国のチマ・チョゴリは6〜9月の気候しかカバーできず，これ以外の季節にはさらなる重ね着か，あるいは暖房が必要であることが示唆された．韓国冬季の戸外気温は低いため，家のなかではオンドルに代表される床暖房が用いられ，膨らんだチマの下からの床暖房はきわめて効果的と考えられる．今後は，民族服と気候のみならず，住居・採暖などの生活様式との関連についても合わせて検討する必要がある．

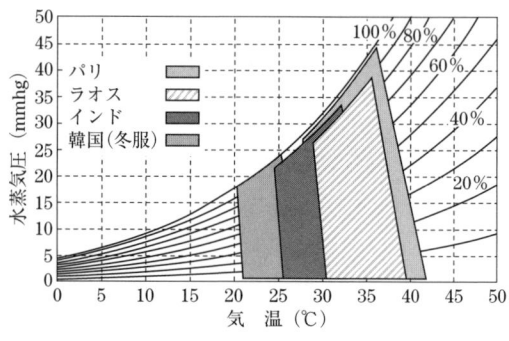

$T_{a}\min = 32 - R_{d}[H - 0.06(35.7 - P_{a})/R_{e}]$
$T_{a}\max = 36 - R_{d}'[H - 0.30(44.6 - P_{a})/R_{e}']$

図2 パリ，ラオス，インド，韓国民族服の気候適応域

（田村照子）

■文献

1) 小川安朗：世界民族服飾集成，p.171，文化出版局，1991．
2) 文化学園服飾博物館：世界の伝統服飾，文化出版局，2001．
3) 文化学園服飾博物館：遊牧の民に見せられて—松島コレクションの染色と装身具—，p.100，文化出版局，1997．
4) 田村照子，益田顕子：民族服の気候適応性に関する実験的研究．世界の民族服飾（文化学園服飾博物館），p.138，文化出版局，2001．

9. 衣服の接触感と温度

a. 衣服の接触感（肌触り）

衣服の接触感（肌触り）は，衣服の着心地を左右する重要な要因の一つである．肌触りには，衣服素材と皮膚が接触したときの，瞬間的な熱・水分の移動特性と，素材の微小な力学的変形特性が関与する．前者を接触温冷感・接触湿潤感，後者を風合いという．

(1) 接触温冷感

衣服が皮膚に接触すると，両者間には瞬間的にその温度差に比例した熱流が生じ，それに伴って起こる温熱感覚を接触温冷感という．接触温冷感には，環境気温のほか，繊維の熱伝導率，接触面積，素材の表面構造などが関与し，皮膚から衣服への熱移動量が大きいほど冷たく感じる．

各種衣服材料の接触温冷感の評価には，皮膚温と同程度（気温+10℃）に加温したボックスを，発泡スチロールまたは銅板上に置いた試料に接触させ，その直後に生じるボックス-試料間の最大熱流束 q_{max} を測定する川端[1]の方法が一般的である．図1に q_{max} と接触温冷感の関係を示す．各種衣服材料の q_{max} を詳細にみると，q_{max} には繊維の熱伝導率よりも，糸密度，含気性，表面の平滑性，毛羽の有無など素材の表面構造の方が大きく影響することが示されている．

(2) 接触湿潤感

人間の皮膚には湿度や水分を感受する感覚受容器がない．したがって接触湿潤感は，温冷感と触感の複合感覚として感受されると考えられ[2]，接触温冷感との厳密な判別が困難である．衣服材料は繊維と空気の混合体であり，湿潤した衣服では，空気に水分が置換することによる熱伝導率の増加，水分蒸発に伴う表面温度の低下，さらに水の表面張力による密着性の増加などが生じ，湿潤した衣服は冷たく，まとわりつきやすい性質を示す．

接触湿潤感の客観的評価方法は未だ確立されていない．湿潤感を感じ始める限界水分率は衣服材料により異なり，ポリエステルでは3％，綿では11％，羊毛では16％と言われる[3]．また付加水分率が等しいとき，表面に凹凸のあるニットなどに比べて，薄手の平滑表面の材料ほどべたつきやすく，湿潤に伴う不快感を生じやすい．

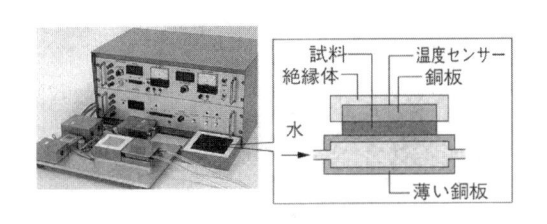

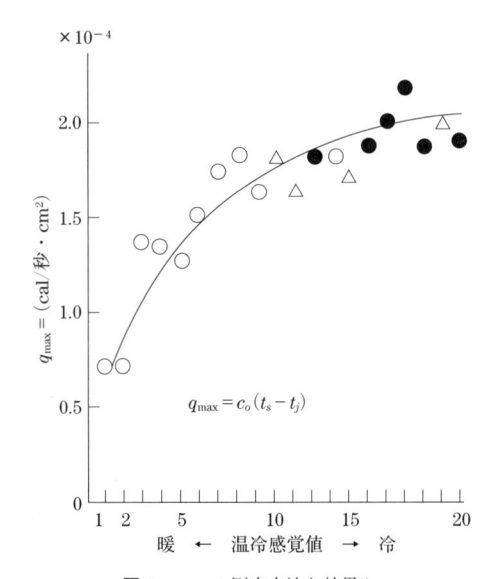

図1 q_{max} の測定方法と結果[1]
スーツ地の q_{max} と接触温冷感覚値の関係．○：冬用，△：夏用，●：夏用スーツ地.

$q_{max} = c_o(t_s - t_j)$

表1 布地の肌触り表現とこれに関連する力学特性

表現	意味	特性	内容
こし (stiffness)	弾性性．衣服がからだにまつわりつかず，適度の空間をつくる．形態の保持性．動的な美しさ．	引張変形	直線性 引張仕事量 弾性回復性 伸び
ぬめり (smoothness)	肌触りのよさ．ソフト感．皮膚を痛めない．快適感に大きく関与する．		
ふくらみ (fullness and softness)	空気の保有と流れ．伸びやすさ．肌触り．	せん断変形	せん断剛性 ヒステリシス 同（大変形）
しゃり (crispness)	布と肌との密着を断つ．涼感をもたらす．	曲げ変形	曲げ剛性 ヒステリシス
はり (anti-drape stiffness)	空間をつくる．涼しさ．動きやすさ．		
きしみ (scrooping feeling)	きしむ感覚．絹織物がこの感覚を強くもっている．	圧縮変形	直線性 圧縮仕事量 弾性回復性
しなやかさ (flexibility with soft feeling)	柔らかく，ドレープ性を加味し，触って滑らかな感覚を含んだ総合風合い．	表面特性	摩擦係数 摩擦変動 表面粗さ
ソフトさ (soft feeling)	嵩高さ，曲げ柔らかさ，滑らかさの混じったソフト感．すなわち，しゃり感が少なく，軽くて，膨らみとぬめりが高く，こし，はりが弱いようなものの感覚．準基本風合い．	構造	布重量 布の厚さ

(3) 風合い

衣服材料である布地を触ったり撫でたりしたときの総合的な感覚を風合いという．川端[4]は風合いの評価法としてKES（Kawabata Evaluation System）法を提案した．表1に布の基本風合いと，これに関与する物理量を示す．

衣服やその他の繊維製品を購入するとき，手で意識的に触ってその風合いを確かめる行為を行うが，手触りが能動的な接触であるのに対し，着用時のそれは受動的である点で異なり，両者は必ずしも一致しない．その原因の一つとしては，皮膚の触覚受容器の順応性があげられる．皮膚の触覚受容器[5]は，持続する皮膚の変形刺激に対する応答の順応によって遅順応型（SA）と速順応型（RA）に分けられ，おのおの受容野が小さく境界が鮮明なI型と受容野が大きく境界が不鮮明なII型に分けられる．肌触りに関係する受容器は主としてSAI型のメルケル盤とRAI型のマイスナー小体である．

b. 衣服の接触感に及ぼす気温の影響

肌触りの快適感は気温条件によって変化する．気温が低い冬はより暖かい接触感が求められ，反対に気温の高い夏はひんやりとしたクールタッチが心地よく感じられるのは，体温の調節域によるものである．

肌触りが重要とされる肌着を対象として，衣服の接触感と気温との関連を探査した研究例[6]を示す．ここでは，素材11種・同一パターンで作成された肌着を，22，28，34℃・50% RH一定の各条件下で16名の被験者が着用したときの肌触りを官能評価し，肌触りに及ぼす気温の影響を調査した．結果，気温の影響は素材によって異なるが，夏用・冬用各肌着に対する評価は図2に示すように，接触温冷感のほか，清涼感，滑りやすさ，しなやかさ，総合的快適感などに有意な影響を及ぼすことが示された．気温22℃と28℃間の差は比較的小さいが，34℃の発汗域になると，滑り感，清涼感，軽量感，接触冷感，総合的快適感がいずれも大きく低下することから，気温の上昇と発汗による影響が大きいと考えられる．A. R. Gwasdowら[7]は，前腕部で布地を滑らせる実験を通して，皮膚濡れ率と各種布地の摩擦抵抗との関係を調査し，

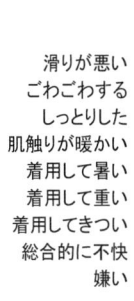

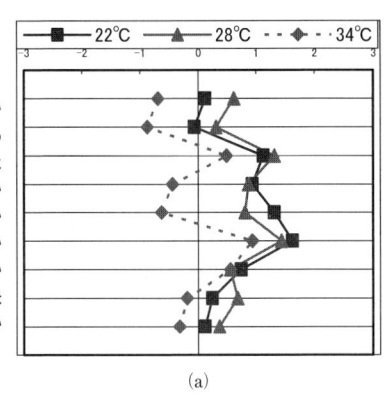

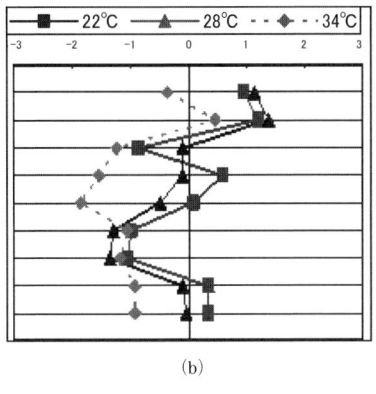

図2 肌触り評価に及ぼす気温の影響[6]
(a) 夏用素材, (b) 冬用素材.

滑り抵抗が小さい絹地の肌触りがよく，滑り摩擦が小さい布地ほど快適と判定されること，また，皮膚濡れ率が30％以上では，綿，毛，麻いずれの布地も滑り摩擦が顕著に増加することを示した．これらから，衣服の接触感に及ぼす気温の影響としては，人体-環境間の温度差が異なることによる接触時の熱流束の影響と，人体の体温調節反応，特に蒸散に伴う水分の介在が，繊維の力学特性を変化させ，人体-衣服間の接触状態や摩擦特性に影響を及ぼすことが原因と考えられる．

c．布地の接触感を工夫したアパレル商品の開発

人体は，全くの静止状態にいることは少なく，絶えず動いている．したがって衣服と皮膚表面は接触と非接触の状態を繰り返し，接触感は着用時のみならず着用中もずっと着心地に関与する．

衣服の接触感は，アパレル開発の大きなキーワードである．冬用衣服では，細繊維利用による柔らかさの開発や，表面起毛による接触温感の創出が工夫されている．夏用衣服では，クールタッチ，アイスタッチなどのキャッチフレーズで，接触冷感をうたった素材開発が行われている．また，湿潤に伴う接触湿潤感を抑制するための吸汗速乾素材，運動時発汗時の肌への張りつきを低減する素材の表面構造の開発も行われている．

（田村照子）

■文献

1) Kawabata S: Proc of the 17th Textile Res Sympo, Text, Machinery Society of Japan, p. 58, 1988.
2) 小柴朋子，田村照子：皮膚濡れ感覚の支配要因．繊維製品消費科学 36(1)：119-124, 1995.
3) 鈴木 淳：布の水分伝達特性の評価に関する2, 3の測定．繊維学会誌，1982.
4) 川端季雄：風合い評価の標準化と解析，風合い軽量と企画課研究委員会，日本繊維機械学会，1975.
5) 岩村吉晃：タッチ，p. 279, 医学書院, 2001.
6) 須田理恵，田村照子：肌着素材の肌触りに及ぼす気温の影響．日本繊維製品消費科学会誌 47：471, 2006.
7) Gwasdow, AR et al：Skin friction and fabric sensation in neutral and warm environment. Textile Res J：574-580, 1986.

10. 発汗サーマルマネキン

a. 発汗サーマルマネキンとは

サーマルマネキンは，人体と同様の外形と温熱特性をもつ加温人体模型で，全身の着衣の熱抵抗（clo値）を測定する目的で，Winslowら[1]によって開発された．その後，人体部位ごとに分割して，独立に過熱できるタイプのものが主流となり，銅製，アルミ製，アルミ合金製，強化プラスチック製などさまざまな素材で，またさまざまな分割・熱供給方式のものが製作された．これらは人体表面から外部環境に向けての顕熱移動，これに及ぼす衣服の素材，構造，重ね着の効果，部位特性，また，姿勢，動作，気流，室内温度分布の影響などを，物理的に評価するための有効な装置として用いられている．

これに対し発汗サーマルマネキンは，人体表面から外部環境に向けての潜熱移動，特に暑熱環境下の発汗に対する着衣の蒸発熱抵抗を評価する手段として開発された．初期のものは，サーマルマネキン表面を湿潤ニット布で覆い，人体の発汗状態を模擬する単純な方法であるが，その後より精度の高い蒸発熱抵抗評価のための熱・水分供給方法が試みられている．

b. 発汗の制御システム

各種発汗サーマルマネキンがあるが（図1），その給水・計測システムの代表的な方式をあげると以下のようである．

① スプレー式： McCulloughら[2]，三平ら[3]は加熱したサーマルマネキンの表面を綿ニット布で覆い，全表面が完全に濡れるまで蒸留水を噴霧，その上から対象とする衣服を着用させ，熱供給が安定したところで衣服の蒸発熱抵抗を測定した．簡易ではあるが，人体の部分ごとに蒸発速度が異なるため完全な平衡状態の実現は困難である．また，着衣の濡れが進行する途中での測定にも課題がある．

② 水蒸気輸送・放散式： 日本の大阪工業試験所，航空医学実験隊，東洋紡株式会社[4]などの共同開発になるもので，マネキン表面に約20,000個の発汗孔をあけ，マネキン内部に外部のタンク内で発生させた水蒸気を輸送し，発汗孔を通して外部に放散させる方式である．衣服内湿度の変化に対する着衣の影響をみることはできるが，水蒸気輸送中の結露や蒸発潜熱の測定が困難であるなどの課題がある．

③ 給水ポンプによる吐水調節式： マネキン表面の孔から吐水される水を，マネキン表面を覆う模擬皮膚素材に吸水拡散させ，そこからの蒸発量を測定する方式で，水の吐出量は外部の給水ポンプで調節することができる[5,6]．液状水が着衣に吸収されることを防ぐために，模擬皮膚表面をさらに透湿防水フィルムで覆うタイプのものもある[7]．

④ 透湿防水布による水風船式： 透湿防水布でつくられた人体形状の風船に36℃の水を満たしたもので，結果的に表面皮膚温36℃で全身から水蒸気が透過するタイプのマネキンが得られる[8]．皮膚温は均一にしか制御できないが，着衣状態で水蒸気透過量を測定すれば，簡易的に着衣の蒸発熱抵抗を評価することができる．

⑤ 濾紙利用式： サーマルマネキンの部位別に直径10 cm程度の濾紙を貼り，これに吸水させた水の一定時間内の重量変化を調べることにより，着衣の部位別蒸発抵抗を求める方法で，特に局所的蒸発量の測定に適している[9]．

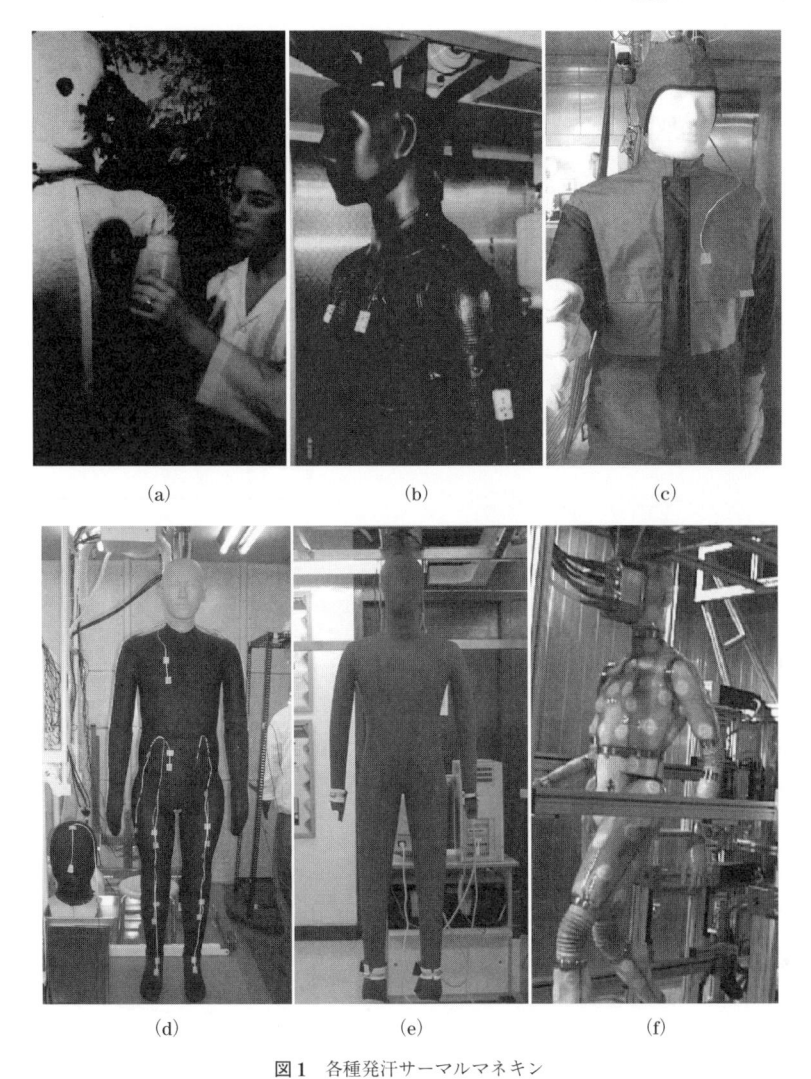

図1 各種発汗サーマルマネキン
(a) スプレー式, (b) 水蒸気輸送・放散式, (c) 給水ポンプによる吐水調節式（水蒸気透過型）, (d) 給水ポンプによる吐水調節式（液状水型）, (e) 透湿防水膜による水風船式, (f) 濾紙利用式.

c. 着衣の蒸発熱抵抗の測定

着衣の蒸発熱抵抗の測定に当たっては，発汗サーマルマネキンに着衣させ，定常状態になったときの蒸発放熱量 H_e (W/m^2)，マネキン表面の飽和水蒸気圧 P_s^* (kPa)，外気の水蒸気圧 P_a (kPa) を実測し，次式によって蒸発熱抵抗 R_e (m^2·kPa/W) を求める．

$$R_e = \frac{w(P_s^* - P_a)}{H_e}$$

ここで，w は皮膚の濡れ率（皮膚全面が水で完全に濡れていると仮定したときの蒸発量に対する現実の蒸発量の比）を表し，水で完全に濡れているときの湿潤マネキンでは $w=1.0$ の値をとる．したがって，

$$R_e = \frac{P_s^* - P_a}{H_e}$$

H_e の測定には，発汗サーマルマネキンの皮膚表面温度と外気温を等しい条件（例えば両者33℃に設定）にすると，マネキンへの供給熱量から H_e を求めることができる．この方法で

は，人体部位別供給熱量から部位別蒸発熱抵抗を求めることもでき，着衣のどの部分がどの程度蒸れるかなどの診断が可能となる．また，マネキンからの水分蒸発量を精密な人体天秤で測定し，蒸発潜熱を乗じて H_e を求めることもできるが，この場合は，全身の蒸発熱抵抗しか評価できない．同一条件下で求めた投入熱量と蒸発熱量の比較により測定精度をチェックすることができる．ISO 9920[10] では，皮膚温と外気温に温度差がある条件下での測定では，マネキンへの全供給熱量から，顕熱移動分すなわち $(T_s - T_a)/I_t$ を差し引いた値を H_e と見なした計算が推奨されている．ここで T_s：マネキン表面温度（℃），T_a：外気温（℃），I_t：着衣の全熱抵抗である．

なお，発汗サーマルマネキンの仕様は世界的に統一されていない．そこで研究者間の結果のバラツキを検討する試みが行われ，共通した5種類の組み合わせ衣服の熱・蒸発熱抵抗が世界の七つのマネキンによって計測された．結果，同一マネキンでの測定誤差はかなり幅広い衣服において±10%以内であるが，マネキン間では，サイズ，制御方法など条件による差が大きく，現状での絶対値の比較は困難であることが指摘された[11]．

d．各種衣服の蒸発熱抵抗

繊維製品を通しての水分蒸発は，布地の吸水性，吸湿性，透湿性など複雑な要因が関与する．そこで田村と富沢[12] は，衣服の要素を簡便化するために不透過性のフィルムに $1\,cm^2$ 当たり1個の穴を穿孔したフィルム衣服を作成し，その蒸発熱抵抗を，発汗マネキンを用いて評価した．フィルムは孔なし，直径 $1.5\,mm$ 孔，直径 $3.0\,mm$ の孔あきの3種類，衣服の形状は人体にぴったりしたもので被覆面積（人体を覆う面積比）0，16.8，33.9，47.9，65.8，79.0 の6種類，計11種類，である．結果は図2に示すとおり，被覆面積の増加とともに蒸

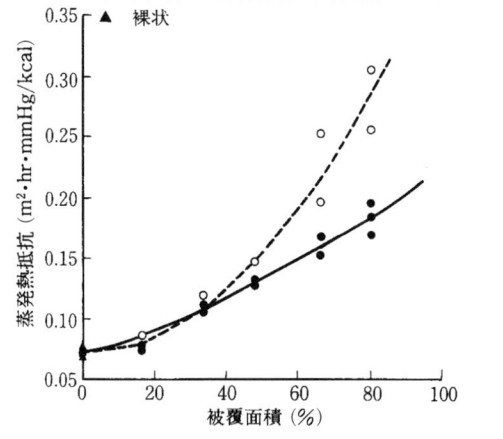

図2　穿孔フィルム衣服の孔サイズ・被覆面積と蒸発熱抵抗の関係
被覆面積が40%以下では孔サイズの影響が小さいが，面積が大きくなると孔サイズが大きいほど蒸発熱抵抗が小さいことが示されている．

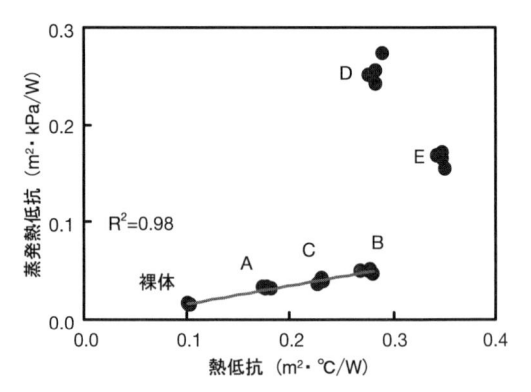

図3　衣服の熱抵抗と蒸発熱抵抗の関係
裸体と日常衣服A～Cでは熱抵抗と蒸発熱抵抗は比例関係にあるが，衣服DやEのような特殊防護服では両者間に関係が認められない．

発熱抵抗が増大している．また被覆面積40%以下では孔サイズの差が認められないが，50%以上では被覆面積の増加とともに孔サイズの効果が増加し，80%では $1.5\,mm$ 孔の衣服の蒸発熱抵抗は $3.0\,mm$ 孔のそれの1.5倍に達した．被覆面積の大きい衣服ほど，布地の通気性透湿性が大きく影響するものと考えられる．

一般に，衣服の蒸発熱抵抗は衣服の熱抵抗に比例するとされ，予測平均温冷感申告

(predicted mean vote：PMV），標準有効温度 (standard effective temperature：SET*) などの計算では熱抵抗からの推定値が用いられる．しかし，レインコートや作業服など透湿抵抗の大きい，あるいは特殊な布地を用いた衣服を対象とする場合，その法則性が適用できないことが発汗サーマルマネキンによる実測結果で明らかにされている．図3は各種日常着と防護服を対象に，その顕熱抵抗と蒸発熱抵抗の関係をプロットしたものである．日常着では両者間に比例関係がみられるが，防護服では全く異なる関係が示されている．すなわち，さまざまな特殊素材衣服の蒸発熱抵抗の評価には，発汗サーマルマネキンの利用が有効かつ不可欠であると言える．

(田村照子)

■文献

1) Winslow CEA, Herrington LP（北・竹村訳）：Temperature and human life, Princeton University Press, 1949.
2) McCullough et al：A data base for determining the evaporative resistance of clothing. ASHRAE Trans 95：3287, 1989.
3) 花田嘉代子，三平和雄：着衣の熱特性に関する研究．人間工学 21(3)：101-107, 1985.
4) Adachi K et al：Measurements of the heat and moisture transfer through clothing using a sweating thermal manikin. Proc 2nd internal sympo clothing comfort studies in Mt Fuji, 41, 1991.
5) Tamura T et al：Development of a two—layer movable sweating thermal manikin and its application to evaluation of protective garments. Proc the 3rd internal conf on Human—Environment System 306-310, 2005.
6) Measurement Technology Northwest：Epoxy Thermal Manikin Newton, Seattle, WA, USA.
7) Meinander H：Coppelius—A sweating thermal manikin for the assessment of functional clothing, 1992.
8) Fan J, Chen YS：Measurement of clothing thermal insulation and moisture vapour resistance using a nover perspiring fabric thermal manikin. Meas Sci Technol, 13：1115-1123, 2002.
9) Richards MG, Mattle NG：Development of a sweating agile thermal manikin (SAM). Proc 4th internal meeting on thermal manikin, EMPA in Switzerland, 2001.
10) ISO 9920：Ergonomics of the thermal environment—Estimation of thermal insulation and water vapour resistance of a clothing ensemble, 2007.
11) McCullough E：Inter-laboratory study of sweating manikins. Proc 4th internal meeting of thermal manikin, EMPA in switzerland, 2004.
12) Tamura T, Tomizawa M：Thermal control system for a sweating manikin. J Home Econ Jpn 44(8)：671-677, 1993.

11. 衣服の熱抵抗—clo値—

a. clo値とは

clo（クロー）は，1941年，Gaggeら[1]によって提案された着衣の断熱性を表す単位である．1 cloとは「気温21.2℃（70°F），気湿50%以下，気流10 cm/秒，の室内で椅座安静の成人男子が快適でいられる着衣全体の保温力」と定義された．さらに，このときの平均皮膚温は33℃，体表面積当たりの代謝量は50 kcal/m^2·hであり，代謝量の76%が衣服を通して放散されること，着衣表面の空気の熱抵抗は0.14℃·m^2·h/kcalであることより，1 cloの着衣の熱抵抗は1 clo＝(33−21.2)/(50×0.76)−0.14＝0.18 m^2·℃·h/kcalとした．1 cloをSI単位で記述すると，1 clo（＝0.18 m^2·℃·h/kcal）＝0.155 m^2·℃/Wとなる．

ただし，この単位は，衣服で覆われていない部分も含まれており，着衣した人間の平均皮膚温は着衣表面部分の皮膚温に影響を受けるだけでなく，着衣していない体の部分の皮膚温によっても影響を受けていることになる．つまり，人体全体からの熱伝達に対する衣服の熱抵抗を表すときのみに用いられるもので，布地の熱抵抗の単位としては不適切である．

b. 熱抵抗の評価方法

着衣の熱抵抗の表現方法として，以下の3通りがある（ただし，気温t_a＝放射温t_rとなる等温環境とする）．各熱抵抗の概念図を図1に示す．

① 着衣の全熱抵抗（total clothing insulation）I_t：着衣時の皮膚表面と周囲環境間の全熱抵抗値であり，着衣自体の基本熱抵抗と，着衣時の外表面と周囲環境間の熱抵抗の両方を含む．

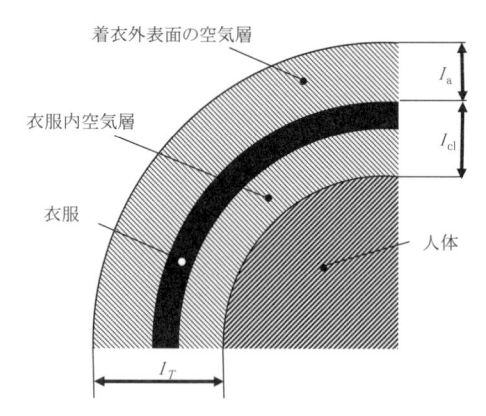

図1 着衣の熱抵抗の概要
着衣の熱抵抗の評価方法はI_t，I_{cl}，I_{cle}の3通りがあり，それぞれの熱抵抗が皮膚表面から環境のどの部分を評価したものであるかを示している．文献[2]により作図．

$$I_t = \frac{t_{sk}-t_a}{0.155 H_d} = I_{cl} + \frac{I_a}{f_{cl}}$$

ここで，I_t：着衣の全熱抵抗（clo），t_{sk}：平均皮膚温（℃），t_a：気温（℃），H_d：顕熱流（W/m^2），f_{cl}：着衣表面積率（＝A_{cl}/A_{Du}）（N.D.），A_{cl}：着衣の外表面積（m^2），A_{Du}：裸体体表面積（m^2），I_a：着衣時の外表面と周囲環境間の熱抵抗（一般には裸体時に測定したI_tを用いる）（clo）．

② 着衣の基本熱抵抗（basic clothing insulation）I_{cl}：皮膚温t_{sk}と着衣外表面温t_{cl}に対して定義される着衣自体が有する基本熱抵抗値であり，皮膚表面と周囲環境間の全熱抵抗値から着衣外表面と周囲環境間の熱抵抗を減じたもの．

$$I_{cl} = \frac{t_{sk}-t_{cl}}{0.155 H_d} = I_t - \frac{I_a}{f_{cl}}$$

ここで，I_{cl}：着衣の基本熱抵抗（clo），t_{cl}：着衣表面温度（℃）．

③ 着衣の有効熱抵抗（effective clothing

insulation) I_{cle}：着衣をまとったことにより付加される実効断熱であり，皮膚と周囲環境間の全熱抵抗から，裸体時の皮膚と環境間の熱抵抗を減じたもの．

$$I_{cle}=I_t-I_a=I_{cl}-\left(1-\frac{1}{f_{cl}}\right)$$

ここで，I_{cle}：着衣の有効熱抵抗（clo）．

　これら①〜③によって求められたclo値は少しずつ対象となる着衣の定義が異なるため，使用に当たってはI_t, I_{cl}, I_{cle}の区別を明記する必要がある．ISO[2]では，服装の熱抵抗を基本熱抵抗I_{cl}によって表現する一方，それを構成する衣服の熱抵抗を有効熱抵抗I_{clei}（＝I_{clu}）によって表現している．

c．熱抵抗の測定方法

　着衣の熱抵抗は着衣下の空気層の影響が大きいため，実人体形状を踏まえて実際の被服下空気層を再現したうえで測定することが必要で，被験者[2,3]またはサーマルマネキンを用いて計測される．サーマルマネキンを用いると，被験者を用いる場合と比べ計測誤差が小さいため，現在はこの方法で測定されている．測定に当たってはサーマルマネキンの表面温度を人体の皮膚温分布に極力合致するように制御することがより人間をシュミレーションする意味で重要となる．

　着衣の表面積率の測定は，Seppamanら[4]，Olesenら[5]，冨田ら[6]の方法が報告されているが，測定方法の統一には至っていない．以下に，推定法を示す．

d．熱抵抗および表面積率の推定法

　着衣の熱抵抗の測定には，大がかりな実験装置を必要とする．そこで，単品衣服のclo値を表1に示した[2]．また，熱抵抗を推定する推定式（ISO[2]に掲載）を以下に示す．

① 単品衣服の熱抵抗の測定

$$I_{clei}=0.0043BSAC+0.0014FAB_{Thick}$$
$$\times BSAC$$
$$I_{clei}=0.0061BSAC$$

ここで，$BSAC$：被覆面積（％），FAB_{Thick}：布地の厚さ（mm）．

② 組み合わせ衣服（服装）の熱抵抗の推定

$$I_{cl}=0.835\sum I_{clu}+0.161$$
$$I_{cl}=\sum I_{clu}$$

ここで，I_{clu}：単品衣服の有効熱抵抗（clo）．

$$I_{cl}=0.919+0.255W-0.00874A_{cov,0}$$
$$-0.00510A_{cov,1}$$

ここで，$A_{cov,0}$：衣服で覆われていない部分の面積比率（％），$A_{cov,1}$：1枚のみの衣服で覆われている部分の面積比率（％）．

③ 組み合わせ衣服（服装）の着衣面積率の推定

$$f_{cl}=1+0.28I_{cl}$$

e．活動や気流による熱抵抗の変化

　clo値は，衣類・服装によって一意的に定まるものではなく，活動や気流によって同一の衣服でも，熱抵抗は変化する．一般的な衣服（0.6 clo＜I_{cl}＜1.4 clo，または1.2 clo＜I_t＜2.0 clo）を着用しての活動時や気流時は，以下の式を用いて修正することができる[2]．

$$I_{T,r}=corrI_T\times I_T$$
$$=e^{[-0.281\times(v_{ar}-0.15)+0.0441\times(v_{ar}-0.15)^2-0.492v_w+0.176v_w^2]}$$
$$\times I_{T,static}$$

　また，裸体時（$I_{cl}=0$ clo）は，以下の式を用いる．

$$I_{T,r}=I_{a,r}$$
$$=corrI_a\times I_{a,static}$$
$$=e^{[-0.533\times(v_{ar}-0.15)+0.069\times(v_{ar}-0.15)^2-0.462v_w+0.201v_w^2]}$$
$$\times I_{a,static}$$

ここで，$corrI_T$：I_Tの修正要因，$corrI_a$：I_aの修正要因，v_{ar}：気流（0.15〜3.5 m/秒），v_w：歩行速度（0〜1.2 m/秒）． 　　　（丸田直美）

■文献

1) Gagge AP, Burton AC, Bazett HD：A practi-

表 1 主要衣服の clo 値[2]

服種	素材	Iclu (clo)	重量 (g)
肌着			
ブリーフ	C・P	0.03	66
トランクス	W	0.04	70
膝下パンツ	C	0.08	186
ズボン下	C 50%・P 50%	0.15	210
タンクトップ	C	0.06	150
T シャツ	C	0.1	180
長袖シャツ	C	0.12	200
ショーツ	N 100%	0.03	27
膝上パンツ	W	0.06	137
パンティストッキング	—	0.02	39
ブラジャー	—	0.01	44
キャミソール	N 100%	0.14	65
シャツ・ブラウス			
チューブトップ	P 100%	0.06	67
半袖シャツ	P 100%	0.19	156
半袖シャツ	C	0.24	284
半袖ポロシャツ	C 100%	0.17	228
長袖シャツ	P 65%・C 35%	0.25	96
長袖ブラウス	P 65%・C 35%	0.25	206
長袖シャツ（厚地）	C	0.33	846
セーター・カーディガン			
ベスト（V ネック）	A 100%	0.13	130
半袖セーター（V ネック）	A 100%	0.2	188
長袖セーター（V ネック）	A 100%	0.25	215
長袖セーター（ラウンドネック）	W 85%・N 15%	0.36	424
長袖カーディガン（ラウンドネック）	W 85%・N 16%	0.31	424
長袖セーター（ハイネック）	C 50%・P 50%	0.26	231
長袖セーター（ハイネック）	W 85%・N 15%	0.37	459
パンツ			
ショートパンツ	C	0.08	342
膝丈パンツ	C	0.11	416
パンツ（フィット型）	C	0.18	446
パンツ（ルーズ型）	C	0.22	513
パンツ（ルーズ型）	W 50%・P 50%	0.28	459
ジャケット・コート			
半袖作業用ジャケット	C 35%・P 65%	0.24	400
長袖作業用ジャケット	C	0.26	652
長袖ジャケット（シャツタイプ）		0.34	—
長袖スーツジャケット	C 100	0.36	516
長袖スーツジャケット	W 80%・P 20%	0.45	699
コート（膝下）	—	0.65	1820
ダウンジャケット	—	0.55	880
保温用ジャケット	P・PA	0.38	292
スカート・ドレス			
膝丈スカート	C 100%	0.14	229
膝丈スカート	W 50%・P 50%	0.23	305
ロングスカート	C 100%	0.23	284
ロングスカート	W 50%・P 50%	0.28	378
長袖シャツカラーワンピース	C 32%・P 65%	0.32	254
半袖シャツカラーワンピース	C 100%	0.29	237
袖なしシャツカラーワンピース	C 32%・P 65%	0.23	153
靴・小物			
キャップ		0.01	100
手袋	ポリアミド	0.08	82
ソックス	A 75%・N 25%	0.03	53
ハイソックス（薄地）	N 100%	0.03	32
ハイソックス（厚地）	C 37%・P 63%	0.06	68
運動靴	—	0.02	812
街用靴	—	0.03	812
サンダル	—	0.02	346

日常着用する衣服の clo 値（Iclu）（ISO 9920[2] より抜粋）．同一アイテムであっても，素材，衣服重量などによって clo 値は異なる（C：綿，P：ポリエステル，W：ウール，N：ナイロン，A：アクリル）．

cal system of units for the description of the heat exchange of man with his environment. Science 7(94) : 428-430, 1941.
2) ISO9920 : Ergonomics of the thermal environment—Estimation of the thermal insulation and evaporative resistance of a clothing ensemble, 2007.
3) Nishi Y, Gonzalez RR, Gagge AP : Direct measurement of clothing heat transfer properties during sensible and insensible heat exchange with the thermal environment. ASHRAE Trans 81(2) : 183-199, 1975.
4) Seppaman O, McNall PE, Munson DM : Thermal insulation values for typical indoor clothing ensemble. ASHRAE Trans 78(1) : 120S-130, 1972.
5) Olesen BW, Sliwinska E, Madsen TL, Fanger PO : Effect of body posture and activity on the thermal insulation of clothing : measurements by a movable thermal manikin. ASHRAE Trans 88(2) : 791-805, 1982.
6) 冨田明美, 宮本征一, 堀越哲美, 垣鍔 直：着衣のゆとりが人体の有効放射面積と形態係数に及ぼす影響に関する研究―成年女子被験者を用いた立位姿勢の場合―. 日本建築学会計画系論文集 528：37-42, 2000.

12. 冷え性の衣服対策

一般に冷え性とは，1年中あるいは特に寒冷期に，からだの特定部位に強い冷感をおぼえ，不快に感じられる状態を言う（B編第21章を参照のこと）．冷え性は，肩こりと同様，東洋人，特に日本人女性に多く，日本人女性の約半数が冷え性で悩んでいるとも言われている．近年，若い女性における冷え性の増加が注目されている．本章では，主に若年女性の冷え性と衣服について取り上げる．

a. 冷え性者の皮膚温と温冷覚閾値

冷え性者は主に下肢や四肢末梢に冷えを感じているとされる．サーモグラフィにより中立温環境下での皮膚温を計測すると，冷え性者において，末梢，特に下腿から足先までの温度が著しく低い（図1）．さらに，末梢温の絶対値のみならず，体幹部皮膚温と末梢部皮膚温の差が大きい．高取[1]は，中立温環境下で体幹部の最高値と四肢部の最低値の温度差が8℃以上あれば冷え性者である確率が高いと報告している．

近年，皮膚の感覚感受性そのものの定量的評価として温冷覚閾値特性の計測が可能となった（D編第13章を参照のこと）．温冷覚閾値において冷え性者と非冷え性者を比較すると，温覚閾値に差はないが，冷覚閾値が冷え性者で有意に小さい（図2）．すなわち，冷え性者は局所の冷感受性が鋭いと考えられる[2]．

b. 冷え感と体温，皮膚温

では，冷え性者はその衣生活においていかなる点に注意すればよいか．冷え性者，非冷え性者それぞれにおいて，寒冷曝露した際の冷え感と，全身の皮膚温，平均皮膚温，体温（直腸温），平均体温との関係性を調べたところ，非冷え性者では体温（直腸温）と平均体温，冷え性者では末梢部皮膚温と平均皮膚温に，感覚との相関を認めた（表1）．非冷え性者の冷え感

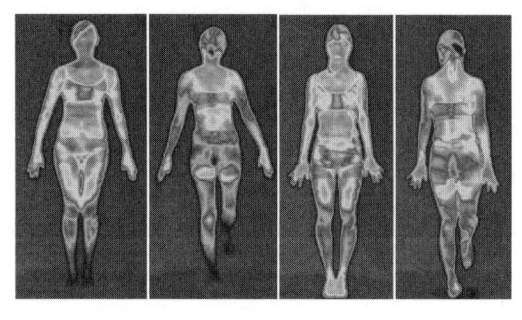

図1 28℃ 50% RH環境下におけるサーモグラム[2]
冷え性者（左）と非冷え性者（右）の比較．
（口絵参照）

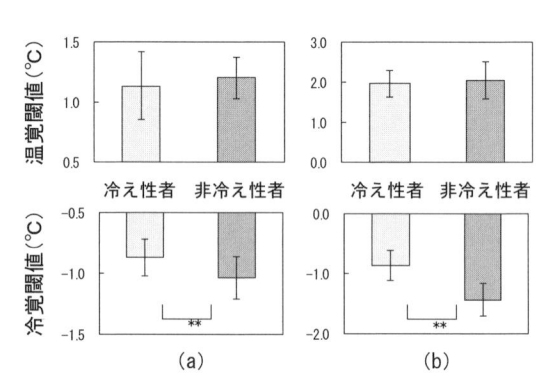

図2 (a) 手，(b) 足における温覚閾値（上）と冷覚閾値（下）[2]
冷え性者と非冷え性者の比較．

表1 低温環境下（18℃ 50% RH）における全身の冷え感と各温度変化量との相関
冷え性者と非冷え性者の比較．

温度	冷え性者	非冷え性者
末梢部皮膚温	*	NS
体幹部皮膚温	NS	NS
平均皮膚温	*	NS
体温（直腸温）	NS	*
平均体温	NS	*

＊：無相関の検定により有意なもの（$P<0.05$）．

が健康維持の基本である体温に起因するのに対し，冷え性者の冷え感は皮膚温，特に末梢部皮膚温に深く関わる．よって，冷え性者では，末梢部の温度低下を防ぐことが冷え感覚の軽減に役立つと考えられる．手先，足先など，末梢部の保温については，ストッキングやソックスなどの保温効果が認められている．例えば，足先を被覆した場合，足先のみならず被覆していない手先にも保温効果は現れるとの報告がある[3]．しかしながら，体幹部への効果は小さいと言う．

c．被覆部位の検討

それでは末梢のみを保温すればよいかと言えば，答えは否である．2000年頃から若年層を中心に浸透しているローライズファッションは，1960～1970年代にもみられた股上の浅いボトムスのデザインであるが，近年は丈の短い上着と合わせるスタイルが多く，腰まわりや腹部を露出させる．体幹部の露出は身体にいかなる影響を与えるか．図3は，被覆部位を変えて寒冷曝露した際の，平均体温の変化である．体幹部すべてを覆った際に比べ，腹部を露出した場合，平均体温の低下が著しい．先人が「お腹を冷やさないように」と腹巻きなどを推奨してきたことの重要性を改めて認識する必要がある．また，同じく図3において，体幹部に加え頸部を被覆した際の平均体温の低下はきわめて小さい．寒冷下における体温維持に，マフラーやスカーフの使用が有効であることが示唆される．局所の加温・冷却効果についてはD編の第16章を参照されたい．

10～20歳代はホルモンバランスが不安定であることに加え，ストレス，生活リズムの乱れ，人工的な温熱環境，シャワーのみの入浴習慣，喫煙，ダイエット，日常の運動量低下など，現代の環境要因と社会慣習が若年女性の冷え傾向を後押ししていると考えられる．なかで

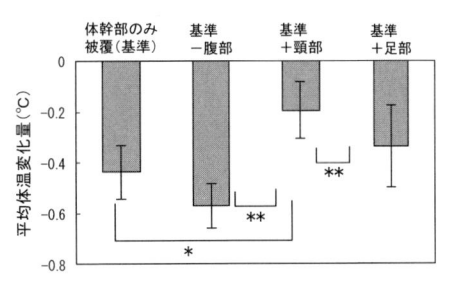

図3 低温環境下（18℃ 50% RH）で被覆部位を変えた際の平均体温変化量

も衣服は，1日24時間のほとんどからだに接している恒常的な要素である．例えば，肌の露出部分の多いデザインの衣服，特に丈の短いスカートを着用している若年女性に，月経痛を訴える割合が多いとする報告例もある[4]．高齢女性と若年女性において着衣と温熱的快適性を検討した報告によれば，衣服の美的特性を重視する若年女性は，高齢女性より着衣量が少なく，寒さを訴える率は高いという[5]．若年層にとってファッション（流行）はきわめて重大なものであるが，体幹部の露出や過度の薄着，締めつけなど，衣服がわれわれの健康に大きく影響することへの配慮を忘れてはならない．

〔佐藤真理子〕

■文献
1) 高取明正：サーモグラフィーを用いた冷え性の病態生理学的検討―気温の変化と冷え性患者皮膚表面温度分布の関係について―．環境病態研報 62：16-21, 1991.
2) 佐藤真理子，田村照子：冷え症者の末梢部皮膚温と温冷覚閾値の検討．第30回人間-生活環境系シンポジウム報告集 P-12：101-104, 2006.
3) 宮本教雄，武藤紀久：夏期冷房による四肢皮膚温の低下に対するソックスの影響．岐阜市立女子短期大学研究紀要 39：63-70, 1989.
4) 田中百子：女子学生の着装と月経痛との関係について．相模女子大学紀要 68B：45-55, 2004.
5) 今田尚美，石井与子，神山 進，奥窪朝子：温熱的快適性と着衣の快適性因子に関する研究―女子学生および高齢婦人を対象として―．大阪教育大学紀要 47(2)：125-134, 1999.

13. 皮膚温度感受性の加齢変化

　加齢に伴って視覚，聴覚，嗅覚，味覚が低下することはよく知られているが，衣服の着心地を左右する皮膚感覚も同様で，加齢に伴う変化がみられる．

　われわれのからだの周囲には，日常生活で身につける衣服や住環境を快適にするための暖冷房によって，不均一な温熱環境が形成される．その際の皮膚表面の温熱情報は皮膚の冷受容器と温受容器で感知し，体温調節中枢のある間脳の視床下部に伝達・統合されるのである．視床下部での自律性体温調節時点で，われわれは温冷・快適などの実感を得ることになる．

a．皮膚感覚

　皮膚には温度刺激・機械的刺激，侵害刺激を受容する感覚受容器がある．そこで適刺激が受容されると電位が発生する．その電位が閾値を超えたとき，1次求心神経に活動電位が発生し，それが伝導路を伝わり中枢神経系で処理されると「痛い」，「柔らかい」，「熱い」などのさまざまな感覚を引き起こす．このような皮膚の表面で受容される感覚を皮膚感覚（例：痛覚，触覚，冷覚・温覚）と言う．これに対して，皮下，腱，筋肉，関節で受容される感覚を深部感覚（例：運動覚，圧覚，深部痛，振動覚）と言う．両者を合わせて体性感覚と呼ぶ．

b．冷点と温点

　われわれの皮膚には冷点（cold spot）と温点（warm spot）があり，各点でのみ冷覚と温覚を感じとっている．しかし各点の間の皮膚ではそれらの感覚が生じることはない．この冷点，温点の分布密度は冷点が8〜23個/cm^2（下腿が最も低く，前額部が最も高い），温点は1〜6個/cm^{2}と言うように，冷点の方が密となっている．ただし，身体部位によって異なる．

c．皮膚の温度受容器

　温度受容器は冷たさと温かさの感覚を伝える受容器である．皮膚には温度を検出するための求心性線維が存在し，末端は自由神経終末となり温度受容器（thermo receptor）として機能する．皮膚温が低下すると放電頻度が増す冷受容器（cold receptor）と，皮膚温が上昇すると放電頻度を増す温受容器（warm receptor）がある．これらの受容器直上の皮膚表面に冷点，温点があるが，冷点，温点の受容野は，1 mm^{2}あるいはそれ以下と大変狭くなっている．求心性線維は1〜数個の冷点および温点だけを支配している．こうした冷・温受容器は単に温度を知るための検知器としてだけでなく，視床下部・脊髄にある温度受容器とともに体温調節機能を果している．

d．先行研究と新研究

　皮膚温度感受性の加齢変化における主な研究をあげておこう．

　① Kenshalo[1]は，年齢による温度感覚の閾値上昇を7人の若年者（19〜31歳）と21人の高年者（55〜84歳）について測定した結果，体部位によって違いが生じることと，上肢より下肢で著しいことを示した．

　② StevensとChoo[2]は，18〜88歳の60人の温度検知閾を，13か所で測定した．方法としてはペルチェ刺激装置により皮膚温を33℃/秒から2.1℃/秒で上げるか1.9℃/秒で下げ，温度感受性を体部位によって測定した．この実験によって感受性は体部位によって100倍の差

があり，顔，特に口周辺は感度がよく四肢は悪いこと，どの部位でも温覚より冷覚の方が感受性がよいこと，冷覚感受性のよいところは温覚感受性もよいことなどを報告した．さらに温覚，冷覚ともに感受性は年齢を重ねるに従って悪くなり，四肢，特に足で著しく閾値が上がること，感受性減少には個人差が大きいことを確認した．

③田村ら[3]は皮膚局所の温度感受性を評価する方法として，温冷覚閾値測定装置を開発した．Uchidaら[4]はこの装置を用いて成人女子20～80歳代の68人の被験者を対象に，各年代別冷覚・温覚閾値を，前面14部位，後面12部位，計26部位について精査した．まず，プローブを測定部位に当て，接触部のプローブ温度を局所皮膚温と等しくなった後に降温または昇温させ，被験者が冷覚・温覚を感じた時点で自覚スイッチボタンを押してもらい，このときの温度変化を冷覚・温覚閾値とした．プローブの温度変化速度は0.1℃/秒の条件を採用した．

その結果を図1，2に示す．閾値が小さい方が感受性が高いことを示している．20～80歳代女子68人の部位別冷覚・温覚閾値の平均値は，いずれの部位においても温覚より冷覚の方

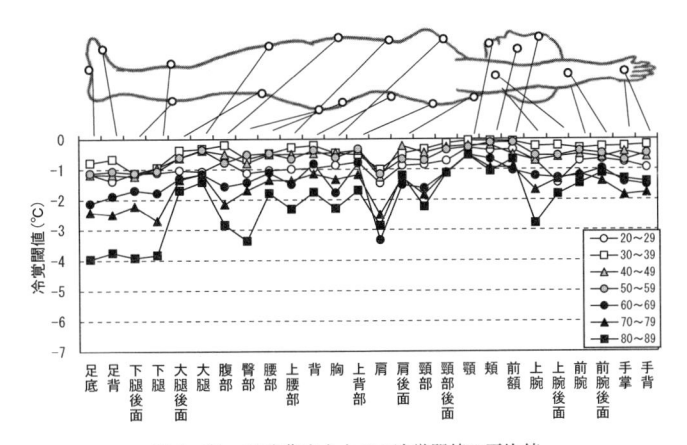

図1　20～80歳代成人女子の冷覚閾値の平均値
68人の部位別冷覚閾値の平均値である．冷覚閾値は若年女子に比べ高齢女子の方が大となり，各年代とも前額，頬，顎の顔面部での閾値は小さく，下腿，足背，足底の下肢部での冷覚閾値は大きい値を示している．

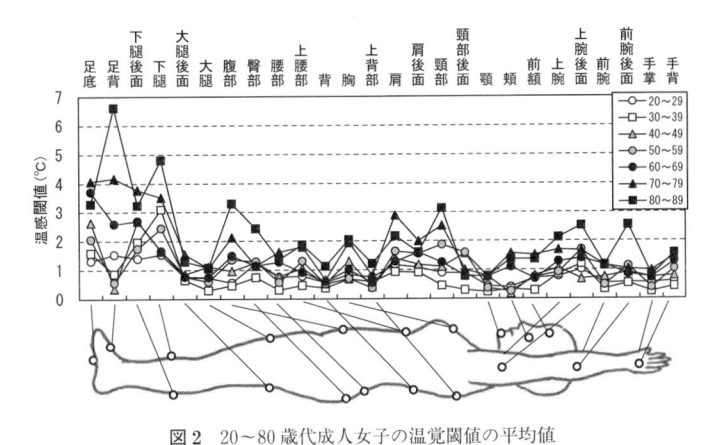

図2　20～80歳代成人女子の温覚閾値の平均値
68人の部位別温覚閾値の平均値である．いずれの部位においても，冷覚より温覚の方が閾値が大で，感受性が低い．冷覚と同様に顔面部での閾値は小さく，下肢部で大きい値を示している．

が閾値が小で，温度感受性がよいことが示された．各年代とも前額，頬，顎の顔面部での閾値は小さく，下腿，足背，足底の下肢部での閾値は大きく，体幹部での測定値は，肩部前面の冷覚閾値を除いて顔面と四肢の中間的な値を示す結果となった．冷覚・温覚閾値は加齢とともに増加し，温度感受性の衰えは若年女子，中年女子，高齢女子の順となることが観察された．温覚閾値の変化が最も大きい足背では，20歳代若年女子が平均1.53℃で温覚を感じているのに比べ，60歳代高齢女子は2.59℃，70歳代高齢女子は4.17℃，80歳代高齢女子は6.61℃と閾値が顕著に増大した．特に下肢の温度感受性が鈍化するのは，血行不順などの理由によると考えられる．

また，図1の部位別冷覚閾値の平均値をみると，50歳代と60歳代との差が大きいという傾向が認められた．日本人女性の閉経年齢は約50歳で，この50歳を中心に45～55歳の約10年間が更年期と考えられている．50歳前後から卵巣から分泌されるエストロゲンが低下し始め，生殖器の萎縮，骨代謝の変化，脂質代謝の変化が起こり，体調にも大きな変化が出現する．温度感受性の鈍化においても，加齢によるホルモン変化が影響を及ぼしているかとも考えられるが，未だ分析中である．

Uchidaらの結果は先行研究と傾向は一致しているが，測定した閾値をみると差がある．その要因としては実験条件の違いがあげられる．Stevensらの刺激装置は33℃を起点としているが，33℃では接触時にすでに温覚を生じる部位もあると考えられ，Uchidaらは局所皮膚温と等温から開始したこと，Stevensらの温度変化速度は2.1℃/秒，1.9℃/秒だが，高齢被験者では運動機能・反応速度の遅れがあることから，Uchidaらは0.1℃/秒の条件を採用したことによると考えられる．これらがStevensらの100倍という大きな部位差をもたらしたと考えられる．以上のように加齢による温度感受性の低下は明らかである．

その原因としては，村田と入來[5]が身体各部の皮膚の冷点は加齢により減少することを報告している．また，岩村[6]は皮膚温度受容器である温点，冷点の減少に加えて，受容器から中枢神経感覚野に刺激が到達する神経伝達速度および神経の変化をあげている．触覚受容器の一つであるマイスナー小体の分布密度が加齢とともに減少することが確認されていることからも，冷覚・温覚閾値の加齢変化は温度受容器の減少が一つの要因ではないかと考えられる．

このような温度感受性の加齢変化は体温調節行動に影響を与え，高齢者の低体温症や低温熱傷などの原因ともなる．また，暑さ寒さに対する適切な行動がとりにくくなることも想定され，高齢者の衣服を設計する際には，この機能低下をカバーする役割が要求される．体温調節や局所および全身温冷感や快適感に，温熱刺激がいかに影響しているのかを温度感受性の部位特性と加齢変化によって把握することは，超高齢社会のわが国で高齢者への衣環境を考察，製品を開発する際に今後ますます重要になる．

（内田幸子）

■文献

1) Kenshalo DR：Somesthetic sensitivity in young and elderly humams. J Gerontol 41：732-742, 1986.
2) Stevens JC, Choo KK：Temperature sensitivity of the body surface over the life span. Somatosens Mor Res 15：13-28, 1998.
3) 田村照子，内田幸子，岩崎房子：汎用型温冷覚閾値測定装置の開発と応用．第25回人間-生活環境系シンポジウム報告集，175-178, 2001.
4) Uchida Y, Tamura T, Iwasaki F：Changes in cold/warm thresholds with advancing age—The case of adult women aged from the 20s to the 80s—. SEN'I GAKKAISHI 65(5)：132-138, 2009.
5) 村田成子，入來正躬：老人の体温—皮膚感覚点分布頻度に及ぼす加齢の影響—．日本老年医学会誌 11：157-162, 1974.
6) 岩村吉晃：タッチ，p.50, 医学書院，2003.

14. 湿潤感と衣服の蒸れ

a. 湿潤感とは

湿潤感は，外気，あるいは皮膚に接触した物体，あるいは皮膚そのものについて感受される，水分刺激に対する皮膚感覚の総称である．したがって，湿り，濡れ，蒸れなどの異なる感覚を含む．日本は夏の高温多湿な気候を反映して，湿っぽい，じっとりした，じめじめした，べっとりした，むしむしするなど，湿潤を表す多くの形容詞が使われ，英語でも wet, damp, moist, humid, soggy, clammy などと表現される．人体を取り巻く環境には液体の水と気体の水蒸気が存在し，「濡れ感」は液体の水に対する感覚，「蒸れ感」は水蒸気の多い状態の感覚，「湿り感」は濡れの少ない状態や気湿に対する感覚として，おおよそ使い分けられる．濡れ感や湿り感は冷感を伴う場合が多いが，蒸れ感は暑さ感を伴う．温度感覚については，熱・冷刺激が皮膚下の神経終末で感受され，それぞれ温点，冷点と呼ばれる特定な点が全身不均一に分布するなど，感受性の機序が明らかにされているのに対し，現在のところ，湿度だけに特定に反応する皮膚の神経終末は解剖学的には見出されていない．したがって湿潤感が生ずる機構については，十分に解明されてはいない．

しかし，われわれは環境湿度が高くなると，確かに蒸し暑さを感じる．図1は，環境温度が異なる場合，環境湿度が30%から90%に変化する人工気候室内に裸で滞在したときの環境湿度と湿潤感との関係を示したものである．環境温度が25℃と31℃では，湿度が上昇しても湿潤感は「やや湿っている」以下である．37℃では湿度上昇に伴い湿潤感は増加することを示している．つまり安静裸体ならば31℃付近以

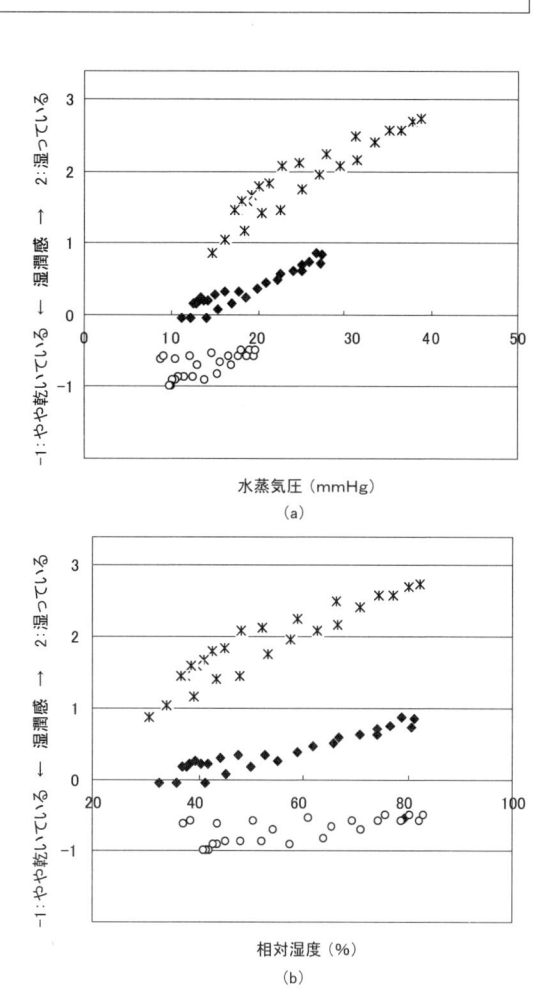

図1 気湿と湿潤感との関係
○：室温25℃の場合，◆：31℃の場合，※：37℃の場合．
X軸：人工気候室内気湿 (a) 絶対湿度，(b) 相対湿度），
Y軸：湿潤感スケール（−1：やや乾いている，0：どちらでもない，1：やや湿っている，2：湿っている，3：とても湿っている）．

上になると湿度が高くなるに従って湿潤と不快を感じる．

b. 衣服内の蒸れ

人体皮膚からは，暑熱による発汗が生じない場合でも，皮膚に含まれる水分が角質層を通じ

256　D. 衣

て，あるいは汗口から水蒸気の状態で拡散している．これは自覚されないので不感蒸散と呼ばれる．もし裸であれば，皮膚から放散された水蒸気は，外気の水蒸気分圧との差に応じて拡散速度は変化するものの，そのまま外界に放散される．しかし，衣服を着ている場合は，衣服素材を通して皮膚から外界へ水分が移動するため，衣服が水分透過に対する抵抗となる．布地の中や皮膚と衣服との間は，水分が滞留する状態になりやすい．快適に着衣している場合，衣服最内層はほぼ $32\pm1℃$ に維持されるが，運動や食事などをして衣服内温度が上昇し，汗をかいて衣服内湿度が上昇すると，湿潤感が生じ不快に感ずる．この不快感は，皮膚からの蒸発が衣服内の高湿度に妨げられ，人体からの放熱が抑制されることによって生ずるいわゆる蒸れ感によるものである．体熱平衡上，蓄熱状態が引き起こされることが蒸し暑さ感の原因である．環境温度が低い場合でも衣服最内層はほぼ $32℃$ 付近にあるため，多少，衣服内湿度が上昇するだけでも着衣時は蒸れ感が生じやすい．図2は，衣服内気候と快適感との関係を模式的に示したものである．

　暑熱下で発汗した場合，着用衣服によって蒸れ状態は異なる．図3に，異なる材質の衣服を着用して $33℃$ の室内で運動したときの衣服内湿度と湿潤感の変化を示す．衣服内湿度の上昇に伴い湿潤感も増加するが，布地の透湿性，吸湿性，放湿性，通気性などの影響で，衣服内湿度上昇は異なる結果を示す．さらに衣服形状，重ねや開口などが異なれば，衣服全体としての蒸発熱抵抗が左右され，衣服内の蒸れ状態は異なる．衣服の選び方・着装方法は重要である．

c．不均一な蒸れと感受性の低さ

　人体からの水分蒸散量は全身均一ではなく，また衣服を着用すると部位によって重なり方や間隙が異なるので，人体周囲には不均一な水分状態が形成される．同一湿度でも人体部位によって湿りに対する感覚は異なる．衣服着用時は，腋の下や乳房間，股間などに蒸れ感が自覚されることが多いが，それらの部位の発汗量が多いとは限らない．凹部のため蒸発がしにくいため皮膚が湿る．特に，皮膚から排泄された水分が衣服に吸湿吸水あるいは透湿されにくい場合には，しだいに皮膚は濡れてくる．しかし皮膚が濡れても，局所的に衣服内が高湿度になっても，閉鎖空間で皮膚表面の水分の蒸発が進まない場合，湿りは感じ取られにくい．図4は，

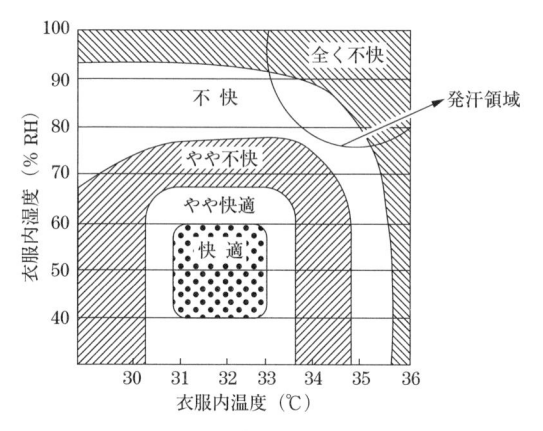

図2 衣服内気候と快適感の関連
文献[2]より作成．

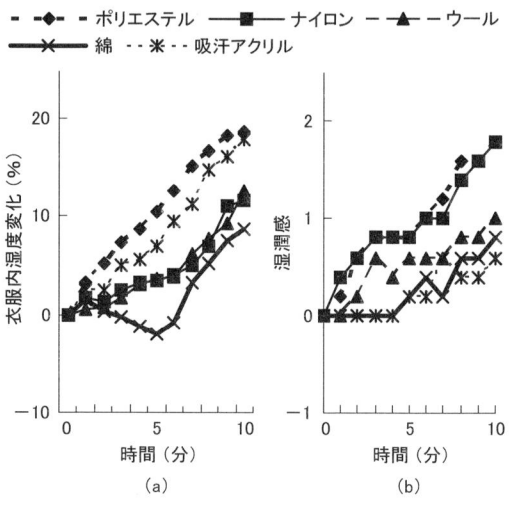

図3 材質の異なるTシャツとスカート着用時の衣服内湿度変化と湿潤感
(a) 運動開始から10分間の胸部・大腿部・背部衣服内湿度の被験者5名の平均値，(b) 湿潤感 1：やや湿っている，2：湿っている．運動：自転車こぎ運動．文献[1]を改変．

不透湿のフィルムを用いて局所的に皮膚を覆い蒸発を妨げた場合の湿潤感の変化を示すが，フィルム内が飽和状態になり，皮膚が濡れ状態になっても，手足以外では湿潤感はほとんど申告されていない．つまり，皮膚上で水分蒸発が起こらず急激な温度変化刺激もない場合，人体の多くの部位の皮膚の水分感受性は著しく低い．ベルトを外したり，長時間椅子に座った後立ち上がったりしたときに初めて皮膚の濡れに気がつくことがあるが，水分蒸発が進まない寝たきりの人の寝衣内やおむつ内などは皮膚の湿りに気がつきにくく蒸れて不快となるうえ，皮膚が膨潤するため，注意を払わねばならない．

（小柴朋子）

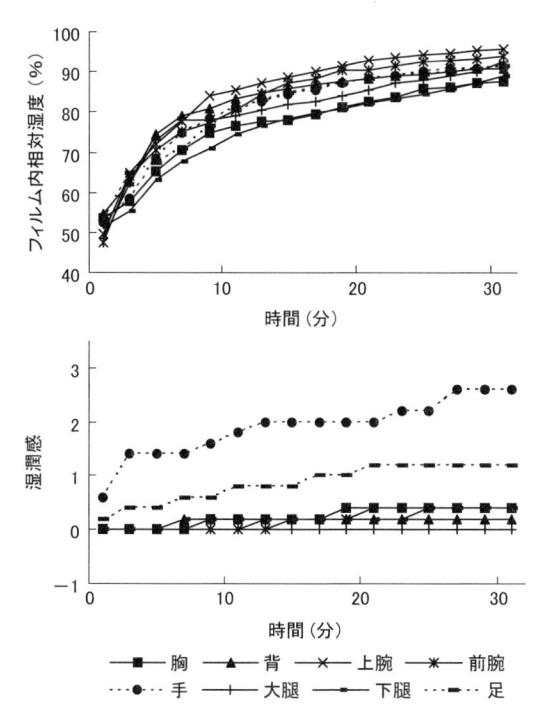

図4 フィルムで被覆した部位の相対湿度と湿潤感
湿潤感 −1：やや乾いている，0：どちらでもない，1：やや蒸れる，2：蒸れる，3：とても蒸れる．手と足は相対湿度の上昇とともに蒸れを感じるがその他の部位では湿度が90%近くになっても蒸れは感じない．

凡例：■ 胸　▲ 背　× 上腕　＊ 前腕　● 手　＋ 大腿　━ 下腿　足

■文献
1) 田村照子編著：衣環境の科学，建帛社，2004．
2) 原田隆司・土田和義・丸山淳子：繊維機械学会誌 35(8)：350, 1982．

15. 皮膚濡れ率と暑熱感覚

a. 皮膚濡れ率とは？

ヒトは暑熱環境下に滞在する場合，恒体温を維持するため発汗が生ずる．発汗が生じない中程度の温熱環境でも人体表面からは不感蒸散が起こり，常に皮膚表面からはそれらの水分が皮膚面と環境の間の水蒸気圧差に比例して蒸発している．高温高湿環境に居たり，衣服を着用すると蒸発が妨げられ，人体からの熱放散が進まず，不快感とともに暑熱感が生ずる．暑熱感覚と相関が高い指標として，「皮膚濡れ率」があげられている．

皮膚濡れ率（skin wettedness：w）は，Gagge[1]によって提案された一種の係数で，蒸発による熱放散に関わる因子として，その環境における最大の蒸発可能な熱量 E_{max} に対する実際に皮膚表面から生じている蒸発による放熱量 E_{sk} の比として定義される（図1, 2）．

$$w = \frac{E_{sk}}{E_{max}}$$

E_{sk}：皮膚表面からの蒸発放熱量（kcal/m²·h），E_{max}：皮膚表面からの蒸発可能放熱量（kcal/m²·h）．

E_{max} は，h_e（蒸発の物質移動係数）×（皮膚温における飽和水蒸気圧と周囲環境の水蒸気圧との差）から求められ，h_e は風速や着衣によって変化する．

$$E_{max} = h_e(P_{ssk} - RH \times P_a)$$

P_{ssk}：皮膚温における飽和水蒸気圧（mmHg），RH：周囲環境の相対湿度（%），P_a：周囲環境の飽和水蒸気圧（mmHg）．

b. 体熱平衡式から求める皮膚濡れ率

Gagge は皮膚からの蒸発放熱量は，人体の熱平衡を保つために必要な蒸発放熱量 E_{req} として考えることができるとした．体熱平衡式より，E_{req} は，呼吸気道からと皮膚からの放熱では足りない分として，代謝量から貯熱量を引いて算出される．

$$E_{req} = M - S - H_{res} - H_d$$

M：代謝（kcal/m²·h），S：貯熱量（kcal/m²·h），H_{res}：呼吸気道からの蒸発放熱量（kcal/m²·h），H_d：対流と放射による皮膚からの乾性放熱量（kcal/m²·h）

皮膚からの乾性放熱 H_d は，平均皮膚温と周

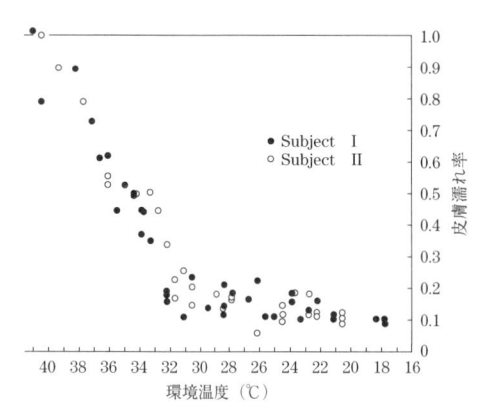

図1 皮膚濡れ率と環境温度（℃）
環境温度が32℃付近までは不感蒸散域のため皮膚濡れ率は0.1付近ではぼ一定であり，それ以上に環境温度が上昇するに伴い，皮膚濡れ率は上昇する．

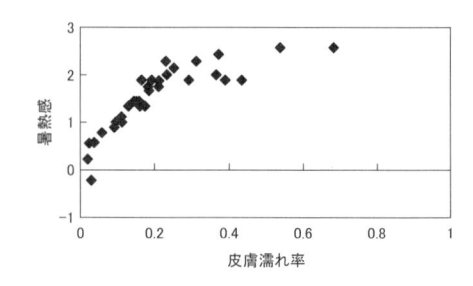

図2 皮膚濡れ率と暑熱感との相関
暑熱感スケール3：大変暑い，2：暑い，1：やや暑い，0：どちらでもない，−1：やや涼しい．暑熱感は皮膚濡れ率が上昇するに伴い上昇し，特に濡れ率が0〜0.3付近の低湿度環境下では $r = 0.954$ と相関が高い．

囲物体温度との差に比例して増加するので，
$$H_d = h_r(T_{sk} - T_0)$$
ここで，h_r：総合熱伝達係数（対流熱伝達係数と放射熱伝達係数の和），T_s：平均皮膚温度（℃），T_0：作用温度（℃）．

したがって，皮膚濡れ率は，
$$w = \frac{M - S - H_{res} - h_r(T_{sk} - T_0)}{h_e(P_{ssk} - RH \times P_a)}$$
で求められる．

c．最大最小皮膚濡れ率

ここで，もし全身の皮膚表面が完全に汗でびしょ濡れの場合は，蒸発熱量は最大になり，皮膚濡れ率は 1 である．最小値は，不感蒸散のみによる通常の皮膚の湿り状態の場合であり，この不感蒸散だけで発汗が生じていない場合の皮膚濡れ率は 0.06 と言われている．ヒトの皮膚は常に生乾きなので，通常はこの中間の値をとる．そのときの皮膚の湿潤度を表す目安として，皮膚濡れ率が濡れ面積率としてとらえられる場合もある．濡れ面積の概念とは，全体表面積に対する総蒸発面積の比であり，有効蒸発面積として見なすこともできる．

しかし，射場本[2]によれば，皮膚濡れ率とは，蒸発を起こす駆動ポテンシャルとしての水蒸気分圧差の補正係数として定義されたものであり，風速や着衣ごとに数値が変わる物理的なインデックスであるので，言葉どおり皮膚が濡れているとは限らないし，知覚には及べないとされる．しかし，濡れ面積率が快適感と関係が深いとする報告は多い．

d．皮膚濡れ率と暑熱感

皮膚濡れ率と暑熱感との関係については，中等度気温や暑熱環境下で多くの生理心理測定実験が行われ，報告されている．熱的に快適な中立域は，濡れ面積率が不感蒸散時の 0.06 とする報告や，皮膚濡れ面積率と快適感は非常によい対応を示し 0.2 で快適，あるいは 0.25[3] が提案されている．実際に環境湿度を変化させ皮膚濡れ率を上昇させた場合，湿潤感は 0.2 を超えると生じた[4]．一方 Mecheels と Umbach[5] は快適には感じないがどうにか我慢できる状態として，濡れ率 0.7 を衣服の湿度範囲と考え T_{amax} を提案している．また，一定の平均皮膚温に対してとりうる濡れ面積率には最大値と最小値が存在する．

なお，実際に皮膚濡れ率を求める際には，皮膚からの蒸発放熱量 E_{sk} は，皮膚からの蒸散量 E を実測した値から求められる場合が多い．
$$E_{sk} = \lambda \times E$$
ここで λ：水（30℃）の蒸発潜熱 0.58 kcal/g，E：皮膚からの蒸散量（g/m²/h）．

しかし，人体は体熱のために必要な水分を常に蒸散しているとは限らず，状況によっては必ずしも $E_{sk} = E_{req}$ とはならない．例えば暑熱下に滞在して発汗が出現するまでの発汗潜伏期は $E_{req} > E_{sk}$ となり，蒸れ感が生じ暑熱感が増幅することとなる．

E_{sk} として発汗量を実測する方法を用いれば，局所の皮膚濡れ率を求めることができる．局所の濡れ率が全身の暑熱感に及ぼす影響について部位による違いを明らかにし，暑熱感を減じる衣服のデザインを考案することは今後の課題となっている．

〈小柴朋子〉

■文献

1) Gagge AP：A new physiological variable associated with sensible and insensible perspiration. Am J Physiol 120：277-287, 1937.
2) 射場本勘市郎：いわゆる皮面ヌレ率と体感温度．第 7 回人間―熱環境系シンポジウム報告集：52, 1983.
3) Berglund LG. et al.：Vapor resistance of clothing, local skin wettedness and discomfort. ASHRAE Transactions 91(2A)：3-12, 1985.
4) 田村照子，小柴朋子：人体の湿り感覚（第 1 報）―全身の湿り感覚感受性―繊維製品消費科学 36(1)：125-131, 1995.
5) Mecheels J, Umbach K：衣服系の湿度範囲．着心地の科学，光生館，1986.

16. 人体の局所加温・局所冷却反応

a. 局所加温とその反応

人体は通常衣服で覆われ保温されるが，寒冷下においては，温水循環式パッド，カイロ，使い捨てカイロ，電気式加温パッド，蒸気温熱シート，温風などを用いて，積極的に加温が行われる場合がある．このような人体の特定部位への局所的な加温の効果は，加温部位や加温方法によって異なる．

一般に加温を行うと加温部位の皮膚温や温感が上昇するが，それのみならず，加温部位以外の部位へ波及効果を生じたり，全身的な温かさ感が上昇する効果がある．電気アンカを用いた場合，背部や腰部への加温は影響が大きく全身に及び，四肢への加温は効果が小さい．また上肢の方が下肢より加温の影響を受けやすく，足部の加温は手部の加温よりも温かさ感を与えるのに効果的[2]とも言われている．頭部や上腕への加温は，皮膚温上昇の波及効果は大きいが，下腿への加温は効果が少なく，足部加温は温かく感じられやすい．睡眠中の足部加温が睡眠効率を上げるとの報告もある．背部や腰部への加温の影響は全身に及ぶが，胸部への加温は影響が少ないとも言われている．全身の温冷感は肩部温冷感と高い相関があり，上腕部加温も波及効果が大きいので，寒冷時に適した着衣方法として，肩から上腕部に重ね着するマントやショールを利用することは保温効果に優れ，望ましいと言える．

一方，暑熱下においても，外部から熱放射を受けたり，着衣によるうつ熱など望ましくない局所加温が生ずる場合がある．温水循環による局所加温パッドを用いてその影響を調べた実験から，足部，上腕部，背部への加温は鼓膜温や蒸発量の上昇など加温の影響が大きく，頸部への加温は鼓膜温や蒸散量の反応は小さいものの暑熱感を強く感じることが明らかにされている．それに比べ腰や下腿への加温は鼓膜温上昇など全身への効果が少ない．したがって，夏季には，ワイシャツにネクタイを締めたりハイネックやスタンドカラーなどは頸部を閉塞し，暑熱感を強めてしまうので，なるべく避けることが効果的である．また，上腕や背の露出や，素足などの着装は加温による影響が減じるため快適に感じられる．

b. 局所冷却とその反応

暑熱下での労働では，例えば冷房が十分でなく着衣を減らすことが困難な場合もあり，作業効率，生産性，安全性を高めるためには，からだを局所的に冷却する工夫が必要である．暑熱曝露時用の冷却衣服としては，空冷式，水冷式，風冷式，氷冷式，冷却ジェル使用のものがある．極端な例としては宇宙服や戦闘機パイロットのための全身冷却服があるが，頭部のみの冷却キャップとか冷風吹き出しを利用した局所のみを冷装する装置も用いられる．

局所冷却による身体反応を調べた例としては，内径 $3〜4$ mm のチューブを伸縮性布地の内側に縫いつけた冷却水循環型の全身性の冷却スーツ[4]あるいは局所冷却を用いた実験[5]がある．暑熱下では頭部または頸部，次いで上腕部冷却が体温上昇抑制や不快感低減に効果的であり，全身の面積の 12% の首と胴部を冷却すると 72% の冷却効率が得られる．氷冷式の冷却ベストによる実験[6]から，有効に局所冷却を行うには，温熱的不快感を誘発しないこと，急激な冷却は脳温の上昇をもたらすので適度な刺激強度を考慮に入れることが望ましいことが提案

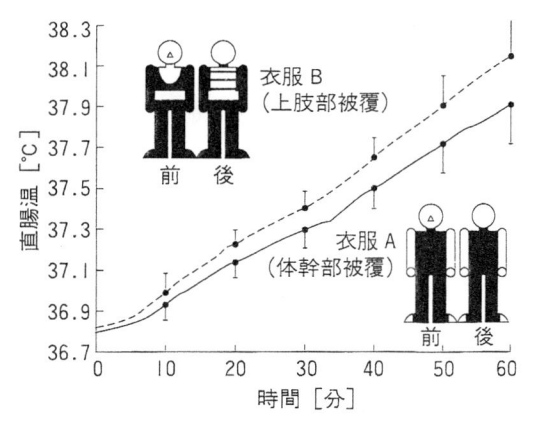

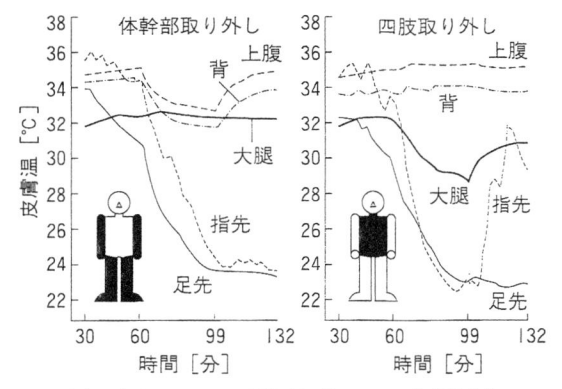

図1 被服部位と温度変化[8]
(a) 被覆面積が同じ着衣でも体幹部を露出した方が直腸温の上昇は小さい．(b) 体幹部を露出すると手足は覆われているにもかかわらずその皮膚温は低下する．

されている．特に顔や手足など冷刺激による血管収縮が起こりやすい部分は，強い冷感が起こりやすいが，頭部や頸部は血管収縮が起こりにくいので冷却部位として適する．

一方，寒冷下では，人体のどの部分を衣服により被覆するのが効果的かは被服分野において重要な課題である（図1）．

丸山と田村[7]による，分割型密着衣服を用い，寒冷下で衣服の一部を取り外して不均一な冷却刺激を局所的に与えた実験から，体幹部冷却の方が四肢よりも波及効果が大きいこと，背部や上腕部の皮膚温と温冷感が全身温冷感を左右する重要因子であることが示されている．ヒトの温熱感受性は全身一様ではないので，全身温冷感は単に平均皮膚温のみに依存するとは言えない．

一般的には，冷却すると体幹部より四肢部の方が顕著に温度低下するが，寒冷下で手袋や靴下で手足を被覆するとかえって体温が低下するという報告もある．いずれにせよ全身の温冷感覚に対する手足の局所的な温冷感の影響は大きいので，極端な冷感を感じない程度に手足の保温に努める必要がある．なお，皮膚温の急激な低下は不快感と0.9以上の相関があるとも言われる一方，同じ皮膚温でも回復期の方が温かく感じられることも知られている．手足は極端な

冷却に対しては寒冷血管拡張反応を示す．指を冷水に浸すと血流量が著しく下降して水温近くなるが再び上昇下降を繰り返すハンティング現象や，耳，頬，鼻での寒冷曝露による一過性の血管収縮後に引き続いて起こる強い血管拡張現象がそれである．

四肢，末梢部を冷却した場合はその影響は四肢，末梢に極限される．衣服による保温を効果的に考える場合，体温維持のため肩や上腕を中心とした体幹部の保温を第1とし，局所的な寒冷感を防ぐために手足の被覆を工夫することが大切である．

なお，局所冷却により鼓膜温は一過性に上昇した後に下降するが，局所加温の場合はこのような一過性の下降はみられず，鼓膜温と温冷感，快適感との間には負の相関がある．

局所的な加温や冷却により部位差が生ずる原因としては，温感受性，冷感受性の部位差，温度刺激に対する血管調整反応の部位差，からだの形態的特性による温度刺激受容量の違いなどがあげられ，局所加温・冷却に対しては，ともに，背部上腕部頸部，手足部の反応性が大きいと言える．

(小柴朋子)

■文献
1) 湯谷 操，沈 富子，田村照子，渡辺ミチ：人体の局所加温が皮膚温に及ぼす影響．衣服学会誌 25(2)：15-20, 1982.
2) 久慈るみ子，多屋淑子，大野静江：局所加温の対生理反応第1報 手足末梢部加温の皮膚温への波及と対熱快適性について．日本大紀要 31：87-95, 1984.
3) 申 正和，田村照子：温暖環境下での人体の局所加温刺激が温熱生理・感覚反応に及ぼす影響．人間と生活環境 3(1)：45-55, 1996.
4) Shvartz E：Efficiency and effectiveness of different water cooled suits—A review—. Aerospace Med 43(5)：488-491, 1972.
5) Tamura T, An M：Physiological and psychological thermal response to localcooling of human body. J Therm Biol 18(5/6)：335-339, 1993.
6) Nishihara N et al.：A cooling vest for working comfortably in a moderately hotenvironment. J Physiol Anthropol 21(1)：75-82, 2002.
7) 丸山康子，田村照子：不均一温熱刺激に対する皮膚温・温冷感反応．日本生気象学会誌 26(3)：142-154, 1989.
8) 平田耕造，田村照子編著：衣環境の科学, p. 29, 建帛社, 2004.

17. スポーツウェアと体温

a. スポーツウェアに要求される性能

スポーツウェアには，ファッション性，運動機能性，安全性，耐久性，温熱的快適性の五つの機能性が要求される[1]．体温に影響するのは温熱的快適性である．

運動強度や運動時間によってスポーツウェアに要求される機能が異なる．比較的低温環境で短時間に爆発的に大きな力を発揮する必要のある短距離走などではウォーミングアップで筋温を上げると瞬発力に効果が認められるため，保温性の高いウェアで運動前にあらかじめ保温することが有効である[1]．しかし，比較的高温環境で運動時間が長い場合は，発汗が重要な放熱の手段となるが，汗の蒸発が滞ると熱負荷によりコア温（深部体温）が上昇し，このことは疲労を増加させ，スポーツ時の耐久性に悪影響が生じるためコア温を低く保つ機能が重要となる[2]．

b. 各種スポーツウェアの特性と温熱的影響

温熱的快適性のためには，ウェアの熱水分移動特性が重要な役割を果たす．素材特性としては保温性，通気性，吸水・速乾性，吸湿性，透湿防水性などが重要である．また，着衣の構成要因として衣服と人体とのフィット性，開口部の開口条件などが影響を与える．着衣状況では素材および構成要因が複合的に影響するので，重複する部分もあるが，以下に主なスポーツウェアの素材および構成要因が着衣時の人体のコア温，皮膚温および発汗量などの生理的要因に及ぼす影響について概説する．

（1） 素材要因

① 吸水速乾性[3]： 吸水速乾性Tシャツは，スポーツウェアとして欠かせない素材となりつつある．少量の汗でTシャツがムラ濡れの場合，吸水速乾素材（ポリエステル（以下，PET）が主流）は綿よりも濡れ広がりやすく蒸発面積を稼ぐので，この点で乾きの速さに貢献する．

汗を大量にかくとTシャツの汗の保持性は十分ではないので，かいた汗は流れ落ちる．汗の保持性がよいとウェアは汗で重くなり，摩擦係数も増加するので動きにくくなる．こうなるとむしろ素材が汗を保持することが不利になる．この場合，汗の保持性よりも水切れのよさが重要となる．吸水速乾Tシャツは水切れがよく，綿の6割の含水量となる．水をたっぷり含んだ後の蒸発速度は素材によりさほど変わらない．含水量が少ないため，同じ発汗量なら速く乾く．

② 通気性： 安静時の着衣の伝熱に素材の通気性は，あまり影響しない．しかし，有風下あるいは運動中に極端に通気性の異なる実験着で行った実験では，通気性が高いほど換気量が大きかった．しかし，一般の着衣の範囲で通気性を比較し，開口部，ゆとりの効果を含め運動時の衣服換気に及ぼす影響を検討した研究によると，通気性による直腸温，皮膚温，衣服内温湿度，局所発汗量などの生理量に有意差はみられず，着衣状態では衣服内空隙，開口部の開口条件などの構成要因の影響の方が大きく部位差もあるため，単純に素材の影響だけでは換気量が決まらなかった．発汗開始後の衣服内絶対湿度と換気量には負の相関があり，換気は運動時の湿度低下，さらには着用者の快適性に寄与した．換気量の部位差では胸＞背中＞上腕の順に換気量が大きく，換気量の部位差を考慮したウ

ェアの設計の必要性が示唆される．

③ 吸湿性：　衣服内気候に着衣素材の吸湿性がどう影響するか，発汗サーマルマネキンを用い検討した研究によると，不感蒸散条件で吸水速乾 PET と吸湿合繊（以下，MAS）の混紡割合を変えて試作した肌着3種で比較し，MAS の混紡割合が高いほど衣服内湿度の低下が大きく，暑熱環境で発汗開始時（蒸れる程度の微量の発汗時）には，吸湿性の高い素材ほど衣服内湿度を低下できた．しかし，発汗が続くといずれの素材でも吸湿できる容量をすぐに超えてしまうため，もはや吸湿による湿度上昇抑制による不快感抑制効果は望めない．

水分率が同等の素材である吸水速乾 PET と MAS 混紡の肌着と綿 100％ の肌着を比較すると，混紡肌着の方がより緩慢な発熱現象が長時間続いた．

また，濡れた肌着が皮膚面上で乾燥する過程で吸湿性素材では放湿吸熱が起きた．このために運動後，皮膚温と衣服内温度が下がる「後冷え」を起こす不安要素を抱えている．

④ 透湿防水性[4]：　冬山登山など低温環境下で運動により汗をかいた状態では，保温性を保ちながら水分移動性を確保する必要がある．水分移動が阻害されると着衣内で結露が生じる場合があり，結露した着衣は水分移動性をさらに悪くするという悪循環に陥いる危険性がある．

透湿防水布は小さい孔が多数あいたフィルムを撥水性の布で挟んでラミネートしている．孔の大きさは雨粒の 1/20,000 で水蒸気の 700 倍であるため，水は通すが水蒸気は通さない．しかも，通気性はある程度大きな孔がないと起こりにくいため，風も通さない．

透湿性が大きい素材ほど，布を拡散する水分移動量が大きい．間隙が狭いと間隙内で対流が生じにくいため水分移動性が低いと着衣内で凝縮が生じるが，透湿性が大きいほど凝縮量が少ない．したがって着衣素材の透湿性は凝縮防止にも重要である．

(2)　構成要因

① 開口部の開口条件―アウトドア用ジャケットの換気口の配置の効果―：　アウトドア用ジャケットに最近は透湿防水布が用いられるため，快適性は顕著に向上したが，運動が長期で大量な発汗が生じた場合は，透湿性だけではまかないきれない．この場合，効果的に汗を放出するためには換気を促す開口部を設けるとよい．市場に出回るジャケットの換気口には腋下ジッパー，背中のヨークの切り替え，換気ポケットなどがある．

市販のジャケット（透湿性あり（GE）・なし（PE））に①脇開口，②袖下開口，③袖・脇両方開口の3部位にジッパー換気口を設けて改良した着衣時（比較：④開口なし）のトレッドミル実験によると運動中は開口条件の差がみられ，③＜②＜①＜④の順に平均皮膚温が高く，運動開始後5分までは PE の換気口条件③の方が GE の④よりも平均皮膚温が低く，換気口によるふいご効果がみられた．透湿性の効果は運動後に顕著に現れ，GE の平均皮膚温が低く，総発汗量も少なかった．皮膚温上昇を部位別でみると，胸＞上腕＞背中＞上腹だった．胸や上腕付近に換気口を設けると放熱に効果的である．

② フィット性―身体を圧迫するスポーツウェア（compression garments：CGs）―：　最近は，野球やフットボールなどのユニフォームの下にからだを圧迫するアンダーウェアを肌に密着して着用することが積極的に導入されている．その役割としてメーカーは以下の二つの効用をあげている．一つは，静脈の血流の流れを促進し，筋への血流の伝達を増加させ，結果として血液中の乳酸の蓄積を減らし，運動のパフォーマンスを向上させる効果，もう一つは，皮膚血流を増加させることで皮膚からの汗の蒸発を促進し，放熱を促進する冷却効果である．CGs が運動時の放熱促進に効果があれば運動時の体温上昇による疲労を軽減し運動中のパフ

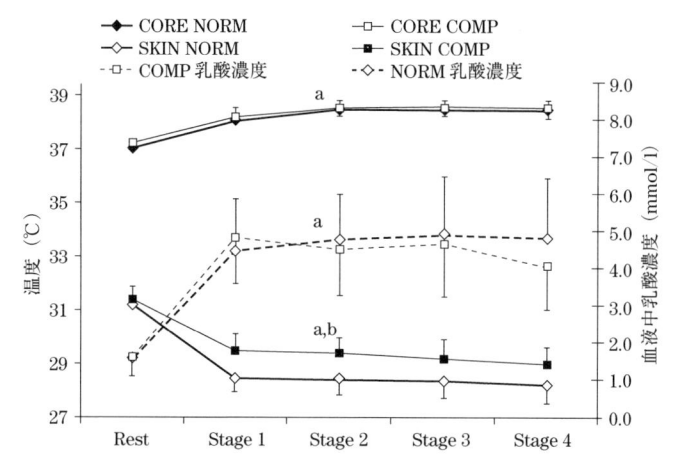

図1 チームスポーツを模擬した間欠的往復持久走実験で一般のウェア (NORM) 着用時とCGs着用時 (COMP) 間のコア温 ($n=8$), 皮膚温 ($n=9$), 血液中の乳酸濃度 ($n=10$) の比較
誤差線：(a) 時間の主効果, (b) 着衣間の差の95％有意範囲. SKIN：mean skin temperature (平均皮膚温), CORE：core body temperature (深部温), COMP：compression trial (圧迫ウェア着装条件実験), NORM：normal trial (一般の非圧迫ウェア着装条件実験).

ォーマンスを下げずにすむため重要である．

CGsは密着衣であるため衣服と皮膚の間の換気を減少させ，対流放熱や蒸発放熱を減少させるため熱負荷が増大する可能性がある．さらに皮膚を圧迫することは発汗速度を減らし，運動中のコア温を上昇させる可能性がある．

野球用のCGsの有効性について検討した研究では発熱平板上での材料実験で比較した濡れ広がり性では，CGsに用いられている吸水速乾素材の方が綿よりも濡れ広がり，速く乾いたが，CGsと綿のアンダーウェアのみの着衣実験によると，CGsは発汗効率が高く，体温上昇度も綿素材よりも低く抑えられ，裸体同様の快適性を示した．しかし，実際の野球練習または試合時の上にユニフォームを重ね着する条件では素材の効果が消失し，従来の綿アンダーシャツと同様の不快感を示した．

実際のチームスポーツを模擬した17℃の中庸環境でホッケー選手が間欠的に往復持久走を行ったときのCGsの影響[5]に関しては (図1)，心拍数，主観的消耗感 (ratings of perceived exertion：RPE)，血流乳酸濃度，発汗速度，コア温は，CGsの着衣の有無で差がなかったが，皮膚温はCGs着衣時に有意に高くなった．皮膚温の上昇がパフォーマンスに影響する可能性は拭えない．以上，CGsの冷却効果に関しては学術的な研究報告はメーカーの主張と一致しておらず，まだ，議論の余地がある[5]．

（薩本弥生）

■文献
1) (社) 日本家政学会編著：家政学事典，p. 757，朝倉書店，1990．
2) González-Alonso J, Teller C, Andersen SL, Jensen FB, Hyldig T, Nielsen B：Influence of body temperature on the development of fatigue during prolonged exercise in the heat. J Appl Physiol 86：1032-1039, 1999.
3) 薩本弥生編著：快適ライフを科学する，pp. 46-53, 丸善，2003．
4) 谷田貝麻美子，間瀬清美編著：衣生活の科学―健康的な衣の環境をめざして―，p. 29-30, アイ・ケイコーポレーション，2006．
5) Houghton LA, Dawson B, Maloney SK：Effects of wearing compression garments on thermoregulation during simulated team sport activity in temperate environmental conditions. J Sci Med Sport 12：303-309, 2009.

18. 防護服・作業服と温度

目的とする仕事や活動に適した衣服を作業服という．クールビズは，夏用のオフィス用作業服である．一方，日常生活において，人体に対して物理的，化学的，生物的に有害環境で作業に従事することもある．これらの有害要因から人体の安全性を確保するために，特殊な防護機能を発揮する衣服を防護服と言う．身近な防護服としては，消防服やスポーツウェアがあげられる．図1は，ウイルス研究従事者のための生化学物質防護服である．

作業中，温熱的不快感が増すと，作業効率が低下する同時に，注意力も散漫となる．したがって，作業の安全性確保には，動作性とともに，温熱的快適性の主要因である熱と水分移動性能が，作業服・防護服に要求される．そこで，本章では，作業環境温度を常温から暑熱環境，熱放射環境，寒冷環境の三つに分けて，安全で温熱的に快適な作業服・防護服について概説する．

a. 常温〜暑熱環境

常温〜暑熱環境における一般的作業時には，衣服自体の熱・水分移動性能よりも，むしろ着装条件が熱負荷の大小を左右する．なかでも最も放熱に効果的作用をもたらすのが，開口部とゆとり条件である[1,2]．特に，襟，袖，裾に開口部が設けられ，かつ衣服にゆとり量が設定されていると，衣服内空気の流動が促進されて，からだからの熱放散が増加する．

有害環境下の作業時には，人体を外界から遮断するために，図1にみられるような，全身を覆う気密性の高い防護服がある．このとき，人体から放散される熱と汗によって，衣服内は高温多湿環境となるため，人体への熱負荷は非常に大きい．そこで，熱負荷を低減するために，冷却装置を搭載する防護服が開発されている．冷却装置の代表的なものとして，水冷スーツ，空冷ファン，冷却ベストがあげられる．青年男子が環境条件25℃ 50〜60% RH 下で防護服を着用して，最大酸素摂取量（$\dot{V}_{O_2max}$）の55%の運動を30分間行った場合に，深部体温は38.3±0.2℃まで上昇する．この作業において氷とPCM（phase change material，相変換物質）を冷却剤とする冷却ベストを着用すると，深部体温はそれぞれ38.2±0.3℃と38.1±0.3℃にとどまり，若干の冷却効果が得られる[3]．一方，重量を増加させるので動作性が低下するという問題もある．深部体温が高い状態にあるとき，頭部や手部の冷却が熱負荷の低減に効果的である[6]．防護服重量を軽量化するためにも，冷却効果をもたらす部位にできる限り

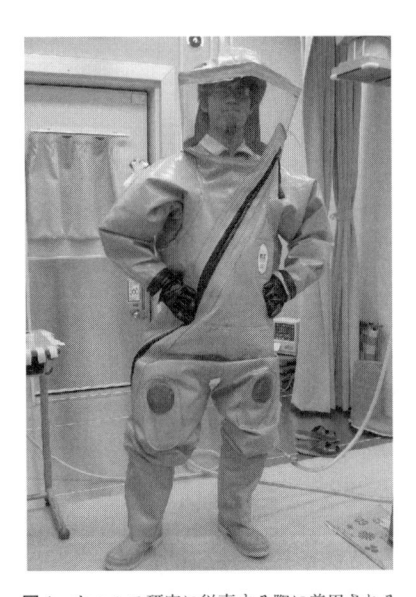

図1 ウィルス研究に従事する際に着用される防護服（九州大学・栃原 裕教授提供）
有害な環境下での作業時には，全身を覆う気密性の高い防護服が着用される．

限定して冷却装置を組み込むことが望ましい．

b． 熱放射環境

消火活動は暑熱環境下作業であるとともに，非常に大きな熱放射環境下での作業となる．その防護服である消防服は，外界からの熱受容を遮断するために，熱抵抗が非常に大きい．しかも重装備によって熱産生量が大きくなるため，熱負荷は非常に大きくなる．

図2は，衣服表面の反射性能の異なる2種類の消防服着用を模擬した平板モデルを高放射熱源に曝露したときの，衣服内温度と絶対湿度分布の結果である．環境条件は，20℃ 40% RH であった．実験中，平板表面は，人体と同等の温度と発汗量に制御されている．反射性能の違いによって，防護服の受容する放射熱量が異なるために，衣服内温度と絶対湿度分布は，有意に異なる．反射性能が低い防護服着用時には，衣服内温度は全体に高く，衣服最外層中にて最高値を示す．高放射環境下で衣服最外層の受ける放射熱量は大きく，温度の低い皮膚に向けて移動してくる熱量も多い[7]．一方，衣服内絶対湿度は，内衣中で最高値を示した．物質移動は絶対湿度の勾配によるので，内衣の水分は，皮膚と最外層の両方に向けて移動することとなる．特に，内衣が濡れると，皮膚への顕熱移動

が促進されるため，蒸気熱傷を発生させやすい状況を招いてしまう．

c． 寒 冷 環 境

冷凍庫のような寒冷環境下での作業時には，体温の低下を防ぐために，熱抵抗の大きな作業服が必要となる．図3は，寒冷環境での軽作業時に要求される作業服の熱抵抗である[4]．熱抵抗の大きな作業服の着用は，作業従事時間を延長し，より寒冷環境での作業を可能とする．

しかしながら，大きな熱抵抗を示す作業服の着用が，必ずしも寒冷下作業の安全性を確保するとは限らない．人体は不感蒸散や作業によって，気相の汗を放出しているので，作業服には水分透過性も必要となる．衣服の熱抵抗はその厚さと高い相関性があるので，熱抵抗の大きな作業服は水分移動抵抗も大きい．そのため，衣服内で汗の凝縮を引き起こす可能性もある．衣服の濡れは，人体からの顕・潜熱移動を促進して体温の低下を招くので，避けなければならない．図4は，気温10℃の寒冷下で，軽・重作業時に発生する濡れ量を衣服の部位ごとに予測

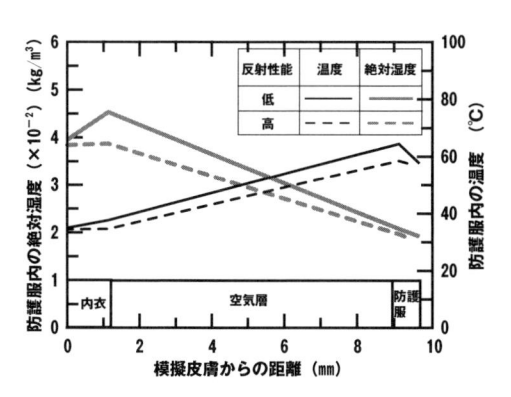

図2 衣服表面の反射性が異なる消防服着用を模擬したモデル実験における衣服内温度と絶対湿度分布の結果
実験中，モデルは高放射熱源に曝露されている．高熱放射環境下では，皮膚に向けて熱と水分移動が生じている．

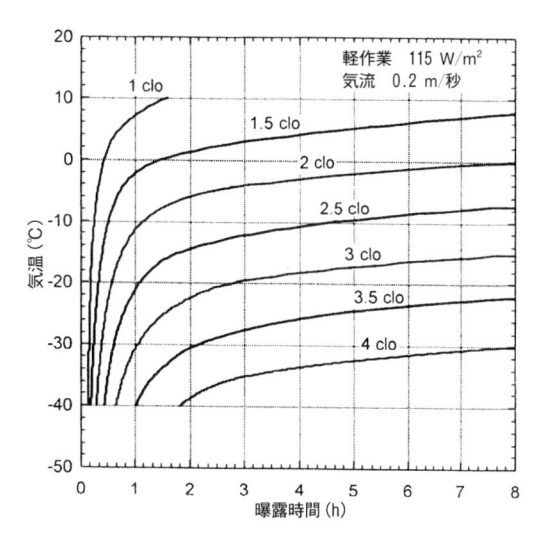

図3 寒冷環境において熱産生産 115 W/m² の軽作業を行うとき作業服に必要な熱抵抗（clo 値）と作業に従事できる時間
熱抵抗の大きな作業服は，寒冷環境での長時間作業を可能とする．

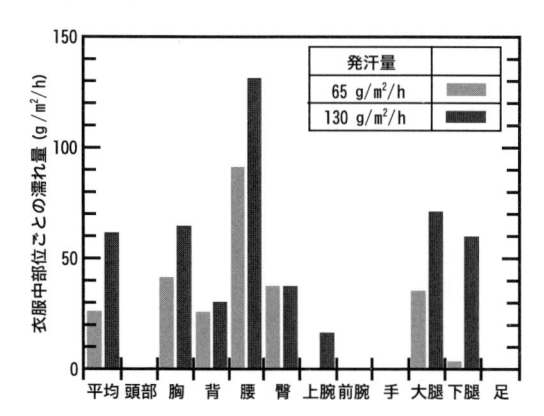

図4 気温10℃の寒冷環境下作業に必要な熱抵抗を着用して軽・重程度の作業を行った際に衣服中に発生する濡れ量の予測

計算中，発汗量を全身中均一とした．濡れの発生量は，衣服の部位ごとに異なる．

した結果である[5]．各作業中の発汗量は，全身で均一とした．図にみられるように，衣服中の濡れは均一に発生しない．この部位差は，発汗量の身体部位差よりもむしろ，熱・物質伝達の身体部位差による．よって，部位差を考慮することも，今後の作業服・防護服設計には要求される．

（深沢太香子）

■文献
1) 上田博之，井上芳光：素材布の通気性，衣服の開口部とゆとりが衣服換気に及ぼす影響—身体部位差に着目して—．デサントスポーツ科学 28：81-88, 2007.
2) 田村照子編著：衣環境の科学，pp. 39-43, 建帛社, 2004.
3) Chou C, Tochihara Y, Kim T：Physiological and subjective responses to cooling devices on firefighting protective clothing. Proc 12th ICEE：189-191, 2007.
4) ISO 11079：Ergonomics of the thermal environment. Determination and interpretation of cold stress when using required clothing insulation (IREQ) and local cooling effects, 2006.
5) Fukazawa T, Lee G, Matsuoka T, Kano K, Tochihara Y：Heat and water vapour transfer of protective clothing systems in a cold environment measured with a newly developed sweating thermal manikin. Eur Appl Physiol 92：645-648, 2004.
6) 森　郁惠，鉾井修一，高田　暁：高温環境における局所冷却時の生理応答—人体熱モデルによる解析と被験者実験—．日本生気象学会誌 41：19-30, 2004.
7) Fukazawa T, den Hartog EA, Daanen HAM, Havenith G, Tochihara Y, THERMPROTECT network：Water vapour transfer in the simulated protective clothing system with exposure to intensive solar radiation. Proc 3rd ICHES：202-205, 2005.

19. 身体障害者の体温調節と衣服

わが国における障害者数は約 656 万人，うち身体障害者は約 352 万人で，総人口の 100 人に 3 人はからだの障害を抱えている計算となる．従来，身体障害者の衣服研究と言えばその多くが着脱機能についてであり，体温調節を含む生理機能に関する視点は見過ごされがちであった．本章では，脊髄損傷患者を例にとり，身体障害者の体温調節と衣服による支援について述べる．

a. 脊髄損傷患者の対暑・対寒反応

脊髄損傷患者（以下，脊損者）は，交通事故やスポーツ事故，高所からの転落などで脊髄に損傷を来した者であり，運動障害，知覚障害をもつ．さまざまな合併症を起こすが，なかでも異常高体温，発汗異常などの体温調節障害の症状は，生命の危険を伴うものである．

脊損者の対暑反応をみると，皮膚知覚障害部位にほぼ一致して，発汗機能の停止あるいは低下がある．下位脊損者では麻痺域にも発汗が認められるが，頸髄節 C5 以上の完全損傷では麻痺域に発汗は認められず，健常皮膚面からの代償性発汗亢進現象もみられない[1]．放熱の重要な因子である発汗障害のため，脊損者はしばしばうつ熱とみられる高体温を呈する．すなわち，脊損者は暑さへの適応力が低い．対寒反応においては，低温曝露に対し健常者が代謝量を有意に増加させるのに対し，脊損者，特に頸損者でほとんど増加はみられない（図1）．年間を通じての基礎代謝測定でも，脊損者は健常者の標準値より低値を示し，さらに，頸損者は胸腰損者より有意に低値と報告されている．すなわち，脊損者は寒さへの適応力も低い．また，寒暑のどちらにおいても血流調節障害がみられ，暑熱下では末梢血管拡張障害，寒冷下では末梢血管収縮障害のため，皮膚温は健常者と異なる（図2, 3）．低温環境下のサーモグラムで下肢を比較すると，脊損者の皮膚温は明らかに高く，健常者でみられる末梢血管収縮が生じて

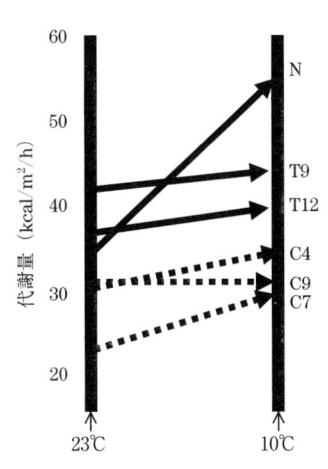

図1 低温曝露（23℃環境から10℃環境へ移動）による代謝量の変化
N：健常者，T9，T12，C4，C6，C7：脊髄損傷レベルの異なる脊損者．文献[1]により作成．

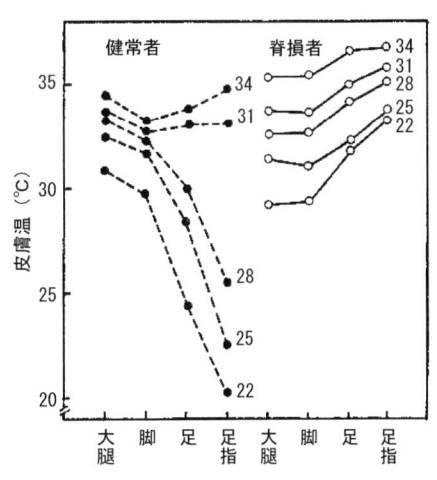

図2 22～34℃の各環境下における下肢皮膚温の健常者と脊損者の比較[3]

270　D. 衣

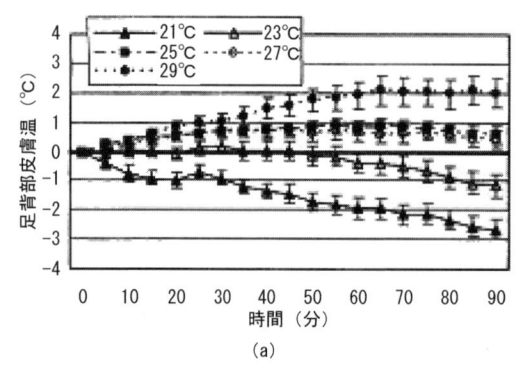

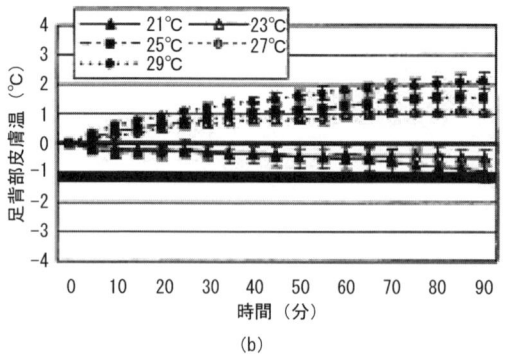

図3 21〜29℃ の各環境下における足背部皮膚温変化量の (a) 健常者と (b) 頸損者の比較[2]

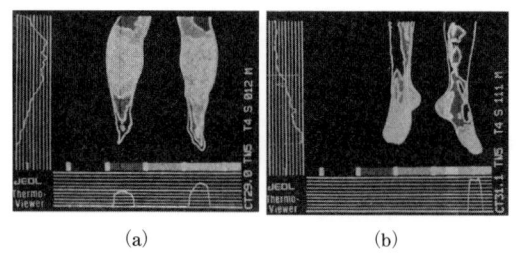

図4 低温環境下（22℃ 50% RH）での下肢サーモグラムの (a) 健常者と (b) 頸損者の比較[3]

いないことがわかる（図4）．

b. 衣生活の現状と工夫

三上ら[4]が338名の頸損者を対象に行ったアンケート調査によれば，頸損者が夏季屋外で着用している衣服は，男性で平均0.44 clo，女性0.60 clo，冬季は男性1.27 clo，女性1.71 cloで，健常者の標準的着衣量（夏季に男性0.46 clo，女性0.43 clo，冬季に男性1.33 clo，女性1.42 clo）[5]と比べ，女性がやや厚着なことを除き，差はない．しかしながら，「暑さ，寒さは苦手」と申告する者はアンケート対象者の約95%にも及ぶ．「体調が悪くなってから暑さ，寒さに気づく」者が約60%，「体温調節障害のために生活行動範囲が狭まっていると感じる」者が約75%に達するなど，絶えず温熱的に不快な状態に置かれている様子がうかがえる．

脊損者は，健常者以上に，衣服による気候調節に配慮せねばならないが，車椅子上での着脱が困難なこともあり，つい，はじめに着た状態のままで過ごしてしまいやすい．そこで，移動時や室内の温度変化に対処するため，着脱しやすいジャケットやベストなどでこまめな調節を図りたい．岩波[6]は，暑い時期用に，通気性と動きやすさの両方を満たすため，背側の袖付けの横に切り込みを入れ，メッシュ地を張ったジャケットの提案を行っている．また，寒い時期用に，車椅子上でも着やすいダウンジャケットとして，脇をカットし三角マチを別布で足すことで，裾まわりが腰から前太腿まで十分覆う，暖かさの保てるリフォーム例も報告されている．

衣服周辺の，例えば寝具や車椅子などの素材の工夫も報告されている．脊損者に限らず，姿勢保持能力の低い障害者の場合，車椅子における身体支持面は必然的に多くなるが，身体支持面が多いほど発汗やうつ熱，蒸れ，濡れの問題が生じやすい．そこで，身体支持面に通気性と伸縮性に優れたネットシートなどを利用し，身体を効果的に支える機能を保ちつつ発汗やうつ熱の問題を軽減させる試みもなされている[7]．

脊損者を含め，身体障害者の多くは，温熱的に快適な衣生活を送っているとは言いがたい．それは，体温調節機能障害を有する場合はもとより，市販衣服（いわゆる標準的プロポーションの持ち主を想定してつくられている）と体型との不適合により生ずる衣服気候の問題や，皮膚や筋肉の萎縮による骨格筋の収縮力低下，皮

膚血流および皮下からの熱伝導減少により崩れる熱バランス,おむつや補助具の装着が招く蒸れ,濡れの問題など,理由は数限りない.障害者の温熱的快適性の実現には,空調による室内環境全体への調節のみでは不十分であり,衣服による細やかな配慮が必要である.障害の特性,障害者それぞれに異なる課題を明らかにし,適切な衣服素材の選択と衣服デザインや組み合わせの工夫による衣服気候調節が求められる.

障害者に関わる多くの専門職の間で,体温調節の補助としての衣服の役割についての理解が高まり,障害者の快適な衣生活の実現につながることが望まれる. 〔佐藤真理子〕

■文献
1) 緒方 甫,浅山 滉ほか:リハビリテーションにおける治療(5)―脊髄損傷に合併する体温調節障害と対策―.総合リハビリテーション 7(5):393-397,1979.
2) 三上功生,青木和夫ほか:頸髄損傷者の温熱刺激に対する生理反応の特徴―中間期安静時の適温―.人間と生活環境 14(2):47-44,2007.
3) 田村照子,渡辺ミチほか:頸髄損傷者の皮膚面サーモグラフ.第3回人間-熱環境系シンポジウム報告集:63-66,1979.
4) 三上功生,吉田 燦ほか:頸髄損傷者の温熱環境に対する意識・実態調査.日本生気象学会雑誌 42(2):97-107,2005.
5) 田村照子:男女学生による四季標準的着衣の保温力について―サーマルマネキン並びに人体着用実験による評価の比較・検討―.各種温熱環境下着衣標準の設定に関する調査ならびに実験研究,昭和57年度科学研究費補助金(総合研究A)研究成果報告書:59-62,1983.
6) 岩波君代:みんなにやさしい介護服,文化出版局,2005.
7) 相馬光一,森井和枝ほか:3次元構造のネットシートを応用し通気性と姿勢保持性能を両立させたバギーの紹介.理学療法学 32(2):419,2005.

20. 衣服の蒸発熱抵抗

着衣の温熱的快適性において，特に蒸汗放熱が支配的となる暑熱環境下での快適性を考える場合，衣服を通しての水分透過性は重要である．近年，発汗サーマルマネキンの開発によって，着衣の水分透過性の評価として着衣の蒸発熱抵抗の測定が可能になり，その評価方法も確立されてきた．

a．蒸発熱抵抗の評価方法

熱抵抗が皮膚表面と環境間の温度差を用いるのに対し，蒸発熱抵抗は水蒸気濃度差を用いて評価する．熱抵抗と同様に以下の3通りの評価の仕方がある．

① 着衣の全蒸発熱抵抗（total water vapor resistance）$R_{e,T}$：着衣時の皮膚表面と周囲環境間の全蒸発熱抵抗値であり，着衣自体の基本蒸発熱抵抗と，着衣時の外表面と周囲環境間の蒸発熱抵抗の両方を含む．

$$R_{e,T} = \frac{w(p_s{}^* - p_a)}{H_e}$$

ここで，$R_{e,T}$：着衣の全蒸発熱抵抗（kPa·m²/W），w：濡れ面積率（N.D.），$p_s{}^*$：皮膚表面温における飽和水蒸気圧（kPa），p_a：環境温における水蒸気圧（kPa），H_e：蒸発放熱（W/m²）．

② 着衣の基本蒸発熱抵抗（basic water vapor resistance）$R_{e,cl}$：皮膚表面と衣服外表面に対して定義される着衣自体が有する基本蒸発熱抵抗であり，全蒸発熱抵抗値から着衣外表面と周辺環境間の蒸発熱抵抗値を減じたもの．

$$R_{e,cl} = R_{e,T} - \frac{R_{e,a}}{f_{cl}}$$

ここで，$R_{e,cl}$：着衣の基本蒸発熱抵抗（kPa·m²/W），f_{cl}：着衣表面積率（$= A_{cl}/A_{Du}$）（N.D.），A_{cl}：着衣の外表面積（m²），A_{Du}：裸体体表面積（m²），$R_{e,a}$：空気層の蒸発熱抵抗（一般には，裸体時で測定した$R_{e,T}$を用いる）（kPa·m²/W）．

③ 着衣の有効蒸発熱抵抗（effective water vapor resistance）$R_{e,cle}$：皮膚と環境間の全蒸発熱抵抗から，裸体時の皮膚と環境間の蒸発熱抵抗を減じたもの．

$$R_{e,cle} = R_{e,T} - R_{e,a}$$

ここで，$R_{e,cle}$：着衣の有効蒸発熱抵抗（kPa·m²/W）．

b．蒸発熱抵抗の測定方法

発汗サーマルマネキンに着衣させ，定常状態で測定する．マネキン表面の濡れ率によって蒸発量が異なってくるため，供給する水分量を一定にすること，湿潤マネキン（サーマルマネキン表面に湿潤したニット布をかぶせたもの）の場合は，ニット布を十分な濡れ状態（$w=1$）に維持することが大切である．さらに上述の式は，供給熱量がすべて水分蒸発のために用いられることを想定しているため，皮膚温と環境温を同温で設定する必要がある．皮膚温と環境温の設定が異なる場合は，全供給熱量からあらかじめ測定しておいた乾性放熱量を減じておかなければならない．また，供給された水分はすべて水蒸気として蒸発されることが理想であるが，実際には衣服に付着するもの，流れ落ちるものがある．そこで，マネキン全体の重量を正確に測定し，重量変化から求められる蒸発放熱とマネキンシステムから供給された供給熱量の比較を行うとよい．湿潤マネキンを用いる場合，衣服着用によってその水分が衣服に付着するという問題がある．そのため，最近では濡れ

たマネキン表面に透湿防水布を覆うなどの工夫も行われている．

c．蒸発熱抵抗の推定方法

着衣の蒸発熱抵抗は測定が困難なため，下記の方法で推定することも可能である．

（1） 布地の特性からの推定

着衣の蒸発熱抵抗に影響を与える素材特性は，布地の透湿性，通気性，被覆面積，被服下空気層の厚さ，衣服重量などがあり，不透湿素材を除く通常の繊維で構成されている布地であれば，データの蓄積によって推定が可能になると思われる．布地の蒸発熱抵抗から着衣全体の熱抵抗の予測については，不透湿素材以外では予測可能であることが報告されている[1]．

（2） 熱抵抗からの推定

着衣の全熱抵抗 R_{dt} と全蒸発熱抵抗 R_{et} は，通常の繊維で構成されている衣服において一定の関係が成り立つことが示唆される（図1）．しかし，不透湿な特殊素材は，素材の特徴や被服形態なども考慮に入れた推定方法の検討が必要である．

Woodcock[2] は，熱と水分の同時移動系において，着衣の熱抵抗と蒸発熱抵抗の比をルイス係数 L に対する比として考え，水分透過指数 im を提案した．

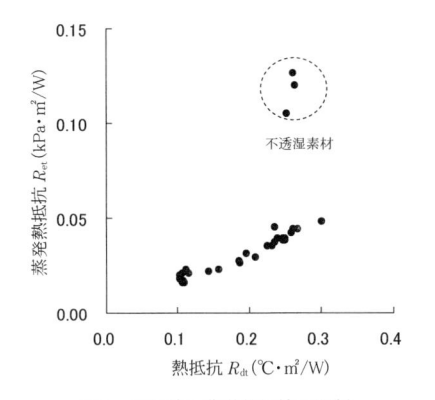

図1 熱抵抗と蒸発熱抵抗の関係
着用衣服の熱抵抗と蒸発熱抵抗は，通常の布地であれば直線関係が成り立つ．しかし，不透湿素材の衣服はこの直線関係から大きく外れる．文献[3] により作成．

$$im = \frac{R_d/R_e}{R_d'/R_e'} = \frac{R_d/R_e}{L}$$

ここで，R_d：着衣の全熱抵抗，R_e：着衣の全蒸発熱抵抗，R_d'/R_e'：ルイス係数 L．

L は放射の影響が無視できる環境下ではほぼ一定値の 16.65℃/kPa（=2.22℃/mmHg）となる．この指数は着衣の水分透過および潜熱移動の程度を示しており，im が1に近ければ完全な水分透過性を，$im=0$ は水分不透過性を表す．通常の繊維でつくられた衣服の im は 0.15〜0.55 の値をとると言われ，着衣の平均的 im 値は 0.38 と報告されている．この im と L（=16.65℃/kPa）を用いて推定する方法を ISO[3] に準じて示す．

$$R_{e,T} = \frac{I_t}{im \times L} = \frac{0.06}{im}\left(\frac{I_a}{f_{cl}} + I_{cl}\right)$$

多くの透湿布は $im=0.38$ とされ，式を単純化すると，

$$R_{e,T} = 0.16 \times I_t = 0.06\left(\frac{I_a}{f_{cl}} + I_{cl}\right)$$

$R_{e,a}$，$R_{e,cl}$ は次式より導くことができる．

$$R_{e,a} = \frac{0.06}{f_{cl} \times h_c}$$

$$R_{e,cl} = 0.06 \frac{I_{cl}}{i_{m,cl}}$$

ここで，h_c：対流による熱損失率（W/m²・℃），$i_{m,cl}$：布の層のみの透湿率であり，ほとんどの透湿布においてはこれを0.34として計算してよいので，以下の式になる．

$$R_{e,cl} = 0.18 \times I_{cl}$$

（丸田直美）

■文献

1) McCullough EA et al.：A data base for determining the evaporative resistance of clothing. ASHRAE Trans 95：p. 316, 1989.
2) Woodcock AH：Moisture transferin textile systems, Part1. Text Res J 32：p. 622, 1962.
3) ISO9920：Ergonomics of the thermal environment—Estimation of the thermal insulation and evaporative resistance of a clothing ensemble, 2004.

21. 登山服

高所環境の特徴は，低温かつ低圧という点にある．このような高所環境にヒトが曝露された場合，平地とは異なる体温調節反応を示す[1]．一方，高所環境では，高度上昇に応じて空気の密度が減少するため，対流は生じにくく，人体まわりの対流熱伝達は低下する[2]という特徴がある．体表からの熱伝達と物質伝達には相似性が成り立つことから，水分移動性も低下する．したがって，登山服を設計する際には，低圧環境下での生理反応と熱伝達や水分移動のような物理現象が平地とは異なることを踏まえなければならない．そこで，本章では，高所環境における衣服中の熱・水分移動，体熱平衡，衣服から外への熱・水分移動の観点から，安全性を考慮した登山服について概説する．

a. 高所環境における衣服中の熱と水分移動

(1) 低圧環境下での水蒸気拡散

高所のような寒冷環境では，衣服の熱抵抗を増加させるために，複数枚の衣服を重ね着することが多い．このとき衣服中に形成される空気層は，ほぼ静止空気層に近いため，衣服内の水分移動は拡散が支配的となる．水蒸気の拡散は，低圧環境では著しく盛んとなる[5]．したがって，高所となるにつれて，衣服中の水分移動抵抗は減少し[6]，衣服最外層に到達する水蒸気量が多くなる．一方，衣服最外層は環境とほぼ同じ低温度を示すので，図1に示すように，標高が高くなるにつれて（低温・低圧化するので），衣服内での結露が発生しやすくなる．しかも，高所環境下で衣服に濡れが発生すると，水分移動抵抗はさらに低下するので，より結露を発生しやすい状況となる．

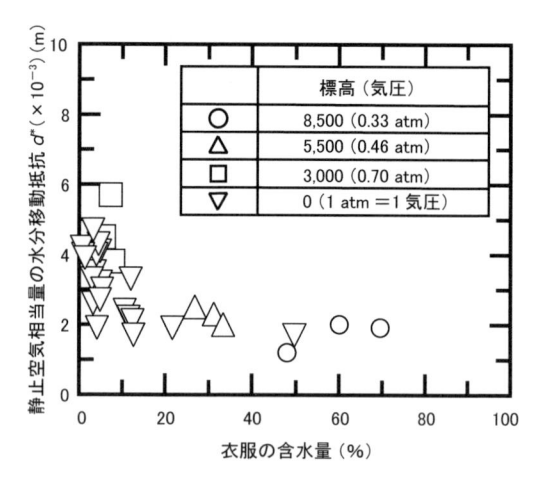

図1 衣服の含水量と拡散による水分移動抵抗の関係
静止空気相当量 d^* で表されている．同一の衣服であっても，高所となるにつれて，衣服中の含水量が増加する．しかも，含水量の増加により，水分移動抵抗は減少する．

(2) 高所環境での衣服中の濡れ

濡れた衣服は，人体からの顕熱移動を促進し，水分が蒸発する際に人体から蒸発熱を奪い，低体温症の原因となるので避けなければならない．高所環境では，衣服中の水分移動抵抗は小さくなる一方，衣服表面から周囲環境への抵抗は増加するため，衣服最外層の水蒸気濃度は高く，濡れが発生しやすくなる[7]．図2は，冬季の富士山において高風速と低風速下で安静時と活動時を維持した際に，衣服中で発生する濡れ量の予測値である．高風速下では，衣服表面から外部への水分移動抵抗が小さくなるため，濡れが発生しにくいものの，薄い衣服では，衣服内の抵抗がより小さくなるため，濡れが発生する．低風速下では，衣服中の水分移動抵抗に比べて，衣服表面の抵抗が大きすぎるため，衣服中の濡れがより発生しやすい．

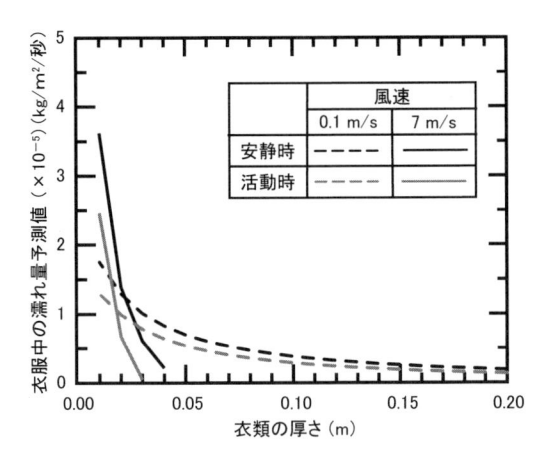

図2 冬季の富士山において，安静時あるいは活動時に衣服で発生する濡れの予測結果
高風速下では，薄い衣服を着用したときに濡れが発生しやすい．低風速下では，衣服中の濡れがより発生しやすい．

b. 高所環境における人体からの熱放散と温冷感

(1) 深部体温と皮膚温

図3は，裸体の青年男子が気温17℃の低圧環境（0.55 atm）と常圧環境（1 atm＝1気圧）に30分間曝露されたときの，直腸温と平均皮膚温である．常圧環境条件では，交感神経活動の亢進により皮膚血管収縮が生じ，結果として皮膚温は著しく低下する．一方，低圧環境条件では，低酸素曝露の影響により交感神経活動の亢進は抑制されて[3]，皮膚温は常圧環境下ほど低下しない．特に，寒冷曝露時にみられる四肢とその末梢部皮膚温の著しい低下量は，低圧環境条件では小さくなる[4]．

(2) 放熱量と温冷感

高所では，低圧の影響により，対流が生じにくくなるので，からだからの熱放散は抑制される．図4の放熱量は，図3と同じく，裸体の青年男子を気温17℃の低圧環境と常圧環境に30分間曝露したときの値である．熱産生量には気圧の影響はないものの，低圧環境条件での負（マイナス）の貯熱量は，身体表面の熱抵抗が増加することにより小さくなる．結果として，常圧環境条件よりも低圧環境条件での放熱量は小さくなる．このときの温冷感は，放熱量にも

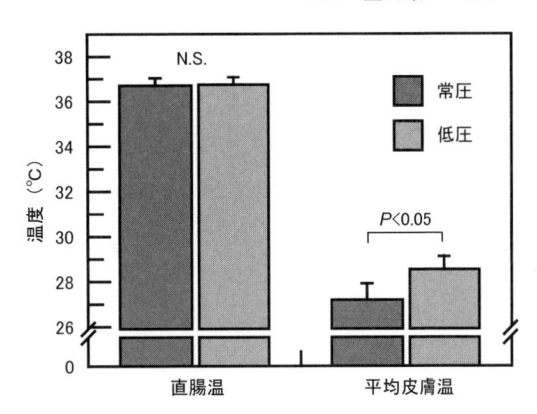

図3 気温17℃に維持された常圧環境（1 atm＝1気圧）と低圧環境（0.55 atm）に，裸体の青年男子を曝露したときの直腸温と平均皮膚温
直腸温は気圧による影響はみられなかったが，低圧環境条件での平均皮膚温は常圧環境条件ほど低下しない．

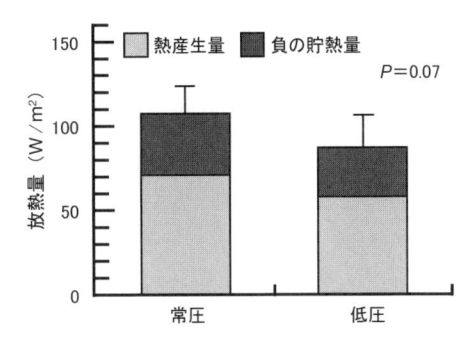

図4 図3と同様条件に曝露したときの，人体からの放射量
放射量は，熱産生量と負の貯熱量の総和である．低圧環境条件での放熱量は，常圧環境条件よりも小さくなる．熱産生量には気圧の影響はみられなかったが，低圧環境条件での貯熱量は常圧環境条件よりも小さくなる傾向がある．

反映されて，低圧環境条件では，常圧環境条件よりも寒さを強く感じない[4]．放熱量は皮膚温と外気との温度差と，外部への熱抵抗によって決まる．図3にみるように，低圧環境条件での直腸温が常圧環境条件と同等に維持されたのは，大きな温度差が熱抵抗の増加によって補償されたためである．

以上より，温度のみを考慮した必要着衣量を高所環境で採用した場合，過度な熱抵抗を負荷することとなり，発汗量を増加させる可能性がある．しかも，高所環境では，衣服中の水分移

動抵抗が減少することと，衣服最外層が低温度であるために，衣服中に汗の凝縮が発生しやすい．この衣服中の濡れは，不快感をもたらすと同時に体温を奪う原因となる．よって，登山服を設計する際には，温度とともに圧力の影響を考慮しなければならない．　　（深沢太香子）

■文献

1) Cipriano LF, Goldman RF：Thermal responses of unclothed men exposed to both cold temperature and high altitude. J Appl Physiol 39：796-800, 1965.
2) Fukazawa T, Lee G, Matsuoka T, Kano K：Heat and water vapour transfer of protective clothing systems in a cold environment, measured with a newly developed sweating thermal manikin. Eur J Appl Physiol 92：645-648, 2004.
3) Xie A, Skatrud JB, Puleo DSm, Morgan B：Exposure to hypoxia produces long-lasting sympathetic activation in humans. J Appl Physiol 91：1555-1562, 2001.
4) Golja P, Kacin A, Tipton MJ, Eiken O, Mekjavic IB：Hypoxia increases the cutaneous threshold for the sensation of cold. Eur J Appl Physiol 92：62-68, 2004.
5) Jost W ed.：Diffusion in Solids, Liquids, Gases, pp. 423-425, Academic Press, 1960.
6) Fukazawa T, Kawamura H, Tochihara Y, Tamura T：Water vapour transport through textiles and condensation in clothes at high altitudes—Combined influence of temperature and pressure simulating altitude—. Textile Res J 73：657-663, 2003.
7) 深沢太香子：登山衣服などの高所用ウェアにおける熱と水分移動について．繊維製品消費科学 48：21-28, 2007.

E. 食

1. 食品需要と温度

a. 季節商品

季節によって消費量に変動のある食品がある．夏によく消費される食品や冬によく消費される食品である．その代表はビールだろう．暑いときには冷たいビールがおいしい．

表1は，ビールと発泡酒および新ジャンルのいわゆる「第3のビール」を合わせたビール類の販売数量の月別推移（サッポロビール（株）調べ）である．つまり，この数字はビールのメーカーが問屋に販売した値である．やはり多いのは6～8月である．一方，12月に多いのは歳暮の贈答品，あるいは忘年会・新年会シーズンのため，また，正月に向けて家庭で購入したためと考えられる．

ところが，この季節変動は近年平均化されてきて，夏と冬の差が小さくなっている（表2）．また，家庭外で飲むビール類と家庭で飲むビール類の比率はかつて，75：25であったものが，最近ではほぼ50：50ということである．

スイカは最近では盛夏以外にも店頭で見かけるようになったが，冷やしたスイカはやはり夏の風物詩である．

日本の誇るべき伝統食品である豆腐は，夏は冷や奴に，冬は湯豆腐にして，季節に合わせて食べ方を変えている．豆腐は鍋物と切り離せない食材であるが，鍋物も主として冬に食べられる料理である．

b. 日本における鍋料理の分布と食べ始める時期

日本列島は南北に長く，気温の地域差が非常に大きい．図1は北に位置する札幌，東京，南に位置する鹿児島の1年間の気温の変化を示したものであるが，最も寒い時期では，札幌と鹿児島では10℃以上の開きがあり，暑い時期では6℃以上の差がある．

日本の家庭料理では鍋物がしばしば登場するが，どんな鍋料理をいつ頃から食べ始めるか北

表1 ビール類の販売数量（単位：ケース・大瓶換算，1ケース＝大瓶633 ml×20本）

月＼年	1995	1996	1997	1998	1999	2000	2001	2002	2003	2004	2005	2006	2007
1	22,620	25,744	26,713	29,899	29,330	29,238	27,106	26,621	26,244	24,271	21,067	22,728	23,810
2	32,066	33,859	33,803	30,221	30,902	32,122	33,235	34,672	32,261	31,102	29,105	32,448	32,136
3	42,346	42,206	47,256	41,103	42,720	43,142	44,735	43,604	40,563	40,680	37,399	39,767	39,852
4	45,720	47,626	44,568	48,778	48,996	45,161	46,691	46,057	47,539	44,024	46,063	43,723	39,027
5	45,208	48,488	47,574	45,680	43,651	44,878	47,634	46,306	38,247	38,694	38,747	38,717	40,858
6	56,565	58,618	57,331	57,382	59,233	58,864	63,733	55,839	50,489	51,731	50,776	49,024	46,796
7	63,694	68,777	66,215	64,395	61,111	61,940	56,366	56,867	49,143	56,644	50,997	46,610	47,369
8	57,458	50,107	51,317	52,168	51,681	52,074	53,099	53,788	47,521	46,381	48,835	50,070	50,238
9	43,379	43,438	44,889	45,056	47,493	46,568	41,732	40,861	41,942	41,036	42,211	40,213	39,297
10	43,196	43,091	42,875	44,994	42,192	40,792	42,387	42,197	40,371	38,461	39,597	38,096	38,770
11	40,712	41,404	40,191	42,444	44,164	43,881	42,628	40,015	38,437	39,770	38,055	38,361	38,381
12	57,039	58,847	57,884	58,819	57,072	55,767	59,912	55,054	55,002	58,758	51,543	51,540	53,187

ビール，発泡酒，新ジャンル（「第3のビール」）を合わせた販売数量（メーカーが問屋に販売した値）．サッポロビール（株）調べ．

表2 ビール課税移出数量の季節別構成（単位：kL，％）

期間 \ 季節	冬		春		夏		秋		計	
	12～2月	構成比	3～5月	構成比	6～8月	構成比	9～11月	構成比		構成比
1974年12月～1975年11月	642,945	16.6	1,049,463	27.2	1,371,314	35.5	801,632	20.7	3,865,354	100.0
1984年12月～1985年11月	817,291	17.3	1,205,268	25.5	1,697,874	35.9	1,014,353	21.4	4,734,786	100.0
1994年12月～1995年11月	1,407,907	20.9	1,628,250	24.1	2,159,310	32.0	1,553,790	23.0	6,749,257	100.0
2004年12月～2005年11月	825,719	22.7	848,691	23.3	1,113,879	30.6	847,601	23.3	3,635,890	100.0
2005年12月～2006年11月	780,704	22.3	832,499	23.8	1,078,397	30.9	802,292	23.0	3,494,529	100.0
2006年12月～2007年11月	763,119	22.2	835,520	24.3	1,052,485	30.6	791,550	23.0	3,442,674	100.0

ビール酒造組合資料による．

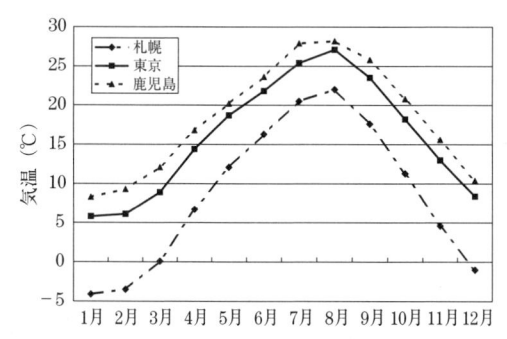

図1 札幌，東京，鹿児島の平均気温の周年変化

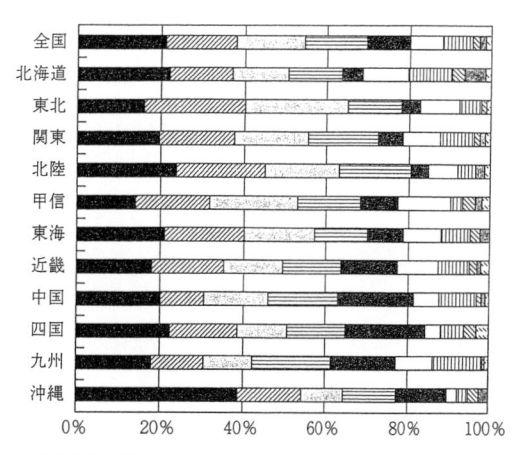

図2 日本各地で食べられる主な鍋料理と食べられる頻度[1]

海道から沖縄まで1,052人を対象にアンケートを行った（図2）[1]．その結果，鍋料理は63種類があげられた．沖縄を除くと，月平均気温が7.5～13.2℃になると70％の人が鍋料理を食べ始めることがわかった．また，鍋料理の種類については，図2のように東北ではキムチ鍋，九州ではおでん，中国，四国ではすき焼きと水炊きが多かった．また，寄せ鍋や，すき焼きの材料にも地域差が認められた． （畑江敬子）

■文献
1) 飯島久美子，小西史子，綾部国子，村上知子，香西みどり，畑江敬子，小西雅子：鍋物の食べ方に関する実態調査．日本調理科学会誌，38：257-264，2005．

2. 世界各地の食生活と温度

a. 世界の主なエネルギー源

世界の人々は、それぞれの地域で手に入る食物を食べていたのであるから、手に入る食物が異なると食生活も違ったものとなるはずである。人々のエネルギー源となるデンプンおよび穀物の世界における分布は、石毛ら[1]によると次の4種のようになる。

東南アジアのモンスーン地帯では豊富な水と高温を利用して米をつくり、人口密度の高い地域の人々を支えてきた。この地域では家畜は食用の対象とはならず、乳利用はインドなど一部に限られる。ヨーロッパではコムギをつくり麦文化圏を形成している。草原では穀物の栽培に適していないので牧畜を行い、乳とその加工品を食べた。また、中央アメリカやアフリカは雑穀を、南アメリカ、太平洋島嶼などでは根菜を食べる文化圏である。

日本では米は1年に1回収穫するが、気温の高い東南アジアでは、2回収穫できる地域もある。収穫された米は搗精して粒の状態で、炊き干し法、湯取り法、蒸す、炒めてから煮るなどの方法で調理して食べる。

炊き干し法は、日本で通常行われている米の調理法である。米に一定量の水を加え加熱して、最終的に水が残らないような調理法で、炊飯器はこの方法である。炊飯器の普及に伴い、東南アジアの都市部でもこの炊き干し法が用いられている。ただし、米に対する加水量は、日本のジャポニカ種では重量の1.5倍であるが、東南アジアで通常食べられているインディカ種では1.9倍としている。湯取り法は、大量の水中で米が軟らかくなるまで加熱した後、炊き水（湯）を捨て、蒸らして仕上げる方法で、現在も東南アジアの農村部で行われている。蒸すのは、ラオス、ミャンマー、タイ北部の糯米地域で行われている方法で、あらかじめ吸水させた米を竹の籠などに入れて鍋の上に載せ、鍋の沸騰水を利用する。パエリアやリゾットなどは、米を油脂で炒めてから煮てつくられる。また、ヨーロッパでは米は料理の付け合わせ野菜の一種で、米を洗うことなく単にゆでて魚料理の付け合わせとして添え、米にソースを吸わせて食べたりする。

東南アジアの各地には米の麺がある。小麦粉調理に特徴的な粘弾性を与えるグルテンがないので、軟らかなのどごしである。

米粉は日本では、あられ、せんべいなどのほか、和菓子の材料となる。東南アジアでもさまざまな伝統的な米の菓子が、色付けされて売られている。

一方、コムギが収穫される地域では、粉に加工してから食べる。コムギは米と異なり粒には深い溝があって外側を削る方法では種皮や果皮をうまく除くことができない。また、粒は軟らかいので砕けやすく、米のように搗精という方法では可食部である胚乳をとることができない。そこで、製粉によって粉とし、パンや麺、菓子などに加工して食べる。

米が収穫される地域では、米から酒をつくる。ブドウが栽培される地域では、ブドウからワインをつくる。麦類の収穫される地域では麦類からビールをつくる。各地で最も多く生産される農産物を利用してアルコール飲料がつくられている。

b. 生鮮食品と気候

野菜、果実、水産物はそれぞれに適した気象条件で生産、収穫される。日本で食べられるダ

イコンと同じものはヨーロッパやアメリカにはないが、ヨーロッパのサラダ野菜は、元来は日本にはなかったものである。また、野菜、果実は原産地から世界に広まっても、熱帯原産のもののなかには貯蔵時に低温にすると低温障害のでるものがある。一般に、食品の保存には品質の変化を抑えるために低温がよい。しかし、カボチャ、サツマイモ、ナス、ピーマン、キュウリ、オクラなど亜熱帯、熱帯原産の野菜、果物を家庭で冷蔵庫に入れておくと肉質が軟化したり、表面がねっとりしたりする。原産地域の気候と同じ条件がよいらしい（表1）。

回遊する魚には各地でとれる時期がある。カツオは赤道直下で産まれ、餌を求めて暖流に乗って北上する。北上するに従って脂が乗っておいしくなる。したがって、赤道に近いモルディブ、インドネシアでとれるカツオは脂が乗っていない。しかし鰹節の製造には適しており、現在ではこの地域で日本向けの鰹節の製造が行われている。黒潮に乗って三陸沖まで北上した後、暖流の勢いが衰えるとカツオも脂の乗った戻りガツオとなって南下し、刺身やたたきとして食べられる

海外で魚市場に行くと日本とは種類の違う魚種が多い。寒流の魚、暖流の魚は沿岸の地域で水揚げされる魚種の違いとなる。

ところが、このような気温と関連する地域性が、最近の気候の温暖化の影響か、変化していることが新聞で報道されている。例えば、2008年10月18日付の日本経済新聞によると、サワラは今まで東シナ海・瀬戸内海が主産地・漁場であったが、最近日本海側で収穫が増えたこと、同様にブリは富山・能登以西から東北・北海道沖（日本海）で、ゴマサバは関東沖以南から東北・北海道沖（太平洋）で漁獲が増えている。また、2008年8月19日付の同紙によると、サクランボは山形から北海道で、ニガウリは沖縄から宮城・福島で収穫が増えているということである。マンゴーについても国内産地の北上が報じられている。

c. 世界の調味料の分布

世界各地で食べられる料理に対して、それらに合わせられる調味料はやはり各地の食品材料や食べ方と深い関係がある。

主要料理圏とは、石毛ら[1]によると、中国料理圏、インド料理圏、ヨーロッパ料理圏、ペルシア・アラブ料理圏である。中国料理圏では豚肉を多用し、乳を利用しない。醬、油脂を使用し、火をさまざまに使用し、また、調味料については薬の体系として用いられる。インド料理圏ではカレー粉の使用と、ギーが広く用いられることが特徴である。ギーとはバターを加熱して油成分だけをとり出したバターオイルである[3]。ヒツジ、ニワトリが主な食用で、豆料理も多い。ヨーロッパ料理圏は保存食として肉を加工し、それに伴ってスパイスの使い方が発達した。ペルシア・アラブ料理圏はイスラム教の地域のためブタの食用は禁じられ、ヒツジを多用し、ピラフがよく食べられる。トウガラシ、コショウ、クローブなどの強烈なスパイスを用いる。

トウガラシの原産地は中央〜南アメリカで、コロンブスによってヨーロッパに伝えられた。トウガラシは栽培しやすく、アメリカ、メキシコから、アフリカ、インド、東南アジアへと広がり、それぞれの土地で色や形、風味の異なる

表1 野菜・果物の貯蔵適温[2]

種類	温度（℃）	湿度（％）	貯蔵期間
アスパラガス	0	90〜95	3〜4週間
ホウレンソウ	0	90〜95	10〜14日
カリフラワー	0	90〜95	2〜3週
トマト（未熟）	13〜21	85〜90	2〜5週
（完熟）	0	85〜90	7日
キュウリ	7〜10	90〜95	10〜14日
サヤインゲン	8	85〜90	8〜10日
サツマイモ	13〜16	90〜95	4〜6月
カボチャ	10〜13	70〜75	2〜6月
ナス	7〜10	90〜95	10〜14日
ジャガイモ	3〜10	85〜90	
オクラ	10	85〜90	3〜5日

多種類のトウガラシが栽培されている．辛さも激辛からそれほどでもないものまでさまざまであるが，ヨーロッパで栽培されているトウガラシはあまり辛味がなく，料理の赤い色付けに用いられるパプリカには辛味はない．

トウガラシを食べるのは，暑い地域では汗をかくのでその後爽快感が得られるからとか，寒い地域では身体が温まるからなどと言われている．

d. 寒冷地の気候を利用した食物

北海道では冬季の寒冷な気候を利用して凍結させた伝統的ないくつかの食物がある．元来は保存のために凍結させたのであろうが，結果的には新たな食味が付与されたり，安全に食べられるようになったりしたものが多い．

例えば，サケを凍結させ，半解凍してからスライスして食べるルイベがある．中心部は凍っているので口に入れたときには溶けかけたテクスチャーを楽しむことができる．また，生魚を食べるときに問題になる寄生虫を殺滅することができる．ポッチェイモは，ジャガイモを戸外で凍らせ皮を剥きやすくしたものをつぶして成形して焼いたものである．凍み大根は，ダイコンを四つ割りにしてゆでたものを戸外に干し，凍結脱水を繰り返してつくる．寒天や高野豆腐も冬季の寒冷な気候を利用した食物であるが，同じように水分が除かれ，新しいおいしさとなる．

このような地域の気候を利用した食物はどこでも昔から伝えられてきたと考えられる．

〈畑江敬子〉

■文献
1) 石毛直道編：世界の食事文化，ドメス出版，1973．
2) Lutz JM, Hardenburg RE：The Commercial Storage of Fruits, Vegetables, and Florist and Nursery Stock, U.S.DA, 1968.

3. 食品の安全と温度

a. 食品の品質変化

生鮮食品の品質は，一部を除き収穫後は劣化の一途を辿る．穀物，野菜・果実，卵，牛乳，水産物，いずれも収穫後早い時期に食べた方がおいしい．畜肉の場合は少し事情が異なり，屠畜後は熟成の期間が必要であるが，それを過ぎるとやはり劣化する．この品質の劣化の原因は食品自身の酵素あるいは成分間反応，酸素による酸化，微生物による腐敗などである．

温度が10℃上昇すると化学反応が何倍になるかを示すために，Q_{10}で表すことがある．この値が大きいほど，温度を10℃上げたときの変化が大きいことを示す．大部分の反応はQ_{10}が2～3である．10℃温度を下げれば，反応は1/2～1/3になる．低温は食品の品質保持に有効な手段である．

b. 生食用魚介類の安全

微生物のなかには食中毒の原因となる有害なものもあり，これらを増殖させたり，食品に付着させたりしないことが，食品を安全に保つために必要である．

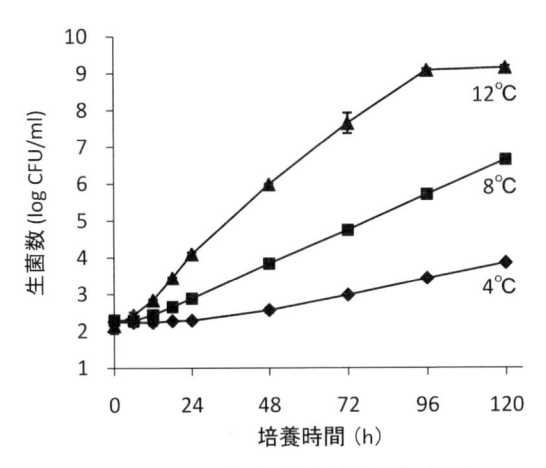

微生物の生育温度は一般に10℃以上40℃以下の温度範囲である．生で食べる食品，特に魚介類は，水揚げ後は流通，食品産業，外食産業，家庭など，食べるまで一貫して，10℃以下に保つ必要がある．しかし，図1のリステリア菌のように10℃以下でも生育するものもあるので油断は禁物である．

食品衛生法では生食用鮮魚介類について，食中毒防止の観点から成分規格，加工方法，保存方法が定められている．すなわち，食品衛生法のなかの食品，添加物などの規格基準の生食用鮮魚介類では，以下のように記されている．

1. 生食用鮮魚介類（切り身またはむき身にした鮮魚介類（生食用カキを除く）であって，生食用のもの（凍結させたものを除く），以下この項において同じ）の成分規格： 腸炎ビブリオの最確数は，検体1gにつき100以下でなければならない．この場合の腸炎ビブリオ最確数の測定法は次のとおりとする．（中略）

2. 生食用鮮魚介類の加工基準： (4)原料用鮮魚介類は飲用適の水，殺菌した海水または飲用適の水を使用した人工海水で十分洗浄し，製品を汚染するおそれのあるものを除去しなければならない．((1)～(3)，(5)，(6)略)

3. 生食用鮮魚介類の保存基準： 生食用鮮魚介類は，清潔で衛生的な容器包装に入れ，10℃以下で保存しなければならない．

図1 リステリア菌の保存温度と生菌数の関係
リステリア・モノサイトゲネスを4℃，8℃，12℃で培養したときの菌数変化（供試菌株：*Listeria monocytogenes* IID581，培地：0.6%酵母エキス加 tryptic soy broth）．（一色賢司氏のデータ）

c. 冷凍による寄生虫の殺滅

温度が低いほど品質が保持されるのであるから，食品の長期保存には冷凍が効果的である．

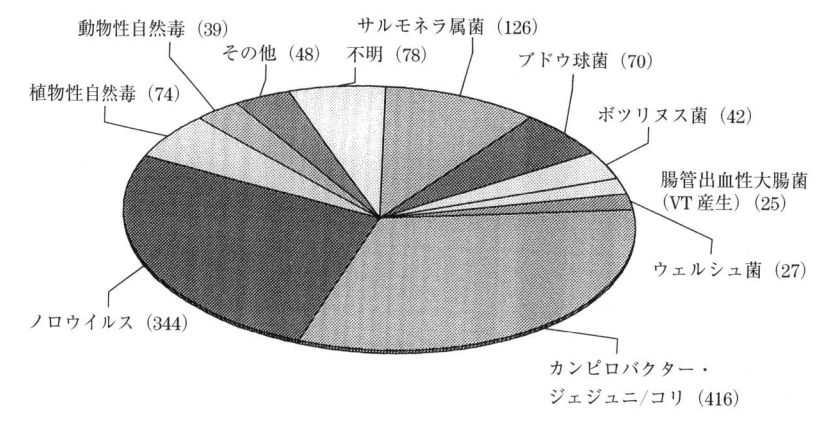

図2 原因別食中毒発生件数（2007年）

凡例：動物性自然毒（39）、その他（48）、不明（78）、サルモネラ属菌（126）、ブドウ球菌（70）、ボツリヌス菌（42）、腸管出血性大腸菌（VT産生）（25）、ウェルシュ菌（27）、カンピロバクター・ジェジュニ/コリ（416）、ノロウイルス（344）、植物性自然毒（74）

冷凍食品の保存には業界の自主基準で-18℃以下とされている．スーパーマーケットの冷凍ケース内の温度は-18℃以下に設定されている．この温度でも，脂質の酸化や酵素反応は全く止まっているわけではないが，品質の劣化を遅らせることができる．

生食する魚介類のなかには寄生虫，特にアニサキスをもつものがあり，まれにアニサキスによる被害が報告される．寄生虫は冷凍によって死滅するので，ヨーロッパでは生で食べる魚介類に24時間以上の冷凍を義務づけている国もある．

北海道の郷土料理にサケのルイベがある．生のサケを冬季に戸外で凍らせてそれをスライスして食べる．寒冷地で保存の目的のほかに食感もよくなる．サケを凍結させることは寄生虫を殺滅させることになるので，ルイベは一石三鳥と言えるかもしれない．

d．加熱による食品の安全

食品を加熱することは一部の放射線照射を除き，昔から有効な食品の殺菌法である．人間は太古の昔，火を使うことを知って食物の範囲を大きく広げた．これまで食べられなかった硬い植物を軟らかくしたり，腐敗しやすい肉や魚介類を加熱して保存したり，食べやすくしたりした．また，有害な微生物から食品を安全にすることができた．

食中毒発生件数は図2のように，カンピロバクター，ノロウイルス，サルモネラなどの食中毒原因微生物によるものが多い．図のなかには，フグによる中毒や毒キノコによる食中毒もある．フグの調理は，テトロドトキシンという有毒成分を含む部位を除いたり，種類を見定めるなど免許をもつ料理人に限られている（都道府県によって規則が異なっている）．毎年報告されるフグの食中毒は家庭で個人が調理をしたことによるもので，死者も報告されている．テトロドトキシンは加熱しても無毒化されることはない．

食中毒の大部分を占める，食中毒原因微生物

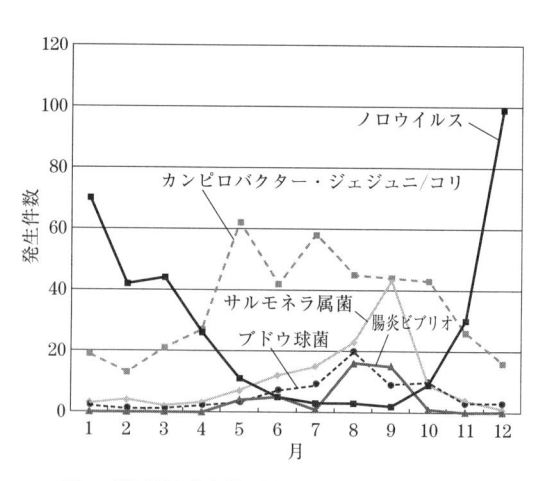

図3 原因別食中毒発生件数の年間推移（2007年）

の特徴と食中毒防止法については，文献[1]などの専門書を参照されたい．食中毒は一般に夏季に多く発生し，冬季には少ない．しかし，逆に冬季に多く発生する食中毒にノロウイルスを原因とすることがある．食中毒の発生件数の年間の推移を図3に示した．

いずれの微生物も強弱はあるが，加熱によって殺滅することができる．ただし，黄色ブドウ球菌の産生した毒素エンテロトキシンのように，微生物は死滅しても微生物が産生した毒素はなくならないので注意が必要である．

e. 加熱による食中毒原因微生物の殺滅

食中毒原因微生物を死滅させる温度は，微生物によっていくらか違いがあるが，原因となりやすい食物を原因微生物を死滅させる温度まで加熱すればよいことになる．

例えば，サルモネラ菌については卵が原因となることが多いので，卵は中心部が75℃を1分間保つよう加熱すればよいことになる．そのためには，半熟状態では適当ではない．オムレツも親子丼も半熟では加熱不足である．もし，半熟状態のおいしいオムレツや親子丼を食べようと思ったら，卵の賞味期限内に調理する必要がある．

卵のケースに記されている賞味期限は，冷蔵庫内で保存した場合に生で食べられる期限という意味であって，賞味期限が過ぎたら，加熱して食べればよい．

カンピロバクターも65℃数分間の加熱が必要であり，鶏肉を食べるときは，サルモネラの可能性も考えると，75℃1分間加熱しなければならない．

ノロウイルスは，カキの食中毒原因微生物であることが多い．ノロウイルスを死滅させる温度85℃1分間，カキを加熱するのはかなりやっかいである．大きさにもよるが，カキ鍋なら3分間，カキフライでも3～3.5分加熱しないと，中心部がこの温度にならない．

〔畑江敬子〕

■文献
1) 坂崎利一編：新訂 食水系感染症と細菌性食中毒，中央法規出版，2000.

4. 食物の味と温度

a. 食べておいしい温度

食べるときにおいしい温度は，料理の種類，食べる人の健康状態にもよるが，一般に冷たいものは冷たく，熱いものは熱くした状態がおいしい．どのぐらい冷たく，あるいは熱くするかと言うと，大体「体温±25℃」と言われている．

温かい状態がおいしいスープや汁物は60〜70℃ぐらいがおいしい範囲である．これ以上温度が高いと熱くて食べられない．これより温度が低くなると，体温付近に近づき，おいしくない．上田[1]によると，コーヒー店のコーヒーは80℃ぐらいで供され，ミルクや砂糖を入れて72℃ぐらいになり，それから3〜4分してからおもむろに飲むと67℃である．58℃になるとまずく感じられ，香りを楽しむコーヒーでは74℃辺りがよいということである．

同様に，うどん店のうどんを多くの人は8〜9分で食べる．うどんは90℃前後で客に供されるので，箸ですくって口で吹いたりごく少量ずつ口に入れて試しつつ，3分後（74℃）から盛んに食べ始め，2/3を適温（70〜58℃）で食べ，残りはややぬるくなったうどんを食べているということである．

それでは冷たいものはどうかと言うと，冷たい状態がおいしいものは10〜15℃が好まれる．水，冷やした麦茶，牛乳，ジュース，スイカ，水ようかん，ババロアなど，この温度である．

アイスクリームは−6℃程度が好まれる（表1）．

表1 食物の適温[1]

種類	食品名	適度な温度（℃）
温かい食物	コーヒー	67〜73
	味噌汁	62〜68
	スープ	供卓するのは90
		3分後 67〜78
		スプーンのなかでは60〜66
	牛乳	58〜64
	汁粉	60〜64
	かけうどん	供卓するのは90
		2/3は適温 58〜70
		1/3はぬるい温度
	天ぷら	揚げたて 93〜99
		油を切って天つゆとダイコンおろしに浸けると表面は70
	グラタン	60〜80
冷たい食物	水	10〜15
	牛乳，ジュース	10
	アイスコーヒー，紅茶	6
	スイカ	11
	水ようかん	10〜12
	ババロア	10
	アイスクリーム	−6

b．ビール，ワインと温度

　暑い季節のビールはことにおいしいが，ビールをおいしく飲む温度は，夏なら 6〜8℃，冬なら 8〜12℃ である．サッポロビール恵比寿麦酒記念館の前館長，佐藤[2]によると，ビールをおいしく飲むために必要な条件とは，ビールの中の炭酸ガスをうまくコントロールすることである．ビールの温度が高いと炭酸ガスが抜けやすく，また，冷やしすぎるとビールの泡立ちが悪くグラスに注いでも表面に泡が少ししか浮かずおいしくない．適度なきめ細かい泡のあるビールは，炭酸ガスが適度に抜けて苦味とのバランスがよく，味わい全体がマイルドになっておいしい．生ぬるいビールはのどごしにさわやかさがなく，苦味が残り，飲んだ後炭酸ガスが胃を膨らませ，食欲をなくす．ほどよく冷えたビールがおいしいゆえんである．

　ワインは一般に赤は 20℃ 前後，白は約 10℃ と言われている．しかし，ソムリエの田崎[3]によると，ワインの香りや味わいがバランスよく感じられる温度帯は，口に入った瞬間の温度でおよそ 10〜20℃ の間であろうとのことである．ワインを快適に感じる理想的な温度の平均値を 15〜16℃ とすると，温度が低くなるに従って，より酸が目立ち，よりフレッシュに感じられ，渋みや苦味もより強くなる．反対に温度が高くなるに従って，甘味度合いが上がり，まろやかになる．香りの場合は，温度が下がるほど揮発性は低くなるのでシンプルな香りになりやすく，温度が上がるにつれ複雑になるということである．

c．茶と温度

　緑茶を入れるのに適当な湯の温度は茶の種類によって異なる．茶の成分，特にカテキン（タンニン）とアミノ酸は茶の味に大きく影響するが，その溶出量は図1のように，湯の温度によって変化する．カテキンは温度が高いほど溶出量が多く，アミノ酸は温度の影響をそれほど受けない．アミノ酸は低温でも溶出するので，うま味成分を多く含む玉露や上級煎茶はなるべくうま味成分であるアミノ酸を多く抽出しカテキンを抑えるために低温で時間をかけて入れる．しかし，番茶はうま味成分が少ないので高温でカテキンを抽出し，さっぱりした渋みを味わう（表2）．

　紅茶はアミノ酸をそれほど含まず，カテキンを含む．葉の種類によって熱湯で 2〜5 分間抽出する．高級な紅茶ほどカテキンの酸化重合物であるテアフラビンが多く，渋みがある．紅茶にミルクを入れるのはカテキンの渋みを抑え，マイルドでこくのある味にするためである．茶によって，短時間抽出し，レモンを入れること

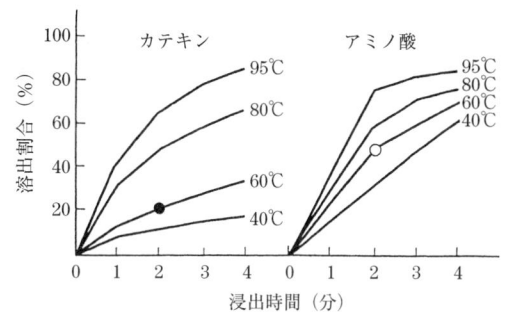

図1 カテキンと遊離アミノ酸の溶出量と湯の温度の関係[4]
○，●は 60℃ 2分における浸出量．

表2 おいしい茶の入れ方[5]

種類	茶量 (g)	湯量 (ml)	茶碗量	湯温 (℃)	浸出時間 (秒)	茶の吸水量（茶葉1g当たり ml）
玉露（上）	10	60	3	50	150	2.4
玉露（並）	10	60	3	60	120	2.3
煎茶（上）	6	170	3	60〜70	120	3.2
煎茶（並）	10	430	5	90〜熱湯	60	3.6
番茶	15	650	5	熱湯	30	2.9
ほうじ茶	15	650	5	熱湯	30	2.9

があるが，自然の香り高い紅茶をごく限られた場合にしか飲むことができなかった紅茶輸入国で，レモンの香りを付けて飲むことを考えついたのである．レモンを入れると渋みが減少し，また，紅茶のpHが下がるので色は薄くなる．

d. 温度による基本味の感度

基本味とは，塩味，甘味，酸味，苦味，うま味を指すが，口に入れたときの塩味，甘味，酸味，苦味の強さは温度によっていくらか変動することが報告されている．

図2は，17～42℃のこれら4種の溶液を飲んだときの味の強さが温度によってどう変わるかを示したものである．閾値とは，水と区別できる最小の濃度，あるいは何の味かわかる最小の濃度である．したがって，値が低いほど鋭敏であることを示している．例えば，ズルチンの甘味は35℃付近（体温付近）で最も鋭敏になり，甘味を強く感じることがわかる．17℃では35℃の7～8倍になるのであるから，多分もう少し温度を下げたアイスコーヒーやアイス紅茶では，甘味は体温付近より感じにくくなっていると考えられる．したがって，このような場合は甘味を強くしないと満足感が得られない．

しかし，甘味以外の味では別の報告もあり，人による違いのあることが示されている．最近の研究では，溶液によって舌の温度が変化し，その結果，舌で起こる感覚の伝達が促進されたり抑制されたりする結果として味の感度が変わるという考えもある．

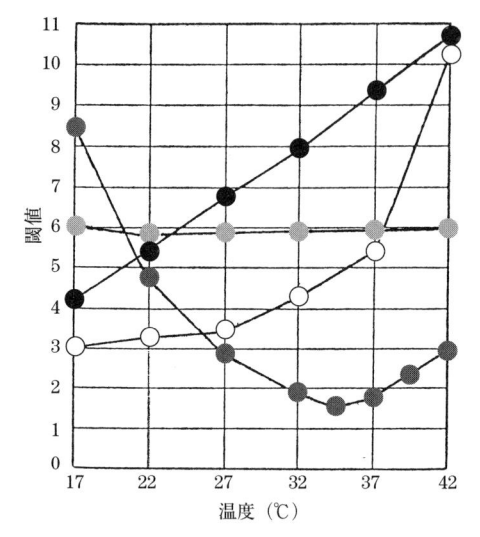

● 食塩(塩からさ) $1 = 0.0005\%$
● ズルチン(甘さ) $1 = 0.0001\%$
● 塩酸(酸っぱさ) $1 = \frac{1}{200}N$
○ 硫酸キニーネ(苦さ) $1 = 0.00005\%$

図2 味覚感度温度の関係[6]

（畑江敬子）

■文献

1) 上田フサ：新調理科学講2 調理と物理・生理，食物と温度，pp. 110-124，1971.
2) 佐藤清一：のどがほしがるビールの本，pp. 28-29，講談社，2000.
3) 田崎真也：ワイン上手，p. 171，新潮社，1999.
4) 中川致之：東京新聞，1973年1月20日．
5) 桑原穆夫：茶のいれ方．食の科学 28：75-82, 1976.
6) 佐藤昌康編：味覚の科学，朝倉書店，1981.

5. 植物の最適温度

　現代の人間の食は，天然の木の実や水産物を除いて，主に農産物によって支えられている．ゆえに食料の基本は農業生産にあると言えるだろう．農業とは，各地域の自然環境で決まる植物生産力を作物によって食料に置き換えることと定義できる．人間ばかりでなく家畜もまた飼料としての植物が必要であることにも注意したい．すなわち，食料生産の基礎は，植物が光合成によって耕地や牧野に降り注ぐ太陽エネルギーをどれだけ作物中に固定できるかにあると言えよう．問題は，その食料生産の基盤をなす植物生産は温度と密接に関係している点にあり，将来予測される地球温暖化という現象は，植物生産を通じて人間の「食」に強く影響することが予想される．ここではまず，植物の能力が最大限に引き延ばされ，おいしい農産物がたくさん収穫できる温度条件について考えてみよう．

a．植物の生長と温度

　哺乳類や鳥類のような恒温生物（homeotherm）の体温は季節的には変化せず，またその組織は外界の暑さや寒さから絶縁されているので1年中活動できる．しかし，変温生物（poikilotherm）である植物の体温は周囲の温度にしだいに近づいていく．植物体の温度，特に葉温は基本的には気温と同調傾向にあるが，日射による受熱と対流といった影響や蒸散（transpiration）による放熱の影響からもさらに変化する．特に気温が高いときには蒸散によって葉温の上昇を防いでいる．

　生物は一般的にそれぞれの種が耐えられる限界温度の範囲，つまり最低温度と最高温度の間で生きている．変温生物である植物は氷点下数℃以下の低温が続いてしまうと事実上生育できない．一方で45℃以上の温度で永続的に活動できる変温生物は，ある種の藍藻や一部のバクテリアを除いて非常に少ない．したがって，植物の生長や発育過程に温度は直接的に影響を及ぼす．

　温度による代謝速度の増加は温度係数（temperature coefficient）Q_{10}が有名であり，次式によって定義される．

$$Q_{10} = \frac{気温\ T\ (℃)\ での代謝速度}{気温\ T-10\ (℃)\ での代謝速度}$$

すなわち，Q_{10}とは温度が10℃上昇したことに伴う代謝の反応速度の増加率を表しており，大まかに言えばその値は2～3である．植物の代謝は，気温が10℃上昇すると2～3倍に増加することになる．例えば，エンドウの芽生えの伸長速度は最低温度である10℃から始まりしだいに上昇し，27℃を頂点としてそれより高温になると低下する．そして最高温度である40℃で完全に停止する．このように，植物の芽生えの伸長や光合成，呼吸などといった過程が最も速く生じる温度を最適温度（optimal temperature, optimum temperature）と呼んでいる．

b．光合成量と呼吸量のバランス

　比較的低い温度帯では，呼吸速度を上回る光合成量の増加があるために，植物の活性は上昇する．しかしながら，光合成の最適温度と呼吸の最適温度は異なり，多くの植物では光合成が停止する高い温度であってもさらに呼吸量は増大する．温度帯によって異なるものの，一般的に植物の呼吸に関するQ_{10}値はおよそ2であり，あまり大きく変化することは少ない．この結果，ある温度以上になると多くの植物の呼吸

表1 作物の生育期間を通じた最適温度

作物名	最適温度（℃）
イネ	22～30
コムギ	20～25
ダイズ	22～27
ラッカセイ	15～33
インゲン	20～25
アズキ	20～25
ジャガイモ	15～23
サツマイモ	22～30
トウモロコシ	22～30
ソバ	21～28

速度は光合成速度よりも大きくなってしまい，植物の生長は阻害される．呼吸量が光合成量を上回ってしまうような温度帯ではむしろ植物の活性は低下することになる．

ゆえに，食料となる植物の生産は，植物の光合成量と呼吸量のバランスによって決められると言える．一般に作物の最適温度は収量が最大となる温度のことを指す．表1に主要な作物の生育期間を通じた最適温度を示した．品種によって最適な温度は異なるのでその範囲はやや広くなっていることが特徴である．また，最適温度は生育地の環境を反映している．例えば，同じ水稲であっても熱帯原産のイネでは30℃であるが，日本型のイネの場合には21～25℃程度である．しかしながらどの品種であっても，最適温度を過ぎるとしだいに生産力が下がってきたり，食味に変化が生じたりする点に注意すべきである．限界温度の最高値まで安定的な食料生産をすることはできない．特に人間の「食」の中心は商業ベースの作物であるので，この点がきわめて重要な意味をもつ．

c. 光合成の最適温度と気温の関係

さらに，同じ品種の植物であってもその生育時期の温度に応じて，光合成の最適温度が変化することもある．図1にはコムギの光合成の最適温度と生育期の平均気温との関係を示した．この図からわかるように，温度が比較的低いと

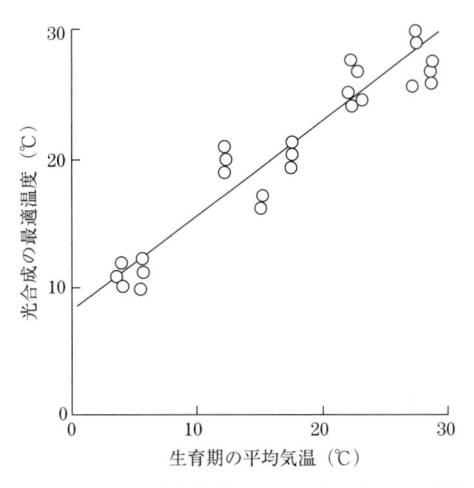

図1 コムギの光合成最適温度と生育期の気温との関係
文献[3]により作成．

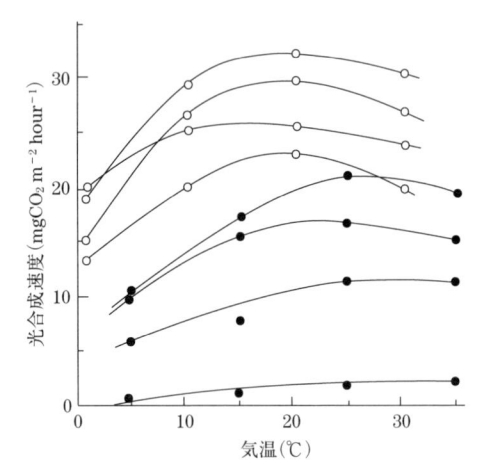

図2 夏播き（●）および秋播き（○）したコムギの温度-光合成曲線
文献[4]により作成．

きには低めの，高いときには高めの最適温度となっている．これは，作物の光合成の最適温度が，温度前歴によって強く影響されるからである．一方，夏播きしたコムギと秋播きしたコムギの光合成と温度の関係は図2のようになり，秋播きした場合の方が夏播きした場合よりも光合成能力が明らかに高い．また，最適温度にも違いがみられ，夏播きした場合には23～29℃とかなり高くなっているのに対して，秋播きした場合には17～19℃と低い．このことは，作物として安定的な食味や収量を得るためには，

将来予測されるほんの数℃の温度上昇であっても作付時期や品種を変化させる可能性があることを意味している．将来の温度上昇の幅が単純に表1の温度範囲に入っているからと言って安全な耕作ができるとは限らないのである．

　温度と言えば，気温を想定するために，あるいは比較的古くから観測網が整備されていてデータが入手しやすいことにより，1日の最高気温や最低気温，平均気温を用いて植物の生産を考慮しがちである．しかしながら，実際には，葉温や水温，地表面温度，地温と，植物の部位によって関連する温度はさまざまであり，気温だけが重要な温度というわけではない．例えば，イネの生産に密接に関係するその穂温は，周囲の気温に比べ，昼間には約2～5℃も低いことがわかってきている．将来予測されている地球規模の温暖化は単に気温を上昇させるだけでなく，植物や生育環境の熱収支を変化させることを通じて，穂温，葉温，水温，地表面温度，地温などにも影響を及ぼす．したがって，植物体を主体とした熱収支モデルを構築して，植物の周囲のさまざまな温度の変化を推定する研究をさらに推進していくことが重要である．

（太田俊二）

■文献

1) Larcher W（佐伯敏郎監訳）：植物生態生理学，シュプリンガー・フェアラーク東京, 1999.
2) Mackenzie A, Ball AS, Virdee SR（岩城英夫訳）：生態学キーノート，シュプリンガー・フェアラーク東京, 2001.
3) Sawada, S：An ecophysiological analysis of the difference between the growth rates of young wheat seedings grown in various seasons. J Fac Sci Univ Tokyo 10：236-263, 1970.
4) Sawada, S, Saeki T：Photosynthesis and Utilization of Solar Energy：JIBP/PP Level III Experiments. 1966-1967, 1968.

6. 農業生産と積算温度の関係

食料の大半を占める農産物の収量は，温度によって強く左右される．温度のなかでも，農業生産や収量と密接な関係にあるのは積算温度である．これは，サクラの開花や花粉の飛散日などが積算温度を中心としたモデルによって予測されていることからも明らかなように，植物の生育期間中の温度の総量は，作物の収量の主要な決定要因の一つである．

日本の農業では，灌漑システムが整い，化石エネルギーを大量に投入する工業化が進行しているので，水条件や窒素やリンなどの栄養塩類の条件が十分に満たされている．ゆえに，日本の農業は温度条件いかんによって収量や作付が決まると言える．十分に生育し，高い収量を得ることができる温度条件は，作物の種類や品種で大きく異なっている．農業生産の観点から各地域の温度条件を評価する際には有効積算気温（effective accumulated air temperature）がよく用いられてきている．それらのうち，日平均気温が10℃以上のときのみにその温度を1日単位で積算していくΣT_{10}（℃・日，degree days）が有名である．これは，積算温度としてよく知られているデグリーデイやデグリーアワーと基本的には同じ考え方に基づいている．農作物の多くが日平均気温が10℃以上になると生長を始めることから，ΣT_{10}は基準温度として10℃を設定し，その温度を連続して上回っている期間を作物の生育期間ととらえている．すなわち，生育期間中の温度の積算値がΣT_{10}となる．

a. 世界の主要作物の温度要求度

ΣT_{10}の値の変化に伴って，栽培可能な作物種が変わっていく．アメリカ農務省によってまとめられた世界の主要作物の温度要求度もこのΣT_{10}が用いられている（表1）．日本の主要な作物の栽培域も同様にこの表1によって大まかに説明可能である．ΣT_{10}が800℃・日以下の地域では短期間で生育可能な野菜類が栽培できるのみであり，ΣT_{10}が800～1,600℃・日になると，早生のムギ類が栽培できるようになる．さらにΣT_{10}が1,600℃・日以上になると，トウモロコシ，ダイズ，テンサイ（サトウダイコン）といった作物が栽培可能になる．日本も含めたモンスーンアジアの主要作物であるイネは2,500℃・日以上のΣT_{10}の地域で生育可能であり，さらにその2倍の5,000℃・日以上のΣT_{10}の地域ではイネの二期作が可能である．日本においてΣT_{10}が5,000℃・日以上の地域は西南暖地の太平洋側のごく一部しかなく，実際にはほとんど二期作は行われていない．一方，4,000℃・日以上のΣT_{10}の地域では柑橘類といった高温を好む作物を栽培することがで

表1　主要作物の生育期間と積算温度の関係

作物名	ΣT_{10}（℃・日）	耕作期間（日）
カブ，レタス	100～500	25～100
ソバ	800～1,500	70～80
オオムギ	800～1,600	60～100
カラスムギ	800～1,800	95～120
インゲン，エンドウ	1,000～1,600	75～100
ジャガイモ	1,000～2,000	60～120
冬コムギ，冬ライムギ	1,200～1,600	270～350*
春コムギ	1,200～1,900	75～115
トウモロコシ	1,500～3,000	90～150
ヒマワリ	1,800～2,600	80～160
ダイズ	2,000～3,200	100～160
テンサイ	2,000～2,400	150～170
ブドウ	2,500～3,500	—
イネ	2,600～3,800	85～145
ワタ	2,700～4,800	100～170
柑橘類	4,000～4,500	—

*越冬期を含む．

表2 中国大陸における温量資源と標高に応じた作付形態の変化

ΣT_{10} (℃・日)	標高1,500 m以下		標高1,500 m以上	
	作付回数	作付形態	作付回数	作付形態
～1,500	—		—	
1,500～3,200	1	コムギ	1	トウモロコシ
3,200～4,500	1.5	イネ・コムギ	1.5	トウモロコシ・コムギ
4,500～5,000	2	イネ・イネ	1.5	イネ・コムギ
5,000～7,000	2.5	イネ・イネ・コムギ	1.5	イネ・コムギ
7,000～8,000	3	イネ・イネ・サツマイモ	2	イネ・イネ
8,000～	3	イネ・イネ・イネ	—	

文献[4]を改変.

きる．ΣT_{10} が7,000℃・日以上になると亜熱帯および熱帯作物の栽培が行われる．各作物の温量資源の要求度に対応した気候条件下で農業を行うと気候的な適合度が高く，労働力だけでなく，化学肥料や農薬，殺虫剤などの工業的なエネルギー資源や資材の投入を比較的少なくしても高い収量を安定的に得られる．適地適作を行うための気候的適域の判定をするに当たって ΣT_{10} は比較的活用しやすい．ΣT_{10} は日平均気温の情報さえあれば計算可能であり，広い範囲の適地判定の簡易な方法としてよく用いられている．作物の栽培地域は，単に年間平均気温との関係よりは ΣT_{10} の方が明らかに対応がよい．

b. 中国の作付形態と積算温度の関係

水資源が十分である場所においては，世界規模の農作物の作付がこの ΣT_{10} によって説明可能であるが，地域を限定すると，作付形態や作季の詳細まで説明可能になる．世界人口の1/6がひしめき合う中国大陸では，イネやムギ類が主要な作物として栽培され，消費されている．この地域の作物の収量が増減すると，同地域に住む人口の食料をまかなうという意味だけではなく，世界全体の食料需給バランスにも影響を与えるだろう．なかでも，アジアモンスーンの影響を強く受ける中国大陸の東側の地域では水資源は比較的豊かであるので，主として温量資源の勾配によって作付形態が変化している（表2）．

高緯度帯でかつ標高が高く温量資源が比較的少ない地域ではトウモロコシ，標高が低く乾燥した地域ではコムギが生産されている．中緯度帯においては気温の上昇とともに，標高が高い地域ではトウモロコシとコムギ，平地ではイネとコムギの二毛作となる．揚子江以南の地域では，豊かな温量資源と水資源を背景にしてイネの二期作が行われ，冬季には加えてコムギをつくることもできる．温量資源がさらに多くなる亜熱帯域の中国南部ではイネの三期作が可能である．気温は標高が上がるにつれて低下するので，表2にあるように標高1,500 m以上の高地農業とそれ以下の農業では作付の形態や回数が変わっている．このように中国大陸の東部域の現状の作付形態は，主に積算温度の勾配によって決められており，ΣT_{10} によってうまく説明することができる．

c. 積算温度の農業への応用

以上にみてきたように，植物の温度要求度を積算していく ΣT_{10} を用いることで作付の地理的分布や季節性などの情報を簡便に得ることができる．別の観点から ΣT_{10} をとらえると，人間が作付をする農作物と言えども，気候要因，特に温度によって強く支配されていることがわかる．それゆえ，将来予測される地球温暖化は農作物の地理的分布に大きな影響を及ぼす可能性が高い．人々の食の基本をなす農作物の収量

に地球温暖化は直接的に影響する（E編の第15章を参照）ことが予想され，ΣT_{10}を用いた影響評価の研究がすでに行われてきている．

積算温度は簡便でシンプルな考え方ではあるものの，植物生理学的な温度要求度に基づいた基準温度と生育期間を考慮した理論モデルである．ゆえに，将来気候などの長期的な予測だけではなく，数日後，数週間後といった短期的な予測にも有益に利用されている．例えば，リアルタイムに更新されていく気候データを用いることで，冷害を引き起こす異常低温（E編の第9章）やウンカの飛来（E編の第16章）などを予測して，気象災害の対策を事前に講じることができる．また，播種時期，移植時期，追肥時期，収穫時期などの重要な農作業時期を随時予測し，効率的な作業計画や出荷調整を行うためにも積算温度は用いられている．積算温度は，特に水資源が豊かなモンスーンアジア地域のわれわれの食と密接に関係している，わかりやすい指標であると言えよう． 〔太田俊二〕

■文献
1) 内嶋善兵衛：農業生産への影響．耕地環境の計測・制御（早川誠而，真木太一，鈴木義則編），pp.1-36，養賢堂，2001．
2) 太田俊二：地球規模の気候変化にともなう植物群系分布の移動と純生産力の変化．日本生態学会誌 46：73-81，1996．
3) 太田俊二：地球環境システムの中の生物圏―植物群系と気候，人間―．現代人間科学講座2「環境」人間科学（中島義明，根ヶ山光一編），pp.14-23，朝倉書店，2008．
4) Thomas, A：Climatic change and potential agricultural productivity in China. Erdkunde 60：157-172, 2006.

7. 温度上昇による病害虫被害の拡大

温暖化による気温上昇は，食料生産に関連する害虫の発生にさまざまな影響を及ぼす．直接的な影響としては，分布域の北上や越冬時の生存率の増加，発生時期の早期化，発生世代数の増加などが起こる．間接的には，寄主植物との同時性のズレや種間競争などが起こる[1]．ここではその代表事例として，ミナミアオカメムシの分布域拡大とそれに伴う種間競争などの問題[3]と，これまで害虫として認識されていなかったフタテンチビヨコバイの新害虫化[2]について紹介する．また，温暖化が進んだ場合の害虫発生世代の増加数の予測[4]からみた害虫発生の変化について紹介する．

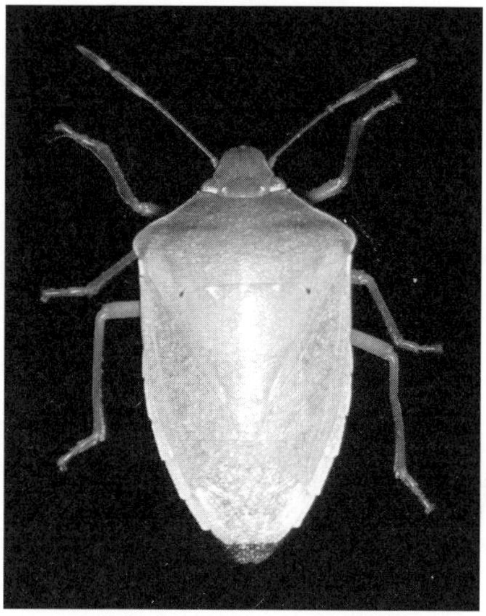

a. ミナミアオカメムシとアオクサカメムシの分布域の変化

ミナミアオカメムシ（図1）は熱帯から亜熱帯，温帯地方南部に広く分布し，近縁種のアオクサカメムシは日本や朝鮮半島，中国，東南アジアに分布している．この2種はイネやダイズをはじめ広範囲の植物を加害する害虫である．この2種の分布域は近年大きく変化しており，その原因は温暖化によると推察されている[3]．

より南方系の種であるミナミアオカメムシは，1950年代頃には鹿児島県や四国，和歌山県などの本州西部の南岸のみに分布していた．その後，1990年代になると九州の数県で見つかるようになったが，2000年以降さらに分布が拡大し，2004〜2005年には海岸沿いを中心とした九州全域や，中国，四国各地でもみられるようになった．九州の海岸沿いでは2001〜2005年の1月の平均気温はミナミアオカメムシが越冬可能な5℃以上になっていることから，本種の北進は冬季の気温上昇と関係していると考えられる．

図1 ミナミアオカメムシの成虫
体の長さは12〜16 mm．体の色は緑色．アオクサカメムシもミナミアオカメムシと非常によく似ていて，両種の見分け方は難しい[3]．

ミナミアオカメムシとアオクサカメムシは種間で交尾をすることが知られている．種間交尾によって受精卵は産まれないが，交尾後の生存日数は後者の方が短いことなどから，種間交尾によってアオクサカメムシは悪影響を受けると考えられる．実際，ミナミアオクサカメムシの分布域が北上した場所では，ミナミアオカメムシの比率が高くなるところが多く，アオクサカメムシと置き換わっていることが観察されている．このように，地球温暖化によってある害虫の分布域が広がることによって，近縁の種との種間競争で別の種が悪影響を受けたり，場合によっては局所的に絶滅したりする事例がある．

296   E. 食

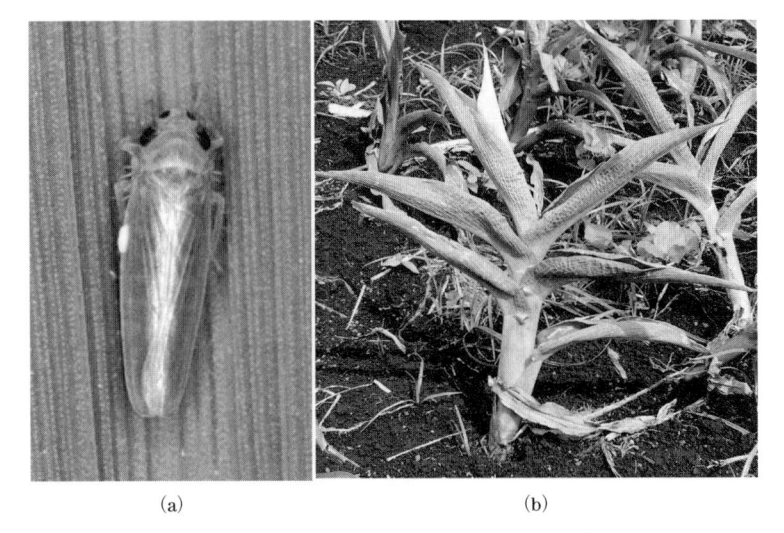

図2 フタテンチビヨコバイの (a) 成虫と (b) 加害によって萎縮したトウモロコシ
体の大きさは約3mm. この虫の加害によって葉脈がこぶ状に隆起して新しく出る葉の生
長が抑制されるため，収量が著しく低下する．萎縮した葉が動物のワラビーの耳に似てい
ることから，ワラビー萎縮症と呼ばれている．

b. 熱帯性昆虫フタテンチビヨコバイの害虫化

温暖化による気温上昇によって，これまで害虫と見なされていなかった種が，新たに害虫化する事例もみられている．最近，九州中部の飼料用トウモロコシ栽培で被害が拡大しているフタテンチビヨコバイがその一例である．

フタテンチビヨコバイ（図2 (a)）はアフリカ北部からアジア・オセアニアの熱帯・亜熱帯地域にかけて広く分布する熱帯性昆虫で，多くのイネ科雑草を寄主として生活している．日本では熊本県を北限として九州中南部から南西諸島にかけて古くから分布記録があった．ただし，分布はきわめて局地的で個体数も非常に少なく，数年前までは採集するのも難しい，珍しい虫の一つであった．しかし近年，九州中部を中心に個体数が増加し，夏播きの飼料用トウモロコシにワラビー萎縮症（図2 (b)）という生育障害の大きな被害をもたらす害虫となっている．

フタテンチビヨコバイの個体数増加の原因として，温暖化による夏の高温や暖冬傾向が考えられる．熊本県の冬季の平均気温の長期的推移

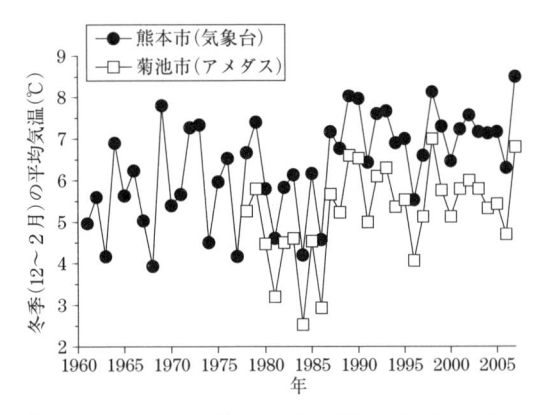

図3 1960〜2005年の熊本市および菊池市（フタテンチビヨコバイの多発生地）における冬季（12〜2月）の平均気温の長期的推移（気象庁気象統計情報のデータによる）

をみると（図3），平均気温は右上がりに上昇しているが，それに加えて2000年以降は平均気温の年次変動がきわめて小さく，それ以前と比べて平均気温が低い年が全くなく，暖冬年が続いたことがわかる．このため，越冬時の生存率が上昇し，それが2000年以降の多発生につながった可能性が考えられる．

フタテンチビヨコバイは他の虫より高温耐性が強く発育遅延（普通は30℃を超えると高温障害で発育期間が伸びる）はみられず，増殖率

は25〜31℃という高温域で最大になる[5]. このため，温暖化が進むにつれて本種の発生時期は早期化し，発生密度も高くなり，被害が拡大する可能性がある．また，本種の現在の分布の北限は九州の佐賀平野南部付近であるが，今後さらに分布域が北上する可能性がある．

c. 温暖化による世代数の増加

昆虫は変温動物であるため，その発育期間と温度との関係は一定の関係式で表せる．これを積算温度法則と言い，昆虫の種ごとに発育零点（発育できる最低の温度）と有効積算温量（卵から成虫になるまでの発育に必要な発育零点以上の温度の積算値）の値が計算できる．適温の範囲内では温度が高くなるほど発育期間は短くなる．年に何回も世代（卵から成虫のサイクル）を繰り返す昆虫では，温暖化によって年間の世代数が増加すると考えられる．YamamuraとKiritani[4]は，害虫や天敵の種ごとに，温暖化によって増加する世代数を計算した．これによると，害虫に比べて寄生蜂などの天敵の方が一般に世代の増加数が大きい．このため，温暖化が進むことによって害虫に対する天敵の働きは現在よりも強くなることが予想される．熱帯水田などでは天敵などの生物相が豊富であるため，天敵の働きによって害虫密度が低く抑えられ，殺虫剤などを多用しなくても問題は少ない．温暖化によって，日本の水田の生物相も熱帯の状況に近くなる可能性がある[1]. ただし，天敵が十分に働くためには，農薬などの使用は可能な限り減らして生態系の多様性を保つことが重要である．

〈松村正哉〉

■文献
1) 桐谷圭治：昆虫と気象，成山堂書店，2001．
2) 松村正哉：新害虫フタテンチビヨコバイの発生と被害．昆虫と自然 40(12)：11-14, 2005．
3) 湯川淳一，桐谷圭治：地球温暖化の影響によると推察されるミナミアオカメムシとアオクサカメムシの我が国における分布域変化．植物防疫 62：14-17, 2008．
4) Yamamura K, Kiritani K：A simple method to estimate the potential increase in the number of generations under global warming in temperate zones. Appl Entomol Zool 33：289-298, 1998.
5) Tokuda M, Matsumura M：Effect of temperature on the development and reproduction of the maize orange leafhopper *Cicadulina bipunctata* (Melichar) (Homoptera：Cicadellidae). Appl Entomol Zool 40：213-220, 2005.

8. 農産物の高温障害

農作物の栽培と貯蔵にはそれぞれ適した温度域があり，極端な高温は作物の収量および品質を大きく低下させる．近年の地球温暖化に代表される気候変動によって，イネなど各種作物の高温による収量および品質の低下が各地で問題となっているが，これらは主に栽培期間中の高温によるものである．栽培期間中の熱環境は，作物の伸長，展葉，開花，登熟など，すべての生育過程に影響を与える．ここでは，農作物の生育各過程に温度がどのように関わり，また高温によってどのような障害が発生するのか述べる．

a. 発芽・生長の障害

種子の発芽には適当な温度と水分，酸素が必要であり，極端な高温は発芽を阻害する．表1には各種作物の種子発芽のための最適温度と最高温度[1]をまとめた．夏作物であるイネ，ダイズ，トウモロコシに比べて，冬作物であるコムギ，エンバク，ライムギは最適温度と最高温度が低く，高温条件下では発芽が阻害される．また一般的に，高緯度地の作物は低緯度地の作物に比べて最適温度が低いことが知られている．さらに，同じ作物でも品種によって発芽の最適温度は異なり，イネでは早生品種の最適温度が中手・晩生品種よりも低いことが知られている．発芽の阻害はそのまま作物個体数の減少につながるため，収量低下の要因となる．ただし，実際の高温環境下では温度よりも水分が発芽の制限要因となることが多く，ダイズなど水分不足によって発芽が阻害されることが多い．

作物の伸長や展葉など，生長のための最適温度も種によって異なる．これは，作物生長を支える物質生産の基礎となる光合成および呼吸が温度に依存しており，それらの関係が種によって異なるためである．光合成と温度の関係は，各作物に光合成速度が最大となる最適温度がみられ，温度がそれより低くても高くても光合成速度は低下する．光合成に対する最適温度は，種子発芽の場合と同様にイネ，トウモロコシなどの夏作物で25〜35℃と高く，コムギ，ライムギなどの冬作物では10〜20℃前後と低い[4]．一方で，呼吸と温度の関係は化学反応速度論で説明され，温度が高くなるに従って呼吸速度は指数関数的に上昇する．温度が10℃上がったときの呼吸速度の上昇率は多くの種で2倍程度である．その結果，光合成から呼吸を差し引いた作物の物質生産は高温で著しく低下し，地上部・地下部生育の遅延あるいは停止など，さまざまな障害を引き起こす．

b. 花成・受精の障害

秋播き型の冬季作物および果樹の多くでは，一定期間の低温に遭遇しないと自発休眠覚醒がなされず，その後の花成が起こらない．そのため，ブドウ，ナシ，モモの加温施設栽培では，秋冬季の高温によって自発休眠期の低温不足から花芽形成の不良あるいは遅延などの障害が発生する．一方で，自発休眠覚醒後の春季の高温

表1 各種作物における種子発芽の最適温度と最高温度

作物	最適温度（℃）	最高温度（℃）
イネ	34	42〜44
ダイズ	34〜36	42〜44
トウモロコシ	34〜38	44〜46
コムギ	26	40〜42
エンバク	24	38〜40
ライムギ	26	40〜42

文献[1]を改変．

8. 農産物の高温障害　299

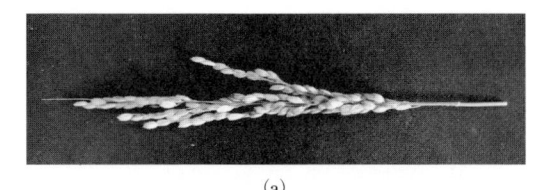

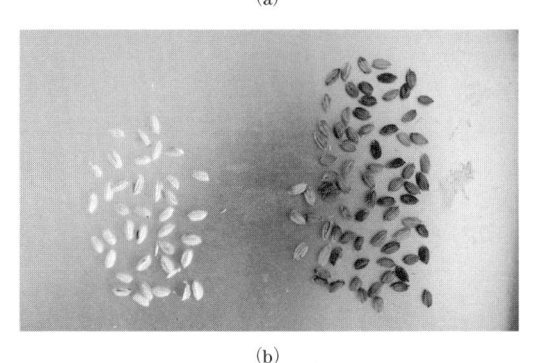

図1 高温によって発生した不稔籾
(a) 開花期の高温によって不稔籾の発生した穂の様子，
(b) 収穫乾燥後における稔実籾（右）と不稔籾（左）．

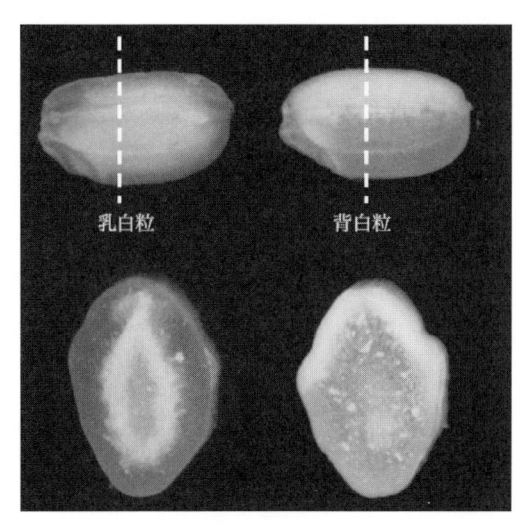

図2 乳白粒と心白粒の外観と横断図[5]
下段はそれぞれ上段の点線部分の切断面（横断面）．

がその後の花芽形成・開花を促進させることが，リンゴ，ウメ，ナシ，ブドウ，モモ，カキなど多くの果樹で知られている[2]．

温度は開花後の受精にも密接に関わる．イネ，トウモロコシなどの夏作物は高温環境下で受精率（稔実率）が低下する．イネの場合，開花時の気温がおおむね36℃以上になると花粉の稔性が低下して開葯が不完全となり，高温不稔が発生する（図1）．また，受精は気温よりも開花器官である穂の温度に左右されるため，気温が同じでも湿度や日射量によって作物体の蒸散量が異なるために穂の温度も異なり，不稔の発生率に違いのあることが知られている[3]．一般的には，低湿度で蒸散が活発になるほど穂の温度が低下するため被害が軽減される．トウモロコシも同様に35℃以上の高温で受精率が低下するが，花粉の飛散期間が比較的長いために夏季の高温の影響をより受けやすい．これら不稔（sterility）の発生は，そのまま収穫される穀実数の低下につながるため，収量の著しい低下を引き起こす．

c．結実・登熟の障害

結実・登熟期間中の温度環境は作物の品質に多大な影響を与える．特に，果実では高温による着色不良が品質を大きく低下させ，アントシアニンやカロテノイドなどの色素によって着色するリンゴ，ブドウ，ウンシュウミカン，カキは，高温によって果実の着色が阻害される，あるいは遅延することが知られている[2]．また，リンゴ，ウンシュウミカンなどでは，果実表面温度の上昇によって果実の日焼けが発生することも，高温による品質低下の要因となっている．

穀物類では登熟期間中の高温によって収穫される穀実の品質が低下する．特に登熟初期の温度の影響が大きく，イネの場合では出穂後20日間の平均気温がおおむね27℃以上を超えると玄米へのデンプン蓄積が不良となり，白未熟粒の増加することが知られている（図2）[5]．また，登熟期間中の高温は白未熟粒の発生だけでなく，充実不足による粒重の低下や胴割米の発生を引き起こす．さらに，これら高温による白未熟粒や胴割米の発生は，外観品質を低下させ，食味にも影響を与える．

（丸山篤志）

■文献

1) 後藤寛治ほか：作物学, pp. 137-171, 朝倉書店, 1973.
2) 杉浦俊彦ほか：温暖化がわが国の果樹生産に及ぼしている影響の現状．園芸学研究 6：257-263, 2007.
3) 西山岩男：イネの高温障害．イネの冷害生理学, pp. 246-258, 北海道大学図書刊行会, 1985.
4) 村田吉男ほか：作物の光合成と生態, pp. 1-276, 農山漁村文化協会, 1976.
5) 森田　敏：イネの高温登熟障害の克服に向けて．日本作物学会記事 77：1-12, 2008.

9. 農産物の冷温障害

農作物が低温により受ける障害は，温度範囲により，0℃以下の温度で起きる凍結障害（freezing damage）と，生長の最低温度以下もしくは最適温度以下で起きる低温障害（cold damage）に二分できる．

a. 凍結障害

凍結障害では，霜害（frost damage）がよく知られている．春や秋の，気温の変動が大きい季節に，移動性高気圧による放射冷却などで，急に低温となって作物体が凍結することがある．気象観測所における気温は高さ150 cmで測定されているため，快晴で風が弱い夜間などは，放射冷却により，地面近くで気温よりもさらに温度が低下することになる．特に，空中に配置されている芽のような部分は，植物体表面からの長波放射が大きく，周辺の空気よりも2～3℃温度が低下する．したがって，仮に観測されている気温が氷点より高くとも，新芽や花芽などは凍結する可能性があり，注意が必要である．特に春の成長期には，芽吹いたばかりの新芽や花芽が低温に対して弱く，凍結により大きな被害が発生することがある．近年の地球温暖化により冬季に気温が上昇すると，新芽や花芽の生長が速い分，寒の戻りで霜害を受ける危険性が高まる可能性があり，さらなる注意が必要である．霜害を受ける主な作物は果樹，茶，麦類や野菜などである．

b. 低温障害

低温障害では，水稲の冷害（cool summer damage）が大きな問題になる．水稲はもともと低温に弱いが，その生育ステージのなかでも，穂の原型がつくられる時期（幼穂形成期）と花粉がつくられる時期（減数分裂期）が最も低温に対して弱い．この時期におおむね日平均気温17℃以下の低温に遭遇すると，正常な籾や花粉がつくられなくなり，その後に花が咲いても，もはや実ることはなくなる．これを不稔（sterility）障害という．図1には，2003年冷害により一面不稔障害が発生した水田を示す．実りの秋を迎えても，穂は空のままで，イネではない別の植物のようである．遠方がややくすんで見えるのは，不稔障害に加えて，いもち病にも感染していることを示している．いもち病は，日本だけでなく，イネをつくっているところではどこでも発生する病気で，特に冷害年のように低温となった年には大発生しやすいことが知られている．冷害年には，低温による不稔障害のほか，いもち病のような病気も多発し，大きく収量が減ずることになる．図2には，「白ふ」の様子を示す．白ふは幼穂分化始期の低温により生ずる現象で，出穂の20日ほど前に低温にさらされた結果が，出穂後に顕在化する例である．冷害の年には，被害が軽かった水

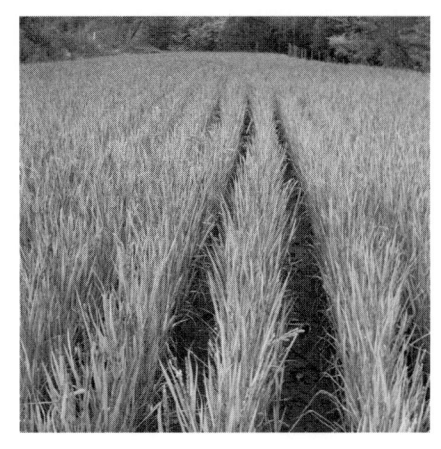

図1　2003年冷夏の低温で不稔障害といもち病が発生した水田（口絵参照）

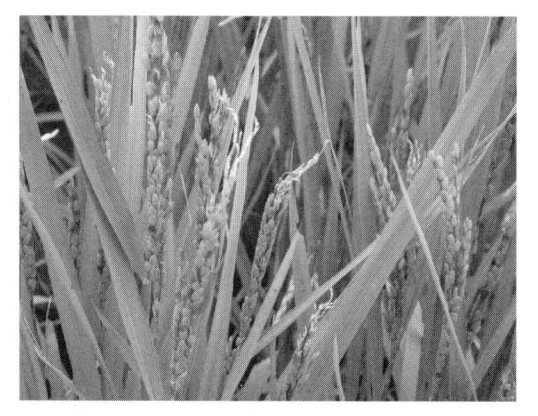

図2 低温により発生した「白ふ」
穂の先端の枯れた部分が幼穂分化始期に低温にさらされたことがわかる.

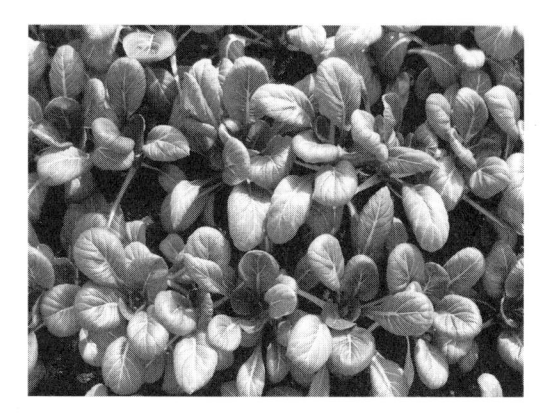

図3 寒締めホウレンソウ
葉が水平に広がる形がよくわかる.

田でも,しばしばみられる現象である.

c. 耐低温メカニズム

植物は,そもそも耐凍性(freezing tolerance)(0℃以下)および耐冷性(cold tolerance)(0℃以上)をもっている.耐凍性については,例えば夏場の高温条件下で生育するホウレンソウは−3℃程度であるが,冬季に低温にさらされると−15〜−20℃程度まで高まる.原因としては,①糖濃度の増加が細胞内の浸透圧を増加させ,細胞外凍結による脱水を軽減する,②細胞膜成分の変化,③糖や親水性アミノ酸および高親水性タンパク質の増加がタンパク質機能,生体高分子の構造を安定化させる作用などが明らかになってきている.一方,耐冷性に関しては,水稲を例にすると,幼穂形成期や減数分裂期などのステージによって低温に弱いことなど,定性的な部分は把握されているが,細胞の変化プロセスと温度反応性などについては,未だに不明な部分が多い.これは,耐凍性の場合は水が凍結するので科学的な反応が把握しやすいのに対して,耐冷性の場合は10℃以上の温度帯のため,クリティカルな反応が把握しにくいことによる.耐冷性のメカニズム解明に関しては,まだまだこれからの研究分野である.

d. 低温に対する農業技術

水稲は,品種によって耐冷性が異なる.そこで,水温を下げて耐冷性の検定を行うことで低温に強い品種が選抜され,農業現場に導入されている.例えば,1993年冷害では水稲の被害が甚大だったが,2003年冷害の場合,耐冷性の強い「ひとめぼれ」などの品種が導入されたことが,1993年ほどの大被害とならなかった一因となった.また一方で,ホウレンソウの場合では,低温を逆に利用した寒締め栽培(winter-sweet vegetable)が行われている.これは,昔から知られている,冬の野菜が甘い現象を応用したもので,冬前にホウレンソウを播種し,冬の寒さにさらす栽培方法である.播種後,しばらくの間はハウス内で生長させ,収穫サイズになってきたらハウスの側窓を開けて寒さにさらす.すると,ホウレンソウは耐凍性を高めるため,自身で糖度やビタミン濃度を高めるのである.図3には寒締めホウレンソウを示す.葉が広く水平に広がる形になり,暖かい時季のホウレンソウとは異なった様相である.寒締め栽培は,冬の農閑期にも,高値で売れる野菜が生産できるわけで,低温を逆手にとった戦略的な農業であると言える. (菅野洋光)

10. 温暖化気候下の果樹生産

　気象庁は，日本の気温上昇はこの100年間に1.1℃であったとしている．しかし，100年前と近年では日本の農業は，栽培品種も技術も大きく変化しており，気温上昇の影響を考えるのは難しい．一方，1970年代以降のわが国の年平均気温の変動をみると，1980年代の終わりに大きく変化しており，気候のジャンプがあったとされる．1970～1989年の平均と比べ1990年以降の平均は0.7℃ほど高い．長く果樹栽培を続けている人にとっては，1990年頃を境に別の気候帯で生産をしているかのようであり，そのためさまざまな変化を感じ取ることができる．

　農業・食品産業技術総合研究機構では，温暖化の影響を網羅的に明らかにすることを目的として，顕在化している温暖化の影響についてのアンケート調査を各都道府県の農業関連研究機関を対象に実施した．調査の結果，温暖化が原因で発生している現象が一つでもあるとした都道府県数は，果樹では全部，野菜・花卉9割，水稲7割であった[1]．果樹などではその影響はすでに全国に広がっていることが明らかとなり，また，稲作，畑作，畜産のいずれにおいても，温暖化によるさまざまな影響が生産現場ですでに顕在化していると指摘された．将来においては，ここで指摘された問題がより顕著になったり，発生頻度が高まったり，発生地域が北上していくものと想定できる．

a. 果樹生産に対する温暖化の影響

　果樹は温暖化に対して脆弱であり，上記の調査でも，非常に多くの影響が明らかになった．果樹は気候に対する適応性の幅が狭く，そのことは水稲の栽培が北海道から沖縄まで広がっているのに対し，果樹は産地が偏在していることからもわかる．水稲の場合，収穫は秋季となるが，温度依存性が強いのは播種期から開花期頃までであり，秋季の気温の影響は比較的小さい．そのため田植を早めるまたは逆に遅らせることにより気象変動の影響を緩和することが可能であり，現在，いくつかの県では温暖化対策として作期を遅らせることを奨励している．

　一方，果樹は人為的な作期移動は容易ではない．しかも生育期だけでなく，休眠期も明確な温度反応があり，温暖化の影響は年中受けることになる．

　また，永年作物である果樹は，いったん栽植すると数十年間は同一樹での生産を続けなければ経営的に不利となる．樹種にもよるが，30年以上栽培することは珍しくない．したがって，果樹は他の作目と比べて温暖化の影響が著しいうえ，他の作目より10年以上早くからその対策をとる必要があるのである．

　果実や樹体に現れている具体的な影響は，以下のとおりである．

b. 果実着色の不良・遅延

　若い果実の表面を緑色にしている葉緑素の消失や成熟期の果皮を赤や黒，橙色にするアントシアニン，カロテノイド，リコピンなどの色素の合成には，ある程度の低温が必要である．したがって着色期の温暖化は，リンゴ，カキ，ウンシュウミカン，ブドウなどの果実着色を阻害する．果皮色の着色で収穫期を決める樹種であれば，温暖化は収穫を遅らせることになる．着色には昼夜の温度差が大切とされるが，実際には気温だけみれば昼夜とも低いほど有利である．着色には光も必要となるため，好天の方が

曇天よりも有利であるが，必要なのは日射だけで，一般的には，温度は低い方がよい．夜は無条件に低温が有利となる．

c．果実軟化・貯蔵性低下

温暖化により開花期が前進して生育全般が前倒しになると，成熟期が高温期に当たるため，高温により，着色が遅れる．果実生育期間が拡大し，果肉先熟，果実軟化となりやすい．貯蔵性も同時に低下する．これはリンゴ，カキ，黒色・赤色系のブドウ，ウンシュウミカンなどが相当する．また温度が高いと一般に，減酸が速く進み，このことが貯蔵性低下に影響する場合もある．ウンシュウミカンなど，常温貯蔵されるものは，冬季の高温が貯蔵条件を悪化させることもある．

d．障害果の発生

柑橘類，ナシ，モモなど多くの樹種でみられる日焼け果は，果実が極端な高温になることによる障害である．日当たりのよい部分は，特に高温になりやすく，局所的に発生する．果実だけでなく葉，枝幹表面などの組織が障害を受け，2次的に病害発生を誘発することもある．

その他，ナシの「新高」では，収穫前1か月間や開花後1か月間の高温により，みつ症が多発する．ウンシュウミカンの浮皮は，収穫前の高温・多雨で発生しやすい．「石地」，「させぼ温州」など浮皮が発生しにくい品種の導入が行われている．

e．休眠期の低温不足

落葉果樹の芽の休眠は，夏季から翌年の春季まで長期に及ぶ．一般に休眠は大きく「前休眠」と「自発休眠」と「他発休眠」に分けられる．このうち明確な低温要求性をもつのは自発休眠期である．自発休眠期に，一定量の低温に遭遇すると自発休眠から覚醒し，他発休眠に入る．他発休眠期に高温にさらされれば開花や発芽する．

自発休眠期の低温不足は春季の発芽不良を引き起こす可能性がある．一部地域のニホンナシ加温ハウスにおいては，「眠り症」と呼ばれる発芽・開花不良が多発し，大きな問題となっている．眠り症にまで至らなくても，施設栽培のブドウ，モモ，オウトウなどでは休眠不足のまま加温開始すると発芽や開花までの期間が長くなり，開花や結実が不良となる．

一般に高温に反応する他発休眠期の温暖化により開花期が前進する．これは多くの場合，温度上昇による自発休眠覚醒の遅延よりも，自発休眠覚醒してから発芽，開花までの期間の短縮効果の方が大きいためである．寒冷地ではその傾向はより強く現れる．一方，暖地ほど自発休眠覚醒の遅れの影響が顕著になり，開花期の前進は少なくなるか，むしろ開花が遅延する場合も考えられる．以上のことは，地域による開花期の差が小さくなることを示している．ニホンナシ，モモなどでは，開花期の集中が収穫日の集中につながり，従来のリレー出荷を困難にしている．

f．凍　　害

温暖化による暖冬が顕著であるにもかかわらず，凍害が増加傾向にある．果樹の耐凍性は時期によって大きく変動する．耐凍性は秋から冬にかけて気温の低下とともに高まり，1～2月の厳冬期に最大となる．その後，冬から春にかけては気温上昇によって低下する．耐凍能力を超えて冷却された場合には，凍死することになる．低温順化は冬季に自然に起こるのではなく，低温を受けて初めて得られるが，高温にさらされると抑制される．したがって，秋から冬にかけて気温が高めに推移すると，耐凍性増大が遅延するとともに最大耐凍性が発揮されないために，初冬期や厳冬期に強い冷え込みがあると凍害を受けることになる．

g．栽培適地の北上

　温暖化は今後も徐々に進行すると考えられており，IPCC（気候変動に関する政府間パネル）は，世界の平均気温が今後約100年間で1.8～4.0℃上昇する可能性を報告している．その結果，果樹のように温暖化の影響が大きい品目では，栽培適地の変動も予想される．例えば，ウンシュウミカンの栽培に適する年平均気温を15～18℃と仮定すると，この温度域は現在，南関東以南の太平洋・瀬戸内海の沿岸部および九州の沿岸部が主に該当し，ウンシュウミカンの主産地とおおむね一致している（図1）．しかし今後，適地は徐々に北上あるいは内陸へ移行し，2060年代には現在のウンシュウミカン主産地のほとんどが現在の鹿児島市と同等か，より高温になるため，着色不良や浮皮の多発などにより生産が難しくなる可能性がある．

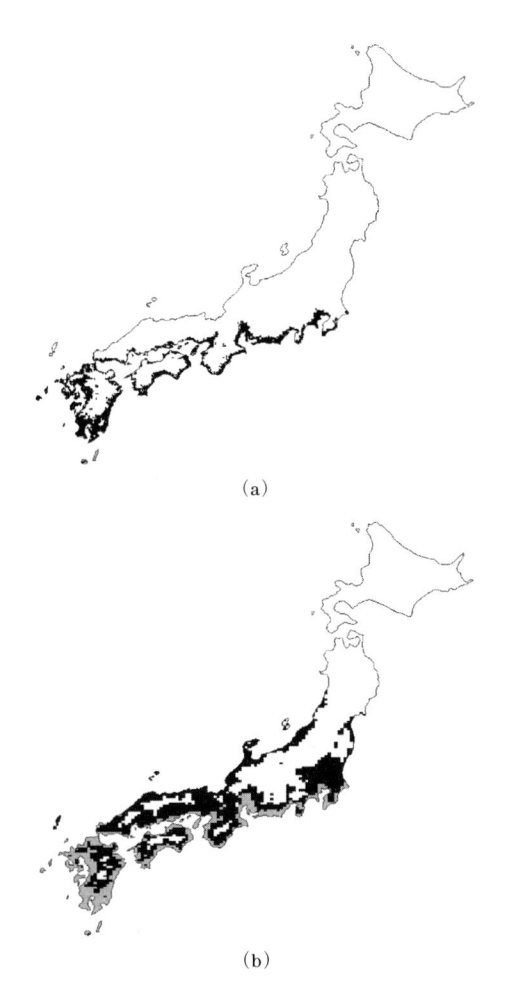

（杉浦俊彦）

図1　ウンシュウミカン栽培適地（年平均気温15～18℃）の(a)現状と(b)2060年代の推定[2]
黒色：適地，白色：より低温の地域，灰色：より高温の地域．

■文献
1) 杉浦俊彦：温暖化が進むと「農業」「食料」はどうなるのか．pp.70-72，技術評論社，2009．
2) 杉浦俊彦，横沢正幸：年平均気温の変動から推定したリンゴおよびウンシュウミカンの栽培環境に対する地球温暖化の影響．園芸学会雑誌 73：72-78，2004．

11. 温暖化気候下の寒地農業

a. 北海道の作物生産と温暖化

北海道の農業生産は，低温に強く制限されている．温暖化により早春の気温が上昇すると，早植えが可能となり，現在より栽培期間の長い品種が栽培できる．すると，作物が栽培期間中に受け取る日射エネルギー（光合成の原動力）が増える．さらに，温暖化の原因でもある二酸化炭素（光合成の材料）の濃度上昇により，光合成速度も増大する．これらにより，水稲などの生産量増加が期待される．また，将来，北海道の気温が上昇して，例えば現在のある県と同じになれば，その県の水稲品種が栽培可能になるとの期待もある．しかし，北海道は高緯度であるので夏季の日長時間（日の出から日没までの時間）が長く，かつ水稲は短日植物であるので，温度上昇程度から期待されるほどには水稲の生育が速まらないことに注意を要する．

ところで，過去の気象観測値に基づき，わが国の気温は，温暖化により100年間で約1.1℃上昇したと言われる．しかし，多くの気象観測所では都市化影響（ビルなどの人工構造物の影響による気温上昇）が避けられず，温暖化と都市化影響による気温上昇の合計値が観測されてしまう．一方，人工構造物のほとんどない広大な北海道の農業地帯では，都市化影響がほとんどないため，気温上昇程度は上記の1.1℃より低いと考えられる．

b. 温暖化が北海道農業へ及ぼす影響事例

北海道十勝地方は，厳寒でしかも少雪であるため，冬に土が凍る土壌凍結地帯として知られているが，近年，土壌凍結深が減少している（図1）．土壌凍結深減少の原因を調べてみたところ，それは温暖化による気温の上昇ではな

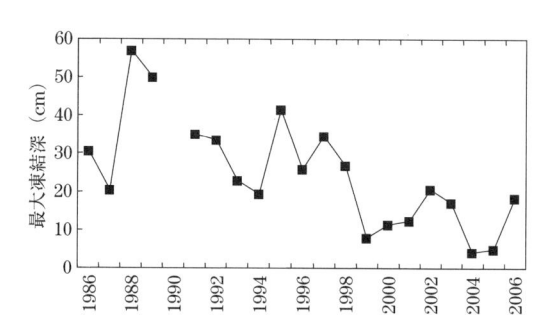

図1 年間の最大土壌凍結深の20年間の変化[2)]
北海道十勝地方の芽室町にある北海道農業研究センターの芽室拠点が1986年から続けている土壌凍結深観測の結果．

く，積雪の時期の早まりであった．20 cm以上の積雪は断熱作用をもつが，真冬に気温が下がりきる前に雪が降り積雪20 cmに達するようになったため，土壌が冷たい空気に冷やされにくくなったのである．さて，土壌凍結深の減少は，思わぬ農業上の弊害を起こした．バレイショ（ジャガイモ）の収穫時にこぼれた小さなイモが，翌年に芽を出し雑草化する「野良イモ」の多発である．土壌凍結深が減少したため，イモが凍死せず，生きて越冬するのである．この野良イモを防除するために，冬の期間にブルドーザーなどの作業機械で除雪や圧雪を行い，雪の断熱作用を低減して土壌凍結を促進する作業（雪割りと呼ばれる）が広く行われようになった．冷熱資源を活用した省力的防除と言えよう．

c. 農業が温暖化へ及ぼす影響―北海道開拓の歴史は温暖化への道だった？―

北海道石狩川流域は，かつて広大な湿原が広がっていたが，1870年代の入植開始以後の開拓や，戦後の食料増産期に急速に水田が拡大し，一方，その後の生産調整で転換畑が増加す

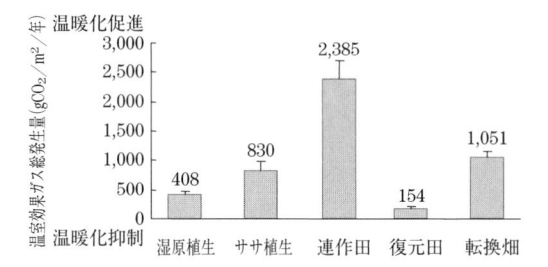

図2 温室効果ガス総発生量[5]

温室効果ガスには，二酸化炭素以外に，メタンや亜酸化窒素などがある．同じ量のガスでも，メタンと亜酸化窒素は，それぞれ二酸化炭素の21倍，310倍の温室効果をもっている．この図では，メタンと亜酸化窒素の発生量を，同じ影響をもつ二酸化炭素に換算して合計し，総量を示してある．

るなど，土地利用が大きく変遷した．この一帯は泥炭地帯で，植物が枯死した有機物が堆積しており，そのなかには炭素や窒素が多量に貯蔵されている．これらの分解に起因する地盤沈下の問題がすでに発生しているが，土地利用の方法しだいでは有機物の分解が促進して多量の温室効果ガスの発生が危惧される．

美唄市の北海道農業研究センター美唄試験地における調査が，湿原から水田を経て転換畑に至る土地利用の変遷のなかでの温室効果ガス発生量の変化を示している（図2）．温室効果ガス発生量は，この地域の本来の土地形態であった高層湿原植生がササへと変化すると2倍となり，また，連作田や転換畑でもガス発生量は大きかった．このように，湿原が開発され農地化すると温室効果ガス発生量が増加し，またそれは，農地の利用形態によっても大きく異なる．これらを踏まえた温室効果ガス発生の少ない農地利用方法の研究開発が行われている．

d. 農業生産由来の温室効果ガス

農業生産に由来して発生する温室効果ガスが，十勝の畑作農業を例に調べられている（図3）．これによると，①化石燃料に由来する発生と，②土壌プロセスが関与する発生（吸収も含む）に二分される．①は，トラクターやトラックの燃料消費，間接排出は化学肥料や農

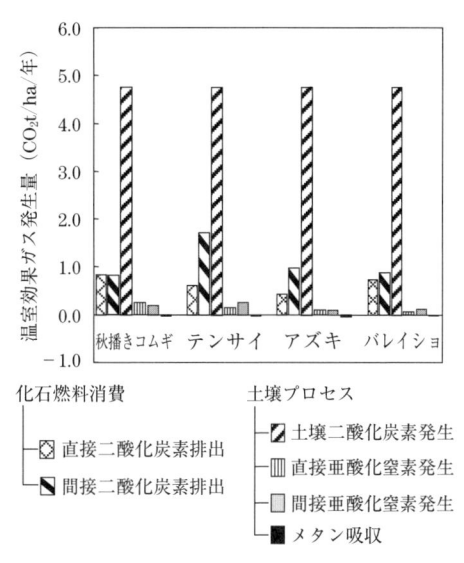

図3 十勝の畑作農業から発生する温室効果ガスの内訳[4]

薬および農業機械などの農業資材の消費である．一方，②は農業特有の現象である．土壌には，主に土壌有機物として炭素が眠っている．土壌を畑地として利用すると，土壌炭素が減少するので二酸化炭素の発生につながる．逆に，有機質肥料や緑肥を土壌に供給してやれば，大気中の二酸化炭素を土壌に封じ込めることができる．また，土壌の種類や気象条件にも左右されるが，化学肥料や有機質肥料，作物残渣など窒素を含む資材を土壌に供与すると，亜酸化窒素が発生する．一方，好気的条件が続く畑土壌では，大気中のメタンは土壌表面に棲息するメタン酸化細菌の作用によって分解される．この現象はメタン吸収などと呼ばれ，地球温暖化防止の効果がある．このように畑作農業においては，さまざまなプロセスから温室効果ガスが発生したり吸収されているが，土壌有機物の減少による土壌二酸化炭素発生が全体の発生量に対して大きく寄与している．省耕起栽培などにより土壌有機物の分解を遅くしたり，堆肥や緑肥などの有機物を積極的に圃場へ施用することで，土壌有機物の減少を食い止め，土壌からの二酸化炭素発生を減らすことが，畑作農業全体から発生する温室効果ガスを削減する近

道と言えそうである. （鮫島良次）

■文献

1) 廣田知良：冬期に行う野良イモ処理．農家の友 12月号：102-103, 2006.
2) Hirota T et al.：Decreasing soil-frost depth and its relationtoclimate change in Tokachi, Hokkaido, Japan. J Meteorol Soc Jpn 84：821-833, 2006.
3) 古賀伸久：農地管理法の違いと土壌炭素．土壌の物理性 105：5-14, 2007.
4) 古賀伸久，鶴田治雄：北海道の畑作農業から発生する温室効果ガスのライフサイクルインベントリ分析．農業および園芸 81：1101-1109, 2006.
5) 永田 修，石狩川泥炭地の土地利用と温室効果ガス．新しい研究成果, pp.115-121，北海道農業研究センター，2007.
6) 永田 修：泥炭地・湿原における温室効果ガス．土壌の物理性 104：85-95, 2006.
7) Sameshima R et al.：Temperature trends in Hitsujigaoka, Sapporo, in the 40 years from 1966 to 2005. J Agric Meteorol 63：95-102, 2007.

12. 家畜と体温—畜産と温度の関係—

　現在の地球環境は産業革命以降から化石燃料を消費して発展し，豊かな生活を維持してきた．しかし，最近では大気中の二酸化炭素濃度上昇による地球温暖化現象が顕著になってきている．これに伴う気象現象のなかで熱波の発生が世界各地で発生し，人間や家畜の熱射病による死亡例が最近多く報告されている．このような気温上昇が家畜の体温に及ぼす影響について述べる．

a. 家畜の体温維持と周辺の環境温度

　家畜や動物における体温と熱的中性圏を表1に示す[1]．直腸温で代表される恒温動物の体の中心温度（深部体温）は日内変動や性周期による変動を示すが，平均40℃前後である．動物体表面からの放熱は，輻射・対流・伝導・水分蒸発という物理的過程を通じて行われる．その体温の程度は，周辺の気象環境，すなわち，温度，湿度，日射および風速などの条件で変化する．

表1　家畜などの体温と熱的中性圏[1]

種類	体温（直腸温）(℃)	熱的中性圏 (℃)
ウシ	38.5	15～18
メンヨウ	39.1	21～31
ヤギ	39.9	20～28
ブタ	39.0	20～26
ブタ（新生）	40.0	34～35
イヌ（長毛）	38.9	13～16
イヌ（短毛）	38.9	20～26
ニワトリ	41.5	16～26
シチメンチョウ	41.2	20～28
ヒト（裸）	37.0	28～32
ラット	38.9	28～29

b. 乳牛の熱収支からみた暑熱対策のための要因

　牛乳を生産する乳牛の熱収支成分をみると，放散・伝導・対流および呼吸道を含めた体表面からの蒸発によって熱損失が行われ，他方体内からは飼料や体内貯蔵物質の分解利用による熱発生と反すう家畜特有の第1胃発酵による熱発生がある．牛体の体温はこれらの熱の出入における平衡状態の結果と考えられる．これらの要素の関係式は，次式で示される．

$$F = M + Rn - H - E - G \qquad (1)$$

ここで，F：牛体の貯熱変化量（熱負荷量：W/m^2），M：牛体内での熱産生量（W/m^2），Rn：牛体の純放射量（W/m^2），H：牛体から大気への顕熱放散量（W/m^2），E：牛体から大気への潜熱放散量（W/m^2），G：熱伝導による接地面への熱移動量（W/m^2）である．

　したがって，乳牛の暑熱対策を講じることは，(1)式の要素について畜舎内および牛体周辺の環境条件や飼料栄養基準を制御することを意味しており，暑熱環境ストレス軽減の技術開発に寄与する．

　① 環境温度を低下させて牛体からの熱放散を増大させる．これには牛舎構造の改善や牛舎冷房が考えられる．すでに乳牛舎の実態調査などから，牛舎の開放面積の拡大，牛舎およびその周辺の日陰樹，日よけなどによる日陰面積の拡大，天井付近の換気などで，ある程度の牛舎内の温度低下が報告されている（RnとHの増減）．

　② 牛体の蒸発冷却能を増大させる．牛の蒸発冷却能は気温27℃で最大値に達すると言われているが，高温条件下でこれを増大させるには人為的な手段によらなければならない．乳牛

は発汗がきわめて少ないと言われており，送風による大きな効果は期待できないので，散水で牛体表面を濡らしてその蒸発による潜熱放散を増大させることが必要である（E の増減）．

③飼料エネルギーから代謝エネルギーへの変換効率を高め，かつ無効な体内の熱増加を抑制する（M の増減）．

c．家畜の暑熱対策の限界点

牛舎内で体温上昇につながる（1）式で牛体内貯熱量（F）の増減を指標として，牛体の熱収支解析をシミュレーション手法で実施し，可能な条件解析を試みた．接地面への熱移動量は乳牛が起立している場合，接地面積が小さいため無視できる（$G=0$）．また，牛体内での熱産生量は日本のホルスタイン種の場合，経験的に泌乳量別に関係式（$M=1.8148P+112.83$：P は泌乳量 kg を示す）を用いた[1]．

噴霧冷房を行うにあたり，酪農家が自由に操作できる要素は噴霧量，すなわち霧の蒸発量と換気扇による通風である．そこで，蒸発量と風速を変数として，牛体熱収支が0になる場合の最適風速と最適蒸発量を求めるために，実際の観測による数値からの式を用いて計算を行った

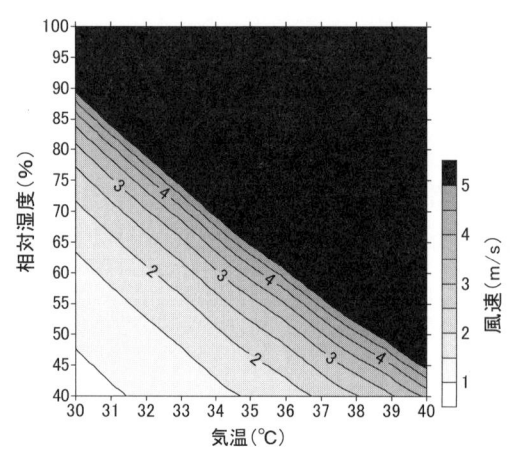

図1 牛体熱収支からみた乳牛舎内の気温・相対湿度による最適風速
風が当たり濡れている面積3/4，風が当たらなくて濡れていない面積1/4のとき．

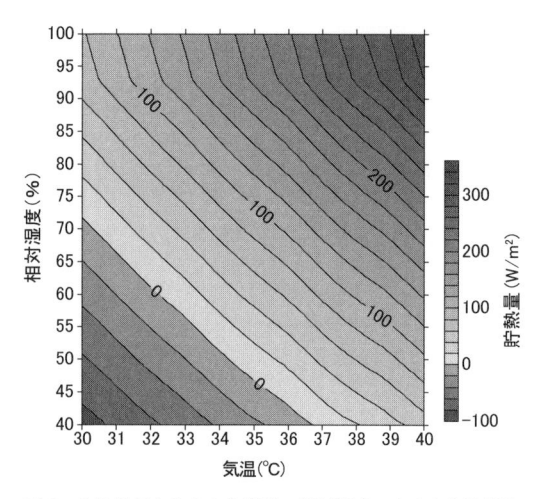

図2 牛体熱収支からみた気温・相対湿度による牛体貯熱量の変化
風が当たり濡れている面積3/4，風が当たらなくて濡れていない面積1/4のとき．

結果，図1に示されるような環境条件が得られた．牛体表面が3/4濡れている場合の結果で，現実的な範囲であり，風速3m/s以下であれば，外気温が36℃で相対湿度が90％以下の範囲内でも牛体貯熱量を0に維持することができる．また，図2に示されるように，牛体内の貯熱量が0以下になる条件として，気温が36.8℃以下で，相対湿度が72％以下であれば，牛体に熱ストレスの影響がないことになる．一方，牛体表面が濡れていない場合は上記の条件では確保ができないことになる．この研究のなかで，人為的に表面積が3/4濡れるように実施した場合の熱収支の結果，ほぼ0に維持することができた．その際，乳牛に対する効果は，直腸温では対照区（送風のみ）に比べて39℃前後に維持することができ，乳量の維持は明瞭な差はでなかった．しかし，実際に噴霧冷房をしている農家では，牛体表面の3/4面積を濡らすことは今のシステムを変更する必要があり，効率的な噴霧方法を探る必要がある．

d．暑熱環境ストレス指標

これまで，気象環境条件による指標化がいろいろ試みられてきたが，動物体内の熱収支環境

から定量的な評価が必要と考えられる．海外においては家畜の暑熱環境ストレス指標として温度-湿度指数 THI (temperature-humidity index) が用いられ，下式で表される．

$$THI = T_a + (0.36 \times T_{dew}) + 41.2$$

ここで，T_a は月および日別平均乾球温度すなわち平均温度（℃），T_{dew} は同様に露点温度（℃）で相対湿度から算出する．算出した THI から乳量減少量は Hahn と McQuigg[6] の実験式（下式）で表される．

$$MD = 1.075 - 1.7436 \times P + 0.02474 \times P \times THI$$

ここで，MD：乳量生産の減少量（kg/日），P：正常時の乳量生産量（kg/日）である．

THI が 71 以上になると暑熱ストレスを受けて，乳量が減少し始める．近年における 1993 年の冷害年と 1994 年の高温年で比較すると，熊本の夏季において，それぞれ約 98 kg/頭，約 308 kg/頭の乳量減少量であったことを報告している[3]．しかし，家畜体表面の熱収支からの暑熱ストレス指標化は試みられていないが，家畜体表面の熱収支解析からシミュレーションにより，環境改善の効果について評価している[5]．

（大場和彦）

■文献
1) 堀口雅昭，亀高正夫，古谷　修，石橋　晃：基礎・家畜飼養学，養賢堂，1984.
2) 日本生気象学会編：生気象学の事典，朝倉書店，1998.
3) 大場和彦，柳　博，丸山篤志，神谷裕子，田中正仁：九州地域における Temperature-humidity Index による乳量減少量の評価．九州の農業気象 2(14)：89-90, 2005.
4) 大場和彦：乳牛のヒートストレス対策―少しでも牛たちのヒートストレスを緩和するためには―牛体熱収支法からみた乳牛の暑熱ストレスの改善法，pp.48-57, Daily Japan 2007年臨時増刊号，デーリィ・ジャパン社，2007.
5) 柳　博，大場和彦，丸山篤志，真木太一：乳牛舎における細霧冷却が乳牛に与える影響．九州の農業気象 2(14)：1-8, 2005.
6) Hahn GL, McQuigg JO：Expected production losses for lacting Holstein daily cows as basis for rational planning of shelters. ASAE Paper MC：67-107, 1967.

13. 主要水産資源と水温の関係

a. 水温と魚種交替

水産資源の大部分は変温動物であり、その分布、成長、成熟、回遊などは水温の影響を大きく受ける。例えば、対馬暖流は過去100年間に表面水温が約1.2℃上昇し、亜熱帯性のハリセンボンやサワラが日本海に広く分布するようになったり、亜寒帯性のスケトウダラが北海道の日本海側で分布が狭まり資源量も減少している。また、日本のマイワシ、カタクチイワシ、サバ類（主にマサバ）の過去100年間の漁獲量は10〜20年くらいの周期で変動し、主要種が入れ替わってきた（図1）。それでは、日本周辺の水温はなぜ変動し、魚種交替とどのように関係しているのだろうか。

日本列島の周囲には、寒流である親潮（千島海流）、暖流の黒潮（日本海流）および黒潮が東シナ海で分枝して日本海を北上する対馬暖流が流れている。親潮の勢力が強くなると北海道や東北地方の太平洋側の水温は低下し、黒潮が強まれば九州から関東付近にかけての水温は上昇する。さらに、海流の水温自体も気温や日射量などの影響で変動する。一方、海流の強弱や気温はアリューシャン低気圧やシベリア高気圧の動向、北極周辺の気圧配置などの影響を大きく受けている。

このなかでも、特にアリューシャン低気圧と水温と魚種交替の関係が最近の研究により明らかになってきた。すなわち、日本周辺水温の低温期にはマイワシ稚仔魚の成長と生残に有利な状況となり、高温期にはカタクチイワシに有利な状態となるため、魚種交替を引き起こすと言われている。少し詳しくみると、アリューシャン低気圧が強い時代には次のようなマイワシ増加のメカニズムが想定されている。①日本周辺では北風が強くなり、親潮が南下拡大するとともに黒潮の水温も下がる（図2）。②マイワシ稚仔魚の成長に最適な水温はカタクチイワシのそれより低いためマイワシに有利となる。③主に冬に産まれるマイワシの稚仔魚とカツオやスルメイカといった捕食者の分布域が重なる状況にあるなかで、これら捕食者は水温が低いほど来遊量が少なくなるため、マイワシ稚仔魚の生残率は向上する。このようにして、水温が低い年が続くとマイワシが増えカタクチイワシが減ることになる（図3）。また、風が弱まると海水の鉛直的な混合が弱くなり、魚の餌となる

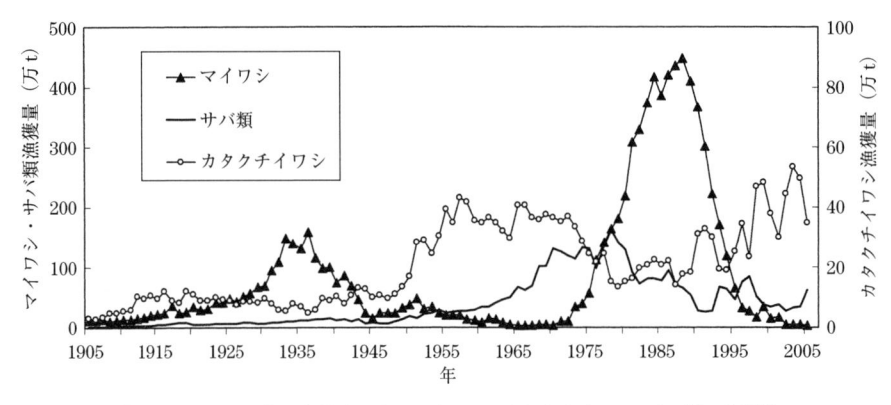

図1 1905〜2005年における日本のマイワシ、カタクチイワシ、サバ類の漁獲量

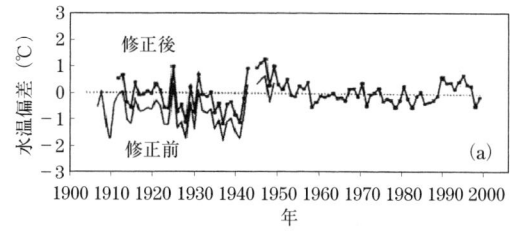

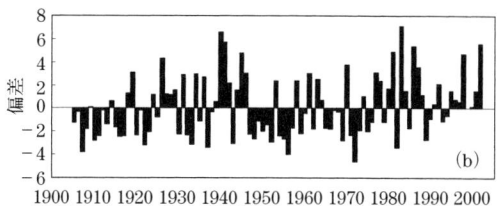

図2 1900～2005年における (a) 黒潮続流域の冬季表面水温と (b) アリューシャン低気圧指数の偏差
なお，水温の修正とは表面水温の計測法に由来する誤差を取り除いたことである．(a) は文献1)を改変．

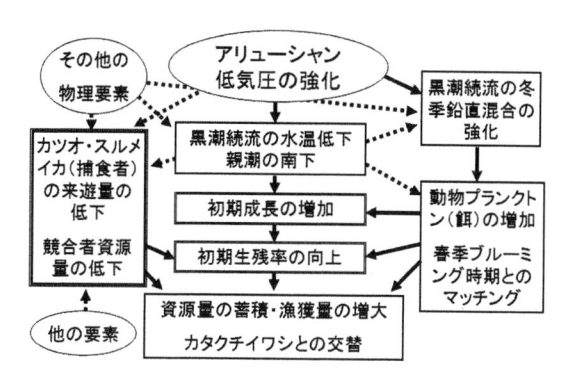

図3 日本の太平洋岸に分布するマイワシの資源変動メカニズムの仮説

プランクトンが増えるのに必要なリンや窒素といった栄養塩の中深層からの供給が少なくなり，海の生産力が低下する．なお，海の水温は水深が深いほど冷たいため，海の表面水温は鉛直混合の強さも関係している．このように，水温は生産力の変化も表している．

b. 地球温暖化の影響

さて，地球温暖化は多くの海域で水温の上昇をもたらすことが知られている．水温上昇は，水産資源や海洋生態系に次のような影響を及ぼすと考えられている．

・生物の分布は水温に応じて変化するため，多くの種で分布が高緯度へ移動する．例えば，サケ（シロサケ）は北日本の河川で生まれ，春には稚魚が海に下り，夏から秋にオホーツク海の表層で1年目の海洋生活を送る．その後は北太平洋のはるか沖合とベーリング海の間を数年間回遊し3～6年後に日本に戻ってくる．日本沿岸からオホーツク海に至る海域の水温が大きく上昇すると，日本のサケ稚魚の回遊が維持できない可能性が高まる．特に，定着性が強い生物では急激な水温上昇にうまく適応できず激減することも考えられる．

・黒潮のように栄養塩がもともと少ない海域では，水温上昇に伴い冬季の鉛直混合が弱くなるため，海域の生産力は低下する．そのため，黒潮に棲息する水産生物の資源量は低下し漁獲量も少なくなると考えられる．

・親潮のように栄養塩が多い海域では冬季～春季の鉛直混合が弱くなるため植物プランクトンが太陽光の届く水深に維持されやすくなり，生産力が上昇するが，極端に水温が上昇すると栄養塩不足に陥り生産力は低下する．

・地球温暖化は水温上昇だけでなく海洋の酸性化や海流の変化なども引き起こす．

・水温上昇に対する生物の応答は種により異なると考えられるため，生態系の構成種や食物関係が大きく変化する．

・海洋生態系の変化を通じて水産資源にも影響する．例えば，対馬暖流の水温上昇とともに亜熱帯性で草食性魚類のアイゴや貝類食性のエイ類が増え，海藻やアサリが激減したこと，本来は瀬戸内海で越冬不可能であったミズクラゲが越冬できるまで水温が上昇しミズクラゲによる漁業被害が増加したことが知られている．

（谷津明彦）

■文献
1) 能登正幸：北西太平洋の水温変動とマイワシ資源・分布の関係．月刊海洋，35：32-38, 2003.

14. 農業の気候的適域の変化

日本人の主食である米の収量は，気候条件に強く規定されている．1980年代まで九州での1等米比率は80%を超えていたが，その後年々低下の一途を辿り，2006年には30%を割り込んでしまっている．一方で，長年冷害に苦しんできた東北や北海道の最近の1等米率は90%前後と健闘している．この現象の因果関係はまだ証明されていないが，1980年代以降の日本の気温の上昇傾向と同調している可能性は非常に高いと言えるだろう．少なくとも温度の上昇と無関係であると考えることは難しい．日本人の主食であり，唯一100%の自給率を保っているわが国の米の食味や収量は，今後変化していくかもしれない．

食料を得るための農業の基本は気候条件ばかりではなく，土壌条件なども重要であり，気候が変わったからといって素早く作付を変更するということは難しい．また，食料は生産の問題ばかりではなく，流通システムを通じて消費者に届けられるので，短期間に産地や収穫時期を大幅に変更していくことは現実的には困難であると考えられる．E編の第6章でも述べたように，作物が要求する気候条件の範囲で作付をすれば，生産のために投入するエネルギー量は減る．もし将来の気候条件が適応範囲から外れてしまったら，生産面積が減ったり，投入エネルギー量が増えることから，食料の価格が上昇していくことは必至であろう．ゆえに，温暖化傾向にある気候条件下において，日本人の食の中心にある米生産の将来を検討することはきわめて重要である．ここではまず，日本のどの地域でイネの生育が安定，もしくは不安定であるかを気候条件によって判定することから考えてみたい．

a. 温度条件による気候的適域の判定

安定的に農業生産を行うことができる場所は適地あるいは適域と呼ばれ，特に気候条件が農業に適している地域のことを気候的適域という．日本においては水分条件は十分であるので，施肥や土壌条件に地域的な違いが少ないとすると，温量資源の勾配によって適地判定を行うことができる．大まかな気候的適域の分布を知りたければ，積算温度によって簡易に得ることはできる．しかしながら，積算温度の基準温度は，作物の生育期間全体を通した最低限の温度と考えてそれを利用することが多い（E編の第6章を参照）．積算温度は作物の生育ステージに対応したおのおのの基準温度を用いていないために時間解像度が低く，高い空間解像度での適地判定には向かない場合がある．

日本型イネの生育段階の各ステージでの基準温度のフローチャートの一例を図1に示した．この図からわかるように，基準温度は生育が進むにつれて変わっていく．例えば，田植の時期の基準温度は水温ならば15℃であり，それ以下の温度ではイネは活着がうまくできず生育できない．分げつを行って稲体を大きくしていく時期には20℃以上の水温が必要である．さらに生長が続いて幼穂が発育し始めると，今度は気温が重要となり，そのときの基準温度は18℃である．東北や北海道といった比較的冷涼な地域においてはこの時期に温度が低下し，基準温度よりも下がってしまうとイネは障害を起こしてしまう．われわれが食する米はイネの穂についた実の部分であるので，登熟期には十分な温度や日射を必要とする．図1の例では最低でも19.5℃の気温が必要であり，それ以下では十分に熟すことができない．この時期は水

温も重要であり，生育期間を通じて15℃以上を常に保っている必要がある一方で，逆に水温が28℃を超えてしまうとイネは高温障害を起こして不稔（sterility）になりやすい．以上のように，イネの生育段階ごとに基準温度はさまざまであり，そのすべてをクリアできた場合においてのみ，イネは十分に生長をし，実りを迎えることができる．これを1年で1回可能な場合が一期作であり，2回ループが回れば二期作が可能ということになる．

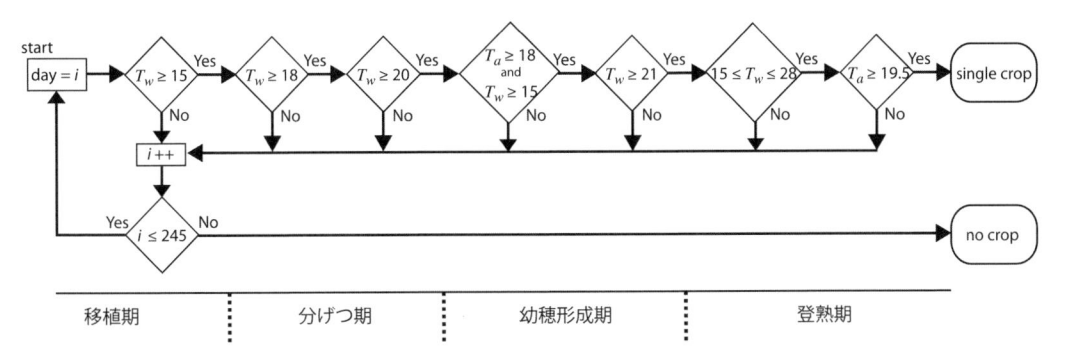

図1 イネの生育段階ごとの生理学的要求温度のみを制限要因とした水稲耕作の気候的適域の判定モデル
このフローチャートは，文献[1]で用いたモデルを描き起こしたものである．図中の T_w とは水温，T_a は気温を示し，それぞれの数値の単位は℃である．図中の i は1月1日から始まる日付を指す．このモデルの例ではイネの移植から収穫までの生育期間を120日必要と考えており，1年の残り日数が120日を切った時点で水稲耕作は不可能であると判定される．また，120日間連続して図中のすべての基準温度を満たせなかった時点で，移植（田植）日を1日ずつ遅らせて再度シミュレーションを行う．

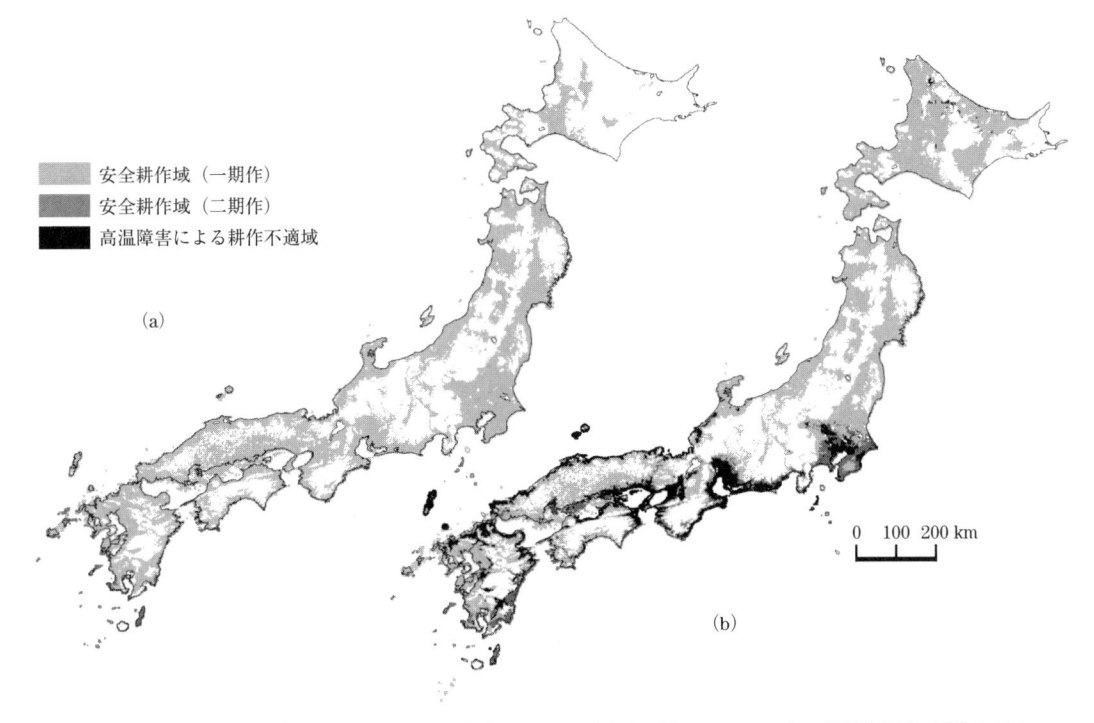

図2 日本の水稲耕作の気候的適域の (a) 現状（1971～2000年）と (b) 2081～2100年の気候的適域の予想分布図　文献[1]を改変．（口絵参照）

b. 予測される将来気候下での水稲耕作適地の変化

空間解像度 1 km² のグリッド単位の気候データとともに，日本型イネの生育段階ごとの生理学的要求温度に基づく簡易モデル（図1）を日本全体に適用したのが図2である．図2(a) に描かれているのは現在気候下での水稲耕作の気候的適域（薄いグレー）であり，日本の実際の水稲耕作分布のうち約97% がこの簡易モデルの結果と一致しており，高い精度で耕作分布を説明していることがわかる．一方でこのことは，日本の水稲耕作，ひいては日本人の主食である米の収量は，気温と水温といった温度によって強く支配されていることも明らかにしている．

将来気候の一例として，気象研究所による 20 km² の地域気候モデルの予測値と，同じ図1のモデルを適用して，2090 年頃の日本の水稲耕作適域を判定した結果が図2 (b) である．北海道の東部まで一期作（薄いグレー）が可能となり，濃いグレーで示される二期作の可能域が増えるものの，黒色で示した高温障害が予想される地域も増加する．日本の現在気候下の水稲耕作域のうち 21%（約 7,600 km²）が耕作不可となっており，西日本平野部の沿岸域を中心とした地域での水稲耕作は大打撃を受けることが予想される．1993 年という冷害年においては，日本の米の収量の 25% が減少しただけにもかかわらず，大きな混乱が生じて平成の米騒動あるいは平成の大凶作とも呼ばれる事態が生じた．気候変化に対応して農業形態や作付形態を適切に変更していかなければ，日本の主食の将来の生産や収量に大きな問題を生じさせるであろう．冒頭に述べた九州での1等米比率の低下はほんの序章にすぎないかもしれない．

〈太田俊二〉

■文献
1) Ohta S, Kimura, A：Impacts of climate changes on the temperature of paddy waters and suitable land for rice cultivation in Japan. Agric For Meteorol 147：186-198, 2007.
2) 太田俊二：変化する気候と食料生産―21世紀の地球環境情報―, p.214, コロナ社, 2009.

15. 将来の食料生産量予測

a. 食料供給の現状

世界の主要穀物（米，麦類，トウモロコシ，ダイズ）の生産は，品種改良，栽培技術などの進歩により，これまで人口の伸びよりも大きい増加率を示してきた．しかし，1980年代からその伸びが鈍る傾向がみえ始めるとともに，年々の変動も増大する傾向が現れてきた．今後，食料供給をさらに不安定化させる主な要因として，次の事項があげられる．

第1に，気候変化およびそれに伴って頻発すると予測されている旱魃，大雨，高温などの異常気象（気候変動），第2に，アジア諸国の経済発展，人口増加による食料要求量の増大と自給率の低下，第3には，貿易依存，国際分業化による世界の穀物の主要輸出国の北アメリカ，南アメリカ，オーストラリア大陸への極端な偏在化である．最近は，これにバイオマス燃料との争奪という状況が加わる．

ここでは，上の事項のなかで気候変化およびその変動が食料生産に及ぼす影響に関する研究を紹介する．温暖化，気候変動が食料供給に引き起こす影響は，国内の農業生産への影響と食料輸出国の農業生産への影響との二つに分けられるが，そのなかで特に，わが国の主食である米生産への影響を中心として述べる．

b. 気候変化による影響評価

わが国の農業生産への気候変化影響に関する研究は，米を対象としたものが多い．実際のイネの生育状況や米収量の年次変動，地域間差などに関するデータをもとにして，作物の栽培環境条件に応じて，生育ならびに収量を推定するモデルが開発されている．

その一例として，日本の米収量に関する影響評価を行った結果の例を図1に示した．気候変化シナリオとは，将来の社会経済状況を想定し，それに応じた温室効果ガスの排出量および大気，陸地，海洋にとどまる過程などを考慮して，大気・海洋結合大循環モデルによって計算した将来の気候状態のデータである．

図1は，2046～2065年および2081～2100年の20年間に想定される気候条件での米収量の平均値と変動係数（平均値の異なる変動を比較するための指標で，標準偏差を平均で除したもの）の分布を，現在（1981～2000年）の値に対する変化率として表したものである．ここでは，東京大学，海洋研究開発機構，国立環境研究所が開発し，地球シミュレーターを用いて計算したモデル（model for interdisciplinary research on climate：MIROC）による出力を気候変化シナリオデータとして使用した．イネの移植日，品種や管理は現在のままで変えないと仮定した場合の推計である．それによると，温暖化によって東北および北海道では増収，中部および西日本では減収する傾向がみられる．さらに，減収する場所とほぼ同じ地域を中心として，収量の変動も大きくなることが推定された．このことは，年ごとの豊凶の差が大きくなることを意味しており，生産および食料供給が不安定になると推定される結果である．

図2は，全国平均の米収量が温暖化による気温上昇に伴ってどのように変化するかを示したものである．気候変化状況は図1と同じモデルによる推計値を使用している．この図から，日本の年平均気温上昇が2.8℃程度まで（世界の年平均気温上昇では2.2℃，年では2040年代頃）は，全国平均収量は現状維持あるいは若干増加するが，それ以上昇温すると収量は減少す

318　E. 食

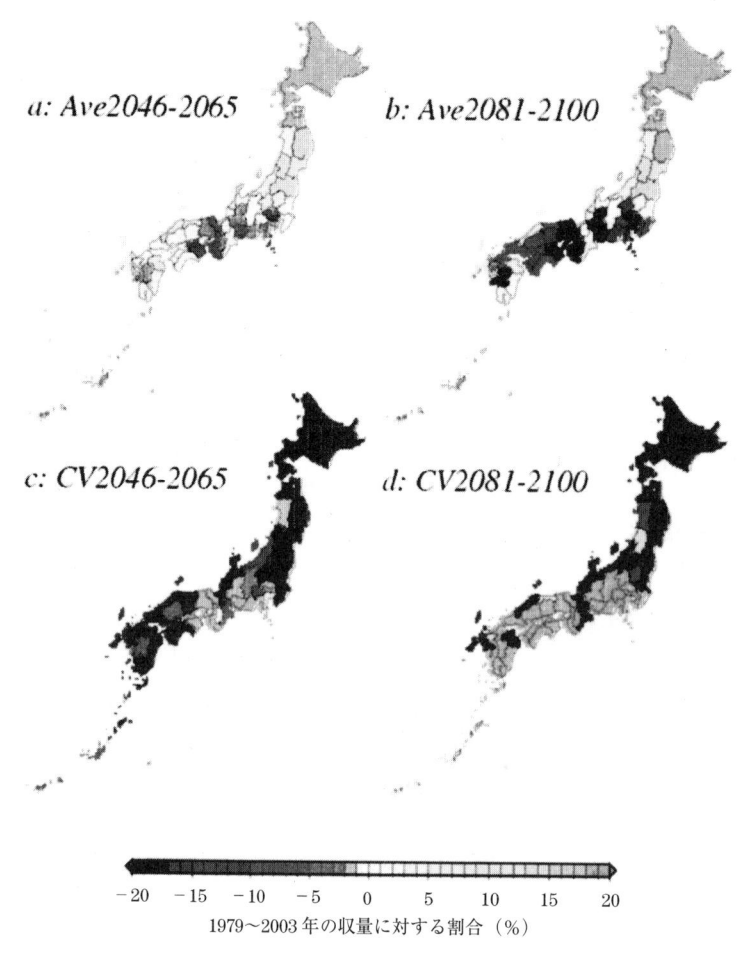

図1 気候シナリオによる米の収量の変化推計結果
(a)，(b) 平均収量，(c)，(d) 20年間の収量の変動係数（標準偏差と平均との比）の変化率を表す．変化率は対象期間の値（2046〜2065年あるいは2081〜2100年）と現在の値（1979〜2003年）との差と現在の値との比で定義した．水稲の生育過程と気象環境との関係に基づいて，過去のデータを再現する県別米収量推定モデルを作成し，気候シナリオ（MIROC, A1B）を入力して米収量の変化を推定した．
（口絵参照）

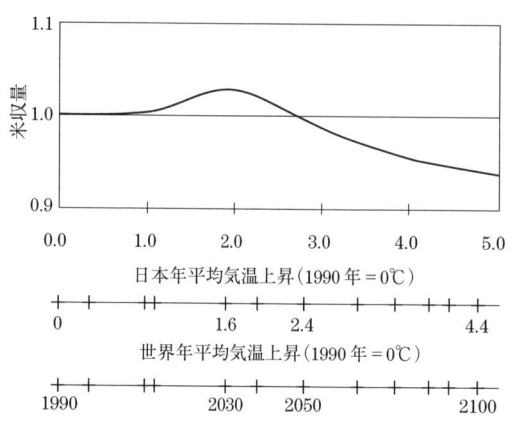

図2 気温上昇と全国平均米収量の変化
1990年を基準とした年平均気温の上昇度を世界平均値および日本平均値として表し，その状況における全国平均米収量の変化を表す．米収量は1990年代の平均収量を1とする．気温変化および年代は図1と同じ気候シナリオ（MIROC, A1B）に基づく．

ると推計される．これは，ある程度の気温上昇では北日本の増収が南西日本の減収を上回るが，それ以上の気温上昇では北日本の増収も頭打ちになるためである．

　以上のような気候変化が及ぼす影響評価の結果を踏まえて，その適応策についての解析，検討も行われている．気候変化の影響に対して，現在，農業分野で適応策として考えられている方策は主に，① 移植日の移動，② 品種改良，③ 施肥管理である．しかし，農業の場合，緩やかに変化する環境にはこのような適応策が有効であるが，急激な変化については，収穫までの期間が長い作物，特に果樹などでは対策が難しい．また，上のような推計にはモデル，環境の設定などに多くの不確実性が含まれている．したがって，単一のモデル，気候シナリオの結

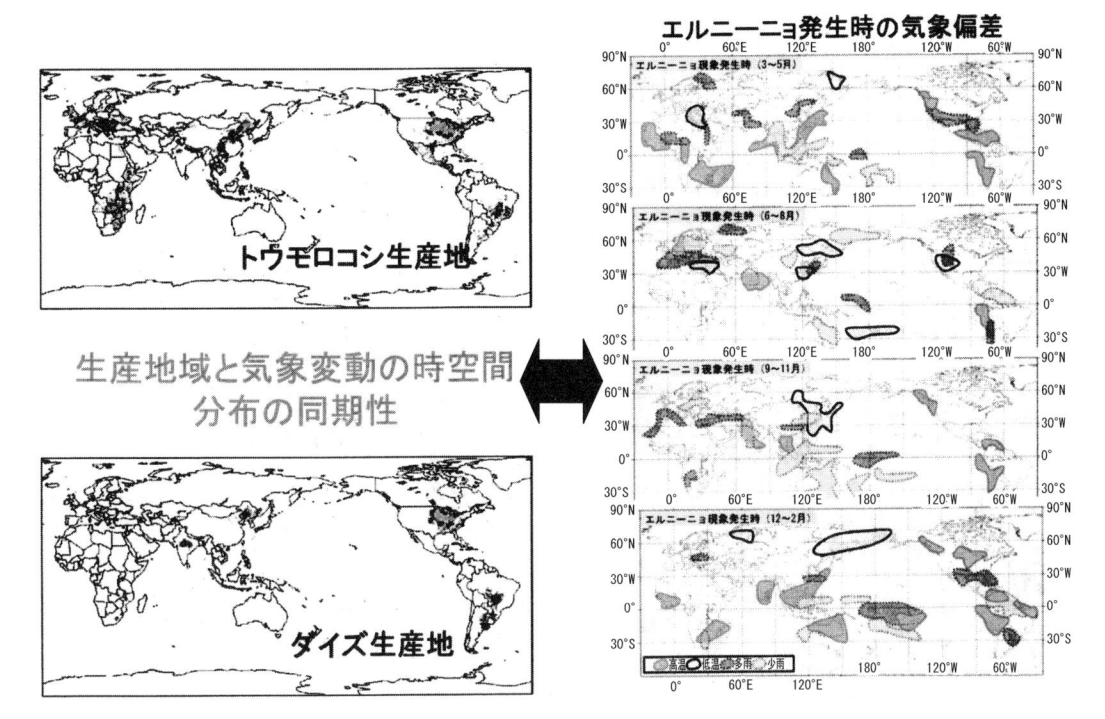

図3 世界のトウモロコシおよびダイズの主要生産地域の分布とエルニーニョに伴って発生する異常気象の種類とその分布
世界のトウモロコシとダイズの生産地域はきわめて限られている．異常気象がこれらの生産地域に同時に発生した場合，世界同時不作が起きる危険性がある（異常気象の分布図は気象庁ホームページより）．

果だけでなく，できるだけ多くのモデル，シナリオに基づく予測結果を総合して解析ならびに評価を行う必要があることにも注意すべきである．

c．食料供給の今後

日本は先進諸国のなかで食料自給率が低く，海外の輸出用食料の生産変動の影響は大きい．最近でも，オーストラリアのコムギ不作の影響で市場価格が高騰した．とりわけトウモロコシ，ダイズについては中国，アメリカ，ブラジルが世界の80％以上を生産しており，生産国，地域が偏在している．これらの世界市場を占める穀物輸出国における生産変動リスクに関する研究が必要である．図3は，トウモロコシの主要生産地の分布と合わせて，エルニーニョ発生時の異常気象の分布を示した．このように，気候変化が引き起こす旱魃，洪水の発生可能性と主要穀物栽培地域，栽培期間との時間的空間的同期性に関する評価，解析が今後求められる．そのうえで変動に対して，技術的側面だけでなく，政策，インフラ整備，あるいは保険などによる適応策を考えていく必要がある．

ここでは気象環境の変化に対する生産の応答を中心にみてきたが，当然，供給は需要とのバランスで決まる．今後は，先にあげた第2の要因とも関係して，気候変化影響のみならず社会経済構造の変化などを取り入れた総合的な食料安全保障のリスク評価システムを構築する必要がある．

〈横沢正幸〉

■文献
1) 渡邉紹裕編：地球温暖化と農業—地域の食料生産はどうなるのか？—，昭和堂，2008．
2) Rosenzweig C, Hillel D：Climate Variability and the Global Harvest, Oxford University Press, 2008.

16. 農業資源の持続的利用

農業資源とは，大気，土壌，水，生物などの農業に必要な環境要素を示す．農業の生産力を長期的に安定に保つためには，これら農業資源の維持が重要である．その際，人口増加，経済・産業活動の活発化が農業資源へ及ぼす影響だけでなく，農業活動そのものもまた環境に負荷を与えていることも認識して，農業資源を保全しながら持続的利用を図る必要がある．

a. 大気環境

太陽エネルギー（日射）と二酸化炭素（CO_2）は，緑色植物が行う光合成に必要な基本的なエネルギーと物質である．そして，光合成過程と同時に葉表面の気孔を通じてガス交換過程，蒸散が行われるため，作物が利用できる十分な水が土壌中に確保されている必要がある．また，温度は細胞内の化学物質の活性や反応速度に関係し，ひいては個体の代謝過程に影響を与える．

大気中の二酸化炭素濃度の上昇は温暖化，気候変化を引き起こす一方で，光合成の増加，生育期間の延長により作物の生産量を増加させると考えられる．しかし実際には，光合成能の順化や無機養分条件などの制約があり，作物の生産量は必ずしも増加するとは限らない．また，東アジアの経済発展に伴い，工場や自動車などから排出される二酸化窒素（NO_2）は，大気上層の対流圏で紫外線によってオゾン（O_3）を生成する．オゾンは，二酸化炭素，メタン（CH_4）に次ぐ第3の重要な温室効果ガスであるとともに，葉表面の気孔から内部に入り込み，光合成過程を阻害し，作物や森林の生長に大きな影響を及ぼすと考えられている．

農業生産は上述の気象資源の変動の影響を受けるとともに，農耕地から発生するメタン，亜酸化窒素（N_2O）などは温室効果ガスとして，温暖化，気候変化の原因となりうる．例えばメタンの農業起源による発生量は，人為起源全体の発生量のおよそ40%を占めると推計されている．しかし，メタンは，水田では発生するが畑地では発生しないこと，水田でも中干し（イネの栽培期間中に水田の水を抜くこと）を行うと排出量が抑えられることに基づいて，IPCC（気候変動に関する政府間パネル）のガイドラ

表1 IPCCガイドライン（2006年）における水田と畑からのメタンおよび亜酸化窒素の排出係数[6]

	水田		畑
	常時湛水水田	中干しあり	
メタン排出の水管理による補正係数（常時湛水田を1としたときの割合）	1	0.52～0.60	0
亜酸化窒素の排出係数（施用した肥料の窒素量に対する割合（%））	0.3	0.3	1.0

メタンは水田では発生するが畑では発生しない．同じ水田でも，中干しを行うと，常に水を張った（常時湛水）状態よりも排出量が少なくなる．亜酸化窒素は水田からも畑からも発生し，窒素肥料の投入量に応じて排出量が増える．水田は畑より排出量が少ない．二つのガスを総合的に評価した場合，常時湛水よりも日本で広く行われている中干しを行う水管理の方が温室効果ガスの発生を減らせる．

表2 温暖化が可分解性土壌有機物の分解率に及ぼす影響（%/年）

地点	札幌			東京			鹿児島		
温度上昇（℃）	0.0	1.0	2.0	0.0	1.0	2.0	0.0	1.0	2.0
淡色黒ボク土	41.1	43.1	45.2	53.8	56.1	58.3	59.6	62.0	64.3
表層腐植質黒ボク土	31.4	33.8	36.2	46.2	49.1	52.0	53.5	56.4	59.5
灰色低地土	51.7	55.6	59.5	73.6	77.3	80.7	82.0	85.1	87.8
黄色土	63.2	67.7	72.2	86.1	89.2	91.8	92.6	94.7	96.3
褐色森林土	53.7	57.1	60.5	73.1	76.3	79.3	80.7	83.4	86.0

日本の代表的水田土壌および畑地土壌における土壌有機物の年間分解率について，地理的場所，温度上昇による違いを示している．高緯度ほど有機物分解は促進され，その影響は水田土壌で多くを占める非黒ボク土で大きい．文献[7]より抜粋．

インは，これらの温室効果ガス発生量の削減管理指針を提示している．この管理方法は亜酸化窒素に対しても有効であり，生産量を損なうことなく温室効果ガスの発生削減に効果がある（表1）．

b．土壌環境

作物の生育に適した土壌は，一般に粘土粒子や腐植が適度に含まれていて，生長に必要な水，養分，空気を適宜供給できる土である．とりわけチェルノーゼム（黒土）は，作物生産に最適な土壌の代表として，アメリカのプレーリー，ロシアのウクライナ，アルゼンチンのパンパなどのコムギ，トウモロコシ，ダイズの主要生産地域でみられる．チェルノーゼムは，発達した団粒構造をもち，無機養分ならびに有機物の蓄積が多い．一方，わが国の主な農耕地土壌は沖積土（56%），黒ボク土（19%），褐色森林土（9%），黄色土（7%）であり，温暖，多雨の気候により酸性度が比較的高い特徴をもつ．水田は，夏季の気温の高い時期に湛水しているために，土壌は還元状態にあり有機物の分解が抑えられる．また，作物の連作障害を起こす微生物の増殖も抑えられる．したがって，酸性度の高い日本の農耕地土壌に対して，水田は適切な耕作形態であると言える．

世界の陸上生態系に貯留されている土壌有機物の総量は，大気中の二酸化炭素の約2倍，植生バイオマスの約3倍に相当する約1,500Gtと推計されている．すなわち，土壌は地球の炭素循環における最大のリザーバーとして機能している．近年，温暖化などの気温の上昇は土壌有機物の分解を促進し，その過程で二酸化炭素が放出され（土壌呼吸），大気中の二酸化炭素濃度をさらに増加させる正のフィードバックが懸念されている．

土壌呼吸の速度は温度に強く依存し，一般には温度が10℃上昇することによる呼吸速度の比を指標（温度係数 Q_{10}）とする．その比の値はおおむね2.0〜2.5程度と見積もられているが，実験室での測定結果が多く，実際の圃場条件での反応については不明な点が多い．特に，水分条件，養分条件との関係，とりわけ総量が最も多く，上のフィードバック効果の程度を決定づける難分解性有機物の分解の温度依存性は，現在でも明らかになっていない（表2）．

c．水資源・生物環境

年間降水量の多いわが国では，農業用水資源の絶対量の不足が起きる可能性は少ないが，水質の劣化は問題となりつつある．工業排水，生活排水に基づく汚染だけでなく，農業排水による環境負荷も問題となる．生産性向上を目的とした，肥料の不適切な大量施用により土壌に残留した窒素が，雨水によって流出して環境汚染を引き起こす危険性がある．

植物の病気の発生にはしばしば害虫が関与している．例えば，ウンカ，ヨコバイなどは植物

322　E. 食

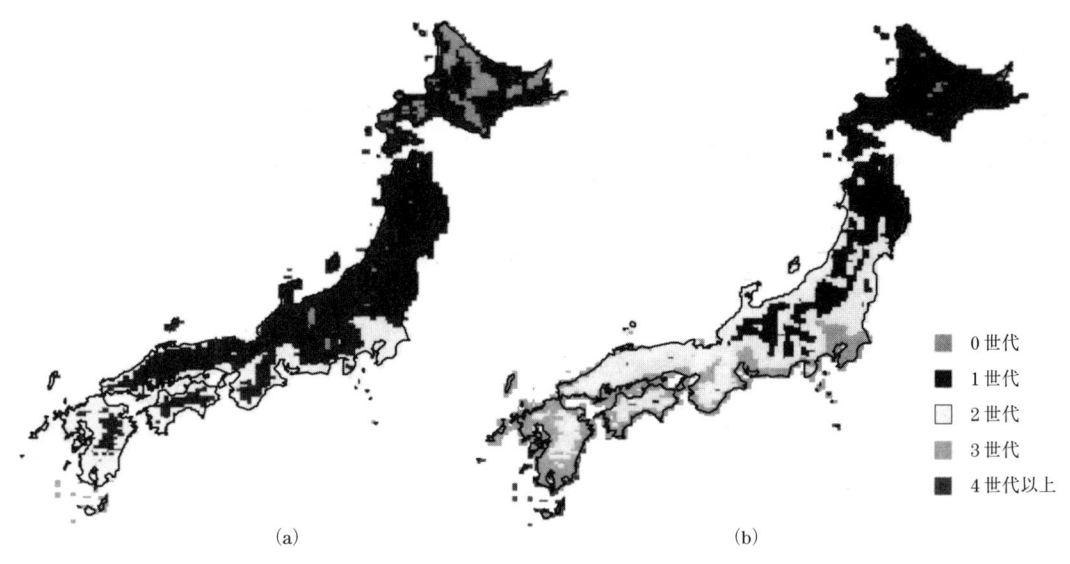

図1　気候変化によるヒメトビウンカの世代数の分布変化[8]
(a) 現状と (b) 2060年代での推計．イネの感受期とヒメトビウンカ発生の同期性の観点から6月1日における世代数の分布を示す．世代の境界線付近がイネ縞葉枯病の危険地帯であると判断される．(b) の気候推移は東京大学気候システム研究センターと国立環境研究所が開発した全球気候モデルによる．（口絵参照）

凡例：0世代／1世代／2世代／3世代／4世代以上

の汁を吸うだけでなく，病原ウイルスの媒介者となる．気温の上昇により昆虫の越冬可能地域が北上することが予想されている．また，昆虫の成育速度および産卵数は一般に気温とともに増加する．したがって，温暖化によって害虫の棲息範囲の拡大とともに個体数，世代数の増加が懸念されている（図1）．　　　　　（横沢正幸）

■文献
1) 堀江　武ほか：見てわかる農学シリーズ3　作物学総論，（大門弘幸編著），朝倉書店，1999.
2) 木村眞人，波多野隆介：土壌圏と地球温暖化，名古屋大学出版会，2005.
3) 桐谷圭治：昆虫と気象，成山堂書店，2001.
4) ルーミス RS，コナー DJ（堀江　武，高見晋一監訳）：食料生産の生態学 II ―作物の生産過程と環境―，農林統計協会，1995.
5) ルーミス RS，コナー DJ（堀江　武，高見晋一監訳）：食料生産の生態学 III ―食料生産と資源管理―，農林統計協会，1995.
6) 温暖化が農林水産業へ与える影響．農林水産研究開発レポート 23, p.12, 2007.
7) 農林水産技術会議事務局：農林水産業を利用した地球環境変動要因の制御技術の開発．研究成果 339, p.235, 1999.
8) Yamamura K, Yokozawa M : Prediction of the gegraphical shift in the prevalence of rice stripe disease transmitted by the small brown planthopper, Laodelphax striatellus (Fallén) (Hemiptera : Delphacidae), under global warming. Appl Entomol Zool 37(1) : 181-190, 2002.

17. 水産資源の持続的利用

a. 変動する環境と水産資源

多くの水産資源は年々あるいは数十年の規模で大きな資源変動を行う（E編の第13章参照）。その主なメカニズムの一つとして、多くの海産魚類では直径1mm程度の卵を多産することが考えられている。すなわち、産まれたての仔魚や稚魚が非常に小さく、他の生物に食われたり、餌と巡り合えず餓死しやすい（図1）。例えば、生涯で1回200万個の卵を産む魚がいたとする。雄雌ほぼ同数なら200万個の卵から2尾の親が残れば資源量は増えも減りもしない。生残率は100万分の1である。海の生態系は「大が小を食う」構造となっているため、この死亡の大部分は稚仔魚の時代に集中的に起きると考えられる。普通の年は大部分が死んでしまうのが稚仔魚の定めであるが、水温、餌、捕食者などの環境が好適な条件となった年には、漁業でとられる大きさに成長した若魚の量（加入量）が例年より極端に多くなる。逆に環境が悪い年では親が多くても若魚がほとんどみられない。このように、稚仔魚の生残率は主に海洋環境に左右される。また、沿岸域では埋め立て、富栄養化、汚染などにより海洋環境が近年悪化しているところが増加し、水産資源への影響が懸念される。

b. 持続的利用にむけて

このような状況で水産資源を持続的に利用するにはどうしたらよいだろうか。第1には、棲息環境の保全が必要である。例えば、いくら稚魚を放流したとしても、稚魚から親魚に至るまで健全に生活できる場所がなくなったり極端に少なくなると資源は維持できない。特に、沿岸に生活する水産資源にとって、藻場や干潟は稚仔魚のゆりかごとして重要であるばかりか水質浄化などにも必要である。第2に、生物多様性の保全がある。生物多様性とは漁獲対象種の遺伝的構成や年齢構成の多様性、種組成の多様

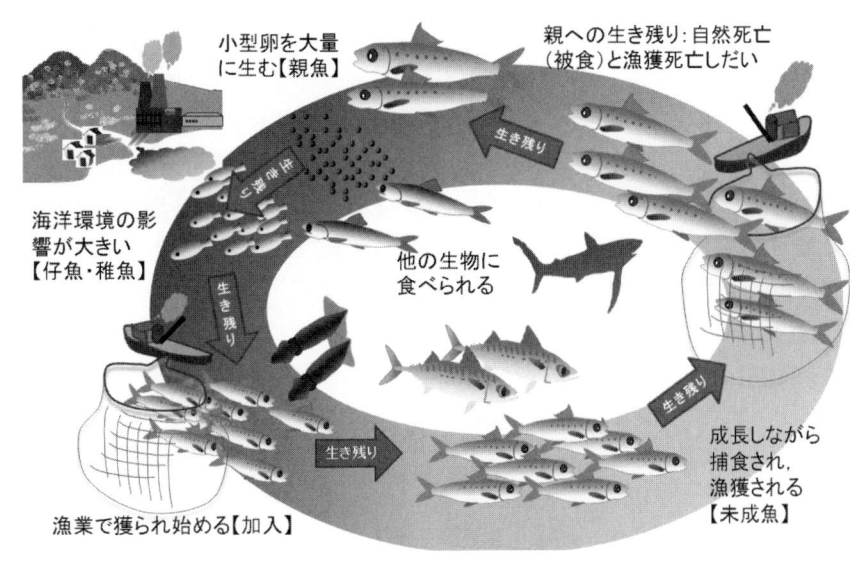

図1　典型的な海産魚類の生活史と漁業の関係（平成13年度『漁業白書』を改変）

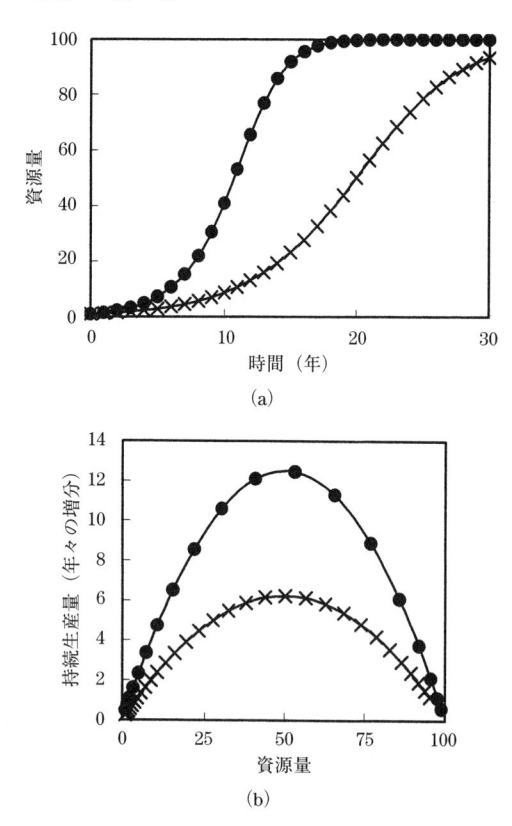

図2 環境が好適(●)あるいは不適(×)で一定の場合における (a) 生物の増殖曲線と (b) 資源量と生産量の関係
イメージのため図の数値に特に意味はない.

性,生物群集の多様性,棲息環境の多様性を含む幅広いものである.生物多様性が減少すると,環境の自然変動や漁獲に対して水産資源の適応力が減少したり,変動が激しくなると考えられている.

第3に,漁獲しすぎないようにする必要がある.海に好適な環境と十分な餌があれば水産資源の個体数は徐々に増加すると考えられるが,海が魚で溢れないことから,環境が一定であれば個体数の上限値(環境収容力)が想定できる.生物は単純化すると図2のように増殖する.このロジスティック増殖曲線から導かれる資源量と生産量の関係はドーム型であり,資源量が環境収容力の半分程度のところで生産量は最大となる.そのため,資源量をこの水準に維持すると最大の生産量が持続的に得られる.こ

の概念を最大持続生産量(maximum sustainable yield:MSY)と呼ぶ.

ところが,環境は常に一定ということはなく,同じ海域でも年々あるいは数十年単位で変化している.例えば図2で,水温などの環境が好適な年代は●,不適な年代は×の曲線のように資源が増殖する場合,MSYは年代により大きく異なる.さらに,環境は好適不適の2段階とは限らず,年々異なることが多い.そのような変動する環境において水産資源を持続的に利用するためには,上記の多様性の保全に加えて,変動する初期生残率に応じて漁獲の強さを変える必要がある.その概要は以下のとおりである.まず,親魚量が産卵量に正比例するとした場合,初期生残率は,加入量÷親魚量で表せる.ある年に加入した群がどれだけ親として生き残り産卵するかは,加入量のうちどれだけ漁獲されるか(漁獲率=親魚量÷加入量)により決まる.と言うのは,漁獲以外の死亡(自然死亡)の年々変動は初期生残率に比べてかなり安定しており,一定と仮定しても大きな問題はないためである.

c. 水温と水産資源の利用

ここで,水温と海洋環境との関係を考えてみよう.水温の高低は,変温動物である魚類やイカ・タコ類など水産生物の分布,回遊,成長,成熟などに直接影響する.一方,水温が低い状態は,親潮などの寒流の強化や南下,海の中層から冷水が湧き上がる現象(湧昇という),冷たい北風などによってもたらされる.また,一般に,湧昇が強いと冷たい中層水とともに栄養塩が巻き上げられ,表層のプランクトンが増え,魚にとって好適な餌環境をもたらす.ところが,親潮などもともと栄養塩の多い海域では,湧昇が強すぎると,植物プランクトンが光合成可能な表層(透明度のよい外洋では水深約200 m以浅)にとどまることができず中層に沈み込んでしまい,表層のプランクトン生産量は

逆に減少する．親潮域ではある程度高温の方が餌が多いのである．また，ほとんどの水産生物には生活に適した水温範囲があることから，水温の変化は，海域の生産力に加えてその海域の餌や捕食者の種組成や量の変化をもたらす．

一般に広い海の環境を短時間に知ることは容易ではない．しかし，海の表面水温情報は人工衛星が世界中をくまなく把握してタイムリーに配信している．漁船でも水温の分布画像をほぼリアルタイムで受信し，これを参考にして漁場を見つけている．勿論，最近では人工衛星で海表面のクロロフィル濃度や流れを把握することが可能となっているが，やはり水温が最も重要な手がかりである．このように，比較的手軽に利用できる水温情報は，様々な環境を間接的に表現するものと考えられる．

このように重要な水温情報は資源管理にも活用されている．

カリフォルニアに分布するマイワシの資源変動は表面水温に代表される環境の影響を強く受けているため，本資源に対して，アメリカ政府はサンディエゴ海岸における表面水温の年変化を参照して管理を行っている．

上記の資源管理の考えは資源量の安定だけを考えたものである．資源は人間に何らかの形で利用されるものであるから，漁獲する側の都合も考えないと資源管理はうまくいかない．漁獲率は漁船の数と性能と大きさ，1年に何回操業するかなどにより決まるが，一般に漁船は建造費が高額で，20年以上も使用するため，簡単には制御できない．また，同じ種類の魚でも単価は魚体の大きさや漁獲量により大きく変化する．そのため，資源量だけではなく漁船の寿命や他魚種への転換あるいは需要と供給の関係などを考慮して管理する必要がある．

d．生態系アプローチ

環境変動はもとより資源や生態系の将来予測は今のところ困難である．また，海にいる水産

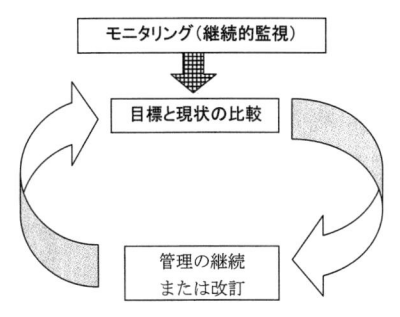

図3 モニタリングと順応的管理の模式図

資源の数量や組成の推定精度も高くない．さらに，産卵量や卵の性質も初期生残率に影響することも知られているが，その影響はごく一部の魚類でしか推定されていない．また，海洋生態系には複雑な「食う-食われる」の関係が存在し，その時空間的動態はあまり知られていない．たとえ1種のみを対象とした漁獲であっても，その影響はその種だけでなく生態系を通じて他種にも影響し，巡り巡って漁獲対象種に波及することも考えられる．そのため単純なMSYは想定できないとされているが，実際の漁業管理においてMSYの概念は基本理念として用いられている．

しかし，最近ではMSYの基本概念だけでは不十分と考えられ，不確実性下で持続的に水産資源を利用するためには生態系アプローチが有効であるとされている．その要素は次のようである．

・環境や生態系に関する幅広い知見を利用した資源動態メカニズムの研究と理解．

・不確実性を踏まえて，予防的措置（控えめな漁獲），未成魚の保護，生物多様性保全のための海洋保護区の導入．

・資源変動と持続的漁獲に関するステークホルダー（漁業者，加工流通業者，国民）および資源管理者（行政）への科学的説明とやる気（インセンティブ）に基づく管理計画の策定と実施．

・継続的なモニタリングと順応的管理（図3）．

このような漁業に対する生態系アプローチは，世界的にみても始まったばかりである．残念ながら，日本ばかりか世界でも多くの水産資源が満限近くまで利用され，資源状態が回復しないものも少なくないのが現状である．日本における食料自給率の低迷とともに世界的にも食料不足が確実視される状況を踏まえると，生態系アプローチに基づく現状の早急な改善が必要である．

e．地球温暖化への対応

最後に地球温暖化，特に水温上昇への対応を考えてみよう．生物は長い進化の過程で様々な環境変動に適応してきた．そのため地球温暖化への適応も期待できるが，すべての生物種が上手く適応できるとは限らない．そこで，温暖化の原因となる二酸化炭素などの放出抑制や深海に貯め込む技術開発などのほかに，水産資源の持続的利用という観点からの対応も必要になる．

養殖対象種では，養殖場を高緯度海域あるいは気温の低い陸上へ移すこと，そして高温に強い新品種の開発が考えられる．一方，天然魚の場合は，それぞれの種がもつ水温上昇への適応力を発揮できるように遺伝的な多様性を保全すること（生態系アプローチの要素の一つ）が基本となるだろう．

（谷津明彦）

18. 地球温暖化と穀物価格

　地球温暖化問題と食料とりわけその基軸となり最重要な穀物生産との関係について，2007年に公表されたIPCC（気候変動に関する政府間パネル）の第4次評価報告書[1]をベースとしながらみていく．この報告は地球温暖化問題に関して現在，世界的に最も信頼されているものである．IPCCには三つのワーキンググループ（WG）がある．WG1は気候変動に関する科学的根拠，WG2は気候変動の自然と人間への影響など，WG3では気候変動への緩和策などが検討され，報告書が出される．気候変動による食料・穀物生産への影響に関してはWG2の報告書で成果がまとめられている．なお，この第4次報告書では地球温暖化の原因として温室効果ガスの増加を明らかにするとともに，今後の展望として，化石エネルギーの消費方式（温室効果ガス排出）を軸として人間の産業社会の方向を七つにシナリオ化し，21世紀末に予想される地球の平均気温上昇と海面上昇幅などについてのシミュレーション結果を示している．そこではいずれのシナリオにおいても地球温暖化の影響は避けられず増大することが示されている．

　温暖化はどのように農業生産に影響をもたらすのであろうか．その把握は必ずしも単純ではない．そこにはマイナスとともにプラスの影響もあり，また地域間の差異がきわめて大きい．プラスの面について言及しておくと，二酸化炭素濃度の上昇は作物の光合成を活発化させ収量が上昇しうる（図1も参照）．マイナスの面は，気象変動による不安定性増大，砂漠化などによる農地面積減少，作目適地移動，高温障害，高温多湿地域での病害虫被害の増大などがある．

　図1は，IPCCの第4次評価報告書の日本政府（文部科学省，経済産業省，気象庁，環境省，2007年11月30日）による統合報告書（「政策決定者向け要約」）に示されたWG2による資料であり，温暖化の度合いがもたらす影響である．食料生産は，平均気温上昇が1〜3℃の上昇幅に収まれば中高緯度地域では増大もありうるが，低緯度地域では生産量は低下する．さらに，平均気温が3℃以上の上昇幅となればすべての地域で生産量は減少することが示されている．

　次に，気温上昇による作目適地の移動を考える必要がある．平均気温上昇に伴い，作物の栽培帯は北方あるいは標高の高い地域へと移動する．稲作地帯ではイネの開花など生理活動の乱れから減収し，また麦作地帯では，メキシコやアメリカ南部が耕作困難となり高緯度地域へと移動せざるをえなくなる[2]．また，多湿な熱帯地方では防除により大きなコストがかかるようになろう．

　水資源に関しては，IPCCの第4次評価報告書において降雨量の動向を予測している．降雨量は農業生産に大きな影響を及ぼすことは言うまでもない．同報告書によれば，元来降水量の大きな地域でより降雨量が増大し，逆に小さな地域では降雨量は減少することを予測している．報告書では熱帯性低気圧の頻発などによる洪水と，他方で降雨不足という対極の現象が生じることも述べられている．地域ごとに生ずる多様な気象変動の激化の可能性である．

　大賀[2]は，農地整備がよくなされ，施肥も防除も十分になされ，温帯に位置する多くの先進国では二酸化炭酸濃度の上昇により増産がもたらせられること，逆に，農業技術の発展が未成熟で十分な施肥や防除が行き届かない多くの発

328　E. 食

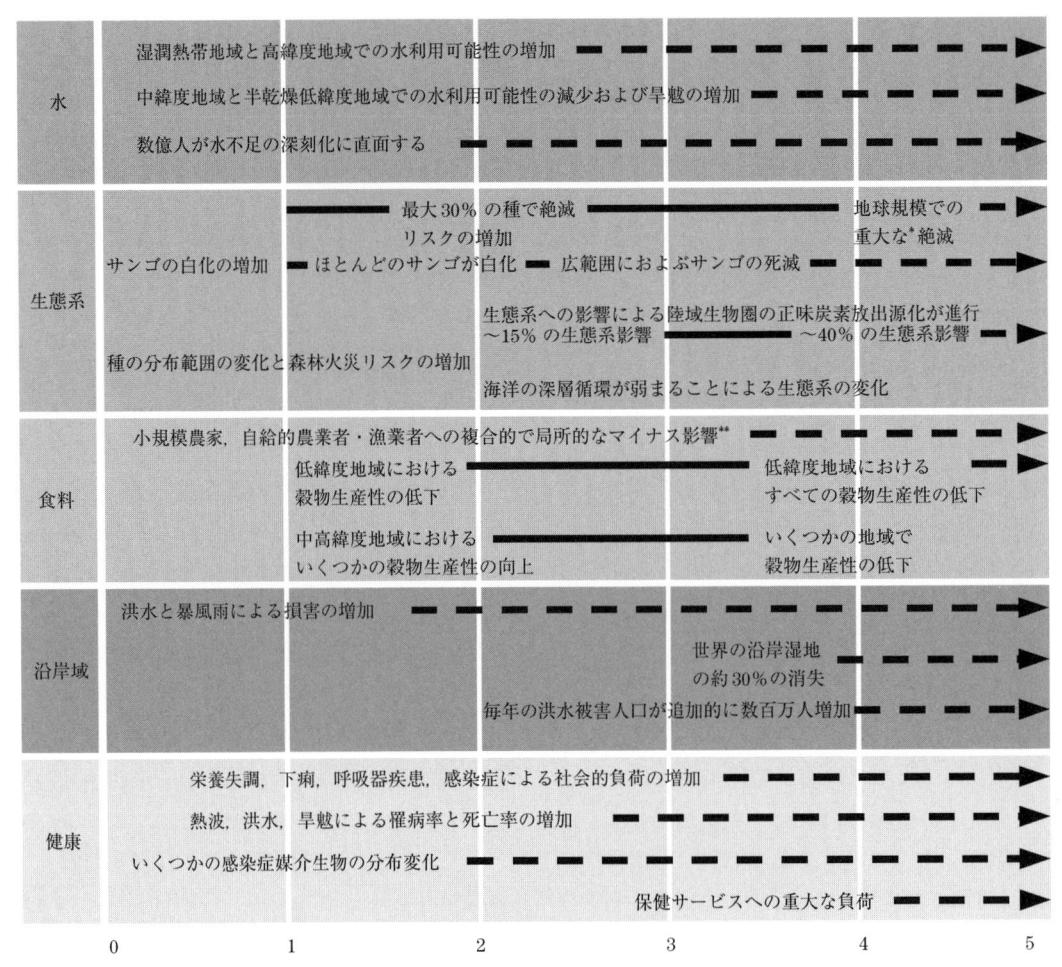

水	湿潤熱帯地域と高緯度地域での水利用可能性の増加 ------→
	中緯度地域と半乾燥低緯度地域での水利用可能性の減少および旱魃の増加 ------→
	数億人が水不足の深刻化に直面する ------→

生態系	最大30%の種で絶滅リスクの増加　　　　地球規模での重大な*絶滅
	サンゴの白化の増加　ほとんどのサンゴが白化　広範囲におよぶサンゴの死滅
	生態系への影響による陸域生物圏の正味炭素放出源化が進行
	〜15%の生態系影響　　〜40%の生態系影響
	種の分布範囲の変化と森林火災リスクの増加
	海洋の深層循環が弱まることによる生態系の変化

食料	小規模農家，自給的農業者・漁業者への複合的で局所的なマイナス影響** ------→
	低緯度地域における穀物生産性の低下　　低緯度地域におけるすべての穀物生産性の低下
	中高緯度地域におけるいくつかの穀物生産性の向上　　いくつかの地域で穀物生産性の低下

沿岸域	洪水と暴風雨による損害の増加 ------→
	世界の沿岸湿地の約30%の消失
	毎年の洪水被害人口が追加的に数百万人増加

健康	栄養失調，下痢，呼吸器疾患，感染症による社会的負荷の増加 ------→
	熱波，洪水，旱魃による罹病率と死亡率の増加 ------→
	いくつかの感染症媒介生物の分布変化 ------→
	保健サービスへの重大な負荷 ------→

0　　1　　2　　3　　4　　5
1980〜1999年に対する世界年平均気温の変化（℃）

＊：ここでは40%以上と定義する．＊＊2000〜2080年の平均海面上昇率4.2 mm/年に基づく．

(a)

A1Fl　6.4℃
A2　5.4℃
A1B
B2
A1T
B1

1　　2　　3　　4　　5
2090〜2099年に対する世界年平均気温の変化（℃）

(b)

図1　予測される世界平均地上気温の上昇に対して予測される影響の例示
(a) 予測される気候変化（海面水位および大気中二酸化炭素濃度の変化を含む）に対して予測される，世界的影響（21世紀における世界平均地上気温の上昇量に対して示す）の例示．黒い線は影響間の関連を表し，破線の矢印は気温上昇に伴って影響が継続することを示す．記述の左端は，影響が出始めるおおよその位置を示す．水不足と洪水に関する量的な記述は，SRES A1Fl，A2，B1，B2シナリオの範囲で予測される条件に対する相対的な変化に対して追加的に起こる影響である．気候変化の影響は，適応の度合いによって異なる．気候変化に対する適応の効果はこれらの推定には含まれていない．すべての記述の確信度は高い．(b) 点および帯は，六つのSRESシナリオにおける2090〜2099年についての最良の見積もりおよび可能性が高い予測幅（1980〜1999年との比較）．

展途上国では温暖化への適応が遅れて農産物の収量低下が起こりうることを指摘する．また大賀は，IPCC報告をベースとした農林水産省の分析結果をもとに，以下の可能性を指摘する．アメリカ，カナダでは農産物生産量は5～20%増加するが地域間でのバラツキが生ずること，東アジアと東南アジアでの穀物生産量は21世紀半ばまでに最大20%増加する可能性があるが，他方で，中央アジアと南アジアでは最大30%減少する可能性があること，南ヨーロッパでは高温と旱魃により生産量は減少，中央ヨーロッパと東ヨーロッパでは夏季の降雨量減少のため農産物生産量は不安定化すること，北ヨーロッパでは温暖化により農産物生産量は増大すること，オーストラリア南部と東部，ニュージーランド北部と東部の一部においては2030年までに水資源減少や旱魃のため農産物生産量は減少すること，中南米では乾燥した地域において塩害と砂漠化が進行し重要作目が減少し家畜生産も減少すること，アフリカ諸国では農業適地が半乾燥地域および乾燥地域の縁に沿って縮小し，農産物供給に打撃を与えることなどを指摘している．

以上，温暖化がもたらす世界各地域における農業生産量の予測の動向を示してきた．そこにはプラスとマイナスの影響があり，それらが地域ごとに多様な様相をみせうるとされている．こうしたなかで穀物価格の動向を予測することになる．

農産物需給動向を考える場合，いくつかの基礎的要因がある．第1に，需要からみていく．①人口動向，および②所得水準すなわち経済成長動向が基本要因である．いずれの予測も容易ではない．②に関してみると，中進国や発展途上国の国民所得増大は一般に畜産物消費を増大させ（食生活の高度化），そのため飼料となる穀物需要を大きく刺激するとされる．ただし，具体的には食生活の変化は各国の食文化に関連し，また宗教などに制約されたりもする．

例えば中国やインドの経済成長によって，こうした国民（年間1人当たり）がアメリカ並みの牛肉を消費するわけではない．欧米人の経済成長と食生活変化の過去のデータをそのまま当てはめられるものではない．また近年，トウモロコシなどの穀物需要を大きく押し上げている要因が，石油高騰によるバイオエタノール需要の急拡大である．ただ，これも石油事情のみならず，アメリカ国内の農業・農政事情などと連関しており，また国際社会各方面からの自制要求の強まりのなかで，こうしたバイオ燃料需要がどのようになるか即断はできない．また食料と競合しない第2世代バイオ燃料の開発動向も大きく関わってくる．第2に，農産物供給の諸要因であるが，①作物収穫面積（農地面積×土地利用率）と，②単位面積当たり収量（土地生産性）がある．ここで予測が難しいのが後者である．20世紀後半の大幅な食料増産を可能としてきたのが化学合成肥料などによる土地生産性向上である（1960年から2000年までに2倍強）．また農業機械の投入は労働生産性を大きく向上させた．しかし，緑の革命の今後の進展の予測は必ずしも簡単ではない．また20世紀の食料大幅増産を可能としてきた機械化技術と化学技術は，農業を持続的とは言いがたい「石油依存型農業」へと変えてきたことも事実である．枯渇性エネルギーと資源に依存した現代農業の将来を読むことは容易ではない．

以上のように，「資源インフレ」の一環に位置づけられる穀物の価格予測には多くの不安定要因があり，必ずしも容易ではない．さらに価格変化への温暖化の寄与分の把握は，温暖化による生産動向の予測も簡単ではないことから，容易ではない．

〔柏　雅之〕

■文献
1) IPCC（環境省訳）：気候変動に関する政府間パネル・第4次評価報告書，2007.
2) 大賀圭治：計りしれない世界食料需給への影響．AFC Forum, 2008.

19. 食料輸入による二酸化炭素排出

現代社会はエネルギーの約9割を化石エネルギーに依存している．1 t の化石エネルギーは3 t の二酸化炭素（以下，CO_2）を排出するとされる．農産物・食料の生産過程やその輸送過程でも多くの化石エネルギーを利用している．特に日本は海外から大量の食料を輸入しており，この輸送過程で大量の CO_2 を排出している．以下では，① 日本はどのくらいの農産物・食料を輸入しているのか，② この食料輸入でどのくらいの CO_2 を排出しているのか，③ 食料輸入は CO_2 排出以外に環境問題を引き起こしていないのかについて，順を追ってみていこう．

a. 日本の食料輸入と食料自給率の実態

日本は2006年現在，海外から432億ドルに達する大量の農産物を輸入している（ジェトロ『アグロトレード・ハンドブック2007』による）．国別内訳は，アメリカからは30.3％，次いで中国13.2％，オーストラリア9.5％，タイ6.4％，カナダ5.5％の順になっている．

主な品目の輸入額を上位から示せば，豚肉33億ドル，エビ21億ドル，マグロ・カツオ20億ドル，牛肉19億ドル，飼料用トウモロコシ19億ドル，などとなっている．主な品目の重量ベース自給率（農水省『食料需給表』平成18年度版による），輸入量を示したのが表1である．米，イモ類，野菜，鶏卵などを除く主要な農産物を海外から輸入しており，2006年度カロリーベースの食料自給率は39％であった．これを農地面積に換算すれば，国内 470万 ha のほかに，海外に 1,200万 ha を借地していることになる．

b. 食料輸入による二酸化炭素排出

食料輸入による CO_2 排出がどの程度なのか．これを計測するのは難しいが，「フードマイレージ」（food mileage）という指標がある．

1994年にイギリスの消費者運動家ティム・ラングが「フードマイルズ」として提唱した考え方をもとにしている．食料の生産地から消費地までの距離に着目し，「輸入相手国別食料輸入量×輸出国から輸入国までの輸送距離」，t・km（トン・キロメートル）で表される．重量と輸送距離であるから国内でも応用でき，旬の農産物の地産地消の重要性が理解できる．

農林水産省の試算（2001年：表2）によれば日本のフードマイレージは約9,002億 t・km に達し，アメリカの3.0倍，韓国の2.8倍，国民1人当たりではアメリカの6.7倍，韓国の1.1

表1 主な品目の重量ベース自給率

品目 (2006年)	自給率（％）(2006年度)	輸入量 (千 t)	第1位国の実績 (輸入量・千 t)
コムギ	13	5,337	アメリカ (3,002)
ダイズ	5	4,042	アメリカ (3,225)
トウモロコシ	0	16,694	アメリカ (16,255)
牛肉	43	461	オーストラリア (406)
豚肉	52	735	アメリカ (257)
鶏肉	69	371	ブラジル (337)

表2 フードマイレージ

国名	総量（万 t・km）	国民1人当たり (t・km)
日本	9,002億 800	7,093
韓国	3,171億 6,900	6,637
アメリカ	2,958億 2,100	1,051
イギリス	1,879億 8,600	3,195
ドイツ	1,717億 5,100	2,090
フランス	1,044億 700	1,738

倍になっている．アメリカやフランスのような食料輸出国のフードマイレージは小さい．

品目別に日本のフードマイレージの内訳をみると（2001年），穀物が53.2%，油糧種子が21.1%，この2品目で全体の74.3%を占める．また輸入相手国別にはアメリカが58.9%，次いでカナダが11.9%，オーストラリアが5.0%で，上位3か国で75.8%を占める．

国民1人当たりのフードマイレージの値は食に対する贅沢指数であり，飽食を裏づけるものであるとも指摘されている．輸入国から食料を買い，輸送費を払って手に入れたものを飽食の果てに残飯として無駄に廃棄している．日本の食品廃棄や食べ残しは約3割（〔供給熱量－摂取熱量〕÷供給熱量）にも達しているのである．

POCO（ポコ）という指標もある．CO_2の量をわかりやすく表示しようと「大地を守る会」が会員向けに編み出したもので，1ポコ＝CO_2 100gで表される．フードマイレージをもとに，70品目の食材を国産と輸入品のポコの差で算出している（http://www.food-mileage.com/）．例えば，佐賀県産ダイズを原料とした豆腐とアメリカのノースダコタ州産ダイズを原料とした豆腐，1丁を東京で食べた場合，輸送に伴うCO_2排出量は佐賀産が0.45ポコ，アメリカ産が2.04ポコになる．アメリカ産に比べ，佐賀産では1.59ポコ，159gのCO_2削減となる．宅配商品にこのポコを表示し，会員のCO_2排出削減の意識を高めている．

環境省は，国民1人が家庭で排出するCO_2の量を1日6kgとし，京都議定書の削減目標を達成するため，「1人1日CO_2を1kg減らそう」と呼びかけている．このような環境負荷を軽減するための一つの方法としても，できるだけ居住地の近くで生産された旬の農産物・食料を利用し（地産地消），輸送距離を限りなく短くすることが求められる．したがって，各国の食料自給率を高めること，各国内においても地域の食料自給率を高めること，すなわち地産地消を推進することが大切となる．

c. 食料輸入が引き起こす二酸化炭素排出問題以外の環境問題

食料輸入にはCO_2排出問題のほかにも，水の過剰輸入の問題，窒素循環の問題，土壌・地表輸入の問題などがある．ここでは，水の過剰輸入の問題（仮想水）を取り上げてみよう．

水の過剰輸入の問題は，「仮想水」（ヴァーチャルウォーター：virtual water）として話題になっている．仮想水とは，農産物生産に要した水の量を，農産物の輸出入に伴って売買されているととらえるもので，ロンドン大学のアンソニー・アランが提唱したものである．東京大学生産技術研究所の推計では，日本への食料輸入に伴って生じる輸出国の水使用量（直接水）は，1年間で約427億tに及ぶとされる．これは国内の食料生産に使う年間農業用水量約550億tの8割に相当する．

また，同じものを輸入国日本で生産した場合（間接水）には，1年間約627億tと推定されている．米1kgつくるのに仮想水は3.6t，コムギ2.0t，トウモロコシ1.9t，ダイズ2.5t，牛肉20.6tを必要とし，国別にはアメリカから389億t，オーストラリア89億t，カナダ49億t，中国22億t，計627億tの仮想水を輸入しているとされる．

食料輸入に伴うCO_2排出問題をはじめさまざまな環境負荷を軽減するためには，農産物・食料の輸送距離を限りなく短くし，各国の食料自給率を高め，また各国内での地産地消を推進することが大切である．　　　　（矢口芳生）

20. ハウス栽培による二酸化炭素排出

a. 栽培用ハウスの設置面積

ハウス栽培は高度に集約された農業生産形態であり，多くの農産物が農業用ハウスで栽培されている．一般に，ハウス栽培は露地栽培による出荷が難しい時期に出荷を行って高収入を得ることを目的にしており，資材や暖房などの装置に大量のエネルギーが投入されている．その結果として，単位面積当たりの排出二酸化炭素は露地型の農業生産形態よりも多くなっている．

農業用のハウスは園芸用ガラス室と園芸用ハウスに大別され，ガラス室はガラスで被覆された施設でその中で栽培される作物の肥培管理を人が通常の作業姿勢でその中に入ったまま行いうる棟高を有するものであり，園芸用ハウスはプラスチックなどのガラス以外のもので被覆された同様な施設と定義されている．ガラス室とハウスの設置面積は図1に示すように2000年頃まで右肩上がりに増加してきたが，それ以降はほぼ横這である[1]．2000年の統計によると，ガラス温室の実面積は2,255 ha，園芸用ハウスの実面積は50,913 haである．このうち，加温設備のあるガラス温室とハウスは22,792 haとなっている．

b. ハウス栽培における二酸化炭素フロー

ハウス栽培における二酸化炭素のフローを図2に示した．栽培ハウスにおいては，ハウスの温度調節に使用する冷暖房機の燃焼ガス，栽培管理に使用する農業機械の燃料の燃焼ガスが直接的な二酸化炭素の排出であるが，そのほかに照明機器の電力使用に伴う二酸化炭素排出や栽培に使用する化学肥料や薬品製造に関わる二酸化炭素の排出がある．また，作物は光合成によってハウス内の二酸化炭素を吸収して固定するが，光合成が旺盛になるとハウス内の二酸化炭素濃度は標準的な濃度より低下する．そこで，ハウス内の二酸化炭素濃度を高めるために，二酸化炭素を人為的に施用する場合があり，これを二酸化炭素施肥と呼ぶ．施用された二酸化炭素は作物にすべて吸収されるわけではないので，吸収されない二酸化炭素はやがて大気中に放散されることになる．

c. 二酸化炭素施肥

二酸化炭素施肥の効果は，生産量の増大と生育期間の延長による収穫量の増大として現れる．一般に施用時間が長い方が施用効果が高いと言われ，日中の半分以上の時間施用していることが多い．果菜類の二酸化炭素濃度は800〜

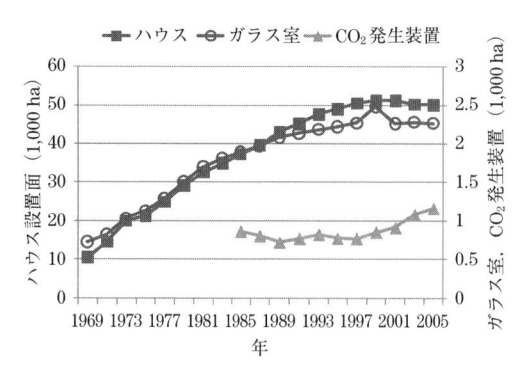

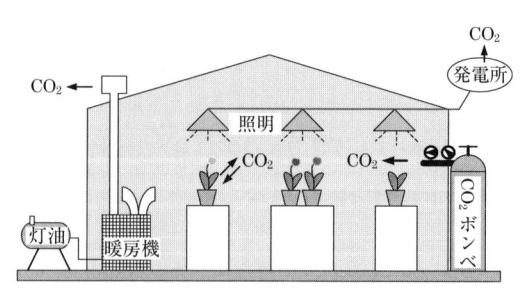

図1 園芸用ガラス室・ハウスの設置面積

図2 ハウス栽培における二酸化炭素のフロー

3,000 ppm に適値があり，実用的な濃度としては 1,000 ppm 程度がよいとされる[2]．二酸化炭素の施肥装置として，プロパンガス，天然ガス，白灯油などを燃焼させて二酸化炭素を供給する燃焼方式と，液化二酸化炭素をボンベで供給するボンベ方式がある．燃焼方式では燃焼熱を蓄熱するシステムを加えることで，8% 程度の二酸化炭素節減効果があることが報告されている[3]．2000 年における二酸化炭素発生装置を備えたガラス室・ハウスの設置面積は 911 ha である．

d．ハウス栽培による二酸化炭素排出

ハウス栽培による二酸化炭素の排出量は栽培する作物と地域によって異なる．ここでは，ハウス栽培に使用する機器燃料の燃焼に伴う二酸化炭素排出，二酸化炭素施肥だけを取り上げて，比較することにする．(財) 農業技術協会の調査では，東海地方におけるトマトの長段促成栽培，キュウリの促成栽培およびメロンの周年栽培について，表1に示すデータをまとめている[4]．二酸化炭素の発生量が最も多い作業は温度などの環境制御で，総発生量に占める割合はトマト 99.0%，キュウリ 99.7%，メロン 95.9% であり，暖房装置による発生が大部分である．作物の栽培方法は地域の気候や土壌を考慮して確立されるものであり，栽培方法や作付回数が異なると，それに応じて二酸化炭素排出量も増減する．特に，気候は暖房装置の運転時間と二酸化炭素排出量に大きな影響を及ぼす．トマトの促成栽培における二酸化炭素排出量について，東海地方が $6.9\,t\,CO_2/10\,a$ であるが，関東北部では $13.2\,t\,CO_2/10\,a$，九州南部では $1.5\,t\,CO_2/10\,a$ と報告されている．

表1　土耕ハウス栽培における作物別の二酸化炭素排出量（東海地方）

作業内容		使用機械	トマト		キュウリ		メロン	
			燃料消費量 /10 a	CO_2 発生量 (kg/10 a)	燃料消費量 /10 a	CO_2 発生量 (kg/10 a)	燃料消費量 /10 a	CO_2 発生量 (kg/10 a)
育苗	床土準備	ティラー	0.15 l	0.34	0.15 l	0.34	0.20 l	0.46
	播種	播種機					1.3 kWh	0.53
	鉢土準備	ティラー	0.25 l	0.57	0.30 l	0.69	1.50 l	3.44
	鉢上げ準備	土入れ機	2.0 kWh	0.84	2.4 kWh	1.01	6.0 kWh	2.52
	防除	動噴	1.80 l	4.12	1.80 l	4.12	3.60 l	8.24
	保温						320.0 kWh	134.4
本圃準備	耕耘砕土	トラクタ	10.90 l	29.32	7.50 l	20.18	41.40 l	111.37
	元肥	ティラー	2.49 l	5.70	5.28 l	12.09	3.42 l	7.83
	資材搬入	ティラー	0.15 l	0.34	0.30 l	0.69	0.90 l	2.06
	畔立て整地	トラクタ	2.50 l	6.73	2.50 l	6.73	7.50 l	20.18
定植	苗運搬	ティラー	0.11 l	0.25	0.06 l	0.14	0.12 l	0.27
本圃管理	摘葉搬出	ティラー	0.90 l	2.06	1.50 l	3.44	2.88 l	6.60
	防除	バッテリカー	7.6 kWh	3.19	7.6 kWh	3.19	11.4 kWh	4.79
環境制御	灌水	ポンプ	20.2 kWh	8.50	35.7 kWh	14.97	15.1 kWh	6.33
	保温	カーテン	15.0 kWh	6.30	15.0 kWh	6.30	4.8 kWh	2.02
	換気	換気扇	2,868.0 kWh	1,204.56	2,616.0 kWh	1,098.72	1,512.0 kWh	635.04
	暖房	温風暖房機 (A 重油)	259.7 kWh 1,879.70 l	109.06 5,503.56	1,123.0 kWh 8,575.91 l	471.65 23,841.04	302.4 kWh 2,308.97 l	127.01 6,418.92
	CO_2 施用					1,420.00		
収穫	運搬	ティラー	6.00 l	13.74	6.30 l	14.43	2.70 l	6.18
	本圃整理	ティラー	0.57 l	1.31	0.54 l	1.24	0.90 l	2.06
合計				6,900		26,920		7,500

ハウス栽培では土耕栽培のほかに水耕栽培が普及している．水耕栽培にもさまざまな方式があるが，湛液循環式で地下水を利用する東海地方のトマト促成栽培の例では，二酸化炭素排出量が $8.4\,t\,CO_2/10\,a$ と試算されている．

e．二酸化炭素抑制技術の開発

ハウス栽培における最大の二酸化炭素排出源はハウス内空気の環境制御であり，その多くは暖房装置の燃焼によって排出される．二酸化炭素の排出抑制策はさまざまな観点から検討されてきた．化石燃料に代わる代替エネルギーとして，太陽エネルギー，風力エネルギー，バイオマスエネルギー，廃油や廃タイヤなどが検討されているが，その普及は表2に示すような状況であり，普及率は3％程度である[5]．

温室の暖房負荷は一般に次式で表される．

$$Q = A_h(K_t + K_v)\Delta t + A_f q_s$$

ここで，Q：暖房負荷（W），A_h：ハウス表面積（m²），K_t：熱貫流率（W/m²・K），K_v：換気伝熱係数（W/m²・K），Δt：ハウス内外の温度差（K），A_f：温室床面積（m²），q_s：地中伝熱量（W/m²）．

暖房負荷を低減するためにはハウス被覆材の熱貫流率を小さくすればよい．そのための技術として，二重被覆，カーテンを用いた被覆，発泡スチロールのペレットによる被覆，アルミ蒸着フィルムなどが実用化されている．また，暖房エネルギーの低減を図りつつ，温度と湿度の調節および換気を総合的に調節する高度なコンピュータ温室制御技術が開発され，普及している．

〈東城清秀〉

表2 加温設備のあるガラス室・ハウス設置面積（2003年）

設備種類	面積（ha）
化石燃料など利用加温	22,037
石油	21,994
電気	43
化石燃料以外利用加温	791
太陽熱	22
地下水	563
代替燃料	206

■文献
1) 園芸用ガラス室・ハウス等の設置状況，pp.1-22，（社）日本施設園芸協会，2007．
2) 日本生物環境調節学会編：新版生物環境調節ハンドブック，pp.32-34，養賢堂，1995．
3) 川村淳浩，秋澤淳，柏木孝夫：温室における燃焼式蓄熱型二酸化炭素施肥システムの省エネルギー性・環境負荷低減性・経済性評価．植物環境工学 17(4)：205-212，2005．
4) 平成5年度環境保全機能向上農業生産方式の確立に関する調査委託事業報告書，pp.187-250，（財）農業技術協会，1994．
5) 川嶋浩樹：日本型トマト他州生産に向けた研究開発のマイルストーン（5）―施設生産における冷暖房，加湿除湿などの環境制御とエネルギー問題―．農業及び園芸 83(6)：710-717，2008．

F.住

1. 温度とすまいの歴史

a. すまいの誕生と室内温度

人間は，サバンナに生まれ，そこでの生活は人間にとって最も快適なものであると言われている．人類はそこから，気候の異なる地域へと旅にでた．そのなかで体温を調節するさまざまな工夫が生み出されてきたと考えられる．これは，人間の行動，生活，人生に反映される行動性体温調節として行われた工夫である．寒冷地へと移動する状況を考えると，寒さに向かい，多くの栄養価の高い食物を摂取することで代謝熱を確保した．寒い風が体熱を奪う場合には，風から身を守るべく木陰に隠れた．気温が低いときには，枯葉のなかに潜る，毛皮で身を覆うなど保温材で防護し，洞穴に入るなどの行動が行われたと考えられる．そして，自らが住む場所の温熱環境を，より適切なものへと制御しようとの試みが始まったと考えられる．それがすまいをつくることや火の使用である．この流れを図1に示す．

すまいのはじめは，洞穴などの自然の中に見出される場所を利用していたと考えられる．そこで，温度環境を調整するために火が使用された．裸火ではあるものの，暖房の始まりである．その次の段階として，人間自らが使いやすいすまいをつくったと考えられる．その一例として，日本の竪穴住居があげられる．地中に穴を掘り，それに掘っ立て柱を立てて，カヤなどの草で屋根を覆ったものである．身近な材料が使われた．これと似たものが世界各地にも見受けられる．地中に穴を掘り下げることは，ある程度の深さに達すると，地中における1年の温度変化はほぼ一定であることを利用できる．その空間を木や草で覆うことで，ある程度心地よい温度条件をつくり出したものと考えられる．

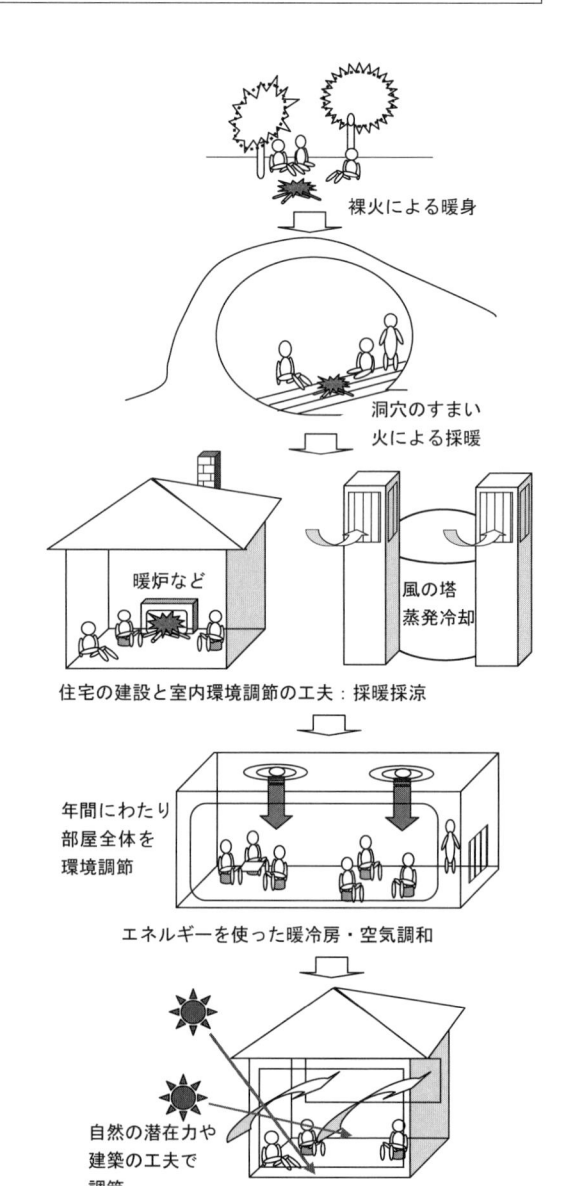

図1 室内温度環境の歴史的変遷模式図

そして，火を使うことで寒さに対しての温度コントロールをしている．ここでは，火により温められた空気と炎からの熱放射が人間の体感を

1. 温度とすまいの歴史　337

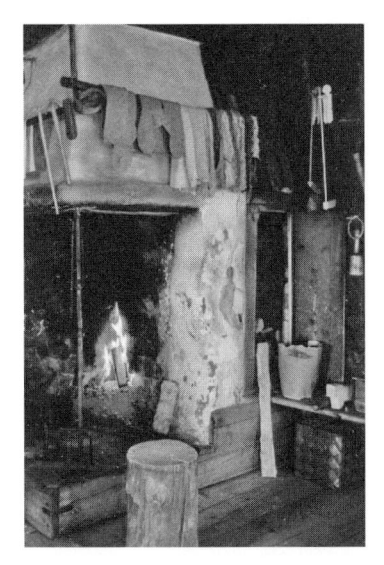

図2　室内で用いられる火
暖炉の原型．スウェーデンの伝統住宅．
（口絵参照）

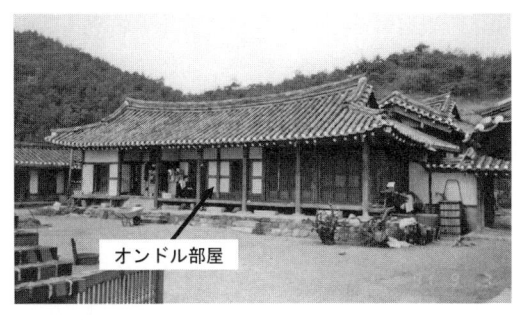

図3　韓国の伝統住宅におけるオンドル（口絵参照）

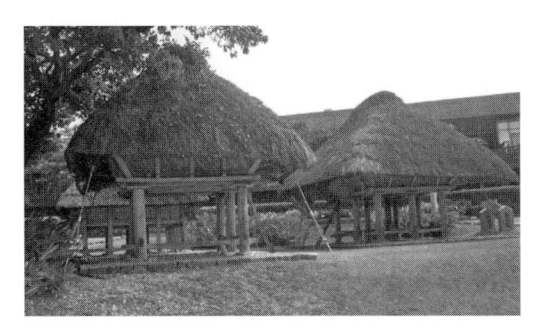

図4　沖縄の高床倉庫（口絵参照）

満足させるものとなっている．事例を図2に示す．

b．近代以前の室内温度調節

　火の使用は，日本では近代になるまでは，囲炉裏のような裸火の使用が多かったが，西洋では裸火から暖炉やストーブといった火を器などで囲う工夫ができ，建物自体の温熱環境形成能力が向上した．そのはしりは，ローマ時代のカラカラ浴場のハイポコーストや朝鮮半島のすまいのオンドルにみられる，火を燃やした燃焼ガスを建物床下の煙路に送り，部屋全体を温める試みである．オンドルを備えた住宅の例を図3に示す．北部ヨーロッパでは，火を容器で囲んでしまうストーブの前身とも言えるカッフェルオーフェンも登場した．これらはいずれも，空気を暖めはするが，人間にとっては，主に放射熱によって温められるものである．
　一方，暑さへの対策であるが，これは，乾燥地域と高温多湿地域では大きく異なる．高温多湿の地域では，高い気温による暑さを防ぐとともに湿気の除去が課題である．室内の高温で高湿の空気と外気との置き換えと，人体表面からの対流と蒸発による放熱促進のために，通風の確保が行われた．そのために開放的な高床式住居が用いられ，暑熱地域各地で発展したものと考えられる．この対策は，すまいとともに穀物倉庫でも求められる．沖縄の高床倉庫の例を図4に示す．暑熱で乾燥した地域では，日射を防ぎ，熱風が室内に入らないようにするため，日干し煉瓦などを用いて，開口部のほとんどない外壁がつくられ，中庭が設けられた．イランやパキスタンにみられるような，少しでも涼しい風を取り入れるために風の塔が設けられ，素焼きの壺に水を入れ，中庭には噴水や池が設けられ，蒸発冷却する方策も考えられた．

c．近代以後の室内環境調節

　近代になると，産業革命が起こり，エネルギーを利用して機械を動かし，モノの生産が行われる．建築では，鉄とコンクリートとガラスが建材として十分に使えるようになる．特にガラスは大きく居住空間を変え，寒冷地においても開口部を大きくとれるようになった．この時代

には冷暖房に必要な温水や蒸気発生のボイラーや冷凍の技術が開発された．近代建築はさらに国際主義の時代を迎え，世界中どこにでも共通のデザインが提案され，室内環境は，エネルギーを用いた機械設備によりコントロールされるようになった．蒸気や温水を発生させ各部屋に送り部屋を温める暖房と，冷凍機で冷水をつくり空気を冷やす冷房から，温湿度と気流，空気清浄度を調整する空気調和の技術へと変遷する．建築をどのような形にでもできるようになった．図5に示されるような大胆な形をもつガラス張建築も実際につくられた．そして，これをより効率化するために，建物の壁体などからの熱損失を軽減するための高断熱化と隙間風による熱損失を低減する気密性の向上を行ってきた．

これら完璧に近いまでの環境調節の技術の進歩により，問題が浮上してきた．一つは，人体自身の環境への適応能と体温調節機序の変節に関するおそれである．はたして人間は一定にコントロールされた環境に常にいるのがよいのかどうかという問題である．もう一つが，シックビル，シックハウスの問題である．これは，換気量の不足による汚染物質の影響で身体が変調を来すことになる．建材を自然素材ではないものを用いることで室内空気の化学物質汚染が進んだことも原因である．

一方，地球温暖化の問題とともに，すまいの集合体でもある都市の暑熱化対策が問題となっている．気温上昇は熱中症増加のおそれを招いている．人間にとってのすまいの温度環境が，

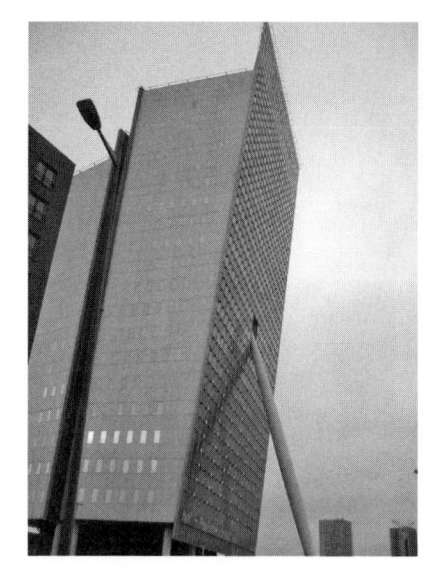

図5　オランダ・ロッテルダムの現代ビル
自由な形とガラス窓空気調和と人工照明により環境が維持される．（口絵参照）

またここで変貌を遂げたとも言えよう．自然的な条件下での適応能の開発だけでは収まらない面もあると考えられる．これからのすまいと温度のあり方，すなわち室内温熱環境のコントロールをよく考える必要がある．空気調和は，快適環境をつくるもののエネルギー消費の増大をもたらしている．これに代わる考え方として，室内温熱環境調節を建築自体の工夫や外界の自然の潜在力により行おうとするパッシブデザイン，さらに人間の生物としてもつ体温調節機序も十分に考えて行うバイオクリマティックデザインを推進することが提案されている．

（堀越哲美）

2. 人体熱収支と温熱環境指標

a．人体熱収支とは

人間が感じる暑さ寒さは，環境の「温度」に依存する．しかし，この「温度」は単に気温というわけではない．人体に関わる熱の収支の状態を表すものである．人体の内部環境としては，「体温」であり分布もある．そのなかでとりわけ重要なのが，人体中心の核心温（深部体温）であり，人体と環境との間の境界の様相を示す皮膚温である．外部環境で考慮すべき要素としては，気温，湿度，気流（風速），熱放射（表面温度，日射など），そして山岳，海底や宇宙そして特殊人工空間を考えると，気圧がある．暑さ寒さは，これらの要素の総合的効果として，人体が感じており，その総合的効果の表現法が課題となる．物体の温度がどのように決定されるかを物理的に考えると，物体に対してエネルギーの保存が成立するので，その収支として考えることが最も合理的である．そこで，人体も動的過程を含めて，環境と人体の間の熱収支を考え，人体の熱平衡を表現し，その結果としての体温の形成，および環境の総合的な温度の表現をとらえることが必要である．

そこで，裸体時に人体の皮膚表面を環境との境界として考え，熱収支を考える．着衣時には着衣表面を境界面として考える．まず，人体に影響を与える環境側の要素（温熱環境条件と呼ぶ）と人体側の要素（人体側温熱条件と呼ぶ）を抽出する．これを図化すると図1となる．天

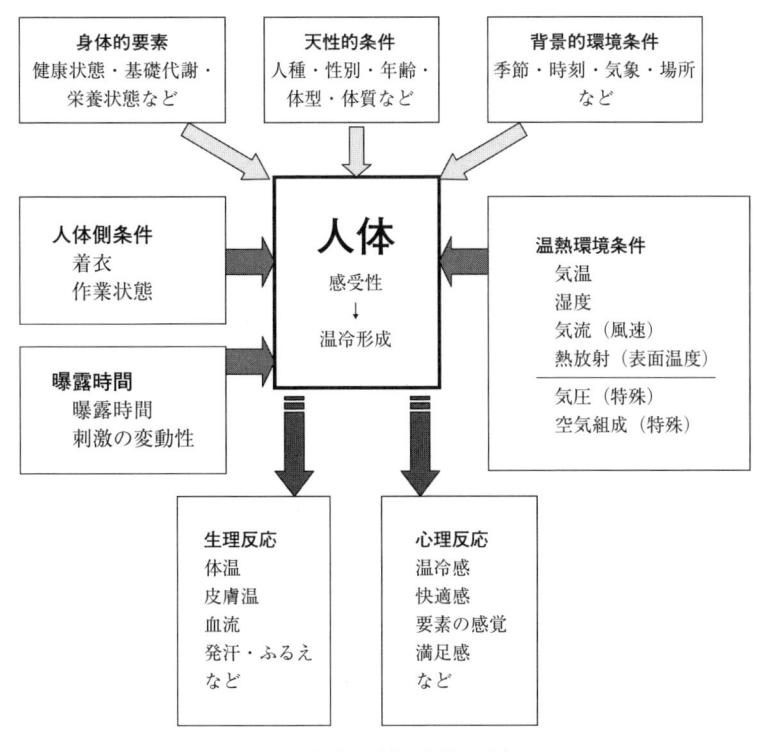

図1 温熱6要素と人体の反応

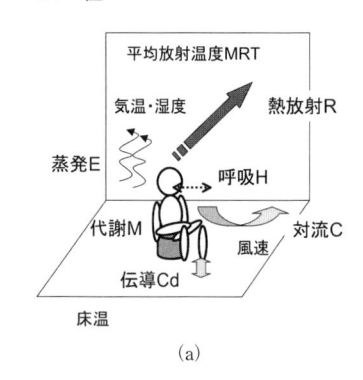

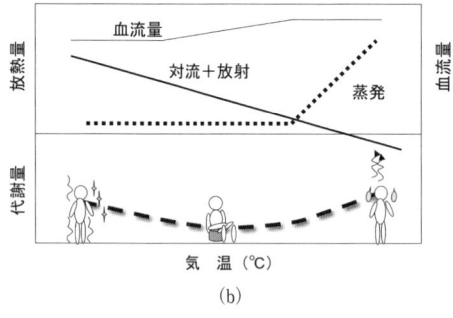

図2 人体熱収支
(a) 人体と環境との間の熱授受，(b) 環境の気温と代謝・放熱・血流の各量との関係模式図．

表1
(a) 作業による代謝量[12]

作業	代謝量（met）
睡眠	0.7
椅座安静	1.0
歩行 3.2 km/h	2.0
調理	1.6〜2.0
清掃	2.0〜3.4
重機械作業	4.0

1 met = 58.1 W/m².

(b) 各着衣の組み合わせにおける着衣熱抵抗（clo 値）

性別	着衣組み合わせ	clo 値
男性	半ズボン，半袖シャツ，パンツ，サンダル	0.3
男性	夏上着，ネクタイ，夏ズボン，半袖ワイシャツ，半袖下着，パンツ，靴下，靴	0.56
男性	冬上着，セーター，冬ズボン，長袖ワイシャツ，下着，パンツ，ハイソックス，靴	1.09
女性	夏ワンピース，夏下着，ストッキング，サンダル	0.21
女性	冬ワンピース，スリップ，下着，ストッキング，靴	0.65
女性	冬上着，冬ズボン，下着，ストッキング，セーター，靴	1.17

1 clo = 0.155 m²℃/W.

性的条件は，各個体の個性（個人差）として，背景的条件は初期条件として位置づける．これらは統計的処理や特異性，非特異性を対象とするときの課題として取り扱うこととする．したがって，ここでは熱収支の定量化と定式化を目的として，標準人間としての人体を取り扱う．生活環境を考え，着目する条件は，温熱環境条件，人体側条件，時間的条件とする．温熱環境条件は，気温，湿度，気流，熱放射の温熱環境4条件，人体側条件は活動量（代謝量と外部仕事）と着衣量である．時間的条件は曝露時間とその間の各条件の時間的変動性である．

熱収支は，人体内での産熱と皮膚表面からの放受熱との差し引きによる．ここでは，室内の場合について，皮膚表面での熱収支式（熱平衡式）を立てる．環境条件と産熱，放熱，およびその体温調節の模式図については図2に示すとおりである．産熱，各放熱の項目について以下に説明する．

① 産熱 M と外部仕事 A：　代謝による熱産生 M（W/m²）で，自転車こぎなどの外部仕事 A（W/m²）があるときは，それを減じる．放受熱は以下の6経路であり，放熱を正とする．人体側に熱が入る場合の受熱時は，負となる．これらの値は作業により表1に示される．

② 対流放（受）熱 C：　皮膚表面温と気温との温度差に比例して放熱される．

$$C = h_c(t_s - t_a) \quad (\text{W/m}^2)$$

対流熱伝達率 h_c は気流の状態に関係する．静穏空気の場合，まわりの空気が人体により温められ，浮力による上昇気流が生じる．これを自然対流という．李ら[1]によれば対流熱伝達率は 3.9 W/m²K である．風が吹く場合や扇風機などによる強制対流時には，風速に関係する．図3に代表的な対流熱伝達率と風速の関係を示

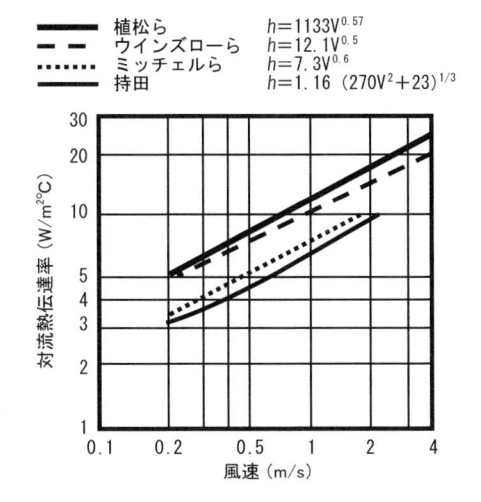

凡例:
― 植松ら　$h=1133V^{0.57}$
-- ウインズローら　$h=12.1V^{0.5}$
… ミッチェルら　$h=7.3V^{0.6}$
― 持田　$h=1.16(270V^2+23)^{1/3}$

図3　人体の対流熱伝達率（風速との関係）

す．

③ 放射放（受）熱 R：　熱放射は，人体表面と周囲の物体表面との温度差に比例する．この周囲の各表面温度の影響を熱的に総合化して表示した指標が平均放射温度（mean radiant temperature：MRT）である．これは次式で求められる．

$$MRT = \Sigma \phi_{s-i} t_i$$

ここで，ϕ_{s-i}：人体と面 i との間の形態係数，t_i：面 i の表面温度．

放射放熱量は，次式となる．

$$R = h_r(t_s - MRT) \quad (W/m^2)$$

ここで放射熱伝達率 h_r はほぼ一定値 $4\,W/m^2K$ とする．

④ 蒸発放熱 E：　人体表面の発汗および不感蒸泄による蒸発放熱量 E である．E は，皮膚表面の水蒸気圧 p^*_s（皮膚温における飽和水蒸気圧と見なせる）と周辺空気の水蒸気圧 p_a（露点温度における飽和水蒸気圧に等しい）との差に比例する．比例乗数は，Lh_c である．L はルイスの関係の係数で $16.5\,K/kPa$ ある．

$$E = wLh_c(p^*_s - p_a) \quad (W/m^2)$$
$$E_{max} = Lh_c(p^*_s - p_a) \quad (W/m^2)$$

ここで，w は，皮膚のぬれ面積率である．体表面積に対する濡れた面積の割合であり，最大蒸発放熱量 E_{max} に対する蒸発放熱量 E の割合でもある．

⑤ 呼吸放熱 H：　呼吸放熱は，顕熱 C_{res} によるものと潜熱 E_{res} によるものがある．Fanger[8] によれば以下の式になる．一般に皮膚面からの放熱に比較して小さいので，省略することが多い．しかし，山岳高所などの低圧環境では，呼吸促進による hyper ventilation（過換気）などのおそれがあり，十分に配慮すべき事項である．

$$C_{res} + E_{res} = 0.0014M(34 - t_a) + 0.0173M(5.8 - p_a) \quad (W/m^2)$$

⑥ 伝導放（受）熱 C_d：　人体が椅子や床に座るとき，床や椅子に接触して伝導により放受熱をする．立っているときでも足底部は床と接する．床暖房を行う場合や極端に冷たい床などの場合はこの量を十分に考慮する必要がある．

⑦ 食物摂取受熱・排泄放熱 F：　食物摂取による直接加熱と，排便・排尿をする場合の放熱がある．ある時間を考えてこれらをコントロールすることで，除外できる．

これらを総合して，人体の熱収支式は以下のとおりとなる．

$$M - A = C + R + E + H + C_d + F + S$$

一般には相対的微少量などを除外して，以下の式を用いる．

$$M - A = C + R + E + S$$

ここで，S は熱収支のバランスを示す量であり，産熱・受熱と放熱の収支が一致すれば0となり，熱平衡の状態になる．体温が変化しないで定常的な場合であり，これが，暑くも寒くもない場合の必要条件である．S は，0でない場合，以下のように表現できる．

$$S = \frac{Q_b \, dt_b}{d\tau} \quad (W/m^2)$$

ただし，Q_b：人体熱容量 (J/K)，dt_b：体温変化 (K)，$d\tau$：時間変化 (s)．

ここで，$S>0$ の場合，$dt_b/d\tau>0$ となり体温が上昇し，体内に蓄熱することが示される．S

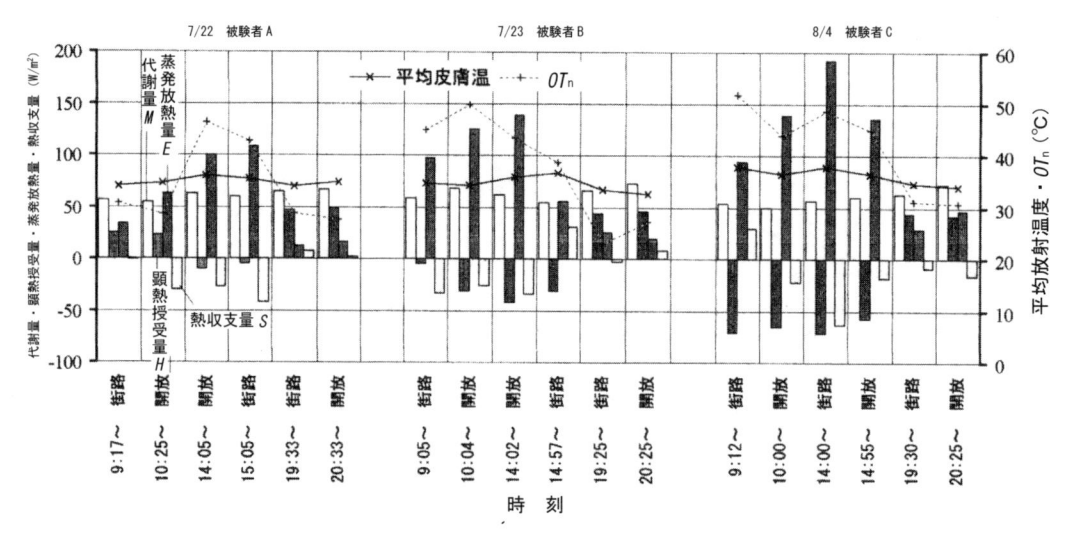

図4 人体熱収支の実測例（屋外環境）

<0 の場合，$d t_b/d\tau<0$ となり体温が下降し，身体が冷却することが示される．これをもとに，各温熱要素の影響や温熱環境指標を導くこととなる．

屋外における人体の熱収支を測定した事例を図4に示す．日射が当たる場合には，作用温度が上昇し，放射受熱が大きくなるので顕熱放熱量は小さくなり，時には受熱を示す．その場合，発汗による蒸発放熱量が大きい．日中は，熱収支が蓄熱状態となり皮膚温も上昇している．朝と夜間には，熱収支は0を示し，熱平衡の状態にある．

b．温熱環境指標と快適域

温熱環境指標は，気温などの単一の温熱環境条件で，体感温度を表すのではなく，複数の条件を考慮して，体感温度を表現するものである．分類するといくつかの類型に分けられる．① 基本的な複数の測定器の示度によるもの，② 発明あるいは開発された単一目的をもった測定器の示度によるもの，③ 実験室における統制された条件化でのデータに基づく回帰分析による指標，④ 現場における経験やデータに基づく指標，⑤ 実験室や現場における経験とデータを理論式に当てはめて求められた指標，⑥ 人体の熱収支式に基づいて理論的に求められた指標．最も望ましいものは，前述の人体の熱収支式に基づくものである．これらのうち代表的なものをまとめて表2に示す．ここでは，よく用いられる① 複数測定器による指標，③ 回帰分析による指標，⑥ 人体の熱収支式に基づく温熱環境指標について説明する．

表2 温熱環境指標の種類と事例

種類	指標事例
基本的な複数の測定器の示度	湿球黒球温度（WBGT），熱帯夏季暑熱指数
単一目的をもった測定器の示度	黒球温度計，カタ寒暖計，生体寒暖計ラフレコメーター，ユーパセオスコープ
実験データに基づく回帰分析による指標	旧有効温度，不快指数（DI）
経験や現場データに基づく指標	予測4時間発汗速度
実験室や現場における経験とデータを理論式に当てはめて求められた指標	等価温度，風力冷却指数，シンガポールインデックス
人体の熱収支式に基づく指標	作用温度（OT），熱ストレスインデックス，等熱収支温，快適方程式，予測平均温冷感申告（PMV），新有効温度（ET*），標準有効温度（SET*），修正湿り作用温度

(1) 複数測定器による指標

・WBGT： wet bulb globe temperature（湿球黒球温度）として知られ，旧有効温度を開発したYaglou[2]によってつくられたものである．もともと，陸軍が行う屋外軍事訓練時の耐暑限界の目安としての簡易的指標として考えられたものである．したがって，人体の熱収支式に基づくもの，計測の合理性を備えたものと言うより，わかりやすさ，測りやすさを重視したと考えられる．黒球温度を用いるため，気温と放射，風速が一応加味され，湿球温度により湿度の影響が組み込まれている．危険域の警告用ととらえることが賢明であると考えられる．屋外では以下の経験式で与えられる．

$$WBGT = 0.7T_{wb} + 0.2T_g + 0.1T_a$$

室内では，

$$WBGT = 0.7T_{wb} + 0.3T_g$$

日本では近年，熱中症の予防のための指標として用いられている．持田ら[3]は熱平衡式に基づく分析を行い，WBGTによる過小評価のおそれを指摘している．

(2) 回帰分析による指標

・不快指数・温度湿度指数： 気象観測データに基づいて体感気候が求められ，利用されるようになったのは，不快指数（discomfort index：DI）[4]の出現である．これは，アメリカ気象局により簡単に体感温度を表す必要からつくられたもので，無風時の有効温度を1次式で回帰し表したものである．結果的には華氏の気温と湿球温度の平均値である．次の2式で求められるが，その値は等しいものである．

$$DI = \frac{t_a + t_w}{2}$$

$$THI = 0.4(T_a + T_w) + 4.8$$

その名称がよくないとのことで，アメリカではすぐに温度-湿度指数（temperature-humidity index：THI）に改められたが，日本ではこの名称は不快指数ほど親しまれていない．

(3) 人体熱収支式に基づく指標

・作用温度： さらに，Winslowら[5]とGagge[6]は，作用温度（operative temperatuare：OT）と標準作用温度を一連の人体熱収支実験のなかから開発した．これは，人体の放熱量を理論的に表現して導いた指標の嚆矢である．気温と平均放射温度を対流熱伝達率と放射熱伝達率で重み平均したものは，後まで継承されることになり，作用温度は乾いた環境では今でも十分使用に耐えるものである．ただし，平均放射温度が気温より低い場合に，風速の増加とともに気温に近づくという背反性をもつ．

$$OT = \frac{h_c T_a + h_r T_r}{h_c + h_r}$$

Gaggeら[7]はこれをさらに発展させ，相当外気温度（sol-air-temperature）の概念に近い表示方法を開発する．

$$OT = T_a + \frac{ERF}{h_c + h_r}$$

ここで，$ERF(W/m^2)$は有効放射場（effective radiant field）であり，熱放射の人体への影響量を表すもので，熱伝達率で除することで放射の影響を温度換算して示している．

・快適方程式と予測平均温冷感申告： 1967年，快適方程式をFanger[8]が発表した．これは人体熱平衡式に，快適条件として，各作業状態に対する代謝レベルと平均皮膚温および発汗による蒸発放熱量との関係を与え，これを快適時の方程式として，設定した人体側条件のもとでの温熱条件の組み合わせを求めるものである．これらを快適線図として提示している．

Fanger[9]は，さらにこれを発展させ，ASHRAE（アメリカ暖房冷凍空調学会）の7点温冷感スケールを−3〜+3に数値化し，この数値を与えることで，温冷感の感覚を示す指標を完成させた．これは，前述の快適方程式では熱平衡が保たれていたが，それ以外の環境での，快適時との熱収支のバランス量の差を熱負荷と定義し，これと温冷感数値とを関連づけ

た．そして最終的に温冷感として計算される値を，予測平均温冷感申告（predicted mean vote：PMV）として定義づけた．さらに，PMVが環境によってどのような割合で人々の満足感を得られるかを示すものとして，予測不満足率（predicted percentage of dissatisfy：PPD）を同時に発表している．係数値をはじめ，方程式中の疑問点などが指摘されているが，変更されることはなかった．計算が比較的たやすいこと，ISOに採用されたことで普及している．しかし，暑熱時の発汗を考慮できない点などを考えると，暖房向けであり，暑い温冷感も数値的には表せるが，暑熱指標には不向きと考えられる．

・新有効温度・標準有効温度： 1971年に新有効温度（new effective temperature：ET*）が開発された[10]．一般的な熱環境における体感温度を人体熱平衡式に基づいて，気温と平均放射温度が等しく，湿度50%，静穏気流の場合の気温として定義したものである．この時点で，Fangerの快適方程式，予測平均温冷感申告にやや遅れ，これを十分に意識して開発されたものと考えられる．

その後，ET*では，着衣量や代謝量および風速についての影響の明確化を図るために，標準状態を設けて着衣は0.6 clo，代謝量は，1 met，風速は3 fpm以下として，換算を行ったET*を標準有効温度（standard effective temperature：SET*）として定義した[11]．これらの計算のなかで，平均皮膚温，深部体温，ぬれ面積率を必要とし，それを求めるために，2ノードモデルが用いられている．このモデルにおける，体深部と外殻部の初期温度や血流量などが，開発当初からの時間の流れのなかで微調整が測られ続けてきた．

しかし，ASHRAEの快適線図[12]に用いられ，ASHRAE規準として快適範囲を定める際に，快適範囲を表す指標，温度スケールとして用いられており，かなり世界的にも普及して，

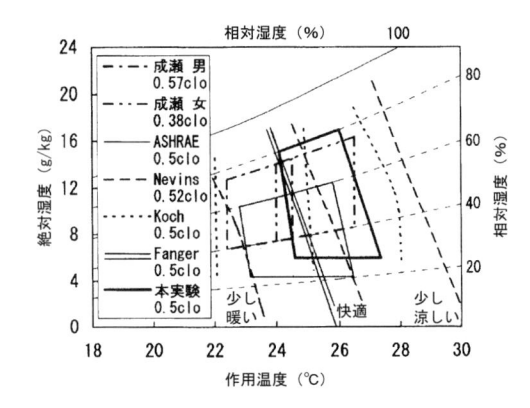

図5 熱的な快適域：ASHRAE，成瀬ら，志村らの範囲の比較．

用いられている指標である．

快適域は，温熱指標の開発とともに設定されてきた．現在は，ASHRAEのSET*による快適域とFangerの予測平均温冷感申告が±0.5の範囲に収まるものを快適域としている．

標準着衣を夏季0.5 clo，冬季を0.9 cloとしている．絶対湿度の下限を露点温度2℃とし，上限は湿球温度で，冬季18℃，夏季20℃として，空気調和の制御のよさにより決定されている感が否めない．ET*で表すと，快適域の上下限は，次のようになっている．

冬季20.0〜23.9℃
夏季22.8〜26.1℃

日本での研究で，比較的多い人数で快適域を求めたものが二つある．成瀬ら[13]の研究と志村ら[14]の研究である．これらをまとめて図5に示す．夏季と冬季ともに日本人の場合は高温側にあると考えられる．

（堀越哲美）

■文献
1) 李徹球，沢地孝男，本間宏：加熱円柱組合せ人体モデルによる人体周辺の自然対流の性状と人体の部位別自然対流熱伝達率に関する実測結果．日本建築学会計画系論文報告集 416：25-34, 1990.
2) Yaglou CP, Minard D：Control of heat casualties at military training centers. A.M.A.Archives Indust, Health 16：302-316, 1957.
3) 持田徹，菜原浩平，佐古井智紀：WBGT式の

導出と温感工学的分析―屋外用WBGT式の特性．空気調和・衛生工学会論文集 128：1-10, 2007.
4) Thom EC：The discomfort index, Weatherwise, Apr, 57-60, 1959.
5) Winslow C-EA, Herrington LP, Gagge AP：Physiological reactions of human body to varying environmental temperatures. Am J Physiol 120：1-22, 1937.
6) Gagge AP：Stabdard operative temperature, a generalized temperature scale, applicable to direct and partitional calorimetry. Am J Physiol 131：93-103, 1940.
7) Gagge AP, Rapp GM, Hardy JD：The effective radiant field and operative temperature necessary for comfort with radiant heating. ASHRAE Trans 73(1)：I.2.1-I.2.9, 1967.
8) Fanger PO：Calculation of thermal comfort：Introduction of a basic comfort equation, ASHRAE Trans：73-II：III.4.1-III.4.12, 1967.
9) Fanger PO：Thermal Comfort. Danish Tech Press, 1970.
10) Gagge AP, Stolwijik JAJ, Nishi Y：An effective temperature scale based on a simple model of human physiologicalregulatory responses. ASHRAE Transactions 77(1)：247-262, 1971.
11) Gagge AP, Nishi Y, Gonzalez RR：Standard effective temperature―A single temperature index of temperature sensation and thermal comfort. proc CIB CommissionW45 Symposium Thermal comfort and moderate heat stress, 229-250, 1973.
12) ASHRAE：ASHRAE HANDBOOK Fundamentals, ASHRAE.
13) 成瀬哲生，南野 脩：温熱環境と温冷感・着衣量に関する現場実態調査・学校の教室．空気調和・衛生工学 53(8)：57-66, 1979.
14) 志村欣一，堀越哲美，山岸明浩：日本人を対象とした室内温湿度条件の至適域に関する実験研究―夏季至適域の提案―．日本建築学会計画系論文集 480：15-24, 1996.

3. 人体と環境の熱特性値

a. 姿勢と熱交換

労働空間やオフィス空間とは異なり，生活空間では行動の自由度が高いために，環境に働きかけて温熱環境を調整する行動性体温調節が行われる．行動性体温調節のうち，人体の熱収支に関与する熱特性値に強く影響を与えるのは姿勢を変えることである．

生活空間では床面と密接な関係にある多様な姿勢が多くとられ，この姿勢の違いが人体の熱特性値に強く影響を与え，立位や椅座位とその他の平座位や臥位姿勢のものとの間には顕著な違いがある．従来は，人体と床面との間の接触部は微少として熱伝導による熱交換量は無視されてきたが，通常の生活では平座位や臥位などの多様な姿勢がとられているので，人体が触れる床面を介する熱交換量は無視できない．

すべての熱移動経路に関与する人体の熱特性値は体表面積である．さらに，代謝量，対流伝熱面積，対流熱伝達率，放射率，放射伝熱面積，放射熱伝達率，形態係数，伝導伝熱面積，平均皮膚温などがある．また，人体の熱収支式を裸体基準で検討する場合には，着衣を熱抵抗として取り扱うことで着衣熱抵抗値と着衣面積増加率を人体の熱特性値として検討対象としなければならない．

b. 熱特性値

人体の体表面積は実測をすることはまれで，算出式より求められる．身長や体重といった比較的容易に身体的特徴をとらえることが可能な人体計測値により算出式は構成されている[1~3]．

人体の代謝量は性や年齢，体格などにより異なる．これまでに基礎代謝量や作業時代謝量などの実測が行われ，代謝量のデータが作業状態ごとに一覧化されている[4]．また，平座位を中心としたくつろぐときの姿勢の代謝量が求められている[5]．代謝量は体表面積で基準化されて用いられる．

人体の対流伝熱面積は姿勢により異なる[6]．対流伝熱面積は後述の放射伝熱面積よりも大きく，前述の体表面積よりも小さくなる．立位や椅座位でも体表の多くの部分は気流に開放されておらず，熱平衡式には有効対流面積率が不可欠な要因となる．

人体の対流熱伝達率は理論式ではなく実験式より求められてきた．人体形状が複雑なために，算定に用いられる諸値の実測値や実測精度などに強く影響を受ける．居住空間での対流熱交換量を求めるには人体の対流伝熱面積が必要不可欠な要因であり，対流伝熱面積を組込み対流熱伝達率が求められている[7]．

人体の放射伝熱面積は有効放射面積として求められてきた．従来は，床面との接触面を有効放射面積に含んだ処理をし，人体の熱交換上は不正確な数値となっていた．人体の伝導伝熱面積を組み込むことで，体表面が接触したり体を屈曲させる姿勢の放射伝熱面積には姿勢の影響が顕著に現れる[8]．

人体の放射率は電磁波の波長の違いにより異なるが，通常は0.98が用いられる．また，皮膚表面の湿潤状態や血流の変化などによる皮膚面の温度勾配でも放射率に差が生じる．

人体の放射熱伝達率は $4.7\,W/m^2\cdot°C$ や温度係数を用いた線形化式に人体の放射率を与え求められる．しかし，立位や椅座位と比較して他の姿勢の放射伝熱面積率は大きく異なるので，線形化式には人体の放射伝熱面積率を含めた処理が不可欠である．ステファン-ボルツマンの

法則により算出もされるが，人体の放射伝熱面積や放射率に影響を受ける．体表面同士の接触や相互の距離に加えて，床面との接触の影響が放射熱伝達率に顕著に現れる[8]．

人体の形態係数は被験者の体型や着衣，姿勢，遮蔽，部位の考慮などに影響される．平座位や臥位姿勢では伝導伝熱面積は顕著に大きくなり，形態係数は姿勢により大きく異なる．人体の軸が対向する壁面に沿う長さや前額面が対向する壁面に面する大きさに形態係数は強く影響を受ける[9]．

人体の伝導伝熱面積は体表面積に対して無視可能とされ，床面と人体との間の接触部も立体角投射の法則に基づいて放射による伝熱面積とされてきた．生活空間では床面に直接姿勢をとる平座位や臥位での生活が多く，接触による熱伝導の影響を含めた温熱環境の評価が不可欠である[10]．

人体の平均皮膚温は，体表面積に対する重み平均にて求められている．しかし，非伝熱面まで含まれるので，熱交換量の算定は不正確となる．生理学的なものとは異なり，伝熱学的な平均皮膚温は姿勢も評価の対象となる[11]．

着衣熱抵抗値は，体表面から着衣表面までの間の空気の性状により異なり，着衣の組み合わせやゆとり，姿勢，気流，気温などに影響を受ける．熱抵抗値は被験者やサーマルマネキンによる実測的な方法，着衣の組み合わせや重さなどよって算出する方法により求められる．しかし，姿勢により着衣と人体との間や着衣内に形成される気道が変化し着衣熱抵抗値が異なる[12]．

着衣面積増加率は着衣熱抵抗値を変数とした算定式により求められる．しかし，衣服の折れや重なりにより衣服の表面性状や衣服内空気層などの変化が影響し，姿勢の違いが着衣面積増加率に強く現れる[12]．

室内空間における生活環境では，行動性体温調節を考慮した姿勢状態や姿勢変化が温熱環境を設計したり評価するには重要となる．人体の熱収支を算定するには，姿勢の違いを考慮した人体の熱特性値を用いて検討する必要がある．

（藏澄美仁）

■文献

1) DuBois D, DuBois EF：Clinical calorimetry fifth paper a formula to estimate the approximate surface area if height and weight be known. Arch Intern Med 17(6)：863-871, 1916.
2) 藤本薫喜，渡辺孟，坂本淳，他：日本人の体表面積に関する研究 第18篇，三期にまとめた算出式．日本衛生学会誌 23(5)：443-450, 1968.
3) 藏澄美仁，堀越哲美，土川忠浩，松原斎樹：日本人の体表面積に関する研究．日本生気象学会雑誌 31(1)：5-29, 1994.
4) 中山昭雄：温熱生理学, pp. 45-46, 理工学社, 1981.
5) 藏澄美仁，中村亮，松原斎樹：作用温度28℃における日本人青年の安静時代謝量に及ぼす姿勢の影響．日本生気象学会雑誌 37(1)：27-37, 2000.
6) Kurazumi Y, Tsuchikawa T, Matsubara N, Horikoshi T：Convection heat transfer area of the human body. Eur J Appl Physiol 93(3)：273-285, 2004.
7) Kurazumi Y, Tsuchikawa T, Ishii J, et al.：Radiative and convective heat transfer coefficients of the human body in natural convection. Building and Environment 43(12)：2142-2153, 2008.
8) Kurazumi Y, Tsuchikawa T, Matsubara N, Horikoshi T：Effect of posture on the heat transfer areas of the human body, Building and Environment 43(10)：1555-1565, 2008.
9) 藏澄美仁，土川忠浩，大和義昭，他：放射冷暖房空間における人体の放射熱収支に関する研究，横座位・投げ足位・側臥位・仰臥位の人体の有効放射面積と人体の矩形面との間の形態係数．空気調和・衛生工学会論文集 97：1-14, 2005.
10) 藏澄美仁，松原斎樹，長井秀樹，他：温熱環境評価と熱伝導に関する研究．空気調和・衛生工学会論文集 72：25-36, 1999.
11) 藏澄美仁，土川忠浩，角谷孝一郎，他：対流伝熱面積を考慮した平均皮膚温に関する研究―正座位，胡座位，横座位，立て膝位，投げ足位，側臥位，仰臥位姿勢の算出法―．日本建築学会環境系論文集 585：19-26, 2004.
12) 藏澄美仁，堀口明子，坂本英彦，松原斎樹：姿勢が着衣熱抵抗に及ぼす影響に関する研究．日本建築学会環境系論文集 605：63-70, 2006.

4. 温熱的快適環境

温熱的快適環境に関する研究は，主に室内環境を対象としてきた．また，個人の好みや生活習慣に違いが反映される住戸内温熱環境は対象外で，オフィスなど生産性を求められる執務空間を対象としてきた．さらに，健康で働き盛りの男性が対象であった．したがって，年齢差，性差などは無視されがちで，かろうじて季節差は考慮されてきた．このような背景を前提に温熱的快適環境とその範囲に関して概説する．

a. 至適温度

温熱的快適環境に関する研究は至適温度に関する研究と言ってもよい．わが国では，三浦ら[1]の至適温度に関する研究があげられる．日本人の場合，夏では24～26℃，冬では21～22℃であると定義されている．しかしながら，50年前の実験の結果である．日本人の体型や体質も大きく変わってきているので，現在の日本人の至適温度ではないかもしれない．最近の研究[2]による至適温度範囲については，F編第2章の図5を参照のこと．

b. 不均一温熱環境の許容範囲

室内の温度がどこも均一であることはまれである．したがって，不均一であることを前提に，どこまでなら許容できるかが重要となる．まず，上下温度差であるが，通常の対流式の暖房の場合，温かい空気は上昇するので，足元の温度が低くなる．これによって上下温度差が発生するが，文献によると，5℃の差があると20%以上の人が不快を感じ，3℃では5%程度であることが報告されていることから，踝から椅座位の頭の位置である床上120 cm程度の上下温度差の許容範囲は3℃と言われている．

熱放射環境が不均一な場合がある．からだの片方に高熱な放熱板があるなどであるが，反対側の放射温度との差が大きいと不快になる．許容できる温度差は10℃と言われている．特に，頭部に高温放射を受ける場合はより不快になるので，許容できる温度差は5℃と言われている．文献[3]では，不均一放射がある場合は，温冷感が揺れる現象があることも確かめられており，熱放射環境が体感に及ぼす影響は大きい．

c. 快適温熱環境の差異
(1) 日変化

人間の体温，心拍数などには日変化があり，サーカディアンリズム（概日リズム）と呼ばれている．早朝に体温は低く，その後夕方まで徐々に上昇するパターンを呈する．体温が高くなるときが最も活動しやすいので，オリンピックなどでも夕方～夜に決勝戦が組まれる．もちろん，環境温度や運動の影響を受けて体温は変化するが日単位での変化はサーカディアンリズムに支配される．この体感に対する影響を研究した例はある．例えば，一定の温熱環境に曝露された場合は，午前中よりも午後の方が暑い側に温冷感がシフトする傾向があることなどが確かめられている[4]．

(2) 季節変化

日本のように四季がはっきりしている場合は，夏と冬では至適温度が異なることはよく知られている．オフィスビルでは，夏はクールビズで28℃を基準にして，冬はウォームビズで22℃を基準に室温を制御するように推奨されている．もちろん，夏と冬で着衣量が異なることがこの温度差の一因ではあるが，暑さや寒さに対する順応が主因である．

(3) 性差と年齢差

同じ温熱環境下でも快適条件に性差がある．自宅のエアコンで冷房しているときに，旦那がちょうどよくても奥さんは寒いというケースがある．もちろん，帰宅前の状態にもよるが，概して男性の方が暑がりで，女性は冷房環境を嫌がる．特に，女性は冷え性の割合が多く，夏でも手足が冷えると訴えるケースが多い．したがって，在室者の男女比によって室温を設定することが望ましい．特に，オフィスビルの空調も，女性は夏でも膝掛けなどが必需品になっているぐらいで，温熱環境に対する不満も大きい．

高齢になると，体温調節機序が衰え，特に手足の血流の制御が難しくなる．したがって，冷え性の若年女性よりも寒さを嫌がる．夏でも厚着で，エアコンを使わずに過ごすケースが多い．また，加齢に伴い男女差も個人差も大きくなるので，一概に快適範囲を規定するのは難しくなる．夏も冬も，若年者の快適範囲よりやや高めが望ましい．

d. 温熱的快適範囲

温熱的快適範囲を定義するまでに，長い間の試行錯誤があった．基本的な考え方としては，温度以外の温熱環境要素を相当する温度に置き換えて体感温度として表現した指標を用いて快適範囲を求める方法が基本である．そこで，科学者は人体と環境の間の熱収支に注目して，温熱環境指標を提案してきた．ここに，最近の指標を紹介する．

予測温冷感申告（predicted mean vote：PMV）は1967年にFanger[5]が提案した温熱環境指標である．ISOに採用されて以来，わが国を含め世界中で使用されている．人体と環境の間の熱収支式を定義して，熱平衡している状態（$\Delta H=0$）での熱収支式，つまり快適方程式を導出し，それを快適域以外に拡張して求めたのがPMVである．快適線図を図1に示

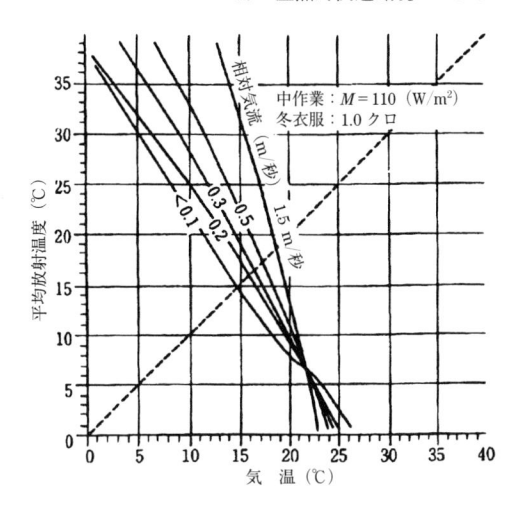

図1 Fangerの快適線図の一例
（快適な温熱環境のメカニズム，空気調和衛生工学会より抜群）[7]

す．式は複雑なので省略するが，最終的な判断基準は他の指標と異なり，温冷感を尺度化した値で表現されている．暑い（+3）から寒い（-3）までの両側尺度で，ちょうどよいのが0で，温熱的に90％の人が満足する範囲を±0.5としている．

新有効温度（new effective temperature：ET*）は，発汗調節機能を考慮したGaggeら[6]が提案した体温調節モデル（2ノードモデル）を用いて導出された指標である．高温側に適用できる指標としての信頼性が高い．オフィス環境を想定して，着衣0.6cloで静穏な気流（<0.15m/秒）において椅座位で軽作業をしているときのET*を標準有効温度（standard effective temperature：SET*）と定義し，実用化が図られている．日本人の場合は，SET*が22～26℃の範囲が温熱的に快適な範囲と言われている．前述したように夏と冬で快適域が異なり，空気線図上で快適範囲が図2のように示されている．

最近の地球温暖化で夏の最高気温が40℃に近い日が多くなり，夜も25℃を超す熱帯夜が多くなってきていることから，寒さ対策より暑

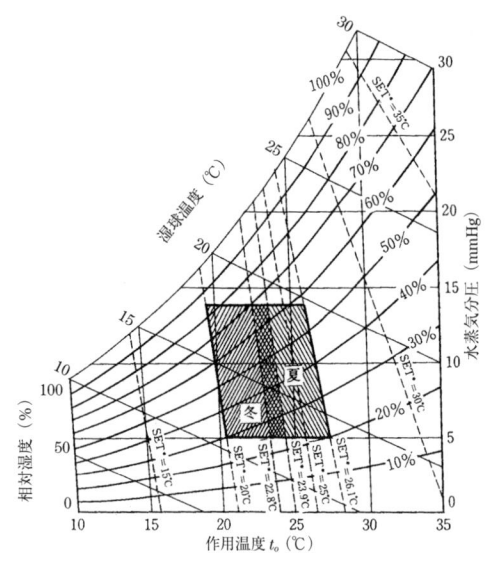

図2 空気線図上での新有効温度と快適範囲[7]

さ対策が注目されている．特に空調された室内と酷暑の屋外を行き交う場合は，からだへのストレスは大きい．冷房病や体調不良の原因とも言われている．人工環境に頼りすぎず，季節の変化に上手に順応して，暑さと寒さを乗り切るのが健康的である．つまり，快適な温熱環境＝健康的な温熱環境ではないことを認識する必要がある．快適性を評価する方法は申告による心理評価が主である．しかし，快適と感じたからと言って生理的ストレスが少ないとは限らないことも事実である．時として心理反応と生理反応が乖離することがある．したがって，快適で健康的な温熱環境とは，生体リズムを壊さない環境とするのがよいと考える． （垣鍔　直）

■文献
1) 三浦豊彦ほか：外気温を考慮した冷房の至適温度（第1～6第報）．労働科学, 1960.
2) 志村欣一, 堀越哲美, 山岸明浩：日本人を対象とした室内温湿度条件の至適域に関する実験研究．日本建築学会論文報告集 480：15-24, 1996.
3) 藏澄美仁ほか：非対称及び不均一な熱放射環境の人体影響に関する研究．日本建築学会計画系論文集 447：17-26, 1993.
4) 垣鍔　直, 正田浩三, 杖先壽里：オフィス内の快適温熱環境の季節差・性差・時間差．日本建築学会大会学術講演梗概集：185-186, 2005.
5) Fanger PO：Thermal Comfort, Danish Technical Press, 1970.
6) Gagee AP, Stolwijk JAJ, Nishi Y：An effective temperature scale based on a simple model of human physiological regulatory response. ASHRAE Trans 77：247-262, 1971.
7) 快適な温熱環境のメカニズム—豊かな生活空間をめざして—, （社）空気調和・衛生工学会, 2007.

5. 環境温度と皮膚温・温熱感

a. 定常温熱環境と皮膚温・温熱感

　気温，湿度，放射温度，気流（風速），着衣量，活動状態からなる温熱6要素すべてが人体に影響を与えるが，なかでも最も関係が深いのが気温であろう．その人体影響をみる客観的な指標として，同じ単位をもつ皮膚温がしばしば用いられる．皮膚温は生理指標のなかでも環境との境界に位置した場所の温度であり，環境温度の影響を特に反映しやすい．また，人体と環境との放受熱量はこの皮膚温と環境温度との温度差に比例するため，人体と環境との熱収支を考えるうえでも重要な指標と言える．図1は気温に対する各部位皮膚温の関係を表している[1]．生体機能維持のため体内では常に産熱が行われ体温を一定に保とうとするが，環境温度が寒冷であるほど人体からの放熱量が大きくなり，体温が奪われ皮膚温が低くなる．この傾向は特に体心から遠い末梢ほど顕著に現れる．高温環境では発汗に伴う皮膚表面からの蒸発冷却により皮膚温上昇が抑えられ，部位ごとの差異も寒冷環境ほど大きくないのが特徴である．

　一方，自然通風や空調設備いずれの方法をとるにせよ，居住者が快適に住まえる熱環境にするには，その環境に対する主観的な評価もまた重要である．温熱環境に対する主観的な指標として，暑さ寒さに関する温冷感と暑さ寒さにより生起する温熱的な快適・不快に関する快適感がこれまでの被験者実験でよく用いられてきた．そのほかにも気流感や乾湿感，その環境を許容できる・できないを選択する許容度などもある．これらは2件法や7段階のカテゴリー尺度，直線評定尺度やVAS（visual analog scale）などと呼ばれる連続尺度により測定されてきた．

　図2は，環境温度（ここでは標準有効温度（standard effective temperature：SET*）と

図1　気温に対する皮膚温・直腸温[1]
Hardy自身が被験者としてカロリーメーターに入り測定されたデータ．

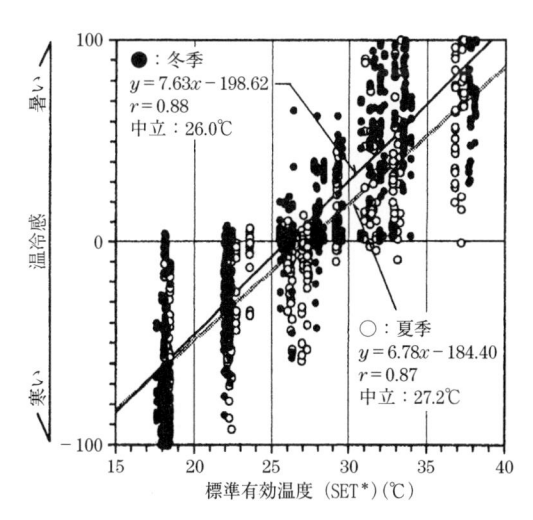

図2　標準有効温度（SET*）と温冷感の関係[2]
気温と湿度の組み合わせ15条件に対する日本人青年男女各8名の被験者の温冷感．入室後50〜60分のデータ．「寒い」，「暑い」を両極とする直線評定尺度を用い，−100〜＋100に数値化している．

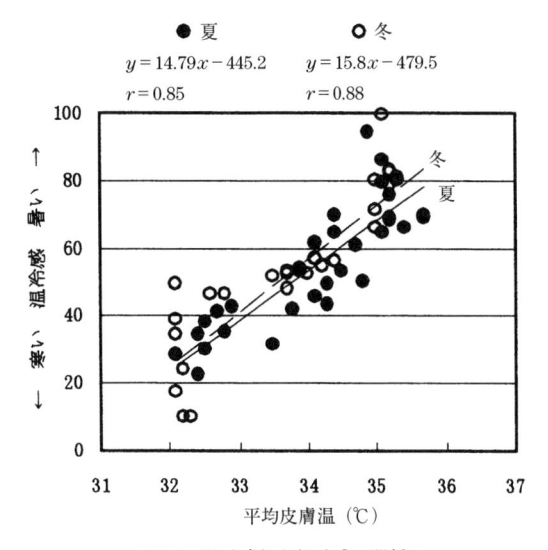

図3 平均皮膚温と温冷感の関係[3]
気温3条件・湿度5条件・季節2条件の組み合わせ30条件下における青年男子2名の申告結果.「寒い」,「暑い」を両端に配した直線尺度を採用し,0~100として数値化している.

温冷感との関係を表した図である[2]. 温熱6要素を組み込んだSET*と主観的評価である温冷感はよく対応することがわかる. 季節別にみると, 熱的中立, すなわち暑くも寒くもないSET*は夏季では27.2℃, 冬季で26.0℃となり, 季節により差が存在することが示されている. 図3は皮膚温と温冷感との関係を示している[3]. 平均皮膚温と温冷感はよい対応関係を示しているが, ここでも季節による差異がみら

れ, 熱的中立における平均皮膚温は夏季よりも冬季の方が低い. また, 快適感が最も高くなるのは, 夏季には熱的中立よりもやや涼しい側に, 逆に冬季には熱的中立よりも暖かい側になるとする報告がみられる[4,5]. このことは, これまでにも日本人を被験者とした研究においては同様に指摘されており[6~11], 生理的あるいは心理的な季節順応の実態がうかがえる. 季節差以外にも生活履歴, 性差や高齢・乳児の場合などの居住者の属性などによってさまざまに異なり, 現在でも多くの研究が取り組まれている.

b. 非定常温熱環境と皮膚温・温熱感

実際の生活環境では, 気象条件あるいは空調設備の稼働に伴い気温のランプ変化や周期変化が起き, 建物内外を移動する際には外気温と室温の急激な温度変化にさらされる. 非定常熱環境下では一般に, 皮膚温は環境の変化にやや遅れて追随するように変化するのに対し, 心理的な反応はより即時性が高く, また場合によっては環境温度の変化以上に変化することもある[12~18]. 図4は夏季屋外から空調室内への移動時に経験する気温のステップ変化を想定した被験者実験の結果である. 環境温度と温冷感の回帰式より導いた熱的中立温度を時系列に表している[18]. ステップ変化直後, 特に高温条件か

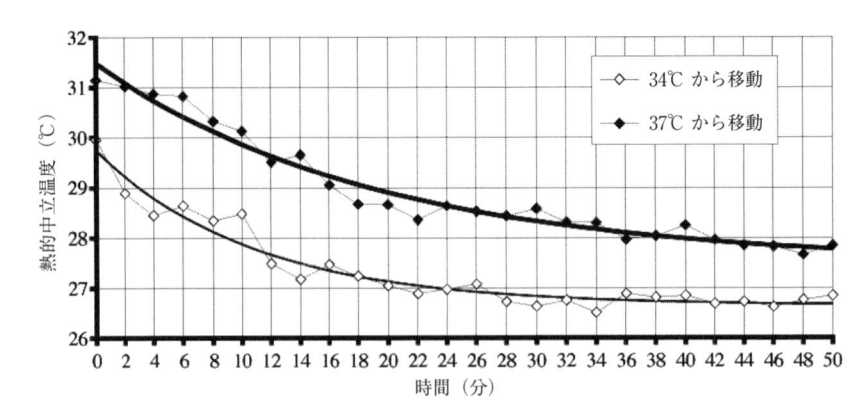

図4 空調室移動後の熱的中立温度の経時変化[18]
34℃または37℃から22~31℃への2室間移動実験に30名の男子学生が参加した. 徐々に定常状態へ近づくが50分経過しても約1℃の差があることがわかる.

らの移動時には30℃以上と比較的高い温度でも中立であり，時間を経るごとに徐々に下がっている．これは暑い環境から空調の効いた部屋へ移動したとき，最初はオーバーシュートして涼しく感じ，その後徐々に慣れてきて暑くも寒くも感じなくなる日常的な経験とも一致する．室温制御の観点から言えば，暑熱環境から冷房環境への移動直後は，定常状態で示されているような省エネ基準まで室温を下げる必要は必ずしもなく，もう少し高い温度でも十分に熱的中立に導き得ることを示している．

〈長野和雄・兼子朋也〉

■文献

1) Hardy JD, DuBois EF, Soderstrom GF：Basal metabolism, radiation, convection and vaporization at temperature of 22 to 35℃. J Nutr 15：477-497, 1938.
2) 兼子朋也，堀越哲美：日本人の温熱環境に対する心理的評価—その手法と分析—．日本生気象学会雑誌 37(3)：S47, 2000.
3) 石垣秀圭，松原辰樹，權田 信，堀越哲美：気温と湿度の組み合わせ条件が人体の生理・心理反応の季節差に及ぼす影響に関する試行実験．日本建築学会計画系論文集 543：49-56, 2001.
4) 兼子朋也，堀越哲美：尺度付言語選択法を用いた日本人の温熱環境に対する心理的評価に関する研究．日本建築学会計画系論文集 543：93-99, 2001.
5) 兼子朋也，堀越哲美：尺度付言語選択法を用いた日本人の温熱環境に対する心理的評価に関する研究 その2—単一評定・重複評定による冬季実験—．日本建築学会計画系論文集 553：99-105, 2002.
6) 三浦豊彦，阿久津綾子：至適温度の季節変動に関する研究（第1報）—女子軽作業者における温熱感，快適度および罹病率と温熱条件の関係—．労働科学 38(7)：383-398, 1962.
7) 堀越哲美，磯田憲生，小林陽太郎：風洞内温熱環境条件の人体に及ぼす影響に関する実験的研究（男子裸体）その2—夏季・平均皮膚温と温冷感申告—．空気調和・衛生工学会学術講演会論文集：27-30, 1974.
8) 久保博子，磯田憲生：秋期および冬期における人体の温熱的な快適性について．日本建築学会近畿支部研究報告集 27：237-240, 1987.
9) 堀越哲美，小林陽太郎，土川忠浩，平山慶太郎，藏澄美仁：気温のステップ変化時における人体の温冷感と快適感の関係に関する研究—冬期・着衣男子の場合—．日本生気象学会誌 25(2)：61-67, 1988.
10) 久保博子，磯田憲生，梁瀬度子：温冷感と快適感の季節差に関する実験的研究．人間と生活環境 1(1)：51-57, 1994.
11) 志村欣一，堀越哲美，山岸明浩：日本人を対象とした室内温湿度条件の至適域に関する実験研究—夏季至適域の提案—．日本建築学会計画系論文集 480：15-24, 1996.
12) Gagge AP, Stolwijk JAJ, Hardy JD：Comfort and thermal sensations and associated physiological responses at various ambient temperature. Environ Res 1：1-20, 1967.
13) Kuno S, Ohno H, Nakahara N：A two-dimensional model expressing thermal sensation in transitional conditions. ASHRAE Trans 93(2)：396-406, 1987.
14) de Dear RJ, Knudsen HN, Fanger PO：Impact of humidity on thermal comfort during step-changes. ASHRAE Trans 77：247-262, 1989.
15) de Dear RJ, Ring JW, Fanger PO：Thermal sensations resulting from sudden ambient temperature changes. Indoor Air 3：181-192, 1993.
16) Kakitsuba N, Inoue Y：Effects of relative humidity on physiological and psychological responses during cooling after hot exposure. Proc ICHES 98：97-100, 1998.
17) 森 郁惠，鉾井修一，高田 暁，田中宏明：非定常状態における温冷感予測に関する実験的考察．日本建築学会計画系論文集 563：9-15, 2003.
18) Nagano K, Takaki A, Hirakawa M, Tochihara Y：Effects of ambient temperature steps on thermal comfort requirements. Int J Biometeorol 50(1)：33-39, 2005.

6. 温湿度と人体

a. 温度と湿度

われわれの生活空間の温熱状態を知る際に用いられる物理量で，最も代表的なものが温度と湿度である．温度の表示は，国によって異なるが，わが国ではセルシウス度（摂氏温度，℃）を通常用いる．一方，湿度には，空気中に含まれる水蒸気の比率を表す絶対湿度（混合比と呼ばれることもある）と，飽和水蒸気量に対する水蒸気量の比率を表す相対湿度とがある．一般に普及している湿度計の表示は，ほとんどの場合，相対湿度である．

図1に気温と湿度の年変動を示す．気温・湿度とも，おおむね冬に低く，夏に高くなる．これは，屋外の空気についてのデータであるが，屋内についても，冬に低く夏に高いという傾向をもつ．建物内部は，冷暖房装置による人工的な温湿度の形成要因があるものの，窓・ドア・隙間などの開口部を通しての空気の出入り，換気扇による空気の出入り，壁・窓・屋根などを通しての熱の出入りにより，屋外の影響を受けるからである．

b. 熱と水蒸気の移動

温度・湿度はそれぞれ，熱・水蒸気がどのように移動するかを決定する物理量である．熱・水蒸気はそれぞれ，温度・湿度の高いところから低いところへと移動する．また，移動の速度は，温度差・湿度差に比例する（この場合の湿度差は，絶対湿度の差である）．

人間の皮膚温は，極端な場合を除いて，気温より高い．したがって，熱は，からだから外へ向かう方向に移動する．これは，人体が絶えず熱を失っていることを意味する．ただし，気温の高い時期（夏）には，皮膚温と気温の差が小さく，熱移動の速度が遅い．気温の低い時期（冬）はその逆である．

一方，皮膚近傍の絶対湿度も，特殊な場合を除いて，まわりの空気より高いと考えられる．したがって，水蒸気は，体から外に向かう方向に移動しており，人間は絶えず水蒸気を失っている．絶対湿度の高い時期（夏）には，水蒸気移動の速度が遅く，絶対湿度の低い時期（冬）はその逆である．ここで注意するべきことは，体内の水分が液として存在しているため，人体からでる水蒸気は，液体から気体（水蒸気）に変化して外にでるということである．このとき蒸発熱が奪われるため，水蒸気の移動は，皮膚近傍での蒸発熱損失を伴う．このように，水蒸気の移動は，人体の乾燥・湿潤だけでなく，人体の熱収支に影響を及ぼす．

c. 暑さ寒さと温湿度

体内では代謝により，絶えず熱が発生している．その熱は，皮膚表面での熱移動や蒸発熱損失，呼吸により，体外へと移動する．体内で発生する量と体から失われる量がつり合っている

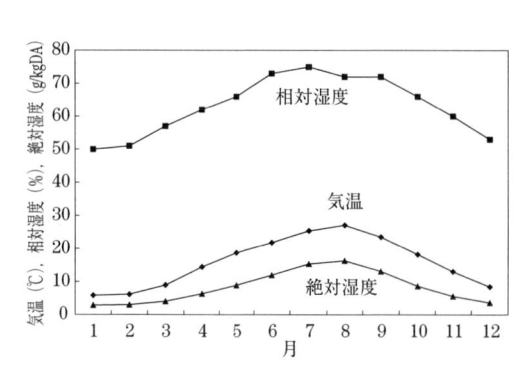

図1 気温・湿度の月別平均値（東京，1971～2000年の平均値）[1]

と，体温は一定に保たれる．一方，このバランスが崩れると，ふるえ，発汗，血流量調節といった体温調節反応が起こり，体温が一定に保たれるようにからだが調節の努力をすることになる．このとき，暑さや寒さを感じると考えられる[2]．

代謝により発生する熱が体外へと移動するメカニズムには，蒸発によるものと蒸発によらないもの（温度差で説明される熱移動）とがある．両者の比率は条件によって異なるが，発汗を生じない場合，蒸発による熱損失は，総熱損失量に対して15～25%程度を占める．一方，発汗を生じるほど気温が高い条件では，この比率が高くなる（図2）．なお，発汗を生じない場合の蒸発は，皮膚を通しての水分の蒸発（不感蒸泄）および呼吸に伴うものである．

蒸発熱損失への依存度が高い条件下では，湿度が暑さに影響する．湿度が高いと蒸発の速度が遅くなり，これを発汗量の増加で補うため

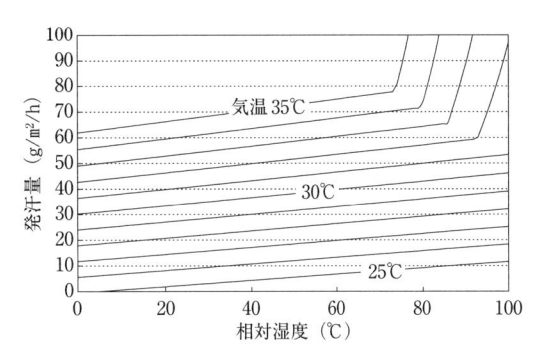

図3 温度・湿度による発汗量の変化
人体熱モデルによる計算値[3]．計算条件は図2と同様．

（図3），暑いという感覚が増大すると考えられるからである．逆に，発汗を生じない程度の温度条件（蒸発熱損失への依存度が低い条件）のもとで，湿度は，暑さ寒さにほとんど関係しない．

d．人間の感覚と温湿度

湿度が高いということは，ある程度気温が高い場合，暑さを感じさせる要因となることを述べた．ところで，われわれは，単に「暑い」ではなく，「蒸し暑い」などと，湿り気に関する表現を絡めて暑さを表現することがある．人間は，温度に由来する暑さと湿度に由来する暑さとを，区別できるのであろうか．「今は梅雨だ」，「湿度計の指示値が高い」などの情報を感覚と組み合わせて，「湿度が高いから暑い」と表現している可能性がある．しかし，そのような情報なしに湿度に由来する暑さを区別できるか否かは，必ずしも明らかにされていない．

一方，湿度が低いことは，発汗を生じない程度の温度条件下では，暑さ寒さの感覚にほとんど関係しない．しかしながら，低湿度は，口腔，粘膜の乾燥を招き[4]，かゆみを伴った皮膚疾患を生じさせる可能性がある[5]と言われる．水分蒸発の速度が速いために，皮膚，粘膜などが乾燥し，暑さ寒さとは別の感覚を生じさせるものと考えられる．乾燥に関連した感覚はどの程度の湿度条件で生じるのか，また，健康の観

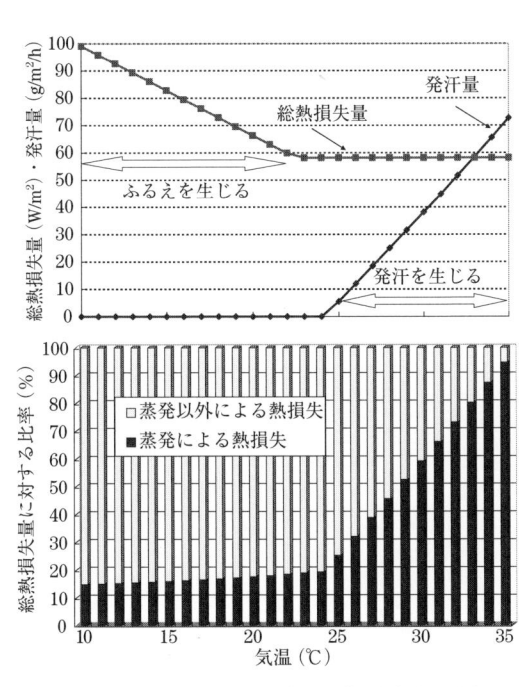

図2 人体からの熱損失量に占める蒸発熱損失の比率
人体熱モデル[3]による計算値．計算条件：相対湿度50%，風速0.1 m/秒，平均放射温度＝気温，着衣量0.6 clo，代謝量1 met，定常状態．

点から最低限どの程度の湿度を保つべきか，被験者実験による検討が進められているが，暑さ寒さの感覚と比較して知見が少ないのが現状である．

日本は四季を有し，温度だけでなく，湿度も1年を通じて変化している．人間が湿度をどのように感じるかという点に関しては，未知の領域が広がっていると考えられる．　（高田　暁）

■文献
1) 国立天文台：理科年表（平成19年），丸善，2006．
2) Fanger PO：Thermal Comfort, McGraw-Hill, 1970.
3) Gagge AP, Fobelets AP, Berglund LG：A standard predictive index of human response to the thermal environment. ASHRAE Trans 92：709-731, 1986.
4) 三浦豊彦：湿度と人間．労働科学 54(4)：165-177, 1978.
5) 鮮于裕珍，栃原　裕，唐木千岳，松橋秀明：低湿度が人間に与える影響の調査研究（その5）．空気調和・衛生工学会大会学術講演論文集：1677-1680, 2005.

7. 室内気流と人体

a. 気流の影響とその評価

気温,湿度,熱放射を快適条件とした場合に,気流が変化した場合の影響を調べた実験[1]について述べる.気温条件を23.5℃,相対湿度を約50%とした場合(平均放射温度=気温)に,風速0.1 m/s以下,0.3 m/s,0.5 m/sの3段階に被験者を暴露した.被験者は椅座安静で,着衣は一般事務作業状態の着衣を想定した半袖下着,パンツ,ワイシャツ,靴下,作業着上下とした.ここでは,中間期のデータについて示す.

図1は,1人の被験者に対する平均皮膚温の変化度を示したものである.気温降下は,風速が増すにつれて大きくなり,0.15 m/sでは0.25 K程度であるが,0.35 m/sでは約1 K,0.55 m/sでは1.5 Kを超えた.次に,各部位の皮膚温の降下度を比較する.図2に1人の被験者の風速ごとの各部位皮膚温の降下度を示す.胸乳が風速による変化は最も少ない.臍部,前額,前膊,大腿,下腿後などの着衣部分は風速0.3 m/sで0.5から1 K,風速0.5 m/sで1.5 Kの低下であり,平均皮膚温も同様の傾向を示す.被覆されていない手背,足背は大きく低下している.前額は,被服によって被覆されていないが,ほぼ低温を保つ傾向にある.

次に,風速と温冷感との関係を図3に示す.風速0.1 m/s以下の場合に比べ,0.5 m/sでは,温冷感スケールで2段階の低下がみられる被験者と1段階の低下,不変の被験者があった.おおむね風速の増加に伴って温冷感の段階が低下する.

次に,気流と気温の総合的影響を評価する指標について説明する.気温20℃,24℃,28℃と自然対流,風速0.15 m/sおよび1.0 m/sの組み合わせ条件(相対湿度はほぼ50%一定,平均放射温度は気温と等しい場合)で実験を行い,温冷感を測定した.この結果を気温と温冷感の関係として図4に示す.ここでは風速条件

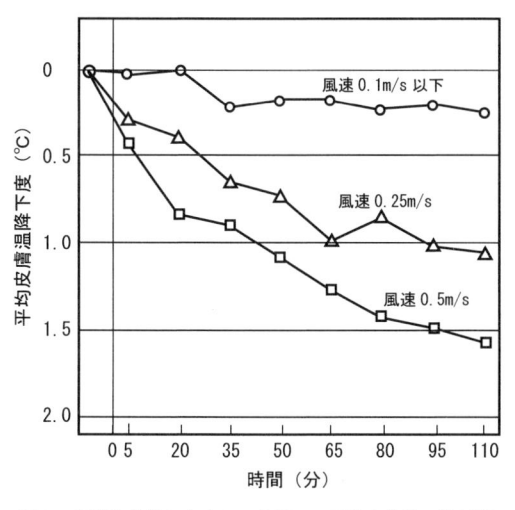

図1 各気流条件による110分間での平均皮膚温の降下度
気温23.5℃,記号は各被験者.

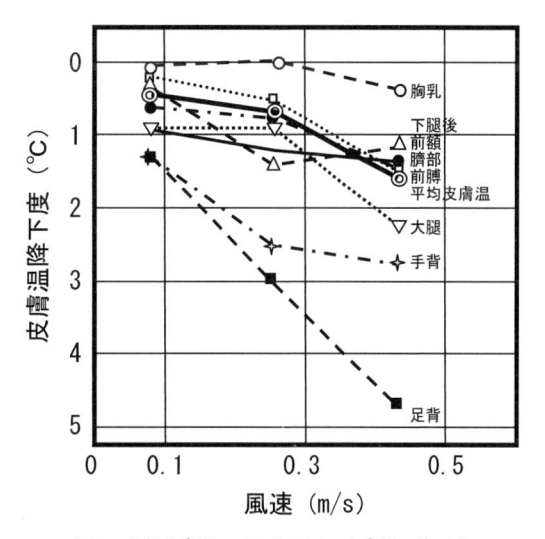

図2 各部皮膚温の110分間での皮膚温の降下度
気温23.5℃,風速0.3 m/s.
○:胸乳,△:下腿後,●:前額,□:前膊,◎:平均皮膚温,—:臍部,▽:大腿,✡:手背,■:足背を示す

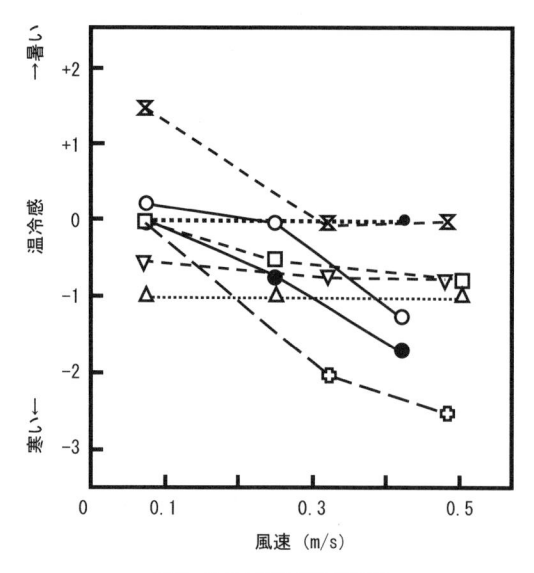

図3 風速と温冷感との関係
気温 23.5℃,記号は各被験者.

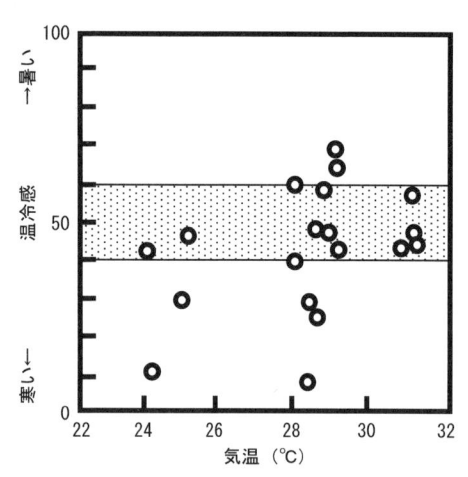

図4 気温と温冷感との関係
各風速条件が入っている.

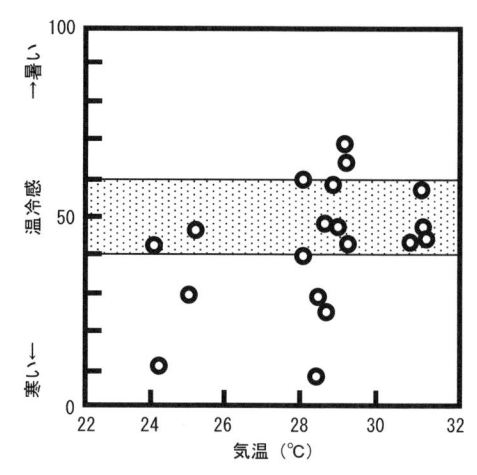

図5 風速修正気温と温冷感との関係

が示されていないため,気温と温冷感との間には関係性が認められない.そこで,気温のかわりに気温と風速の総合影響を示す,風速修正気温 Tv (℃)[2] を用いる.これは以下のように定義される.

$$Tv = t_a + TVF/h_0 F_{cl0}$$

$$TVF = (h_c F_{cl} - h_0 F_{cl0})(t_a - t_s)$$

ただし,F_{cl}:着衣の伝熱効率 (nd),F_{cl0}:静穏時の着衣の伝熱効率 (nd),h_{cl}:人体の対流熱伝達率 (W/m²℃),h_0:静穏時の人体の対流熱伝達率 (W/m²℃),t_a:気温 (℃),t_s:平均皮膚温 (℃),TVF:温熱風速場 (W/m²) である.

図5に風速修正気温と温冷感との関係を示す.風速修正気温の上昇とともに温冷感も寒い方から暑い方へと変化する様子がわかる.風速修正気温を利用する優位性が示されている.

b. 好みの気流の選択による快適さの維持

久保ら[3] は,蒸し暑い場合の気流の影響を探るために,気温26℃,28℃,30℃と,相対湿度30%,50%,80%の組み合わせ条件を設定し(気温26℃,相対湿度30%の組み合わせはのぞく),被験者を暴露し,体感を適宜保つために自分の好みの気流を発生させる実験を行ったので,概要を紹介する.被験者は椅座安静で,着衣は夏を想定し0.38cloとし,60分間暴露した.その間被験者はスライダックにより風速を好みの速度の調整できるようになっている.

被験者によって,気温ごとに調整された気流を図6に示す.設定気温が上昇するに従って,気流の増加がみられる.気温26℃では平均0.5m/sで湿度による差はみられない.気温28℃では,相対湿度30%,50%,80%でそれぞれ0.66m/s,0.87m/s,1.02m/sと湿度の

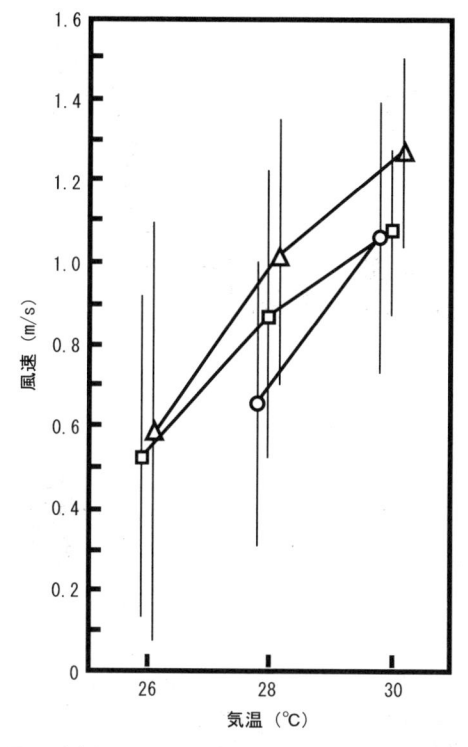

図6 各気温,湿度条件における選択された好みの風速

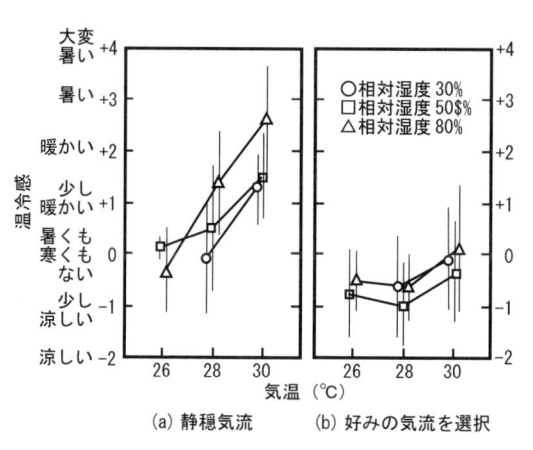

図7 各気温と湿度条件おける温冷感
(a) 静穏気流
(b) 好みの気流を選択

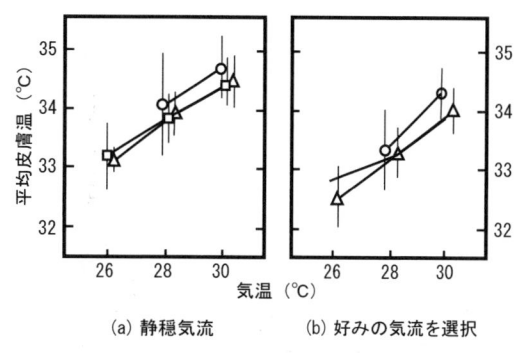

図8 各気温と湿度条件おける平均皮膚温
いずれも○×△は相対湿度 30%, 50%, 80% を示す.
(a) 静穏気流
(b) 好みの気流を選択

上昇に従って増加している.気温 30℃ の場合,相対湿度 30% と 50% では約 1 m/s でほとんど差はないが,80% では 1.27 m/s とより速くなっている.気温の上昇と湿度の増加に対して,体感を保つために好みの速度を速くしている傾向が示されている.このときの被験者の温冷感は図 7 (b) に示されるように,すべての条件で,やや涼しいから温熱的中立の間にあり,ほぼ暑くも寒くもないからやや涼しめの環境を調整して実現しようとしていた.風速を選択しない静穏気流の場合は図 7 (a) に示されるように温冷感が気温の上昇とともに,熱的中立から暑い方へと変化している.

皮膚温については図 8 に示す通り,静穏気流の場合と好みの気流を選択した場合では,気温上昇に従い平均皮膚温も上昇しているが,その温度レベルが,好みの気流選択の場合には,おおよそ 0.5 K 程度低い.気流の影響が示された結果である.

c. 気流方向の影響

通常の環境においては,気流方向(風向)は変動しており一定ではない.したがって,人体に気流が当たる面もさまざまであり,気流方向が人体に及ぼす温熱影響を考えることは重要である.

図 9 に椅座の裸体人体の正面,背面および右側面から気流に曝露した場合の人体各部位の皮膚温変化度を,図 10 に同様に人体の正面および背面から気流に曝露した場合の部位温冷感の変化を示す.室温 28℃ 条件で在室する被験者に,風温 24℃・風速 0.7 m/s の気流を曝露しており,皮膚温は右半身を基本として測定している.平均皮膚温(MST)は,三つの曝露条件ともほぼ同様の変化を示しており,気流方向による違いはみられない.しかし,部位別の皮

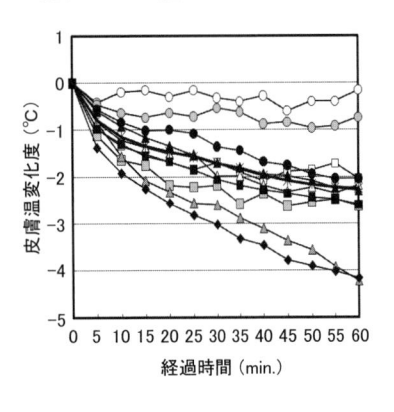

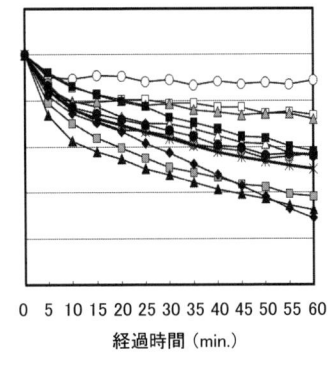

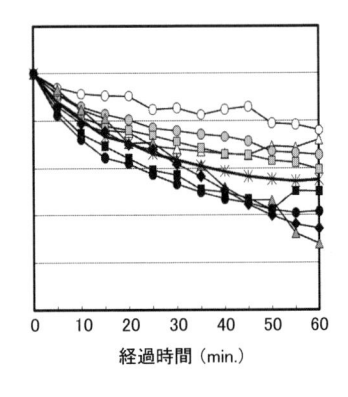

(a) 正面全身曝露 (24℃, 0.7m/s)　　(b) 背面全身曝露 (24℃, 0.7m/s)　　(c) 右側面全身曝露 (24℃, 0.7m/s)

―○― 前額　―□― 胸　―△― 腹　―●― 肩胛　―■― 腰　―▲― 手背　―●― 大腿前　―■― 下腿前　―▲― 下腿後　―◆― 足背　―※― MST

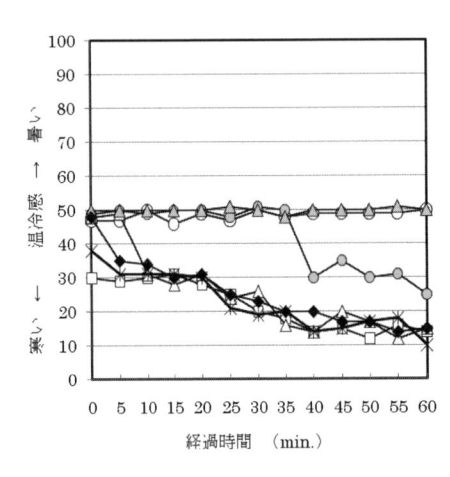

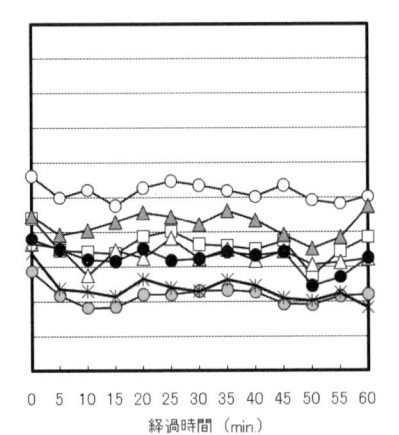

図9　気流方向（曝露面）と皮膚温変化度との関係（裸体）

(a) 正面全身曝露 (24℃, 0.7m/s)　　(b) 背面全身曝露 (24℃, 0.7m/s)

―○― 頭　―□― 胸　―△― 腹　―●― 肩胛　―▲― 手　―●― 足　―※― 全身

図10　気流方向（曝露面）と部位温冷感との関係（裸体）

膚温変化には，気流方向の影響が明確に現れている．全体的には，気流に正対して直接曝露を受ける部位（面）において皮膚温の低下が大きい．正面から気流に曝露される場合には，末梢部位である手背と足背で皮膚温低下が著しく，背面からの曝露では足背，下腿後および体幹である腰部の低下が著しい．ただし，前額では皮膚温低下はほとんどみられない．

一方，皮膚温の低下が著しい手の温冷感が，暑くも寒くもなくほぼ一定であるのに対し，皮膚温低下の小さな肩胛部の温冷感が寒い側に変化している．部位による温冷感の感度差が確認

でき，必ずしも皮膚温の変化と温冷感の変化は一致しないことが示唆される．

d．気流の人体各部位ごとへの影響

体幹部と末梢部の代表的部位である腹部と下腿部における周径方向の風速，皮膚温，対流熱伝達率分布を図11，図12に示す．

腹部では，風速，皮膚温，対流熱伝達率の各分布とも正面0°，背面180°を軸にほぼ線対称の分布性状を示した．風速分布では，曝露方向に正対する側で強い傾向を示したが，曝露正対面の各45°面（正面曝露の45°，315°および背

7. 室内気流と人体   361

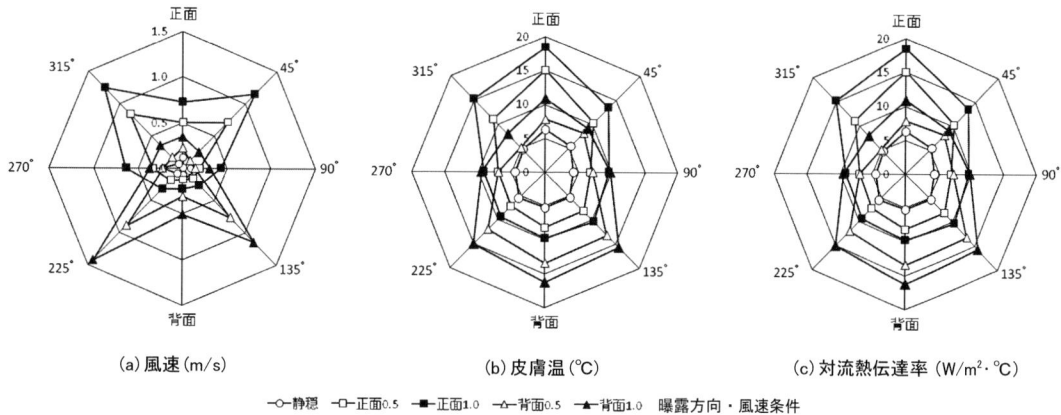

図11 腹部周径方向の風速，皮膚温，対流熱伝達率分布
(a) 風速 (m/s)　(b) 皮膚温 (℃)　(c) 対流熱伝達率 (W/m²·℃)
―○― 静穏　―□― 正面0.5　―■― 正面1.0　―△― 背面0.5　―▲― 背面1.0　曝露方向・風速条件

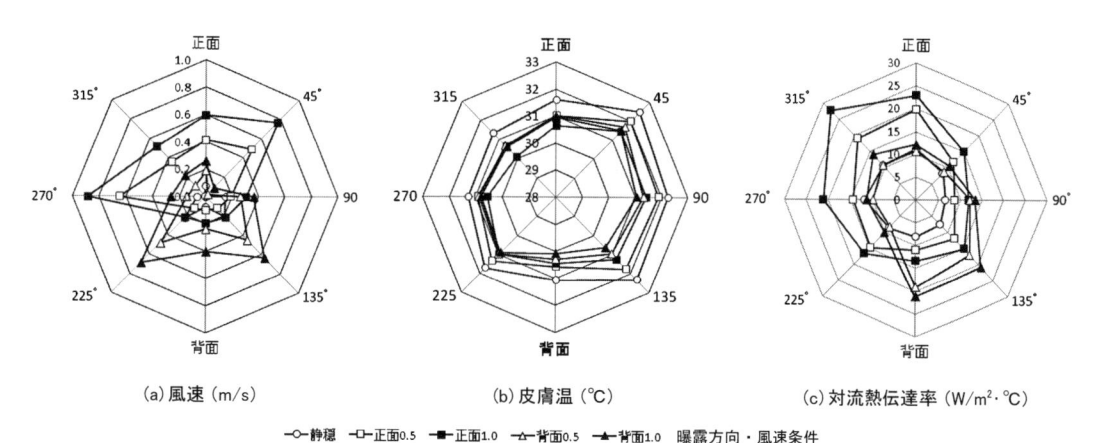

図12 下腿部周径方向の風速，皮膚温，対流熱伝達率分布
(a) 風速 (m/s)　(b) 皮膚温 (℃)　(c) 対流熱伝達率 (W/m²·℃)
―○― 静穏　―□― 正面0.5　―■― 正面1.0　―△― 背面0.5　―▲― 背面1.0　曝露方向・風速条件

面曝露の135°，225°）に比べ，曝露方向に正対する面（正面曝露の正面0°，背面曝露の背面180°）では著しく弱い結果となった．一方，対流熱伝達率は，正面からの気流曝露に対しては正面0°，背面からの気流曝露に対しては背面180°の曝露方向と正対する面で最大値を示した．

下腿では，風速は全体的に曝露方向に正対する面が強くなるものの，曝露方向により分布形状が大きく異なり，正面曝露では45°および270°で著しく強く，背面曝露では135°および225°で強くなる傾向を示した．これは姿勢よりも，下腿が他の部位に比べ非対称な形状であることの影響が大きいと考えられる．対流熱伝達率は，正面曝露では270°から0°にかけて大きく，前面側315°で最大を，背面曝露では90°から180°にかけて大きく，背面180°で最大となった．

各部位とも，風速分布と対流熱伝達率分布の傾向は異なり，風速が速い測定点で必ずしも対流熱伝達率が大きくはならない．

e. 身体の一部だけを気流曝露した場合

図13に頭部に対して正面から気流に曝露した場合の部位皮膚温と部位温冷感との関係の例を，図14に同様に足部に対する平均皮膚温と全身温冷感および部位皮膚温と部位温冷感との関係の例を示す．曝露気流は風温20～28℃，風速0.5～1.0 m/sである．

頭部への曝露の場合，全体的に皮膚温にかか

図13 部位皮膚温と部位温冷感との関係（頭部正面曝露）

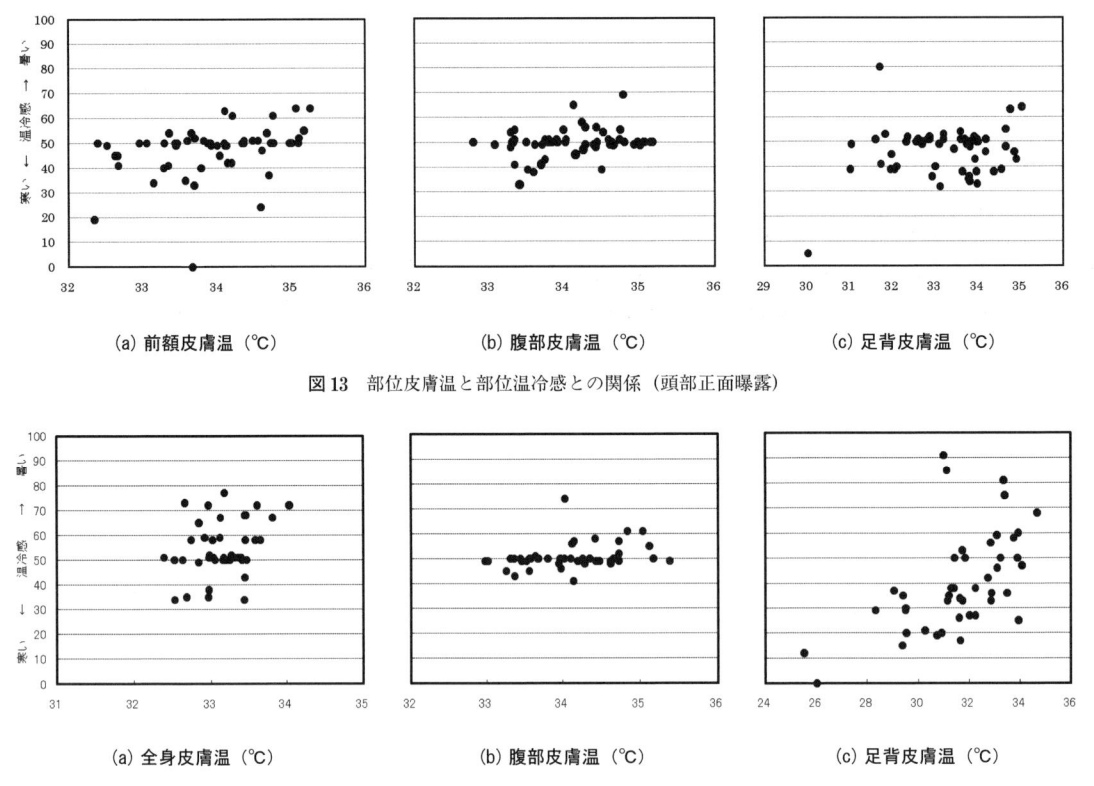

(a) 前額皮膚温（℃）　(b) 腹部皮膚温（℃）　(c) 足背皮膚温（℃）

図14 平均皮膚温と全身温冷感および部位皮膚温と部位温冷感の関係（足部正面曝露）

(a) 全身皮膚温（℃）　(b) 腹部皮膚温（℃）　(c) 足背皮膚温（℃）

わらず温冷感は中立域にあることが確認できる．直接曝露される前額では多少のばらつきはあるものの，温冷感はほぼ40〜60に集中している．一方，足部への曝露の場合，温冷感は皮膚温の大きな変化に比例して広く分布しており，気流条件に対する皮膚温および温冷感の変化は著しい．しかし，全身や腹部に対する影響はほとんどみられず，温冷感はほぼ中立域に集中している．逆に，全身に対する温冷感は，やや暑い側への分布がみられ，足部だけ気流に曝露しても，足部のみの部位皮膚温や部位温冷感が低下するだけで，全身の冷却には繋がらないことが示唆される．

f．気流と着衣の関係

多くの研究により，風速が強くなるに従って着衣熱抵抗（clo値）が低下することが示されており，静穏気流時のclo値を基準として，気流による低減率（clo風速補正係数）を乗じて

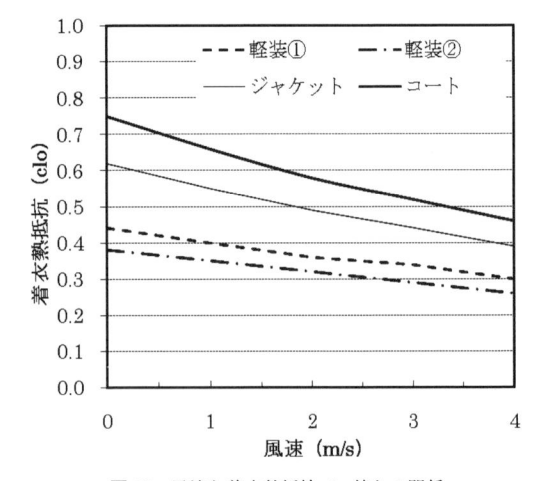

図15 風速と着衣熱抵抗clo値との関係

有風時のclo値を推定する方法なども提案されている．図15に，渡邊ら[4]のサーマルマネキンを用いた比較的軽装な着衣の場合の風速とclo値との関係を，図16に風速とclo風速補正係数との関係を示す．風速が強くなるに従ってclo値が低下する原因としては，着衣下の空気

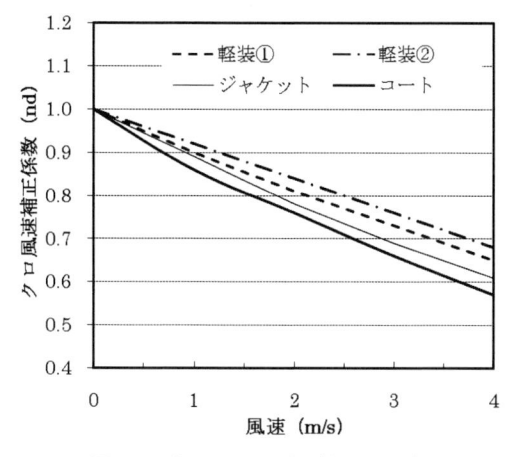

図16 風速とclo風速補正係数との関係

層が薄層化したことによる熱抵抗の減少や空気の透過や侵入，漏気などの空隙の換気が指摘[5,6]されている．なお，一般に微風時では気流方向がclo値に与える影響は小さいとされている．

（堀越哲美・鈴木健次）

■文献
1) 磯田憲生，小林陽太郎，堀越哲美，池田信己：風洞内気流と人体皮膚温との関係に関する実験的研究（着衣）―中間期・暖房期および冷房期の場合―．日本建築学会論文報告集 229：121-128, 1975.
2) 堀越哲美，小林陽太郎：総合的な温熱環境指標としての修正湿り作用温度の研究．日本建築学会計画系論文報告集 355：12-19, 1985.
3) 久保博子，磯田憲生，梁瀬度子：蒸暑環境における好まれる気流速度の人体影響に関する研究．日本建築学会計画系論文集 442：9-16, 1992.
4) 渡邊慎一，堀越哲美，兼子朋也，宇野勇治，石井仁，冨田明美：サーマルマネキンを用いた風速と風向が着衣熱抵抗に及ぼす影響に関する研究．日本建築学会研究系論文集 621：23-28, 2007.
5) 持田徹：衣服下換気を考慮した温感指標の検討．空気調和・衛生工学会学術講演会論文集：217-220, 1975.
6) 岩崎房子，丸山康子，笠原さつき，田村照子：サーマルマネキンによる被服の熱抵抗に関する研究（第3報）被服下空気層と熱抵抗との関係．文化女子大学研究紀要 18：22-33, 1987.

8. 住宅の温度

a. 住宅の温度の意味

住宅という空間では，専業主婦や高齢者のように1日のうちかなりの時間を過ごす人も少なくない．そういう意味で人々の生活を営む空間としての住宅の温度は，人間の健康にとって重要な意味をもっている．恒温動物である人間の体温調節という観点からみると，住宅は衣服と同様に外界の温度を緩和する役割をもっており，行動性の体温調節のメカニズムの一種である．住宅の室内温度は，外界気象条件と，建物の断熱性能，気密性能，居住者による窓の開閉，カーテンやブラインドなどの操作，暖冷房行為によって決まってくる．

人間にとってはある程度快適な温度というものが存在するが，完全空調されたオフィス環境と比較すると，住宅の温度にはかなり大きくバラツキがあることが実態調査からわかっている．その理由は，着衣量の自由度が大きいこと，経済的制約などである．

海外では，欧米を中心として住宅で保たれるべき温度を法律で定めている国もあり，その値の多くは20℃前後である．しかし，わが国では法律による定めはなく，建物の設計段階で，室温のことを考慮していない場合の方が圧倒的に多いと言える．また，後述するように，冬季にはかなり低温で暮らしている居住者が多い．ただし，建築物衛生法では特定建築物以外（住宅を含む場合もある）でも，建築物環境衛生管理基準を遵守する努力義務はある．詳しくは，F編第9章を参照されたい．

b. 住宅の温度の実態調査

住宅の温度として興味深い事柄は，居住者がどの程度の温度の実態で暮らしているかということである．

わが国の住宅の冬季の温度の実態について，古くは江口ら[6]が1966年度に各地の公営住宅の室温調査を行っており，1978年度にも同様の調査[7]が行われた（図1）．その結果，冬季の日本の各地の住宅の温度には，地域的な特徴があり，最も寒冷な札幌の室温は20℃を上回る住戸が多いのに対して，本州の各都市の室温

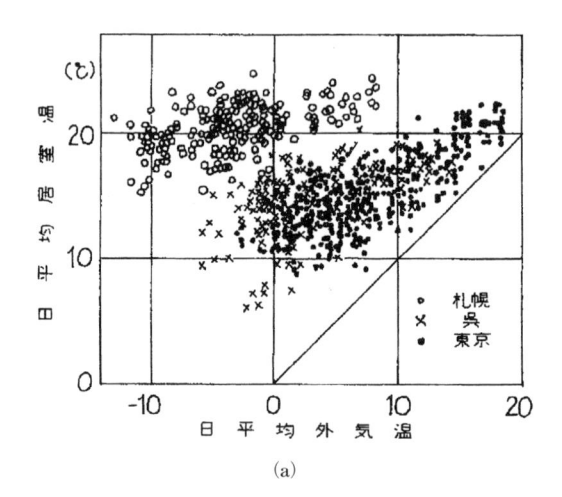

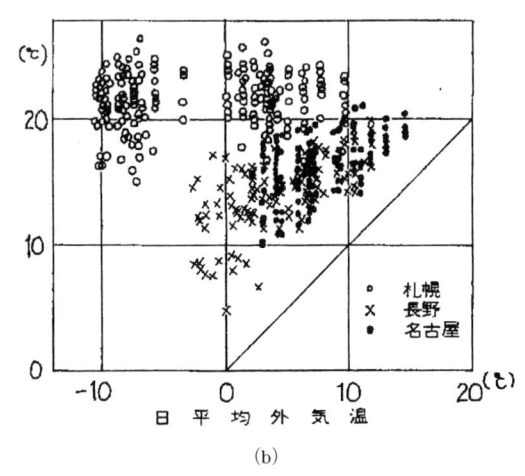

図1 札幌と他の都市の公営住宅の室温と外気温の関係[1]
(a) 1966年度（札幌，東京，呉），(b) 1978年度（札幌，名古屋，長野）．

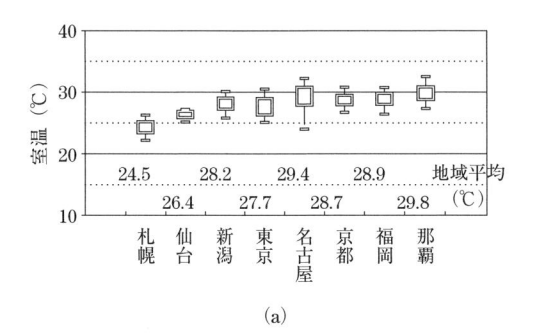

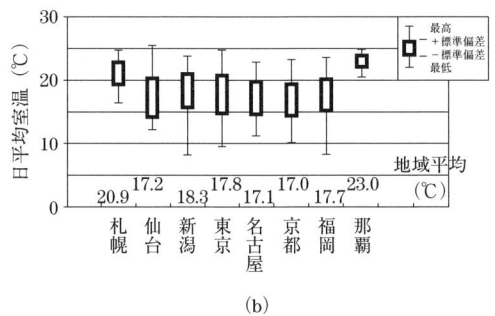

図2 全国8都市の室温（1992年度調査）[2]
(a) 夏季だんらん時平均室温, (b) 冬季日平均室温.

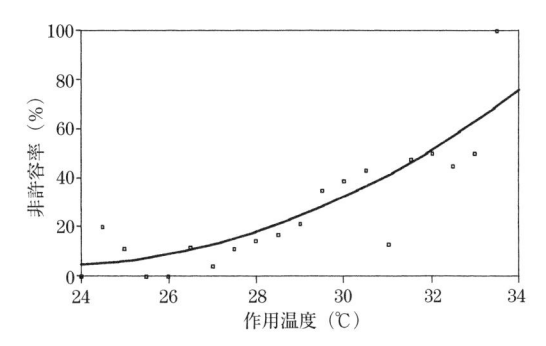

図3 関西地域での居住者の許容温度（2003年度調査）[3]

は大部分が20℃以下であることを報告した．1992年度の全国8都市での調査でも，冬季は札幌の室温が最も高いという結果であった（図2）[2]．このように，北海道を除くと，かなり低温で生活していることが特徴である．

ところで，このような調査で得られる温度データをどのようにみるかであるが，絵内と荒谷[8]は，「これでよしとする温度」，中村[9]は「居住環境温度」と呼んでいる．現実に居住者が暮らしている温度の意味合いを考察しようとする調査研究は，少なくない．

夏季については，近年地球温暖化と都市のヒートアイランドにより熱中症が多発しており，住宅室内で発症する例も少なからず報告されている．地球温暖化や省エネルギー対策の観点から，暖房・冷房使用を控えめにしようという動きがあるが，健康被害を起こさない程度の温度に保つこととのバランスが重要である．

c．住宅での中立温度と許容範囲の実態調査

温度に対する感じ方をたずねた場合に，特に暑くも寒くもない温度（中立温度）や，暑さや寒さを許容できない限界はどの程度かを，実態調査によって明らかにする試みもなされている．

関西地方の住宅居住者の調査では，中谷ら[3]は夏の中立温度（暑くも寒くもない温度）が，27.6℃（作用温度）であることを報告している．また，居住者が許容できる範囲については，図3に示すように，作用温度の場合，80%の居住者が許容する温度の上限は28.4℃であった．また，この図は，50%の居住者が許容する温度の上限は約31℃であることを示しており，かなり個人差が大きいことを意味している．また，冬季に関しては，飛田ら[4]が同様の方法で，中立温度と許容範囲を求めようとしたが，採暖器具のない居住者に限定した場合，9.9℃という数字が得られたとしているが，採暖器具を使用している場合には，算出が不能であった．また，許容範囲はいずれの場合も，算出することが不可能であったことを報告している．この原因は，多くの居住者が，かなりの低温を許容していたからである．わが国で，居住者が冬季の低温環境を許容していることについては，いくつも報告がある[10～12]．

d．住宅の温度と起居様式

わが国の住宅の温度が低いことはすでに述べたが，冬季の足下の温度が居住者による椅子座，床座という起居様式の選択と深く関連していることも報告されている[5]．すなわち，わが

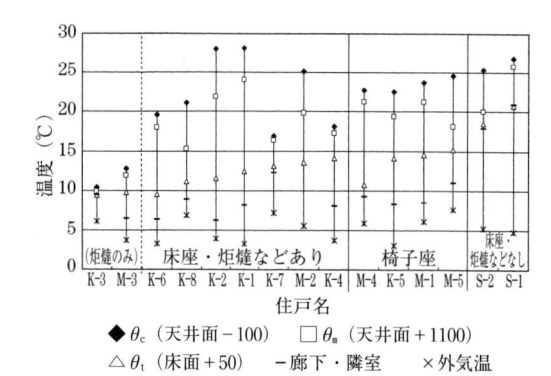

図4 起居様式と冬季の室温との関係（1991年度調査）[5]

我が国の住宅は，欧米の住宅と比較すると，断熱・気密性が低いため，床面付近の温度が低く，足下が冷えるという不満が多い．特に椅子座で生活すると足下の冷えをより不快に感じるため，冬季にも椅子座で暮らすためには，足下＝床面付近の温度がある程度高いことが必要である．この研究は，それまで住文化の問題としてのみとらえられてきた起居様式が，室内の温度と関連しており，体温調節行動の発現としても解釈できることを示唆したという意味で，有意義である．

（松原斎樹）

■文献
1) 坊垣和明：住宅の室内気候に関する実態調査 その1 日平均室温と外気温および暖房時室温について．日本建築学会大会学術講演梗概集計画系：679-680, 1982.
2) 坊垣和明，澤地孝男，吉野 博，他：夏期および冬期の居住室室温とその地域性に関する研究—全国調査に基づく住宅のエネルギー消費とライフスタイルに関する研究（第2報）—．日本建築学会計画系論文集 505：23-30, 1998.
3) 中谷岳史，松原斎樹，藏澄美仁：関西地域の夏期の住宅における中立温度と温熱的許容範囲．日本建築学会環境系論文集 597：51-56, 2005.
4) 飛田国人，中谷岳史，松原斎樹，他：関西地域の住宅における冬期の実態調査による中立温度許容範囲算出の試み．日本建築学会環境系論文集 614：71-77, 2007.
5) 松原斎樹，澤島智明：京都市近辺地域における冬期住宅居間の熱環境と居住者の住まい方に関する事例研究—暖房機器使用の特徴と団らん時の起居様式—．日本建築学会計画系論文集 488：75-84, 1996.
6) 江口和雄：公共住宅の物理的居住水準に関する研究 1.住宅の室内気候の実態調査．昭和43年度建築研究所年報 103-112, 1968.
7) 坊垣和明：住宅の室内気候に関する実態調査 その1 日平均室温と外気温および暖房時室温について．昭和57年度日本建築学会大会学術講演梗概集計画系 679-680, 1982.
8) 絵内正道，荒谷 登：居住室の温熱環境の実態 その1・寒さに応じた住まい方と室温変動パターンについて．日本建築学会論文報告集，264：91-97, 1978.
9) 中村泰人：生気象学的建築学の思想．日本建築学会計画系論文報告集 373：11-20, 1987.
10) 長谷川房雄，吉野 博，赤林伸一：東北地方都市部の木造独立住宅における冬期の温熱環境に関する調査研究．日本建築学会論文報告集 326：91-101, 1983.
11) 佐藤 豊，郡 公子：栃木県における住宅の熱環境と住まい方に関する研究—冬期の暖房室・非暖房室の熱環境と意識・住まい方—．日本建築学会計画系論文集 522：7-14, 1999.
12) 佐藤勝泰，山下恭弘，橋本潤一，他：戸建住宅における冬期の住戸内外の温度環境と居住者意識・生活行動—徳島県兵庫県，北海道，カナダにおける生活実態調査の比較検討—．日本建築学会計画系論文集 546：45-52, 2001.

9. 高層建築と温度

a. 建築物における室内設計温度条件

建築物の室内環境は，適正な管理をすることが法律により定められている．「建築物における衛生的環境の確保に関する法律」は1970年4月に施行され（2006年6月改正），興行場，百貨店，集会場，図書館，博物館または遊技場，店舗，事務所においては3,000 m²以上，学校では8,000 m²以上の建築物を対象として「浮遊粉じん」，「一酸化炭素」，「二酸化炭素」，「温度」，「相対湿度」，「気流」，「ホルムアルデヒド」について管理基準が決められている．温度に関しては，「17℃以上28℃以下」，「居室における温度を外気より低くする場合は，その差を著しくしないこと」が規定されている．通常の建築物における室内設計温度条件は，夏季26℃，冬季22℃とすることが一般的であるが，近年はクールビズ，ウォームビズの設定温度として，この管理基準の範囲内で夏季28℃，冬季20℃を目標温度とするケースなどがみられるようになっている．

b. 高層建築における室内環境への気象影響

建築基準法の改正により31 mの高さ制限が撤廃され，容積率規程へ変更されたのが1963年である．容積率規程への変更により建物周囲に空地を確保して高層ビルを建築する形態が現れるようになった．以降地上部分に外壁面が突出するような高層建築の場合，建物の配置計画，外装計画，コア配置計画などの工夫により，建物外周部の熱負荷を抑制することが建築計画上の主要なテーマの一つとなっている．

1968年に超高層建築のさきがけとなった霞が関ビルディング（36階軒高GL (grand level) +147 m）が完成した．霞が関ビルの設計においては，外壁面が突出することによる日射影響や外部風速の増加など，熱負荷の増加や内部環境への影響についても詳細な検討がなされた．また純鉄骨の柔構造という条件に関しても，熱伝達量，熱容量，壁面温度，隙間風量などについて，新たな課題として量的把握などが試みられている．

例えば建物配置計画においては，正方位配置と45°斜方位配置の比較評価を行い，45°斜方位配置を選択している．これは建物の外壁面の向きにより各方位の熱負荷が異なり，そこに設置する空調システムの容量を均等化するための生産設計の思想から決定されたものである．

c. 高層建築の熱負荷抑制

外壁や窓近傍の居室ゾーンは，日射や気温変動など外部気象の影響を受けやすく，負荷特性は季節や時間，方位により著しく変化する．このように外乱の影響を受ける建物外周部をペリメーターゾーンと呼ぶ．ペリメーターゾーンは，方位や外壁・窓の断熱・日射遮蔽性能により熱影響を受ける範囲が変化するが，「省エネルギー法（エネルギーの使用の合理化に関する法律）」に基づく年間熱負荷係数（perimeter annual load：PAL）の計算においては，外壁の中心線から5 m以内の屋内部分をペリメーターゾーンとして，建物外皮を通じて流出入する年間熱負荷をこのゾーンの面積で割った指標により建物外壁の熱性能を判断するものとしている．

図1は東京に立地する基準階面積約3,000 m²のオフィスビルを想定し，外壁仕様の違いによるPALのケーススタディー結果である．基

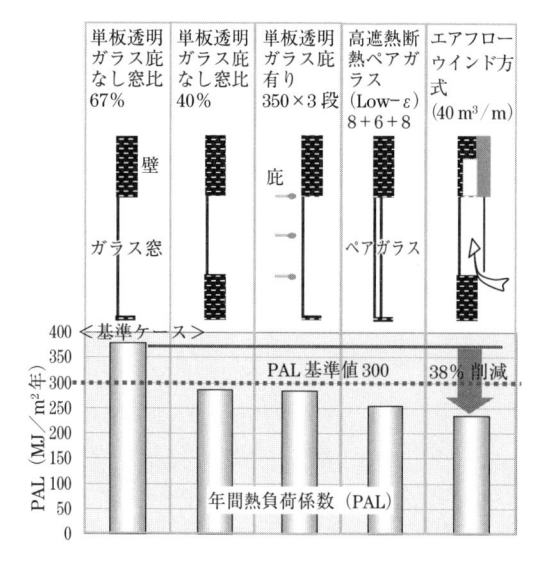

図1 窓部仕様の違いによる年間熱負荷係数

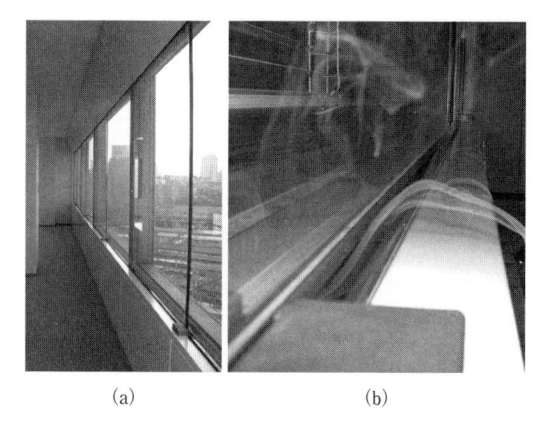

図2 エアフローウインド
(a) エアフローウインドの外観，(b) 室内空気の吸い込み状態の可視化．

準ケースは，近年の高層建築でも見かけるようになった窓比67％，すなわち床面から2,800 hまでフルハイトのガラスで覆われた設定である．このような全面ガラスの設計は，内外環境の開放性と視認性を求める設計であるが，本評価の結果によると単板透明ガラスは，省エネ法の基準値（PAL＝300）を満足することはできない．したがって負荷を抑制する何らかの対策が不可欠である．その為比較評価のケース設定は，窓比を40％にした場合，外部に庇を設けた場合，高性能断熱ペアガラスとした場合，エアフローウインド方式を採用した場合とした．基準ケース以外はすべて省エネ法をクリアする仕様となっている．最もエネルギー消費量の小さいエアフローウインド方式は基準ケースに比較し約38％のエネルギー削減となる．エアフローウインド方式（図2）は窓部のガラスを二重化し，その間に設置したブラインドにより日射熱を遮り，室内空気の通風により排熱するシステムである．この図にある高遮熱断熱ペアガラスやエアフローウインドなどを用いて外乱の影響を極力抑制することをペリメーターレス化と言うが，一般にこのようなシステムはコストアップとなるが，快適性や省エネルギー性など

を重視し，採用の事例が増えている．

d． 高層建築の室内温熱環境制御

人体の熱的快適性は，温度，湿度，放射温度，気流速，着衣量，活動状態の六つの要素に依存する．建築計画および空調計画においては主に前4者が大きな要素となり，各種空調方式の計画を行うに当たり，快適な環境が形成されるよう考慮している．

ペリメーターについては，夏季の日射による放射温の上昇，冬季におけるコールドドラフトなどの快適感への影響が大きく，空気温度分布や放射温度影響を考慮したシステム計画が必要である．一方，インテリアの室内環境への影響因子は，人と照明，オフィス機器などからの内部発熱のみであり，変動要素は少ない．近年の急激なIT化によりオフィス内のOA機器発熱が増大し，年間を通じて冷房運転が主体となっている．この様な冷房負荷の偏在とオフィスニーズの多様化に応えるため，タスク＆アンビエントの思想に基づく，床吹き出し空調方式など熱負荷や換気対応において高いフレキシビリティーを有するシステムもみられるようになった．必要換気量をアンビエント空調で確保し，タスク空調は熱負荷の偏在への対応と個人の個別制御性を高めた自由度が高いシステムであ

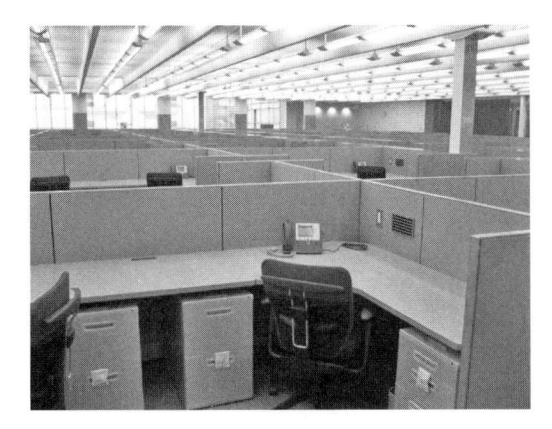

図3 タスク&アンビエント空調を導入したオフィスの事例

る．図3は某本社ビルの事例である．基本的な温熱環境を形成するアンビエント空調は床吹き出しをベースとし，タスク空調はパーティションに吹き出し口を組み込んで操作するシステムである．機能を組み込んだパーティションを固定し，追加する間仕切りの配置によって使い勝手に対応させるユニバーサルレイアウトを採用している．

e．温熱環境の形成における新たな計画の視点

地球規模の環境問題への対応が喫緊の課題となっている今，熱負荷抑制のための建築的工夫とともに，自然エネルギーの積極的活用が大きなテーマとなっている．化石エネルギーを使用しない自然エネルギーの活用は，環境負荷を抑制する主要な手法の一つであるとともに，建築と自然が共生するための重要な要素であり，積極的に導入したいものである．

従来，超高層建築において窓が開く設計は少数と言える．それは建設コストの抑制と，風圧や隙間風による室内環境への悪影響を回避するためである．しかし近年の高層ビルでは直接窓が開かなくとも何らかの形で外気導入が可能なビルが増加している．その理由は，エネルギー削減とともに知的生産性の向上が大いに注目されているからである．すなわちオフィスとは，ナレッジワーカーの知の創造の場であり，閉鎖的な高層建築であっても，自然光や自然風を取り入れることが人間本来の感性を呼び覚まし，知的生産性が向上すると考えられるからである．

ガラスを内外壁に多用する「トランスパレンシー」（透明性）をコンセプトとして，高層ガラス建築を数多く設計しているドイツのインゲンホーヘンは，自然に触れることができ，視覚的に開かれた空間（透明性）をつくることで，コミュニケーションとコンセントレーションの質を上げ，オフィスの生産性を上げることができると主張している．

従来，空調設備は設計温湿度条件を満足する均質な温熱環境を実現することを目的としてきたが，オフィスワークプレイスの用途と目的に応じて自然との接点を持つパッシブデザインの適用が新たな計画の視点となってきた．

〔佐藤信孝〕

10. 地下建築物と温度

a. 地下建築物の温熱特性

地下建築物の温熱特性は,気象に影響される地上建築物とは異なり,周辺の地中温度が一定であることから環境的に安定していることが特徴である.地中温度は,地下岩盤に賦存する大きな低温の熱エネルギーによりほぼ一定である.しかし,地表面付近の地中温度は,地上との熱の授受により蓄熱あるいは放熱した結果であることから,深度が増すほど年間の温度較差が小さくなり(図1),年平均温度は,地上気温の年平均温度に近づくことになる.また,地下10mほどで年間を通じてほぼ一定温度となり,このときの地中温度を不易層温度と呼び,国内ではその地域の年平均気温よりも2℃前後高くなると言われている[1].このような地中の温度特性を活かして,地下空間は,温度変化を嫌う収蔵庫や書庫,美術館などに利用されている.また,このような安定した地下温度を空調用の温冷熱源として利用することで効率的な省エネルギーシステムを構築することも可能である.

本章ではこのような地下の温熱特性を活かした地下建築物の計画例,地中熱のパッシブ利用例およびアクティブ利用例などを紹介する.

b. 地下建築物の計画

地下建築物の計画に当たっては,その閉鎖性や隔離性に関わる課題に留意が必要である.以下に,地上建築物とは異なる地下建築物に特徴的な計画上の要点を示す.

① 温度的安定性: 地中温度が一定していることから,外壁からの熱損失や熱取得が減少し,空調用エネルギーを削減できる.

② 外部気象との隔離性: 外壁からの空気の流出入がなく,エネルギー損失を削減できる反面,換気のための外気導入は機械的な強制換気が必要である.また太陽光も遮られるので自然採光の工夫も必要である.台風や雷雨の直接的影響を受けないが,地中外壁からの湧水侵入などに考慮が必要である.

③ 防災上・防犯上の閉鎖性: 地下施設は,言わば不燃性の壁で覆われており,外部火災に関しても強い構造となるが,外部との接点になる開口部の防災対策が重要である.また地震に対しても,地下施設は地盤の動きに拘束されて一緒に動くため,地表面のように振動が増幅されることはない.防犯上は出入口が限定されるため,対策が容易である.

④ 騒音・振動の隔離性: 地下施設は,防音・防振対策上,有利であることが多い.道路交通や地下鉄・電車など振動源が多い都市部では,地表部から地下に潜るに従って振動レベルは急激に減少する.

⑤ 美観・自然環境保護: 地上部の自然を保存しつつ人工環境を構築することができる.また,構造物の視覚的インパクトを減ずることができる.

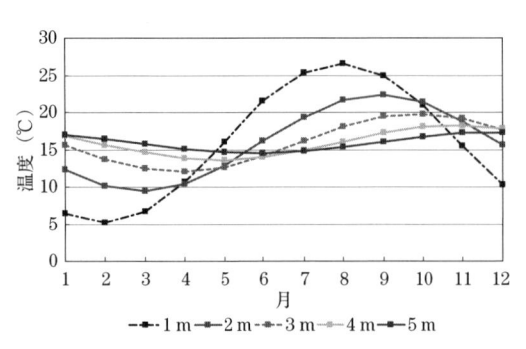

図1 地中温度の年変化(東京)
年間平均気温(年間地中平均気温)=15.9℃

c． 地下建築物の計画例

　地中の安定的な温度を建築計画にうまく取り入れた建築として，半地下化した美術館の事例を紹介する．新潟県の長岡市は豪雪地として有名であるが，この街の中心に近い信濃川河川敷内に建つ美術館である．美術館の構成は，大きく「公共ゾーン」，「展示ゾーン」，「管理ゾーン」で構成される．このうち展示ゾーンは，自然光を取り入れながら作品を鑑賞できるように積雪時にも採光が可能なトップライトを設けている．「管理ゾーン」内の収蔵庫は美術品を保存するために，厳密な温湿度管理を必要とすることから，地下化するとともに屋上を土で覆うことによって，安定的な室内環境を実現している（図2）．また，収蔵庫は周囲6面を空気層のエアチャンバーで覆うことにより，間接空調式収蔵庫として作品の保全に万全を尽くしている（図3）．また上部の空気層の外殻は防水を施したピット状の構造体として，万一の漏水の際にも作品に湿気の影響がないように計画されている．

　地下構造物であるコンクリート躯体から発生する美術品に有害なアルカリ性物質（アンモニア，カルシウム，アミン類など）や内装材から発生する酸性ガス（ホルムアルデヒド，酢酸，蟻酸など）といった汚染空気の清浄対策として，収蔵室，展示室系統の空調機には，フィルターに化学吸着剤を組み合わせ，循環空気を浄化する仕組みとしている．

　本美術館は，自然と対比する「建物」としてではなく，自然と調和する「環境」として位置づけ，土で覆った屋上を緑化し，信濃川桜堤と一体化を図り周辺環境に溶け込んだ景観をつくり出している．また一方，内部環境に関しては，地下化することにより，収蔵作品を冬の寒さや夏の暑さから守り，長期的な維持管理費の低減を図りながら良質な作品保存環境を実現している．

d．パッシブクーリング

　パッシブクーリングは，年間を通して温度が安定している地下の構造躯体や地中パイプを経由して外気を導入することにより，地熱と熱交換を行い外気を予冷するシステムである．冷却だけではなく暖房時には外気を予熱するパッシブヒーティングとしても利用できる．前述した

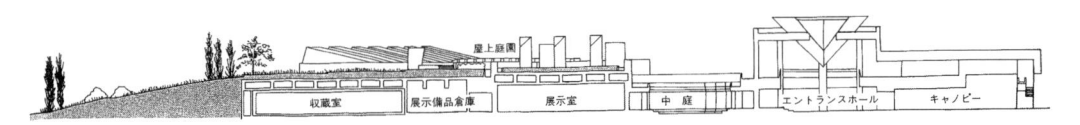

図2　美術館の断面図

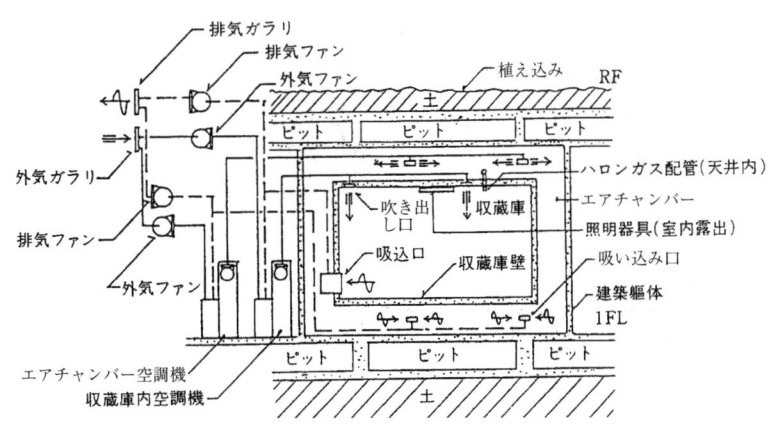

図3　収蔵庫の空調システム概念図

図4 クールピット内の月別熱交換量

表1 各熱源システムのCOP比較

種類	GSHP（従来型）	GSHP（高効率）	水冷	空冷
暖房	5.2	6.0	3.0	3.6
冷房	3.9	4.5	5.0	3.6
給湯	4.1	4.8	3.0	3.0

GSHP: ground source heat pump system.

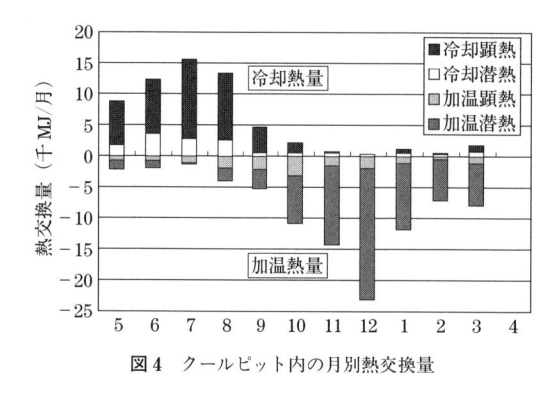

とおり，地中温度は深さ10m程度で年間を通してほぼ一定の温度となることから，夏季は30℃を超える外気を通風させることにより，土中に放熱し冷却効果を得ることができる．また冬季は，0℃に近い低温の外気を予熱することにより，消費エネルギーを削減することができる．

図4は，北九州市の校舎建築の外気導入において，クールピットを経由して導入した場合の月別の熱交換量を示している．プラス側がクールピット内で冷却された熱量，マイナス側が加温された熱量を表す．これらのクールピット内での放熱と採熱は，空調用の外気負荷削減に貢献し，冷房期間で13.3％，暖房期間で14.3％，年間では14.0％のエネルギー削減となっている．

e．地中熱源ヒートポンプシステム

地中熱を熱源とするヒートポンプは一般にGSHP (ground source heat pump system，地中熱源ヒートポンプ) と呼ばれている．空気を熱源とするASHP (air source heat pump system，空気熱源ヒートポンプ) に比較し，冬季の採熱，夏季の放熱とも温度レベルが室温と近いため高効率な運転が可能である．また大気との採放熱がなく，地中に蓄熱して循環利用するため，環境負荷の小さなシステムとして認知されている．

GSHPの数値解析の結果をもとに，GSHPシステムと他の熱源システムの比較を行った．GSHPは従来型の水熱源ヒートポンプ（暖房・給湯250kW，冷房265kW）と高効率の水冷スクリューチラー（暖房・給湯281kW，冷房281kW）とし，採放熱のための杭は，長さ20m，130本を7mピッチで配置するものとした．季節間の採放熱量比は冬季採熱1に対して夏季放熱1.1のバランスである．一方比較対象としたのは，冷却塔を用いた水冷ヒートポンプチラーと空冷ヒートポンプモジュールチラーである．

まず，各運転におけるそれぞれの熱源の効率COP (coefficient of performance) を表1に示すが，冷房時は空冷よりも優れ，水冷よりも少し劣る結果となったが，暖房・給湯の採熱時は最も効率が高いことがわかる．また，二酸化炭素排出量については，従来の地中熱源ヒートポンプを用いた場合では，水冷，空冷ヒートポンプチラーと比較してそれぞれ約18％，20％の削減効果が，また高効率スクリューチラーを導入したGSHPシステムについては，水冷と比較して約29％，空冷と比較して約31％の削減効果が得られるという試算結果になった．

このような地中熱源ヒートポンプは，高効率で環境負荷削減に貢献するが，普及への障害は，設置コストが高いことである．そのコストは地中熱交換器として機能する杭の充塡材のコストに依存するが，場所打ちコンクリートの場合は，空冷チラー方式とほぼ同等のシステムコストとなるため，普及の可能性は高いと言える．

地中熱のエネルギー源は，10m程度の浅深

度では太陽エネルギーであり，大深度では地殻深度からの熱流である．地球は言わば巨大な蓄熱体であり，その特性を理解しうまく活用することで，寒冷地ではヒートソースとして，また暑熱地ではヒートシンクとして活用が可能である．このように地球という自然の大きな蓄熱体を利用したエネルギーシステムやパッシブな地下建築物の普及に大いに期待するものである．

〈佐藤信孝〉

■文献

1) 長野克則：地中熱ヒートポンプシステム．BE建築設備 12月号：45-57, 2007.
2) 榎本丈二，木村健一，桂木宏昌，宋　城基，品田宣輝：ソーラーチムニーとクールピットを組み合わせた校舎建築の自然換気システムの実測研究（その4）．空気調和・衛生工学会学術講演論文集 37-40, 2002.
3) スターリング RL（羽根　義，小林　浩訳）：地下空間のデザイン，pp.34-45，山海堂，1995.
4) 新潟県立近代美術館．日経アーキテクチュア 9月号：63-67, 1993.

11. 商工空間と温度

a. 商業空間と温度

(1) 商業空間の熱環境と社会情勢

現在の商業空間は大規模なものから小規模なものまで幅広く,物販を主とした業態も百貨店,スーパーマーケット,専門店など多種多様である.近年,温暖化防止に向けた省エネルギー化への百貨店の取り組みなどがみられる.これまで,商業施設の売り場,特に食品売り場などではきわめて気温が低く,屋外気温との温度差が大きい場合も見受けられた.このような場合,特に足下が低温となり,冷凍ショーケースなどの冷たい放射面がある場合にはさらにからだが冷えやすい状況になっていると考えられる.また,食品売り場の来場者は女性や子ども,乳幼児も多く,寒く,不快な環境となっている場合も多いと推測でき,高齢者や車椅子利用者にとって熱的なバリアとなっている可能性もある.

(2) 商業空間の温熱環境基準

事務所,百貨店,店舗,集会場などの室内温熱環境は「建築物における衛生的環境の確保に関する法律」(通称:建築物衛生法)で基準値が定められており,基準内となるよう建物の維持管理をすることが求められている.具体的には3,000 m²以上の百貨店,店舗を対象としており,温熱環境の基準値は,「気温17℃以上28℃以下,相対湿度40%以上70%以下」である.しかし,スーパーマーケットなど規模の大きくない商業施設ではこの法律の適用を受けず,気温・湿度の調整は管理者に委ねられているのが現状である.

(3) 商業空間の過冷房に関する調査

兵庫県内で行った調査[1]では,冷房が効きすぎて寒く感じた経験がある場所として,スーパーマーケットが41.0%,交通機関が40.3%,デパートが24.5%と上位を占め,特に買い物時間や乗車時間が長時間になる場合は寒さを感じているなどの知見を得ている.交通機関では人の混み具合により車内温度が変わるので,人の混み具合に合わせて設定温度を調整してほしいとの意見が寄せられた.

(4) 食品売り場における調査

食品を販売する店舗空間において温熱環境の計測とアンケート調査を行った結果[2]を示す.春季および夏季調査における各施設での平均気温と不満足者率の関係を図1に示した.春季と夏季の気温が同じ場合でも,夏季の方が不満足者率は高い傾向となった.30%以上の人が不満を感じる平均気温は春季17℃,夏季21℃辺りであることがわかった.

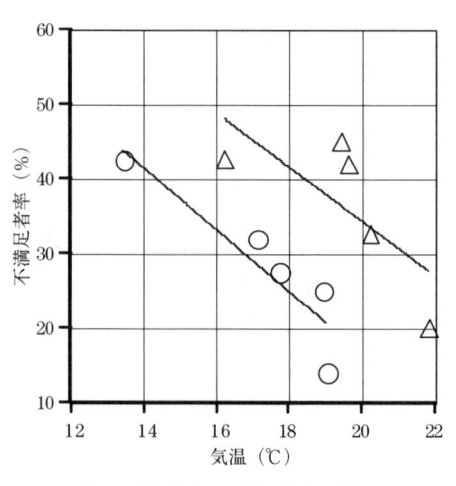

図1 平均気温と不満足者率の関係
春季(○)と夏季(△)の気温が同じ場合でも夏季の方が不満足者率は高い傾向を示している.30%以上の人が不満を感じる平均気温は春季17℃,夏季21℃辺りであることがわかる.

(5) クールビズを想定した百貨店における調査事例

某百貨店において実施された冷房温度を2℃高める試験的取り組み[3]について，来店者を対象としたアンケート調査を2006年に実施したところ，98％が「適温である」または「やや暑いが特段支障なかった」と回答するとともに，今後このような冷房温度を緩める取り組みを続けるべきと回答した者も全体の96％に達した．さらに，今回の試験的取り組みについて，48％が他店舗でも実施しやすい現実的な方法と回答した．

(6) 熱的なユニバーサルデザイン

近年，バリアフリーに関する諸法の整備を背景に，スロープ，手すり，エレベーターなど，高齢者，障害者の移動の円滑化を考慮した環境が具現化されている．現在，夏季における「軽装」の取り組み（クールビズ）が行われているが，商業施設や公共機関，公共空間においての温度調整についての対応にはバラツキがあると考えられ，今後は省エネルギー化の要請も踏まえ，熱的なユニバーサルデザインを目指す必要があると考えられる．

b. 工場空間と温度

(1) 工場空間の特徴

工場の空間では，原料からさまざまな物が生産される．そのため，工場の空間内には，必要な機器が設置され，これらの機器を利用しながら労働者は作業を行う．したがって，工場の環境計画・設計においては，機器・設備系の観点からは装置の維持・管理および製品の品質の確保などの事項，生活・人間系の観点からは労働者の安全や健康，作業効率などの事項の検討が重要である．多数の者が使用し，または利用する建築物の環境の維持管理に関する法律として「建築物衛生法」が一般的によく知られているが，「建築物における衛生的環境の確保に関する法律に関する疑義について」（各都道府県・各政令市衛生主管部局長あて厚生省環境衛生局企画課長通知，昭和五一年七月九日，環企第九六号）における特定用途に供される部分の解釈において，「……印刷工場の部分は「特定用途に供される部分」には該当しない．……」と記されており，工場は同法令の主たる対象ではなく，工場空間の環境については労働条件に関わる「労働基準法」や「労働安全衛生法」，「作業環境測定法」に基づく職場環境の形成がなされている．

(2) 機器・設備系と温度

種々の物が生産される工場空間の環境は，個々の工場の内容によりさまざまである．温度環境の面では，冷凍冷蔵工場やクリーンルームなどのように製品の質的な管理の目的から温度環境が設定されているケース，鉄工所や化学工場プラントなどのように物品の製造過程において必要な機器・設備が温度環境に影響を与えるケースがある．また，一般に工場の空間は，連続した製造ラインが設置されるため面積，容積ともに大きくなる．そのため，水平・垂直方向における不均一な温度環境が形成されやすく，空間の代表点による温度環境の指示値だけでは適切な評価が困難である．このような不均一な温度環境の評価に関して，伊藤ら[4]は温度分布評価指標の提案を行っており，加藤ら[5]は伊藤らが提案した温度分布評価指標のうち，SST (satisfactoriness of set point temperature) とSDT (standard deviation of temperature) を用いて工場を併設するオフィスの温熱環境評価を実施している．工場を併設するオフィスのA～Dの4室における季節別のSDTの算出結果を，図2に示す．精密機器の製造ラインが設置されているのはC室であり，他室に比べ各月ともSDTの値が高く不均一な温度環境となっている．特に，1月でのSDTは高い値を示しており，これは暖房へ機器の発熱・換気などが影響した結果，垂直方向の温度分布（上下温度差）が大きくなったことによると考えられる．

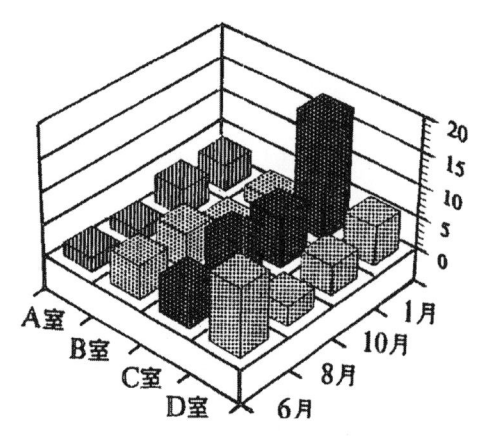

図2 工場を併設するオフィスの4室における季節別の SDT の算出結果

製造ラインが設置されている C 室では, 他室に比べ各月とも SDT の値が高く不均一な温度環境である. 特に, 1月での SDT は高い値を示し, 暖房ヘ機器の発熱・換気などの影響により上下温度差が大きくなっている.

(3) 生活・人間系と温度

工場空間の温度環境に関する検討は, 労働者の基本的な安全と健康の確保とともに, 生産性に関わる作業効率の側面からのアプローチがある. 労働者の安全と健康の確保の観点からは, 「労働安全衛生規則 第三編 衛生基準 第一章 有害な作業環境」に立入禁止場所（同規則第五百八十五条）として,「多量の高熱物体を取り扱う場所又は著しく暑熱な場所」,「多量の低温物体を取り扱う場所又は著しく寒冷な場所」が定められている. また, 作業環境測定を行うべき作業場（同規則第五百八十七条）として,「令第二十一条第二号の厚生労働省令で定める暑熱, 寒冷又は多湿の屋内作業場」の具体的な作業場があげられている. 一方, 作業効率の観点からは西原ら[6]が中程度の高温環境でも知的生産性に影響を与えるとしている. また, 省エネルギーの観点から, 2006年4月に「工場又は事業場におけるエネルギーの使用の合理化に関する事業者の判断の基準」が改定されている. このような状況のなか, 作業環境の改善を目的としてタスク＆アンビエント空調についての検討がなされている.

（山岸明浩・宇野勇治）

■文献
1) 店舗等における冷房状況と冷え対策 (http://www6.ocn.ne.jp/~seiken/2006m10.htm).
2) 平手秀明, 宇野勇治, 太田昌宏, 堀越哲美：スーパーマーケットの食品販売用空間における温熱環境の実態と利用者の意識. 日本建築学会大会学術講演梗概集：79-80, 2006.
3) 環境省：日本橋三越本店新館における冷房設定温度を2度緩和する試験的取組（クールビズ体感調査）の調査結果について (http://www.env.go.jp/press/press.php?serial=7437).
4) 伊藤尚寛, 横井睦己, 中原信生：暖房空間の温度分布特性とその評価―空調空間の熱的特性に関する研究 第1報―. 日本建築学会計画系論文報告集 382：37-47, 1987.
5) 加藤雅春, 梅村茂樹, 崔英植, 鄒玲, 堀越哲美, 山岸明浩, 山下恭弘, 天野克也, 岡村勝司：室内温熱環境条件の至適範囲に関する研究―実測に基づくオフィスの場合―. 日本建築学会学術講演梗概集 D：857-858, 1992.
6) 西原直枝, 田辺新一：中程度の高温環境下における知的生産性に関する被験者実験. 日本建築学会環境系論文集 568：33-39, 2003.

12. 特殊環境と温度

日常の生活では体験することのない数十気圧の高気圧環境と数千mの山で経験する低気圧環境における温熱環境を概説する．

a. 高圧ヘリウム混合ガス環境下での人体と環境の間の熱収支

1960年代に大陸棚開発や海洋資源が注目を集め，従来のスクーバ潜水よりも高い潜水効率とより深い水深での潜水を可能にする潜水方法が要求されるようになり，飽和潜水が開発された．飽和潜水とは，ダイバーを事前に水深圧のガス環境に曝露し，その圧に飽和させて水中作業させる方法である．圧縮空気では呼吸抵抗が増大することや窒素酔いや酸素中毒などさまざまな障害が誘発されるので，酸素分圧を通常の1.5倍の30 kPa，窒素分圧を大気圧での分圧に等しい80 kPaにして，体組織に溶け込みにくく（溶解度が窒素の1/5），排泄速度の大きいヘリウム（He）を添加して加圧した混合ガスが使用される．ところが，ヘリウム混合ガスの高い熱伝導性と気圧の増加による拡散係数の減少の影響で，高圧ヘリウム混合ガス環境内の温熱環境制御がライフサポート上大きな問題となった．また，ヘリウムの高い熱伝導性は呼吸による放熱量の著しい増加を招くので，特に運動時にはダイバーの体熱損失を抑えるために呼気ガスの温度制御に注意を要することもわかった．

(1) 人体の対流熱伝達率

環境ガスと皮膚面の単位温度差，単位皮膚面積当たりの熱移動量を対流熱伝達率 h_c（W/m²·℃）と呼ぶ．人体皮膚面からの放受熱量を見積もるための重要な物性値である．大気圧空気中で安静の場合の h_c の値は 2〜4 W/m²·℃

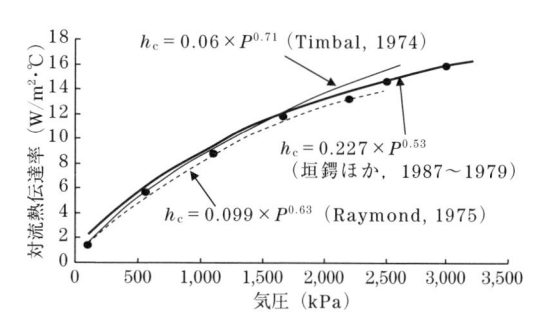

図1 圧力と人体の対流熱伝達率の変化[1]

である．ところが，ヘリウムは熱伝導が空気の約6倍と高いので，3,000 kPa の $He-O_2$ の混合ガス中の h_c の値は，大気圧空気中の値の約12倍にもなると試算されている．また，数少ない被験者実験の結果から，図1に示した h_c と気圧の関係式が提案されている[1]．ただし，これらは安静時での h_c の推定値である．高圧下の居住空間は微風速域なので，安静時では風速の影響は少ないが，活動すると h_c の値はかなり増加する．活動により，環境ガスの風速が 1.0 m/秒に達すると，30気圧（3,030 kPa）での h_c の値は約 23 W/m²·h·℃ になることが確かめられている．

(2) 着衣の保温力と透湿率

着衣の温熱的性能はその保温力と透湿性能で定義できる．筆者が3種類の着衣（綿・ポリエステルを素材としたトレーニングウェア）に対して着衣の保温力（clo値）を求めた結果を図2に示す[1]．100〜150 kPa の間で clo 値の著しい減少がみられ，着衣層内のガスの置換による影響がわかる．一方，着衣の透湿率は高圧下でもある程度の透湿性が期待できることが確かめられている．

(3) 不感蒸泄と発汗の蒸発

不感蒸泄とは，発汗を伴わない皮膚面からの

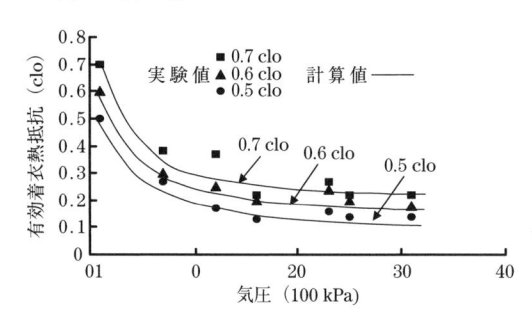

図2 圧力と着衣の保温力の変化
着衣の組み合わせ：●トレーニングパンツ・半袖シャツ・靴下，▲トレーニングパンツ・半袖シャツ・長袖シャツ・靴下，■トレーニングパンツ・半袖シャツ・長袖シャツ・トレーナー・靴下，計算値は，大気圧でのそれぞれの値を代入して算出された結果である．

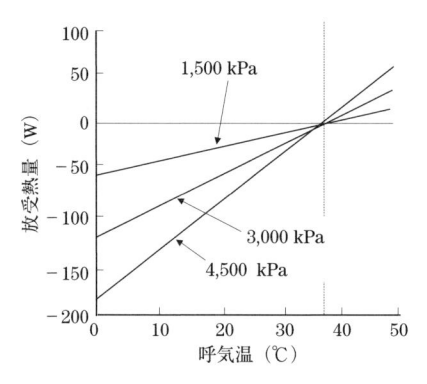

図3 高圧ヘリウム混合ガスを呼吸したときの吸気温と呼気性乾性放受熱量の変化

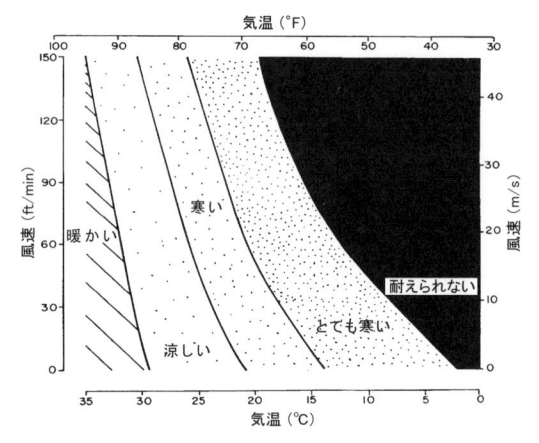

図4 気圧による快適温度域の変化[3]

蒸散のことである．大気圧空気において温熱的中立域で安静にしている場合の不感蒸泄による放熱量は全放熱量の約25％で12〜17 W/m² である．環境ガスと皮膚面の単位水蒸気圧差，単位皮膚面積当たりの蒸発による放熱量を蒸発熱伝達率 h_e（W/m²・Pa）と呼ぶ．高圧になると圧力増加に伴い拡散係数が減少するため，h_e の値は減少し，3,000 kPa では大気圧の h_e の値の1/4程度になると試算されている．不感蒸泄もそれに比例して減少すると予測した場合，熱収支上無視できることになる．しかし，3,000 kPa におけるヘリウム混合ガス環境下での被験者実験では，温熱的快適域での不感蒸泄量の著しい減少はなく，8〜20 W/m² の範囲であったことが報告されている[1]．つまり，不感蒸泄は圧の変化の影響を受けないことを示唆している．

暑熱環境における汗の蒸発量は，環境ガスと皮膚面の水蒸気圧差と h_e の値で決まる最大蒸発量の影響を受ける．水蒸気圧は気圧に無関係なので，皮膚面と環境の水蒸気圧差は，大気圧空気と比べて差は小さいと考えられるが，h_e の値は前述したように気圧の増加により減少する．したがって，高圧環境ではいくら汗をかいても蒸発しないので，無効発汗が多くなるだけで，放熱は促進されなくなる．結果的に体温の上昇を誘引する．

(4) 高圧ヘリウム混合ガス中の呼吸放・受熱量

前述したように，呼気性の放・受熱量は直接的に体温の変化に影響を及ぼす．特に，呼気性放熱量を看過できない場合は特別な注意を払わねばならない．平均呼吸量が10 l/分での種々な吸気温に対する呼気性放・受熱量を試算すると，図3に示すように気圧の増加に伴い，同一吸気温では放熱量が増加することがわかる[2]．

(5) 高圧ヘリウム混合ガスでの温熱環境制御

呼吸ガスの違いや圧力の増加が体温の維持に及ぼす影響について概説した．未解明の問題は残されているものの，飽和潜水で用いられる高圧環境下での安全かつ快適な温熱環境の制御範囲を予測することは可能である．図4に

Raymondら[3]が作成した快適温度範囲を示す．高圧になるほど温度範囲が上昇し，その幅が狭くなる傾向がみられる．

b．低気圧環境下での人体と環境の間の熱収支

低圧環境と言うと宇宙空間を想像する読者が多いと思われるが，スペースシャトル内は大気圧でかつ空気で充満しているので，地上と異なるのは重力があるかないかだけである．もちろん，無重力環境に曝露された場合の生理的な問題はないわけではないが，温熱環境としては特殊環境とは言えない．

高地に移動すると気圧が低下し，1,000 m高くなると0.1気圧低下する．したがって，3,000～7,000 mの山の山頂では気圧が0.3～0.7気圧まで低下する．つまり，それだけ酸素分圧も低下することになる．人体は地上で0.21気圧の酸素を呼吸しているので，順化しない限り酸素の補給なしでは生存できなくなる．もちろん，古くから数千mの高地に居住する先住民（例えば，アンデス地方の人々の場合は4,900 mに居住）もいることから，ヒトには血液中のヘモグロビンの濃度が高くなるなどの適応能力がある．ここでは温熱環境に関して概説する．

高地では，気圧が低下すると同時に気温も低下する．したがって，寒さ対策が重要となる．大気圧における着衣の保温力と比較すると，対流熱伝達率は気圧の低下の影響を受け，例えば0.67気圧（海抜3,300 m相当）では85％程度になることが試算されている．同じ衣服を着衣した場合，着衣の伝熱効率が若干高くなるので，皮膚温と気温の差が変わらないなら着衣を介しての乾性放熱量がやや大きくなる．一方，湿性放熱は顕著に変わる．蒸発熱伝達率は大気圧より1.3倍程度増加するので，静穏な環境でも，例えば0.5気圧での蒸発熱伝達率の値は0.087 W/m^2・Pa以下にはならないという試算

もある[4]．つまり，高地では，着衣の透湿抵抗が低下し，着衣を介しての蒸汗が容易になることを意味する．

からだからの放熱は，対流と放射による乾性放熱と水分蒸発による湿性放熱に大別され，高地では気温が低下するだけでなく，単位温度差当たりの放熱が顕著に増加するため，防寒対策に注意が必要であり，特に，水分の損失は大きいので，水分補給は欠かせない．

最初に高圧環境下での温熱生理を概説したが，参考資料が過去のものになりつつあることを実感する．大気圧空気環境下においてさえ，屋内外の移動，活動レベルや着衣などの人体側条件や非定常および不均一な環境側条件をあまねく想定して快適な温熱環境を予測することは難しい．ましてや，特殊環境における温熱生理反応を定量的に把握し，ダイバーや居住者が受ける熱ストレスを正確に予測するのは至難の業である．これまで，高圧ヘリウム混合ガスが体液調節に影響を及ぼすこと，ヘリウムを呼吸することが細胞レベルでの代謝に影響を及ぼすこと，四肢部の温熱調節をつかさどるニューロンが圧の影響を受ける可能性を示唆した基礎的研究はみられるが，高圧による体温調節中枢への影響が解明されたとは言いがたい．

〔垣鍔　直〕

■文献
1) 垣鍔　直：高圧下の体温調節機能．高圧生理学（関　邦博，坂本和義，山崎昌廣編），pp. 123-138，朝倉書店，1988．
2) Webb P, Annis JF：Final Report Contract Nonr 4965(00), Office of Naval Research, 1966.
3) Raymond LW, Bell WH, Bond KR, Lindberg CR：Body temperature and metabolism in hyperbaric helium atmospheres. J Appl Physiol 24(5)：678-684, 1968.
4) 西　安信：人体と環境との熱交換．温熱生理学（中山昭雄編），pp. 33-72，理工学社，1981．

13. 不均一環境の影響

a. 不均一環境

不均一環境を考える場合に問題となるのが，検討対象となる物理環境要因の設定である．通常は，気温と熱放射が対象となる．気温を対象とした場合は上下の空気温度の差となり，熱放射を対象とした場合は前後や左右，上下などの方向による放射温度の差，あるいは，表面温度の差の非対称性とその組み合わせによる不均等性となる．人体と室内構成面の一部とが接触をする床冷暖房がなされた上下の不均一環境の場合には，熱伝導についても検討をする必要がある．そのほかに，気流の方向や過渡期における人体の非定常な反応などの問題もある．

b. 評価基準

環境設計をする場合の基準として，通称建築物衛生法と呼ばれている建築物における衛生的環境の確保に関する法律[1]やISO7730[2]，ASHRAE Standard 55[3] などがあるが，不均一環境に関する内容は稀薄である．これは，作業効率を検討するための作業空間・労働空間が温熱環境の制御対象となり，通常の空気調和をする際の設定条件とはなってこなかった経緯がある．

ISO7730[2]には，上下の空気温度差と水平方向の非対称熱放射，上下方向の非対称性熱放射の項目がある．夏季・冬季とも床上0.1mと1.1mとの間の空気温度差が3℃以内を推奨している．冬季の冷放射面となる窓面とその他の壁面との間の放射温度の差が10℃以内を推奨している．また，天井放射暖房をする場合の放射温度を天井面と床上0.6mの水平面との間の放射温度の差が5℃以内を推奨している．ASHRAE Standard 55[3]では，床上0.1mと1.7mとの間の空気温度の差が3℃以内を推奨している．一方，建築物における衛生的環境の確保に関する法律[1]には不均一環境に関する項目はない．

c. 評価指標

不均一環境を評価する指標には，物理的に形成されている温熱環境の実態を表現・計測するもの，不均一環境における人体の生理的・心理的反応を表現するものがある．

物理的に評価する際の人体の大きさの取り扱いにより，さまざまな指標が定義されている．通常の室内空間では，人体と空間構成面との距離が点と見なせるほど離れていないので，人体と同程度の大きさをもつものとして取り扱うことが必要である．人体を直方体に置き換えて，熱放射の分布や方向を表現する部分作用温度 (partial operative temperature) OT_j と熱放射の非対称性や不均一性を部分平均放射温度 MRT_j の標準偏差で表現する熱放射不均一度 (SDMRT) がある[4]．

温熱環境を計測するものには黒球温度 (globe temperature)[5] があり，黒色艶消し塗布した中空銅球内部に挿入したアルコール温度計の指度を計測するものである．放射の方向性については検討できない．

不均一環境における人体の生理的・心理的反応より不均一環境を評価するものには，温熱感覚予測式[6]や熱環境指標 (ITE)[7] がある．温熱感覚予測式[6]は床面から高さ1.2mまでの床暖房による不均一な熱放射環境による影響を組み込み，床暖房空間における至適作用温度と環境温度との差より主観的な温熱感覚を予測するものである．ITE[7]は平均皮膚温とぬれ面積率と

人体の心理反応との対応関係を表現しており，定常状態における椅座位人体の温冷感を予測するものである．いずれも，熱放射の方向性については検討できない．

d．人体影響

不均一環境に置かれた人体は，温度分布や熱放射の方向に応じて皮膚温が変化する．特に，非対称熱放射環境の場合には熱放射の方向性が強く皮膚温に影響を与える．人体の前方向では胸部，後方向では肩胛棘と腸骨櫛，左右方向では三角筋や前膊外，上方向では肩，下方では床面と接触をする部位やその近傍の皮膚温が顕著に影響を受ける[8〜12]．上下の気温差では前額部の皮膚温に比較して下腿部の皮膚温が顕著に影響を受ける[13]．気流の方向では下腿部の皮膚温が顕著に影響を受ける[14]．

温度感覚については温度受容器の身体分布の差が影響する．人体の前後の熱放射の非対称環境では，後方からの熱放射が前方からよりも相対的に暑い側の申告となる[8]．一方，左右の熱放射の非対称環境では，暑い側と寒い側，快適側と不快側のそれぞれのあるレベルを往復するような申告値の変動が発現する．非対称の影響を平均化したような感覚を申告しているのではなく，どちらかの熱放射を無意識的に選択する[9]．上下の気温差では現実の気温よりもより高めに気温を判断する[13]．気流の方向では，温冷感が暑い側では快適を申告し暑さの緩和効果があるが，寒い側では不快を申告し寒さを助長する[14]．

不均一であったり非対称な環境では，相対的に高い温度と低い温度が同時に人体に作用することになる．人体はそれぞれに対応した反応をするにもかかわらず，その生理的反応が必ずしも線形ではないために，人体全体に対して平均化した熱収支に基づく温熱環境評価指標や人体の生理反応としての平均皮膚温であっても必ずしも線形的に対応しない．　　　　（藏澄美仁）

■文献

1) 厚生労働省：建築物における衛生的環境の確保に関する法律（http://www.mhlw.go.jp/topics/2002/12/tp1218-2a.html）.
2) International Standard：Moderate thermal environments-Determination of the PMV and PPD indices and specification of the conditions for thermal comfort, ISO7730 Second edition 1994-12-15, 1994.
3) ASHRAE Standard：Thermal environmental conditions for human occupancy, ANSI/ASHRAE 55-1992, ASHRAE, 1992.
4) 堀越哲美，土川忠浩，藏澄美仁，他：非対称および不均一熱放射環境の人体影響表現方法の研究．日本建築学会計画系論文報告集 413：21-28, 1990.
5) Vernon HM：The measurement of radiatnt heat in relation to human comfort. J Physiol 70：XV-XVII, 1930.
6) 堀 祐治，伊藤直明，須永修通，室 恵子：不均一熱環境における熱的快適性の評価に関する研究―床表面温度が熱的快適性に及ぼす影響と局部温冷感による熱的快適性予測について―．日本建築学会計画系論文集 501：37-44, 1997.
7) 佐古井智紀，持田 徹：温熱環境の評価法に関する基礎的研究．空気調和・衛生工学論文集 85：21-30, 2002.
8) 藏澄美仁，斎藤考一郎，堀越哲美，水谷章夫：不均一な熱放射環境の人体影響に関する研究―前後左右不均一，作用温度一定の場合―．日本生気象学会雑誌 31(2)：75-84, 1994.
9) 藏澄美仁，堀越哲美，平山慶太郎，他：非対称及び不均一な熱放射環境の人体影響に関する研究―作用温度一定の場合―．日本建築学会計画系論文報告集 447：17-26, 1993.
10) Ronge HE, Lofstedt BE：Radiation drafts from cold ceilings. HPAC Engineering：167-174, 1957.
11) 藏澄美仁，松原斎樹，植木弥生，他：床加温環境における姿勢の違いが人体へ及ぼす影響．日本生気象学会雑誌 36(1)：3-19, 1999.
12) 藏澄美仁，濱中香也子，小林和幸：床冷房空間における温熱環境条件の至適域に関する研究．空気調和・衛生工学会論文集 99：31-41, 2005.
13) 山岸明浩，堀越哲美，石井 仁：上下温度分布が人体の皮膚温及び温冷感に与える影響について．人間と生活環境 5(1)：23-34, 1997.
14) 鈴木健次，堀越哲美：不均一気流が人体の生理心理反応に及ぼす影響に関する実験的研究．―正面及び背面からの気流の影響―．人間と生活環境 10(2)：75-83, 2003.

14. 床暖房と人体

a. 床暖房を用いた空間

近年では床暖房が，暖房効率のよさから天井が高いアトリウム空間に，快適な温熱環境への欲求から戸建住宅，集合住宅を問わず，住宅居間に用いられることがある．

通常の暖房空間では，人体から空間への顕熱の熱移動は対流と放射による熱授受が同程度の割合であり，伝導による熱授受は考慮されないことが多い．しかし，床暖房空間では，床面からの熱放射（thermal radiation）が通常の暖房空間と大きく異なる．靴を脱ぐ習慣がない海外では，主に椅座位姿勢が用いられているため，床面の温度は冷放射が感じられない程度（気温と同じ温度程度）でもよい．しかし，日本などでは，床座位姿勢を用いる場合があるため，接触部の熱授受量が比較的大きくなる．そのため，熱伝導（thermal conduction）を考慮する必要がある．

このようなことから，床暖房に関する研究として，室温と床温を組み合わせた曝露条件において，椅座位または床座位姿勢の人体の生理心理反応を把握し，快適な暖房空間を明らかにする研究が行われてきた．

b. 人体と床面との間の放射熱授受量

床暖房時は床面からの不均一な熱放射を有する空間となる．床面は人体に最も近接している空間構成面であるため，姿勢によって人体と床面との幾何学的位置関係が大きく異なり，放射熱授受量に影響を与える．そのため，人体と床面との放射熱授受量を正確に把握するためには，各姿勢における人体の有効放射面積率と人体と床面の形態係数が必要となる．

簡便的に放射熱授受量を把握する場合は，人体の重心位置の高さ（床座位の場合は，床上20 cm程度）に設置した黒球温度計の値が用いられることが多い．

c. 人体と床面との間の伝導熱授受量

人体が床面と接する面積は，姿勢によって大きく異なる．椅座位姿勢では足裏のみが接触するため全体表面積に対する伝導面積率は1%程度であるが，床座位姿勢では1〜5%程度，臥位姿勢では8〜9%程度の値である．接触面積が広くなると接触面内で温度分布が生じる．図1に示すように接触面内の温度分布と体圧分布の形状は類似している．臀部の接触面内の皮膚温の平均値は，接触面周縁と坐骨との中間点で測定できる．

d. 伝導を考慮した平均皮膚温と作用温度

温冷感申告値との相関が高い平均皮膚温は，代表的な生理反応の一つとして算出されることが多い．床暖房時には接触部と非接触部では皮膚温が大きく異なるため，接触部と非接触部に分割し，それぞれの皮膚温を測定する必要がある．それぞれの面積比で求められる接触熱伝導を考慮した平均皮膚温（伝導修正平均皮膚温）は，床暖房時の生理反応の一つとして算出される．

人体から環境への対流と放射による熱授受により算出される温熱環境指標として，作用温度（operative temperature：OT）がある．その作用温度に接触熱伝導を考慮することによって，床暖房を用いた空間を評価する指標を算出することができる．接触熱伝導を考慮した作用温度（伝導修正作用温度：OT_f）は，以下のように示される．

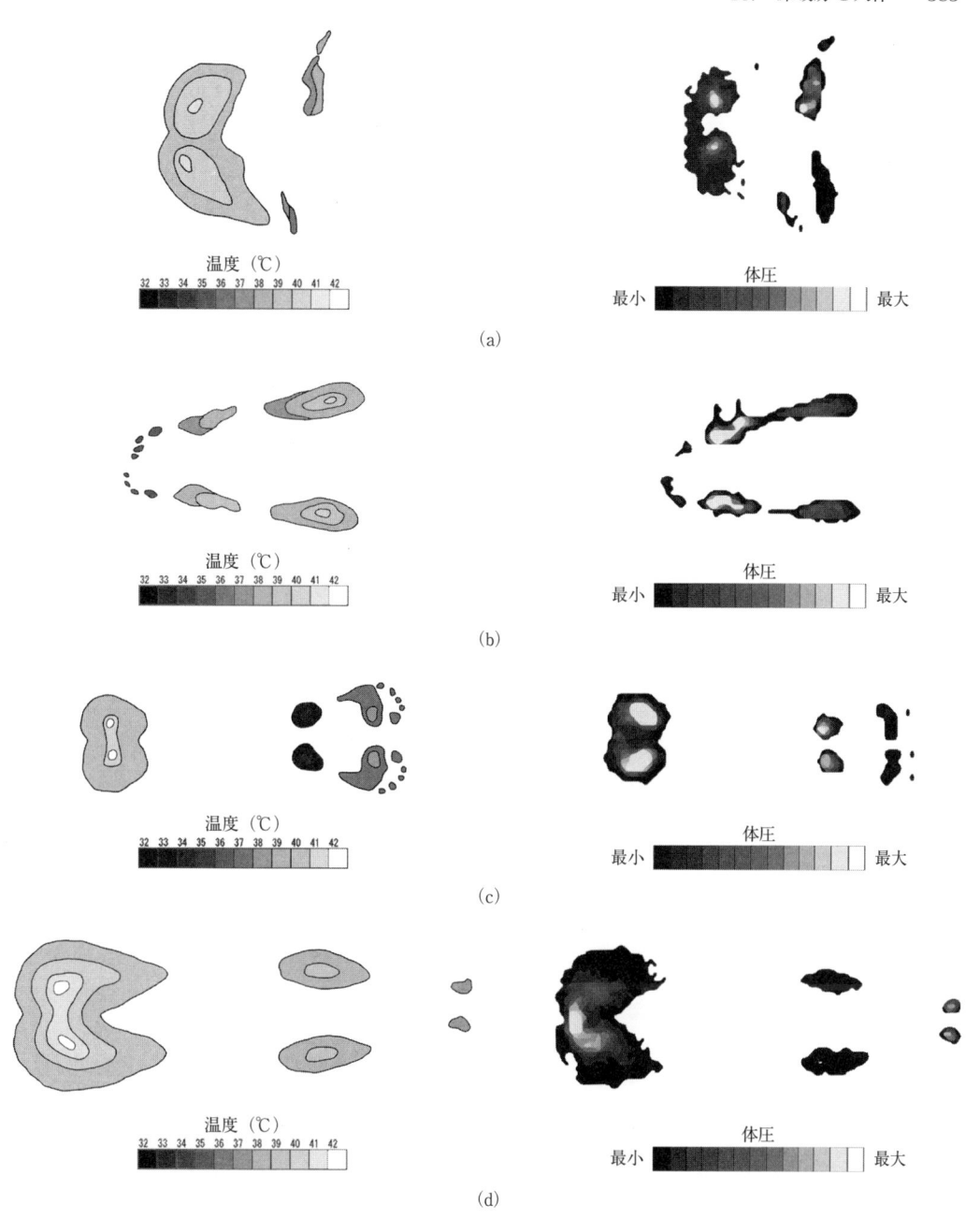

図1 (a) 胡坐，(b) 正座，(c) 立て膝，(d) 投げ足姿勢における接触面の温度分布と体圧分布[1]
被験者：青年男子（身長：169.0 cm，体重：56.8 kg，BMI：20，年齢：22歳），気温：約20℃，相対湿度：約50%，周囲壁面温度：気温±1.0以内，床面の面発熱体：110 W/m²，温度分布測定：25 mm×25 mm 間隔で測定（0.3 mmφT型熱電対），体圧分布測定：10 mm×10 mm 間隔で測定（ニッタ（株），BIG-MAT）．（口絵参照）

$$OT_t = \frac{h_c T_a + h_r T_r + h_d T_f}{h_c + h_r + h_d}$$

ただし，h_c は対流熱伝達率，h_r は放射熱伝達率，h_d は接触部の熱コンダクタンス，T_a は気温，T_r は平均放射温度，T_f は床温である．この伝導修正作用温度は，周囲面の放射温度が気温と等しく，伝導による熱授受がないときの気温と等価と言える．

図2に被験者実験から得られた伝導修正作用温度と伝導修正平均皮膚温との関係を示す．非

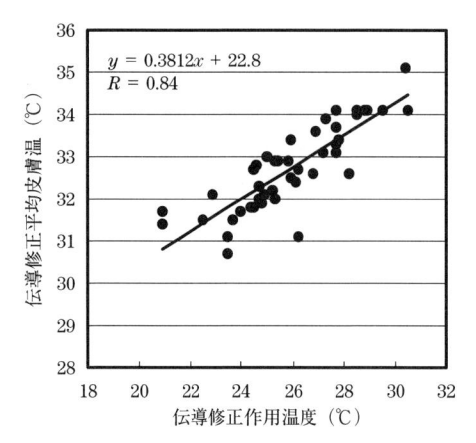

図2 伝導修正作用温度と伝導修正平均皮膚温との関係[3]
被験者実験（青年男子，裸体，60分間曝露）で得られた伝導修正作用温度と伝導修正作用温度との関係で，相関係数が0.84と強い相関関係がみられた．

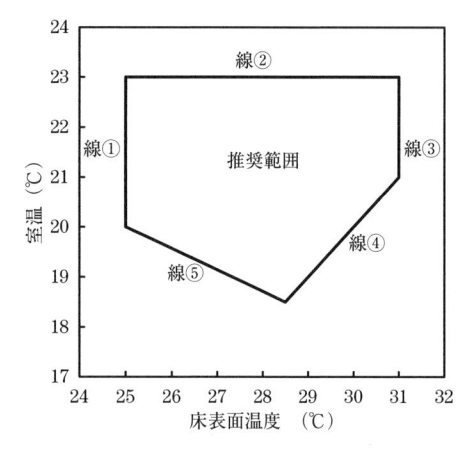

図3 床表面温度と室温の組み合わせによる床暖房時の推奨範囲
文献[4]により作図．床暖房の推奨範囲を示した図．

常に相関が高く，人体への接触熱伝導を有する空間の温熱環境指標として有用であると言える．

伝導修正作用温度は，人体と環境の熱平衡より算出されるため，一般的な人体と環境の熱特性値を用いて，室温と床温を変数として数値解析により算出することができる．青年男子の胡座位姿勢の場合は，室温20℃であっても床温28℃の床暖房を併用しているならば，床暖房を用いていない室温22℃の暖房時とほぼ同じ熱平衡が成り立つと算出される．

e．床暖房時の室温と床温の推奨範囲

室温と床温を組み合わせた曝露環境下における生理心理反応を測定し，床暖房時の室温と床温の推奨範囲や許容限界などの知見が得られている．温熱環境設計への利用を目的に，1996年，空気調和・衛生工学会の「床暖房のアメニティー評価に関する研究委員会」において，図3に示すように床表面温度と室温を軸とする平面内に床暖房時の推奨範囲が提唱されている．図中の線①は接触面の皮膚温度が低下せず椅座位姿勢でも寒くない境界線であり，線②は床座位姿勢においても暑くない境界線であり，線③は低温熱傷に対して安全で床座位姿勢でも暑くない境界線である．線④は床表面温度と室温との温度差が与える不快感を考慮した境界線であり，線⑤は椅座位姿勢でも寒くない床表面温度と室温を組み合わせた境界線である．この提唱されている床暖房の推奨範囲は，さまざまな既存研究のデータをもとに，温熱環境設計への利用を目的に作成されたものである．そのため，人体側の条件である着衣状態，接触部の状態，姿勢などの条件が混在している．そのため，床暖房時の人体の生理心理反応を明らかにする視点からの包括的な研究が必要である．

（宮本征一）

■文献

1) 金　鳳愛，磯田憲生，梁瀬度子：床暖房温度の床座の人体に及ぼす影響に関する研究（電気床暖房装置を使用した場合について）．日本建築学会計画系論文報告集　417：19-29, 1990.
2) 崔　英植，堀越哲美，宮本征一，水谷章夫：床暖房時の気温と床温が胡座人体に及ぼす影響に関する研究．日本建築学会計画系論文集　480：7-14, 1996.
3) 宮本征一，堀越哲美，崔　英植，酒井克彦：床座人体における伝導および相互反射放射を考慮した作用温度に関する研究．日本建築学会計画系論文集　515：57-62, 1999.
4) 床暖房のアメニティー評価に関する研究委員会報告書，空気調和・衛生工学会，1995.
5) 宮本征一：床座姿勢における接触面温度分布と圧力分布との関係．第25回人間-生活環境系シンポジウム報告集　153-156, 2001.

15. 炬燵と人体

a. 炬燵の歴史

炬燵は，室町時代に中国から日本に伝えられたとされている[1]．伝来当初は，低い櫓で囲った椅子用の足炙りだったと言われている[2]．その後，日本の床座生活に合うように改良され，江戸時代に入って現在のような高さの炬燵となった．また，炬燵の掛け布団の素材として使用される綿の普及から判断すると，炬燵が一般に普及したのも江戸時代に入ってからとされている[3]．

炬燵には，「掘り炬燵」と「置き炬燵」がある．掘り炬燵は，囲炉裏の上に櫓を載せ，布団を掛けたものであり，切り炬燵とも呼ばれる．置き炬燵は，火鉢と櫓を組み合わせ，その上に布団を掛けた移動可能な炬燵である．また，明治時代には「腰掛け炬燵」が考案されている．これは，床を約40 cm掘り下げて腰掛けられるようにし，その下に熱源を置き，上部に櫓を置いたものである．この腰掛け炬燵は，イギリスの陶芸家バーナード・リーチが明治42 (1909) 年に，東京上野の自宅に取りつけたものが最も古いと言われている．これが，日本人の生活に普及したのは昭和になってからと言われている[1]．現在では，一般に腰掛け炬燵のことを掘り炬燵と呼んでいる．

その後，昭和30年頃に家電メーカーから電気式の炬燵が発売された．熱源が炭や練炭などの裸火から赤外線ランプとなり取り扱いが簡便になったことや，熱放射源が床面から炬燵櫓下面に変わり，炬燵内を広く使用できるようになったことなどから，急速に普及した．現在では，熱放射式の炬燵だけでなく，ファンによる対流式の炬燵，さらには椅子座用の炬燵など，さまざまな種類の炬燵が開発されている．

b. 炬燵の普及率

図1は，2人以上の一般世帯における電気炬燵の普及率の推移である．比較のため，ルームエアコンの普及率も合わせて示す．データは昭和34 (1959) 年から5年ごとに実施されている総務省統計局による全国消費実態調査に基づいている．報告書への電気炬燵の初出は昭和44 (1969) 年で，そのときの電気炬燵の普及率は85.4%であった．その後，昭和49 (1974) 年，54 (1979) 年，59 (1984) 年の調査では，電気炬燵の普及率は全国で90%を超えている．平成元 (1989) 年には73.6%に低下したが，その後はほぼ横這いで推移している．この結果から，現在でも電気炬燵は広く普及していることが認められる．平成16 (2004) 年の調査結果に基づいて地域別の普及率を概観するといくつかの特徴がみられる．全国で電気炬燵の普及率が最も低いのは北海道で21.0%である．次

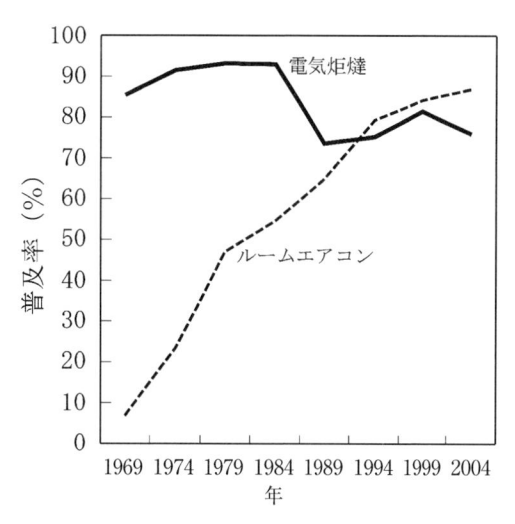

図1 1969～2004年における電気炬燵とルームエアコンの普及率の推移
総務省統計局の全国消費実態のデータ（2人以上の一般世帯を対象）に基づく．

いで沖縄県，青森県，秋田県の普及率が低く，それぞれ51.2%，52.0%，57.4%である．一方，電気炬燵の普及率が高い地域は，順に群馬県，島根県，長野県，栃木県であり，それぞれ96.3%，94.8%，94.2%，94.1%である．このように地域によって電気炬燵の普及率に違いがみられる．これは，各地域の気候や住宅の断熱特性などに起因するものと推察される．

c．炬燵の温熱的効果

図2は室温5℃における炬燵内の気温と黒球温度（グローブ温度）の推移である．炬燵内部は狭小な空間であるが，床からの高さによって気温は大きく異なる．床上24 cmの気温は55℃を超える．また，投げ足姿勢で下肢が位置する床上9 cmでは，気温は約33℃であり，室温との差は28℃にも達する．炬燵内の黒球温度は熱放射の影響を受けて気温より高い約38℃となっている．炬燵使用時の人体は，炬燵内に位置する下半身は暑い環境に，炬燵外に位置する上半身は寒い環境に同時にさらされることになる．このような特殊な温熱環境を評価する指標として，炬燵作用温度が開発された[4]．この指標は，炬燵使用時の温熱環境を一つの体感温度として示すことができる．図3は室温と炬燵の温熱効果との関係を示したものである．図より，例えば室温10℃の部屋において炬燵を「強」で使用した場合，その温熱効果は約10℃と読み取ることができる．したがって，室温10℃に炬燵の温熱効果10℃を加算し，体感温度は20℃となる．これは，室温10℃で炬燵を使用した場合，室温20℃の均一な環境に滞在している状態と同等の暖かさを得ることができることを示している．また，炬燵を「切」で使用した場合の温熱効果は約2℃である．これは，人体からの発熱と炬燵の保温性によるものである[5]．

また，実生活においては電気カーペットの上に電気炬燵を載せた組み合わせ使用もみられる．上述した手法によりその温熱効果を定量化すると，室温8℃において炬燵の電源は入れずに電気カーペットを「強」で使用したときの温熱効果は約6℃であった．また，室温8℃において炬燵と電気カーペット両方を「強」で使用した場合の温熱効果は約13℃であった[6]．

炬燵はその内部のみに暖かい環境をつくり出すものであり，部屋全体を温める暖房とは異なる．滞在者は自身が望む温熱環境を選択し，行動によって温熱環境を調整するのである．言い

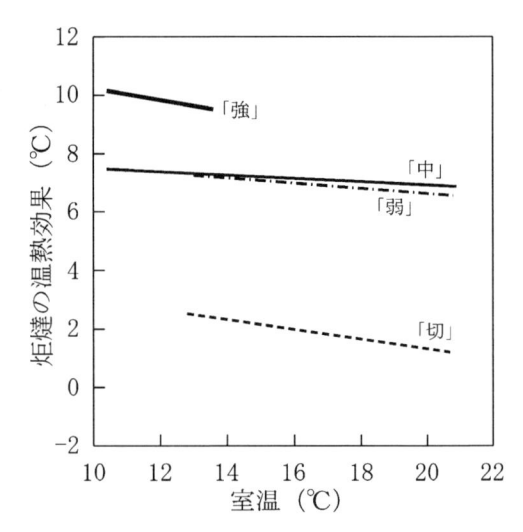

図3 室温と炬燵の温熱効果との関係

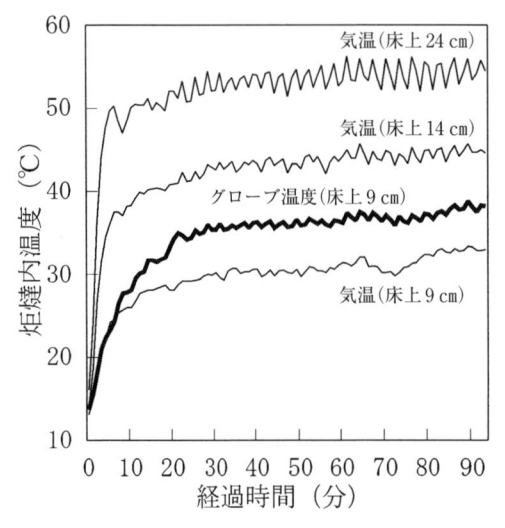

図2 炬燵内の気温と黒球温度（グローブ温度）の推移（室温5℃）

換えれば，炬燵採暖は温熱的な多様性と個別制御を実現する採暖器具と言うこともできる．さらに，炬燵は室内全体を温める暖房と比較して，必要とされるエネルギーが少ない．したがって，炬燵の効果的な使用は，温熱的な快適性を維持しながら省エネルギーにも貢献できるのである．また，炬燵は単なる採暖器具という存在だけでなく，暖を共有することによるコミュニケーションの促進などにも効果があると考えられる．　　　　　　　　　　（渡邊慎一）

■文献

1) 篠原隆政：囲炉裏と炬燵．第6回人間-熱環境系シンポジウム報告集：75-78, 1982.
2) 新穂栄蔵：ストーブ博物館，北海道大学図書刊行会, 1990.
3) 清水 一：窓のうちそと，ダヴィッド社, 1957.
4) 渡邊慎一，堀越哲美，三好結城，宮本征一，水谷章夫：炬燵採暖が人体に及ぼす熱的影響とその評価方法．日本建築学会計画系論文集 497：39-45, 1997.
5) 渡邊慎一，堀越哲美，三好結城，宮本征一：炬燵使用時における人体の熱的快適性の検討とその温熱効果の定量化．日本建築学会計画系論文集 497：47-52, 1997.
6) 渡邊慎一，堀越哲美，石井 仁，鈴木健次，宮本征一：炬燵と電気カーペットの併用が人体に及ぼす影響と温熱的効果―青年男子の場合―．日本建築学会計画系論文集 515：63-68, 1999.

16. 冷房病

a. 冷房病とは

冷房病という言葉は正式な病名ではない．冷房病は自律神経失調症に似ている．夏の暑熱への適応異常症候群の代表例である．症状も図1に示すように，からだの冷え，手足のこわばり，頭痛，風邪など非特異的である．また，男性より女性に多いのも特徴的である．冷房病は，室温が低すぎること，冷房された室と室外の温度差が大きく，その間の出入りが頻繁であること，室内の温度分布や気流が不適切であることなどが主な原因で生じる冷房障害である．

b. 冷房病の二つのタイプ

冷房温度が低いために生じる冷房病は，過度に冷房された環境における長時間滞在が原因である．夏型へ季節順応したからだでは皮膚血管は拡張しているが，寒いと感じる冷房温度の室内では，交感神経が緊張し皮膚血管が収縮した状態で過ごしているため，末梢部への血流が減少し手足に冷えやだるさなどを感じる．さらに上下温度分布があるときは冷気が足元を冷やすため下半身の冷えは助長される．冷房を行っているオフィスで「寒すぎる」という温冷感申告があった場所周辺の気流は風速が速く，特に床付近の風速は速い．冷房の冷えすぎに対するこのような不快申告は，男性より女性に多い．理由として，女性は体質的には皮下脂肪が厚いため断熱性に優れているが，男性に比べて一般に筋肉量が少ないため熱産生能力に乏しく，加えて女性には冷え性が多いためと思われる．

温度差に起因する冷房病は，冷房された室内と室外との出入りに伴うからだへのヒートショックが原因である．夏の屋外では皮膚血管は拡張し，皮膚表面には多量の発汗が生じている．そのからだが室温26℃，相対湿度50％に冷房された部屋へ入ると低温による皮膚血管収縮と低湿度における汗の急速な蒸散，さらに下着に吸湿されていた水蒸気が凝縮することによる不快感が生じる．一方，冷房された部屋から屋外へ出ると収縮していた皮膚血管は急激な高温刺激を受けて拡張し，冷えている皮膚へ多湿の水蒸気が触れるため皮膚表面に結露が生じ，瞬時的な不快を感じる．温度差の異なる環境間の移動に伴う皮膚血管の収縮と拡張による人体の外

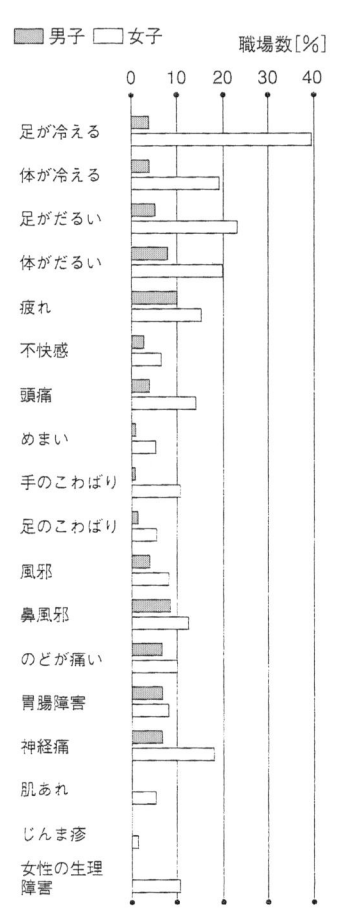

図1 冷房病の症状の出現頻度とその男女差[1]

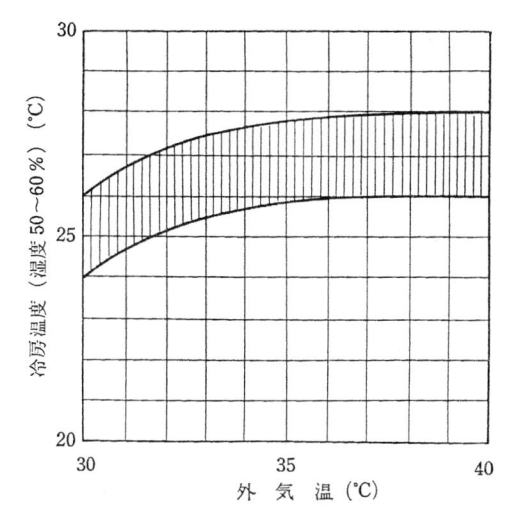

図2 外気温度を考慮した冷房の至適温度[3]

殻部（shell）の断熱力の幅が約 0.8 clo という実験結果から，部屋内外の温度差は 5～7℃ 以内が推奨されている[2]．冷房温度は何℃ と決めるのではなく，図2 に示すように外気温と温度差を合わせ睨みながら一定の幅から適切な室温を設定する必要がある．

上述の二つのタイプの冷房病は，要するに冷房温度が低いことが共通点である．地球温暖化対策の一環として，2006 年から，オフィスの冷房温度を従来の 26℃ から 2℃ 上げた 28℃ 設定とし，着衣を軽装化するクールビズが省エネルギー対策として遂行されている．クールビズ導入により，オフィスの冷房病が今後大幅に減ることが期待される．

c. オフィスと冷房病

わが国で冷房病という言葉が使われ始めたのは，戦後の日本経済が高度経済成長期へ向けて走り始めた 1960 年頃からと言われる．大都市にビルが建ちオフィスが入居するようになると，オフィスの夏の室内環境は，従来の窓を開けた通風から窓を閉めた冷房環境に変わった．当時の職場の男女構成割合は男性の占める割合がはるかに高く，仕事時の服装に対する社会的通念は，夏季でも男性は背広，ネクタイ姿が一般的であったため，冷房温度もそれに合わせて設定されていた．女性はブラウス，スカート姿が一般的な制服であったため，生理的性差ならびに着衣条件から冷房に対する寒さ不快は女性からの申告が多かった．男性の背広，ネクタイ着用時の着衣保温力は推定約 0.8 clo，女性の半袖ブラウス，スカート着用時の保温力は約 0.4 clo と推定されるので，快適温度におおよそ 3.5℃ の差が生じることになる．女性は冷房病対策としてカーディガン，短ソックス，膝掛け使用などの行動性体温調節で対処しているが，職種・業務によっては使用しにくい場合もある．勤務形態からみても，男性は営業などによりオフィスをでる場合もあるが，女性は終日社内勤務従事者が多いので，低すぎる冷房温度に起因する身体不調は女性に生じやすい．家庭に冷房が普及したのはマンションブームとバブル経済の風潮が現われてきた 1980 年へ入る頃である．しかし，家庭の冷房は個人の好みによって温度調節ができるが，職場の空調は中央方式が多いため，個人の好みや体調によって調節できない場合が多い．そのため，冷房病が話題となるのは職場の温熱環境の不適切による場合が多い．

オフィスでは気流の吹き出し位置と机の位置関係も重要である．吹き出し気流がからだに直接当たる場所は机の位置を移動したり衝立を設置するなどして，冷風がからだに直接当たらないようにすべきである．

d. 冷房病を助長する生活要因

冷房病は末梢血管の収縮・拡張反応における適応不全と言える．すなわち，血管を収縮させやすい要因，血管収縮・拡張反応が鈍くなる要因，寒さに弱くなる要因を生活スタイルから取り上げ，冷房病予防のために日常生活のなかで実践できる改善策を以下に記す．

まず，若い女性に多いダイエットと運動不足について注意が必要である．人体と環境間の熱

的平衡は産熱と放熱のバランスで成り立つので，人体における産熱が少ないことは低温環境に対して明らかに不利になる．低カロリー食に偏った食生活は避け，三大栄養素である糖質，タンパク質，脂質，そしてビタミンをバランスよくとるように心がける必要がある．運動習慣のある人は循環機能も亢進し基礎代謝も促進する[4]．また，運動することにより筋肉量も増えるので，からだ全体としての産熱は多くなり寒さにも強くなる．

冷房環境滞在時間が増加している．都市部ではビル，地下空間，乗り物のほとんどすべてに空気調和（空調）が施され，屋外と言えども路上を歩行する時以外はすべて空調空間で生活していると言えるほど，人々の生活空間は人工環境化してきた．その結果，1日の行動時間帯のほとんどを中立温度付近で過ごすようになり，体温調節機能が退化し冷房病にかかりやすくなる危険性も増えてきた．人工環境化の極端な例として，昼夜の室内温度の逆転がある．すなわち昼間のオフィスの冷房温度が低すぎると夜間の冷房をつけていない自宅の室温の方が高くなり，昼夜の外気温リズムと反転した環境下で生活することになる．人が自然との調和のなかで生来もっている生体リズムに反する環境での生活は，自律神経機能を弱め，体温調節に変調を来す原因にもなる．その他，カフェインやニコチンなどは血管収縮をもたらし，夜更かしは生体リズムの変調を来しやすいので注意すべきである．

入浴やシャワー浴などで冷えたからだを温める習慣が大切である．冷房環境で冷えたからだを入浴で温めると末梢部の血行がよくなり，冷房病予防には効果的である．入浴の際，熱い湯ではむしろ交感神経の緊張による血管収縮が起こるため，ぬるめの湯で副交感神経優位な状態を保ちながら寒さで収縮している皮膚血管を加温により緩ませ，からだの末梢まで十分な血行循環をさせることが必要である．近年，住宅の気密断熱化に伴いシャワー浴が普及している．シャワー浴でも夏季，湯温41.5℃の場合，浴後30分間の皮膚温上昇が前腕で1℃，脚で0.5℃持続し末梢部の血管拡張効果がみられる[5]．

夏は涼を求めがちであるが，夏を健康に過ごす基本的な姿勢は冷房温度はもちろん，食事，運動，入浴など，むしろからだを冷やさない生活スタイルを身につけることである．

（大野秀夫）

■文献
1) 三浦豊彦：労働科学叢書75 夏と暑さと健康, p.150, （財）労働科学研究所, 1975.
2) 吉田敬一：室内温熱と人体反応．温熱生理学（中山昭雄編）, p.585, 理工学社, 1981.
3) 三浦豊彦：オフィスと工場の夏季冷房の諸問題．労働科学 51：1-15, 1975.
4) 黒島晨汎：環境生理学, 142-143, 理工学社, 1981.
5) Ohno H, Mano T, Nishina D, Kawano N：The preferred shower temperatures with post-shower physiological and subjective responses for young females in summer and winter experiments. JHES 4(1)：61-68, 2000.

17. 室内で起こる熱中症

　近年の地球温暖化やヒートアイランドに代表される都市の高温化に起因するものと考えられる熱中症などの暑熱障害による死亡事故が多発している．本章では，厚生労働省の人口動態調査[1,2]をもとに，熱中症による死亡数の経年変化や発生場所との関連について説明する．世界保健機関（WHO）は，異なる国や地域の疾病や死亡に関するデータを分析，比較するために，「疾病及び関連保健問題の国際統計分類（ICD）」という統一の分類表を作成している．日本では，現在 ICD の 10 回目の修正版にあたる ICD-10（2003）に準拠した「疾病，傷害及び死因分類」を作成し，各種統計調査に使用している[3]．

　今回は 1982～2007 年の 15 年間の人口動態調査における熱中症死亡数を集計した．熱中症による死亡数は，1982～1994 年においては ICD-9 に準拠した「自然および環境要因による不慮の事故」中の「E 900 過度の高温」，1995 年以降においては ICD-10 に準拠した「不慮の事故」中の「W 92. 人工の過度の高温への曝露」ならびに「X 30. 自然の過度の高温への曝露」による死亡数で読み取ることが可能である．

　図1は，過度の高温への曝露による死亡数と人口 10 万人当たりの年齢調整死亡率の経年変化を示したグラフである．年齢調整死亡率は，昭和 60 年モデル人口に基づき直接法により算出した．図より，1994 年以降死亡数，年齢調整死亡率ともに徐々に増加しており，2007 年は突出して死亡数が多い年であったことがわかる．男女の比率は，1990 年代は 6～7 割が男性であったが，2005 年以降は男女比がほぼ等しくなりつつあるのが特徴である．図2は，年齢別の死亡数と死亡率の経年変化である．年齢別

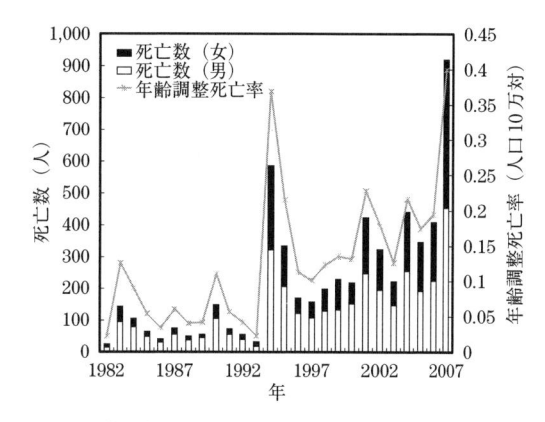

図1　過度の高温への曝露による死亡数と年齢調整死亡率（1982～2007 年）

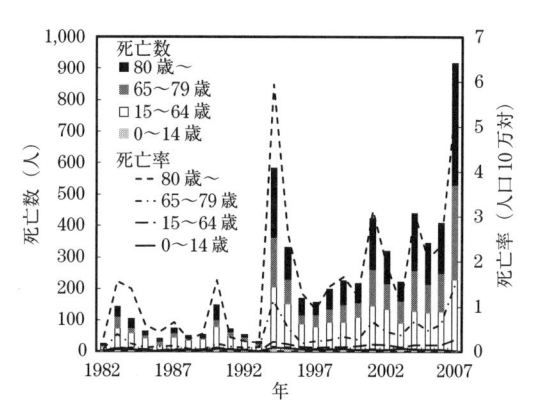

図2　年齢別死亡数と年齢別死亡率

にみると，1993 年までは 65 歳以上の高齢者の割合が 3～5 割程度であるのに対し，1994 年以降は 6 割を超える割合にある．1982 年以降は，80 歳以上の死亡率は他の年代に比べて高いのは変わっていないものの，近年は 65 歳以上においても死亡率が高まりつつあることがみてとれる．

　「不慮の事故」による死亡数は発生場所別にも集計されており，「家庭」，「居住施設」，「学校，施設，公共の地域」，「スポーツ施設，競技施設」，「街路，ハイウェイ」，「商業，サービス

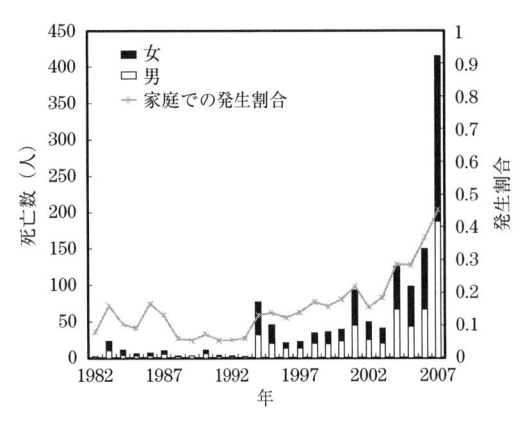

図3 家庭における死亡数と割合

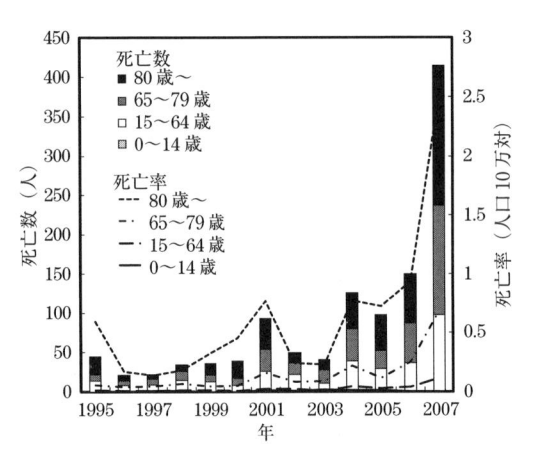

図4 家庭における年齢別死亡数と年齢別死亡率（1995～2007年）

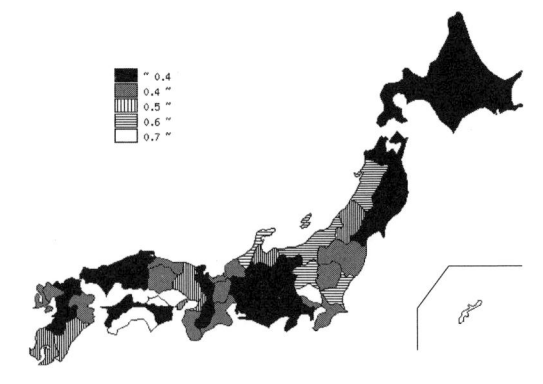

図5 都道府県別の年齢調整死亡率（総数，2005～2007年）

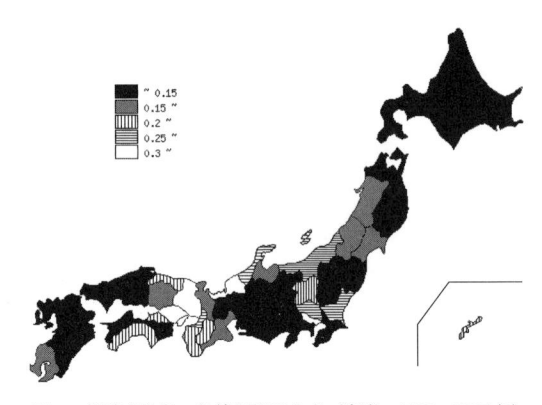

図6 都道府県別の年齢調整死亡率（家庭，2005～2007年）

施設」，「工業用地域，建築現場」，「農場」，「その他明示された場所」，「詳細不明の場所」に分類されている[3]．そこで室内における熱中症による死亡数を把握するために，図3に家庭における死亡数を示す．家庭での発生割合は，1995年以降15％程度であったものが，近年3～5割程度に上昇しつつあることがみてとれる．熱中症は屋外の炎天下のみならず室内においても発生割合が年々高まっていることが示されている．1995年以降の家庭における死亡数を年齢別に示したグラフが図4である．65歳以上が7割を占めており，家庭においては高齢者による死亡数が大半であることが示されている．室内における熱中症を防ぐためには高齢者による死亡事故の発生を抑制することが最も重要である．

人口動態調査による死亡数は，都道府県別にも集計されているが，都道府県の年齢構成が異なるため，死亡数を直接比較することは難しい．また年齢調整死亡率を比較するためには，年齢別の死亡数が必要であるが，都道府県単位では公表されていない．そこで間接法による年齢調整死亡率を算出し都道府県間の比較を試みた．2005～2007年の3年間の合計死亡数から全国の死亡率を標準死亡率として算出した年齢調整死亡率を図5に示す．年齢調整死亡率が0.7を超えた上位4県は，沖縄県，高知県，埼玉県，香川県であった．次に，都道府県別の家庭における死亡数から算出された年齢調整死亡率を図6に示す．年齢調整死亡率上位4県は，福井県，兵庫県，東京都，茨城県であった．特に死亡総数では上位に入らなかった福井県や東京都が，家庭における熱中症の死亡数では上位

に入っていることから，これらの県では室内での熱中症の発生割合が高いことがわかる．

以上示したように，高齢者の死亡率が年々増加していること，ならびに家庭での死亡割合が増加していることから，家庭における高齢者に対する熱中症予防対策を適切に講じることで熱中症による犠牲者数を減少させることが可能であると考えられる． （澤田晋一・桒原浩平）

■文献
1) 厚生省大臣官房統計情報部：人口動態統計，厚生統計協会，1982～1996.
2) 厚生労働省大臣官房統計情報部：人口動態調査，政府統計の総合窓口（e-stat），1997～2007，(http://www.e-stat.go.jp/).
3) 厚生省大臣官房統計情報部：疾病，傷害および死因統計分類提要：ICD-10準拠，第1～3巻，厚生省大臣官房統計情報部，1993～1996.

18. 温度と知的生産性

a. 室内環境質と知的生産性

室内環境質が，パフォーマンスや欠勤率といった作業成績に，どの程度影響を与えるのかについては，多くの研究が行われている．しかし，モチベーションなどの心理的な影響が大きく，室内環境質が知的生産性に与える影響に関し，統一した見解は得られていない．作業効率だけでなく，そのときの人間の心理・生理反応や疲労などもあわせて評価することが不可欠である．

b. 温熱環境が知的生産性に与える影響に関する研究

(1) 熱的中立より高温環境が知的生産性に与える影響

作用温度を 25.5℃，28℃，33℃ に設定した，曝露1.5時間の被験者実験[1]を紹介する．作業成績に関しては，課した作業の多くにおいて環境間で有意差が認められず，統一した見解は得られなかった．一方で，疲労感の評価では温熱環境の違いによる差が認められ，作用温度33℃ の暑い環境は，25.5℃ の環境に比べ，「いらいらする」などの精神的な疲労の指標であるⅡ群の疲労自覚症状訴え率が大きかった．表1に作業前後の疲労の自覚症状訴え率の，温熱環境条件別の比較を示す．

(2) 長時間曝露による被験者実験

曝露約6時間の被験者実験を，温熱環境を対象として行った[2]．作用温度25℃，28℃ とし，オフィスを想定したスーツ着用の条件に加え，28℃ でジャケット，ネクタイを着用しない条件を設定した．自覚症状しらべ個人訴え率が高くなるとパフォーマンスが低下する有意な相関が認められた．図1に，自覚症状しらべ個人訴え率と標準化された作業成績 Z-Score を示す．

(3) 近赤外線酸素モニタを用いた評価

図2に近赤外線酸素モニタを示す．近赤外分光法を利用した，生体内酸素代謝測定システムである．測定プローブは，半導体レーザーを光源とした近赤外線照射プローブおよび光検出プローブからなる．生体組織を通った吸収変化を測定し，Modified Beer-Lambert（修正ビア

表1 作業前後の訴え率の条件別比較

	条件(℃)	Ⅰ群	Ⅱ群	Ⅲ群	群間順序比較
男性 作業前	25.5	15.5	3.5	5.5	Ⅰ>Ⅲ>Ⅱ
	28	23.0	5.0	7.0	Ⅰ>Ⅲ>Ⅱ
	33	24.0	12.0	11.5	Ⅰ>Ⅱ>Ⅲ
男性 作業後	25.5	21.5	14.0	13.5	Ⅰ>Ⅱ>Ⅲ
	28	28.0	15.5	13.5	Ⅰ>Ⅱ>Ⅲ
	33	24.5	21.5	14.5	Ⅰ>Ⅱ>Ⅲ
女性 作業前	25.5	16.5	1.5	5.5	Ⅰ>Ⅲ>Ⅱ
	28	26.5	8.0	11.0	Ⅰ>Ⅲ>Ⅱ
	33	32.0	14.0	12.0	Ⅰ>Ⅱ>Ⅲ
女性 作業後	25.5	31.5	12.5	14.0	Ⅰ>Ⅲ>Ⅱ
	28	31.5	15.0	18.5	Ⅰ>Ⅲ>Ⅱ
	33	34.0	19.0	16.5	Ⅰ>Ⅱ>Ⅲ

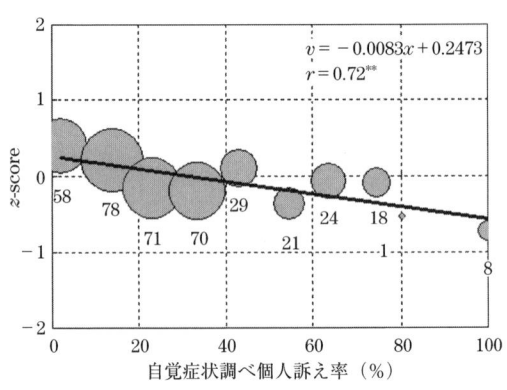

$y = -0.0083x + 0.2473$
$r = 0.72^{**}$

$**p<0.01$：相関係数は1%水準で有意（両側）

図1 自覚症状しらべ個人訴え率と作業成績 Z-Score

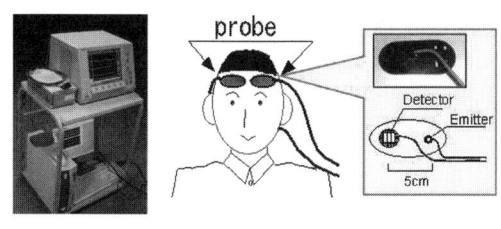

図2 近赤外線酸素モニタ装置（NIRO-300 浜松ホトニクス）

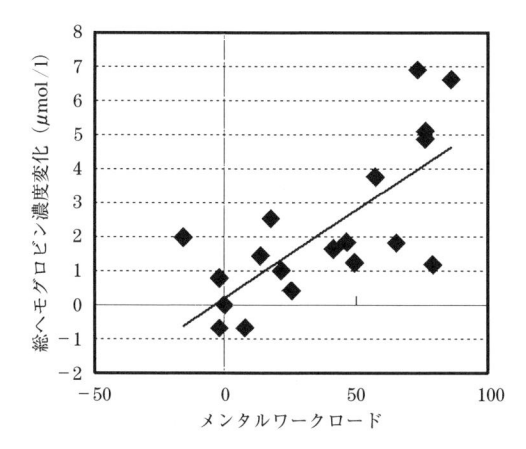

図3 メンタルワークロードと総ヘモグロビン濃度変化

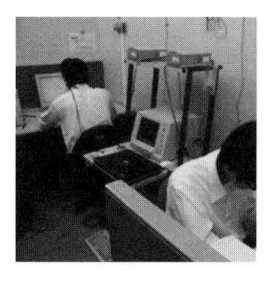

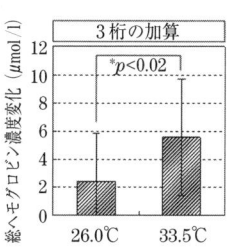

図4 総ヘモグロビン濃度変化（左額側）

ーランバート）則に基づき，ヘモグロビンの酸素濃度変化（単位：$\mu mol/l$）を計算することができる[3]．脳内酸素代謝に関しては，既往の研究より，暗算作業や鏡映描写作業などの精神作業負荷時に，酸化型ヘモグロビン濃度の増加，還元型ヘモグロビン濃度の減少，および総ヘモグロビン濃度の増加が，典型的に認められると報告されている[4,5]．

Nishihara と Tanabe[6] は，課す計算作業の難易度や努力の程度が高いと総ヘモグロビン濃度が増加することを報告し，メンタルワークロード（精神的要求）の客観的指標として総ヘモグロビン濃度の変化を測定することが有効であることを示した．図3に難易度の異なる計算作業を課した場合の，メンタルワークロードの違いが，総ヘモグロビン濃度変化に与える影響について行った実験結果を示す．

作用温度 26℃ および 33.5℃ の各環境に 50分間被験者を順応させた後，計算作業を課し，作業者の精神負荷の指標として脳内酸素代謝を測定した[7]．作業は1桁の加算，3桁の加算，および3桁の乗算を各5分ずつ課した．その結果，作業成績に関しては，26℃ 条件と 33.5℃ 条件との間に有意な差は認められず，環境が暑い場合においても作業成績のレベルを維持したが，作用温度 33.5℃ の暑い環境下において，精神的な疲労症状を多く訴え，33.5℃ の環境において，26℃ よりも有意に総ヘモグロビン濃度増加量が大きい結果となり，暑い環境で精神負荷が高い可能性が示唆された．図4に総ヘモグロビン濃度変化量のデータを示す．

また，各セッション30分の作業を3回繰り返して行う，比較的長時間作業を課す実験を行った[8]．この実験では，これらのメンタルワークロードの客観的指標である，総ヘモグロビン濃度変化量，および主観的指標である RTLX（NASA Raw Task Load Index：NASA によるタスクロードに対する主観的申告指標）ともに，25.5℃，28.5℃，31.5℃ の環境条件間で平均値に有意な差は認められず，同程度のメンタルワークロードであった．一方で作業成績については，暑い環境下で一定の値を維持することができず，時間経過に伴って低下した．図5にメンタルワークロードの指標である RTLX とタスク時総ヘモグロビン濃度変化量の関係を示す．RTLX を5ごとの概数に分類し，対応するタスク時総ヘモグロビン濃度変化量の平均を算出した後，人数による重み付けを行った．RTLX が高いとき，タスク時総ヘモグロビン濃度変化量が大きかった（$r=0.65$）．

中程度の高温環境でのオフィスワークは，メ

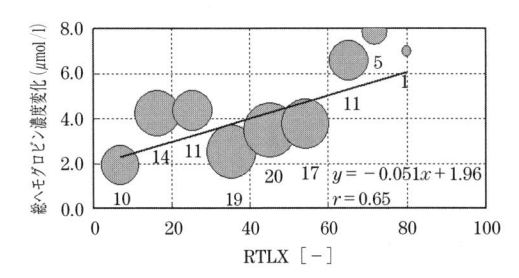

図5 RTLXと総ヘモグロビン濃度変化

ンタルワークロードが高く，疲労度が高い可能性がある．作業成績による評価だけでなく，疲労やメンタルワークロードなど，人体反応を測定することが重要である．

c．28°Cオフィスと知的生産性

クールビズ（COOLBIZ）による軽装化とオフィスの室温設定28°Cの取り組みは生産活動を行うオフィスが対象となるため，省エネルギー効果のみではなく，投資とそれに対する見返り効果という生産性を軸とした評価が重要である．

本章で紹介した複数の被験者実験から，熱的中立より暑い環境下で執務者の疲労が増加し，パフォーマンスが低下することが示された．一方，被験者実験だけでなく，コールセンターにおいて四季を通じ累計13,169人分のコールデータを対象として行った現場実測[9]でも，平均室内空気温度が25.0°Cから26.0°Cに1.0°C上昇したときに，時間平均応答件数が低下し，その作業効率の低下は1.9%程度であったと報告されている．また，Seppänenら[10]は，24の既往研究をもとに室内温度と相対的な作業効率の関係を定量化し，室内温度22°Cを基点とするときに1°Cの室内温度変化（増加または減少）がおよそ1%の作業効率の減少に相当すると報告している．室内温熱環境は，知的生産性に影響を与えるため，単に省エネルギーを図るだけでなく生産性を下げないような室内環境を創出する技術や方法が求められる．

（田辺新一）

■文献

1) 西原直枝, 田辺新一：中程度の高温環境下における知的生産性に関する被験者実験. 日本建築学会環境系論文集 568：33-39, 2003.
2) Ueki M, Tanabe S, Nishihara N, et al.：Effect of moderately hot environment on productivity and fatigue evaluated by subjective experiment of long time exposure. CLIMA2007 Conference Proceedings, 2007.
3) Delpy DT, Cope M, van der Zee P, et al.：Estimation of optical pathlength through tissue from direct time of flight measurement. Phys Med Biol 33：1433-1442, 1988.
4) 木戸眞美：近赤外線吸収で測る精神作用. 医用電子と生体工学 33(特別号)：357, 1995.
5) Villringer A, Planck J, Hock C, et al.：Near infrared spectroscopy (NIRS)：a new tool to study hemodynamic changes during activation of brain function in human adults. Neuroscience Letters 154：101-104, 1993.
6) Nishihara N, Tanabe S：Evaluation of Input-Side Parameter of Productivity by Cerebral Blood Oxygenation Changes, Room vent 2004, (CD-ROM掲載), 2004.
7) Nishihara N, Tanabe S：Office workers' productivity in moderately hot environment―task performance, fatigue and cerebral blood flow―. ICHES 233-237, 2005.
8) 西原直枝, 羽田正沖, 植木雅典, 他：室内環境が知的生産性に与える影響 その19―温熱環境を対象とした被験者実験における作業成績・メンタルワークロード・脳内酸素代謝―. 日本建築学会大会学術講演梗概集（福岡）. D-II：1163-1164, 2007.
9) 小林弘造, 北村規明, 清田 修, 他：執務空間の温熱環境が知的生産性に与える影響―コールセンターの長期間実測―. 日本建築学会学術講演梗概集 451-454, 2006.
10) Seppänen O：Indoor Climate and Productivity in Offices；REHVA Guidebook No. 6 (Wargoski P, Seppänen O eds.), 2006.

19. 屋上緑化・壁面緑化

屋上緑化は，都市景観の美化に加え，ヒートアイランドの緩和や植物の働きによる空気浄化などの効果が期待されている．特にわが国では，2001年に東京都が新築の大型建築物に屋上緑化を義務づけた条例を制定した．同年に「東京における自然の保護と回復」に関する条例が改正され，規則第2章「市街地等の緑化」(緑化計画書の届け出を必要とする行為) の第6条「緑化基準」に，「民間の1,000 m² 以上の敷地面積および公共施設250 m² 以上の敷地面積建造物の屋上の20％以上緑化を義務づける」ことなどが定められている．それゆえに社会的な注目度も大きくなってきた．壁面緑化も同様で，いわゆるグリーンアーキテクチャーとして日照調整の一手法である．

a. 屋根・壁面への終日日射量

図1に示す建物の屋根や壁面が受ける1時間ごとの日射量を積分した値を終日日射量と呼ぶ．年間の終日日射量を図2に示す．図に示すように，夏季は水平面が最大で，次に東西面が

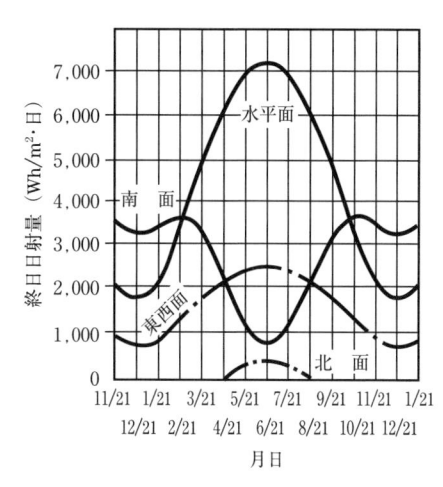

図2 終日日射量

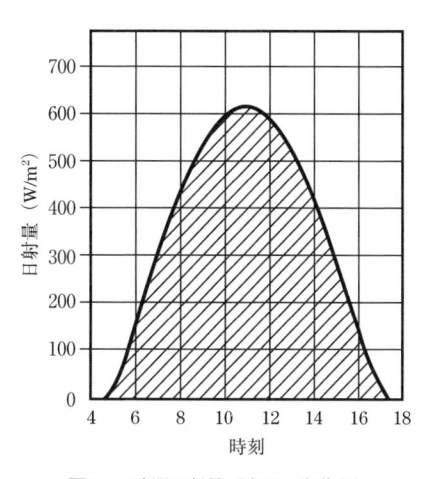

図1 1時間日射量（南面，春秋分）

大きく，南面は小さい．一方，冬季は南面が最大で，次に水平面が大きく，その次に東西面となる．したがって，防暑対策としては，屋根や東西面の壁面の断熱性能を向上させることが省エネルギーであり，効率的に室内温熱環境を快適にできる．つまり，屋根を緑化し，東西面の壁面を緑化することは夏季の断熱効果が期待できるのである．

b. 国外にみる屋上緑化技術

環境共生技術としての屋上緑化の導入は，ドイツなどヨーロッパの国々が先進国である．一例を図3に示す．スイスのベルン市内の集合住宅であるが，周囲を高木で囲まれた低層の集合住宅の屋上（陸屋根）は芝などの地衣類で緑化されている．基本的にメンテナンスフリーに近い薄層の屋上緑化の例である．屋上緑化の利点として，①断熱効果がある，②保水効果がある，③騒音防止効果がある，④屋根材を保護するなどがあげられる．断熱性能の向上について説明の余地はないが，保水効果があることは

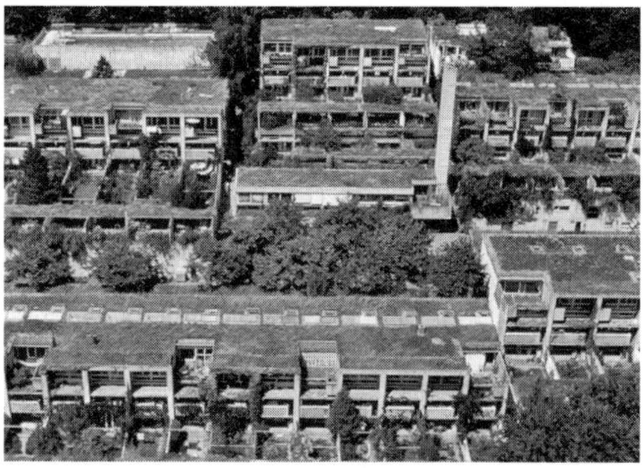

図3 スイス・ベルン市内の集合住宅

ヒートアイランドの緩和に役に立つ．つまり，水分の蒸発で屋根面の温度上昇を抑えることができるからである．最後の屋根材を保護する役割は，例えば，屋根の防水層の劣化防止を考えた場合，緑化ユニットで保護されていれば，寿命はかなり長くなると言われている．

c．屋上緑化技術

わが国でも，自治体が条例を施行し始めてから，屋上緑化の熱的性能を検討した研究が多くなった．ただし，屋上緑化と言っても，高木なども含む大型の緑化屋根もあれば，海外の事例で示したように薄層の地衣類を用いた緑化屋根までさまざまである．専門家の間では，前者は決して都市気候に対しては効果が期待できないどころか，むしろ風の通りが悪くなるので逆効果ではという意見もある．また，大規模な屋上緑化の場合，屋上の荷重が大きくなるため，それを考慮して建物の構造上の強度を確保しなければならない．したがって，既存の建物に施工するのは難しい．さらに，大規模になるとメンテナンスが必須となり，維持管理に負担がかかる[1]．理想的には，建物への負担が少なく，メンテナンスフリーの屋上緑化システムが望ましい．

屋上緑化は屋根の断熱性能を向上させることができ，省エネルギーに効果がある．特に，最上階の焼け込みを防止する意味で室内環境の快適性を向上させることができる．そのことに注目して，梅干野[2]は人工芝と芝生の断熱効果を調べている．芝生の場合は，芝生下の屋上スラブの表面温度が低く，断熱性能が期待できるが，人工芝では全く断熱性能がないことを確かめている．したがって，人工芝は植栽による屋上緑化の代用にはならないことを示唆している．

既存の建物でも，荷重の問題さえ解決すれば屋上緑化は普及するはずである．そこで，都市再生機構が開発した薄層緑化ユニットの熱的性能を実測した垣鍔ら[3]の例を紹介する．対象とした薄層緑化ユニットではパーライトを混合した自然土壌（黒色畑土と真珠岩パーライト混合土の混合比7：3）15cmに地衣類である芝やランを植栽したものである．排水はフィルター不織布で行うものである．1年半にわたり，ユニット周辺の気象観測（気温，相対湿度，日射量，風向，風速，雨量）とユニットの土壌の垂直方向の温度分布，垂直方向の熱流量（＝単位時間，単位面積当たりの熱の移動量）および土壌や芝（コウライシバ）・ランなどからの水分蒸散量を測定した．その結果，表1に示すように，1年を通して安定した遮熱性能を有することを確かめている．表中のユニットAはランを植えたユニット，ユニットBは芝を植えたユニットでユニットCは土壌のみのユニットである．

断熱性能の原単位と比較すると，屋上の外断熱工法による断熱性能と遜色がなく，ほぼメン

表1 夏季・冬季の土壌および植栽の熱伝導率（W/m・℃）[3]

緑化ユニット	季節	土壌	植栽	合計
A	夏季	0.11	0.09	0.10
	冬季	0.09	0.04	0.06
B	夏季	0.18	0.03	0.08
	冬季	0.13	0.02	0.06
C	夏季	0.10	—	—
	冬季	0.08	—	—

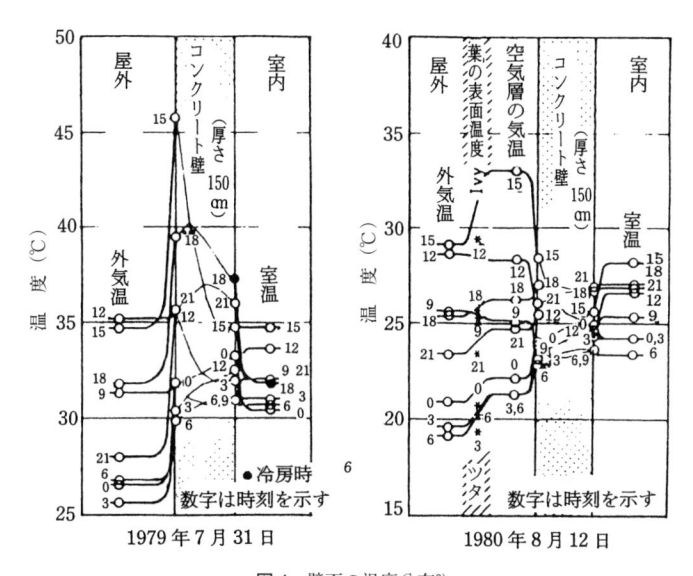

図4 壁面の温度分布[2]
(a) ツタを除いた場合, (b) ツタで覆われた場合.

テナンスフリーで耐用年数も長いという利点があることが証明されている.

d. 壁面緑化の熱的効果

壁面緑化, 特に東西の壁面にツタなどを用いた緑化は, 断熱的に効果がある. 図4に示すように, ツタがある場合とない場合とで, コンクリート壁面の外側の表面温度が大きく異なり, ツタがない場合は最大で45℃以上になるが, ある場合は外気温より低く抑えられることが示されている[2]. このような実例から, 壁面緑化も夏季に壁面を介した日射による熱取得を低下させ, 建物内の温熱環境を改善する効果があることがわかる. 特に, 室内側の壁面表面温度を低下させるため, 高温放射による影響が軽減するので快適性が向上する.

宗廣ら[4]の研究によると, 室内の温熱環境の緩和だけでなく, 建物に囲まれた街路を行き交う人々にとっても, 建物外壁からの熱放射が軽減するので, 屋外の温熱環境も改善されることが報告されている.

屋上緑化や壁面緑化はパッシブな環境共生技術として, これからも注目される技術である. 設置に当たる初期投資が安価になれば, より一層の普及が期待できる. 　　　　（垣鍔 直）

■文献
1) 日本建築学会編：建築と都市の緑化計画, 彰国社, 2002.
2) 快適なすまいづくりのすべて. 建築技術 別冊2巻, 1990.
3) 垣鍔 直ほか：薄層屋上緑化ユニットの熱的性能に関する実験的研究. 日本建築学会環境系論文集 578：79-84, 2004.
4) 宗廣耕市, 堀越哲美, 田中稲子, 松山 明：壁面緑化された建築とその周辺の温熱環境に関する実測調査. 日本建築学会大会学術講演梗概集 D-2：307-308, 2006.

20. 半屋外環境と温度

a. 半屋外の温熱環境

　半屋外とは屋外と室内の中間的な空間と定義される．一般的に屋外環境は主になりゆきでほとんど人工的に制御されることはない．これに対して，半屋外環境は建築内部，外構を含めた建築単体の影響が及ぶ領域と定義される．例えば，地上駅，アトリウム，オープンカフェなどである．半屋外は，通過，短期的滞在，自由滞在などを目的として利用されることが多く室外環境と比較して快適が望ましいが，室内までの快適性は必ずしも必要とされない空間である（図1）．

　これは，空調設備による安定した温熱環境制御が求められる「室内環境」と，環境制御の対象外で外乱のなりゆきとなる「屋外環境」を両端にもつグラデーションとして考えると理解しやすい．「半屋外環境」は両者の間に位置づけられる．しかし，分類は明確に線引きできるものではない．「半屋外環境」のなかにも室内に近い条件から屋外に近い条件までが存在している．

　空調された空間では，快適な環境が提供されて当然と感じるのが一般の認識であろう．しかし，半屋外において室内と同等の快適性を追求するのは非現実的である．地球環境に対する影響からも半屋外を室内環境のように環境制御するのは正しくない．半屋外の利用者は室内と質の異なる環境を求めていると考えられ，期待される快適性に見合った温熱環境の考え方が必要となる．

b. 環境適応

　温熱環境に対する環境適応はHumphreysら[1]により提唱された概念で，人が不快な状態から自ら回復しようとする現象を示している．人体の熱平衡を基盤とする人体-環境系の熱モデルと異なるのは，熱交換条件やその認知を積極的に変化させる動的な存在として人をとらえる点である．de DearとBrager[2]は，環境適応について以下の分類を行っている．

- 行動的適応：着衣の調節，滞在場所の選択，姿勢の変化，窓の開閉，室温設定の変更などあらゆる行動を伴う適応を指し，最も頻度が高い．
- 生理的適応：極端な温熱環境に曝露されることによる生理的な気候順化を指す．季

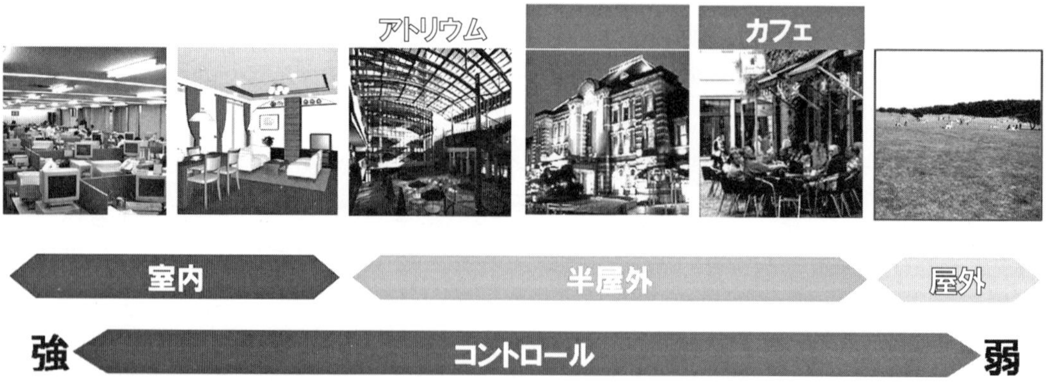

図1　室内-半屋外-屋外環境のグレード

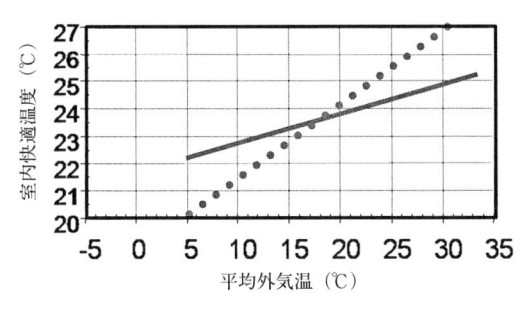

図2 環境適応モデル[2]

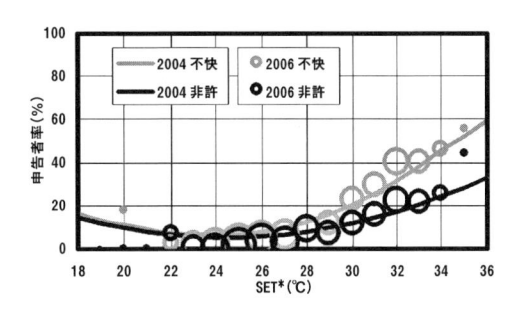

図3 駅における標準新有効温度と許容度の関係

節的な順化から世代をまたぐ長期的な順化まである．

・心理的適応：環境に対する高い期待は不満を招きやすいが，期待を緩和することで，与えられた状況を受け入れるようになる過程を指す．最も影響が大きいと考えられている反面，最も未解明な領域でもある．

居住者が許容できる環境範囲は，環境適応の自由度が高まることで広くなる．また，制限されることで狭くなる．人工気候室における温冷感の実験では，被験者は行動的適応を制限され，自らの意図と無関係に人為的な温熱環境条件に曝露される．これは被験者が環境適応を最も制限された状態での結果であり，許容環境範囲は狭くなるものの，長時間の滞在が求められる一般オフィスビルなどの状況に対応している．米国暖房冷凍空調学会（ASHRAE 55-2004）の温熱環境快適範囲[3]では，このような被験者実験結果から導かれた予測平均温冷感申告（predicted mean vote：PMV）[4]に基づく許容環境範囲を示している．一方，ASHRAE 55-2004には，居住者が窓を自由に開閉できる自然換気ビルでは行動的および心理的適応の自由度が高いと見なし，de DearとBrager[2]の環境適応モデル（Adaptive Model）に基づく広い許容環境範囲も新たに示している（図2）．

c．半屋外の温熱環境

半屋外環境では，最適温度が一つに定まるわ

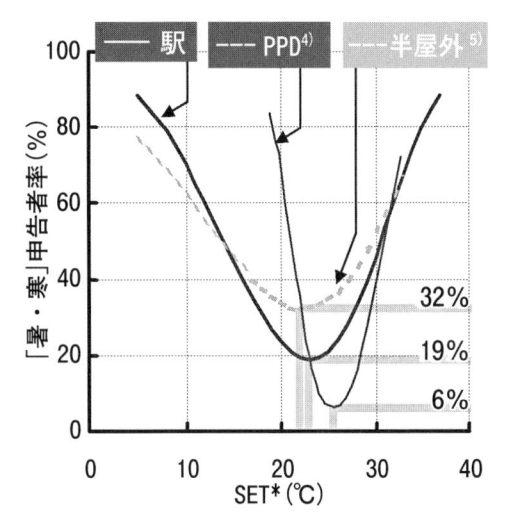

図4 半屋外と室内環境の快適範囲の相違

けではない．ある空間形態やその用途に対して，その地域社会における相場的な環境から「期待される環境」が決まる．これが心理的適応のベースラインとなり，積極的に行われる行動的適応の度合いを左右し，環境グレードに応じた許容環境範囲にも影響していると考えられる．

ここでは，駅に関する温熱環境調査と許容範囲に関して紹介する．都内S駅，M駅，U駅を対象として，夏季，秋季，冬季の3季節における熱的快適性調査を実施した[5]．この調査ではコンコースの滞在者から計2,167件の回答が得られた．検証のために，2年後にT駅自由通路全域において短期的に滞在していた一般利用者を対象として調査を実施した．この調査では，実施した26日間で1,960件の有効回答が得られた．これらの結果をまとめたものを図3

に示す.コンコースでは許容できる温度範囲は標準新有効温度(standard new effective temperature:SET*)で11～32℃であることがわかった.SET*は調査時に記録した空気温度,相対湿度,放射温度,気流速度,着衣量に代謝量1.4metを一定値として与え,算出した.駅における温熱環境許容範囲は,オフィスビルを対象としたPMVの快適範囲に比較すると非常に広いことがわかる.また,都心部の駅では半屋外での滞在時間が短いため,寒さ側に関しては不満が少ない.(図4)　　（田辺新一）

■文献

1) Humphreys MA, Nicol JF:Understanding the adaptive approach to thermal comfort. ASHRAE Transactions 104:991-1004, 1998.
2) deDear RJ, Brager G:Developing an adaptive model of thermal comfort and preference. ASHRAE Transactions 104:145-167, 1998.
3) ASHRAE:ANSI/ASHRAE Standard 55-2004, 2004.
4) Fanger PO:Thermal Comfort, Danish Technical Press, 1970.
5) 後藤　悠,他:駅空間における熱的快適性実測調査　その10:熱的快適性および利用状況.日本建築学会学術講演集 D-2分冊:449-450, 2007.

21. 都市における温度と人体

きわめて大きなスケールでとらえれば，地球全体における都市の占める面積は狭い．しかしながら，多くの人間は都市で生活しており，都市における温熱環境と人体との関係は，安全で快適な生活環境の実現を目指すうえで重要な要素である．都市とそこでの人間活動により作り出される周辺とは異なる気候を，都市気候（urban climate）という．そのなかでも現象が最も明らかで，熱環境形成に与える影響が大きいのが，ヒートアイランド（heat island）と呼ばれる都心部が郊外に比べて高温化する現象である．また，夏季の暑熱環境が悪化することなどによって生じる直接的な健康障害として，熱中症などの暑熱障害（heat disorder）の発生が社会問題となってきている．都市における温度と人体との関係を考え，快適な都市環境デザインの実現を目指すためには，小気候スケールでのヒートアイランドを緩和するとともに，微気候スケールでは環境諸条件と人体との熱収支を考えることが必要である．

a. 都市の体感温度

人間と熱環境の関係はかなり複雑であるが，人間に本来備わっている天性的なものや経験的要素，健康状態などの身体的要素，季節などの背景的環境条件などを除けば，人間の温冷感（暑さ寒さの感覚）に対して直接的に関わる温熱環境条件としては，環境側の4条件（気温，湿度，気流，熱放射）と人体側の2条件（代謝量，着衣量）があげられる．これらの要因が作用して，人間の体感温度が形成される．また，標高の高い地域の都市などでは，気圧の条件が加わる．さらに，環境側の4条件による刺激の持続性や時間的変化・変動を示すものとして，曝露時間という時間的条件が関係する．

これらの体感温度に関わる条件について室内と都市（屋外）の状態を比較すると，都市では特に日射や照り返しなどの熱放射の条件が複雑であることに注意が必要である．また，時間的条件も重要である．現代のオフィス空間などの温熱環境は空調機器によりコントロールされていることが多く，ほぼ定常状態となっていることが少なくない．これに対し，都市の屋外空間における環境側の4条件は時々刻々と変化しており，日射や風などは短時間での急激な変化が起こることもある．季節によっては室内と屋外の熱環境条件が大きく異なり，建物へ出入りするときに急激な熱ストレスの変化が生じる．そして，都市での活動内容などによって，曝露時間も大きく異なる．

b. 都市の熱放射環境

都市での熱放射環境は，屋内環境と比較して非常に複雑である．すなわち，熱放射について，日射とその反射（反射日射），地表面や建築物などの人工物からの長波長放射とその反射，大気放射などを考えなければならない．

(1) 短波長放射

日射とその反射が短波長放射である．直達日射は，人体へ直接入射する日射であり，指向性が高く，人体への入射エネルギー量には太陽の位置（方位角と高度）と人間の姿勢（直達日射の入射方向が法線方向となるような面に対する人間の投射面積）が関係する．天空日射は，天空からの拡散日射であり，指向性が弱く，人体への入射エネルギー量には人体の有効放射面積率が関係する．このほか，地物や地表などに反射した日射を考慮する必要がある．

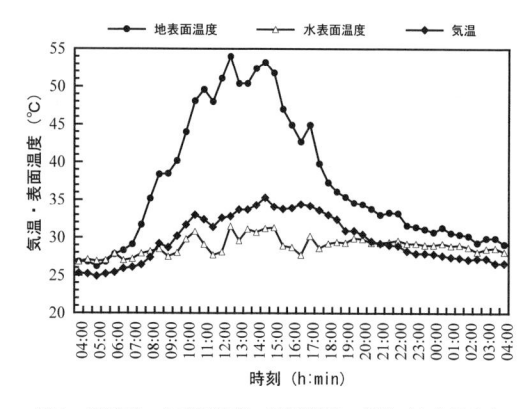

図1 地表面・水表面温度の観測結果の事例（名古屋市庄内川・勝川橋，2001年8月13日4時～14日4時）

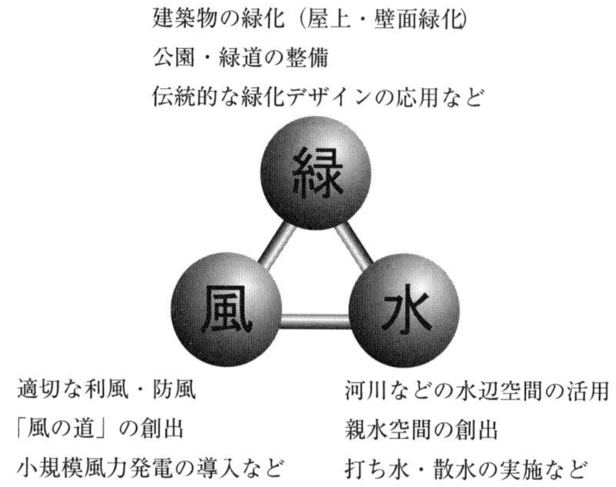

図2 緑・風・水による都市デザイン

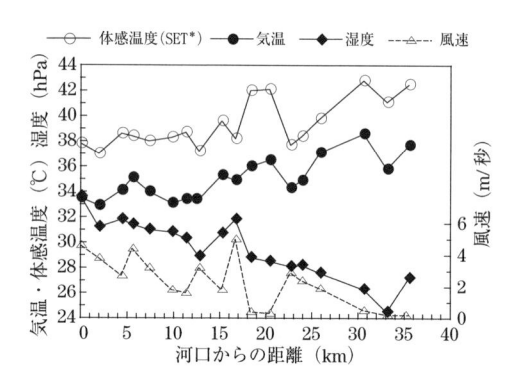

(2) 長波長放射

地表面や建築物，その他の都市空間構成物などから，ステファン-ボルツマンの法則に従って，それらの表面温度に応じて射出される熱放射が長波長放射である．人体への入射エネルギー量には，射出物と人間との間の形態係数と人体の有効放射面積率が関係する．アスファルト舗装面は日射吸収率が高く，夏季の昼間には50℃以上となるため，体感温度を高める．これに対し，河川などの水面は温度の日変化が比較的小さく，夏季の昼間には冷放射面としての働きが期待できる（図1）．

c. 快適な都市の温度を目指して

ヒートアイランドを緩和し，都市における快適な温熱環境のデザインを目指すうえでは，「緑」，「風」，「水」がキーワードとなる（図2）．このなかでも，近年では河川を活かした都市における「風の道」のデザインが社会的関心を高めている．これは，都市における連続的なオープン空間である河川の海風の「風の道」としての働きに着目したものであり，海風によって移流する相対的に低温の海上の空気を都市へと導き，ヒートアイランドの緩和を図るものである．図3は，海風発達時における河川沿いの

図3 河川上の熱環境観測結果の事例（名古屋市庄内川，2001年8月3日14時）
SET*：standard effective temperature（標準有効温度）．

熱環境観測結果の例である．全体的にみると，海風の影響により上流と比較して下流の地域で気温が低く，風速が速くなっており，体感温度（標準有効温度：standard effective temperature, SET*）を下げる効果が現れている．

（橋本　剛）

■文献
1) 吉野正敏，山下脩二編：都市環境学事典，pp. 174-184, 朝倉書店，1998．
2) 日本生気象学会編：生気象学の事典，pp. 214-215, 朝倉書店，1992．
3) 吉野正敏：新版 小気候，pp. 57-83, 地人書館，1986．

22. 日向と日陰，緑と水辺

a．緑と水面の影響

図1に，愛知県名古屋市の市街地にある大規模緑地の熱田神宮とその周辺の気温分布を示す．運河である堀川周辺は気温33℃であり，道路沿いや市街地の気温35℃に比較すると相対的に低温である．熱田神宮の森においては，気温31℃であり，緑の冷却効果が示されている．これは，折り重なる樹木の日射の遮蔽効果と樹木の蒸発散作用による冷却効果が示されている．このように，水辺と緑，日陰の効果は大きいと考えられる．以下に人間の生理心理との関係を考える．

b．日向と緑陰・日陰

人間が屋外環境にさらされている場合，周囲の状況によって形成される温熱環境は大きく異なり，人間に与える温熱的影響も異なる．そのなかで日差し（熱としての日射）の影響は大きい．体感温度としても，その構成要素のうち日射の熱量が占める率は大きく，日射量の変化による影響は大きい．したがって，等しい気温や湿度であっても，日向にいるか日陰にいるかで人間に与える影響は生理的にも心理的にも大きいと推察される．日陰と日向における人間に与える温度的影響を模式図で図2に示す．日陰と日向の違いは，直達日射が人体に入射するかしないかだけではなく，日射を遮蔽する物体がある場合には，日射の代わりに，そこからの反射日射と温度放射がある．それらを考慮して，屋外における日陰と日向における実測例を示す．

名古屋市にある公園とその周辺において，日向としてオープンな広場，日陰として緑陰を樹木の繁茂度合いにより3種，ビルの谷間にできる日陰の5地点について，環境の実測と被験者による心理的評価を行っている．

環境側の条件を統一的に比較できるように，体感温度として，気温，風速，湿度，日射を含

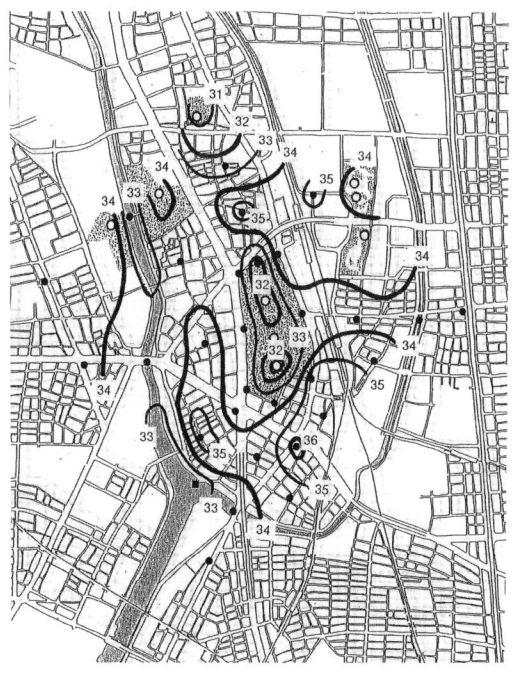

図1　大規模緑地（熱田神宮）とその周辺の気温分布（7月31日13時）

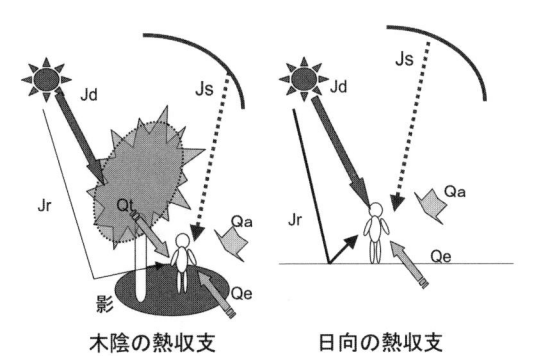

Jd:直達日射　Js:天空日射　Jr:反射日射　Qa:大気放射
Qe:地表からの温度放射　Qt:樹木からの温度放射

図2　日陰と日向における人間への温度影響

む熱放射を評価できる温熱環境指標である屋外用新有効温度（new effective temperature：ET*）を用いた．図3（a）に屋外用ET*と温冷感との関係を示す[1]．温冷感は寒いと暑いの極限を両端とする直線評定尺度を用いて被験者に評価を依頼した．その結果，新有効温度ET*が増加するにつれて温冷感も暑くも寒くもない中立側から暑い側へと変化している．しかし，被験者の評価を温冷感から，快適感および満足度へと変えてみると図3（b）に示すようになる．同じ日陰であっても，緑陰とビルの日陰の場合で，ほぼ差のないET*であっても，快適感および満足度は緑陰の方が快適側，満足度が高く評価されている．暑さ寒さの感覚としては体感温度と一致するが，快適さが含まれる場合には，視覚的な効果などの要因も作用することが示されている．

c．水辺を含む日向と日陰

日向として地表面が芝地のオープンな空間，タイル敷きオープン空間，池のある水辺空間，日陰としてビルの陰と緑陰の5か所について比較した結果がある[2]．図4に示すように，横軸を屋外用ET*を用い，縦軸に視覚評価を含む寒暑の感覚，涼暖の感覚を示す．一般にオープン空間が，日射量を多く受けるため体感温度は高くなる．オープン空間では寒暑ではほとんど差はない．涼暖では芝地よりも他の場所が，体感温度は高いものの若干涼しい傾向を示している．日陰においては，ビルの陰と緑陰では体感

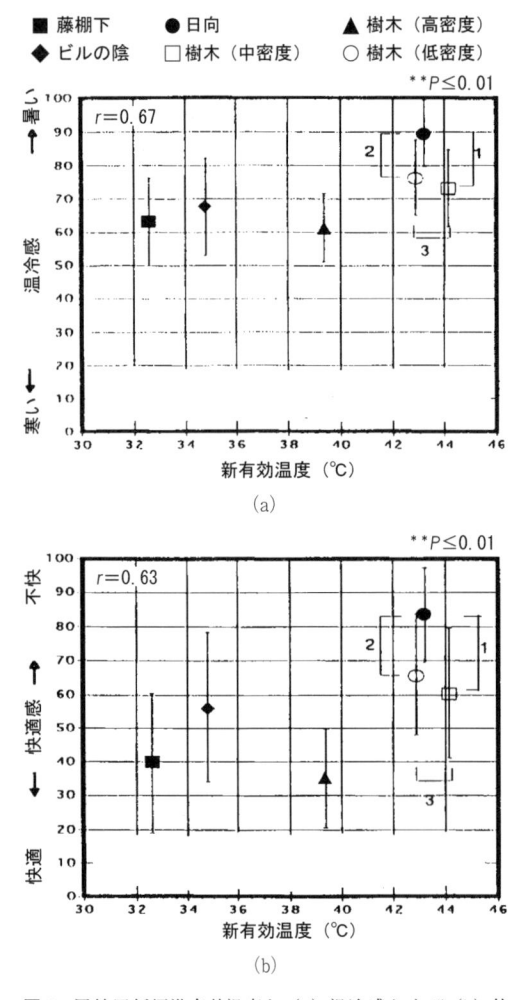

図3 屋外用新標準有効温度と（a）温冷感および（b）快適域との関係[1]

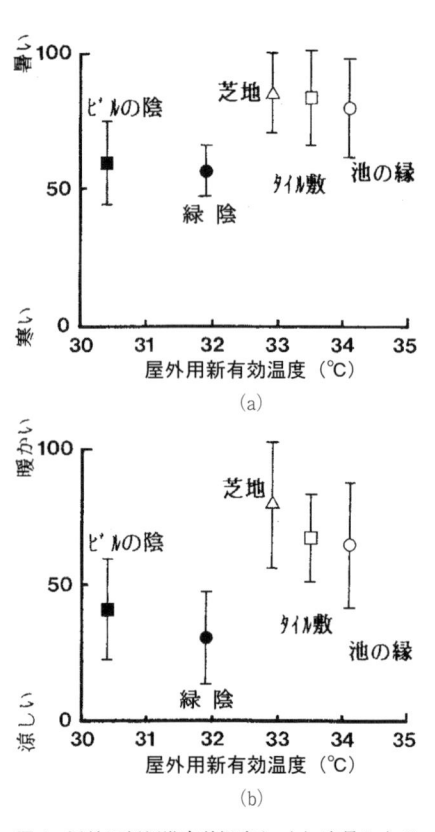

図4 屋外用新標準有効温度と（a）寒暑および（b）涼暖の関係[2]

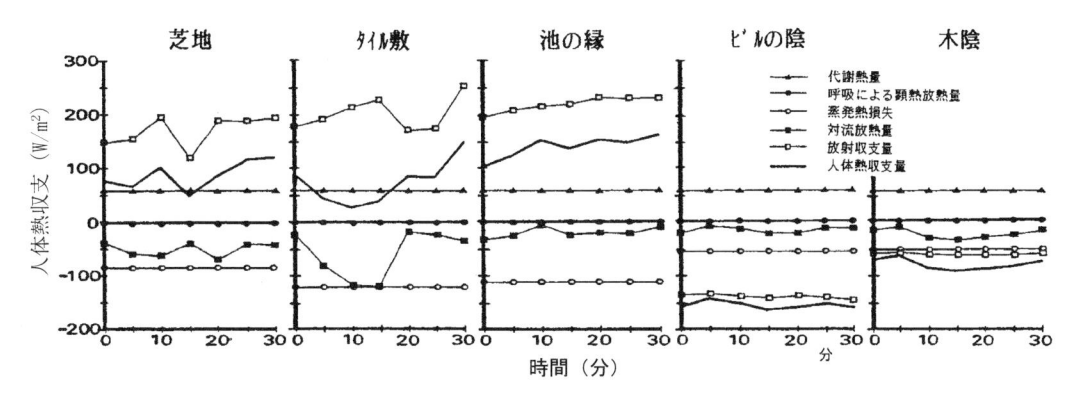

図5 オープン空間における人体熱収支[2]

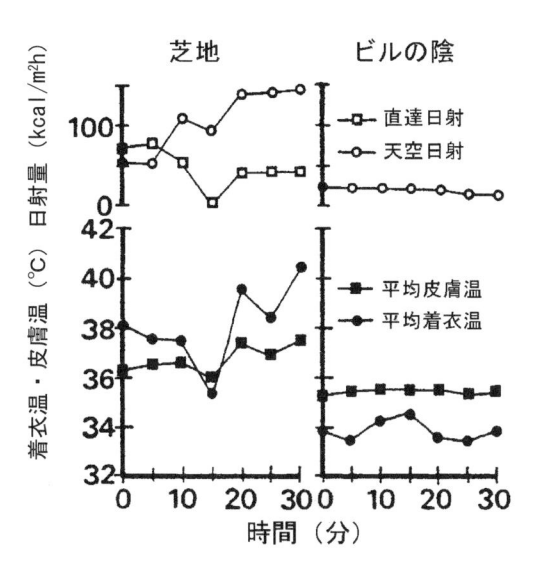

図6 日向の芝地とビルの陰における日射量の違いと着衣温・皮膚温の時間的変動[2]

向では放射熱収支が受熱側となり、人体の熱収支量が蓄熱を表す正の値になっている。これに対して、日陰では各放熱量は放熱を示し、熱収支は負になり、ビルの陰では緑陰よりも絶対値が大きい。これは図の体感温度の違いにも反映されているが、涼暖の感覚とは異なっている。生理的反応と心理的反応の違いがみられる。さらに図6に日向の芝地とビルの陰における日射量の違いと平均着衣温、平均皮膚温の時間的変動を示す。両方とも日射量の変動に対応している変動がみられる。日射の影響が大きいことが示されている。

(堀越哲美)

温度に差はあるが寒暑の感覚では両方とも暑い側である。しかし、涼暖の感覚では両方とも涼しい側となっており、特に緑陰はビルよりもさらに涼しい側を示している。このことは、暑くとも日陰には涼しさを感じるとともに、涼しさは快適さをも含んだ感覚を示していると考えられる。このときの人体熱収支を図5に示す。日

■文献

1) 鄭 楫元, 堀越哲美, 福岡真由美, 水谷章夫: 都市空間における人体への日射熱負荷の緑陰による緩和効果. 人間生活環境系会議雑誌人間と生活環境 3(1), 20-28, 1996.
2) 加藤伯彦, 堀越哲美, 伊藤文恵, 石垣秀圭: 都市部における建築外部空間での熱環境及び視環境の実測調査—人体の熱収支, 生理・心理反応について—. 空気調和・衛生工学会学術講演会学術講演論文集 (札幌) 1081-1084, 1990.

23. 身体障害者と室内温熱環境

a. 身体障害・疾病などに対する温熱環境の影響

病気（脳血管障害など）や怪我（脊髄損傷など）で体温調節機能（末梢血管の拡張・収縮や発汗など）が正常に働かなくなった状態での日常生活の辛苦は，健常者にとっては想像を絶する．単に暑さ寒さに弱いというものではなく，日常生活での温熱環境が体温の上昇（うつ熱）や低下を引き起こし，生命の危機に直接及ぶことすらある．それゆえ，体温調節機能障害をもった人々とその介助者は，エアコンによる温熱環境制御はもちろんのこと，着衣量の加減，顔面への霧吹き冷却など，あらゆる手段を用いて体温の調節を試みている．

体温調節機能障害の熱的対処を難しくしているのは，病気や障害の種類・程度のみならず，個人差による違いもある．また，個人でも経年による変化もみられ，対処としてはその人の経験に頼っているのが実情で，試行錯誤を繰り返すことを余儀なくされている．

したがって，このような人々に対する温熱環境の影響の定性的・定量的把握は難しく，室内環境設計規準や方法論については，未だに十分な検討がなされていないのが実情である．温熱環境が影響を及ぼすとされる主な障害・疾病などを表1に示す．

b. 脊髄損傷における体温調節機能障害

交通事故や転落事故などで脊髄に損傷を受けた場合，さまざまな機能障害を起こす．脊髄を含む中枢神経系は末梢神経と異なり，一度損傷してしまうと修復・再生されることはない．残

表1 温熱環境が影響を及ぼす主な障害・疾病など[1]

温熱障害の区分	温熱環境	温熱障害・影響の内容	該当する主な障害・疾病など
体温調節障害	高温	発汗障害（うつ熱）	脊髄損傷，ハンセン病など
		産熱過大（運動性）	脳性麻痺など
		産熱過大（内因性）	バセドウ病など
	低温	血管調節障害（過放熱）	脊髄損傷など
温冷感障害	危険温（高温・低温）	温冷感麻痺	脊髄損傷，ハンセン病など
	低温	温冷感異常（冷えなど）	ポリオなど
症状の悪化	低温・多湿	麻痺，けいれん，疼痛の悪化	脳性麻痺，脊髄損傷，関節リウマチなど
	低温	腎機能への影響	慢性腎炎，高血圧など
	低温・高温・変動	梗塞性発作	心筋梗塞，脳梗塞など
		血圧への影響	高血圧性の障害，疾病など
	低温・乾燥	呼吸機能の低下	喘息，脳性麻痺など
負担の増加	低温	頻尿	排尿障害をもつ者，脊髄損傷など
		厚着	運動障害をもつ者，各種運動機能麻痺
		下痢	ポリオ，脊髄損傷など
代替機能の妨害	低温・乾燥	指先感覚の低下	視覚障害
好影響	多湿	聴力の増大	聴覚障害

文献[1]を一部改変．

表2 住宅熱環境評価基準値（身体障害者）（案）（単位：黒球温度（℃））[1,6]

季節	居間・食堂 （だんらん・食事）	寝室 （睡眠）	台所 （家事）	廊下 （移動）	風呂・脱衣所 （着替え）	便所	備考 （着衣熱抵抗値）
冬季	23±2	20±2	22±2	22±2	25±2	24±2	1.4～0.7 clo
中間期	24±2	22±2	22±2	22±2	26±2	24±2	0.7～0.5 clo
夏季	25±2	25±2	25±2	25±2	27±2	25±2	0.5～0.2 clo

寝具（冬：布団＋毛布～布団，夏：夏掛け＋タオル～なし），家事（2 met）．
数値は黒球温度であり，床上1.2mで測定することとする．
湿度は冬季30～50％RH，中間期40～70％RH，夏季60～80％RHとする．
特別大きな放射源，気流，温度分布はないものとする．

念ながら脊髄の修復や決定的治療法は未だに存在しない．損傷部位以下の部位では上位中枢からの支配を失い，運動機能，感覚知覚機能が失われ，麻痺の状態になり，車いすやベッド上での生活を余儀なくされる．さらに自律神経系の調節も機能しなくなるため，損傷部位によっては体温調節が困難となる．麻痺には完全麻痺と不完全麻痺があり，完全麻痺は脊髄を横断的に離断し，神経伝達機能が完全に絶たれた状態である．不完全麻痺は，脊髄の一部が損傷，圧迫などを受け，一部機能が残存した状態である．

脊髄損傷による機能障害は，損傷した脊椎節の部位によって異なり，損傷部位が頭部に近いほど，障害レベルは重度化する．体温調節機能障害は胸髄より上部での損傷で顕著となり，頸髄損傷では頭部での発汗もできなくなることもあり，温熱環境の影響は深刻になる．

吉田や三上ら[2,3]は，脊髄損傷者，脳性麻痺者，ポリオ，切断者などのさまざまな身体障害者の体温調節反応に関する研究や，温冷感・快適感などの官能申告や日常の意識調査を行っている．特に脊髄損傷者に関する研究が多く，体温調節反応に関する研究では，人工気候室を用いた被験者（頸損者）実験によって，発汗障害・血管の拡張収縮障害などによる，高温環境下でのうつ熱および低温環境下で過放熱（体温低下）など，その特性を定性的・定量的に検討している．また，アンケートによる日常の意識調査を行い，屋外での暑さ寒さへの対処法など，その生活実態を明らかにしている．

c．身体障害者に対する住宅温熱環境指針

身体障害者に対する住宅の温熱環境設計指針については，古くはイギリスのGoldsmith[4]がその著書で示している（ただし，暖房のみで冷房はない）．住宅内の移動を促進するために住宅内全体を暖房することを推奨し，さらに暖房方式として床暖房の推奨，また具体的な温度指標として頭部に対して16℃，手部に対して19℃，足部に対して21℃としている．

日本では住宅熱環境評価研究委員会（三浦ほか）[5,6]が，被験者実験や住宅温熱環境調査結果をもとに，一般成人，高齢者（老人）および身体障害者のそれぞれに対する基準値の案を示している．そこで示された身体障害者に対する基準値（案）を表2に示す． （土川忠浩）

■文献
1) 吉田 燦：身体障害者と熱環境．住みよい住宅熱環境（三浦豊彦ほか編著），(財)労働科学研究所，1986．
2) 三上功生，青木和夫，蜂巣浩生，武田 仁：頸髄損傷者の温熱刺激に対する生理反応の特徴—中間期安静時の適温—．人間と生活環境 14(2)：47-57, 2007．
3) 三上功生，吉田 燦，青木和夫，蜂巣浩生：頸髄損傷者の温熱環境に対する意識・実態調査．日本生気象学会雑誌 42(2)：97-107, 2005．
4) Goldsmith S（青木正夫ほか訳）：身体障害者のための生活環境設計，日本出版サービス，1974．
5) 三浦豊彦ほか編著：住みよい住宅熱環境，(財)労働科学研究所，1986．
6) 川島美勝編著：高齢者の住宅熱環境，理工学社，1994．

24. 高齢者と室内温度環境

a. 高齢者のすまいの特徴

高齢社会となった今日，身体機能の低下に配慮したすまいで，高齢者が安心して生活できることが望まれる．そのため，1995年に長寿社会対応住宅設計指針がだされ，介護保険制度の導入もあり，住宅のバリアフリー化が進められてきている．さらに，2009年には「高齢者の居住の安定確保に関する法律（高齢者住まい法）」，「高齢者が居住する住宅の設計に係る指針」の改正も行われている．一方，省エネルギーのための高断熱高気密住宅の普及も推進され，高齢者にとって健康で安全な住環境がつくられつつある．

しかし，現状では，多くの高齢者が建築年代の古い開放的な伝統的和風住宅に居住している．このような住宅は，夏季の通風はよいが，冬季においては暖房効率が悪く，そのため長時間滞在する居室での暖房が中心となり，住宅内で大きな温度差が生じている．このことは，冬季の入浴中に，脳出血，脳梗塞，心筋梗塞を起こし死亡する高齢者が増加している背景の一つにもなっている．すなわち，住宅の熱的性能が不十分なことによる住宅内温度差（暖房された居室と暖房のない脱衣室・浴室などとの温度差）が大きく影響している．

また，近年は，夏季において通風が得にくい住環境や真夏日の連続などの影響で，高齢者の住宅内での熱中症発症が危惧される状況でもある．

b. 冬季の室内温度環境

(1) 高齢者居住室における使用暖房器具の種類

高齢者が居住する部屋の暖房器具の条件として，安全性が最も重要と考えられる．しかし，開放型の石油・ガスストーブの使用が半数を超えており，また，暖房器具の選定理由として居住者の半数以上が「燃料が安価である」ことをあげている[1]．これらのストーブは，火災に対する安全性は向上してきているものの，室内の空気汚染を伴う器具である．在室時間の長い高齢者にとって，居室の暖房器具選定に際し，火災の心配がなく，かつ室内の空気汚染を引き起こさない器具，例えば，FF式ストーブ(forced flue式ストーブ：強制給排気式ストーブ)，エアコンディショナー（以下，エアコン），パネルヒーター，床暖房などが望まれる．

(2) 高齢者室の温度環境の実態と改善

前述したように，高齢者にとって住宅内での温度差が少ないことは，脳卒中，脳梗塞，心筋梗塞などに対するリスクを軽減するなど健康の維持や，快適に生活するために重要な環境整備の一つである．しかし，多くの高齢者は，住宅の断熱性能が不十分なため，日中多くの時間を過ごす居室のみでの暖房が多く，その場合，図1に示した事例と同様な環境のなかで生活していることが推察できる．この図は，高齢者の身体周囲の温度と高齢者が滞在していた部屋の温度を示したものである．図から次の①～④の高齢者の室内環境の特徴がみえてくる．①高

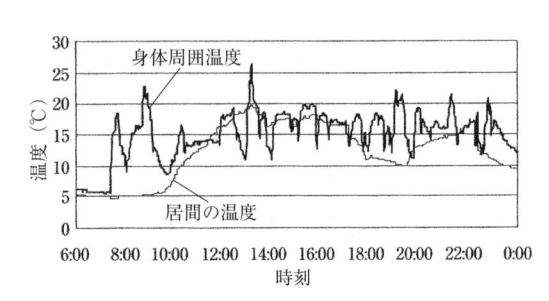

図1 暖房時の身体周囲温度と室温の測定事例[2]

齢者の身体周囲温度は室内温度より高い．特に，朝方の身体周囲温度と室温との差が大きい．②暖房が始まる前の室内温度は5℃くらいまで低下している．③暖房しても室内温度の上昇が緩やかである．④身体周囲温度が室内温度より低く10℃くらいまで低下しているところが何回かある．

これらの特徴の②と③から，住宅の断熱性能は良好でないと推察される．①は，高齢者が炬燵に入り，石油ストーブの近くに座っている状況によるものである．朝方，暖房を開始しても室内がなかなか暖まらないため，高齢者は暖房器具でからだを暖めるという行動をとっている．そのため，身体周囲温度が20℃を超えており（30℃を超えているケースもみられた），高齢者自身は寒さを感じていない．暖房器具のすぐ近くで長時間にわたってからだを暖めるというこのような行動は，高齢者の活動性を妨げることにもなる．また，④の身体周囲温度が時々10℃くらいまで低下するのは，暖房の行われていないトイレなどへの移動によるもので，室温の差以上の温度差に曝露されている状況になっている．

寝室の暖房については，就寝時刻までストーブ類で行われ，就寝中は電気毛布などの寝床内暖房器具の使用が多く，特に，高齢者でその傾向が顕著である[3]．このような状況は，夜間，トイレに起きたとき，寝床内の暖かな環境から温度が低下した室内，廊下，トイレへと移動することになり，大きな温度差に曝露されることになり，からだへの影響が危惧される．さらに，電気毛布使用の場合，寝床内温度の上昇によりからだからの水分蒸発が多くなり，血液の粘度が増すことも危惧される．寝室の保温性能の向上，睡眠中でも安全な暖房器具の設置などによる温度環境の改善が望まれる．

また，高齢者は温度環境だけでなく湿度環境も健康状態に影響を及ぼす．特に低湿環境は皮膚掻痒症の悪化，インフルエンザへの罹患率と

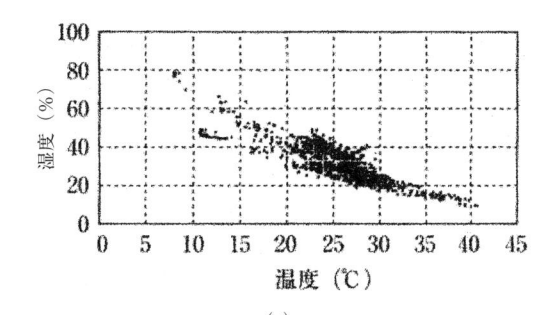

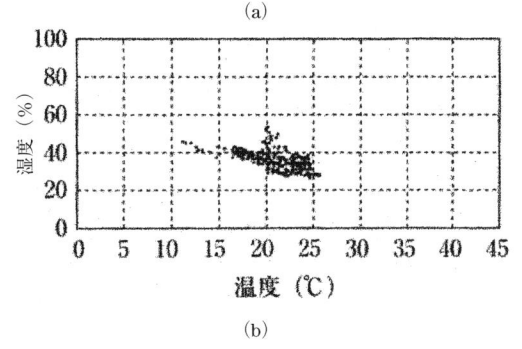

図2 (a) 身体周囲温湿度と (b) 室内の温湿度の測定事例[2]

関係すると言われている．しかし，前述のように高齢者は暖房器具の近くで過ごす時間が長いことから，身体周囲が低湿環境になりやすいと推察される．図2は，FF式ストーブを使用している高齢者の身体周囲温湿度と室内の温湿度の測定事例である．室内の相対湿度も40％以下と低めであるが，高齢者の身体周囲は，温度が25℃以上，相対湿度は30％前後と低い．

住宅の断熱性能を向上させ，適切な温湿度環境を保持することが重要であるが，暖房器具と高齢者との位置関係，特に熱風の影響を受けにくい位置に高齢者の位置を決めるなどの配慮も大切である．

c．夏季の室内温度環境の実態と改善

1988年に宮沢ら[4]が行った調査によると，京都，大阪，広島，大分で半数以上がエアコンを使用していたのに対し，新潟ではエアコンなしがほとんどであった．しかし，その後，エアコンの普及率は急伸し，2000年の新潟県における高齢者居住住宅の調査[1]では，対象住宅12戸のうち，エアコンのないのは1戸のみで

あった．しかし，エアコンがあっても使用しないケースが多く，そのため，夏季の室内温度は25〜30℃前後と高く，なかには外気温より高く35℃くらいになっている室内もあった．

このように高齢者の居室にエアコンが設置されるようになってきたものの，冷房を好まない，暑く感じない（加齢に伴う温冷感の鈍化が推察される）などの理由で冷房を使用しないケースが多い．エアコンの利用状況について，「よく使用する」高齢者は30％程度で，中年層の約半数に比べ少なく，逆に扇風機を「よく使用する」高齢者は半数を超え，中年層の40％より多いという報告[3]がある．

近年，地球温暖化の影響で夏季の最高気温が高くなり，高齢者が住宅内で熱中症を発症し，救急車で搬送される件数が増加していることから，高齢者室のエアコンを適切に使用することが望まれる．そのためには，高齢者の体調に合わせた設定温度にし，からだに冷風が直接当たらないようにするなどの工夫が必要である．

（五十嵐由利子）

■文献
1) 五十嵐由利子，山岸明浩：新潟県内における高齢者居住住宅の湿度環境改善に関する研究．科学研究費補助金研究成果報告書（課題番号：1268098），2002．
2) 日本建築学会編：高齢者が気持ちよく暮らすには，p.166，技報堂出版，2005．
3) 榎本ヒカル，久保博子，磯田憲生，梁瀬度子：高齢者の居住温熱環境の特徴―関西地区における夏期および冬期の住まい方に関する調査研究―．日本家政学会誌 46(11)：1091-1100, 1995.
4) 宮沢モリエほか：高齢者の温熱環境に関する実態調査（第1報）高齢者の居住環境と冷暖房に関する特徴．日本家政学会誌 46(5)：447-454, 1995.

25. 建築デザインと温度

a. 温熱環境を意識したデザイン事例

藤井厚二[1]は，住宅建築はその国を代表する建築であり，国の風土に合わせてつくられるべきであることを提唱した．そして，住宅設計の標準となるものとして体感温度をあげ（表1），おのおのの土地の気候に適した設計を行うべきことを早くから主張し，都市での家屋の密集が，気候の変化をもたらすことを指摘した．彼は衛生学者の戸田正三とも交流があり，建築衛生の知識ももち，建築デザインに意識的に温度の重要性を求めたものである．彼の代表作として聴竹居がある[1]．この建築は，彼の標榜した居住者が快適に生活できるように，温熱環境を適正に保つような工夫が随所に取り入れられ，その点が建築として高く評価されている（表2）．床下から取り入れられた空気を室内に導き，網代天井に設けられた開口部から天井裏，妻面換気口へと流す工夫が採用されており，開放的でありつつも軒の出が日射をコントロールし，室内を障子の拡散光で明るくする，「日本趣味」が活かされたデザインである．近代日本における住宅建築の代表作の一つである．このように，建築デザインは室内やその周囲の「温度」環境を整える役割を担うものであり，各時代を通じてその濃淡はあるものの，一つのデザイン上のファクターであると位置づけられる．

もう一つの事例として，山越邦彦のドーモ・ディナミカをあげる[2]．彼は，生態学的建築を標榜し，そのための装置や手法を大胆に取り入れた．特に，「温度」環境に関しては，床暖房による快適な温熱環境の実現の重要性を唱えた．ミスナールの合成温度の論文を引用し（図1），熱放射の影響考慮とその利用を早い時期から提唱していた[3]．それが，昭和初期には珍しい乾式構造の採用とともに，大きなガラス開口部でも心地よい床暖房を新しい住宅への装置として位置づけていた．この事例は，近代技術の採用という点に特徴がある．

b. 建築デザインと温熱環境のコントロール

上述の例でもみられたように，多くの場合住宅に求められる環境的な条件は，「日当たり」と「風通し」のよさである．これは，正に建築室内の人間の体感温度を適正に保つための，建物側に要求される性能としても解釈できる．さらに季節性を考慮すれば，日当たりと風通しは表3に示すように整理できる．実はこのように

表1　藤井厚二が掲げた住宅デザインの標準となる温熱状態とその提唱者

提唱者	標準となる温熱状態
Leonard Hill	気温 64°F 比湿 65% 無風・軽衣安静座業
Rubner	気温 80°F 裸体無風 気温 90°F 風に当たること 湿球温度 56°F
G. S. Haldane	湿球温度 75°F 最大限度
Vernaon Hill & Shepherd	$R=100-4(T-54)$ R：快感を感ずる湿度（%） T：R に対する適当な気温（°F）
Charles Freund	湿球温度 56°F 無風 湿球温度 58°F 100 fpm 湿球温度 63°F 300 fpm
Hutington	38°F 精神活動 60～65°F 肉体活動 平均 50°F 比湿 75%
Hubbard	乾球温度 70°F 湿球温度 56°F 安静
F. C. Houghten & C. P. Yagloglou	等快感線 62～69°F ET 快適域 64°F ET 快適線

文献[1]により作成．

表2 室内の温熱環境を調整するための建築デザインの技法

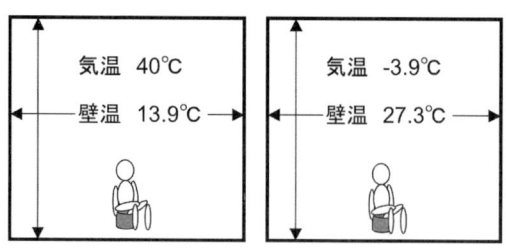

対象部位要素	技法（仕掛け・装置・工夫）	効果
平面	南北2列に配置	日射調整
	家具の寒暑変化に対応した移動日射調整	日射調整
	縁側の設置	日射調整
	開放性，居間中心，可動間仕切り，欄間	気流の促進
	主風向の考慮と平面計画	気流の促進
壁	小舞壁，煉瓦壁が良好	遮熱
	壁内中空層を小区分	断熱
	壁内中空層に外気を流通させる	冷却
床下	床下通風，換気口	湿気除去
	換気筒，土台下空気取り入れ	冷却（防犯）
	室内換気筒，換気口	冷却（防犯）
屋根	瓦屋根，（柿葺）	遮熱
	屋根裏の利用，妻面の換気窓	冷却
	（冬季閉鎖：暖気の保護）	保温
	庇の設置，深い軒	日射調整，雨仕舞
気象条件	建物周囲の気温分布の考慮	冷却，換気
	気流分布の考慮	冷却，換気
	床下，屋根裏の温度差の利用	冷却，換気
	夏季午後4時以後の外気取り入れ	冷却，換気
開口部	引き違い窓	換気
	ガラスと紙障子の二重窓	防賊風，保温
	紙障子の散光性	採光

[図1: 左上「気温 40℃ / 壁温 13.9℃」多少は涼しい室，右上「気温 -3.9℃ / 壁温 27.3℃」快き室（静止する者の場合），左下「気温 14℃ / 壁温 14℃」，右下「気温 10℃ / 壁温 22℃」　急速に歩いて居る者にとって此の二室は相等しい]

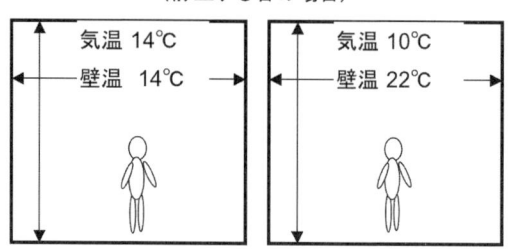

図1 山越邦彦が引用したミスナールの合成温度の考え方
著者が文献[3]を基に意味を図化した．

表3 日当たりと風通しの季節ごとの意味

季節	日当たり	風通し
夏	日射遮蔽	通風促進
冬	日射取り入れ	隙間風対策，気密化

日当たりと風通しは，すなわち日照と通風は，季節により求められるものが反対なのである．日本のように四季が存在する場合には，暑さと寒さの両方に対応できるデザインが必要であるとも言える．寒冷地であれば寒さ対策に専念でき，熱帯地であれば，蒸し暑さ対策が目標である．そこが風土に関係したデザインが生まれるゆえんである．

具体的には，どのようなデザイン手法で環境をコントロールしているのかについて述べる．

c．日照の調整

日射の室内への進入は，室内への熱量の投入であり，気温を上昇させるものである．それと主に日射は人間に当たることで直接受熱する．したがって，冬には暖房として働く．しかし，夏には暑さの原因となり，冷房時には負荷になる．取り除く，あるいは未然に侵入を防ぐべき

ものとなる．そのために，開口部に設けられる庇や軒の出の深さは，日射の進入を妨げる．太陽の高度は，南向きの開口部であれば，冬季には低いために室内に入射する．しかし，夏季には太陽高度が高いため，日射は庇に妨げられる（図2参照）．適切な庇や軒の出があることで，自動的に夏は日射を防ぎ，冬には日射を取り入れることができる．これのバリエーションとしてルーバーをはじめとする日よけがあり，各種のものが提案され建築のファサードデザインを決定づけることも多い（図3）．特に，建築と一体となった日よけを建築家ル・コルビジェが提唱し，「建築化された日よけ」として「ブリーズソレイユ」と呼んでいる．

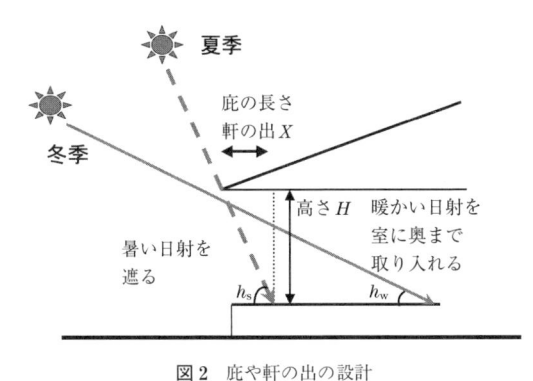

図2 庇や軒の出の設計
夏季には太陽高度 h は高く，冬には低い．$H/X=\tan h$
南中時の太陽高度は夏至：$h_s=78.5°$，冬至：$h_w=31.5°$．
4月20日から8月20日まで日射が入らないようにするには $h=66°$ とする→それに応じた軒の出 X を求める．

d．通風輪道の確保

通風は，室内の空気を入れ替える換気の役割もあるが，主に室内を風が通り抜けることで，そこにいる人間から対流と蒸発によって放熱を促進させ，体感温度を低下させるものである．したがって，風の通り道である通風輪道を確保

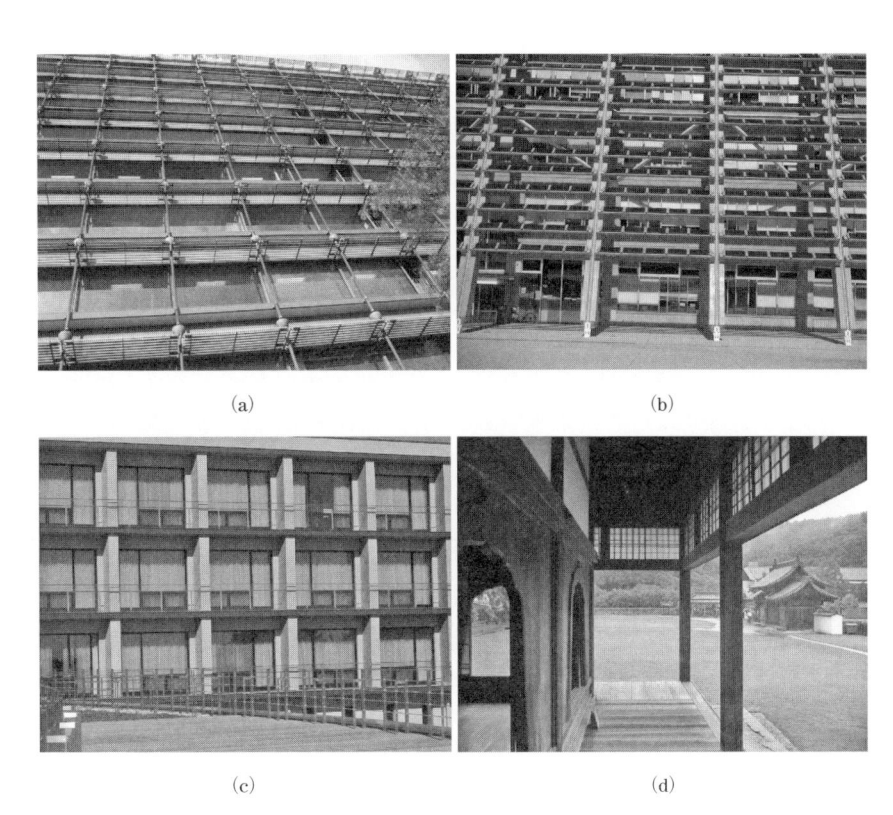

図3 各種の日よけ
(a) 垂直板の組合を水平ルーバーにした例，(b) 太陽光パネルが水平ルーバーになっている例，
(c) バルコニーが格子ルーバーになっている例，(d) 伝統的な住宅の縁側と濡れ縁．

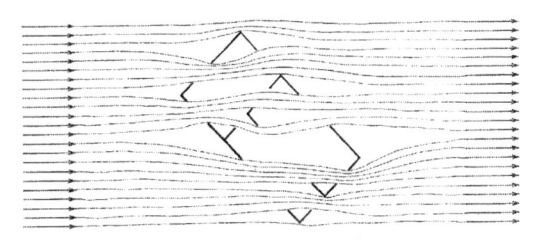

図4 通風輪道の例

することである．例を図4に示す．平面的には，正対する壁面に開口を設けることで通風が促進するが，風がない場合にはほかの方法が必要である．室内の空気は均一ではなく，温かい空気があると上昇する．したがって，上下に開口部があると温度差によって換気が促進される．これも一つの通風輪道と考えられる．開口部のデザインの重要性を示すものである．建築の開口部の大きさや配置は建築の意匠を大きく決定づけるものであり，温熱環境的意味合いも重要である．

e．断熱・気密と熱容量

建築の室内温度を決定づけるものに，断熱がある．一般には，暖冷房に対する熱負荷を軽減するために使用する場合が多い．しかし，暖冷房を前提としなくとも，冬季に日射や室内発熱を外部に逃がさずにとどめておく働きもある．また，隙間風による換気量の増加を防ぐために気密化がなされる．ただこの場合は，室内のさまざまな空気汚染を排除することが重要である．一方で，建物にはその構造によって熱容量が大きく異なる．木造や鉄骨であれば小さく，鉄筋コンクリートでは大きい．それは，暖冷房や外界の影響に対して，室内温度の追随性が異なり，熱環境の特性を決定する．前者は追随性が速く，後者では応答性がきわめてゆっくりである．この性質を利用して温度の変動性が計画されることが多い．

f．温熱環境と建築デザインの考え方

建築は基本的な温熱環境調節の手法として，日照調節や通風の確保が行われる．しかしこれだけでは，適正な室内環境は実現できない．そこで，従来は暖冷房というエネルギーに依拠する機械設備を導入して温度調節を行った．しかし，持続的な社会を目指す立場からは，エネルギーを用いないパッシブデザインという手法が利用される．庇や開口部確保から一歩進み，表2に示されるような工夫を行う．この場合，外気の温度に対して室内温度はその変動が緩和される．しかし一定ではない．人間の適応能にも依拠することで，この環境での生活も決して不十分ではないと考えられる．どうしても一定温度が必要な場合や極端な暑熱寒冷条件になった場合には，これらの上に暖冷房などエネルギーを用いた機械設備による環境調節を行うことで，実現される．このように，求められる温度環境によって，建築デザインによる対処と機械設備の導入について段階的に考えることが必要である．建築の内外との関係を考えるとき，縁側や風除室など中間領域も重要である．内外の緩衝空間となって，人の出入りの際のヒートショックを和らげ，生活空間の利用や季節的な適応を可能とすることができる． 〔堀越哲美〕

■文献
1) 藤井厚二：聴竹居図案集，岩波書店，1931．
2) 山越邦彦：DOMO DINAMIKA．新建築 9(10)，192-195，1993．
3) 山越邦彦：床暖房の生物工学的実験．新建築 10(5)，93-96，1934．

26. 風土と建築

人類が，環境に適応しつつその居住範囲を拡大してきた歴史は，その地の気候風土に適応した事実でもある．人間の行動性体温調節の一つとして，すまいとしての建築づくりがある．自然の外気による影響を建築で少しでも緩和し，その風土に適応した住まい方，暮らし方を求めた結果といえる．ここでは，気候風土とそこに形づくられる人の生活空間である建築づくりとの関係を温熱環境形成の点から考えたい．

a. 世界の風土と建築

寒冷地域の建築では，熱損失を防ぐこと，地中熱の利用や日射の取得などが重要となる．カナダ・アメリカ極地の先住民イヌイットは，イグルーと呼ばれる半球状に氷を積み上げたドームを狩猟時の仮住居としている．容積に対する表面積が最小となる形態が球であり，建築資材を最小化し，かつ建物表面からの熱損失を最小限にする工夫である．北ヨーロッパの住居をみると，石や木材を積み上げてつくられた，組積造のすまいが多くみられる．これらのすまいは，寒さから身を守ることが主眼とされ，厚い壁がつくられている．それゆえに，開口部がないかきわめて小さい．壁面も隙間ができないような仕上げとなっている．これが，煉瓦造りや木造の柱梁形式であるが組積の壁となるハーフチンバー（半木造壁式）と呼ばれる構造形式に続いていく．これが現代のすまいとしては，高断熱高気密の住宅へと発展していく．北アメリカで発展した「2×4」（ツーバイフォー）と呼ばれる木造であるが，枠組みをつくって壁で構成された住宅も，温熱環境的にはこの一連の形式と考えられる．図1はスウェーデン北部の伝統的民家である．屋根には土がかぶせられ，断

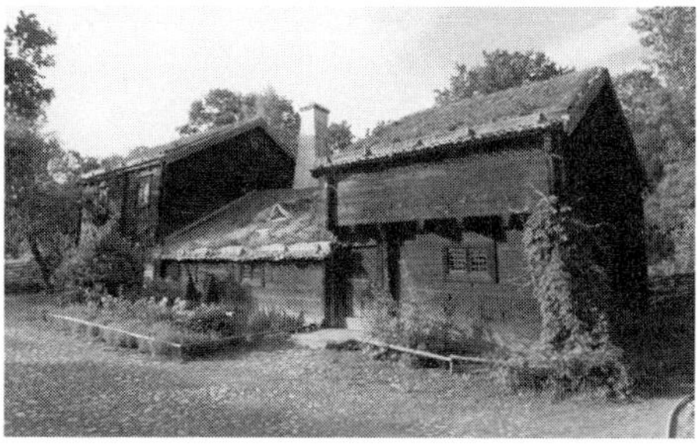

図1 スウェーデン北部の民家（兼子撮影）

熱・気密性を高めている．木を積み重ねた壁は断熱性に優れ，窓は小さく，熱の損失を最小限にしている．

赤道付近などの蒸暑地域の建築は，日射の遮蔽と通風に主眼が置かれている．屋根や庇を大きくして日射や雨を防ぎながら，壁は開放的であり，気流による冷却と人体皮膚表面の蒸発を促進させる．また，水の上に住居を構える例も多い．熱容量の大きな水は，陸地に比べ日中でも温度の上昇を抑え，蒸発冷却された風は涼しさをもたらす．高温多湿の地域では，すまいとともに穀物倉庫として温度調節とともに湿気を除去するために（湿度コントロール）高床式住居が用いられた．スラウェシ島（インドネシア）の先住民・トラジャ族の高床式住居などは，通風が促進されるように端部が反り上がった草屋根で構成されている．

中東などの暑熱乾燥地域では，風を取り込むための塔（採風塔）をもつ住居がみられる．図2(a)はドバイの採風塔をもつ伝統的建築である．イランでも同様に採風塔をもつ住居があり，採風塔（バードギル）の下にはイワーンと呼ばれる半屋外空間が設けられ，夏の居住空間として利用されている．このイワーンは，厚い壁体でつくられた居住スペースに囲まれた中庭

と冬季の寒冷に対処する必要がある．それが多様な建築文化を生み出す要因ともなってきた．

伝統的住宅にみられる防暑手法は，夏季の蒸し暑さを緩和するためのパッシブクーリング手法として，風土と自然の潜在力を活かした現代においても利用できる手法となりうる．具体的には，軒，庇，よしず，すだれ，障子，植栽（防風林を含む）などによる〈日射遮蔽〉，大開口，格子戸，欄間，通り庭などによる〈通風利用〉，吹き抜け天井，煙出し，床下換気，中庭などによる〈排熱・放熱・通風促進〉，茅葺き屋根などによる〈屋根断熱〉，茅葺き屋根，土間，植栽などによる〈蒸発冷却〉，土壁，板壁，畳などによる〈湿気調節〉，土蔵造り，土間などによる〈蓄冷熱〉などである．図3は茅葺民家と鉄板葺き住宅の夏季室内気温を比較したものであるが，茅葺民家の室内の方が低温となっている．伝統的手法は，居住者に住みやすい温熱環境を提供していると言えよう．

伝統的住宅にみられる防寒手法は，現代の断熱・気密手法の性能には及ばないものの，防寒のためのさまざまな工夫があった．現代の手法が，少しの油断でシックハウスなどの障害をもつことになるのに比較して，伝統的手法は健康的な空間を提供していることも確かである．防寒手法について具体的には，カヤ，わらなどによる「雪囲い」（図4）による〈断熱〉，開口部の最少化，土座（土間にわら・もみ殻を厚く敷き，その上にむしろを敷いて座る）による〈地熱利用〉，厩などを内部化するなどの間取りの工夫，囲炉裏による採暖や，かまどの調理発熱の活用などである．建物周囲の対策としては，季節風や局地風に備えた屋敷林，生垣，板塀などの防風対策や居住地選択（日照がよく北西が丘陵である土地を選ぶ，斜面を掘削する，土塁を構築するなど）があげられる．これは，建物を強風から避けて破壊から防ぐとともに，建物からの放熱量を減少させ，一歩でもより暖かい環境にする手法でもある．防風林などは現代に

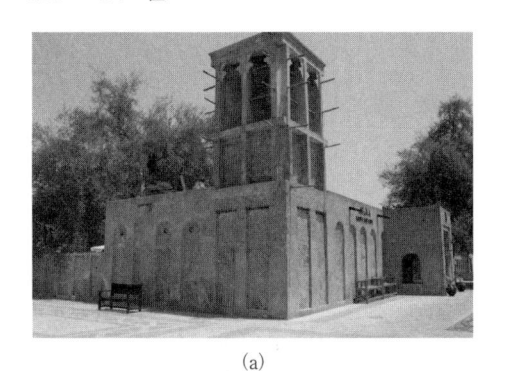

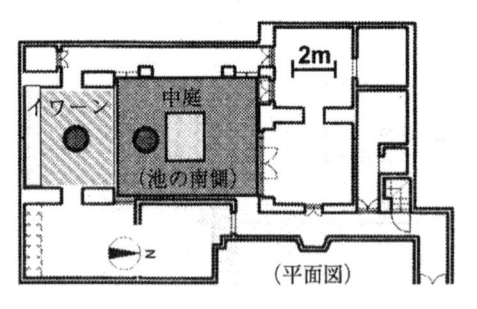

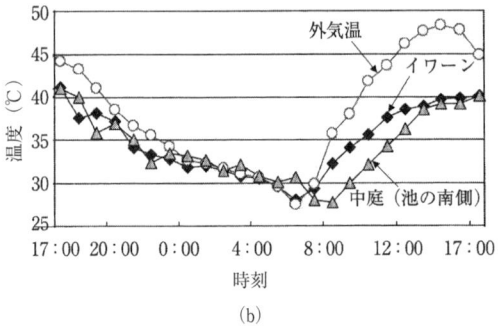

図2 採風塔をもつ建築（兼子撮影）
(a) ドバイの採風塔をもつ建築，(b) イランの住宅内気温の測定結果（2005年8月4～5日）[1]．採風塔の下の半屋外空間であるイワーンの温度は外気温より低い．中庭には樹木による日影や蒸発冷却の効果を期待できる池や植栽があるため，外気より温度が低い．

に面している．中庭には池や植栽が設けられている．採風塔から取り入れられた風と中庭の蒸発冷却により，体感温度を下げる自然を利用した空調システムである．図2(b)は住宅内気温の測定結果であり，イワーンと中庭の気温が外気に比べて抑えられている．

b．日本の風土と建築

日本にも地域によって異なる多様な気候風土が存在し，四季の変化をもち，特に夏季の暑熱

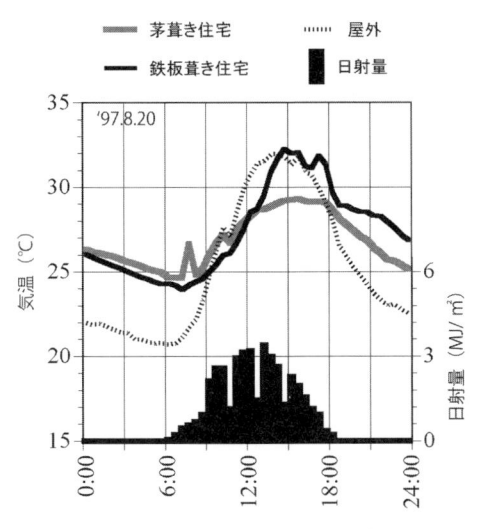

図3 茅葺民家と鉄板葺き住宅の夏季室内気温の比較[2]

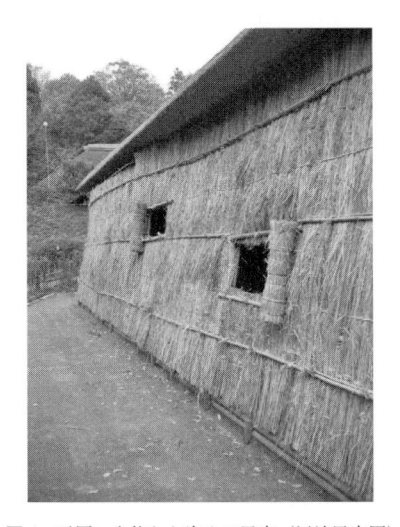

図4 雪囲いを施した富山の民家（川崎民家園）
（宇野撮影）

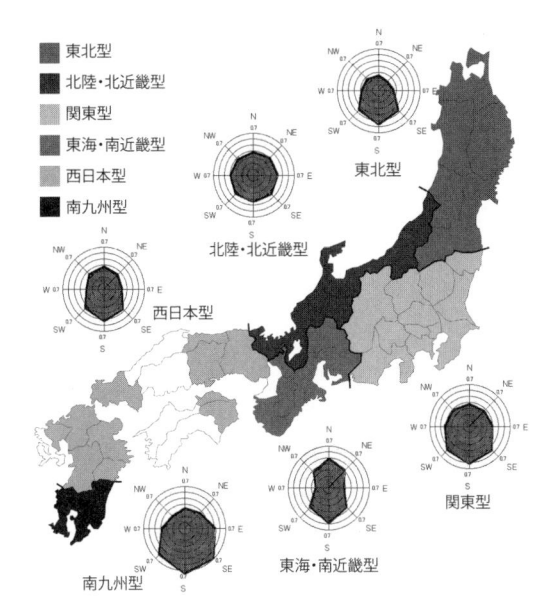

図5 民家開口部の設けられ方の分析に基づいた区分図[3]

おいても地域景観，気候景観の重要な要素であり，その保全・活用が望まれるところである．

伝統的な日本家屋の夏季における有効な環境調節手法の一つは外部に対する開放性であるが，開口部の設けられ方の地域による差異は気候的側面によるところが大きい．図5に伝統的住宅における各方位の開口部形態（開口比）を指標とした地域区分を示す．寒冷な地域と比較的温暖な太平洋側の地域で各方位の開口部割合は異なっていたことがわかる．九州南部では南東から南西にかけて大きく開口が設けられ，東海・近畿では南北を中心に開口部が設けられている．山間部では谷筋や山地地形に対応したため，特定の方位に開口部が設けられていない．これまで日本の伝統的住宅は大きな開口部を有するものとして，その地方性には言及されてこなかったが，建築を計画するうえで経験的に培われた伝統的住宅の開放，閉鎖の地域的特性を知ることは，建築設計上の室温形成の予測のみならず居住者の行動的体温調節の目安になりうると考えられる．

（堀越哲美・宇野勇治・兼子朋也）

■文献

1) 村上周三：イランの採風塔を持つ住居「ヴァナキュラー建築の居住環境性能」，慶應義塾大学出版会，2008.
2) 宇野勇治，堀越哲美，宮本征一，横山尚平：中部日本の山間部における伝統的住宅の室内気候調節と立地集落の微気候．日本建築学会計画系論文集 532：93-100, 2000.
3) 宇野勇治，堀越哲美ほか：伝統的住宅の開口部形態・位置と立地地域における体感気候 その3—開口部形態の分析にもとづいた類型化の提案—．日本建築学会学術講演梗概集（計画系）：1069-1070, 2001.

27. 温度と他の環境要素との複合影響

本書において，本章の内容はやや特殊な位置を占めるものである．温度は体性感覚として受容されるが，他の環境要素である視覚，聴覚，嗅覚などの要素は，体性感覚よりもかなり上位のメカニズムによって受容されるため，複合影響の事実の再現性が確認されても，その処理はさらに複雑なものであることになる．本章が扱うテーマは，発展途上にあることを付記しておく．

a. 非温熱要素が温熱的感覚に，温熱要素が非温熱的感覚に及ぼす複合的作用

同じ気温条件でも暖色によって暖かく，寒色によって涼しく感じられることがある．このように，色彩が温冷感に影響を与えるとする仮説をhue-heat仮説という（図1）．これまで多くの研究が検証してきたが，狭義の温冷感への直接の影響は非常に小さい一方で，空間の印象を非特異的に評価する場合には，有意な影響がみられることが多い[1]．また，常に色彩の影響が現れるわけではなく，不快緩和効果，すなわち温熱的に不快な条件下にある場合に不快感を和らげるように影響が現れるとする報告が多くみられる（図2）．例えば，蛍光ランプに比べ赤みを帯びた色光である白熱電球点灯下の温冷感は，熱的中立以下の温度条件ではより暑く感じるが中立よりも高い温度条件では差異が認められない[2]．眼球運動に注目した実験[3]では，高温側不快の場合，より寒色を，また低温側不快の場合，より暖色をみていることが示され，さらに環境音を呈示することによってその傾向が顕著になる[4]．これを，環境音による不快緩和効果の促進的作用という（図3）．

熱と音の複合条件におけるこれまでの研究成果を総括すると，交通騒音または白色雑音の条件によって温冷感に統計的有意差はみられないとする報告が多く，有意差を認める場合も，等価とみなして差し支えないような小さな差である．しかし熱的快適感に対しては，騒音レベルが高いほど熱的快適感は下がるとする報告がほとんどである[5]．一方，音源が交通騒音や白色雑音でなく，ミンミンゼミの鳴き声の場合はより暑く，風鈴，秋の虫，砂浜の波の音はより涼

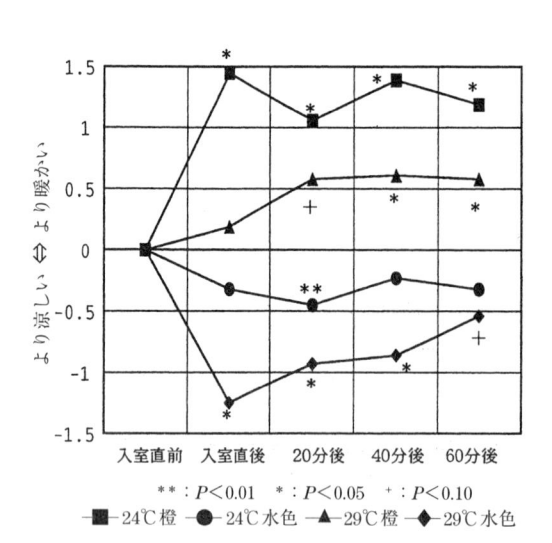

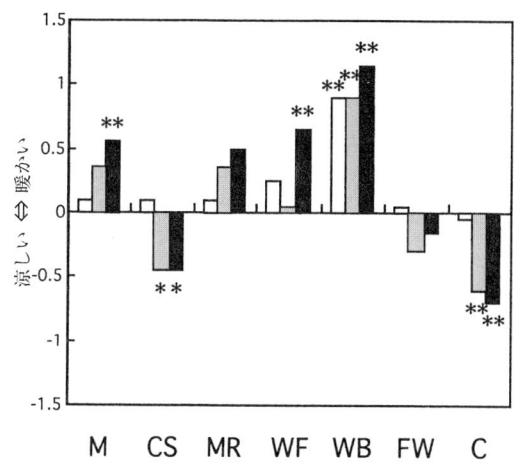

図3 温熱的快適感に対する音の影響（29℃）

M：山の風景＋鳥のさえずり，CS：街路樹の風景＋セミの声，MR：川の風景＋川のせせらぎ，WF：滝の風景＋滝の音，WB：風鈴の風景＋風鈴の音，FW：花火の風景＋花火の音，C：交差点の風景＋交通騒音．

**：$P<0.01$　＊：$P<0.05$　＋：$P<0.10$

しく感じる場合があるとする報告がある[6]．

ほかにも，環境音だけでなく視覚刺激の呈示によって温熱的不快感が緩和されるとする報告もある[7]．このように，温覚・冷覚を通して賦活される直接的な感覚である温冷感に対し，色彩や音などが一貫して影響することはあまりなく，あっても微々たるものであることが多い．むしろ，熱的快・不快感や，涼しさ・暖かさのように快・不快のニュアンスを含む心理評価，眼球運動のような，感覚器から得られた温・冷の情報を価値づけする過程やその結果として生じる感情，行動，運動において，他の非温熱要素の影響が現れやすい．

温熱要素が非温熱的感覚に及ぼす複合的作用もある．例えば，一定照度の場合，高温条件でより明るさ感が増すとする報告がある[8]．騒音の騒がしさに気温が及ぼす影響，臭気物質の知覚閾値や臭気強度に気温が及ぼす影響についての研究も行われている．

以上のような異種の感覚モダリティー間の注意について実証的なデータを得ているものとして温熱要因と色彩を対象として教示によって注意の向きをコントロールした研究では，注意の向きが環境に対する評価に影響することも報告されている[9]．

b．環境の総合評価

上記は，温熱環境と温冷感の関係に対して非温熱的環境要因がどのように修飾するかという研究であるが，人間が複数の環境要因を総合的に評価しているという立場の研究もなされている．

堀江ら[10,11]は，室温，騒音，照度の組み合わせ条件について，健康な男子学生から普通・やや不快・不快の3段階による申告を得，数量化Ⅱ類による分析を行い，表1に示すスコアを導いた．各条件のスコアの合計が夏季0.55，冬季0.54以上のとき総合的に「普通」，夏季-0.85，冬季-0.82以下のとき総合的に「不快」と判断される（表1）．

長野と堀越[12]は，騒音5条件（46.8〜95.4 LAeq）と熱5条件（27〜39℃）の組み合わせ25条件における総合的快適（または不快）の申告から，等しい総合的快適（または不快）評価となる気温と騒音レベルの組み合わせを表す線図を示した（図4）．また長野と堀越[5]は寒

表1 不快さを外的基準とした数量化Ⅱ類によるスコア[10]

		夏季			冬季	
	カテゴリー	スコア	PCC	カテゴリー	スコア	PCC
室温（℃）	22	0.762		10	-1.480	
	26	0.706	0.762	15	0.051	0.569
	30	0.180		20	0.688	
	34	-1.637		24	0.697	
騒音（LAeq）	40	0.168		40	0.436	
	50	0.151	0.257	50	0.337	0.325
	60	0.052		60	-0.097	
	70	-0.374		70	-0.676	
照度（lx）	170	-0.057		170	-0.271	
	700	0.006	0.053	700	0.207	0.158
	1,480	0.052		1,480	0.080	

PCC：偏相関係数．

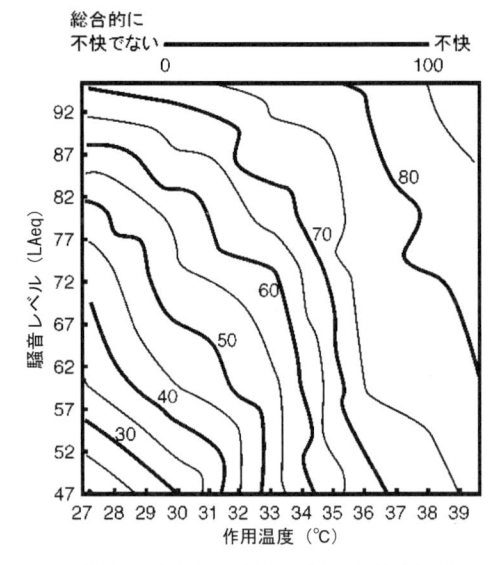

図4 夏季における熱・音条件を軸とした等不快線図[12]

冷側の条件にて同様の実験を行い，寒冷側の線図を導いている．

同じく総合的な快適性申告を得た熱と匂いの複合実験[13]において，α-ピネンとトルエンでは交互作用がみられたが，強烈な不快臭であるメチルメルカプタンでは熱条件によらず不快であると報告している．これらは，極端に強く不快を与える環境条件があるとき，他方の環境条件によらず総合的な評価も不快と判定される点でほぼ共通している．これを，複合影響における無効化あるいは排他的性質と言う．これに関しても，先に述べた注意の向きが関与していることが考えられる．

以上にみられるように，本章の扱うテーマに関しては，大変に興味深い研究成果がみられているが，今後さらに解明すべき課題も少なくない．

（松原斎樹・長野和雄）

■文献

1) 松原斎樹, 伊藤香苗, 藏澄美仁, 他：色彩と室温の複合環境に対する特異的及び非特異的評価. 日本建築学会計画系論文集 535：39-45, 2000.
2) 石井 仁, 堀越哲美：異なる作用温度，照度レベル，光源の組み合わせが人体の生理・心理反応に及ぼす複合的影響. 日本建築学会計画系論文集 517：85-90, 1999.
3) 坂本英彦, 松原斎樹, 藏澄美仁, 他：眼球運動測定装置を用いたhue-heat説の検討―室温・色彩からなる複合環境が人の注視行動に与える影響その1―. 日本建築学会計画系論文集 615：9-14, 2007.
4) Matsubara N, Gassho A, Kurazumi Y：Facilitatory effects of environmental sounds on hue-heat phenomena. Proc ICA 2004：II-1775-II-1778, 2004.
5) 長野和雄, 堀越哲美：軽度寒冷及び交通騒音曝露下における快適性評価の定量化. 日本生気象学会雑誌 41(1)：5-18, 2004.
6) 長野和雄, 松原斎樹, 藏澄美仁, 他：環境音・室温・照度の複合環境評価に関する基礎的考察 特異的評価と非特異的評価の関係. 日本建築学会計画系論文集 490：55-61, 1996.
7) 松原斎樹, 合掌 顕, 藏澄美仁, 他：視覚刺激と聴覚刺激が温熱感覚にもたらす心理的効果. 日本生気象学会雑誌 40(s)：249-259, 2004.
8) Ishii J, Horikoshi, T：The combined effect of air temperature and illuminance on the human physiological and psychological responses. ACES 7(3-4)：1-7, 1995.
9) 須藤由佳子, 松原斎樹, 合掌 顕, 他：室温, 色彩による複合環境の心理評―注意を要因とした実験結果―. 日本建築学会環境系論文集 630：1037-1043, 2008.
10) 堀江悟郎, 桜井美政, 松原斎樹, 野口太郎：室内における異種環境要因がもたらす不快さの加算的表現. 日本建築学会計画系論文報告集 387：1-7, 1988.
11) 堀江悟郎, 桜井美政, 松原斎樹, 野口太郎：加算モデルによる異種環境要因の総合評価の予測. 日本建築学会計画系論文報告 402：1-7, 1989.
12) 長野和雄, 堀越哲美：暑熱および交通騒音が心理反応に及ぼす複合影響の定量的表現. 日本建築学会計画系論文集 524：69-75, 1999.
13) 羽根久史, 辻 幸志, 光田 恵, 他：室内における熱とにおいの複合効果に関する研究 第1報―室内の温度とにおい感覚評価の関係. 第26回人間-生活環境系シンポジウム報告集― 26：13-16, 2002.

G. 労　　働

1. 職業性暑熱障害と暑熱許容基準

a. 暑熱作業の労働安全衛生の動向

旧労働省の通達によると，暑熱とは摂氏28度以上をいう（昭和23年1月16日付け基発第83号）．さらに，著しく暑熱な場所とは労働者の作業する場所が乾球温度摂氏40度，湿球温度摂氏32.5度，黒球寒暖計示度摂氏50度又は感覚温度32.5度以上の場所をいう（昭和23年8月12日付け基発第1178号）．これらの通達が出された当時の日本では，炭坑山，金属精錬所，造船・金属機械工場，製鉄所などの作業環境条件は，高温多湿あるいは強い熱放射の下での重筋労働が一般的であった．その結果，後述するような熱射病や熱けいれんなどの熱中症が多発し，産業衛生の大きな問題の一つとなっていた．その後，生産工程の技術革新により作業が機械化・自動化され作業者が高温環境から隔離されるようになったこと，冷房設備の普及により高温作業条件が改善され作業負担が軽減されてきたこと，さらに炭坑山の廃山によって高温の坑内で働く労働者数が減少したことなどによって，職場での熱中症は産業衛生の問題としてはほとんど注目されなくなっていた．

ところが，平成6〜7年におけるわが国の夏季の猛暑では，屋外の建設労働者を中心に熱中症による死亡災害が多発した．これへの対応として，旧労働省は，平成8年5月21日付け基発第329号「熱中症の予防について」（以下「8年通達」）を出して，関係業界や関係事業場に対してその予防対策の周知を図った．しかしその後も毎年20人前後の熱中症による死亡災害が続いたため，厚生労働省の「第10次労働災害防止計画（平成15〜19年）」でも熱中症の適切な予防対策の徹底を図ることとし，平成17年には通達「熱中症の予防対策におけるWBGTの活用について（平成17年7月29日付け基発第0729001号）」を発表した．この通達により暑熱環境のリスクを評価する指標としてWBGT（wet bulb globe temperature：湿球黒球温度）指数を活用し，これをもとに8年通達に示されている熱中症予防対策をより徹底することになった．

しかるに，その後も職場での熱中症の発生はあとを絶たず，熱中症による死亡者数は相変わらず年間約20名を数え，休業4日以上の業務上疾病者数は平成19年には1年だけで約300名にものぼっている．そこで，平成20年4月には「第11次労働災害防止計画（平成20〜24年度）」で熱中症予防対策のガイドラインの作成と一層の予防対策の普及促進を明記し，さらなる予防対策の重点化を図った．平成21年5月には熱中症予防対策のパブリックコメントを募集し（5月8日〜6月6日），その結果を踏まえて平成21年6月19日付けで新通達「職場における熱中症の予防について」（基発第0619001号）を発出した．

b. 職業性暑熱障害の範囲と分類

一般的に暑熱障害とは，高気温，高湿度，高輻射熱（放射温度），低風速，激しい身体作業，高熱抵抗の衣服の着用などの要因が単独あるいは複合して人体の熱平衡を乱し，熱放散が阻害され身体が過熱状態に至るまでに発生する全身性および局所性の健康障害の総称である．全身性暑熱障害には熱虚脱（熱失神），熱けいれん，熱疲労（熱疲憊），熱性浮腫，熱射病（日射病）があり，局所性暑熱障害としては汗疹がある．いわゆる熱中症とは，病態生理学的に，熱射病（日射病），熱けいれん，熱虚脱，熱疲憊の4型

に分類される．

暑熱曝露時には皮膚血管拡張反応が起こり，皮膚血流の増加により体内からの熱放散が促進されるが，皮膚血管が拡張すると末梢血管抵抗が減少するので，血液が身体末梢部や下半身に貯留しやすくなる．その結果，血圧や脳血流が低下して，めまいや吐き気に続いて失神が起こりやすくなる（熱虚脱）．これを防ぐために代償性に心拍数や心拍出量が増大し，その結果血圧が上昇して循環系負担が増大する．環境温が上昇して暑熱ストレスが増大すると体熱の放散は発汗による水分蒸発が主体となる．特に環境温が体温より高くなると外界の熱が体内に流入するので汗の蒸発以外に体熱を放散する手段がなくなる．暑熱強度によっては1時間の発汗量は1lを容易に超える．大量の発汗が生じたとき，水分を補給しないでいると脱水状態が進行し，体重の5%以上の水分が喪失すると身体的・精神的無力状態となり（熱疲憊），体温上昇が起こり熱射病の危険が増す．熱射病にかかると，突然意識を失い体温が40℃を超えて発汗が止まり皮膚表面が乾いた状態になる．放置すると死亡の危険も高く緊急の治療を要する．通常はその前に強い渇き感が生ずるので自発的に水分補給されることが多い．しかし水分のみを摂取して汗に失われた塩分を補給しないと熱けいれんや喉の渇きを伴わないさらなる脱水の危険が生ずる．脱水により血液の粘性が高まり心臓に対する負荷が増大する．

c. 暑熱許容基準

職業性暑熱障害を予防するために，WBGT指数を用いた暑熱許容基準が国内外で提案されている．WBGT指数は，アメリカ国立労働安全衛生研究所（NIOSH），アメリカ政府労働衛生専門家会議（ACGIH），国際標準化機構（ISO 7243[1]）などの国際的にも影響力のある機関で採用され，現在暑熱評価指標として広く認知されている．わが国でも日本産業衛生学会や日本工業規格（JIS Z 8504[2]）が採用し，厚生労働省も平成17年7月29日基安発第0729001号通達で熱中症の予防対策におけるWBGTの活用を促している．

WBGT指数は，自然湿球温度（tnw），黒球温度（tg），気温（ta）を測定し，屋外で太陽照射のある場合は次式（1）により，屋内や屋外で太陽照射のない場合は次式（2）により求められる．

$$WBGT = 0.7tnw + 0.2tg + 0.1ta \quad (1)$$
$$WBGT = 0.7tnw + 0.3tg \quad (2)$$

ISO 7243では，身体作業強度別，暑熱順化の有無，気流の有無により14通りのWBGT指数による暑熱許容基準値が示している．ただし，最高直腸温38℃を許容限度とし，通気性があり水蒸気を通す標準的な作業服（保温力 $Icl = 0.6$ clo）の着用を前提としている（表1）．

ACGIHは，作業強度を軽作業から極重作業まで4段階に分け，作業-休憩の配分率に応じた基準値を提示している[3]（表2）．ただし，基

表1 ISO 7243のWBGT指数による基準値表[1,2]

代謝率区分 (身体作業強度)	代謝率 M 単位体表面積（W/m²）	WBGT 基準値			
		熱に順化している人（℃）		熱に順化していない人（℃）	
安静	$M \leq 65$	33		32	
軽作業	$65 < M \leq 130$	30		29	
中作業	$130 < M \leq 200$	28		26	
重作業	$200 < M \leq 260$	気流を感じないとき 25	気流を感じるとき 26	気流を感じないとき 22	気流を感じるとき 23
極重作業	$M > 260$	23	25	18	20

表2 ACGIHのWBGT指数による基準値表[3]

作業の強さ (代謝率*)	作業（休憩）[%]			
	100〜75 (0〜25)	75〜50 (25〜50)	50〜25 (50〜75)	25〜0 (75〜100)
軽作業 (115 W)	31.0 (28.0)	31.0 (28.5)	32.0 (29.5)	32.5 (30.0)
中等度作業 (180 W)	28.0 (25.0)	29.0 (26.0)	30.0 (27.0)	31.5 (29.0)
重作業 (300 W)	— (—)	27.0 (24.0)	29.0 (25.5)	30.5 (28.0)
極重作業 (520 W)	— (—)	— (—)	28.0 (24.5)	30.0 (27.0)

*実際の代謝率は，作業者の実際の体重を70 kgで割った値を本表の代謝率に乗じることで推定する．
表中の数値は，WBGT指数による許容基準値．（ ）内数値は，暑熱対策実施基準値．
"—"は，許容基準値が存在しないことを示す．

準値を「許容基準値」と「対策実施基準値」の2段階に分け，WBGT値が対策実施基準値より低ければ，暑熱リスクがほとんどなく作業を継続できるが，この値を超えたら一般的な暑熱対策を実施すべきこと，許容基準値を超えたら暑熱負担の生理的モニタリングを行い特別な対策を行う必要があることを勧告している．また，作業服によるWBGT補正値として，作業着（長袖，長ズボン）や織布でできたつなぎ服を着用した場合は補正なし，SMSのポリプロピレンのつなぎ服では+0.5℃，ポリオフィレンのつなぎ服では+1℃，2層の織布でできたつなぎ服着用時は+3℃，限定使用の防水性つなぎ服では+11℃をWBGTの実測値に加算して評価することとしている．

日本産業衛生学会は，高温環境に適応し作業に習熟した健康な成人男子作業者が，夏季の普通の作業服装をして適当な水分・塩分を補給しながら作業をするとき，継続1時間作業および断続2時間作業を基本として，健康で安全にかつ能率の低下を来すことのない工場・鉱山などの作業場の条件を示している[4]．身体作業強度の評価にRMR（relative metabolic rate：エネルギー代謝率）というわが国独自の指標を用いて，表3のような基準値を提案している．

表3 日本産業衛生学会のWBGT指数による高温許容基準[4]

作業の強さ （RMR：代謝エネルギー（kcal/h））	許容温度条件 WBGT（℃）
極軽作業（RMR〜1：〜130）	32.5
軽作業（RMR〜2：〜190）	30.5
中等度作業（RMR〜3：〜250）	29.0
中等度作業（RMR〜4：〜310）	27.5
重作業（RMR〜5：〜370）	26.5

以上，国内外の代表的暑熱許容基準を紹介したが，運用上の差違はあるものの，基準値自体には大差はない．これらの基準値を超える場合は，熱中症の発生リスクが高まるので，労働衛生管理対策をたてる必要がある（G編第8章参照）．

（澤田晋一）

■文献
1) ISO 7243 : Hot environments-Estimation of the heat stress on working man, based on WBGT-index (wet bulb globe temperature), 2003.
2) JIS Z 8504（ISO 7243）：人間工学―WBGT（湿球黒球温度）指数に基づく作業者の熱ストレスの評価―暑熱環境．日本規格協会，1999.
3) Heat Stress and Heat Strain. 2009 TLV and BEIs. pp. 224-233. ACGIH, 2009.
4) 高温の許容基準．産業衛生学雑誌，50：170-172, 2008.

2. 職業性寒冷障害と寒冷許容基準

a． 寒冷作業環境

旧労働省の通達によると，寒冷とは摂氏5度以下をいう（昭和23年1月16日付け基発第83号）．さらに，著しく寒冷な場所とは乾球温度摂氏零下10度以下の場所をいう．空気の流動のある作業場では，気流1秒当たり1mを加うるごとに乾球温度摂氏3度の低下のあるものとして計算する（昭和23年8月12日付け基発第1178号）．

しかし，生理学的にみると，寒冷環境とは快適温度域をはずれて熱放散が通常以上に増大し，からだの冷却が進行する環境といえる．通常以上の熱放散が起こる寒冷条件は，気温のみならず風速，放射温度（輻射熱），湿度等の環境因子によって決まり，また作業者側の因子として身体作業強度と作業服・防寒服の保温力も影響する．したがって，職場の気温が5℃以上でも寒冷環境となりうる作業条件は，産業現場の至る所に存在する．例えば気温が10℃前後でも日射のない有風下の屋外だと，氷点下の室内と同等な熱放散の増大が見込まれる厳しい寒冷環境となるし，5～15℃の屋内食品工場等も長時間の軽作業では軽装の場合には中程度の寒冷環境となる．また，軽装座位で事務作業を行っている場合には，ほとんど無風でも気温20℃前後から通常以上の熱放散が起こるので，夏季のオフィス冷房環境でさえも室温を低めに設定すれば軽度な寒冷環境となりうる．したがって，このような場所での作業はすべて寒冷作業ということができる．さらに，わが国では冬季の屋外作業のほとんどは寒冷作業となり，特に寒冷地の土木・建設業，電気・ガス工事業，農林水産業等は厳冬期には著しく寒冷な場所での労働となる．そのうえ，製氷，冷水，冷凍品，ドライアイス製造取り扱い等，外気温に関係なく低温物体を取り扱う業務も局所寒冷作業といえる．したがって，これらの屋内・屋外作業をあわせると，寒冷作業に従事する産業労働者は，わが国では現在相当数に上ると考えられ，近年でもさまざまな健康問題が顕在化・潜在化している．

b． 職業性寒冷障害の範囲と分類[1~4]

寒冷による直接的健康障害としては，低体温症，凍傷，凍死，浸水足が代表的なものであるが，レイノー症候群，寒冷アレルギー，脳血管疾患，心疾患，高血圧，神経痛，リウマチ，気管支炎・気管支喘息，末梢性顔面神経麻痺，多発性神経障害，腰痛なども寒冷により誘発・増悪される可能性が指摘されている．寒冷が一原因として業務上の疾病と認定された例としては，凍傷・凍死以外にも，冷蔵庫プラッターの左肩周囲炎兼血尿，アイスクリーム製造の心臓神経症，冷水中の汚濁除去作業中の水道局員および寒冷下での監視作業中の水道浄水場の職員の急性心不全死などがある．職業性寒冷曝露は，直接的寒冷障害として低体温症，凍傷，浸水足にとどまらず，呼吸循環器疾患，筋骨格系疾患，神経疾患，生理障害，アレルギー疾患等の発症にも関連している可能性があることを留意すべきである[1~4]．

全身を寒冷に曝露すると，皮膚の冷受容器が刺激されて自律神経反射により皮膚血管が収縮する．その結果，温かい血液が身体中心部に集まり深部体温が保持される一方で，身体表層部の血流が減少して皮膚温が低下する．低下の程度は手足などの身体末梢部で著しい．手足などの身体末梢部の冷却によって，その近傍の組織

温度が低下し血流量も減少するので,知覚神経や運動神経の伝導時間および神経筋接合部の伝達時間が遅延し,筋力も低下する.関節滑液の粘性が低温で高まるので,関節や靭帯の滑らかな動きが阻害される.これらの結果,手足の円滑かつ広範な動作や協調運動,あるいは器用さを要する細かい手指作業などがすばやく的確にできにくくなるので,同じ作業を達成するまでの時間が増大し,かつ筋疲労が起こりやすくなる.指の巧緻動作は,指皮膚温が約30～31℃で,手の粗大動作や筋力は皮膚温20℃辺りから影響を受け始める.主観的感覚については,手皮膚温が約20℃で「不快な冷たさ」を,約15℃で「極度の冷たさ」を,約10℃で「痛み」を感じるようになる.皮膚温が6℃前後まで下がると,神経の伝導ブロックが起こり,感覚麻痺が生じるとともに巧緻動作は全く不可能となる.0℃以下では凍傷が発生する.

深部体温が35℃前後に低下するまでにふるえは最大となるが,さらに低下するとふるえが減弱し体温低下が加速される.その結果,末梢神経・筋のみならず心臓・肺・脳・肝臓など体内の主要臓器の冷却が進行し,精神機能,筋機能,呼吸・循環機能,代謝機能などの低下と障害が現れる.論理的思考力,判断力,警戒心が低下し,身体作業能力や運動機能も極端に減弱して,寒冷ストレスから逃れるためには他人の介護が必要になる.深部体温が33℃以下は重い低体温症とされ,きわめて危険な状態である.

なお,労働基準法施行規則第35条による業務上の疾病の範囲と解釈によれば,寒冷作業に起因する業務上疾病としては,寒冷な場所における業務または低温物体を取り扱う業務による「凍傷」と「凍死」がある.さらに,凍傷以外の末梢循環障害,腎障害,神経痛,関節炎等の疾病のうち寒冷下における業務と因果関係が認められる疾病については,「これらの疾病に付随する疾病その他物理的因子にさらされる業務に起因することの明らかな疾病」として取り扱われる.

c. 寒冷の許容基準

寒冷作業による健康障害を予防して安全かつ健康的な作業条件を確保するための寒冷許容基準策定の取り組みは,米国政府産業衛生専門家会議(ACGIH)が1984年に寒冷ストレスのTLV(threshold limit value)を提案した[5].国際標準化機構(ISO)では1993年に必要保温力IREQを指標にした寒冷環境の評価法に関するテクニカルレポート(ISOTR 10799)を発表し,さらに2007年にこれを国際規格(ISO 10799)として大幅改訂した[6].わが国でも日本産業衛生学会が1994年に「寒冷作業の許容基準」を勧告し現在に至っている[7].

(1) 米国政府産業衛生専門家会議(ACGIH)の許容基準[5]

この許容基準は,手足と頭部の凍傷を防止すること,および低体温防止のために深部体温を36℃より下げないこと(短時間の1回曝露なら35℃)を目的としている.例えば,凍傷防止のためには表1のような気温と風速から凍傷危険度を予測する基準値表を示している.また,低体温を防止するために,作業休憩スケジュールと作業禁止基準値表を設けたうえに作業休止範囲を明示していることが特徴的である(表2)

(2) 国際標準化機構(ISO)の許容基準[6,8]

ISO 10799では,全身寒冷曝露と局所風冷曝露の許容基準を提案しているが,詳細はG編第11章を参照されたい.ここでは,低温物体接触に対する許容基準ISO 13732-3を紹介する[8].作業中の低温物体との意図的あるいは非意図的接触による凍傷は,わが国でも寒冷による業務上疾病の大半を占めている.ISO 13732-3は,このような低温物体との接触によるリスク評価の国際規格である.これは,寒冷物体に接触した場合に寒冷痛,感覚麻痺,凍傷が発現

2. 職業性寒冷障害と寒冷許容基準

表1 気温と風速から等価冷却温度と凍傷予防許容限界を推定する表[5]

風速 (mph)	気温 (°F)											
	50	40	30	20	10	0	−10	−20	−30	−40	−50	−60
	等価冷却温度 (°F)											
無風	50	40	30	20	10	0	−10	−20	−30	−40	−50	−60
5	48	37	27	16	6	−5	−15	−26	−36	−47	−57	−68
10	40	28	16	4	−9	−24	−33	−46	−58	−70	−83	−95
15	36	22	9	−5	−18	−32	−45	−58	−72	−85	−99	−112
20	32	18	4	−10	−25	−39	−53	−67	−82	−96	−110	−121
25	30	16	0	−15	−29	−44	−59	−74	−88	−104	−118	−133
30	28	13	−2	−18	−33	−48	−63	−79	−94	−109	−125	−140
35	27	11	−4	−20	−35	−51	−67	−82	−98	−113	−129	−145
40	26	10	−6	−21	−37	−53	−69	−85	−100	−116	−132	−148

風速が40 mphを超えても冷却効果は変わらない.	危険は少ない.乾燥した皮膚に1時間以内に起きる最大の危険は,安全感覚の喪失である.	危険は増大する.露出した部位が,1分以内に凍結する危険がある.	極めて危険である.身体が,30秒以内に凍結してしまう.
	この表中のどの温度でも,ざん壕足炎,浸足病の危険はある.		

■この範囲の等価冷却温度では,深部体温を36℃に保つために乾燥した衣服の着用が必要である.

表2 4時間作業中の作業時間と休憩回数の限界条件[5]

気温 − 晴天		風速 (mph)				
(℃)	(°F)	ほとんど無風	5	10	15	20
		休憩/作業	休憩/作業	休憩/作業	休憩/作業	休憩/作業
−26〜−28	−15〜−19	1回/中間	1回/中間	2回/75分	3回/55分	4回/40分
−29〜−31	−20〜−24	1回/中間	1回/75分	3回/55分	4回/40分	5回/30分
−32〜−34	−25〜−29	2回/75分	3回/55分	4回/40分	5回/30分	緊急以外の作業中止
−35〜−37	−30〜−34	3回/55分	4回/40分	5回/30分	緊急以外の作業中止	↓
−38〜−39	−35〜−39	4回/40分	5回/30分	緊急以外の作業中止	↓	
−40〜−42	−40〜−44	5回/30分	緊急以外の作業中止	↓		
−43以下	−45以下	緊急以外の作業中止	↓			

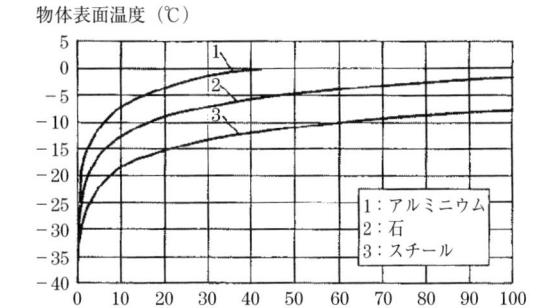

図1 材質別にみた物体表面温度と凍傷発現時間の関係

(1: アルミニウム, 2: 石, 3: スチール)

する時間を予測するもので,物体表面温度,物体の材質,接触の型(触れる,握る)を知ることにより評価する.例えば,図1には,指が種々の材質の寒冷物体に接触したときの凍傷,感覚麻痺が発現する時間閾値を示されている.

(澤田晋一)

■文献
1) 澤田晋一:寒冷作業の労働衛生の現状と問題点—寒冷作業基準を中心として—.産業医学レビュー 8:193-209,1996.
2) 澤田晋一,荒記俊一:寒冷の健康問題.産業医

学ジャーナル 21：96-99, 1998.
3) 澤田晋一：作業温熱ストレスの生体影響と労働衛生管理．神奈川産業保健交流研究 7：1-22, 1999.
4) 澤田晋一：寒冷作業環境のリスクマネジメント．産業医学ジャーナル 32(4)：22-25, 2009.
5) TLVs and BEIs, Cold Stress. Threshold Limit Values for Chemical Substances and Physical Agents & Biological Exposure Indices, 208-217, ACGIH, 2009.
6) ISO 11079：Ergonomics of the thermal environments - Determination and interpretation of cold stress when using required clothing insulation (IREQ) and local cooling effects. International Standard Organization, Geneva, 2007.
7) 日本産業衛生学会，許容濃度の勧告（2008年度）．産業衛生学雑誌 47：165-157, 2008.
8) ISO 13732-3：Ergonomics of the thermal environment - Assessment of human responses to contact with surfaces. Part 3 - Cold surface. International Standard Organization, Geneva, 2005.

3. 防　暑　服

a. 防暑服の条件

　防暑服とは，暑熱環境下で暑さを防ぐために着る衣服のことを言う．暑熱感は人体と環境間の熱収支が正，すなわち体内での産熱量が体表面からの放熱量を上回り，体温が上昇方向にある条件下で生じる感覚である．したがって暑熱環境は，外界の気温ばかりではなく，人体からの放熱に影響を及ぼす湿度，放射熱，気流，さらに体内の熱産生レベルとの組み合わせによって規定される．

　防暑服の条件とは，体温上昇を防ぐことであり，そのためにはまず，体熱放散を促進すること，一方，外部の熱を体内に侵入させないことである．この二つの条件は互いに矛盾する場合があるが，暑熱環境の条件によって優先順位を考えることになる．

b. 衣服による熱放散の促進

　人体からの熱放散は，伝導，対流，放射，蒸発によって行われる．これを促進するための手段としては，① 皮膚の露出，② 易通気性材料の利用，③ 衣服開口による換気の促進，④ 有効発汗の促進などの方法が考えられる．

　① 皮膚の露出：　衣服は人体表面からの対流，放射による放熱や蒸散による放熱を阻害する．防暑のためには衣服による被覆面積を小さくし，できるだけ皮膚を露出させる．高温高湿の熱帯地域では，腰蓑，腰布，巻衣型など，皮膚の露出による暑熱対応がみられる．現代社会においても，タンクトップ，ショートパンツ，サンダルなど，夏の暑熱には衣服の被覆面積を減少させて対応している．

　② 易通気性材料の利用：　衣服内の高温・高湿な空気や水分を外部に放出するためには，布地の通気性が大，すなわち易通気性材料の利用が有効である．布地の通気性は，布地の両面に貫通する気孔（直通気孔）の面積が関与し，糸が細く縦横の糸密度（本/cm）が小さい布地ほど通気性が大となる．織物では，フィラメント織物＞紡績糸織物，強撚糸織物＞弱撚糸織物，梳毛織物＞紡毛織物，細糸織物＞太糸織物の傾向にある．夏の素材としてはジョーゼット，ローン，ポーラなど通気性の優れたものが利用され，特に高温多湿の日本の夏用素材には，絽や紗などきわめて優れた易通気性織物が工夫されている．衣服を重ねると通気性が低下するが，内衣より外衣ほど易通気性にすると通気性の低下を抑えることができる．

　③ 衣服の開口・衣服下空気層による換気の促進：　衣服内空気の換気は，衣服と人体の間の空気層を通って，襟や袖口・裾などの衣服開口から行われる．したがって，衣服内の換気を促進するためには，衣服のゆとりが大きく布地に張りがあって衣服と皮膚が接触しにくいこと，衣服の開口，特に襟元などの上向開口が大きく，裾口，袖口などの下向開口が開放されて煙突効果が活かせることが有効である．糊付けした浴衣やハワイのムームーなどはこの条件に合っている．なお，衣服内空気は特に体幹部で高温・高湿になりやすいため，開口部の位置としては体幹部に近いほど有効である．

　④ 有効発汗の促進：　汗は蒸発することで体熱放散の効果を発揮し，有効発汗となる．発汗しても皮膚上にとどまる汗や流れ落ちてしまう汗は無効発汗と呼ばれ，無効発汗の増大は人体にストレスを与える．したがって，皮膚の濡れ面積率（皮膚表面から蒸発しうる最大蒸散量に対する現実の汗の蒸散量の比）は，図1に示

432　G．労働

各部位・全身wと暑熱感との関係(平均)

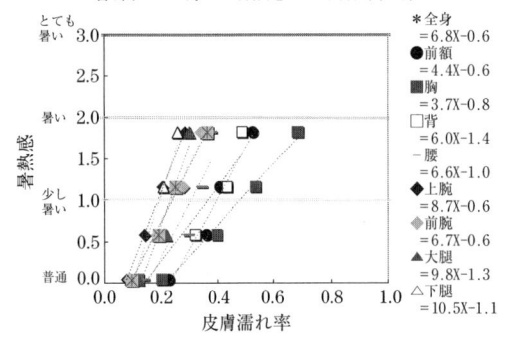

```
*全身  = 6.8X-0.6
●前額  = 4.4X-0.6
■胸   = 3.7X-0.8
□背   = 6.0X-1.4
─腰   = 6.6X-1.0
◆上腕  = 8.7X-0.6
◇前腕  = 6.7X-0.6
▲大腿  = 9.8X-1.3
△下腿  = 10.5X-1.1
```

部位	暑熱感覚		
	1 やや暑い	2 暑い	3 非常に暑い
全身	0.25	0.40	0.54
前額	0.38	0.54	0.71
胸部	0.48	0.71	0.95
背部	0.36	0.56	0.77
臀部	0.29	0.45	0.60
上腕	0.20	0.32	0.44
前腕	0.26	0.43	0.60
大腿	0.23	0.34	0.45
下腿	0.21	0.31	0.42

図1 人体部位別皮膚濡れ率と暑熱感覚の関係[2]

すように暑熱時の不快感ときわめて高い相関を示し，暑熱による不快感の指標として用いられる[1]．防暑服の素材としては，吸湿，吸水，透湿，乾燥性の優れた布地が有効である．布地による汗の吸水は汗の流失を防ぎ，合わせて蒸発面積を広げて蒸汗熱放散に寄与する．ただし，多量発汗の場合は吸水により気孔が塞がれ通気性が減少するため，衣服のべたつき，摩擦抵抗の増大の原因となる．スポーツ時のべたつきは不快のみならずパフォーマンスの低下につながる．吸水によって衣服が皮膚に密着しないためには，ニット，クレープ，ネットなど，表面に凹凸のある布地で乾燥性に優れたものがよい．

c．外部熱の侵入に対する防御

外部熱としては，日射，火災，その他の熱源からの放射熱があり，防暑服にはこれに対する遮弊効果が求められる．さらに，気温が体温以上になると伝導，対流による熱が体内に侵入ることになるが，これに対する防御手段としては，西アジアの民族服にみられるように，放射熱を遮蔽し熱抵抗の大きい衣服を着用するとともに蒸発放熱を促進することが重要となる．さらに，暑熱環境対応の防護服などでは衣服に冷却装置を工夫した特殊な防御機構が必要となる．

①放射熱の遮蔽：　放射熱の遮蔽方法としては，日傘，菅笠，帽子などのように人体から距離を置いたもので遮蔽する場合と，衣服で人体を被覆して遮蔽する場合がある．前者では遮蔽物が吸熱してもその熱が人体との間の空間で放散するため人体への伝達量が少なく，防暑効果がきわめて高い．後者の場合は広い面積で放射熱を遮蔽することができるが，衣服による吸熱が人体に伝達されるのみならず人体からの放熱が抑制されるため，代替の水分蒸発が行われやすいことが条件となる．

衣服材料に熱線が放射されると一部は反射，一部は吸収され，残りは透過する．防暑効果は吸収，透過が小さく反射が大きいほど大である．放射熱の遮蔽効果は衣服材料の色相，組織，表面放射率によって異なる．表1に示すように，色相では一般に白＜淡色＜濃色＜黒の順

表1 日傘の防暑効果[3]

相違点	布地*	頭に当たる放射熱量**
気孔密度	グログラン (2.23) 白	4.0
	シャークスキン (4.17) 白	4.1
	ブロード (8.34) 白	6.5
目の詰んだ布の色差	シャークスキン　黒	3.5
	白	4.1
目の粗い布の色差	レーヨン平織　白	7.5 (1.00)
	黄	6.2 (1.65)
	青	6.0 (1.77)
	赤	5.4 (2.07)
	黒	5.2 (2.50)
組み合わせ効果 (表-裏)	銀-白	0.02
	白-黒	0.8
	黒-白	3.1

*（　）内の単位はmm^2/cm^2，**（　）内は白を1.00としたときの吸熱比．

に熱吸収が大きい．また，組織では直通気孔面積が大きいほど透過量が大となる．繊維自体の表面放射率は0.6～0.9と言われ，これに対してアルミは放射率が小さいため，放射熱の大きい火災現場では表面にアルミ蒸着を施した消防服が用いられる．

② 高温高湿環境対応防暑服：自然の放射熱環境とは別に，食品加工工場，アスベスト除去作業場，バイオハザード対応環境などでは，環境が高温・高湿であり，しかも密閉服の着用を余儀なくされるため，衣服内が高温・高湿になる．このような場で求められる防暑服では，簡易型の冷却パッド（各種保冷剤）を衣服内に挿入したり，小型ファンで衣服内を換気したり，また，圧縮空気による簡易冷却装置の利用，ダクトによる空調の利用など，さまざまな冷房服が開発されている（G編の第5章参照）．より簡便な空調服の開発は今後の課題である．

〔田村照子〕

■文献
1) Berglund LG et al.：Vapor resistance of clothing, Local skin wettedness and discomfort. ASHRAE trans 91(2A)：3-12, 1985.
2) Yamada T, Tamura T：An experimental study on the relationship between skin wettedness and thermal sensation. The 21st World Cong of Internal Fed Home Econ 162, 2008.
3) 大川富雄ほか：衣服衛生実験書，光生館，1976．

4. 防 寒 服

a. 防寒服の条件

防寒服とは，寒冷環境下で寒さを防ぐために着る衣服のことを言う．人間が裸でストレスなく体温を維持できる温度域は中性温域と言われ，湿度50% 気流10 cm/s 以下の室内・安静の条件下では28～32℃ の範囲にある．28℃ 以下では気温の低下とともに寒さを感じ，衣服なしで快適ではいられない．気温21℃ ではほぼビジネススーツ一揃い分の保温性（1 clo）をもつ衣服が必要になる．一般に防寒服と言われるのは，このような日常服程度の保温性ではなお体温低下を来すような環境で着用される衣服を指す．

人体から外界への放熱の90% 以上は，体表面からの伝導，対流，放射，蒸発によって行われる．したがって防寒服の条件としては，これらの放熱を抑制する方法，すなわち，①体表面を熱伝導率の小さい物質で覆う，②体表面の対流を小さくする，③人体から放散する放射熱は抑制し，日射など外部の放射熱は吸収して有効利用する，④衣服の湿潤を避ける，の原則があげられる．ここではこれらの原則に基づく具体的な対応策として，①防寒服の素材，②防寒服の構造・着方，③放射熱の利用，④湿潤への配慮，などについて述べる．

b. 防寒服の素材

表1に，各種物質の熱伝導率を示す．このうち，衣服の原料である繊維は比較的熱伝導率が小さい物質であるが，さらに空気の熱伝導率は小さい．各種衣服材料の保温力を比較すると，図1に示すとおり含気率が高く厚地のものほど保温力が高いのは空気の保温力による[3]．しかし，空気の保温力は空気が静止状態にあるときにのみ高いのであって，空気が流動すると対流放熱の増加によって保温力は急激に低下する（図2）．防寒服においては，衣服内にいかに静

表1 各種分室の熱伝導率 (W/m・K)[1]

物質	熱伝導率	物質	熱伝導率
銅*	371.2	木材（桐）**	0.087
紙*	0.128	水*	0.602
ガラス*	0.756	空気*	0.026
ゴム*	0.151	毛***	0.165
コンクリート*	0.81～1.40	綿***	0.243
		ポリエステル***	0.157
皮革*	0.163	カーボン繊維***	0.662

* 測定温度20℃，** 同30℃，*** 繊維軸に垂直方向の熱伝導率．文献[2]より計算．

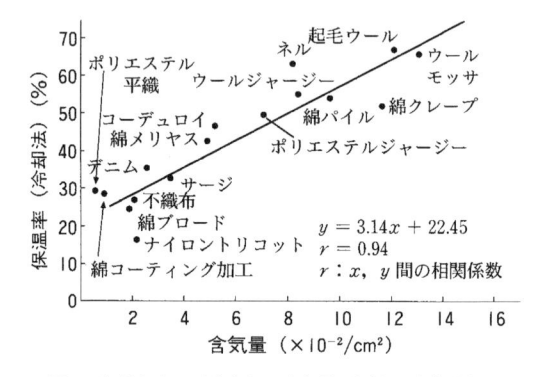

図1 各種布地の面積当たり含気量（厚さ×含気率）と保温率の関係[3]

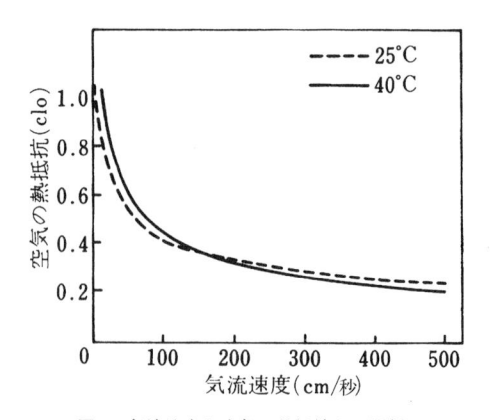

図2 気流速度と空気の熱抵抗との関係[4]

止空気を保持するかが重要である．衣服の原料には繊維が用いられるが，繊維は細くて長いものであり，体積当たりの表面積が大きいことが特徴である．一方，空気は粘性があり，物質の表面に絡みつく性質をもつため，表面積の大きい繊維表面には空気が絡みつきやすく，繊維は静止空気を保持するうえできわめて有効な原材料と言える．

布地の保温性には，含気量，厚さとともに通気性も関与する．室内などの無風条件では，セーターやニットなど，通気性が大であっても含気性があり，ある程度の厚さがあれば保温性が大である．布地表面の毛羽も空気を含み，接触時の温感が高い．また，厚さが薄いものでもフィルム状，コーティング，皮革，緻密織物などの難通気性素材は，衣服下の空気の流動が抑制されるため，ある程度の保温性を示す．しかし，戸外などの有風下では，通気性が高いニット素材では顕著に保温性が低下する．これに対しキルティングのように，空気を多く含む嵩高性の詰め綿を緻密な難通気性素材でサンドイッチにした材料は，強制対流下でも高い保温性を維持することができる．ただし，キルティングの縫い目部分は空気層が薄く熱が逃げやすい．これを防ぐためにはダブルキルティングや箱型キルティングなどが工夫されている．

c．防寒服の構造・着方

静止空気を着るためには，衣服の構造や着方も重要である．構造としては，まず，被覆面積を大きくして皮膚と対流しやすい外気との接触を少なくすることである（図3）．防寒服では長袖・長ズボンのほか，フードや手袋，靴下，ブーツなどで全身を隙間なく広く覆うのが有効である．次に，衣服はぴったりしたものより，適正なゆとりがあって皮膚と衣服の間に適度な空気層のあるもの，さらに重ね着によって衣服と衣服の間にも空気の層をもたせることが有効である．重ね着では含気性，嵩高性の高い素材の衣服を内側に，難通気性のものを最外層に着用すると，有風下でも防寒性を維持することができる．南極観測隊の防寒服の肌着には編みシャツが用いられた．編みシャツはきわめて通気性が大きいが，含気性が大きくインナーに用いると大きな保温性が得られるためである．また，襟元や袖口，上着やズボンの裾口などの開

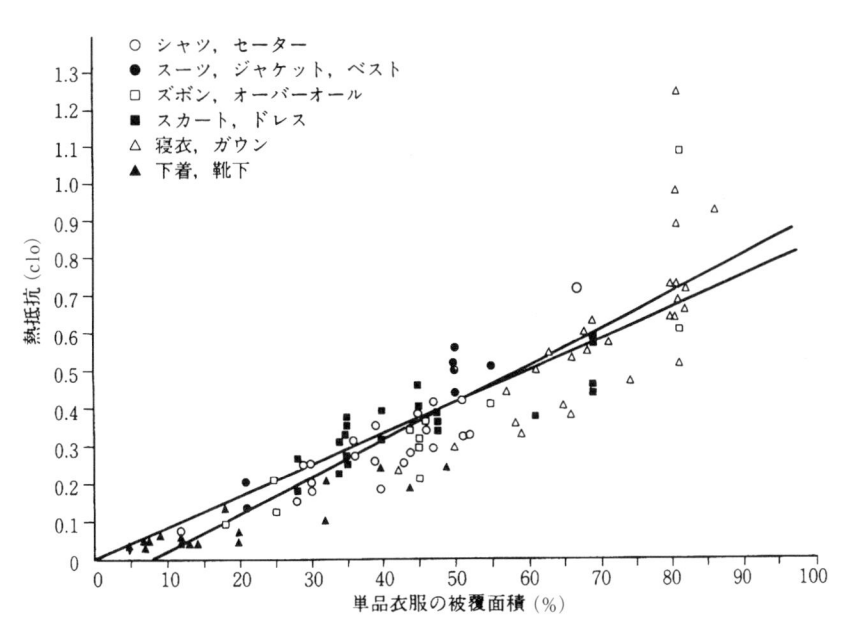

図3 単品衣服の被覆面積と熱抵抗との関係[5]

口からは衣服内で温まった空気が換気しやすい。体温で温められた衣服内の空気は上昇気流となるため、衣服の開口部としては上向開口＞水平開口＞下向開口の順に開閉の効果が高い。マフラーの使用や、フード、袖口、裾口の毛皮フリンジなどは、換気を防ぐうえで効果的である。

d. 放射熱の利用

人体から外界への放熱のうち放射放熱が占める割合は、防寒服着用時は外気に接する衣服表面温度が低いため、裸に比べて比較的小さい。しかし近年、放射熱反射素材を積層した衣服素材を用いることによって、人体からの放射熱の流出を抑制する防寒服が開発され、薄さの割に高い保温性が工夫されている。また、外部の放射熱は吸収する方が防寒には有利であるが、放射熱吸収性の高い素材は放射性も高いことに留意すべきである。放射熱吸収性は素材の色や表面放射率によって変化し、色では黒＞濃色＞淡色＞白の順に低下し、アルミ蒸着布ではさらに低い値を示す。保温効果が高いとして冬用に利用されている遠赤外線肌着は、繊維内部に加熱されると遠赤外線を放散するとされる粒子を練り込み、体温による加熱効果を期待したものであるが、体温程度のエネルギーでは効果が小さいため、その遠赤外線効果は十分に確認されていない。このほか、外部の光を繊維に練り込まれた酸化ジルコニウムによって熱に変換し、これを蓄熱することによって防寒性を高めるスキーウェアが開発されている。

e. 湿潤への配慮

防寒服の基本が静止空気を着ることであることは前述のとおりである。しかし、スポーツや林業などでは激しい活動による発汗によって下着が湿潤したり、農業や水産業などでは外部からの雨や雪、海水などによって衣服が湿潤したりすることがある。このような衣服の湿潤状態では、空気の23倍の熱伝導率を示す水が空気と置換することにより、衣服の保温性は著しく低下する。さらに水は蒸発するため、その蒸発潜熱により体熱が奪われる。各種作業用防寒服やスポーツ用防寒服などでは、発汗と外部からの水濡れによる冷却が致命的となる場合もある。防寒用下着には、吸水性の高い綿の下着より、吸湿性が高く吸水しにくい毛の下着が適していることは冬山の遭難事故からも検証されている。近年は、全く吸湿しないが濡れにくく透湿性の高い合成繊維の下着も推奨される。外部からの水濡れが予測される防寒服では、最外層に撥水または防水性の衣服を着用する必要がある。ただし、防水性衣服は、人体からの汗や不感蒸散も透過しないため、低気温下では衣服の裏に結露しやすく、これによる濡れが問題となる。これに対しては、雨のような液状水は通さないが水蒸気は通すという性質をもつ透湿防水布が開発され、各種防寒服に利用されている。

f. 防寒性能の測定と予測方法

衣服の保温性の測定方法についてはD編の第11章を参照されたい。衣服のclo値が、気温・風速・代謝の組み合わせから求められる必要clo値となるように着衣を組み合わせることで、その環境に応じた防寒服を求めることができる。また、ある防寒服で作業可能な時間はG編の第7章を参照されたい。　　　　（田村照子）

■文献
1) 国立天文台編：理科年表，丸善，2002.
2) 川端季雄：単繊維の異方性熱伝導率の測定．繊維機械学会誌 39, T184, 1986.
3) 田村照子編著：衣環境の科学，建帛社，2005.
4) Burton AC, Edholm OG：Man in the cold environment, E Arnold, 1955.
5) McCullough EA, Jones BW：A Comprehensive data base for estimating clothing modulation. IER Technical Report, p. 118, ASHRAE, 1984.

5. 労働安全衛生保護具

a. 労働安全衛生保護具とは

厚生労働省は，人体に有害な物質を含む環境や，触れると有害な対象物を取り扱う作業に従事する労働者の健康障害を防止する対策として，環境に応じた各種呼吸用保護具，保護衣，保護手袋，保護長靴などを含む保護具の着用を定めている（労働安全衛生規則ほか）[1]．事業者は就業する労働者の人数に応じて適正数の保護具を備え，労働者にこれを着用させなければならない．これらの保護具を総称して労働安全衛生保護具と言う．

b. 有害物質の存在状態

保護具の使用環境で，対象とする有害物質は多種あるが，その存在状態によって保護具に要求される性能が異なる．有害物質の存在状態の分類を以下に示す．

・ガス (gas)： 常温常圧下で，気体で安定している物質（アンモニア，硫化水素，塩素など）．

・蒸気 (vapor)： 常温常圧下で，液体または固体でも存在する物質が気化し，気体状態で存在するもの（有機溶剤蒸気）．

・ミスト (mist)： 空気中に浮遊する液体粒子（酸ミスト，オイルミスト，スプレーミスト）．

・ヒューム (fumes)： 固体が熱せられて気化した後，冷却されたときに凝縮によって生成する粒子（溶接ヒューム，金属ヒューム）．

・粉塵 (dust)： 固体がその化学組成が変わらないまま物理的な過程で粉砕されたときに生成する粒子（砕石時・掘削時の粉塵）．

・煙 (smoke)：物質の燃焼，熱分解または化学反応によって生成した空気中の固体，液体粒子，ガス状物質の総称．

・スモッグ (smog)：塵や煤煙が水蒸気などと結びついて霧状になったもの．

c. 呼吸用保護具

有害物質を含む空気の吸入は人体に直接的な健康被害をもたらすものであるため，環境条件に応じた各種水準・性能の呼吸器が用いられる．一般に環境の酸素濃度が18%以上あり，有害物質が粉塵，ヒューム，ミストなどの固体や液体の場合は防塵マスクが，また，これらにガスや蒸気でその濃度が2.0%以下・曝露限界の300倍以下の気体が混合している場合は防毒マスクが，さらにこれらの条件が不明で有害物質を含有する環境条件では送気マスクや自給式呼吸器が用いられる．マスクには，耐薬品性，耐熱・耐寒性，耐摩耗性のほか，顔面へのフィット性，軽量性，衝撃吸収性などが求められる．

防塵マスクの濾過材は，粒子捕集のメカニズムによってメカニカルフィルターと静電濾過剤に分けられ，いずれも使用時間に伴う捕集効率の低下に留意する必要がある．

防毒マスクは，ハロゲンガス，有機ガス，アンモニア，亜硫酸ガス，一酸化炭素など特定のガスに適応した吸収缶を使用したものであって，これ以外または対象が不明なガスには使用できない．

送気マスクは新鮮な空気をホースによって，また自給式呼吸器は空気または酸素ボンベから空気を供給するため，防塵・防毒マスクでは対応できないガス濃度や酸素濃度の環境で使用される．

d．防護服

① 防護服のうち化学防護服（JIS T 8115）は，酸，アルカリ，有機薬品，そのほかの気体および液体または粒子状の有害化学物質を取り扱う作業に従事するときに着用し，有害化学物質の透過あるいは浸透を防止する目的で使用される．その気密度によって，手足を含む全身を防護する気密型防護服，全身または身体の一部を防護し，袖口，裾などの開口部を密閉した密閉型防護服，服表面に有害物質が付着しても開口部以外からは浸透しない開放型防護服，使い捨て式防護服（バリアスーツ）に分けられる（図1）．

気密型では，自給式呼吸用保護具を内装する場合と外装する場合，さらに送気する場合で形が異なる．密閉型では，自給式呼吸保護具を併用する場合と送気する場合，非送気の場合に分けられる．バリアスーツは200～250 gと軽量で，現在，ダイオキシン類対策，感染症対策，一般廃棄物取り扱い作業，アスベスト解体作業，塗装作業，石油化学関連作業，食品の製造・加工・包装作業，ガラス繊維・カーボン繊維取り扱い作業，印刷，メッキ，研磨農薬散布など，多くの作業に用いられる．

② 耐熱・防火服： G編の第3章参照．

③ その他： 放射線防護服は放射線からの防護を目的とするもので，各種防護服の下に着用するものもある．ハチ防護服は，養蜂家あるいはハチの巣駆除などに用いられる．

e．防護手袋・防護長靴・作業用前掛け・安全作業帽など

一般化学防護用としては，天然ゴム性の防護用手袋と防護用長靴を着用する．

このほか，保護具としては強烈な音響を発する事業場における耳栓や耳覆いが，また着用者の爪先を防護するための安全靴が，さらに，眼に有害な紫外線，可視光線および赤外線を生じる場所においては眼障害を予防するための保護眼鏡および遮光保護面，溶接保護面が規定されている．また，物体の落下飛来または倒壊の危険のある場所では保安帽，乗車用安全帽などの規定がある．

f．労働安全衛生保護具の温熱的課題

保護具は，有害物質環境から人体を保護し，労働者の健康障害を防ぐ目的で使用される．しかし，ガス，水蒸気，粉塵などの微小な物質の

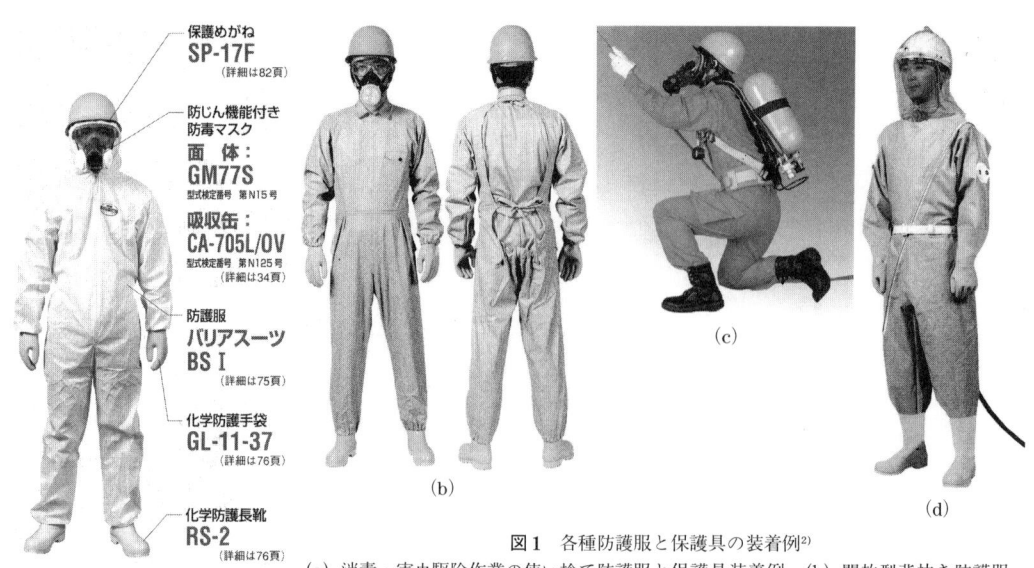

図1　各種防護服と保護具の装着例[2)]
(a) 消毒・害虫駆除作業の使い捨て防護服と保護具装着例，(b) 開放型背抜き防護服，
(c) 開放型防護服と自給式呼吸器装着例，(d) 送気式気密型防護服．

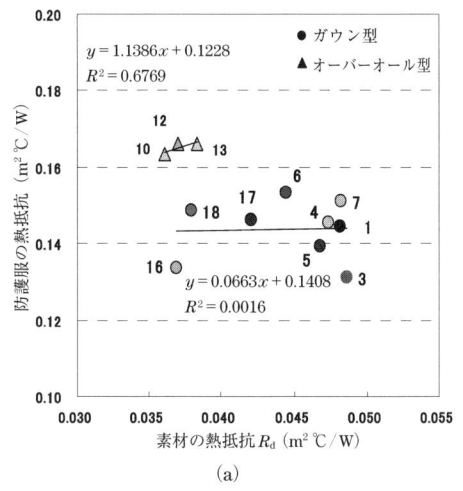

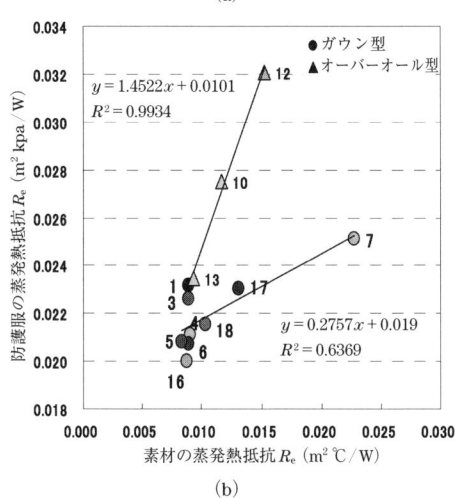

図2 バイオハザード防護服の素材と熱・蒸発熱抵抗[3]
バイオハザード防護服の快適性には，素材の熱抵抗より水分透過性の効果が大きい．

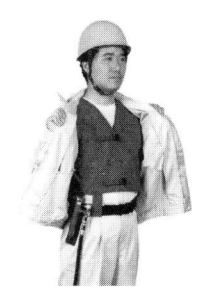

図3 圧縮空気利用の熱中症対策用クールスーツ[2]

浸透を防ぐために，ほとんどの防護服素材が不透過性・不通気性であり，形状も開口部を極力少なくした密閉型が採用されている．通常の気温条件であっても蒸れやすく，環境気温と労働強度によっては熱中症などの健康障害をも生じやすい．現実に，アスベスト除去作業などは夏季に作業が集中するうえに，粉塵の飛散を防ぐための散水は環境湿度をも極端に上昇させ，作業中の熱中症発生が報告されている．また食品の製造加工現場においても火の使用を伴うために，暑さによる疲労が問題視されている．

田村ら[3]は，各種素材・形状の感染症対策防護服の熱・蒸発熱抵抗を，発汗サーマルマネキン（D編の第10章参照）を用いて測定し，その素材の熱・蒸発熱抵抗との関係を検討した．結果は図2に示すとおり，防護服の熱抵抗は，衣服の形状と関係するのに対して，防護服の蒸発熱抵抗は，素材の蒸発熱抵抗との間に高い相関を示した．防護服の使用環境によってはこれらをうまく利用することによって熱的快適性を確保することが考えられるが，全身密封型防護服のように高いバリア性が求められる場合は，快適な防護服の開発には限界があることを示唆する結果である．

化学防護服の熱的課題の解消手段としては，防護服内部の空調システムの工夫・開発が求められる．現状では，圧縮空気を回転させた際の断熱膨張を利用し，ここでつくられる冷風を作業服内に噴出させるクールスーツや，特殊スーツ内に冷水を循環させることによる全身冷却などが工夫されている（図3）． （田村照子）

■文献
1) 田中　茂編著：「保護具で安全，健康に」働く人の安全と健康，中央労働災害防止協会，2003.
2) （株）重松製作所：労働安全衛生保護具・機器総合カタログ 2006年版．
3) Tamura T, Shinohara K : Evaluation of heat and evaporative heat resistance of bio-protective clothing using a skin model and a sweating thermal manikin. Proc 35th Textile Res Sympo, p.574, 2006.

6. 暑熱と作業効率

a. 暑熱ストレスが人間の活動に影響する機序

暑熱な環境にさらされた際，人間は，ある目的のために筋肉や脳を活発に活動させている最中であっても，体表に循環する皮膚の血液量を増加させ，さらに，脱水や血清 Na^+ 濃度の低下が生じたとしても汗腺は発汗を継続しようとする．これらの現象は，人間の生理的な反応が，人間が意識的に行っている活動よりも優先されていること，さらに，そのような生理的な反応のなかでも，体温のホメオスタシスを維持しようとする働きが他の反応よりも優先されていることを表している．また，一般に，外部からのストレスは交感神経を緊張させ，人間がその脅威に対処するための注意力を喚起することから，そのときに与えられた別の課題に関する情報の処理能力を低下させることになると考えられる．

このように考えると，生体にとって明らかに生理的な負荷と認められるような暑熱な環境にさらされると，体温調節のために働く自律神経系や循環器系などが直接的な影響を受けるだけでなく，感覚器，運動器官，大脳皮質などの機能も間接的に影響を受け，認知，記憶，判断，行動，運動，運転，学習，対話，知的創造などといった人間が作業を行うための能力を阻害するであろうことは容易に理解できる．

しかし，暑熱な環境が，生体の生理的な反応を経て，人間の諸活動に影響するまでには，多くの要因が関与することから，環境と活動の間には単純な相関関係が認められにくいと考えられる．さらに，生体にとって明らかに生理的な負荷とは認められない程度の暑熱な環境については，それが感覚器，運動器官，大脳皮質などの機能あるいは人間の活動に与える変化そのものが小さいため，とらえにくいことがある．

b. 暑熱ストレスによるパフォーマンスの低下

暑熱ストレスと人間のさまざまな課題の達成度（パフォーマンス）との関係については，これまでにさまざまな条件で数多くの研究が報告されている．Gopinathan ら[1] は，暑熱ストレスによって体重の2％以上の脱水を生じると，口内温や心拍数が回復した後においても，計算能力，短期記憶，眼球追尾運動などの中枢神経機能が低下していたと報告している．Amos ら[2] は，熱帯地域（30～33℃ 52～59％，中等度以上の太陽光のある環境）での陸軍の活動において，暑熱順化した兵士の直腸温は 38.2～38.4℃ に達していたが，巡回や偵察といった任務において認知的なパフォーマンスは低下しなかったことを報告している．Chase ら[3] は，視覚的な課題の正答率は，湿球黒球温度（wet bulb globe temperature：WBGT）が20℃では 50.9％ であったが，35℃ では 38.2％ と有意に低下したとしている．そして，Radakovic ら[4] は，40人の兵士に，WBGT が 40℃ までの環境に 10 日間で順化させた後は，神経心理学的なテストにおける正確な応答数，動作時間，注意力などが改善したとしている．

Ramsey[5] は，これらの暑熱ストレスと人間のパフォーマンスとの関係について検討した多彩な論文約160編をレビューして，WBGT が 30～33℃ に達すると非常に単純な課題を除いてパフォーマンスが低下すると考えられるとまとめている．また，Hancock ら[6] のレビューでは，暑熱ストレスは認知的な課題のパフォー

マンスにあまり影響を与えないが，精神的な課題や知覚運動課題のパフォーマンスには大きな影響を与えると分析している．

このように，人間は，一定の程度以上の暑熱ストレスに継続的にさらされると，そのパフォーマンスが低下するが，効率の低下を認める程度や継続時間については，課題の種類，暑熱順化の有無，脱水状態の有無などによって異なると考えられる．

c. 暑熱ストレスによる作業効率の低下

職場における人間の活動は，作業，労働，生産，サービスなどと表現され，暑熱ストレスはこれらの効率を低下させるリスクとなる．また，暑熱ストレスによって作業ミスが起きた場合，企業や団体にとっては経済的な損失や事故を生じるリスクとなる．企業の経営者や団体の指導者にとって，作業効率を維持向上させ，作業ミスを防止することは，働く人々の健康を確保することとともに，大きな関心事である．したがって，職場ごとに暑熱ストレスの程度や作業継続可能な時間を設定しようとする際には，熱中症の発生を予防するという目的とともに，作業効率の低下と作業ミスの防止という目的も含まれる．しかし，前項で述べたようにその条件は作業ごとに異なることが考えられる．さらに，実際の職場においては，スポーツや戦闘などの場面とは異なり，暑熱ストレスが必ずしも生理的な機能低下を生じさせるほどの負荷でなくても，不快感や疲労感などの主観的な要因を介した就業意欲や覚醒レベルの低下が生じて，作業効率が低下したり作業ミスが発生したりすることが考えられる．

Pilcher ら[7]は，暑熱ストレスによる作業効率の低下に関する多くの文献のメタ分析を行い，最大の作業効率と比較すると，作業効率の低下の割合は，室温 21.1～26.6℃ では 0.80% と最も小さく，室温 10.0℃ 以下で 13.91% の低下，室温 10.0～18.3℃ で 7.81% の低下，室温 26.7～32.2℃ で 7.50% の低下，室温 32.2℃ 以上で 14.88% の低下であったと指摘している．わが国における研究としては，西原ら[8]が，人工気候室において 25℃ で 0.93 clo，28℃ で 0.93 clo，28℃ で 0.57 clo の 3 種類の条件で，相対湿度はいずれも 50% として，被験者に 30 分間の加算作業を賞金付きで行わせた実験がある．実験の結果，25℃ の条件では 28℃ の両条件よりも有意に熱的不快感が小さく，疲労の自覚症状の訴えが低く，自覚的な作業性もパフォーマンスも高かったと報告している．そして，疲労感が強くなると生産性が低下する傾向があり，日本産業衛生学会の自覚症状調べによる総訴え率と作業成績の相関係数は $-0.70～-0.89$ で，訴え率が 10% 増加すると作業効率が 2.4～6.5% 低下すると指摘している．

Roelofsen[9]や Kosonen[10] は，ISO 7730 が規定する予測平均温冷感申告（predicted mean vote：PMV）を用いて，作業効率への影響をモデル化した室内環境の指標を提唱しており，PMV が $-0.5～0$ の区間で作業量が最高になると考えている．Seppänen[11] は，25.0℃ を超える温度条件において，1.0℃ の室温上昇が 2% の作業効率の低下に相当するモデルを提案している．わが国におけるモデル化の検討としては，羽田ら[12]が，PMV と作業効率低下の関係モデルを提案している．このモデルによれば，相対湿度 50%，気流速度 0.1 m/秒，代謝量 1.2 met の条件で，背広（0.77 clo）から軽装（0.48 clo）にすることで，26℃ の室内における作業効率の低下を 4.7% から 2.3% に半減させることができると予想している．

d. オフィスにおける温度管理と作業効率

大熊ら[13] は，夏季のオフィスの室内温度が 28℃ で軽装の場合は，26℃ で背広の場合と比べて温冷感がほぼ等しいと報告し，これを受けて，省エネルギー政策を進める環境省では，オ

フィスにおいてクールビズを提唱している．これに対して，小林ら[14]は，実際にコールセンターにおいて，1年間にわたり室内の温熱環境と女性労働者の平均応答件数を計測した結果をまとめ，25.0℃以上の場合は1日の平均室内温度が1.0℃上昇すると平均応答件数が1.9％低下することを報告している．これらを受けて田辺ら[15]は，空調によるオフィスの温度管理においては，知的生産性や費用便益分析の視点も検討する必要があると指摘している．

実際のオフィスにおいては，男女によって着衣が異なること，営業職など室内と屋外とを出入りする人がいること，空調からの気流やオフィス機器からの発熱などにより温度分布が必ずしも一様でないことなどから，在室者によって温度感覚が異なり，必然的に作業効率にも差異が生じると考えられる．このような集団において作業効率の向上を図るための温度管理を行うには，個人ごとの作業場所と作業形態に応じて，空調の気流と着衣をこまめに調節することが必要であると考えられる． （堀江正知）

■文献

1) Gopinathan PM, Pichan G, Sharma VM：Role of dehydration in heat stress-induced variations in mental performance. Arch Environ Health 43(1)：15-17, 1988.
2) Amos D, Hansen R, Lau WM, Michalski JT：Physiological and cognitive performance of soldiers conducting routine patrol and reconnaissance operations in the tropics. Mil Med 165(12)：961-966, 2000.
3) Chase B, Karwowski W, Benedict ME, Quesada PM, Irwin-Chase HM：A study of computer-based task performance under thermal stress. Int J Occup Saf Ergon 9(1)：5-15, 2003.
4) Radakovic SS, Maric J, Surbatovic M, Radjen S, Stefanova E, Stankovic N, Filipovic N：Effects of acclimation on cognitive performance in soldiers during exertional heat stress. Mil Med 172(2)：133-136, 2007.
5) Ramsey JD：Task performance in heat：A review. Ergonomics 38(1)：154-165, 1995.
6) Hancock PA, Ross JM, Szalma JL：A meta-analysis of performance response under thermal stressors. Hum Factors 49(5)：851-877, 2007.
7) Pilcher JJ, Nadler E, Busch C：Effects of hot and cold temperature exposure on performance：a meta-analytic review. Ergonomics 45(10)：682-689, 2002.
8) 西原直枝，西川雅弥，植木雅典，川村明寛，田辺新一：冷房設定温度28℃環境における知的生産性評価．日本建築学会大会学術講演梗概集（関東）：447-450, 2006.
9) Roelofsen P：The impact of office environments on employee performance：the design of the workplace as a strategy for productivity enhancement. Journal of Facilities Management 1(3)：247-264, 2002.
10) Kosonen R, Tan F：PMV-derived productivity model as a tool to assess productivity loss. Proc Healthy Buildings 2003：749-754, 2003.
11) Seppänen O, Fisk WJ, Faulkner D：Cost benefit analysis of the night-time ventilative cooling in office building. Proc Healthy Building 2003 3：394-399, 2003.
12) 羽田正沖，西原直枝，田辺新一：知的生産性によるオフィスの温熱環境の経済的影響評価．日本建築学会大会学術講演梗概集（関東）：455-458, 2006.
13) 大熊涼子，石野久弥，中山哲治：夏期のオフィスにおける着衣の軽装化の効果に関する研究．日本建築学会大会学術講演梗概集：1043-1044, 2005.
14) 小林弘造，北村規明，清田修，岡卓史，西原直枝，田辺新一：執務空間の温熱環境が知的生産性に与える影響—コールセンターの長期間実測—．日本建築学会大会学術講演梗概集（関東）：451-454, 2006.
15) 田辺新一，西原直枝：クールビズと知的生産性・省エネルギー・室内環境．日本建築学会大会学術講演梗概集：445-446, 2006.

7. 寒冷と作業効率

a. 寒冷による身体影響

寒冷作業については，冬季の土木・建設作業，鉄道の保線作業，道路やスキー場の除雪・保安作業などがあり，これらは屋外，自然環境における作業で，条件によっては厳しい作業となる．また漁業，水産物の加工過程などのなかには水仕事もあり，からだや手足を冷水に浸しての作業もある．そして冷蔵倉庫作業にみられるように，近年は人工環境による寒冷作業が多い．食品の流通機構のなかで冷蔵倉庫業の占める役割は大きく，冷蔵は農産物，海産物などの保管から販売など，生産現場から各家庭まで必須のものとなっている．また製品の性能試験や開発，繊維製品の防寒試験など2次産業での寒冷作業の例もあり，人工環境での寒冷作業に携わる作業者にとっては季節を問わず寒冷作業がある．

屋外作業では，季節による温熱条件が作業効率に影響し，同じ作業の場合には中間期の春季や秋季に比較し，暑熱環境の夏季や寒冷環境の冬季には作業効能率の低下がみられ，健康障害も生ずる．一方，一般の屋内職場では冷暖房設備が普及，完備しており，夏季には冷房により，熱中症の発生防止や作業効率の向上がもたらされ，主観的にも快適感は増す．しかし条件によっては冷房病などの発生もみられ，健康障害や作業効率の低下がみられる．

寒冷作業においても効率面では，体温・皮膚温の低下に伴って，皮膚の触覚，動作の反応速度，協調動作，手指の巧緻性などに影響し，作業によっては作業効率の低下がみられる．これらの反応は，身体局所の温度の影響のみでなく，全身の冷えの状態によっても影響される．四肢末梢部位の手，足部では，寒冷による筋肉のこわばりから作業能率の低下がみられ，作業の安全性が損なわれる．

皮膚温と人間の感覚について一般的に，全身的には平均皮膚温が約31℃で「不快な冷たさ」を，30℃では「ふるえを起こす冷たさ」，そして平均皮膚温が29℃になると「極度の冷たさ」をおぼえる．手部については皮膚温が20℃になると「不快な冷たさ」を，15℃では「極度の冷たさ」，そして皮膚温が10℃になると「痛み」や「痺れ」をおぼえる．足部については手部より3℃くらい高い温度でほぼ手部と同程度の感覚を示す．手や足などの身体末梢部位は冷えやすく，寒冷による手指のこわばりから作業能率の低下がみられ，足部の冷えから安全性が低下する場合もあり，寒冷作業の際には注意を払わなければならない．

b. 寒さと衣服

寒冷環境で体温の維持には，衣服の保温力を増すなり，作業や運動によって産熱量を増大するなどする．しかし，重ね着など衣服による保温力の増大には限界があり，衣服を重ね着しすぎると動作や作業に支障を来す．極地で着用される極地服としての厚手の防寒衣の保温力は，3～4.5 clo で，4～5 clo の厚手の衣服になると動作にかなり支障がみられる（表1）．防寒衣としては，重ね着や羽毛や毛糸など空気を多く含み含気性の高い衣服材料を用いるなどにより，衣服内部に温められた空気を多く保つことが必要である．すなわち防寒の場合，衣服内部に保温効果の高い衣服を着用し，衣服外部には通気性の少ない衣服を着用することによって，衣服全体として，衣服内の温められた空気を外に逃がさないようにする．

表1 各種衣服の保温性（clo 値）

衣服組み合わせ	clo 値
下着（上下），シャツ，ズボン，上衣，ベスト，靴下，靴	1.11
下着（上下），防寒上衣，防寒ズボン，靴下，靴	1.40
下着（上下），シャツ，ズボン，上衣，オーバージャケット，帽子，手袋，靴下，靴	1.60
下着（上下），シャツ，ズボン，上衣，オーバージャケット，オーバーズボン，靴下，靴	1.86
下着（上下），シャツ，ズボン，上衣，オーバージャケット，オーバーズボン，帽子，手袋，靴下，靴	2.02
下着（上下），オーバージャケット，オーバーズボン，防寒上衣，防寒ズボン，靴下，靴	2.22
下着（上下），オーバージャケット，オーバーズボン，防寒上衣，防寒ズボン，帽子，手袋，靴下，靴	2.55
厚手防寒服，極地服	3～4.5
寝袋	3～8

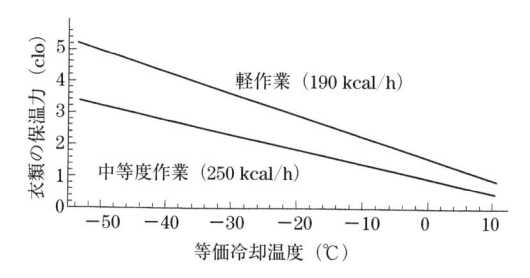

図1 作業強度別の気温と必要とされる衣類の保温力との関係

一方で作業強度の高い場合には，作業活動によるエネルギー量が増大して外部への放熱量を上回り，低温環境でも厚い防寒衣服を着用しているとしばしば発汗がみられる．作業強度の高い作業が加わり発汗してくると汗が肌着を湿らせ，皮膚からの放熱状態を助長する．下着が汗を多く含むと，汗の蒸発による放熱と濡れた下着の熱伝導率が大きくなり，衣服の総体的な保温力は損なわれる．そのまま着用していると，風邪などの健康障害もみられる．このような場合には防寒機能を衣服に求めるとともに，必要に応じ作業に伴う余剰の熱を適度に外部に導き発汗を防ぐ必要がある（図1）．

寒冷時の手指機能の実測例において，防寒手袋，防寒靴，防寒衣服を着用状態での手指の機能の経時変化をみると（図2），作業能率として物品を数えるカウンターのレバーを拇指で押すカウント作業の場合には，気温−5℃では経時的にほとんど変化はみられない．しかし気温が低くなるに伴って作業能の低下がみられ，気温−30℃では経過時間が30分，40分と長引くに伴い低下を示し，寒冷曝露45分間で前値の80％以下に低下している．指の筋力として測定した第2指と拇指との間で物をつかむ拇指対

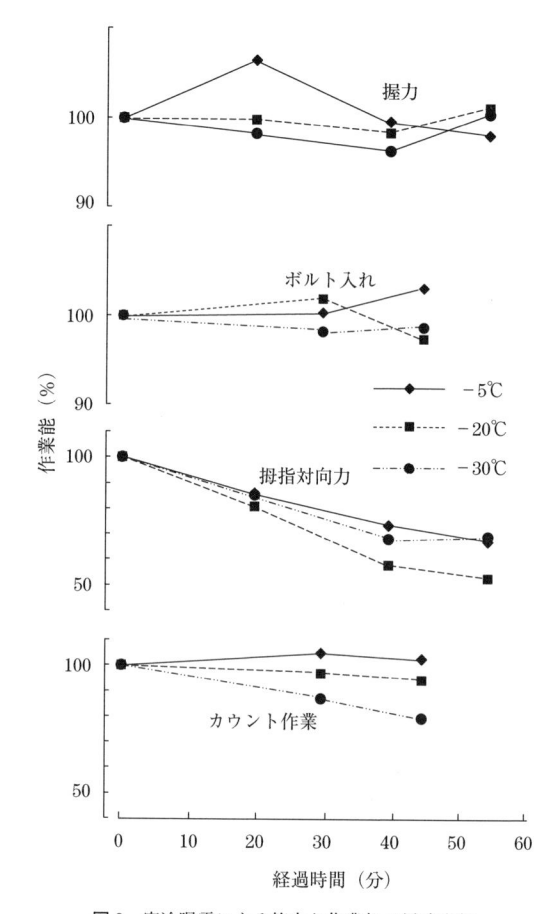

図2 寒冷曝露による筋力と作業能の経時変化

向力は，気温が低いほど，そして経過時間が長引くに伴って低下を示し，気温−20℃の場合には，55分間の寒冷曝露により前値に比べ約50％に低下している．カウント作業の場合は拇指対向力に比べ低下傾向は小さく，さらに手部全体の筋肉を使う握力やボルト入れ作業の場合には寒冷による影響は少ない．

こうした身体機能の低下は作業をする際に主として使う身体部位，例えば指，手，腕，下肢などに関連する筋肉や関節部の局所的な冷えの状態が関与し，それとともに体温低下，全身の冷えの状態も関係する．指先を主として使う細かい作業の場合には，特に局所身体部位の冷えの影響が起こりやすい．また，他の部位との協同作業では，作業に関係する筋肉群の冷えと関連する神経系の働きも加わる．低温による巧緻性への影響は，低温による筋力の低下，そして知覚や反応時間に及ぼす影響など統合された形で現れる．

　手指の保温や凍傷予防などのために防寒手袋を着用する．この際には手の作業能と保温性とを配慮し，適切な防寒手袋の選定が大切である．熱伝導性のよい機器，金属などの器具を手で把持し作業するような場合には，金属を伝わって手部からの放熱が進み局所障害を受けやすいので防寒性能の優れた手袋が必要である．

　また，水は空気に比べ熱伝導率が高く，水に浸漬した身体部位の冷却の度合いは著しいので，水作業の場合には，防水性の防寒手袋などの着用が必要となる．寒冷の程度により防寒手袋を着用し，さらに寒冷の程度が厳しければ厚い防寒手袋を着用する．普通の5本指手袋から第1指（拇指），第2指を独立させた3本指手袋，そして第1指のみを独立させた2本指，すなわちミトン手袋を用途に応じて使い分けをする必要がある．ミトン手袋になると巧緻性はかなり制限されるが，保温性は優れている．寒冷作業によってはミトン手袋を着脱せずに作業，操作のできる機器や道具の開発も必要となる．

　寒冷作業では床や地面に靴が接し，冷たさが足に伝わり冷えやすいので，防寒靴や防寒靴下を着用し，合わせて作業に伴って発生する靴内の湿気に留意しなければならない．靴下や靴が湿ると保温力が低下するので，防寒靴として水分を通さないような層を設け，外部からの水分を防ぐようにする．一方で足部からの汗や不感蒸泄による水分が靴内に滞り，靴下を湿らせ，放熱により足が冷え，足部の機能を損なうので，湿った靴下は取り替え，乾燥したものを着用するように心がけなければならない．

（田中正敏）

■文献
1) 田中正敏ほか：防寒衣服着用時における寒冷の手指機能に及ぼす影響．産業医学 23(1)：72-78, 1981.
2) 吉田敬一，田中正敏：人間の寒さへの適応．技報堂出版，1986.
3) 田中正敏：暑さ・寒さと衣服の対応．日本衣服学会誌 51(2)：79-84, 2008.

8. 作業温熱条件の労働衛生管理対策

職場に存在する有害物理・化学因子（温熱，騒音，振動，有害光線，電離放射線，粉塵，化学物質など）により生ずる健康障害の予防と有害環境の改善対策の基本原則は労働衛生管理対策と呼ばれ，作業環境管理，作業管理，健康管理，労働衛生教育からなる．

作業環境管理は，作業環境測定・結果の評価，工学的対策による施設・設備の改善・点検などの環境改善に関わる対策である．作業管理は，作業方法の改善，作業時間管理，作業–休憩サイクルの設定，保護具の適切な使用などの作業そのものの改善対策である．健康管理は，健康診断や健康測定による健康状態の把握，その結果に基づく事後措置，健康指導，日常の生活指導からなる健康確保対策である．労働衛生教育は，作業環境や設備，取り扱い物質についての危険・有害性，取り扱い方法などについての作業者教育に関わる対策である．労働衛生管理対策は，以上の3管理1教育が一体となって健康障害の効率的な予防と職場の労働衛生水準の向上を目指す．ここでは，この基本原則の暑熱作業と寒冷作業への適用例を述べる．オフィスの至適温熱条件や労働衛生管理対策については，G編第15章を参照されたい．

a. 暑熱作業の労働衛生管理対策[1~4]

(1) 作業環境管理

暑熱環境の測定・評価は，気温，湿度，放射温（輻射熱），風速，身体作業強度，衣類の熱特性を総合して行う必要がある．WBGT (wet bulb globe temperature：湿球黒球温度) 指数はその必要条件を満たし，簡便性，流通性，国際性，信頼性の面からも現時点で最良の暑熱評価指標であり，WBGT指数に基づく暑熱許容基準値が国内外で提案されている（G編第1章参照）．WBGT指数が許容基準値を超える場合には，次のような職場環境改善対策を実施することが望ましい．① 熱源の隔離・断熱・遮蔽，局所・全体換気，空調，スポットクーラーの導入，屋内作業場での除湿化，屋外作業場や屋根・壁面などの太陽放射による過熱面への散水などを必要に応じて実施する．② 休憩室には冷房，製氷機，冷水機，水風呂，シャワーなどの身体冷却設備を設ける．③ 作業者がいつでもどこでも水分と塩分を補給できる環境を整える．

(2) 作業管理

暑熱許容基準値を超える職場では，次のような作業改善対策を行う必要がある．① 作業を分業化・分散化して作業者一人当たりの身体作業負荷量と暑熱曝露時間を減らす．また，自分のペースで作業することを認めることで，身体作業強度を低減させる．② 作業者の喉の渇きの感覚に頼って水分を摂取するのではなく，作業前・中・後に十分な水分を定期的にこまめに補給する．ただし，水分だけを大量に飲むと体液の電解質バランスがくずれて塩分欠乏状態となり，筋肉のけいれん，疲労，悪心（吐き気），嘔吐，めまいなどが起こる．0.1~0.2%の食塩水あるいは市販のスポーツドリンクをとるとよい．③ 直射日光を避け日陰や冷房のある休憩室で十分な休憩をとる．休憩時には，体温や心拍数，体重を測定する．体温が38℃を超えていたら，作業をすぐには再開せずに37℃前後に下がるまで身体を冷やして休憩するようにする．心拍数も120拍/分を超えているようなら，作業を再開せずに作業開始前の安静時心拍数に回復するまで休憩する．1連続作業後の体

重が1.5%以上減少していたら，休憩時間に十分な水分補給を行い作業前の体重に回復させる．④新人や中高年齢者をいきなり暑熱作業につけることは避ける．少しずつ暑さに慣らしながら1週間ぐらいかけて段階的に作業量を増やす．梅雨明けの急に暑くなる時期は，身体が暑熱に適応しておらず暑熱ストレスの影響を特に受けやすいので注意が必要である．⑤作業中，突然の激しい疲労感，吐き気，めまい，たちくらみなどの症状がみられたら，速やかに作業を中止し冷所で休憩する．⑥作業服（具）は吸熱性・保温性の低いもの，透湿性，通気性の高いものを着用する．過度の暑熱条件では断熱衣や冷房服などの暑熱防護服（具）を導入する．ただし，市販の製品は，性能の十分検討された信頼性の高いものを選ぶ．

(3) 健康管理

定期的健康診断により健康状態の常時把握を行う．循環器疾患，糖尿病，腎不全，アルコール中毒，電解質代謝障害，甲状腺機能亢進，発汗障害，発熱，感染症，広範囲の皮膚疾患などの疾患は熱中症のリスク因子である．暑熱未順化，水分・塩分不足，栄養不良，飲酒，服薬，肥満，睡眠不足，病後回復期，妊娠もリスク因子である．作業開始時点で健康状態をチェックして，体調不良の場合は中止する．やむをえず作業を行う場合は，作業時間を制限したり複数で互いの健康状態を監視しながら作業する．暑熱順化の訓練指導とともに，体力水準の向上，肥満の防止，健康な生活習慣の確立を図る．

(4) 労働衛生教育

熱中症の徴候，病態，予防法，救急措置，発生事例，熱中症のリスク要因，暑熱順化の方法などを教育する．暑熱順化（暑熱作業に慣れる）の方法は，暑さに慣れていない状態から徐々に作業時間を増やし7日以上かけて慣らしていく．

b．寒冷作業の労働衛生管理対策[5]

(1) 作業環境管理

職場の寒冷ストレスの実態を客観的かつ定量的に評価するために環境測定を行い，その結果により必要に応じて工学的対策による施設・設備の改善・点検などを行い，寒冷ストレスの除去や軽減を図る．寒冷環境では風速が特に大きな因子になる．温度と風速を考慮した環境指標として等価冷却温度が寒冷環境を評価する上で有用である（G編第11章を参照せよ）．環境改善対策として，①気流の強い作業場では作業者に直接冷風が当たらないように，作業者の周囲に囲いを置く．②手指の巧緻性を確保するために，局所温風機やヒーターを設置して手を温める環境を整えるとともに，接触凍傷を防ぐために金属製ハンドルや工具などの直接手で触れる部分は断熱材で覆う．③寒冷環境の改善が工学的に不可能な場合は，採暖できる休憩室を設置する．

(2) 作業管理

寒冷作業では作業環境管理による抜本的な工学的環境改善が難しいので，その分，作業-休憩スケジュールの設定，作業休止基準，作業と休憩の方法の改善，防寒服（具）の適切な着用などの作業管理対策がきわめて重要となる．

寒冷作業時の手足の先の痛みは凍傷の，激しいふるえは低体温の危険信号である．そのほか，激しい疲労感，眠気，いらだち，多幸症などの徴候がみられたら，無理に作業を続けず休憩室に戻って十分な採暖を行う．休憩室では作業服や下着が汗で濡れていたら乾いた新しいものに交換する．寒冷環境では脱水が気づかぬうちに進行し，末梢循環が阻害されるリスクが高まるので，休憩所には温かい飲み物やスープを自由に飲めるようにしておき，水分とカロリーを補給させる（ただし，コーヒーなどの利尿作用のある飲料は禁忌）．

寒冷が厳しくなればなるほど保温性のより高い防寒服が必要である．作業環境によっては保

護具（帽子，マスク，保護メガネ，防寒手袋，防寒靴など）も必須である．氷雪に覆われた作業場では，紫外線や雪片から目を保護するためにゴーグルを使用する必要がある．どの程度の寒冷曝露でどの程度の保温力の防寒衣類が必要か，防寒服，下着，靴下，靴などの組み合わせによりどの程度の保温力が確保できるかについて，日本産業衛生学会や国際標準化機構（ISO 11079）からその典型例が示されている（G編第11章を参照）．

防寒服や防寒手袋・靴などの防寒具は，重ね着によるかさばりや衣服重量の増加が，円滑な作業動作や手指の巧緻性を阻害する場合がある．その結果作業時間が長引いたり，防寒具着用による余分な身体負担のために疲労が増悪する．必要以上の防寒服（具）の着用は，作業中に発汗を引き起こし，その結果防寒具が湿り気を帯びて保温力を低下させる．発汗による冷却効果も加わり，かえって身体の過冷却が起こる危険性を増大させる．

氷点下の厳しい寒冷作業では，単独作業を避け互いに監視しあう作業方法をとり，新人の作業者には特に十分な防寒対策を行い，フルタイムで作業させないことが重要である．

(3) 健康管理

健康診断や健康測定により作業者の健康状態と基礎疾患の有無を把握するとともに，寒冷への過敏性（あるいは耐寒性），寒冷障害（凍傷，低体温症，しもやけ）の既往歴，寒冷アレルギーの有無，呼吸器，循環器，筋骨格系症状の経験などを把握し，それらの結果に基づいて寒冷作業を行わせるかどうかの判断を行う．基礎疾患として心臓血管系疾患（狭心症，高血圧症など），呼吸器疾患（喘息，気管支炎など），筋骨格系疾患（腰痛，関節痛など），代謝性疾患（糖尿病，甲状腺機能低下など）のある作業者は，寒冷による影響を受けやすい．また，女性は月経困難症や冷え性など，寒冷の影響を受けやすい．

(4) 労働衛生教育

作業者への安全衛生教育は，① 寒冷障害を発症した場合の正しい救急処置と身体加温法，② 作業服・防寒服（具）の適切な着用法，③ 凍傷の危険の認識法，④ 深部体温の異常低下の認識法，⑤ 安全な寒冷作業の進め方，⑥ 休憩の仕方（十分な採暖，作業服の交換，水分補給など），⑦ 健康的な日常生活習慣（特に飲食習慣と睡眠）などの内容を含める．

〔澤田晋一〕

■文献
1) 澤田晋一：暑熱ストレスの影響評価と予防対策. セイフティーダイジェスト 51(8)：9-16, 2005.
2) 澤田晋一：暑熱ストレスのリスクアセスメントと作業管理. 労働の科学 62(9)：34-38, 2007.
3) 厚生労働省報道発表資料2009年6月19日「職場における熱中症の予防について」 http://www.mhlw.go.jp/houdou/2009/06/h0616-1.html
4) 澤田晋一：わが国の職業性熱中症の発生状況と予防対策の最新動向. 医学のあゆみ 230(12)：1080-1082, 2009.
5) 澤田晋一：寒冷作業環境のリスクマネジメント. 産業医学ジャーナル 32(4)：31-38, 2009.

9. 作業至適温度

a. 作業効率と至適温熱環境

職場の温熱条件には，気温，湿度，風速，輻射（放射）の環境側の要素と人間側の要素が関係する．人間側の要素としては，労働，活動に伴うエネルギー代謝量や年齢，性差，体格，健康状態，季節・環境適応，そして作業衣服や防寒衣服などの衣服条件が関係する．作業環境を安全で快適な状態に維持管理するため，屋内作業場においては，作業の態様や季節などに応じて温熱条件を適切な状態に保ち，そして屋外作業場においては，自然の厳しい環境条件を緩和するためのフェンスなどの人為的措置を講じなければならない．また至適な職場環境として，作業環境の管理，作業方法の改善，疲労の回復を図るための施設などの整備も必要である．

職場の至適作業温熱条件は，個人の作業活動や健康状態などによって影響され，一般的に①主観的至適温熱環境，②生理的至適温熱環境，③生産的至適温熱環境に区分される．主観的な至適温熱環境の場合には，その人，個人が職場の温熱条件に満足しているかであり，同じ温熱条件であっても，作業量や男女差，年齢差などによりかなりの個人差がみられる．

生理的な至適温熱環境は，呼吸・循環器系，内分泌系などの生体機能に過大な負荷を強いず，体温調節のためのエネルギー代謝量が少ない温熱環境である．一方，生産的至適温熱環境は，人が働く場合に作業能率の上がる温熱環境である．エネルギー消費量が少なく，精神的な作業の多いデスクワークの場合には，暑くもなく寒くもなくほどよい中性温域では主観的には快適な環境であるが，一方で脳の覚醒レベルが低下し，作業能率の低下する場合も起こる．これらおのおのの至適温熱環境条件は，作業形態や内容によって異なり，おのおのの至適環境が必ずしも一致するとは限らない．デスクワークのような静的労働の場合と肉体労働の動的労働の場合とでは，エネルギー代謝量も異なり，快適温熱条件には環境側の条件と労働によるエネルギー代謝量や男女差，年齢差などの人間側の条件も配慮しなければならない．

事務所衛生基準規則による温熱条件について，空調ビルの場合に，通年にわたり温度が17～28℃，湿度が40～70%，風速は50 cm/秒以下である．しかし，こうした範囲内にあるからと言って，夏季の冷房時に17℃，冬季の暖房時に28℃ にするのでは，それが長時間に及ぶと当然，省エネルギーの観点からも，そして人の季節適応の面からも好ましいことではなく，作業至適環境とはならない．冬季には一般的には室温を低めとし，作業強度によって，個人的に衣服量，周囲の環境温熱レベルを微調節することが大切である．

b. 季節と作業環境

夏季のオフィスなどでは，冷房によりかなり低い室温となっている場合があり，冷房病を起こしやすい．職場の冷房についての調査で，ビル，事務所などでは室温23℃ くらいに設定されている場合が多く，風速は冷房の吹き出し口の位置関係によって，室内でもかなりの差異がみられる．作業強度，着衣条件にもよるが，温度が27～28℃ と高めであっても，湿度が30～40% と低湿の条件であれば，発汗も起こらず総合的にみて至適な温熱条件が得られる．

冬季の作業環境で暖房の場合によくみられるのは，室内の温度分布の不均一性である．空気が熱を運ぶ対流式のヒーターの場合には，温か

い空気は部屋の上部に上昇し，床面や下部の空気は低温となりやすい．上下の気温差が極端になると，足は冷え，頭はのぼせ，顔がほてり，不快感が生じ作業効率は低下する．逆に冬季の床暖房の場合には，床からの熱輻射によって，床，下部気温が高く，いわゆる「頭冷足暖」の状態が得られ，快適性が増し作業効率も増加する．

屋外作業の場合には，季節による自然の温熱条件が直接的に作業能率に影響する．一方，屋内の作業職場では冷暖房設備が完備している場合が多く，半導体製造，精密機器の製造などの場合には防塵化，無塵化された工程での作業で，職場は空調設備により年間を通じて恒温・恒湿化している．

職場の温熱環境の実測例で，中央空調方式の某銀行の各部所における夏季の温・湿度における空調時の設定室温は25℃ぐらいが多く，湿度はなりゆきで40〜60%であったが，部所によっては最低気温が21〜22℃台を示す場合もみられた．女子行員に行ったアンケート調査からは，温熱条件による快・不快については「やや不快」が約50%以上と多くを占め，「なんともない」が30%であり，「やや快適」を含め快適側はわずか10%にすぎなかった．

年間を通じて温湿度が一定化しているハイテク産業職場における温熱条件の快・不快についての男子労働者を対象としたアンケート調査結果をみると（図1），各部所の温熱条件は，室温が年間を通じて21〜22.5℃の比較的低温の部所（Lグループ）と年間25〜27℃に保たれている部所（Hグループ）で相対湿度はいずれの場合も40〜60%であった．一方，局所冷暖房装置を使用している一般事務所（夏季の室温は25〜29℃，湿度48〜68%，冬季は15〜25℃，相対湿度20〜40%）を対照群（Cグループ）として，部所の比較を行った．夏季にはハイテク職場において快適側の申告が20%以上を示している一方で，不快側の申告も25%以上にみられ，対照とした一般事務所では不快側の申告が50%以上を示し夏・冬季で有意差がみられた．冬季には快適側の申告はハイテク職場のHグループで30%以上と多く，Lグループでは快適側の申告は低かったが，不快側の申告については各部所グループとも夏季に比べ少なかった．快適性とからだの訴えからみると

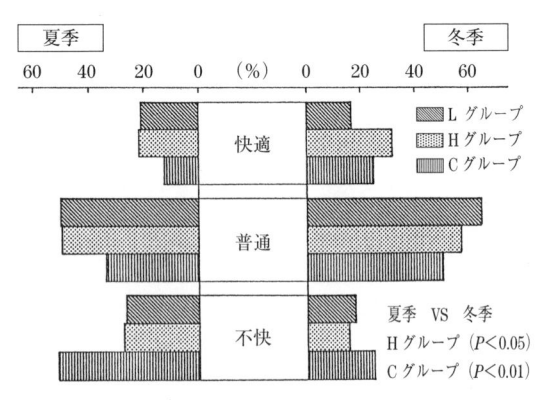

図1 ハイテク産業職場における夏季・冬季の温熱快適感
Lグループは室温が年間を通じて21〜22.5℃，Hグループは25〜27℃に保たれている部所，Cグループは対照としての一般事務所．

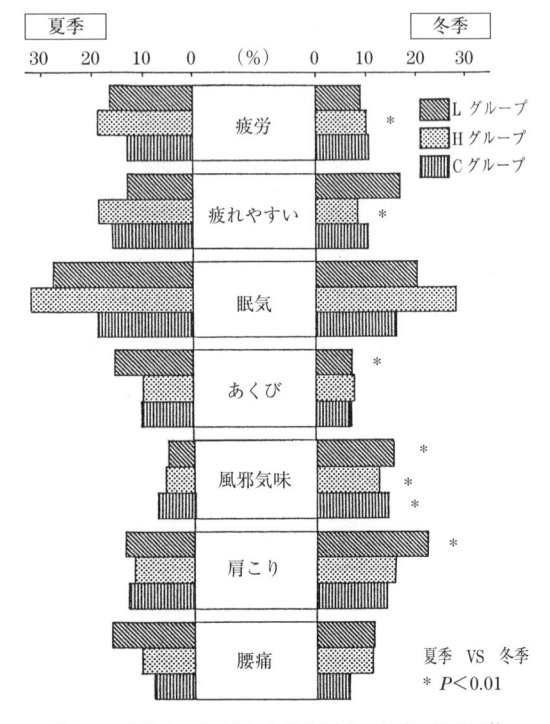

図2 ハイテク産業職場における夏季・冬季の健康状態

(図2),Hグループでは快適性は高いが訴えとして「眠気」が夏季,冬季ともに最も多く,Lグループでは冬季の「肩こり」,夏季の「腰痛」が多くみられた.夏・冬季の訴えの比較ではHグループで「疲労」「疲れやすい」が夏季に多く,Lグループでは「あくび」「肩こり」が冬季に多く,「風邪気味」は冬季に全グループとも有意に多かった.

職場の温熱条件には,温度,湿度,気流,輻射(放射)のみでなく,人々の活動量,着衣量などを総合的にとらえる必要がある.中高年者,女性の職場進出により,職場の労働者の構成も多様化している.全体空調の場合には,体温調節の面からは弱者である高年者を基準として温度・湿度レベルを考え,衣服などによる個人的な調節を行う必要がある.一般的には,作業量の過多,そして衣服量によって,各自が至適の温熱レベルに微調節する必要がある.

〔田中正敏〕

■文献

1) 田中正敏ほか:ハイテク産業職場の温熱影響についての調査研究.産業医学ジャーナル 12:11-17, 1988.
2) 中央労働災害防止協会編:快適職場づくりハンドブックー作業環境編一,中央労働災害防止協会,1996.
3) 田中正敏:職場の温熱条件について.産業保健 21(31):16-17, 2003.
4) 日本生気象学会編:生気象学の事典,朝倉書店,1992.

10. 快適温熱環境条件

a. 至適温度

暑くも寒くもなく，快適で身体的負担も少ない温熱環境を「至適温度」と呼び，この至適温度をさらに，主観的至適温度（快適温度），生産至適温度（経済温度），生理的至適温度（健康温度）に分類することがある．もちろん，これらの三つの至適温度はほぼ一致することが認められている．すなわち，有効温度（effective temperature：ET）で20〜26℃ETの室温条件下で温冷感や産熱量を測定すると，衣服条件にかかわらず，暑くも寒くもなく最も快適な温度で，産熱量が一番少なく身体負担が小さいことが実験で確かめられている．一方，主観的に快適な温度であっても，作業の種類によっては，必ずしも能率がよいとは限らない．図1に示すように，単調な精神作業では，作業量は多少刺激的な温度の方がよい場合がある（F編第18章を参照）．

戦後の日本における快適温度条件の変化は著しいものである．戦後すぐからの多くの調査を通じて，冬季のオフィス快適温度は，1950年代で16〜18℃，1960年代で20〜22℃，1970年代で23〜24℃と変化していることが報告されている．時代が進み，生活が安定すると，冬はより暖かく，夏はより涼しい室温を好むようで，現在では，エアコンの設定温を夏冬とも同一（25℃前後）にするケースも多いという．東京都のビル検査班が，1995〜1997年の3年間に，のべ6,300点で測定したビル室温の平均値は，中間期24.8℃，冷房期25.0℃，暖房期24.6℃で，季節差が少なくなってきている．ただし，季節差を考慮せずに冷暖房を行っているために，夏季に「涼しすぎる」，冬季に「暑すぎる」と訴える執務者が多くなるという問題も発生している．

b. 快適温熱環境条件の範囲

1970年に制定されたビル衛生管理法では，中央管理方式の空調設備をもつビルでは，温熱環境条件を以下の範囲にすべきとしている．気温は17〜28℃で，居室における温度を外気温より低くする場合はその差を著しくしないこと，相対湿度は40〜70%，気流は0.5m/秒以下である．労働省（旧）がまとめた，職場快適基準（案）の気温は，ビル衛生管理法に比べて数値範囲が狭く，目標値に近いものとなっている（夏季：座業24〜27℃，軽作業20〜25℃，冬季：座業20〜23℃，軽作業18〜20℃）．湿度は50〜60%としている．環境省が地球温暖化防止のために推進している省エネ基準の夏季のクールビズ（cool biz）では室温28℃，冬季の

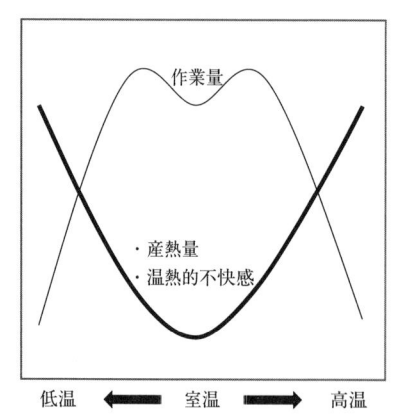

図1 室温と温熱的不快感，産熱量，作業量との関係

温熱的不快感と産熱量（エネルギー代謝量）が最低値を示す室温はほぼ一致するが，作業量（もしくは作業能率）は，必ずしも快適で身体的負担が小さい室温で最高となるわけでない．作業によっては，多少の温熱的刺激がある方が，能率が上がる．

ウォームビズ（warm biz）では室温20℃を推奨している．アメリカの夏季の省エネ基準は25.6℃で，わが国の28℃と比較するとかなり低い．

国際標準化機構（International Organization for Standardization：ISO）は，多くの国際規格（International Standard：IS）を作成しており，ISO 7730「温熱環境の人間工学—PMVとPPD指標の算出による温熱快適性の分析と解釈および局所快適性基準」で，PMV（predicted mean vote：予測平均温冷感申告）やPPD（predicted percentage of dissatisfied：予測不満足率）を用いて各種居室を3水準に分けて快適な温熱環境条件を示している．最高水準の水準Aでは，PPDが6%以下となる範囲とし，$-0.2 < $ PMV $< +0.2$ であり，水準Bは，PPDが10%以下，$-0.5 < $ PMV $< +0.5$，水準Cは，PPDが15%以下，$-0.7 < $ PMV $< +0.7$ というように分類している．さらに，各種居室における推奨範囲を水準別，季節別に表1に作用温度で示した．使用目的が同じであれば，夏季の推奨温度値は，オフィスなどでは24.5℃，デパートが23.0℃で，

表1 各種居室のための温度指針

居室	活動量 (W/m²)	水準	作用温度 (℃)	
			夏季	冬季
事務室 会議室 レストラン 教室	70	A	24.5±1.0	22.0±1.0
		B	24.5±1.5	22.0±2.0
		C	24.5±2.5	22.0±3.0
デパート	93	A	23.0±1.0	19.0±1.5
		B	23.0±2.0	19.0±3.0
		C	23.0±3.0	19.0±4.0

ISO 7730で定義された，作用温度による快適温熱条件で，夏季・冬季別，活動量別に示されている．さらに，居住者の要求水準が高い場合には水準Aを選び，要求がそれほど高くない場合には水準BやCを選択できる．

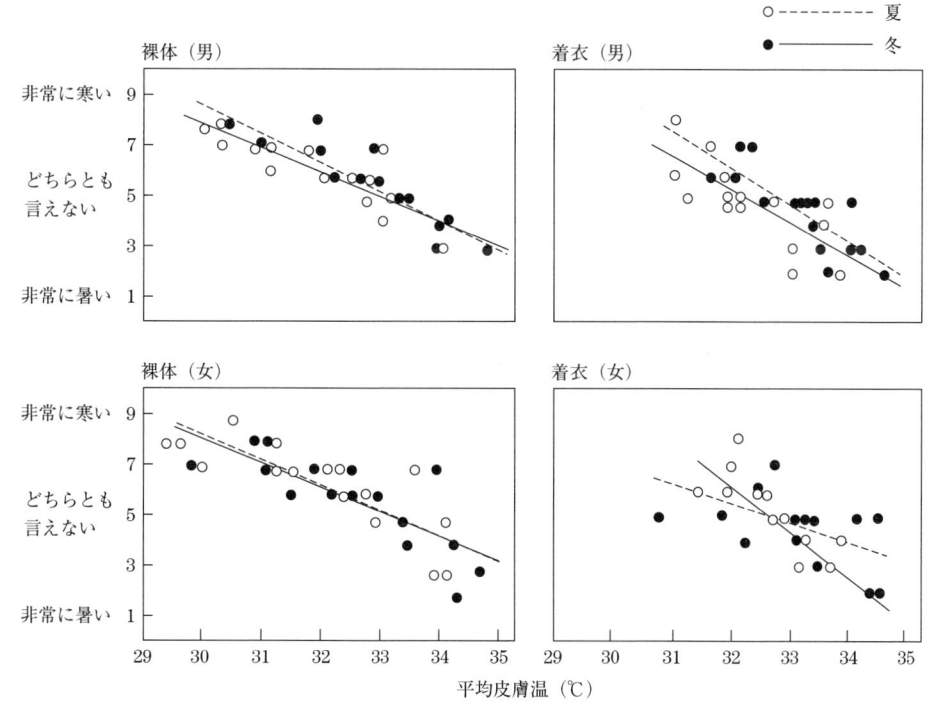

図2 全身温冷感と平均皮膚温との関係

冬季と夏季に，裸体もしくは着衣条件で，有効温度（ET）20, 22, 24, 26℃ ET.の環境に90分間曝露した後の全身温冷感と平均皮膚温との関係を示す．いずれの場合でも，快適な「どちらとも言えない」の申告は，平均皮膚温がほぼ33℃で得られている．

水準により異なることはなくその範囲が異なるだけである．ASHRAE（アメリカ暖房冷凍空調学会）は，80％の居住者が快適とする作用温度（operative temperature：OT）を夏季が23～27℃，冬季が20～24℃としている．

c. 快適温熱環境と生理値

性別，季節，および着衣状態にかかわらず，暑くも寒くもない状態のとき，平均皮膚温は33～34℃の範囲にあることは，多くの実験からも確認されている（図2）．ただし，平均皮膚温がたとえ上記の範囲にあったとしても，末梢部の皮膚温がかなり高かったり低かったりすると，必ずしも温冷感の中性点は得られない．全身の皮膚温の分布は平均皮膚温を間にして，+1.5～-3.0℃の範囲に収まる必要がある．一般的には，平均皮膚温が35℃を超えると「暑さ」を感じ，31℃を下回ると「寒さ」による不快が強まるとされている．

局所温冷感に関しては，高温側では，長時間接触で不快となるのは皮膚温38℃以上，40℃以上では低温熱傷の危険性がある．手の皮膚温が20℃以下となると不快な冷たさとなり，15℃で極限の冷たさ，10℃で痛みを感じるとされている．なお，足では手より約3℃高い皮膚温で同じ感覚が生じるという．

温冷感が皮膚温にかなり影響されるのに対し，快適感の場合は皮膚温のみならず深部体温の果たす役割が大きくなる．すなわち，深部体温が調節されるべき目標値（普通は37℃）より高いときには，皮膚温が低いと快適と感じ，逆に深部体温が目標値よりも低いときには，皮膚温が比較的高い方が快適と感じることになる．

（栃原　裕）

■文献
1) 小川庄吉，長田泰公，久野由基一，吉田敬一：至適温度条件の季節差について．公衆衛生院研究報告 24(2)：221-231, 1975.
2) 三浦豊彦：夏の暑さと健康，pp. 144-159, 労働科学研究所出版部，1985.
3) ASHRAE：ASHRAE Handbook Fundamental：Thermal Comfort, ASHRAE SI Edition, 8.1-8.29, 2005.
4) 栃原　裕：建築物の環境衛生管理（上巻）（建築物の環境衛生管理編集委員編），pp. 267-273, ビル管理教育センター，2007.
5) 栃原　裕：人工環境デザインハンドブック（栃原　裕編），pp. 62-70, 丸善，2007.

11. 作業温熱ストレスの評価

a. 作業温熱ストレス

作業温熱ストレスとは，職場での暑熱条件が引き起こす暑熱ストレスと寒冷条件が引き起こす寒冷ストレスからなる．暑熱ストレスとは，快適温度域をはずれてからだの熱産生量が熱放散量を上回ったり，外部からのからだへの受熱量が外部への熱放散量を上回り，身体加熱が進行して暑熱負担（ストレイン）が発現・増悪する外的温熱条件をいう．寒冷ストレスとは，快適温度域をはずれて熱放散が過剰に増加し，からだの冷却が進行して寒冷負担（ストレイン）が発現・増悪する外的温熱条件をいう．そのようなからだの加熱や冷却が生じる条件は気温だけでは決まらず，湿度，放射温（輻射熱），風速，身体活動水準，衣服の保温力等の温熱因子にも依存するので，どの環境温度から暑熱・寒冷ストレスが発現・増悪するかは，気温以外の温熱因子も考慮して総合的に判断しなければならない．なお，暑熱負担（ストレイン）と寒冷負担（ストレイン）についてはG編第12章を参照されたい．

b. 作業温熱ストレスの評価法

(1) 暑熱ストレスの評価法

湿球黒球温度指数（WBGT指数）[1]が簡便性，流通性，国際性，信頼性からみて，現時点で最良の暑熱環境ストレスの評価指標といえる．米国海軍が1950年代に，気温の代わりにWBGT指数を採用することによって訓練中の暑熱障害の発生が減少したという事実とその取り扱いやすさから，職場の暑熱ストレスの迅速かつ簡便な評価手法として，国内外で広く認知されている[2,3,4]．詳しくはG編第1章を参照されたい．

(2) 寒冷ストレスの評価法

ISOが1993年にテクニカルレポートISO/TR 11079[5]として提案し，2007年に国際規格ISO 11079[6]として改訂された必要保温力IREQ (required clothing insulation) という指標をもとに寒冷ストレスを評価する手法である．IREQは，寒冷環境下においてある生理的水準でからだの熱平衡状態が維持されるのに必要な衣服の保温力と定義される．言い換えれば，ある寒冷環境である作業を行う場合，その環境の身体冷却力と作業に伴い生ずる熱産生の水準に応じて，体温や皮膚温をある許容できる水準に維持するのに必要な衣服の保温力がIREQであり，clo値で示される（1 clo = 0.155 m^2℃/W）．IREQは，体熱産生と環境への熱放散の複合効果によって表現される寒冷ストレスの総合指標であるともいえる．気温が低下したり風速が増大するといったような寒冷環境の身体冷却力が大きければ，ある活動水準でのIREQの値は増加する．また，寒冷環境条件が一定のときは，IREQの値は身体活動量の増大による熱産生量の増加に伴い減少する．

IREQの算出の基礎となるのが，以下の式(1)で表される人体の熱平衡式である．

$$S = M - W - C - R - E_{sk} - C_{res} - E_{res} - K \quad (W/m^2) \quad (1)$$

ここで，S＝身体蓄熱量（W/m^2），M＝代謝熱産生量（W/m^2），W＝外部仕事量（W/m^2），C＝対流熱放散量（W/m^2），R＝放射熱放散量（W/m^2），E_{sk}＝皮膚からの蒸発性熱放散量（W/m^2），C_{res}＝呼吸による対流熱放散量（W/m^2），E_{res}＝呼吸による蒸発性熱放散量（W/m^2），K＝伝導による熱放散量（W/m^2）とする．

この体熱平衡式に影響を与える主な因子は，作業活動水準，衣服の保温力，環境温熱条件（気温，平均放射温，風速，湿度）である．このうちで，衣服の保温力が作業管理上，最も有効かつ重要な因子となる．そこで，衣服を用いて体熱平衡の観点から作業基準を設定する場合，作業の前後で身体蓄熱量がなるべく変化しない（すなわち可及的S＝0）ように作業服と作業活動水準の組み合わせを考えるか，あるいは過度の身体冷却が起こらないように作業時間を制限する必要がある．さらに快適性を確保することを目標とするなら，体表面の平均皮膚温もある一定の狭い範囲に維持され，蒸発性熱放散量も低いレベルになければならない．

このような目標を達成するために，作業活動水準と環境温熱条件（気温，平均放射温，風速，相対湿度）を測定することによって，IREQは，寒冷環境下で体熱平衡を維持するのに必要な衣服の保温力として，式（1）のS＝0とおき（Kを無視して），方程式（2），（3）に従って算出される．

$$IREQ = (tsk - tcl)/(M - W - Esk - Cres - Eres) \quad (m^2 \cdot ℃/W) \quad (2)$$

$$M - W - Esk - Cres - Eres = C + R \quad (W/m^2) \quad (3)$$

ここで，tsk＝平均皮膚温（℃），tcl＝衣服の表面温度（℃）とする．

IREQには，目標とする身体熱平衡状態が維持されるための生理的負担の水準に応じて，$IREQ_{neutral}$と$IREQ_{min}$という2種類の指標がある．$IREQ_{neutral}$は，平均体温が正常に維持され身体冷却がほとんど起こらない，いわば熱的中立状態を確保するのに必要な衣服の保温力と定義される．このときの温冷感は，暑くも寒くもなく快適と申告される．この状態の平均皮膚温は，作業者の作業に伴い増減する代謝熱産生量に依存しており，作業強度が増せば熱産生量も増加し，快適平均皮膚温は低下する．熱産生量と快適平均皮膚温の関係は，式（4）が適用される．$IREQ_{min}$は，平均体温が正常よりやや低い状態で体熱平衡が維持されるのに必要な最小限の衣服の保温力と定義され，作業を継続して実施可能な身体冷却の許容限界を示す．このときの平均皮膚温は熱産生量の関数として式（5）で示され，発汗はなく温冷感は寒いという状態に相当する．

$$tsk = 35.7 - 0.0285 \times M \quad (4)$$
$$tsk = 33.34 - 0.0354 \times M \quad (5)$$

ここで，tsk＝平均皮膚温（℃），M＝代謝熱産生量（W/m²）とする．

次にIREQを用いた寒冷作業の実際の評価手順を示す．

① 作業環境の温熱条件（気温，平均放射温，気流速度，相対湿度）を測定する．気温と平均放射温度から作用温度を求める．低温環境では湿度の影響は小さいので，−5℃以下では相対湿度50％と見なす．

② 作業強度から代謝熱産生量を測定あるいは推定する．

③ ①と②で測定した作用温度と代謝熱産生

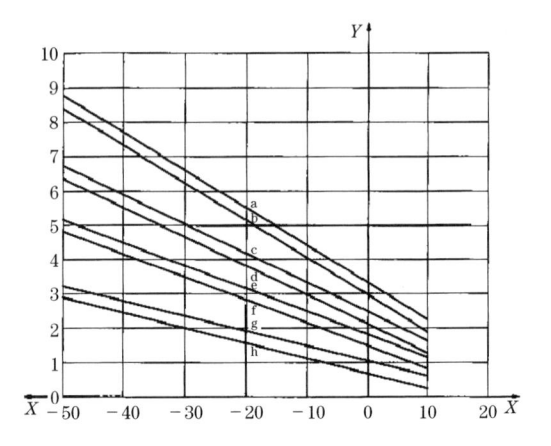

X：作用温度（℃），Y：必要保温力IREQ（clo），風速：0.4 m·s⁻¹，衣服外層の通気性：81·m⁻²·s⁻¹.
a：70 W·m⁻² $IREQ_{neutral}$，b：70 W·m⁻² $IREQ_{min}$，
c：90 W·m⁻² $IREQ_{neutral}$，d：90 W·m⁻² $IREQ_{min}$，
e：115 W·m⁻² $IREQ_{neutral}$，f：115 W·m⁻² $IREQ_{min}$，
g：175 W·m⁻² $IREQ_{neutral}$，h：175 W·m⁻² $IREQ_{min}$．

図1 ほぼ無風（0.4 m/s）で相対湿度が50％のときの身体作業強度別にみた衣服の必要保温力（$IREQ_{neutral}$，$IREQ_{min}$）と作用温度との関係

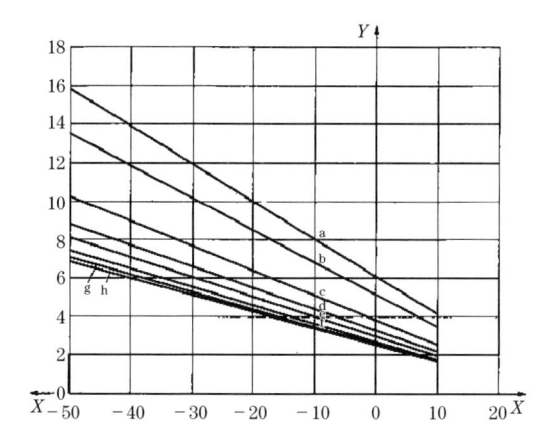

X：作用温度（℃），Y：必要保温力 IREQ（clo），
衣服外層の通気性：$81 \cdot m^{-2} \cdot s^{-1}$.
a：15 m/s, b：10 m/s, c：5 m/s, d：3 m/s, e：2 m/s,
f：1 m/s, g：0.5 m/s, h：0.2 m/s.

図2 身体作業強度 90 W/m² での衣服の必要保温力
（IREQ$_{neutral}$, IREQ$_{min}$）に対する風速の影響

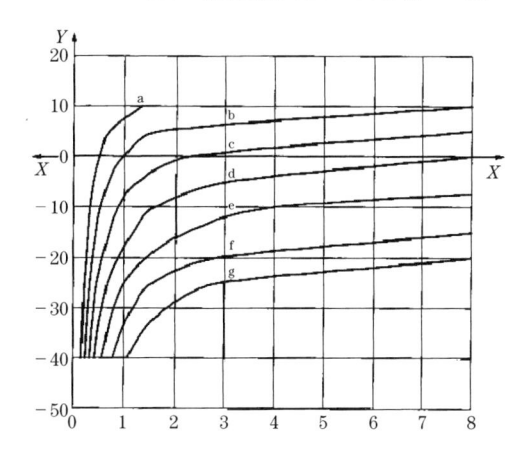

X：曝露限界時間 Dlim（時），Y：作用温度（℃），
風速：0.4 m/s，衣服外層の通気性：$81 \cdot m^{-2} \cdot s^{-1}$.
a：0.5 clo, b：1 clo, c：1.5 clo, d：2 clo, e：2.5 clo,
f：3 clo, g：3.5 clo.

図3 身体作業強度 95 W/m² における熱的中立状態（低負担）を確保するための衣服の保温力別寒冷曝露許容限界時間（Dlim）と作用温度との関係

表1 衣服の組み合わせによる保温力の推定

衣服の組み合わせ	clo 値
下着（下），シャツ，ズボン，上っ張り，靴下，靴	0.9
下着（上下），シャツ，ズボン，上衣，ベスト，靴下，靴	1.1
下着（上下），防寒ジャケット，防寒ズボン，靴下，靴	1.4
下着（上下），シャツ，ズボン，ジャケット，オーバージャケット，帽子，手袋，靴下，靴	1.6
下着（上下），シャツ，ズボン，ジャケット，オーバージャケット，オーバーズボン，靴下，靴	1.9
下着（上下），シャツ，ズボン，ジャケット，オーバージャケット，オーバーズボン，帽子，手袋，靴下，靴	2.0
下着（上下），オーバージャケット，オーバーズボン，防寒ジャケット，防寒ズボン，靴下，靴	2.2
下着（上下），オーバージャケット，オーバーズボン，防寒ジャケット，防寒ズボン，帽子，手袋，靴下，靴	2.6
極地服	3.0~4.5
寝袋	3.0~8.0

量に対応する IREQ$_{min}$ と IREQ$_{neutral}$ を算出するか，またはチャートから読みとる（例えば，図1や2を利用）．

④ 現在着用している作業服の保温力（基礎保温力 Icl）を，各種衣服の組み合わせの保温力表から推定する（表1）．

⑤ IREQ と Iclr を比較して，以下の3つの判定がなされる．(i) Iclr＜IREQ$_{min}$ のときは，衣服の保温力が不十分で低体温の危険がある．
(ii) IREQ$_{min}$≦Iclr≦IREQ$_{neutral}$ のときは，衣服の保温力は十分で生理的負担は許容範囲内にあり，温冷感も中立からやや寒い状態となる．
(iii) Iclr＞IREQ$_{neutral}$ のときは，保温力が過大で発汗が起こる．その結果，衣服が湿るために，からだの過冷却の危険が増す．

⑥ 実際の衣服の保温力が IREQ を満足しないときは，衣服の保温力に応じて曝露限界時間も算出される（図3）．

一方，ISO/TR 10079 では，以下の式（6），(7)で算出される風冷指数（WCI）と等価冷却温度（tch）を用いて，凍傷発生リスクを評価している．

$$WCI = 1.16 \times (10.45 + 10\sqrt{var} - var)$$
$$(33 - ta) \quad (W/m^2) \quad (6)$$
$$tch = 33 - WCI/25.5 \quad (℃) \quad (7)$$

ここで，ta＝外気温（℃），WCI＝風冷指数（W/m²），var＝風速（m/s）とする．

表2 風冷温度(twc)による露出皮膚の凍結リスク

リスクのレベル	風冷温度 twc (℃)	影響
1	−10〜−24	不快な寒さ
2	−25〜−34	非常に寒い．皮膚凍結の危険
3	−35〜−59	10分で露出皮膚の凍結
4	−60〜	2分以内に皮膚の凍結

改訂されたISO 11079では，風冷指数WCI（wind chill index）に代わって，新たに風冷温度twc（wind chill temperature）を用いる手法が再提案された．これは，風速4.2 km/hでの気温と等価な冷却力を生ずる風速と気温の複合指標であり，次の式(8)で算出される．

$$twc = 13.12 + 0.6215 \cdot ta - 11.37 \cdot v^{0.16} + 0.3965 \cdot ta \cdot v^{0.16} \quad (8)$$

ここで，v＝気象台で地上10 mで測定された風速，ta＝気温である．地上で実測された風速を使用する場合は，1.5倍して上式のvに代入する．Twcは気象台の観測データを利用できるので，温度計や風速計が不要というメリットがある．表2に風冷温度と露出皮膚の凍傷発現リスクの関係を示した． 　　　　（澤田晋一）

■文献

1) ISO 7243 : Hot environments—Estimation of the heat stress on working man, based on WBGT-index (wet bulb globe temperature), 2003.
2) Heat Stress and Heat Strain. 2009 TLV and BEIs, 224-233, ACGIH, 2009.
3) 澤田晋一：わが国の職業性熱中症の発生状況と予防対策の最新動向．医学のあゆみ 230(12)：1080-1082, 2009.
4) 厚生労働省：「職場における熱中症の予防について」2009年6月19日　http://www.mhlw.go.jp/houdou/2009/06/h0616-1.html
5) ISO/TR 11079 : Evaluation of cold environments—Determination of required clothing insulation (IREQ), 1993.
6) ISO 11079 : Ergonomics of the thermal environments—Determination and interpretation of cold stress when using required clothing insulation (IREQ) and local cooling effects. International Standard Organization, Geneva, 2007.

12. 作業温熱ストレインの評価

a. 作業温熱ストレイン

暑くも寒くもなく主観的に快適な温熱条件を温熱快感帯（thermal comfort zone）という．この範囲をはずれた温熱条件の中で，身体加熱を促進する条件を暑熱ストレスといい，身体冷却を促進する条件を寒冷ストレスという（G編第11章を参照せよ）．その強度は，温度のみならず，湿度，風速，放射温，身体活動レベル，衣服の保温力で決まる．温熱ストレスが軽度な範囲では人体は皮膚血流の増減により熱放散量を調節（皮膚血管運動調節機能）することで深部体温や核心温を維持できる（この範囲を，温熱的中性域という）．

温熱快感帯をはずれて暑熱ストレス（あるいは寒冷ストレス）が増大すると，その結果生ずる身体加熱（あるいは身体冷却）を打ち消す方向にさまざまな行動性体温調節反応（冷暖房による調節，採暖や採冷行動，寒暑からの回避行動など）ならびに自律性体温調節反応（暑熱ストレスに対しては皮膚血管拡張や発汗による熱放散反応，寒冷ストレスに対しては皮膚血管収縮反応による熱放散抑制反応やふるえによる熱産生反応）が発現し，からだの過熱や過冷を防ぐ．

しかし，このような体温調節反応の発現それ自体が，さまざまな心理的・生理的負担を引き起こし，作業を遂行するうえで妨害要因となる．例えば，行動性調節反応の動機付けとして温熱的快不快感が重要とされるが，不快感の発現は注意を分散させ作業効率を低下させる．また作業中は体温調節行動が制限されることが普通で（寒暑作業を不快だからといって勝手に休止することはできない），その結果不快感が増強し心理的負担が増大する一方で，皮膚血管の収縮拡張，ふるえ，発汗などの自律性体温調節に依存する以外に手がなくなり，結果として生

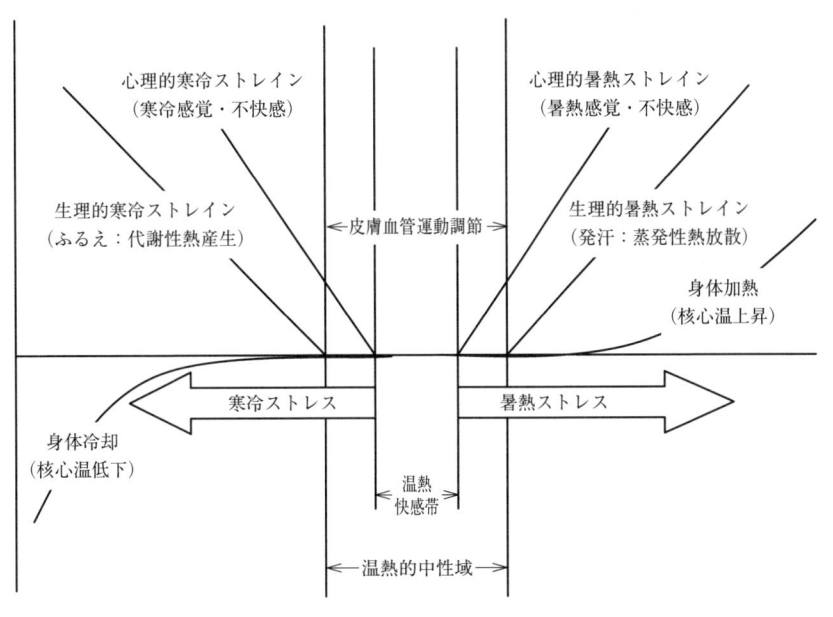

図1 温熱ストレスと温熱ストレインの関係図

理的負担が増大する．血管収縮により血圧上昇と徐脈，血管拡張により血圧低下と頻脈が起こる．ふるえによりエネルギー消費量が増大し筋疲労が増悪する．発汗により脱水が進行する[1]．このような暑熱寒冷作業による温熱負担を温熱ストレイン（thermal strain）といい，心理的負担を心理的ストレイン（subjective strain），生理的負担を生理的ストレイン（physiological strain）という．暑熱ストレス（heat stress）によって暑熱ストレイン（heat strain）が，寒冷ストレス（cold stress）によって寒冷ストレイン（cold strain）が誘発される（図1）．

b．作業温熱ストレインの評価法

温熱ストレインを評価するために，国際標準化機構（ISO）や米国政府労働衛生専門家会議（ACGIH）が提示している生理的指標と心理的（主観的）指標が有用である．

(1) 生理的ストレインの指標と評価

① 核心温： 食道温，腹腔温，口腔温，鼓膜温，外耳道温，尿温などで測定する[2]．直腸温で38℃（暑熱未順化者）～38.5℃（暑熱順化者）を暑熱作業中止基準[3]，36℃（繰り返し曝露）～35℃（短時間1回曝露）を寒冷作業中止基準としている[4]．

② 皮膚温： 体表面全体の平均皮膚温と体表面の特定部位の局所皮膚温がある．平均皮膚温は，温熱ストレインよりも温熱快適性評価の指標として重要である．作業者が快適状態にあるときの平均皮膚温 tsk（℃）は，代謝熱産生量 M（W/m²）の関数式（1）で表される[2,7]．

$$tsk = 35.7 - 0.0285 \times M \quad (1)$$

局所皮膚温の限界値は痛覚閾値に対応して高温側では43℃，低温側では15℃としている．

③ 心拍数： ISO 9886では，作業中の最高心拍数は185−0.65×（年齢）を，持続心拍数は180−（年齢）を超えてはならないとする[2]．ACGIHでは，1分間の心拍数が数分間継続して180−（年齢）を超える場合や，作業強度がピークに達した後1分間経過後の心拍数が120以下に戻らない場合，暑熱ストレインが許容限界を超えたと判断し暑熱曝露を中止するよう勧告している[3]．

④ 体重減少量・発汗量・尿中Na量： 暑熱環境下での体重減少量の大半は発汗量を反映しており，暑熱ストレインの指標として用いられる．ISO 9886では，暑熱未順化者は毎時1.0 l，暑熱順化作業者は毎時1.25 l を限界発汗率とし，脱水状態を予防するために5％の体重減少を限界値としている[2]．ACGIHは，1シフトの作業による体重減少が1.5％を暑熱曝露限界としている．また1時間以上大量の発汗が続いたり，24時間のナトリウムの尿中排泄量が50 mmolより少ない場合は，暑熱ストレインが深刻な状態にあるとする[3]．

⑤ ふるえ： 激しいふるえは低体温進行の危険信号とする[4]．

表1 心理的ストレインの主観評価指標

温冷感	−4：非常に寒い，−3：寒い，−2：涼しい，−1：やや涼しい，0：なんともない，+1：やや暖かい，+2：暖かい，+3：暑い，+4：非常に暑い
温熱的快不快感	0：快適，1：やや不快，2：不快，3：非常に不快
温熱的好み	−3：ずっと涼しいのがいい，−2：涼しいのがいい，−1：やや涼しいのがいい，0：このままでいい，+1：やや暖かいのがいい，+2：暖かいのがいい，+3：ずっと暖かいのがいい
温熱的受け入れ難さ	0：受け入れる，1：受け入れない
温熱的耐え難さ	0：完全に耐えられる，1：やや耐えるのが難しい，2：かなり耐えるのが難しい，3：非常に耐えるのが難しい，4：全く耐えられない

(2) 心理的（主観的）ストレインの指標と評価

ISO 10551[5]では，主観的カテゴリー尺度を用いて温冷感，温熱的快不快感，温熱的好み，温熱的受け入れ難さ，温熱的耐え難さの程度を評価する手法を提案しているが，これらは心理的（主観的）ストレインの指標として利用できる（表1）．

ACGIHでは，暑熱曝露中止基準[3]として，①急激で激しい疲労感，②悪心，③めまい，④意識喪失を提示している．救急措置の基準として，見当識失調，錯乱，原因不明の興奮，焦燥感，かぜ様症状の発現をあげている．また，寒冷曝露中止基準[4]として，手指末梢部の痛み，全身の激しいふるえを主観的ストレインの指標として提示している．

(3) 予測暑熱ストレインの計算モデル[5]

ISO 7933では，暑熱曝露時の暑熱ストレインを予測するために，必要発汗率という指標を用いた計算モデルを提案している．これは，気温，水蒸気圧，平均放射温，風速，代謝熱産生量，衣服の熱抵抗を測定し，その測定条件で以下の体熱平衡式（2）を維持するための必要発汗率を，式（2）のS=0，K=0とおいて，次式（3）（4）により計算する．

$$S = M - W - K - C - R - E - C_{res} - R_{res} \quad (2)$$

$$E_{req} = M - W - C - R - C_{req} - E_{req} \quad (3)$$

$$SW_{req} = E_{req} / r_{req} \quad (4)$$

ここで，S：人体蓄熱量，M：エネルギー代謝量，W：外部仕事量，M-W：正味の体熱産生量，K：伝導熱伝達量，C：対流熱伝達量，R：放射熱伝達量，E：皮膚からの蒸発熱伝達量，C_{res}：呼吸性対流熱伝達量，E_{res}：呼吸性蒸発熱伝達量，E_{req}：体熱平衡を維持するのに必要な蒸発率，SW_{req}：体熱平衡を維持するのに必要な発汗率，r_{req}：汗の蒸発効率．

本モデルでは，必要発汗率が作業者の最大発汗率を超えず，水分喪失量も許容限度内にある限りは，暑熱曝露時間を制限することなく8時間作業を遂行できる．必要発汗率が達成できず体熱平衡が維持できないと人体蓄熱量が増加して体内温が上昇する．また体熱平衡が維持されていても水分補給が不十分で水分喪失量が許容限度を超えると脱水のリスクが高まる．このような場合は，体温上昇度と水分喪失量に許容限界値を設定してその限度内で許容曝露限界時間を算出する．本法は，気温，水蒸気圧，放射温，風速，代謝熱産生量，衣服の熱抵抗のどれが当該暑熱条件で相対的に重要な因子であるかも評価できるので作業再設計に有用である．

〔澤田晋一〕

■文献

1) 澤田晋一：作業温熱条件．労働衛生工学とリスク管理 54-77，日本作業環境測定協会，2009．
2) ISO 9886：Evaluation of thermal strain by physiological measurements, 2004.
3) ACGIH 2009：Heat Stress and Heat Strain. 2009 TLV and BEIs, 224-233, ACGIH, 2009.
4) ACGIH 2009：Cold Stress. 2009 TLVs and BEIs, 208-217, ACGIH, 2009.
5) ISO 10551：Ergonomics of the thermal environment—Assessment of the influence of the thermal environment using subjective judgment scale, 2001.
6) ISO 7933：Analytical determination and interpretation of heat stress using calculations of the predicted heat strain, 2004.
7) ISO 11079：Ergonomics of the thermal environments—Determination and interpretation of cold stress when using required clothing insulation (IREQ) and local cooling effects. International Standard Organization, Geneva, 2007.

13. 屋内作業温熱条件

a. 暑熱作業環境
(1) 屋内職場における暑熱ストレスの特徴

屋内の職場は，屋外と比べて太陽光の輻射量と風速が小さく，温暖な空気が上層部に滞留し湿度が上昇しやすい．加熱炉や内燃機関などの発熱体があると輻射の影響があり，調理器，ボイラー，電気機器，そして人間が多い室内は温度や湿度が上昇する傾向がある．屋内の職場における熱中症は，20世紀半ばまで，鉱山，紡績，金属精錬，船内などで多発していた．その後，機械化により減少したが，現在も少数ながら死亡者も発生している．温熱環境の快適性も向上したが，近年，時間，生産，人員の管理が厳格化して現場の裁量による作業休止が困難になり，電力消費を削減のために空調の利用が制限されるなどの課題が生じている．

(2) 屋内作業に関する法令などによる規制

労働安全衛生規則は，事業者の義務として，暑熱または多湿の屋内作業場（乾球温度40℃，湿球温度32.5℃，黒球温度50℃，感覚温度32.5℃以上の作業場所）における通風や冷房による温湿度の調節と半月に1回の温度・湿度・輻射熱の測定，溶融炉などがある屋内作業場における熱気の屋外への排出と輻射熱からの労働者の保護措置，加熱炉の修理における冷却前（黒球温度計55℃以下）の炉内立入禁止などを規定している．また，事務所衛生基準規則は，空気調和設備のある事務所の気温を17～28℃，湿度を40～70％になるように努めるよう規定している．そして，快適な職場環境の形成の促進に関する指針（1997年9月25日付告示第104号）は，「屋内作業場においては，作業の態様，季節等に応じて温度，湿度等の温熱条件を適切な状態に保つこと」を示している．さらに，厚生労働省労働基準局の通達として「職場における熱中症予防対策について（2009年6月19日付）」が示されWBGTが一定の値を超えた際は，熱中症予防対策を徹底することが勧奨されている．

(3) 屋内作業に関する学術団体の基準

ISO 7243は，座位の手作業や運転の業務で直腸温が38℃以下に抑えられる湿球黒球温度（wet bulb globe temperature：WBGT）は，暑熱への順化の有無により30℃および29℃と規定している．日本産業衛生学会の許容基準[1]は，暑熱作業に習熟している男性が夏場の服装で水分・塩分を補給しながら健康で安全にかつ能率の低下を来さずに継続1時間または断続2時間にわたり就業できるWBGTは，極軽作業（エネルギー代謝率，relative metabolic rate：RMR 1以下）で32.5℃，軽作業（RMR 2以下）で30.5℃と勧告している．アメリカ労働衛生専門家会議（ACGIH）は，暑熱への順化の有無によりTLV®とアクションリミット[2]という指標に分けて，健康障害を生じにくいWBGTを身体活動の代謝率と休憩の割合ごとに勧告している．ISO 7730は，事務所などにおける快適感の指標として気温，湿度，気流，輻射，着衣量，代謝量の6要素を総合した予測平均温冷感申告（predicted mean vote：PMV）を定義し，-0.5～+0.5の範囲ならば90％の者が快適と感じると予想している．

(4) 屋内作業における熱中症の予防

屋内作業における熱中症の予防策を，労働衛生管理の5分野に分けて表1にまとめた．

まず，作業環境に注目して，熱や水蒸気の発生源を除去，縮小化，密閉化し，これらの上昇流を利用して屋外に排出する．可動式の冷房機

表1 屋内作業における熱中症の予防策

作業環境管理	温度を下げる，湿度を下げる，涼しい風を通す，輻射熱を防ぐ
作業管理	作業強度を下げる，作業時間を短縮する，休憩時間を増やす，服装の通気性や水分の透過性を確保する，保護具を着用する
健康管理	暑さに順化させる，水分・塩分を十分に摂取させる，疾患をコントロールする
労働衛生教育	作業者や監督者に熱中症予防の知識を教育する
総括管理	暑熱環境を測定し評価する，職場を巡視する，管理・監督者が作業者の体調を把握する，休憩場所を整備する，救急体制を確立する

器の排気も屋外に排出する．電機製品とその排気に対しては断熱板を置き，使用後の電源をこまめに切る．窓には，遮光フィルムを貼り，すだれやブラインドを設置する．冷房や除湿機は，作業場所の温度を直接測定しながら調節し，効果が弱いときは仕切りを設け，上下層の温度差を扇風機で均一化する．

次に，発熱体からできるだけ離れて作業し，重量物運搬など筋力が必要な作業は機械を利用し，それでも負荷の強い作業は交替制にする．作業の継続が可能な時間は，作業環境，作業強度，服装，個人要因により異なるので，作業者の体調や疲労感を聴取しながら現場で調整する．休憩場所には，ナトリウム入りの飲料，冷蔵庫，長椅子，体温計を用意し，休憩中に，作業着や靴下を脱がせ，水で顔を洗い，着替えができるようにする．事務職の服装は，ネクタイなしの半袖とし，皮膚に密着せずに通気性や水分の透過性がよい生地を選ぶ．快適感は，個人差が大きいので，上着や膝掛けで調節させる．

また，職場の管理・監督者は，始業前に，作業者の睡眠，飲酒，食事，下痢，発熱の状態を確認し，有症者には暑熱作業をさせない．自律神経に影響する薬剤を内服中の者などは，主治医に体調を確認して就業の可否を判断することが望ましい．

(堀江正知)

b．寒冷作業環境
(1) 寒冷屋内作業環境

代表的な寒冷屋内作業環境として，冷蔵倉庫（冷凍倉庫）があげられる．国土交通省「倉庫業施行規則等運用方針」によれば，冷蔵倉庫は保管温度によって冷蔵室の級別がC級とF級の計7段階に分類されている（C_3級：$-2\sim10℃$，C_2級：$-10\sim-2℃$，C_1級：$-20\sim-10℃$，F_1級：$-30\sim-20℃$，F_2級：$-40\sim-30℃$，F_3級：$-50\sim-40℃$，F_4級：$-50℃$以下）．冷蔵倉庫のうち，最も低温域の$-20℃$以下のF級の冷凍倉庫が全体の80％以上を占めている．F級のなかには，わが国独特のものとしてマグロの冷凍保存を目的とするような$-50℃$以下の超低温倉庫も存在する．このほか，冷凍食品やアイスクリーム製造工場，ビール工場など常時0℃前後あるいはそれ以下の温度環境，また，精密機械などの耐寒テストなどの実験施設などの作業環境も存在する．

一般事務作業環境においても，夏季にいわゆる冷房病を引き起こす相対的屋内寒冷作業環境もあげられよう．

(2) 屋内寒冷作業環境に関する基準・法令

寒冷作業環境に関連する許容基準として，わが国では，日本産業衛生学会が1995年に寒冷基準[3]を出している．これは，熱バランス，冷却力に関する温度条件と労働強度との関連に基礎を置いている．

すなわち，作業場の気温および作業強度別に4時間シフト作業における一連続作業時間を示し，一連続作業時間の後に少なくとも30分程度の休憩をとることとしている．作業強度別等価冷却温度と衣服の保温力との関係がそれぞれの換算表，または，具体的な表とともに示されている．

「労働安全衛生規則」第606条では，事業者は，暑熱，寒冷または，多湿の作業場で有害のおそれのあるものについては，冷房，暖房，適風など，適当な温度調節の措置を講じなければ

表2 寒冷作業（冷凍倉庫作業）の健康管理[4]

管理項目		対策例	
		夏季	冬季
管理作業環境	庫内温度・気流 プラットフォーム 採暖室	冷凍倉庫内温度環境の管理（特に気流の抑制管理） カーテンなどの自動開閉装置による冷凍倉庫からの冷気遮断 採暖できる休憩室あるいは採暖コーナーの設置	
作業管理	総入庫時間 1回入庫時間 休憩時間 計算作業 フォークリフト	1日2時間以内が望ましい 5分以内とする 1回15～30分とし，午前・午後にそれぞれ1回ずつ 庫外での検品作業が望ましい フード付きフォークリフトを採用する	
防寒服	モデル服	・保温力2clo：防寒上着，シャツ，防寒ズボン，下着，防寒手袋，軍手，防寒用靴下，靴下，防寒用長靴，バンダナ，ヘルメット	・保温力2.5clo：防寒上着，作業上着，シャツ，防寒ズボン，作業ズボン，下着，防寒手袋，軍手，防寒用靴下，靴下，防寒用長靴，バンダナ，ヘルメット
健康管理	定期健康診断 循環器疾患などの事後指導 ヘルスチェック 水分補給	年2回（夏季と冬季が望ましい）の実施 実施（特に定期的な血圧管理が望ましい） 毎朝実施することが望ましい 実施することが望ましい（特に夏季）	

ならないとしている．また，「事務所衛生基準規則」第4条では，「事業者は，室の気温が10℃以下の場合には，暖房する等，温度調節の措置を講じなければならない」としている．

一方，労働者の就業制限として，多量の低温物体を取り扱う業務および著しく寒冷場所における業務については，妊娠中の女性（「女性労働基準規則」第2条の22），満18歳に満たない者（「年少者労働基準規則」第8条の37）の就業禁止を，また，これらの業務については，労働時間の延長を2時間を超えてはならない（「労働基準法施行規則」第18条の2）としている．

（3）寒冷屋内作業の健康管理

寒冷に曝露されると，まず皮膚血管の収縮による放熱の防止機転が起こる．それでも体温の低下を止められないときには，筋肉のふるえによる産熱の拮抗機転が起こる．この間に，不快な寒冷感による精神作用の鈍麻，労働意欲の低下が起こる．また，皮膚温低下による感覚や筋・神経機能の低下によって，巧緻性を要する作業能率の低下や事故率の上昇などが起こる．

究極的には，凍死に至る．このような，障害を防ぐための健康管理が重要である．

まず，寒冷環境の作業環境管理として，温熱条件（温度，湿度，気流）に対する管理があげられる．また，寒冷環境下での労働者の健康影響に関連して，温熱条件に加えて，寒冷環境下での作業時間（一連続作業時間，休止時間，続作業時間）や防寒衣などの衣服条件などの作業条件の対策が重要である．

表2には，－20℃以下のF級の冷凍倉庫における作業環境管理，作業管理など，健康管理の対策の一例を示した．　　　（宮下和久）

■文献
1) 日本産業衛生学会：高温の許容基準．産業衛生学雑誌 49：162-164, 2007.
2) ACGIH：Heat stress and heat strain. TLVs and BEIs, pp. 217-226, ACGIH, 2008.
3) 日本産業衛生学会許容濃度委員会：寒冷の許容基準．産業衛生学雑誌 50(5)：172-174, 2008.
4) 宮下和久：寒冷作業者の快適作業条件の確立のための作業管理モデルに関する基礎的研究．平成8年科学研究費基盤研究（B）研究結果報告書, 1999.

14. 屋外作業温熱条件

a. 屋外作業の温熱条件の特徴と労働安全衛生施策

屋外作業の温熱条件は，作業場の地形や作業形態により，屋外気象条件を直接反映する，あるいはその影響を少なからず受けるものであるといえる．その特徴は，屋内作業と異なり，気温，湿度，風速，太陽や地表からの放射熱が，日内変動，日間変動，さらには日本のような温帯圏では季節変動を示すことであり，降雨や降雪を伴う悪天候もしばしば起こりうる．したがって，屋外作業者は厳冬期には厳しい寒冷ストレスの下で作業を余儀なくされる一方で，夏期の猛暑日には厳しい暑熱ストレスにさらされることになる．わが国で屋外作業といえるものは，土木工事業，建築工事業，電気・ガス・水道工事業，港湾荷役業，農林業，畜産・水産業，測量・警備業など多岐にわたり，労働力人口も相当数に上ると考えられる．ところが，わが国の労働安全衛生関係の諸法令の作業温熱環境に関連する諸規則は，暑熱，寒冷，多湿の屋内作業場や，坑内作業，事務所・建築物の室を対象にしたものであり（G編第13章，第15章参照），屋外作業場の温熱条件については必ずしも十分ではなかった．近年，夏期の屋外作業で熱中症が多発していることを鑑み，厚生労働省は平成8年，17年，21年に熱中症予防の通達を発出して夏期の屋外作業者を中心とした職場の熱中症予防対策指針を示している（G編第1章参照）．その一方で，冬期の屋外寒冷作業については，それを対象にした個別の行政施策の提示はこれまではない．

b. 屋外暑熱作業
(1) 健康問題

平成6～7年におけるわが国の夏季の記録的猛暑で，屋外の建設労働者を中心に熱中症による死亡災害が激増し（平成6年に20件，平成7年に24件），それ以前は問題視されていなかった職業性熱中症は行政上の対策課題として注目を浴びるようになった[1]．その後も平成13～15年の3年間に休業4日以上の熱中症発生数が489件（うち，死亡63名）に達し，さらに平成18～20年の3年間の死亡災害は52名，平成19年の休業4日以上の業務上疾病者数は299名（死亡数を除く）にも上った．死亡災害の内訳を業種別にみると，建設業，運送業，警備業，林業等の屋外作業が70％以上を占めた．月別には6～9月に発生していたが，とりわけ7～8月に多発（87％）していた．死亡者の中には，糖尿病等の治療中の者や体調不良，食事未摂取，前日飲酒，被災前日まで疾病休業していた者も含まれていた．水分や塩分を摂取していたにもかかわらず被災したケースも多かった．作業開始からの日数別にみると，初日に23％，2日目に31％，3日目に10％等，7日以内に79％の発生がみられた[1]．

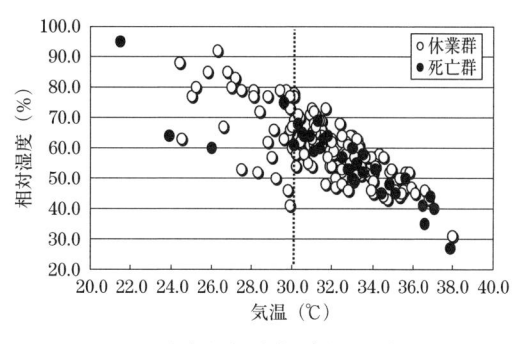

図1 熱中症発生時点の気温と湿度[2]

屋外作業時の熱中症発生時点の気象条件を調べると，気温が30℃を超えると発生件数が急増するが，30℃より低くても被災するケースが少なくなく，その場合は，図1に示すように相対湿度が高い条件で発生するケースが多かった[2]．

(2) 暑熱曝露実態と暑熱負担[3]

わが国の夏期屋外作業現場における暑熱環境ストレスと作業者の暑熱負担の実態を把握するために，8〜9月に東京，神奈川，名古屋の屋外作業現場（住宅建築工事，校舎改築工事，電話線接続工事，地中送電線工事現場）で，WBGT（wet bulb globe temperature）指数を用いて暑熱環境評価（G編第1章を参照せよ）を行った調査がある．図2に8月下旬に実施した東京の電話線接続工事現場の測定結果を示す．気温は作業開始時の9時頃にはすでに30℃を超え，日中は36〜40℃前後で変動した．作業時間帯のWBGT指数は11時から16時まで身体作業強度が低代謝率の許容基準である29〜30℃を超えており，安静時の許容基準である32〜33℃を超えることもあった．WBGT指数が暑熱許容基準値を超えることは，他のどの作業現場でも共通にみられた．これらの現場調査結果から，わが国の夏季の屋外作業では，暑熱許容基準値を超える現場が相当数あることが見込まれる．校舎改築工事では作業開始前と作業終了後の体重減少率は，半数が基準値の1.5%を超えており，3.3〜3.6%もの体重減少率を示す作業者もみられた．作業時の心拍数が安全限界基準（180−年齢）を超える者もみられた．このように心拍数水準や体重減少からみた生理的暑熱負担は小さくなく（暑熱負担の評価法については，G編第12章を参照せよ），熱中症がいつ発生しても不思議ではない状況であることがわかる．

c．屋外寒冷作業
(1) 健康問題[4]

屋外寒冷作業者の健康問題を調べた数少ない研究の中で，井奈波らは，冬季に遺跡発掘に従事する中高年齢作業者246名を対象に，自記式アンケート調査を行った[5]．作業時の環境温は0〜10℃の軽度な寒冷環境であったが，「寒くて作業がつらい」との訴えが男性で約17%，女性で26%にみられ，全体として60歳以上でその割合が増加した．「足の冷え」「手指の冷え」「腰のだるさ」の訴えが50%前後の作業者に出現していた．また，女性の方が男性より防寒対策に気をつかっているにもかかわらず，自覚症状有訴率が多かった．Sinksらは，米国労働局とオハイオ州の労災補償請求データをもとに，職業性寒冷障害の特徴を分析した[6]．1日当たりの寒冷障害発生数は，気温が約−12℃以下で風速が約4 m/sを超える付近から急増した．下肢末梢部の凍傷が，上肢末梢部や顔面・頭部よりも軽度な寒冷条件で発生しており，休業日数も多く治療コストも大であった．農業，採油・採ガス業，運送業，倉庫業，保安サービス業などが，高い障害発生率を示した．

Virokannasらはフィンランドの冬季屋外労働者（パトロールスキーヤー，道路建設作業員，道路測量員）の温熱反応を調べた[7]．測定時の外気温は−27〜＋3℃，風速は0.2〜4.3 m/sで，作業者は通常の防寒服を着ていた．最も共通する問題は，身体末梢部と顔面の冷却，および寒冷感で，外気温が−15℃以下の真冬日に

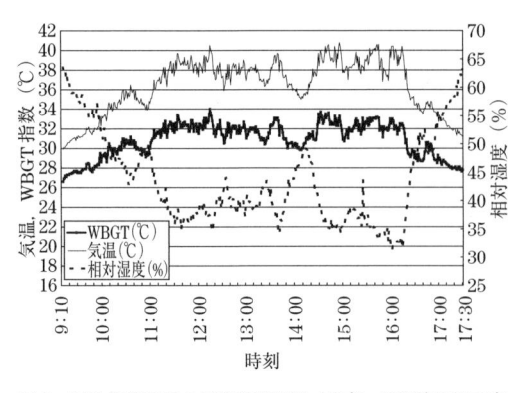

図2　屋外作業現場の暑熱環境評価（東京，電話線接続工事現場）

は，皮膚温の低下度から，作業パーフォーマンスの低下，不快感，健康障害の危険性が，特に軽作業の道路測量員で示唆された．上肢末梢部の皮膚温が，作業強度の有意な正の相関を示したことから，作業強度を適切に調節することで，冬季の屋外作業で問題となる身体末梢部の冷却を防止する有効な手段となると結論づけた．

(2) 寒冷曝露実態と寒冷負担[3)]

北海道旭川市郊外の電話線接続工事作業者を対象に，厳冬期（1月下旬から2月上旬）に行った屋外寒冷環境と作業者の寒冷負担の実態調査によると，調査期間中の作業時間帯（7:00～18:00）の外気温は-2～$-16℃$，風速は0.3～$3.7\,m/s$，相対湿度は40～95% で，日射量は0.0～$2.0\,MJ/m^3$ であった．この気象条件下での風冷指数WCI（wind chill index）は図3に示すとおりで，凍傷発生リスクはきわめて小さかった（WCI＝1200：非常に寒い，WCI＝1400：身を切るようにひどく寒い，1600＜WCI＜1800：1時間以内に露出皮膚が凍結，2000＜WCI＜2200：1分以内に皮膚が凍結，2400＜WCI＜2600：30秒以内に皮膚が凍結：G編第11章を参照せよ）．

しかし，作業者が着用している防寒服の保温力を歩行型サーマルマネキンで測定したところ，立位安静状態では2.51～$2.63\,clo$，歩行時には1.73～$1.83\,clo$ であった．この保温力では，当該屋外寒冷作業で必要とされる防寒服の保温力をほとんど満足するものではなかった．実際体温や手指皮膚温の過度の冷却が認められる作業者も存在した．このことから，厳冬期の屋外作業では防寒服を着用していても身体冷却を防止することはできない場合が多く，作業時間管理と休憩時の十分な採暖が必要であることがわかる．

d. 屋外作業温熱条件の新たな評価法（UTCI）

屋外作業温熱ストレスの評価には，別章（G編第1章，第2章，第11章）で述べたとおり，WBGT指数やIREQ（required clothing insulation）指数などが使用できる．ただし，これらは，温度計や湿度計，風速計，WBGT計などを使用する必要がある．しかし，測定精度を要求される温湿度計や風速計，あるいは黒球温度計やWBGT計などは一般には入手しにくいという難点がある．そこで，気象台の観測データを活用して，一般地域や屋外作業環境の温熱ストレスを評価しようという試みが，世界気象機関，国際生気象学会，EUのCOSTプログラムにより始められている．これは，人間の体温調節と体熱平衡に関する最先端モデル[8)]を基礎としたUniversal Thermal Climate Index（UTCI）という新しい等価温度指標によって，広範囲にわたる屋外気象条件がもたらす温熱ストレスを評価する試みである．

気象台の測定値の気温，相対湿度（水蒸気

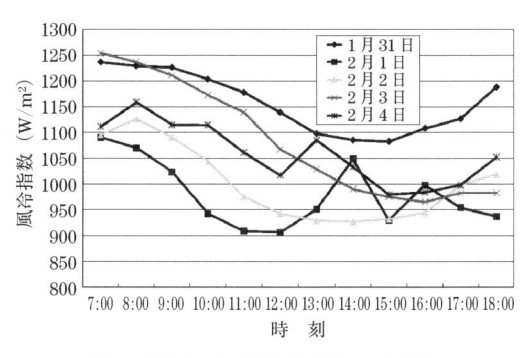

図3 厳冬期の屋外寒冷作業時の風冷指数

表1 UTCIの温熱ストレス評価尺度

UTCI（℃）の範囲	温熱ストレスの程度
+46 以上	極度の暑熱ストレス
+38～+46	非常に強い暑熱ストレス
+32～+38	強い暑熱ストレス
+26～+32	中程度の暑熱ストレス
+9～+26	温熱ストレスなし
+9～+0	わずかな寒冷ストレス
0～－13	中程度の寒冷ストレス
－13～－27	強い寒冷ストレス
－27～－40	非常に強い寒冷ストレス
－40 以下	極度の寒冷ストレス

圧），風速（地上10mでの測定値），平均放射温度をWebページ[9]に公開されている計算プログラムに入力すると，UTCI値が容易に算出される．その計算結果を，表1の評価尺度で評価する．

今後グローバルな視点に立って，屋外作業温熱条件を気象観測データからマクロに評価する場合の強力なツールとなることが期待される．

〔澤田晋一〕

■文献

1) 澤田晋一：わが国の職業性熱中症の発生状況と予防対策の最新動向．医学のあゆみ 230(12)：1080-1082, 2009.
2) 澤田晋一：暑熱作業における労働衛生工学的対応について―暑熱環境の許容基準―．安全と健康 7(6)：2006.
3) Sawada S：Thermal Stress and Strain at Work in Outdoor Climates：Report from a temperate region (Japan). 18th International Conference on Biometeorology. Tokyo, 2008.
4) 澤田晋一，荒記俊一：寒冷の健康問題．産業医学ジャーナル 21：96-99, 1998.
5) 井奈波良一ほか：冬期の遺跡発掘作業に関する研究．日本災害医学会会誌 45(11)：715-724, 1997.
6) Sinks T et al：Surveillance of work-related cold injuries using workers' compensation claims. J Occup Med 29(6)：504-509, 1987.
7) Virokannes H：Thermal respones to light, moderate and heavy daily outdoor work in cold weather. Ent J Appl Physiol 72：483-489, 1996.
8) Fiala D, Lomas KJ, Stohrer M：Computer prediction of human thermoregulatory and temperature responses to a wide range of environmental conditions. Int J Biometeorol 45：143-159.
9) UTCI―Universal Thermal Climate Index：http://www.utci.org/

15. オフィスの温熱環境

a. ビル管理法とオフィスの温熱環境

わが国のオフィスの室内環境は「建築物における衛生的環境の確保に関する法律」(通称：建築物衛生法，ビル管理法)によって規定される「建築物環境衛生管理基準」に従って維持管理されることになっている．建築物衛生法は，建築物内の維持管理に関して環境衛生上必要な事項などを定めることにより，建築物内における衛生的な環境の確保を図り公衆衛生の向上および増進に資することを目的として，1970年に制定された．温熱環境に関する管理基準値は，居室の温度は17℃以上28℃以下に保つこと，また居室の温度を外気の温度より低くする場合にはその差を著しくしないこと，相対湿度は40%以上70%以下に調整すること，気流速度は0.5 m/秒以下にすることとなっている．

わが国では2005年より「クールビズ・ウォームビズ」運動が国をあげて始まった．これは，地球温暖化防止会議の京都議定書の発効を受け環境省を中心として始まった活動である．二酸化炭素の排出を抑制する方法の一環として，室温設定を夏季は28℃，冬季は19℃もしくは20℃に設定し，冷暖房を弱めにする代わりに着衣量を調節することで快適な状態に近づけようというものである．

b. 諸外国におけるオフィスの温度基準

では，日本以外の国のオフィスの温度基準はどうなっているのだろうか．表1に，日本を含む10か国におけるオフィス温熱環境基準値の一覧を示す．日本やフィンランドのように法令が定められている国もあるが，政府によるガイドラインのみが示されている国，学会などの団体が示した推奨値のみの国もあり，また季節によって基準値を変えている国も多い．

温度だけに注目すると，日本の17～28℃という基準値はイギリスの13～30℃，中国の冬季の下限16℃から夏季の上限28℃に次ぐ幅の広さである．他の国の夏季の推奨値はASHRAE(アメリカ暖房冷凍空調学会)ではおよそ23～27℃，アメリカ保健省では約21～26.7℃，カナダ規格協会のガイドラインでは23～26℃，フィンランドの学会基準では23～26℃，オーストラリア雇用・職場関係省作成ガイドブックによると23～26℃，ニュージーランド労働省によるデスクワーク環境の基準は19～24℃である．また，季節による違いを設けていない香港やシンガポールは，それぞれ20～25.5℃，22.5～25.5℃としており，日本のクールビズ基準である夏季の28℃設定オフィスは，諸外国と比べてかなりの高温環境であると言える．なお，冬季の基準値は，中国の16～24℃以外はおおむね19～22℃程度が推奨値の中間値で，日本のウォームビズ基準値である19～20℃はこの範囲に入っている．

さて，わが国の「クールビズ」における28℃という設定温度はビル管理法の管理基準で定められた範囲(17～28℃)の上限に相当する．前述のごとくこの法律は1970年に制定された．17～28℃という管理基準は当時の調査や実験などの知見に基づき制定されたものである．それから30年以上経過し，建築構造の気密化・高断熱化，空調設備の進化，OA機器の増加といったオフィスの物理的変化に加え，オフィス内で働く人の性別，年齢，国籍などの多様化や服装の変化といった人側の条件も大きく変化した．28℃という設定温度が夏季のオフィスの温熱環境として適切なのかという論議が

表1 諸外国およびわが国のオフィス温熱環境基準値

国名・地域名		アメリカ			カナダ	イギリス	フィンランド	
担当機関		ASHRAE	保健省	労働安全衛生局	規格協会	健康安全局	環境省	室内空気室気候学会
室温 (℃)	夏季	約23～27*	21.1～26.7	20～24.4	23～26	13**～30	23***	23～26
	冬季	約20～24*	18.3～20.0		20～23.5		21***	20～22
相対湿度 (%)	夏季	上限絶対湿度 0.012 kg/kg	—	20～60	—	—	45 (21℃)	—
	冬季							
気流速度 (m/s)	夏季	(作用温度の計算に含まれる)	—	—	—	—	—	0.25
	冬季							0.16 (20℃) 0.17 (21℃)

* 作用温度.
** 13℃ は活動量の多い職場.
*** 通常の居室の温度は25℃ を超えないこと，外気温が最大5時間平均で20℃ 以上の場合，この基準値を最大5℃ 超過可能.

国名・地域名		中国	香港特別行政区		シンガポール	オーストラリア	ニュージーランド	日本
担当機関		環境保護総局	IAQMG Excellent Class	Good Class	環境省	雇用・職場関係省	労働省	厚生労働省
室温 (℃)	夏季	22～28	20～25.5	<25.5	22.5～25.5	23～26	19～24	17～28
	冬季	16～24				20～23.5	18～22	
相対湿度 (%)	夏季	40～80	40～70	<70	≤70	—	40～70	40～70
	冬季	30～60						
気流速度 (m/s)	夏季	0.3	<0.2	<0.3	≤0.25	≤0.25	0.1～0.2	0.5
	冬季	0.2						

発生することとなる．

近年，執務空間における知的生産性というテーマがしばしば取り上げられている．これは，室内環境の改善が知的生産性の向上につながるという考え方である．オフィス空間における知的生産性に温熱環境が影響を与えるかどうかについてはさまざまな意見があり，28℃ という温度に室内が保たれた場合知的生産性が減少する可能性は考えられるが，暑熱環境と作業能率の相関があるとする意見，作業能率との相関ははっきりしないが疲労感には影響するという意見などがあり，見解は一致していない．いずれにせよ，知的生産性が明らかに低下するような環境はオフィスとしてはふさわしくないので，今後詳細な検討が望まれる．

c. 快適な「クールビズ」オフィスへの工夫

「クールビズ」オフィスにおいて，より快適に過ごすにはどのように工夫すればよいのであろうか．室内温熱環境を評価する指標の一つに予測平均温冷感申告（predicted mean vote：PMV）がある．これは，人体が快適と感じるときの人体熱平衡式を基準とし，気温，湿度，気流速度，平均放射温度の4環境要素と，着衣量および代謝量の2人体側要素の計6変数を用いて，その温熱環境が快適環境（PMV＝0）からどれくらい離れているのか（暑い側は＋，寒い側は－）を算出したものである．そして，ISO 7730 ではPMV＝±0.5を快適範囲と定義している．気温を28℃ より低くできなくても，着衣量を減らす，気流速度を増加させる，湿度

表2 気温28℃における予測平均温冷感申告（PMV）が+0.5となる条件

	気温および平均放射温度（MRT）(℃)	気流速度(m/s)	相対湿度(%)	clo値(clo)	代謝量(met)	PMV	PPD(%)
気温28℃の場合	28.0	0.15	50	0.5	1.1	0.76	17.3
気温28℃でPMVが+0.5になる条件							
（・気温を下げた場合）	<u>27.25</u>	0.15	50	0.5	1.1	0.50	10.2
・着衣量を減少させた場合	28.0	0.15	50	<u>0.34</u>	1.1	0.50	10.0
・気流速度を増加させた場合	28.0	<u>0.35</u>	50	0.5	1.1	0.50	10.2
・湿度（最小40%）と気流速度を変えた場合	28.0	<u>0.26</u>	<u>40</u>	0.5	1.1	0.50	10.4
（参考）PMVが0となる条件	<u>25.85</u>	0.15	50	0.5	1.1	0.00	5.0
PMVが−0.5となる条件	<u>24.43</u>	0.15	50	0.5	1.1	−0.50	10.2

MRT＝気温，下線部を除き気流速度＝0.15 m/s，相対湿度＝50%，clo値＝0.5 clo，代謝量＝1.1 met として計算．
PPD：predicted percentage of dissatisfy，予測不満足者率．

を低下させるといった方法で，より環境を快適側に近づけることができるはずである．

そこで，表2に気温28℃においてPMV＝+0.5となる条件を，環境要素を変えて計算した結果を示す．着衣量を夏の軽装である0.5 cloから，半袖・半ズボン着用程度の0.34 cloに減少させるとPMV＝+0.5を達成することができるが，オフィスの服装としては難しい場合もあるであろう．そこで着衣量は0.5 cloのまま，相対湿度を眼や皮膚の乾燥を感じない程度の40%に除湿し，気流速度を扇風機の「微風」程度の不感気流の0.15〜0.26 m/秒程度に増加させればPMV＝+0.5の環境をつくり出すことができる．また，相対湿度は50%のまま気流速度のみ扇風機の「弱」程度の0.35 m/秒に増加させることでもPMV＝+0.5となり，気温を下げたのと同じ効果を得ることができる．

オフィスとは，年齢や性別の違う人々が集まり，働きながら1日のうちの多くの時間を過ごす場所である．これからの労働者の変化として高齢者の労働人口の増加，女性の就労率の上昇，外国人労働者の増加などが予想される．オフィスにおける温熱環境に対する好みもより多様化するであろう．次世代型空調として「タスク＆アンビエント空調」方式などが提案されているが，個々に快適な環境を創造できることがこれからのオフィスには必要になってくるのではないだろうか．

（榎本ヒカル）

■文献
1) 池田耕一ほか編著：夏季における我が国のオフィス温熱環境の特徴に関する調査研究．厚生労働科学研究費補助金厚生労働科学特別研究事業平成17年度総括・分担研究報告書，2006．

16. 水 中 作 業

水中では水の熱伝導率が大きいため，空気中と同じ水温でも短時間で体熱が奪われ，低体温になることは必至である．また，水中で作業する場合，水圧で所定の作業能力を発揮するためには空気中と比較して数倍の筋力や運動能力が要求される．つまり，水中作業とは水温と水圧との戦いと言ってよい．

a. 水中での体熱損失

水中作業中に人体への運動負荷や体熱損失に関する研究は多い．臨界温度という概念があり，3時間以上体温が低下しない最低温度を意味する．水中の場合，個人差があるが29〜31℃と言われている．それ以下の水温の場合，水の熱伝導率は空気の30倍近いので，体表面から熱が迅速に奪われ，体温が低下し，結果的にふるえを誘引する．

低水温に曝露されても水圧や血管収縮の効果があり，皮下組織の熱伝達抵抗が大きくなるので体熱損失は抑えられるが，体温の低下は否めない．体温の低下には個人差があり，いくつかの生理的要因が関与する．例えば，安静時の代謝量が高い人（高代謝系の人）と低い人（低代謝系の人）では水中に曝露されたときの体温の低下率が異なる．皮下脂肪の伝熱抵抗が等しいとすると，当然ながら高代謝系の人の方が体温の低下が少ない．一方，陸上での運動後に水中作業をする場合は，運動により皮膚血流が増大しているため，水中曝露直後の皮膚血流の低下が緩慢になり，皮膚温と水温の差が大きくなる．結果的に体熱損失が大きくなることが報告されている．したがって，水中作業前に運動を強いられた場合は体温管理に特別な注意が必要となる．

水中で作業すると，体表面周辺の水が対流することになり，熱損失が増大する．運動により代謝が増加するが，それ以上に体熱損失が増加するので，静止している状態より運動時の方が体温の低下が著しい．このことは水中の作業者の安全を考える場合は重要となる．特に，体型や体格の違いで，体温の低下には個人差が大きい．Parkら[1]の研究結果であるが，図1に示すように運動時では皮下脂肪による熱抵抗しか期待できないので，痩せた作業者では体温が35℃を下回るのに多くの時間を要しない場合がある．裸体の場合，四肢は血管収縮で水温と皮膚温の温度差が小さくなるので，熱損失は極少となるが，体幹部の反応は弱いので，主な体熱損失部位となる．全身からの体熱損失の約75%が体幹部からと言われている．したがって，保温する場合は体幹部を中心に保温する必要がある．

水中での作業では手を使う作業が多い．低温曝露により手先の器用さ（dexterity）が損なわれる．圧感覚は手の皮膚温が8℃まではあまり低下しないが，それ以下になると急激に低下

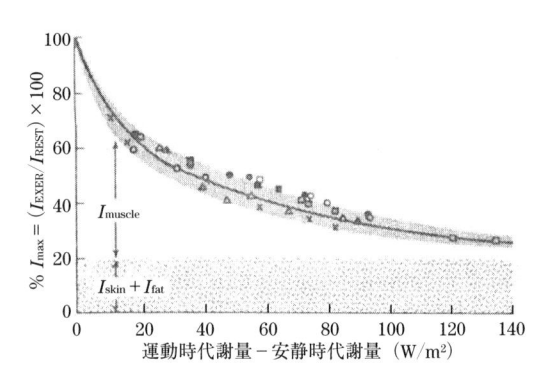

図1 運動強度による人体の熱抵抗の変化
I_{max}：最大熱抵抗，I_{EXER}：運動時熱抵抗，I_{REST}：安静時熱抵抗，I_{muscle}：筋組織の熱抵抗，$I_{skin}+I_{fat}$：皮膚と皮下組織の熱抵抗．

すると言われている[2]．したがって，全身の保温も重要であるが，手の保温も重要となる．

b．水中作業中の保温

水泳も水中作業の一つと言える．異なる水温で泳いだ場合の体熱損失を定量的に被験者実験で求めた研究報告[3]がある．水泳中の酸素摂取量は，運動量が同じでも水温が低くなるとふるえの影響で増加することが確かめられている．例えば，18℃の場合は，26℃や33℃と比較して酸素摂取量が多くなる結果を示している．また，水中で静止している場合は，対流熱伝達率は 230 W/m^2/℃ であるが，水泳中は 580 W/m^2/℃ まで高くなることも確かめられている．したがって，水泳中の体熱損失は2倍以上と推定される．

水中での作業に，潜水による作業があげられる．潜水での作業の強度は，一般的に安静の場合は 93 W/m^2，中程度の作業では 116 W/m^2，重労働の場合は 230 W/m^2 が目安になっている．水面付近での作業と異なり，潜水では水深に伴い水温が低下するので，より体熱損失が大きくなる．特に 10 m 以深では水温が急激に低下するので低体温になる可能性が高くなる．スクーバ潜水では平均水深 30 m 程度での作業が一般的である．場所や海流の影響で異なるが，水温は 10～15℃ の範囲になることがあるので，水面での作業よりかなり低水温に曝露されることになる．当然ながら，潜水中は潜水服の着用が必須になり，その保温能力が作業期間を左右する．潜水服にはドライスーツ（防水性スーツ）とウェットスーツ（ネオプレンスーツ）がある．潜水用スーツの保温力の例を表1に示す．ネオプレンスーツは気泡を封入したゴムを布地で挟み込んだ素材が使用されているので，水圧が増すと気泡が圧縮され，断熱性が低下する欠点がある．アメリカ海軍のダイバーの安全管理に関する資料[4]によると，水深 30 m ではウェットスーツの保温力は約 1/3 程度になってしまうので，作業限界時間を見積もる場合は注意を要する．

c．水中作業に伴う危険

水中での潜水作業では，作業員は環境圧潜水での作業を行う．高圧環境に曝露されることから，高圧作業に関する安全基準に従って作業しなければならない．わが国では，厚生労働省が 2006 年に最終改訂をした高気圧作業安全衛生規則が定められている．減圧症に罹患しないように，1日の作業時間などが厳密に決められている．例えば，水深 12 m 以下での潜水作業では1回目は最大6時間できるが，2回目は 45 分までしかできない．

高圧での作業に伴う危険以外では，やはり低体温があげられる．水中での作業では体熱損失を極力少なくするために保温に心がけることが重要である．しかし，時として体温が 35℃ 以下になる場合も起こりうる．その場合，低体温で重症あるいは死に至らないように，適切な再暖措置（rewarming procedure）が必要になる．再暖では急激に加温しないよう注意すべきである．体表面を急に温めると，血管拡張により大量の低温の血液が還流し，再暖により体温がさらに低下してしまう現象（afterdrop）が発現する．低温の血液が心臓に環流してショック死する可能性もある．毛布でくるむなどして徐々に再暖することが肝心である．

水泳の選手は，水中作業のなかでも最も運動

表1 潜水用スーツの保温力[5]

潜水服	空気中での保温力 (clo)	水中での保温力 (clo)
ドライスーツ (USN Mk 5 a)	2.0	0.6
1/4 インチウェットスーツ	1.5	0.8（水面） 0.4（水深 20 m 相当） 0.2（水深 50 m 相当）

1 clo=0.155℃/W・m^2．

量が多い例である．水温が臨界温度の範囲では，泳ぐ距離にもよるが，むしろ高体温の影響の弊害が生じる．したがって，18〜20℃ に保たれる．水中作業の場合は，通常は中程度の運動である．したがって，代謝熱より体熱損失の方が大きくなることが多いので，体温低下を注意して，作業時間の限界を見極めなければならない．

(垣鍔　直)

■文献

1) Park YS, Pendergast DR, Rennie DW : Decrease in body insulation with exercise in cool water. Undersea Biomed Res 11(2) : 159-168, 1984.
2) Flynn ET et al. eds : US Navy Diving Manual, Direction of Commander, Naval Sea Systems Command, 1981.
3) Nadel ER et al. : Energy exchange of swimming man. J Appl Physiol 36(4) : 465-471, 1974.
4) Webb P ed. : The 32nd Undersea Medical Society Workshop, Prolonged and Repeated Work in Cold Water, Undersea Medical Society, 1985.
5) Shilling, CW et al. eds : The Underwater Handbook : A Guide to Physiology and Performance for the Engineer, Plenum Press, 1976.

17. 作業温熱環境と性差

a. 暑熱・寒冷作業環境と女性の健康

女性労働者は，男女雇用均等法改正による女性の就業規制の緩和や男女参画社会の推進により年々増加し，総務省の統計によると，2006年には，女性雇用者数が全体の41.6%を占めることが報告されている．女性労働者の労働と健康について，男性と対比させて考える場合，男女の生理学的な違いとして，生殖機能，骨盤周辺の解剖学的構造が異なることを考慮することが必要である．また，母性に対する危険因子としては，さまざまな因子があげられるが，物理的要因としては，衝撃，振動，騒音と同様，寒冷や暑熱といった，つまり，温熱環境の因子も当然考慮すべきものとなる[1]．母性保護，女性の身体的特徴を考慮した労働条件の整備が重要となるなかで，「女子労働基準規則により就業制限業務」と言うものが労働基準法で定められており，温熱環境に関連するものとしては，「著しく暑熱な場所」や「著しく寒冷な場所」における業務には，妊婦および産婦（産後1年を経過しない女性）は規制されている（ただし，産婦の場合は申し出があった場合）．しかし，法の改正により，それ以外の一般の女性については，例えば，冷凍・冷蔵庫内の作業に従事したり，また夏季に屋外の極度の暑熱環境下で土木建築業などに従事するといった就業への制限は解消されている．

暑熱環境下における，体温調節反応として有効な放熱経路である発汗について男女を比較すると，女性は男性に比べ，発汗よりも皮膚血管拡張に依存した熱放散特性を有していることから，発汗が唯一の熱放散手段となる高温環境下では，女性が男性より体温調節上は不利となる[2]．また，同じ程度の発汗量の場合，体液量が少ない女性は，発汗のための血液濃縮は男性よりも大きくなるとの指摘もある[3]．女性の暑熱環境下における労働は，体温調節機能における負担が大きく，血液濃縮に伴う循環器系や脳神経系疾患の発症リスクを高める可能性がある．また，寒冷環境下においては，女性は代謝量をそれほど増大させなくても，深部体温の低下を防ぐことができるため，寒さに対しては，男性よりも防御機能を有していると考えることもできる．それは，女性は男性に比べ皮下脂肪が多いことが断熱性を高める要因となっている[4]．しかし，寒冷環境下における皮膚温の低下は，女性が男性に比べ大きく，特に末梢部の皮膚温低下は，手の巧緻性と関連するため，作業の効率の低下は女性が男性よりも強く出現することが示唆される．実際，冬季の遺跡発掘調査において（平均最高気温8.5～14.0℃），防寒のための衣服や靴下タイツなどの着用率は女性が男性より有意に高かったものの，手足の冷え，肩こり，だるさなどの訴えは女性が男性よりも多かった（表1）[5]．また，冷蔵品の仕分け作業に従事する女性職員（室温4.8～10.2℃）は，オフィスワーカー（室温11.0～21.6℃）よりも腰痛や月経不順の訴えが多いとの報告もあり[6]，作業効率の観点からだけでなく，たとえ周産期にない女性であっても，母性保護の観点からも，防寒服の着用の徹底や，さらには労働衛生上の環境の改善など何らかの対策が必要である．

b. 人工環境下における作業温熱環境と女性の健康

近年，科学技術の高まりにより，人工環境が普及し，作業温熱環境も年間を通して，冷暖房

表1 冬期遺跡発掘調査作業者における防寒具の着用状況と自覚症状

性別	男性 ($n=71$)	女性 ($n=124$)
年齢	60.9±13.7	48.5±12.5
使用頻度の高い防寒具 人数（％）		
防寒服*	25 (35.2)	68 (54.8)
防寒ズボン*	10 (14.1)	37 (29.8)
手袋	56 (78.9)	95 (76.6)
防寒靴下**	10 (14.1)	50 (40.3)
防寒タイツ**	10 (14.1)	59 (47.6)
防寒靴	12 (16.9)	31 (25.0)
帽子	46 (64.8)	89 (71.8)
訴えの多い自覚症状	夜間2回以上小便に行く (52.1%) 腰痛 (42.3%) 過去にしもやけ (32.4%) 汗をかきやすい (31.0%) 足の冷え (29.6%) 肩のこり、だるさ (29.6%)	足の冷え (58.9%)# 手指の冷え (54.0%)# 腰痛 (54.0%) 肩のこり、だるさ (51.6%)# 過去にしもやけ (49.2%)# 疲れやすい (45.2%)#

男性 vs 女性 　*$P<0.05$, **$P<0.01$.
#女性が男性に比べ有意に訴えが多い症状.
文献[5]を一部改変.

を使用することで，快適な環境をつくり出すことができるようになった．厚生労働省が2004（平成16）年に発表した「平成15年技術革新と労働に関する実態調査」では，事務所内仕事場所の作業環境として，温度は85.2%，湿度は77.8%の人が適当と評価している．作業環境の人工化が作業効率を高めることに大きく寄与していることは確かである．しかし，快適な環境下で作業ができる一方で，特に身体的には負の影響も多く報告されている．

総務省発表の「平成19年就業構造基本調査」によると，職業大分類別有業者数の割合は，男性は，生産工程・労務作業者が33.3%と最も多く，次いで事務従事者が13.5%であったのに対し，女性は，事務従事者が29.3%と最も多い．つまり，女性労働者のなかで，最も多い作業温熱環境としては，オフィスビルなどで年間を通して，室温が一定温度に制御された環境で，かつ主な作業姿勢としては，座位であることがうかがえる．夏季の冷房については，長期的な影響として，疲れやすい，からだがだるい，風邪をひきやすいなどのいわゆる冷房病の症状が発現しやすくなることは一般的に知られている．また，冬季に加え夏季もその過度な冷房と冷え性の関連がしばしば指摘され，その冷え性は一般には女性に多く，快適な作業環境のためには欠かせない冷房ではあるが，一部の女性労働者はその冷房に苦悩しながら従事しているのも事実である．一方，冬季の作業温熱環境の問題の一つに，上下温度差がある．暖房の稼動により，事務従事者の周辺は，デスクの天板を境に，上部に比べ下部は温度が低くなるという不均一な温熱環境となる．上下温度差が温熱的快適性および作業成績に及ぼす影響について筆者らが行った被験者実験では，女性（排卵期および黄体期）は，男性に比べ，上部温度25℃で，下部温度が22℃，19℃，16℃の条件に120分曝露された場合，下半身の大腿部皮膚温の低下が大きく（図1），温熱的不快感も，男性より，特に曝露初期は高いことを認めている．また，温冷感は，上半身は，女性がすべての条件で暖かい側の申告であるのに対し，下半身は，涼しい側の申告であった[7]．これは，前述したように，皮下脂肪厚の男女差が，寒冷曝

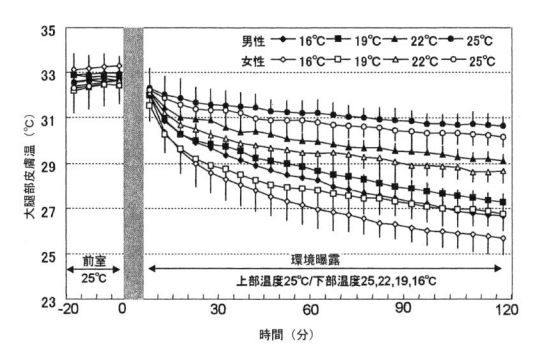

図1 大腿部皮膚温の経時的変化[7]

被験者：男性8名（21.8±0.9歳），女性8名（22.8±1.3歳）の平均値±標準偏差．
環境曝露に伴う皮膚温低下が，女性が男性より有意に大きく，また下部温度が低いほどその低下が大きい．

露による皮膚温の低下の差異をもたらし，その皮膚温の低下が主観反応に反映され，女性の不快感，冷感が高かったものと考えられる．また，同じ被験者実験における作業成績への影響については，温度条件間における性差は顕著ではなかったが，下半身の長期的寒冷曝露が身体的・精神的疲労の出現に関与すれば，作業成績にも影響することが懸念される．また，寒冷下作業では，月経に伴う下腹部痛や不快症状の訴えが多くなることも指摘されており[8]，下半身の長期的な冷えはこのような月経随伴症状の増悪を招く危険性もある．このように，作業環境が年中空調された人工環境下であっても，女性の身体的特徴を考慮した温熱環境の設計や女性自身による冷えに対する対策は必要である．

（橋口暢子）

■文献

1) 北原照代：現代の女性労働と健康，pp.28-31，かもがわ出版，2008.
2) 井上芳光：体温－運動時の体温調節システムとそれを修飾する要因－（平田耕造，井上芳光，近藤徳彦編），pp.223-225，ナップ，2002.
3) 三浦豊彦：現代労働衛生ハンドブック（三浦豊彦編），pp.1382-1386，労働科学研究所出版部，1988.
4) 栃原裕：人間の許容限界ハンドブック（関邦博，坂本和義，山崎昌廣編），p.378，朝倉書店，1990.
5) 井奈波良一，高田晴子，藤田節也，井上眞人，鷲野嘉映，岩田弘敏：冬期の遺跡発掘調査作業に関する研究．日本災害医学会会誌 45(11)：715-724, 1997.
6) Inaba R, Mirbod SM, Kurokawa J, Inoue M：Subjective symptom among female workers and winter working conditions in a consumer cooperative. J Occup Healt 47(5)：454-465, 2005.
7) Hashiguchi N, Feng Y, Tochihara Y：Gender differences in thermal comfort and mental performance at different vertical air temperatures. Eur J Appl Physiol (in press)
8) 大川洋子，飯田和質，梯正之：就業女性における月経随伴症状と作業形態との関係．母性衛生 45(4)：414-422, 2005.

18. 作業温熱環境と年齢差

a. 暑熱・寒冷作業環境と高齢者の健康

　総務省の 2007 年就業構造基本調査によると, 男性の有業率は, 65～69 歳は 50.0%, 70～74 歳は 33.3%, 75 歳以上でも 18.0% であると報告されている. 少子高齢化が急速に進み, 2005 年には人口が減少に転じたこともあり, 労働力人口の確保はわが国においても緊急の課題となっているため, 今後高齢者の有業率はますます増加すると予想される. また, 2005 年の国勢調査によると, 65 歳以上の就業者のうち, 屋外での作業が多い農村漁業や建設業に従事している者も多く, 季節によっては, 極度の暑熱・寒冷環境下での作業に従事していることとなる. また, 労働基準規則などにおいて, 高齢者のそのような温熱環境下における具体的な就業制限はなされてない.

　高齢者の暑熱環境下における体温調節反応の特徴としては, 皮膚血流量が低下し, また, 発汗応答の遅延, 単一汗腺当たりの汗出力の低下から, 個人の運動能力にもよるが, 概して高齢者の総発汗量が低下することが知られている (図 1). また皮膚血流量の低下は, 皮膚表面からの熱放散機能を弱め, また高齢者は, 体重当たりの循環血液量が少なく, 暑熱負荷などにより体液バランスが崩れるとその回復が遅延する[1]. さらに, 口渇感を感じにくく, 積極的な飲水が行われないことから, 高齢者は熱中症発症のリスクが高い. 労働災害における熱中症による死亡者数は, 1999 年以降, 毎年 20 名前後と多発しており, その多くが建設業, 製造業従事者であることが厚生労働省から発表されている. 熱中症死亡者に高齢者の占める割合は多くはないが, 65 歳以上の就業者の産業別割合をみると, 建設業, 製造業に従事している高齢者は比較的多く, 高齢者の労働に伴う熱中症発症も軽視できない問題である. また, 地球温暖化のあおりを受け, 近年は, 夏季最高気温が 40℃ 以上となる地区も日本各地で記録され, たとえ仕事に従事していなくても, 家事などの日常生活上の軽度な作業も熱中症発症のリスクとなる. 熱中症の予防指針として, 湿球黒球温度 (wet bulb globe temperature：WBGT) が広く活用されているが, 前述したような高齢者の体温調節機能の低下を考慮し, 高齢者を対象とした場合, 作業者自身, または作業管理者は規準を 1 段階下げて評価するなど[2], 作業環境の評価, 管理を厳重に行うことが必要である.

　寒冷環境下における高齢者の体温調節反応の特徴は, 皮膚血管収縮の遅延, 皮膚血流量低下の減少により皮膚温低下が小さく, 放熱が大きくなること, また, ふるえによる産熱の開始が遅れることなどから, 高齢者の深部体温の低下が若年者に比べ大きいことが知られている. さらに, 温度識別能力が低下し, 寒さに対する感受性の低下も指摘されている[3]. 極度の寒冷下に長時間曝露されると, 深部体温の低下が進行し低体温症になることも懸念される. 寒冷環境下における心血管系への影響としては, 末梢血管の収縮による血圧上昇が加齢により高まることから[4], 特に高血圧や高脂血症などの既往がある高齢者は心筋梗塞や脳出血など重篤な疾患の発症が懸念される. 寒冷環境下における高齢者の作業の機会としては, 農林水産業や建設業など, 冬季に屋外で仕事に従事する際もあるが, 日本は国土の約半分を豪雪地帯・特別豪雪地帯が占めており, そのような地区は高齢化率も高く, 過疎の問題を抱えていることころも多

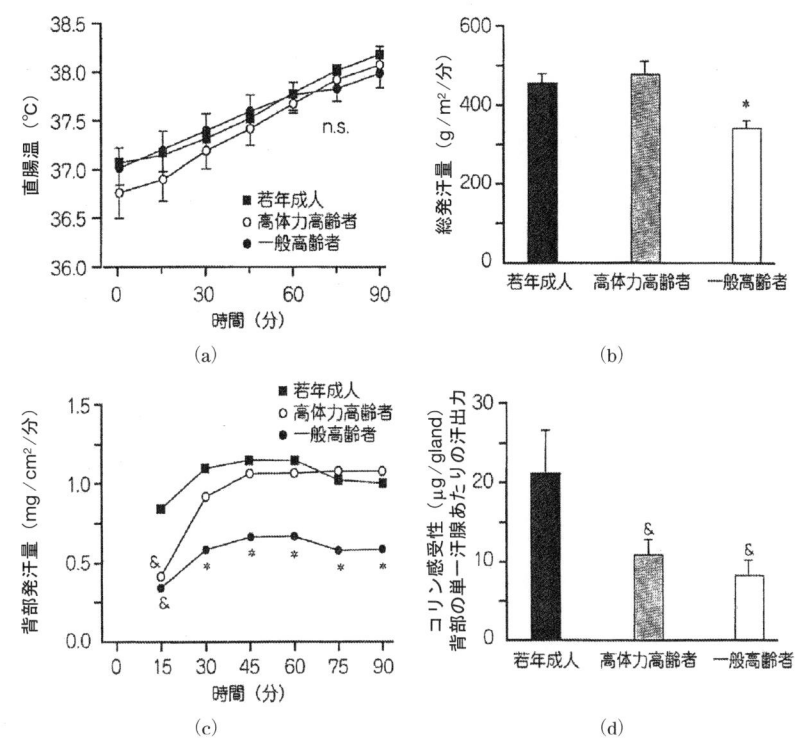

図1 若年成人，高体力高齢者，一般高齢者における 43℃ 環境下（30% RH）運動時（35% V_{O_2max}）の (a) 直腸温，(b) 総発汗量，(c) 背部発汗量，(d) 発汗刺激剤テスト時におけるコリン感受性（背部の単一汗腺当たりの汗出力）[1]
若年成人と高体力高齢者から，若年成人からでそれぞれ有意差あり．総発汗量では，一般高齢者より若年者，高体力高齢者が高いが (b)，発汗応答は高体力高齢者でも緩慢で (c)，コリン感受性も一般高齢者と同様低い (d)．

いため，高齢者自身による除雪作業など強度の高い作業が日常生活においても必要となる．全身の冷却防止のために，気温が低く風速が大きい場での作業では，保温性の高い防寒服の着用を徹底することはもちろん，高齢者に及ぼす寒冷曝露の生体負担を考慮したさまざまな社会的サポートが必要である．

b．人工環境下における作業温熱環境と高齢者の健康

科学技術の高まりにより，人工環境が普及し，年間を通して高齢者を含む多くの人が，冷暖房の使用により1日の大半を，快適な温熱環境で過ごすようになってきた．近年，定年延長や継続雇用制度などにより高齢者の雇用が促進されたり，定年後もボランティアや地域社会への貢献，趣味活動などに意欲をもって生活する人が増えるなど，高齢者の家庭や社会での活躍の場も多種多様となっている．すなわち，高齢者が家庭や社会において従事する作業の場も人工環境下にある場合が多いと言える．

高齢者の快適温度は，一定の温度や衣服条件での実験室実験では，若年者と顕著な差はないが，室温の変動については感受性の低下や遅れがあり，高齢者は寒冷曝露後の過暖房や暑熱曝露後の過冷房を行いやすいこと，調査研究では寒さによる不快感の訴えが少ないことが報告されている[4]．また，冬季に使用する暖房の機種もさまざまであり，その機種の違いによりつくり出される室内の上下温度分布も異なってくるが，エアコン暖房と床暖房を使用した際の高齢者の温熱的快適性についての被験者実験では，

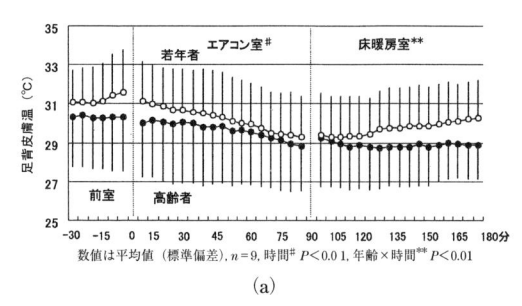

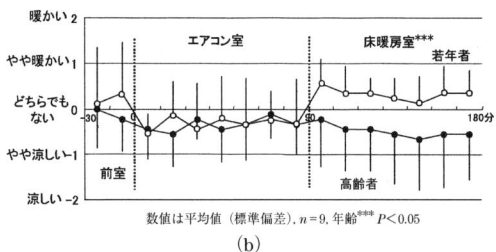

図2 若年者，高齢者におけるエアコン・床暖房室滞在時の
(a) 足背皮膚温，(b) 脚部温冷感の経時的変化
被験者健康な高齢男性 (69.3±3.4歳)，若年男性 (23.6±1.1歳) 各9名の平均値（標準偏差）．エアコン暖房室滞在後，床暖房室へ移動して90分間は，高齢者の足背皮膚温の上昇が若年者よりも小さく，脚部の温冷感も涼しい側を推移．文献[5]を改変．

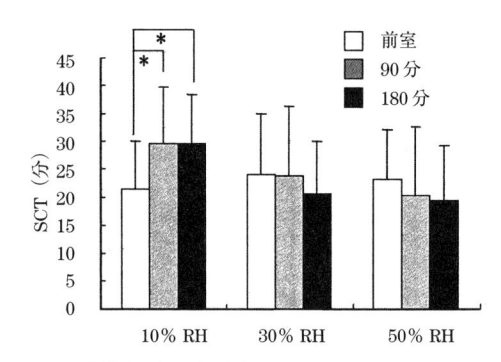

図3 高齢者の低湿度環境下におけるサッカリンクリアランスタイム (SCT) 値の変化
健康な高齢男性被験者 (71.1±4.1歳) 8名の平均値（標準偏差）．室温25℃ 10% RHに180分滞在した場合，30% RH，50% RHではみられなかった鼻腔粘膜の乾燥を意味するSCT値の上昇が有意であった ($P<0.05$)．文献[6]を改変．

エアコン暖房室滞在後床暖房室に移動しても，足背皮膚温の上昇が小さく，脚部温冷感が暖かい側に移行することがなく，加齢に伴う皮膚血管拡張反応の低下や温度識別能の低下が示された（図2）．また，高齢者は足部の皮膚温が低いと主観的不快感が強まることを認めており，足部の冷えに対する配慮が必要であることが示唆された[5]．また，冬季の暖房環境下では室内が低湿度となりやすく，その低湿度環境は，インフルエンザウイルスの蔓延を亢進したり，目，皮膚の乾燥促進，シックビルディング症候群の発生など，健康への影響が指摘される．低湿度環境下における高齢者の生理心理反応に関する被験者実験で，室温25℃で相対湿度10%の場合に，高齢者の鼻腔粘膜輸送速度（サッカリンクリアランスタイム：saccharin clearance time, SCT）が延長することが報告されている（図3）[6]．SCTは，鼻腔内の繊毛機能の評価として用いられ，SCTの延長は鼻腔内の粘液浄化作用の低下を意味する．つまり，高齢者の場合，低湿度環境下でSCTが延長したことにより，鼻腔を介した呼吸器のウイルス感染の罹患リスクが高まることが示唆されている．このように，快適性や利便性が追求された人工環境下であっても，高齢者の場合，若年者とは異なる負の影響ももたらされることを考慮し，作業環境の改善に配慮することが必要である．

（橋口暢子）

■文献

1) 井上芳光：体温―運動時の体温調節システムとそれを修飾する要因―（平田耕造，井上芳光，近藤徳彦編），pp. 180-198, ナップ，2002.
2) 中井誠一，新矢博美，芦田哲也，他：スポーツ活動および日常生活を含めた新しい熱中症予防対策の提案．体力科学 56：437-444, 2007.
3) 栃原 裕：人間の許容限界ハンドブック（関邦博，坂本和義，山崎昌廣編），p. 378, 朝倉書店，1990.
4) 栃原 裕，大中忠勝：高齢者の住宅熱環（川島美勝編），pp. 110-150, 理工学社，1994.
5) 橋口暢子，栃原 裕，大中忠勝，他：実験モデル住宅内における床暖房・エアコン暖房使用時の高齢者の生理・心理反応．空気調和・衛生工学会論文集 135：1-9, 2008.
6) Sunwoo Y, Chou C, Takeshita J, Murakami M, Tochihara Y：Physiological and subjective responses to low relative humidity in young and elderly men. J Physiol Anthropol 25：229-238, 2006.

19. 温熱ストレスと作業関連疾患

a. 暑熱ストレス

高温作業職場として野外での土木，建設作業，農林漁業などがあり，こうした場合の暑熱ストレスは天候に大きく影響される．屋内作業としては，第2次産業の溶鉱炉，溶接，溶解ガラス，加熱金属の加工作業などがある．

暑熱ストレスによる疾患や健康障害には，大きくは熱傷などの局所障害，そして熱中症などの全身障害がある．火災，消火作業時には，これら両者にわたる障害も起こりうる．熱傷は熱によって生体組織が損傷を受ける場合であり，職場によっては熱源に皮膚が直接的に接触する事故も起こりうる．

熱傷を受けた皮膚は，外部に対し保護機能を失い細菌感染や体液の喪失を起こす．皮膚組織破壊の程度は，作用する温度と時間により定まり，70℃の高温では約1秒の高温との接触で皮膚障害が生ずる．熱傷の深さにより第1度から第3度に区分され，第1度とは熱傷損傷部位が皮膚表面の表皮にとどまる場合で，当初には皮膚紅斑を生ずる．第2度は水疱を形成する場合で，損傷部位が表皮の下層の真皮からさらに皮下組織に及ぶ場合である．第2度熱傷をさらに浅層性と深層性に区分する場合もある．深層性第2度熱傷と，壊死を起こす第3度熱傷を合わせ，全層熱傷という．

熱傷の受傷範囲は熱傷の程度とともに重傷度を左右する．熱傷の広さは体表面積の何％に当たるかで表示される．受傷面積と熱傷の重傷度との関係からは，熱傷の部位が体表面積の30％以上になると重症となる（B編の第25章を参照）．

最近では電気カーペット，便座などの暖房器具による低温熱傷の発生もみられ，直接的に熱源である暖房器具に，長時間にわたり同一身体部分が触れていると低温熱傷の危険性がある．事故などで意識を失い，あるいは高齢者や酩酊者などで温度感覚の鈍っている場合などでは，注意が必要である．からだの圧迫を受けた部位が筋肉や皮下組織が少なく骨組織に近いような場合には，圧迫によって血液循環が悪くなり血流によって放熱されず，熱が同部位に蓄積されやすく，かなりの高温となる．低温熱傷は一般の熱傷に比べて，低熱への長時間の曝露によって障害が限局した身体深部に及び，重症化しやすい．特徴的な点として，比較的低熱の熱源によって生じ，受傷部位が狭く深部に及ぶ．

暑熱による全身障害に熱中症がある．体内の蓄熱量が増加し，外部への放熱量がそれに追いつかない状態により発生する．このような状態は，高温多湿や太陽や溶鉱炉からの強い輻射熱などの作業環境条件下において起こりやすい．また，外部の温熱環境条件がそれほど厳しくなくとも体内からの放熱が作業衣服，防火服や防護服などの衣服着用により抑えられ，うつ熱状態となるような場合にも生ずる．

熱中症はその本態と症状により大きくは急性障害と慢性障害とに区分される．急性障害の一つのタイプ，熱けいれんの場合には，発汗が多くなり，その際に水分とともにナトリウム，カリウムなどの電解質も奪われ，体内の電解質がアンバランスな状態となり，筋-神経系の興奮性に異常を来し，筋肉に痛みを伴う強直性けいれんが発生する．

熱虚脱は皮膚血管拡張により，血液が皮膚にプールされたような状態となり，心臓など内臓器官への循環血流量が減少し，こうした器官の機能低下を起こす．本態として熱による体内で

の血流分布がアンバランスとなった状態で，循環機能の失調によるものである．

熱性発熱は狭い意味での従来からの日・熱射病であり，体温調節中枢が急激な高温環境に適応できずに生ずる体温機能失調が本態である．うつ熱症状を呈し，脳などの中核部体温（身体内部の深部体温）は40℃以上にも上昇し，意識不明や精神の異常興奮に陥る．熱性発熱は熱中症のうちで最も重症化しやすく，死に至る場合もみられる．

慢性障害である熱衰弱症，すなわち夏ばては，暑熱環境にその人の適応能がうまく適合せずに生ずる．胃腸障害が多くみられ，食欲不振や体力低下，脱力感，易疲労などの症状が，長期にわたりみられる．熱中症の際に体温調節系が重要であるが，虚弱体質の人や高齢者などでは熱虚脱タイプにみられるように循環器系の関与にも配慮が必要である．

脱水症は体液の減少した状態であり，作業によって水分・電解質摂取が不十分になる場合に起こりうる．水分のみの欠乏のみでなく，体液中のナトリウムなどの電解質の欠乏も重要な成因となる．特に熱中症の熱けいれんタイプと，しばしば合併して起こる．

b．寒冷ストレス

寒冷の屋外作業としては，冬季の土木，建設作業や除雪，保線などの保安作業などで，こうした場合の寒冷ストレスは天候に大きく影響される．屋内作業としては，冷蔵倉庫作業や水産物の加工過程などのなかには水仕事もあり，季節を問わず寒冷作業による寒冷ストレスがみられる．事務作業においても，夏季のクーラーによる冷房病のように，室内の環境条件によっては寒冷ストレスとなる．

寒冷条件による健康影響には，大きくは凍傷などの局所障害と低体温症などの全身障害がある．凍傷は厳しい寒冷条件では比較的短時間で発生し，局所の血行障害の加わった場合には付加的な発生要因となる．好発部位としては寒冷に曝露されやすく，放熱量の大きくなりやすい手指，足趾，耳介，鼻尖部などの身体末梢部位である．

凍傷は，障害の程度により第1から第4度に区分され，第1度凍傷では皮膚に浮腫，紅疹がみられ，自覚的には軽い疼痛，続いてしびれ感をおぼえ，知覚鈍麻を訴える．第2度凍傷ではうっ血が強くなり，血管外に血液成分が滲出して局所は硬く腫脹し，やがて水疱形成がみられる．水疱内は透明または血液状の液体で満たされる．第3度凍傷では皮膚全層がおかされ，局所血流は停止し，組織は凍結，壊死状態となる．こうした状態では加温しても血行の回復はみられず，局所の皮膚は灰白色や暗紫色となり，しだいに硬結萎縮し分界線をつくり，その部位は脱落する．第4度凍傷は組織の壊死がさらに深部に及び，筋肉や骨部までおかされ，手指，足趾の場合には離断が起こる（B編の第24章を参照）．

寒冷環境の人に対する全身反応は，直腸温などの中核部体温が低下して，体温が36℃程度に低下するとエネルギー代謝増加反応などが起こり，体温が35℃程度になると，増加反応は最大となる．その後，低体温により代謝機能の低下が起こりエネルギー代謝量は低下し，体温32℃では正常時の約25％，体温28℃では50％のエネルギー代謝量の低下を示す．低体温症は直腸温などの中核部体温が35℃未満と定義されている．さらに体温が低下すると，精神，神経面では見当識の混乱が生じ，判断力などの低下もみられる．

寒冷作業者に多くみられる訴え，症状として，「腰痛」，「肩こり」，「風邪をひきやすい」，「神経痛・リウマチ」，「胃腸の具合が悪い」などの症状や，「からだがだるい」，「疲れた感じがする」など，疲労感を訴える場合が多い．寒冷作業による現症および既往疾病については，胃腸障害，高血圧が多い．その他，神経痛，痔

疾，耳鼻科疾患，腰痛なども多い．こうした症状や訴えは作業者の職種，作業場の低温レベル，そこでの作業時間，作業形態によって，また季節や年齢などによっても異なる．

　寒冷作業場の温度が比較的高い場合には防寒作業衣も軽装である場合が多く，環境温度レベルが低下するに伴って，厚い防寒衣服の着用により，冷気に曝露される顔面，頭部などの身体部位の面積を少なくする．

　一般的に寒冷作業では頭部や耳部を覆い，顔面のみを冷気にさらす場合が多い．より低温の場合には目と口のみ，呼吸や視野に必要な最小限の身体部位を露出する状態となる．寒冷作業は防寒衣服の着用によって寒さを防いだとしても顔面，気道は防寒に不十分となりやすい．喘息を起こしやすい人では冷たい空気が喘息発作の引き金になりやすい．呼吸に伴う気道からの冷たい乾燥した空気の流入は，局所的な冷えのみにとどまらず呼吸機能などにも影響を及ぼし，肺機能の低下，障害をもたらす．

　$-15°C$，$-20°C$ の低温環境に長時間曝露した場合には，肺活量や1秒率など，肺機能が低下する場合もみられる．また，冷たい空気を呼吸することによって寒さふるえを起こし，エネルギー代謝量が一時的に増加する．寒冷曝露によって血圧の上昇がみられ，手や足，顔などの局所部位を冷やすことによっても血圧は上昇する．寒冷作業において局所的な寒冷曝露と時間が長引くと全身的にも冷えが生じ，血圧の上昇がみられる．

　寒冷作業のなかでも荷役作業に従事する人々に，腰痛を訴える場合が特に多い．こうした人々は，身体部位別には「冷たさ」，「痛み」などの違和感，手や足の冷たさ，手部では寒さによるしびれ感を訴える場合もある．これに対し腰部や肩部では「こる」と申告する場合が多く，腰部ではさらに痛みを伴ってくる．

　作業態様と腰痛との関連をみると，重量物を持ち上げた場合や，中腰姿勢での作業，屈んでの作業といった場合に腰痛の起こることが多い．腰痛の程度は時々軽い痛みをおぼえるといった場合や腰部のだるい感じといった比較的症状の軽い場合多くみられる．

　職業性腰痛は，他の職場においても多くみられる．腰痛症の発症には作業姿勢そして保持，運搬する物品の重量や仕事時間または各人の体力面など，いろいろの要因が関係してくる．寒冷作業においては，さらに寒さによる腰部筋肉のこわばりなど寒冷ストレスの蓄積効果の大きいことが知られている．職業性腰痛の傾向としては骨の変形や異常のみられる場合は少なく，筋肉や靱帯に起因する場合や局所の血行障害により起こる場合が多い．こうしたことは本人の自覚症状の訴え以外に，検査や臨床症状として把握しがたい面もある．腰痛の程度も比較的軽度であることから放置している場合もみられ，結果的に腰痛症の増加となる．

　こうした寒冷作業に多い身体症状の原因には，低温それ自体の人体への負荷，ストレス，そして自然の外部環境と屋内の人工作業環境との温度差が大きく，その間を頻回に出入りすることも原因としてあげられる．　　　（田中正敏）

■文献
1) 三浦豊彦ほか編：新労働衛生ハンドブック，労働科学研究所，1982．
2) 田中正敏：冷蔵庫作業者の健康障害．労働の科学 36(1)：21-25，1981．
3) 田中正敏：人間の環境に対する応答そして適応—温熱環境衛生を中心に—．日本衛生学雑誌 55(1)：53-65，2000．

20. 複合曝露

われわれの生活環境には，各種多様の環境要因が存在し，それらの環境要因は，われわれの生活や健康現象に大きく影響を及ぼしている．

環境要因は，時として，われわれに有害な影響を及ぼすことがある．一般的に環境要因は物理的，化学的，生物学的要因に分類され，単一要因曝露による生体影響を論じられることが多い．しかし，実際には，特に工業化が進んだ社会環境では，同時に複数の要因に曝露される．すなわち，複合曝露が一般的である．複合曝露の場合，個々の曝露要因の相互作用によって生じる複合影響が問題となる．この場合，曝露要因の種類，曝露量，曝露期間などにより，生体に対し，相加的または相乗的に作用することがある．例えば二つの要因，要因Aと要因Bに曝露された複合影響Cが，前者の場合 A+B=C，後者の場合 A+B<C の関係で示される．ここでは，温熱要因すなわち寒冷および暑熱に関わる複合曝露と，それによる複合影響について述べる．

a. 寒冷と振動との複合影響

振動障害の典型的な症状の一つである手指の蒼白発作（レイノー現象）は，寒冷曝露が誘因となって発現する．この発作を誘発する気温の上限は15℃辺りとされている[1]．シンガポールの造船工場で働く鋲打ち機などの振動工具使用者には，レイノー現象有訴者がいなかったことが報告されている[2]．また，ベトナムでチェンソーを使用する林業労働者にも，レイノー現象有訴者がいなかったことから，通年気温が25℃以上の熱帯地域では，振動起因性レイノー現象は発現しないと推定されている[1]．

Dupuis[3] は，室温 5〜25℃ の実験室で，若年男性を手腕振動（加速度 $6.3 m/s^2$，把持力 25 N，押し力 50 N）に曝露した．その結果，室温 25℃ では，振動と同時に加わった把持力などの静的負荷によって手指皮膚温はかなり低下した．室温が低くなるに伴い，振動曝露前の皮膚温は低下したが，振動と静的負荷による皮膚温の追加低下には減少傾向がみられた．室温 5℃ では，振動と静的負荷による皮膚温の追加低下は非常に小さくなっていた．これらの結果から，振動の手指皮膚温への影響は，寒冷に比べて小さいと推定している．

寒冷と局所振動の複合影響は，交感神経系を介して発現するとされている[2]．実験的に動脈を振動に曝露すると，動脈平滑筋のノルアドレナリンに対する感受性が亢進し，寒冷刺激などの交感神経刺激に対して，より激しい収縮反応を起こすようになる[2]．Virokannas ら[2] は，トナカイ牧夫を対象に，四肢末梢における凍傷の累積発症率を検討し，スノーモービル運転者の凍傷発症率が，非運転者より有意に高率であったことから，寒冷と振動は凍傷発症に対して協働的であるとしている．

寒冷と全身振動の複合影響に関して Inaba ら[4] は，α-アドレナリン遮断薬のフェントラミン前処置ラットを，室温 24℃ で，全身振動（加速度 5 G，振動数 20 Hz）に曝露した．その結果，約半数が1時間以内に死亡し，著しい胸膜出血，肺胞毛細血管の拡張および肺胞内出血と水腫を認めた．一方，生理食塩水前処置ラットは，1時間の振動曝露後すべて生存し，肺にわずかな組織学的変化を認めただけであった．室温 5℃ では，フェントラミンあるいは生理食塩水前処置ラットとも，1時間の振動曝露後すべて生存していたことから，寒冷および

α-アドレナリン系は，全身振動の致死作用に対して保護効果をもつことを示唆した．

b．暑熱と他要因との複合影響

熱中症を起こしやすい要因，すなわち，暑熱と複合影響を起こしやすい要因として，スポーツ活動のように体内での産熱が高まるような活動が，以前から知られている．

一方，疾患などの要因として，高血圧などの心疾患，慢性肺疾患，肝臓病，腎臓病，内分泌疾患などがあげられる．さらに，疾患に対して処方されている薬剤の副作用がある[5]．抗精神病薬（ハロペリドール，クロルプロマジン），抗てんかん薬（ゾニサミド），パーキンソン病治療薬（塩酸トリヘキシフェニジル，ビペリデン），自律神経作用薬（硫酸アトロピン，臭化ブチルスコポラミン），下痢・整腸薬（臭化メペンゾラート），泌尿・生殖器用薬（塩酸オキシブチニン），麻薬（アヘンアルカロイド，アトロピン）などは，発汗あるいは体温調節中枢を抑制する可能性があるので，使用している者は高温環境に対して注意が必要である．

個人的な要因として，年齢があげられる．すなわち，5歳以下の幼児や65歳以上の高齢者である．幼児は体温調節機能が未発達であり，水分や塩分の補給は保護者に依存している．一方，高齢者は，発汗の低下や口渇感の減少など，体温調節機能が低下している．寝たきりの場合も同様である．肥満者は，体温が上昇しやすい傾向がある．発熱，下痢，宿酔など，脱水傾向にある場合，また睡眠不足もその要因としてあげられている．

熱中症予防のために，日本体育協会は『スポーツ活動中の熱中症予防ガイドブック』を作成し，そのなかの「スポーツ活動の熱中症予防8ヶ条」[6]はいろいろな方面で利用されている．産熱が増加するのは職業的な活動も同じで，活動量に応じて熱中症の発生リスクが高くなるために，日本産業衛生学会は基準値を公表している[7,8]．職業的な環境では，夏季の農作業や建設作業，安全服などで全身を覆う場合には，注意が必要である．

近年の空調設備の発達による快適な住環境のため，いわゆる「汗をかく」経験が少なくなり，暑熱の適応能力が低下してきている．梅雨明け後の急激に高温になるような気象変化，旅行や仕事で高温の場所に移動した場合なども，複合影響の要因として注意しておく必要がある．また，都市のヒートアイランド現象[9]などによって，暑熱の影響は今後ますます出やすくなることが予想される．

（宮下和久・森岡郁晴・井奈波良一）

■文献

1) Futatsuka M, Shono M, Sakakibara H, et al.: Hand arm vibration syndrome among quarry workers. J Occup Health 47: 165-170, 2005.
2) Virokannas H, Anttonen H: Combined effects of cold, vibration and smoking, particularly in snowmobile users. Arct Med Res 53(Suppl. 3): 29-34, 1994.
3) Dupuis H: Combined effects of hand-arm-vibration, air temperature, noise and static load on skin temperature. Recent Advances in Researches on the Combined Effects of Environmental Factors (Okada A, Manninen O eds.), pp. 295-307, Kanazawa Kyoei Co., 1987.
4) Inaba R, Okada A: Protection against the lethal effects of whole body vibration by the α-adrenergic system in rat. Jpn J Exp Med 58: 207-211, 1988.
5) 日本生気象学会：日常生活における熱中症予防指針 Ver.1 (http://www.kyoto-kem.com/ja/heat/pdf/nettyushou080114.pdf, 2009.10.28 アクセス)．
6) 川原 貴，森本武利，白木啓三，他：スポーツ活動中の熱中症予防8ヶ条．スポーツ活動中の熱中症予防ガイドブック，pp. 4-11，（財）日本体育協会，2006．
7) 日本産業衛生学会：許容濃度等の勧告（2008年度）．産業衛生学雑誌 50: 157-182, 2008.
8) The Japan Society for Occupational Health: Recommendation of Occupation Exposure limits. J Occup Health 50: 426-443, 2008.
9) 環境省：熱中症環境保健マニュアル（2009年6月改訂版）(http://www.env.go.jp/chemi/heat_stroke/manual.html, 2009.10.28 アクセス)．

21. 冷房作業環境

a. 冷房の普及と健康問題

暖房と比較すると，冷房ができるようになったのはつい最近のことである．昔は，氷による部屋の冷却（氷室）のほかは，涼感を得るには，団扇や扇子による人力の風に頼らざるをえなかった．その後，扇風機の導入があったものの，部屋全体の冷房にはほど遠いものであった．本格的な冷房ができるようになるには，「空気調和の父」と呼ばれたCarrierの出現を待たなければならない．彼は，1902年にニューヨーク州の印刷工場に初めて空気調和装置を設置した．特許を取得後，1907年にキャリア・エアコンディショニング社を誕生させた．1920年代には，欧米で，百貨店，劇場や銀行のような大規模ビルに，冷房を多く導入した．日本に第1号の全館冷房ビルが建てられたのは，1927（昭和2）年であった．戦後には，1952（昭和27）年に労働現場としては初めて，石油タンカーの食堂で冷房が始められた．

冷房が日本で普及し始めたのは昭和30年代で，以後人々は，冷房によって「涼しい夏」の恩恵を受けることになった．しかしながら，この冷房の普及とともに，特にオフィスの執務者に体の不調を訴える者が続発した．「からだがだるい」，「からだが冷える」，「手足が痛い」，「喉が痛い」，「頭痛」，「胃腸障害」，「風邪をひきやすい」，「皮膚の乾燥や荒れ」などが，主な訴えであった．これらの症候群は総称して「冷房病」と呼ばれ，からだが長時間冷やされ，暑いところから冷房の効いた室内へ，また冷房室から外の暑いところへと短時間の激しい温度変化によって起きると考えられている（F編の第16章を参照）．

全国の事務所ビルの温熱環境と執務者の自覚

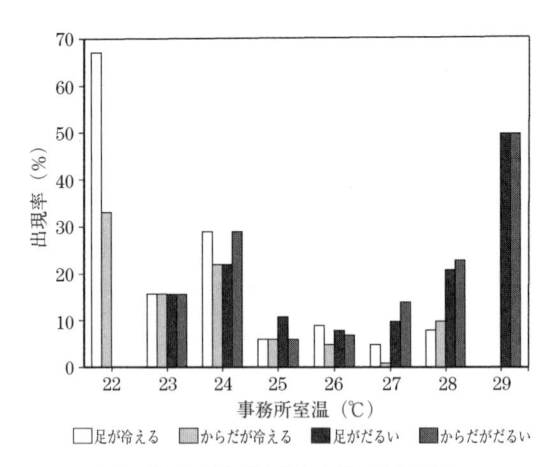

図1 事務所室温別の主な自覚症状の訴え率
「足が冷える」，「からだが冷える」，「足がだるい」，「からだがだるい」の4症状の訴え率と執務室の室温との関係を示す．室温が25および26℃で訴え率が最低で，24℃以下では「足が冷える」や「からだが冷える」の訴えが多くなり，22℃では，65％の者が「足が冷える」を訴えた．

症状の訴えを調査した例を図1に示した．これは，男性296人について「足が冷える」，「からだが冷える」，「足がだるい」，「からだがだるい」の4症状の訴え率と彼らの執務室の室温との関係をみたものである．この4症状は男性全体での訴え率が「肩こり」とともに高い症状である．室温25℃および26℃における訴え率を最小として，それより低温ないし高温になると訴え率が増加する傾向がみられる．25℃および26℃の室温に対して，22～24℃段階では「冷え」の訴えが多く，27～29℃段階では「だるさ」の訴えが多い結果となった．

b. 冷房病対策

冷房病を起こさないためには，まず室内を冷やしすぎないことが大切である．24℃以下では冷えすぎである．24℃というと比較的「暖かな」印象があるが，薄着になる夏場ではこの

程度の室温でも寒冷ストレスを受けることが知られている．そもそも熱帯産まれの人類にとって，裸体となると寒さは苦手なのである．しかも，外気温との差があまり大きくならないように，せいぜい7℃以下にすべきとされている．

冷房温度に気を付けるだけではなく，気流についても注意を払わねばならない．つまり，吹き出し口の風を直に受けないようにすることが必要である．室内の風速は普通20 cm/秒ぐらいであるが，風のでる付近はその5～10倍の速さになる．できれば机の位置をずらしたり，衝立を立てたりして，冷たい風に直接触れぬようにすべきである．寒すぎると感じる場所は，風速，特に床付近の風速が大きいことが知られている．

一般に夏は，高温高湿の戸外の気象に合わせて軽装で通勤してくるため，冷房の効いた室内では衣服を重ねることによる調節が必要となる．寒い場合には，カーディガンを羽織ったり，膝掛けを着用するとよい．また，冷気は下によどむため，足元が冷えるときには，肌の露出を防ぐためにストッキングを着用するだけでも被覆面積が大きくなり，冷えの予防となる．逆に，比較的厚着になりやすい男性では，上着を脱ぎ，ネクタイを外して，室温を下げなくてもよいように協力すべきである．

ビルの設定温度は執務者全員にとって快適とはなりえず，常に何％かの人々にとっては不快となる．事実，冷暖房のための各種温熱指標でも，居住者の80％が満足すればよいとしている．しかしながら，執務者の残りの20％に暑がり，寒がりの人がいることを忘れてはならず，衣服による調節をすすめるなどの対応が必要である．また，冷房の制御に当たっては，体調が悪い者や高齢者には特別な配慮を忘れてはならない．体調の悪い者にとって，冷房の効きすぎは，特に不快をもたらしやすいことが知られている．

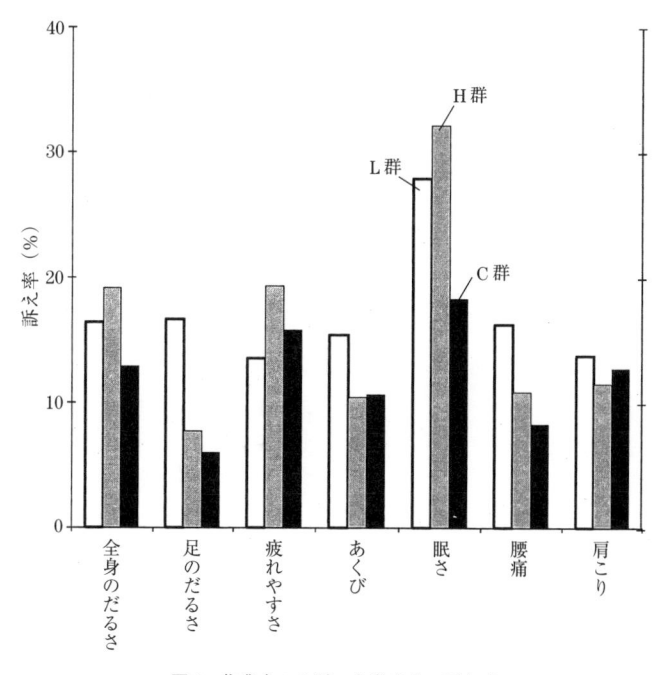

図2 作業中の3群の自覚症状の訴え率
冷房方式と設定室温の異なる3部門で働く作業者の身体的な訴えを示す．低温に設定された工場作業者（L群）は，高い室温（H群），個別方式で冷房がなされていた部門（C群）の作業者と比較すると「腰痛」や「足のだるさ」の訴えが特に多く，寒冷環境との関連がうかがえた．

c. 機器のための冷房と作業者の健康問題

職場での冷暖房の目的の第1は，安全で快適な職場つくりである．ところが，職場によっては，半導体工場のように製品管理のために，室温が年間を通じて一定にされている場合がある．図2は，こうした職場で働く作業者に，7月下旬に作業中の「自覚症状」を申告してもらった結果である．L群（129名）は比較的低い室温（21.0～22.5℃）に設定されている工場部門，H群（158名）は比較的高い室温（25.2～27.0℃）に設定されている工場部門，C群（223名）は事務部門であり，個別方式で冷房（25～29℃）がなされていた．事務部門では同じ事務服（433 g），工場部門では，無塵服（上下のつなぎと靴カバーで560 g）にマスク，頭部キャップおよび手袋を使用していた．

身体的違和感の訴えは，「疲れ」，「だるさ」，「局所の痛み」，「眠さ」といった項目が多く，なかでもH群では「眠さ」の訴えが多く，次いで「全身のだるさ」，「疲れやすさ」が20%弱を示している．室温が低いL群では，「足のだるさ」，「腰痛」，「あくび」といった項目が多い．C群では全体的に訴えが少なく，訴えに目立った特徴はない．L群やH群の作業者は，ほぼ1日作業場内での仕事であり，L群に多く認められた「腰痛」は，比較的軽度の寒冷環境でも長期間にわたり曝露されると，慢性影響により「腰痛」が悪化することを示すものと思われる．

個別空調の冷暖房ではある程度の室温調整が可能であるが，一定温度の中央管理方式での空調でしかも1年中同一室温下での作業は身体的負担を生じやすいことが認められた．そのため，こうした職場での対策としては，腰部の冷えに対しては腹巻の使用など，個人レベルでの衣服（下着）の調節が重要となる．

〈栃原　裕〉

■文献
1) 田中正敏，大中忠勝，山崎信也，入來正躬，赤羽正子：無塵化空調職場における労働者の健康状態，温冷感等に関するアンケート調査（夏期の場合）．労働科学 63(5)：247-254，1987．
2) 渡辺明彦：質問紙調査結果にみる冷房期・暖房期における事務所の温熱環境の現状．労働科学 70(3)：97-107，1994．
3) 三浦豊彦：夏の暑さと健康，pp.144-159，労働科学研究所出版部，1985．
4) 栃原　裕：建築物の環境衛生管理（上巻）（建築物の環境衛生管理編集委員編），pp.267-273，ビル管理教育センター，2007．
5) 栃原　裕：人工環境デザインハンドブック（栃原　裕編），pp.45-50，丸善，2007．

H. 運　　動

1. 運動時の体温

一般に，運動時には体温が上昇する．持続的な有酸素運動時には，エネルギー産生量の約20％しか筋収縮に関わるエネルギーに利用されず，残りの約80％は熱に変換されるためである．例えば，やや激しい運動を50 kgのヒトが行えば，体温を約10℃近くも上昇させるだけの熱が体内に産生されることになる．運動中の熱産生は，主に作業筋において熱が産生されるため，運動中のからだにおいて最も高い温度が示される部位となる．低温環境などの運動環境によっては，体温は下降する場合もみられる．

a. 運動強度と体温変動

運動時の体温は運動強度に影響され，運動強度が高ければ高いほど体温上昇が大きくなり，高い水準で維持される．この強度に依存した体温の定常水準は，より長時間の運動を行った場合も維持されることが報告されている．図1は異なった被験者の自転車運動時の体温の定常値（運動開始後1時間）を示す．各被験者において，運動強度が強いほど高くなることが示されているが，被験者間で運動強度に対する体温の上昇度は異なっている（図1 (a)）．一方，横軸の運動強度に最大摂取量に対する割合（相対的運動強度）をとると，被験者間の差はほとんどなくなる．よって，運動時の体温上昇度は相対的運動強度に依存し，決定される．身体トレーニングは，個の最大運動強度の絶対値を増加させるため，トレーニングにより，同じ絶対運動強度時の体温上昇度は小さくなると言える．

b. 環境要因と体温変動

運動時の体温には環境因子が大きく影響す

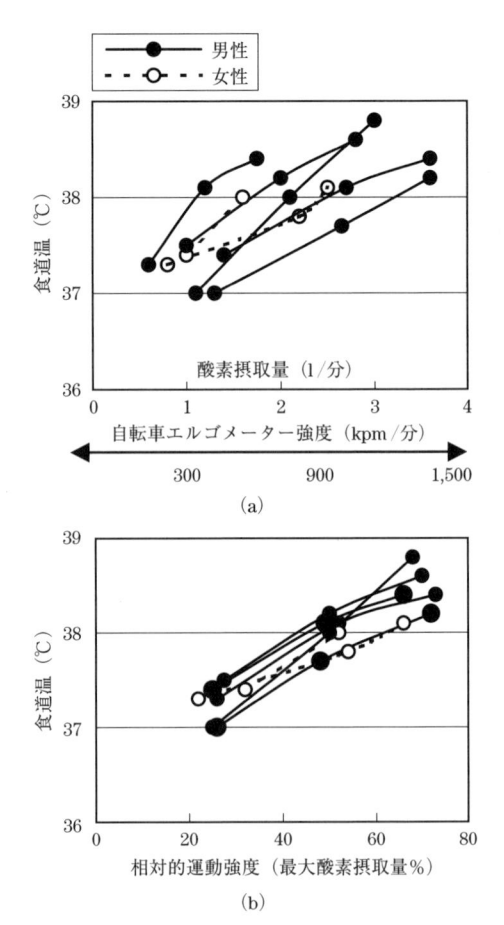

図1 運動強度と体温上昇度の関係
運動に伴った体温上昇が定常状態に達したときの食道温．(a) 運動強度に比例して体温上昇度は高くなるが絶対強度（エルゴメーター負荷強度など）の場合は個人差が見られる．(b) 相対的運動強度を横軸にとると個人差は小さくなる．文献[1]を改変．

る．気温は最も大きな要因である．Nielsen[2]は，気温が一定範囲内（5〜35℃）であれば運動時の体温上昇度は同じであり，その範囲を超え，低温環境であれば上昇度は小さく，高温環境になればより大きくなることを示した．その後，この気温と体温上昇の関係について多くの追試実験が行われ，運動強度が高くなると体温

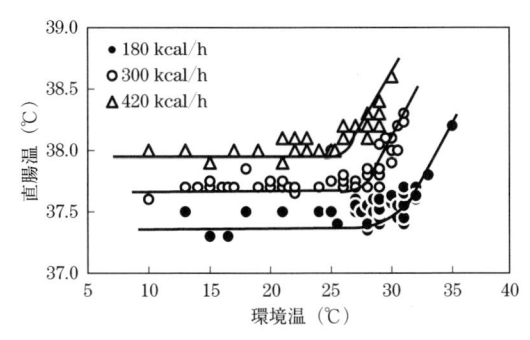

図2 運動時の体温変動に及ぼす環境温の影響
運動時の体温上昇度は5〜25℃の範囲では環境温に影響されず,運動強度に依存した値を示す.同じ運動強度で体温の上昇度が増加し始める閾値環境温は運動強度が高いほど低くなる.文献[5]を改変.

上昇度が増加し始める閾値気温が低くなることが示されている(図2).運動時の体温は,高温環境下においては定常水準を示さず,運動中上昇し続ける.体温が約41℃以上に達すると,体内の細胞変性を起こすため,41℃以上の高体温は生命維持のうえでも危険な状態と考えられる.そのため,運動時の過熱防御機構として,高体温になると運動が継続できなくなる状況が生まれる(H編第9章を参照).

一方,低温環境においては,5℃以下の気温においては,運動時の体温上昇度は小さくなり,運動強度が低い場合には,むしろ安静時よりも下降する場合もある.水中下では,比熱,熱伝導率の違いなどにより大気中の変化とは大きく異なり,水泳時の体温などは水温により影響されやすい(H編第13章を参照).

湿度も運動時の体温上昇度に影響する.特に,高温環境における高湿度時には,体温はより上昇する.これは,30℃以上の環境下では,熱の放散手段として発汗が唯一有効となるが,汗の気化量に湿度が影響を及ぼすためである.

その他,運動時の体温に影響する環境因子として,気流,輻射熱,気圧などがあげられる.1時間程度の運動においては,気流,輻射熱の影響は小さいが,運動時間が長くなるにつれて,より影響されることが予想される.気圧については,気圧が低いほど体温上昇度が小さくなることも報告されている.

c. 体温変動に及ぼすその他の要因

運動様式は,連続的運動と間欠的運動や作業筋の違いなど,さまざまである.先行研究では,この運動様式の違いと体温変動の関係を報告しており,現段階では運動様式や作業筋の違いにかかわらず,運動時の体温上昇は代謝量に依存することが示されている.

運動に伴った体温の定常水準は,生理的条件によっても影響される.臨床的な発熱時に運動を行った場合,発熱時の体温水準から正常時と同等の運動時の体温上昇度が加算される.また,体温水準が変化する日内周期や性周期は,運動時の定常水準値からみると影響を受けにくく,温浴やプレクーリングなどの受動的な運動前の体温の影響も受けにくいことが示されている.

d. 体温変動のメカニズム

運動時の体温変動機構に関する研究は多く報告されているが,未だに明らかにはされていない.古くは運動時の熱産生の急激な増大に熱放散反応が追いつかないという体温調節不全による受動的な結果ととらえられていたが,Nielsenの環境温と体温上昇の関係が明らかにされて以来,単なる調節不全の結果ではないとの見解が示されている.位置エネルギーによる生体への熱負荷量が異なるuphillとdownhill走行時の体温上昇度が同じであることや,体表面に水滴を吹きつけて蒸発性熱放散量を意図的に増加させても体温上昇度は変わらない.さらに,運動時の代謝量は環境温が高いときほど低くした方が体温上昇を低減できるが,実際には環境温によって代謝量は変化しないなどといったことが,運動時の体温変動は調節された変動であるという理由としてあげられる.体温をあらかじめ上昇させることによって運動パフォーマンスが向上するなどの報告もあることから,運動

時にある程度体温を上昇させることは意義のあることと考えられる．

　主観的快適温度は，現在の体温状態をどのような方向にすることが生命維持に好都合かをみる一つの指標と考えられる．体温を高温にすることによってウイルスや細菌などの活動を弱める作用を示す発熱時には，正常な状態に比べて高い温度を好む．また，温浴などの受動的に体温が上昇した状態では，より低い温度を選択し，熱の放散を促し体温を正常値に戻そうとする．一方，運動時には，この快適温度は運動強度に比例して低い温度を好む．この結果は，運動時の体温上昇水準は生体にとって望むべき至適な温度上昇水準よりも高い上昇であることを意味するのではないかと考えられる．

（田中英登）

■文献

1) Saltin B, Hermansen L：Esophageal, rectal and muscle temperature during exercise. J Appl Physiol 21：1757-1762, 1966.
2) Nielsen M：Die Regulation der Korpertemperatur bei Muskelarbeit. Scand Arch Physiol 79：193-230, 1938.
3) Tanaka H：Selected comfortable ambient temperature during rest, exercise, heat immersion and fever in man. Adv Exerc Sports Physiol 8：1-4, 2002.
4) 大貫義人：運動と体温調節．体育の科学 44：1003-1008, 1994.
5) Lind AR：A physiological criterion for setting thermal environmental limits for everyday work. J Appl Physiol 18：51-56, 1963.

2. 運動と熱の放散

　図1は，屋外でランニングを行った場合の体温調節機構に影響する外的要因（太陽や地面からの放射，環境温，環境湿度，気圧，風など）と熱放散経路を示している[3]．運動時には運動による熱産生と身体外部からの熱負荷の両者が影響し，ヒトは主に放射，対流，伝導による熱放散（乾性熱放散）および汗の蒸発による熱放散（湿性熱放散）手段により体外へ熱を放散している．環境温が皮膚温より高くなる条件では乾性熱放散経路による熱移動は身体外部から内部へとなり，このような場合には汗の蒸発による熱放散が唯一の熱放散経路となる．運動時における熱放散反応は安静時のそれと異なり，体温と皮膚温に依存する要因（温熱性要因：thermal factors）と，運動に関わる要因（非温熱性要因：non-thermal factors）により調節されている（図2）[3]．

a. 熱放散反応の調節
(1) 皮膚血流量

　① 運動の影響： 動的運動開始後，指の皮膚血流量は一過性に低下することがChristensenとNielsen[4]によって初めて示された．この低下は皮膚血流量が増加している状態ではより顕著になり，前腕などでもその低下が起こり，この程度は運動強度が強くなるほど大きくなる．このように，体温が変化していない状況下で起こる熱放散反応は，後述する温度に依存しない非温熱性要因が関係している．同一体温上で比較すると運動時の皮膚血流量は安静時のそれより少なく（皮膚血管拡張閾値は安静時のそれより高く），体温-皮膚血流量の関係よりみた勾配（感受性）は運動強度が強くなると低下する．運動強度に伴う皮膚血管拡張閾値の影響はある強度（125 W）以上からみられ，負荷が

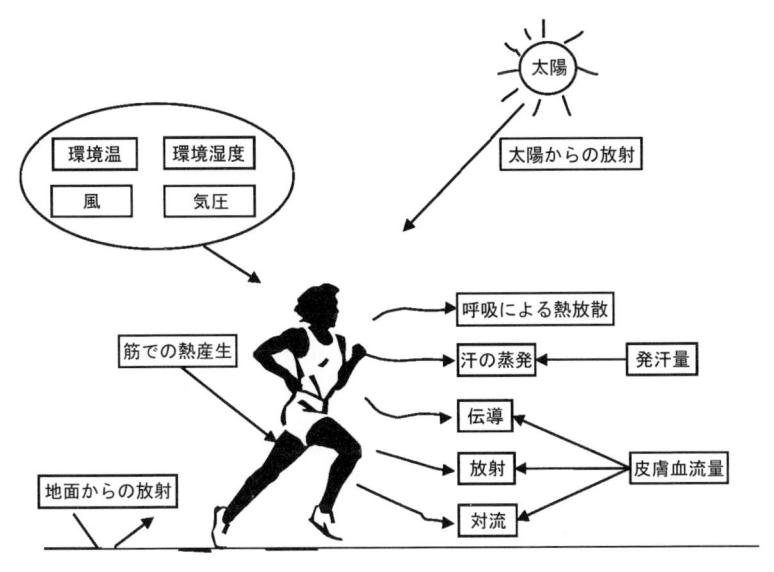

図1　運動時の熱放散経路とそれに影響する要因[3]
運動によって発生した熱は，放射，対流，伝導および汗の蒸発により体外に放散される．
環境温が皮膚温より高くなると，汗の蒸発が唯一の熱放散手段となる．

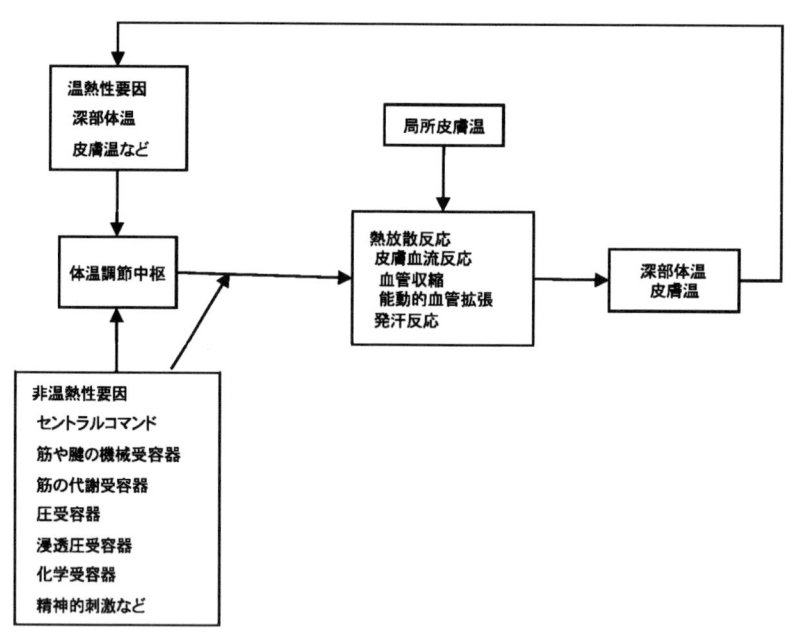

図2 運動時の熱放散調節[3)]
運動時の熱放散調節には温熱性要因と非温熱性要因の両者が関係し，特に後者が関与するところに特徴がある．

25W増加すると閾値が0.16℃上昇することが指摘されている．また，運動強度に影響される閾値の変化は身体部位によって異なる可能性がある．これらのことから，運動は皮膚血管拡張閾値を上昇させ，運動強度がさらに強くなると，皮膚血管拡張の感受性も低下させる．皮膚血管拡張閾値が運動によって上昇するのは血管収縮神経よりも能動的血管拡張システムの活動の遅れが起因しており，また，運動強度に関連する閾値の変化には強度に伴う浸透圧上昇が関係している[1~3)]．

② 姿勢・体液量・浸透圧の影響： 体温-皮膚血流量の関係は仰臥位の運動では一つの直線として表されるが，立位になると体温が約38℃で血流量増加が抑制され，勾配が小さくなる．また，この抑制は運動に伴う体液量の減少が関係し，それにより心肺圧受容器反射が起こるためである．浸透圧の変化も運動時の体温-皮膚血流量関係に影響を及ぼし，その増加は皮膚血管拡張閾値を上昇させる．

(2) 発汗量

① 運動の影響： 高温下ですでに汗がみられる条件で自転車運動を実施すると，直腸温や食道温は変化していないが，汗は数秒以内で増加することがvan BeaumontとBullard[5)]によって初めて示され，その増加は運動強度に依存している．皮膚血流量と異なり，体温-発汗量の関係には運動の影響はあまりなく，同一体温で比較しても運動時の発汗量が安静時のそれと異なるとする報告と，そうでないとする報告があり，結果が一致していない．運動強度の違いは全身で測定した発汗の感受性に影響し，例えば，運動強度が低強度から中強度に変化すると上腕部発汗の感受性が増加する．これらのことから，運動あるいは強度の変化は発汗開始閾値にはあまり影響しないが，発汗の感受性には影響を及ぼすことが推察される．汗の拍出特性より運動強度増大に伴う発汗量の増加は発汗中枢活動性の変化に依存している．

② 体液量・浸透圧の影響： 低血液量が発汗量を抑制し，運動時において胸部や前腕部の

体温上昇に対する発汗量の増加（感受性）が低下する．また，血液量の変化なしに血漿浸透圧を上昇させると発汗開始閾値が上昇し，これは体温調節中枢への抑制であることが示されている[1~3]．

③運動強度と部位差：運動強度に伴って全身の発汗量が増加するが，全身発汗量に対する身体各部位の発汗量の割合では，軀幹部と四肢部の発汗量の差が運動強度増加とともに小さくなる．また，身体14部位で測定した発汗量の変動係数は運動強度ともに小さくなり，これらは運動が強くなると全身一様に汗をかくようになることを示している．これは濡れ面積を大きくし，表面積/容積の割合が高い四肢部での発汗量を増加させ，汗の蒸発効率を高める有効な反応である．さらに，運動強度に伴う前額部での発汗量や皮膚血流量の増加が顕著で，これは選択的脳冷却を促進させ，運動中の脳温維持に貢献していると考えられる．

④活動汗腺の変化：発汗量の変化は活動汗腺数，単一汗腺当たりの汗出力のどちらかあるいは両者に依存する．中等度の動的運動を行うと発汗開始後の前腕部発汗量は約8分目までに急激な上昇を示し，その後は緩やかに増加するような変化を示す．活動汗腺数の変化も8分目まで発汗と同様であるが，その後はほぼ一定の値を示し，一方，単一汗腺当たりの汗出力は時間とともにほぼ直線的に増加する．これらのことは，発汗開始後の発汗量の急激な変化には活動汗腺数と単一汗腺当たりの汗出力の両者が，それ以降の発汗量の緩やかな増加には後者のみが関与している[1~3]．また，運動強度に伴う発汗量の増加は単一汗腺当たりの汗出力と活動汗腺数の増加の両者が関係し，かなり強度が強くなると，活動汗腺数の増加が発汗量の増加に関係すると考えられる．

b. 熱放散調節に関連する非温熱性要因の特性

運動時の熱放散反応は，前述したように，温熱性要因と非温熱性要因により調節されている（図2参照）[3]．このなかで，運動に関わる非温熱性要因として，①セントラルコマンド，②筋や腱の機械受容器，③筋の代謝受容器，④圧受容器，⑤浸透圧受容器，⑥化学受容器，⑦精神性活動などが考えられている．①~③の要因が作用すると，皮膚血管拡張は抑制され，発汗活動は促進されることが示されている．これは運動継続に欠かせない血圧や体温の維持に貢献していると考えられる．④と⑤に関しては前述したような影響が熱放散反応に対して起こる．⑥に関しては，低酸素状態で体温-皮膚血流量および発汗量の関係の勾配が低下し，発汗反応では低酸素が汗腺レベルで影響する．⑦により安静時の一般体表面の発汗は影響されることが示されているが，運動時での熱放散反応に精神性活動がどのように関わっているのかは不明である．また，温熱性要因の入力が小さいときに非温熱性要因は熱放散反応に大きく影響を及ぼす．

〈近藤徳彦〉

■文献
1) 宮村実晴編：運動と体温．新運動生理学（下巻），pp. 239-257，真興交易，2001a.
2) 宮村実晴編：体液．新運動生理学（下巻），pp. 301-330，真興交易，2001b.
3) 平田耕造，井上芳光，近藤徳彦編：体温―運動時の体温調節システムとそれを修飾する要因―，pp. 54-128，ナップ，2002.
4) Christensen EH, Nielsen M：Investigation of the circulation in the skin at the beginning of muscular work. Acta Physiol Scand 4：162-170, 1942.
5) van Beaumont W, Bullard RW：Sweating：its rapid response to muscular work. Science 141：643-646, 1963.

3. 運動時の体液調節

体液の組成およびその量を維持することは，生体機能（細胞の機能）を維持するうえで重要である．運動時にはさまざまな要因により，体液の状態が変化する．体液調節系は，循環調節系や体温調節系などの機能系と非常に密接に関連し，運動時のようにこれら機能系が高いレベルで機能することを要求される状況においては，体液の量および組成の維持は運動パフォーマンスを決定する重要な因子の一つとなりうる．

a. 短時間運動時における体液区画間水分・電解質の移動とホルモン動態

運動時の血漿量は相対運動強度の上昇に対して直線的に減少する．一方，血漿浸透圧は最大酸素摂取量（$\dot{V}_{O_2max}$）の約60%を超えると急激な上昇を示す（図1）[10]．これら変化は，運動開始後数分以内に起こることより，発汗による脱水が原因ではない．低強度運動時の血漿量減少は血漿浸透圧上昇を伴わないことから，血管内から血管外へ等張性に水分移動が起こったことが示唆される．したがって，低強度運動時の血管外への水分の移動は毛細血管内外の静水圧差によるもので，主な原因は運動による血圧上昇および血管拡張による毛細血管内圧の上昇であると考えられる[4]．一方，中程度以上の運動強度の運動を行った際の血漿量減少は血漿浸透圧上昇を伴うことから，血管内外の浸透圧差により水分が移動したことが示唆される．高強度運動を行い，筋組織で産生された代謝産物によりつくり出された浸透圧差によって自由水が血管内から筋組織の間質，そして筋細胞へ移動したためであると考えられる．

相対運動強度に対する血漿Na^+濃度，K^+濃度，Cl^-濃度，乳酸イオン（Lac^-）濃度は，血漿浸透圧の変化とほぼ同様のパターンを示し，最大酸素摂取量の約60%を超えると急激な上昇を示す（図2）．一方，血漿HCO_3^-濃度の変化は，Lac^-濃度とほぼ鏡像を示す．血漿Na^+やCl^-濃度の変化はその変化の割合から，血漿浸透圧の変化と同様に血管外へ自由水が移動したことが主な原因であると考えられるが，最大運動時の血漿K^+濃度は安静時の約1.5倍，血漿Lac^-濃度は7〜8倍に上昇していることから，これらイオンが血管外から血管内へ移動することが示唆される[10]．血漿K^+濃度上昇時にはアドレナリン作動性β_2受容体を介して非活動筋組織における細胞内へのK^+取り込みが促進し，過度の血漿K^+濃度の上昇は抑制される．βブロッカーを用いると運動時の血漿K^+

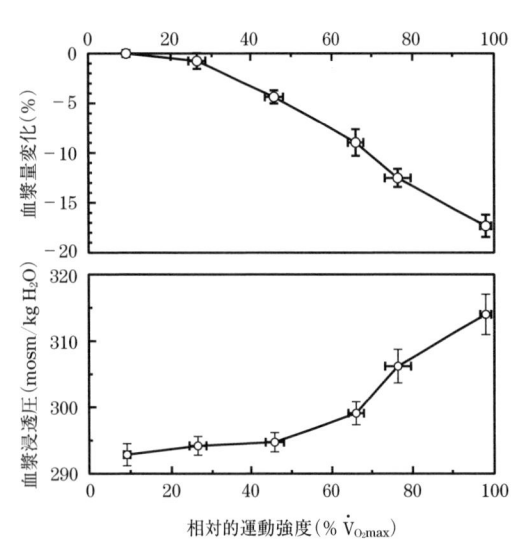

図1 相対的運動強度に対する血漿量の変化量と血漿浸透圧の応答[10]

相対的運動強度は，最大酸素摂取量（$\dot{V}_{O_2max}$）に対する百分率で示してある．相対的運動強度の増加に対して血漿量が直線的に減少するが，血漿浸透圧は，$\dot{V}_{O_2max}$の約60%を超えると急激に上昇する．

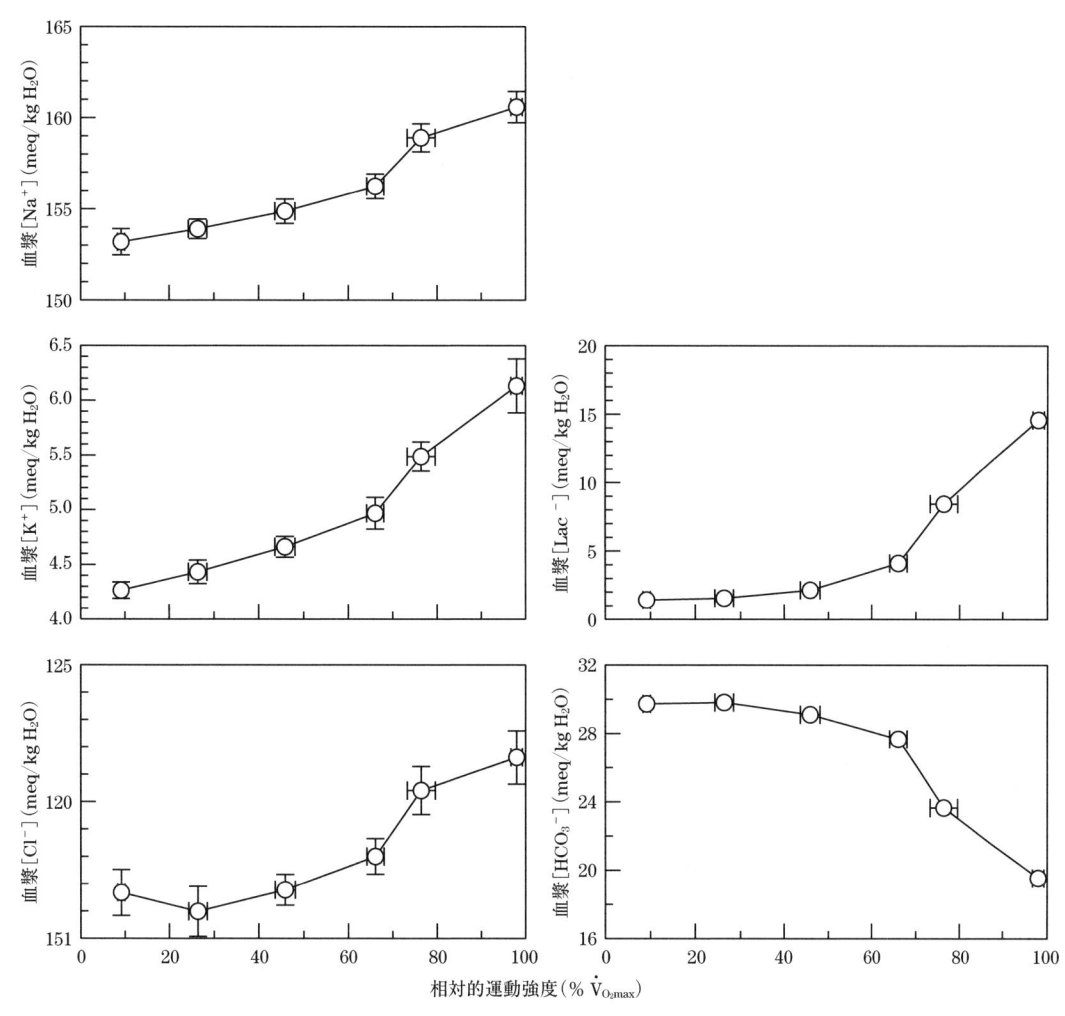

図2 相対的運動強度に対する各種血漿イオン濃度の応答[10]

相対的運動強度は，最大酸素摂取量（$\dot{V}_{O_2max}$）に対する百分率で示してある．血漿各種イオン濃度の変化は，$\dot{V}_{O_2max}$ の約60%を超えると大きくなる．

濃度の上昇が大きくなる[12]．血漿 HCO_3^- 濃度の低下は，血漿 Lac^- の増加による代謝性のアシドーシスに対して代償性に換気量が増加し CO_2 が体外に排出されたためで，この換気量増加の開始ポイントは換気閾値として知られている．

運動強度に対する血漿バゾプレッシン（arginine vasopressin：AVP）濃度は，血漿浸透圧の変化と類似したパターンで上昇する[2]．運動時の AVP 分泌は運動による血漿浸透圧上昇が主な刺激と考えられるが，閾値以上の血漿浸透圧における浸透圧性 AVP 分泌の亢進において，体温上昇，筋肉内の化学受容器の刺激，およびコルチコトロピン放出ホルモンなどが関わっている可能性があるが詳細は不明である．

血漿レニン活性，アルドステロン濃度の運動強度に対する応答も血漿浸透圧の変化と類似したパターンを示す．運動時には血漿量が減少するが，筋ポンプの作用により静脈還流量が増加するため，容量受容器の脱負荷がレニン分泌の主要な刺激ではないようである．運動時には腎血流量は運動強度に依存して減少するので[2]，腎圧受容器や遠位尿細管への Na^+（または Cl^-）の輸送量減少を介してレニン分泌が分泌

されると考えられる[9]．また，運動時の腎交感神経活動の上昇がレニン分泌促進の原因となる（β作用）[9]．心房性ナトリウム利尿ホルモン（atrial natriuretic peptide：ANP）は，運動（下肢運動）強度上昇に対して上昇する．これは，筋ポンプの作用により静脈還流量が増加し心房の伸展度合が大きくなるためであると考えられるが，長時間運動時にさらに血漿 ANP 濃度の上昇がみられることから，心房の伸展以外の因子（血漿カテコラミン濃度の変化，体温の上昇，心拍数の上昇など）がこの ANP 上昇に関与しているものと考えられている[7]．

b．有酸素運動トレーニングと暑熱順化・体液

有酸素運動トレーニング（特に暑熱環境下における）は，血漿量を増加させる．最大酸素摂取量と血液量の間には非常に高い正の相関が認められる[1]．血管内タンパク質量の増加による間質から血管内への水分移動と，体内の Na^+ 量増加による細胞外液量の増加がその原因として考えられる．運動および脱水によりレニン-アンギオテンシン-アルドステロン系が活性化され，より多くの Na^+ が細胞外液に保持され，細胞外液量が増加するのではないかと考えられる[6]．脱水後の自由飲水による水分量の回復は，暑熱順化後に改善される[11]．

運動トレーニングおよび暑熱順化により汗中 Na^+ 濃度が減少する[3]．暑熱順化により汗腺（導管）のアルドステロンに対する反応性が高くなり Na^+ の再吸収能が亢進すると考えられている[3]．汗腺における Na^+ の保持能の亢進により，脱水からの回復時に Na^+ 摂取が少なくとも細胞外液量を回復することができるようになる．また，汗中 Na^+ 濃度が低いほど総体液量減少に対する細胞外液（血漿）量の減少は小さくなる[8]．

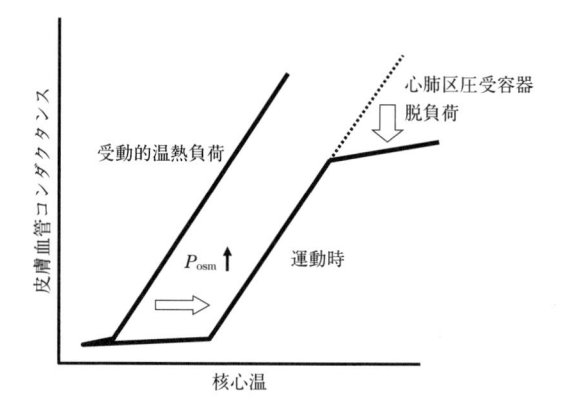

図3 運動時の皮膚血管拡張反応（皮膚血管コンダクタンスで示す）における体液調節系の関与（模式図）
運動時の皮膚血管コンダクタンス上昇の核心温閾値は，運動による血漿浸透圧 P_{osm}）の上昇により高温側にシフトする．また，体温上昇による皮膚血流量の増加による末梢への血液貯留は，心肺区圧受容器の脱負荷を介して皮膚血管拡張を抑制し，体温上昇に伴う皮膚血管コンダクタンスの上昇がレベルオフする．

c．体液と運動時の皮膚血管拡張反応

運動時の体温上昇と皮膚血管コンダクタンスの関係を図3に示す．運動時には，安静時に比べて皮膚血管拡張の核心温閾値は運動強度が高くなるほど高温側に移動する．これは，運動による血漿浸透圧上昇が原因である結果が示されている[11]．低張液を輸液して運動時に血漿浸透圧を上昇しないようにすると，この閾値の上昇はみられなくなる[5]．また，長時間運動時には体温上昇に伴う皮膚血流量の増加が抑制される．これは末梢への血液貯留による静脈還流量の減少の結果，心肺区圧受容器の脱負荷が起こるためであると考えられている．

運動トレーニングおよび暑熱順化したヒトでは，体温調節反応が亢進するがその原因の一つとして，血液量の増加が関与していることが考えられる．さらに，暑熱順化して汗中 Na^+ 濃度の低いヒトほど，血漿浸透圧上昇による体温調節反応の抑制が小さいという報告もある．以上のことは，運動トレーニングや暑熱順化による体温調節反応の亢進のメカニズムの少なくとも一部で体液調節系の適応が関与していることを示すものである[11]．　　　　　（鷹股　亮）

■文献

1) Convertino VA : Blood volume : Its adaptation to endurance training. Med Sci Sports Exerc 23 : 1338-1348, 1991.
2) Freund BJ et al. : Hormonal, electrolyte and renal responses to exercise are intensitiy dependent. J Appl Physiol 70 : 900-906, 1991.
3) Kirby CR et al. : Plasma aldosterone and sweat sodium concentrations after exercise and heat acclimation. J Appl Physiol 61 : 967-970, 1986.
4) Lassiter WE : Regulation of sodium chloride distribution within the extracellular space. The Regulation of Sodium and Chloride Balance (Seldin DW et al. eds.), pp. 23-58, Raven Press, 1990.
5) Mitono H et al. : Acute hypoosmolality attenuates the suppression of cutaneous vasodilation with increased exercise intensity. J Appl Physiol 99 : 902-908, 2005.
6) Nose H et al. : Involvement of sodium retention hormones during rehydration in humans. J Appl Physiol 65 : 332-336, 1988a.
7) Nose H et al. : Right atrial pressure and ANP release during prolonged exercise in a hot environment. J Appl Physiol 76 : 1882-1887, 1994.
8) Nose H et al. : Shift in body fluid compartments after dehydration in humans. J Appl Physiol 65 : 318-324, 1988b.
9) Sealey JE et al. : The regulation of electrolyte balance and blood pressure by the renin system. The Regulation of Sodium and Chloride Balance (Seldin DW et al. eds.), pp. 133-193, Raven Press, 1990.
10) Takamata A et al. : Effect of acute hypoxia on vasopressin release and intravascular fluid during dynamic exercise in humans. Am J Physiol Regul Integr Comp Physiol 279 : R161-R168, 2000.
11) Takamata A et al. : Interrelationship between osmoregulation and thermoregulation in a hot environment and during exercise. Exercise, Nutrition, and Environmental Stress, Vol. 1 (Nose H et al. eds.), pp. 179-202, Cooper Publishing Group LLC, 1999.
12) Williams ME et al. : Internal exchanges of potassium. The Regulation of Pottasium Balance (Seldin DW et al. eds.), pp. 3-29, Raven Press, 1989.

4. 運動時の水分補給

　運動，とりわけ高温環境下の運動では，作用筋への血流量の増加や，熱放散のための皮膚毛細血管の拡張，さらには発汗による水分喪失が加わって体液バランスを乱し，循環機能に対する負担が増大する．発汗は高温環境下における体温調節に重要な役割を担うが，一方で，大量の水分喪失は体液バランスを乱すことになる．したがって，大量の発汗によって体液を喪失した場合には，適切な水分補給が暑熱障害（熱中症）の防止だけではなく，運動能力を維持するうえでも重要となる．

a. 運動と水分喪失

　普段の生活で成人が1日に水分を喪失する量はおおむね2.5lであり，そのうち60％は尿，36％は不感蒸泄（うち呼吸16％，皮膚20％），4％は糞便などで失われる．

　からだの組織や器官で産生された熱は，血液の循環によって移動し，皮膚や呼吸器によって外界へ放出される．しかし，高温環境下での熱放散はほとんどが汗の蒸発によって行われる．

　全身発汗量（以下，発汗量）は体重減少量で知ることができる．発汗量は気温などの環境条件や，性別，年齢，暑熱適応の程度や個体差に加えて，運動時では運動強度，運動時間，あるいは運動の種類など，さまざまな要因に影響される．1時間にかくことのできる汗の量（最大発汗量）はおおむね1〜2lとされている．

　毎年，夏季になると高等学校硬式野球部の高校生たちが甲子園球場での全国大会出場を目指して，炎天下で長時間にわたって練習を展開している．その高校生を対象にして，練習時の発汗量，飲水量，湿球黒球温度（wet bulb globe temperature：WBGT）などを測定した結果によると，発汗量の平均値は1.5〜4.3lに及び，発汗による水分の喪失率は最も多い地区で体重の平均6.7％に達していた[1]．

b. 運動と体液バランス

　発汗によって体内の水分が失われると脱水（dehydration）が生ずる．体重1％の発汗による脱水によってほぼ0.3℃体温が上昇する．また体重1％の水分喪失によって口渇感をおぼえ，1.7〜3.3％で血液の濃縮が起こり，4％の喪失によって運動を行うことが困難となる[2]．

　発汗などで水分が喪失したにもかかわらず，給水が十分でないために生ずる脱水を1次的脱水（primary dehydration）と言い，体液量は減少し，血液の浸透圧は上昇して熱疲労や日射病の原因となる．大量に発汗した際に，水分（真水）のみを補充すると，生体は水分を一部細胞内液に移動し，また尿として排泄し，再び細胞外液が減少する．このことを2次的脱水（secondary dehydration）と言い，熱けいれんなどの暑熱障害の原因となる．かつてのスポーツ指導においては，スポーツ活動中に水を飲まないように指導してきた．その理由の一つには，選手たちに口渇感に耐える精神力を求めたこと，また一つには真水の補給で2次的脱水による運動能力の低下や暑熱障害を体験したスポーツ関係者の経験則に基づくものと思われる．

　大量な発汗によって体液を喪失した場合，それに見合うだけの量の飲水が起こらないことが知られており，これを自発的脱水（voluntary dehydration）と言う．これは希釈性の飲水停止で，森本ら[3]は水道水群では発汗量の44％，スポーツ飲料群では88％の水分摂取が認められ，自発的脱水量は前者で56％であったのに

表1 運動強度と水分補給の目安[1]

運動強度			水分摂取量の目安	
運動の種類	運動強度 (最大強度の％)	持続時間	競技前	競技中
トラック競技, バスケットボール, サッカーなど*	75～100％	1時間以内	250～500 ml	250～1,000 ml
マラソン, 野球など**	50～90％	1～3時間	250～500 ml	500～1,000 ml/h
ウルトラマラソン, トライアスロンなど***	50～70％	3時間以上	250～500 ml	500～1,000 ml/h (必ず塩分を補給)

* 「1時間以内の非常に強度の強い運動」: バスケットボールなど, 運動強度が最大酸素消費量 ($\dot{V}_{O_2max}$) の75～100％を超える運動.
** 「1～3時間の運動」: マラソンなど, $\dot{V}_{O_2max}$ の50～90％を超える運動.
*** 「3時間を超える運動」: トライアスロンなど, $\dot{V}_{O_2max}$ の50～70％を超える運動.

対して,後者では12％であることを示している.

飲用による水分摂取は,間歇的であり,量も一定しないが,下垂体後葉と腎の調節系によって水分摂取と尿への排泄調節を行って,体液のバランスを保っている.すなわち体液のバランスは体液中の溶質(主に食塩)に対して水の量が調節され,体液中の溶質1 milliosmole (mM) に対して3.5～3.9 cc の範囲に水を保つように調節されている.

c. 運動時の水分補給

運動時の水分補給には,補給量,溶質(主に食塩)の濃度,時期(タイミング),給水温,給水タイムの設定などが問題となる.

急速な水分の過剰摂取によって水中毒を起こし,頭痛,嘔気(吐き気),嘔吐,倦怠感,けいれん,ショックあるいは昏睡などを起こす.一般にすすめられる補給の方法は,低温で水(真水)から低浸透圧(低張液)のものを,少量ずつ頻回にとることとされている.

腸での水分および電解液の吸収は,糖や塩分濃度は影響せず,主な制限因子はこれらが胃から送り出されるスピード(gastric emptying)が影響する.CostillとMiller[4]は低温の液体はgastric emptyingを速めること,および量的には600 ml程度であればgastric emptyingは速やかに行われることを明らかにしている.

しかし,一度の大量水分摂取は胃の膨満感や腹痛などをもたらし,運動に悪影響をもたらす可能性がある.したがって液体を少量ずつ,頻回に摂取することが(1回150～250 ml)がすすめられている.

日本体育協会では,Morimotoら[5]の一連の研究成果に基づいて表1のような「運動時の水分補給の目安」を提案している[1].また,「注意」として「発汗による体重減少の70～80％の補給」,「気温の高いときには15～20分ごとに飲水休憩」,「1回200～250 mlの水分を1時間2～4回に分けて」補給することをすすめている.さらに「給水の温度は5～15℃」,「0.1～0.2％の食塩と糖分を含んだもの」が望ましいとしている.摂水のタイミングとして,競技30分前までに,環境温度が乾球温度で28℃までであれば250 cc,28℃以上では500 cc程度の水をとり,競技中には汗の量の50～80％を補給することをすすめている.

なお,からだの必要とする給水量はからだの大きさに比例する.脂肪組織中の水分はきわめて少ないので,脂肪の多い人は体重当たりの水の割合は低下する.したがって,肥満者は体重の割合に対して体液の量が少なく,脱水に弱いと考えられる.スポーツ活動中による熱中症事故の7割が肥満者であるという事実[1]を考えると,今後,体格の要素を考慮した給水のとり方についても検討する必要がある. (朝山正己)

■文献

1) 川原 貴，森本武利，白木啓三，朝山正己，中井誠一，伊藤静夫：スポーツ活動中の「熱中症予防ガイドブック」，(財) 日本体育協会，2006．
2) 万木良平：高温下での体温調節と水分補給．新体育 50(7)：534-540, 1980．
3) 森本武利，三木健寿，能勢 博，山田誠二，平川和文，松原周信：発汗時の水分塩分摂取と体液組成の変化．日本生気象学会雑誌 18：31-39, 1981．
4) Costill DL, Miller, JM：Nutrition for endurance sport：carbohydrate and fluid balance. Int J Sports Med 1：2-14, 1980.
5) Morimoto T：Thermoregulation and body fluids：Role of blood volume and central venous pressure. Jpn J Physiol 40：165-179, 1990.

5. ウォーミングアップ

a. ウォーミングアップの定義とタイプ

ウォーミングアップ（W-up）は，以下の二つの機能改善を目的として実施されている．一つは筋・腱の動きを改善し，障害を予防することである．もう一つは引き続いて行う運動に対し，その準備を整えることであり[1]，スポーツ現場では当然のように実施されている．

W-upの効果はその名のとおり，大部分は体温の上昇に起因している．しかしながら，入浴や赤外線などを用いて体温を上昇させる受動的（passive）W-upでは得られる効果が低く，自らがからだを動かし体温を上昇させる能動的（active）W-upが有効であることが報告されている[2]．特に持久性運動においてはパフォーマンスを低下させるとの報告もある[3]．

一般に能動的W-upは，ジョギングやサイクリングなどの持久性運動と柔軟体操からなっている．しかし，一般的な能動的W-upのみで競技者が競技や練習に移行することは少ない．競技者は引き続いて自分の実施するスポーツ特有の動きやストレッチングを行う．これを特異的（specific）W-upと呼び，パフォーマンスの向上にはきわめて重要なものであるが[1]，本章では一般的な能動的W-upについて述べることとする．

b. ウォーミングアップの生理的効果

W-upによる筋温上昇やアシドーシスにより，酸素解離曲線は右傾化する．その結果，ヘモグロビンからの酸素解離が容易になり，活動筋への酸素供給が増加すると考えられている．また，筋温上昇により無酸素性のアデノシン三リン酸（adenosine triphosphate：ATP）供給率は高くなり，パフォーマンス向上に貢献する．筋温の上昇はアクチン-ミオシン結合を緩ませ，筋の粘性抵抗を軽減させ，神経伝達速度も速くなる．一方，W-upは非活動的な部位の血流を減少させ，活動筋へ血流を配分する．血流の増加と酸素解離曲線の右傾化が合わさり，活動筋ではより酸素を使いやすい状態となる．

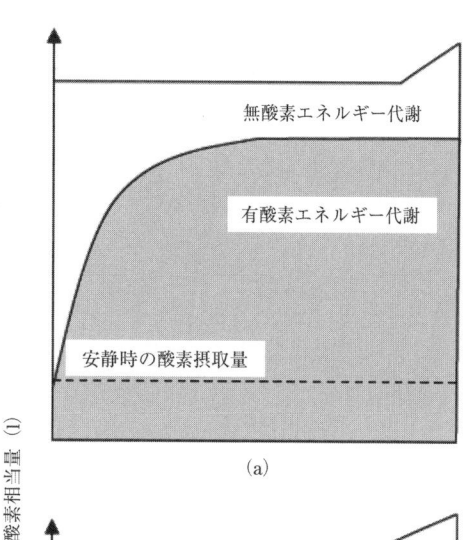

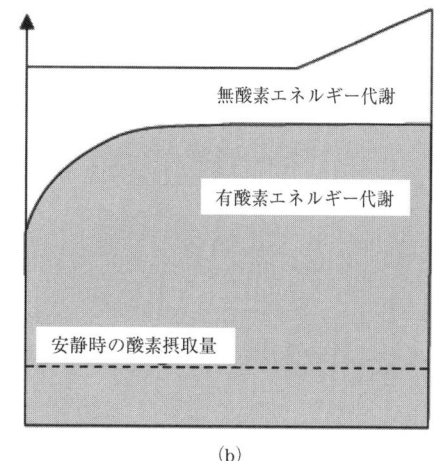

図1 ウォーミングアップを（a）しない場合と（b）した場合の最大運動時への有酸素および無酸素エネルギー代謝の貢献の略図[2]

主運動開始時や主運動開始直後に酸素摂取量が多いことによって，運動中のエネルギー供給を有酸素にシフトさせ，エネルギー供給に余裕をもたせることができる．

さらに，W-upにより酸素摂取量のベースラインが高くなり，運動中のエネルギー供給を有酸素性にシフトさせる（図1）．この変化は運動後半のエネルギー供給に余裕をもたせることになり，ラストスパートなどに貢献すると考えられる（本章での「無酸素」とは，運動時には酸素を使わないATP産生のことを意味する）．

c．ウォーミングアップの強度と時間

W-upの強度は競技時間によって変化させる必要がある．ジャンプや20秒以内で終了する短時間運動（short-term performance：STP）の場合，ウォーミングアップ強度は最大酸素摂取量（$\dot{V}_{O_2max}$）の40〜60％（40〜60％ $\dot{V}_{O_2max}$）が望ましいと報告されている．STPは高エネルギーリン酸代謝（ATP，クレアチンリン酸：PCr，無機リン酸：Pi）に依存しており，60％ $\dot{V}_{O_2max}$ 以上のW-upはこれらの減少を生じることが示されている．一方，40％ $\dot{V}_{O_2max}$ 未満のW-upではSTPに好影響を与えるまでに筋温が上昇しない場合もある．すなわち，STPとW-up強度の関係は図2（a）のように示される[3]．筋温は最初の3〜5分以内に急上昇し，10〜20分後には平衡に達する．したがって，40〜60％ $\dot{V}_{O_2max}$ 強度のW-upであれば，10分以上20分未満の実施でSTPを改善するであろう．

また，30秒から5分程度までの中等度時間運動（intermediate performance：IP）では，前述の酸素摂取量のベースラインを上昇させることが重要な要素となる．酸素摂取量のベースラインは $\dot{V}_{O_2max}$ 強度の運動をしても上昇し続けることができる．しかしながら，高すぎる強度のW-upは高エネルギーリン酸の減少や H^+ の蓄積によりパフォーマンスを低下させる．先行研究によれば，競技者であれば約70％ $\dot{V}_{O_2max}$ 強度のW-upがIPを向上させるようである（図2（b））．一方，非鍛練者の場合はもう少々低い強度のW-upがIPを向上させると

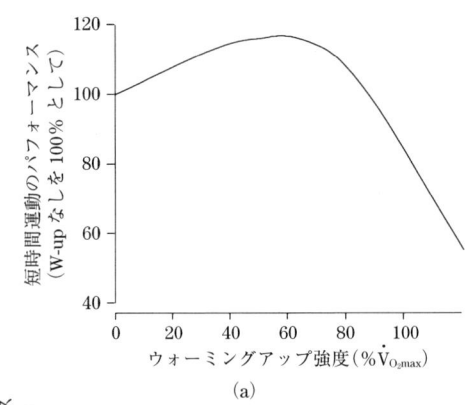

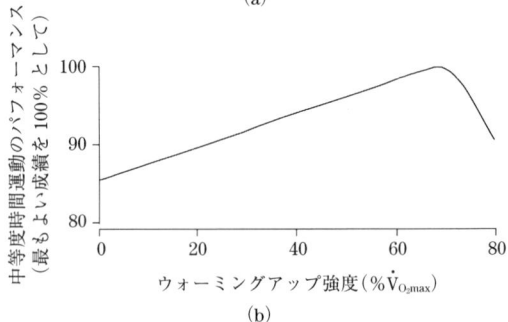

図2 （a）短時間および（b）中等度時間運動のパフォーマンスとウォーミングアップ強度の関係[3]
短時間運動のパフォーマンス（STP）はウォーミングアップ（W-up）終了後直ちに測定されたものであり，W-upなしのときの成績を100％としている．最大酸素摂取量（$\dot{V}_{O_2max}$）の40〜60％のW-upがSTPには有効である．一方，中等度時間運動（IP）のパフォーマンスは最もよい成績を100％としている．IPには約70％ $\dot{V}_{O_2max}$ のW-upが有効のようである．

の報告もある[3]．

一方，5分以上の長時間運動（long-term performance：LTP）は，主運動の時間が30分未満であればIPと同様の強度のW-upでパフォーマンスの向上が望めるであろう．しかしながら，30分以上の運動では深部体温の上昇が運動持続の阻害因子となることから，W-upの効果に関する報告もさまざまである．ただし，低強度のW-upはLTPでもパフォーマンスに貢献しないようである[3]．また，IPあるいはLTPは約70％ $\dot{V}_{O_2max}$ 強度が至適W-upであるが，この強度のW-upは5〜10分程度で酸素摂取量が定常状態になる[4]．瀧澤と石井[5]は $\dot{V}_{O_2max}$ 強度の運動を主運動（5分前後で終

了）に対し，LT（lactate threshold：乳酸性作業閾値）強度で15分間のW-upが最も効果的であったことを報告している．したがって，中等～高強度のW-upを10分前後実施することが，酸素摂取量のベースラインの上昇を生じさせつつも，高エネルギーリン酸や筋グリコーゲンの減少ならびに過度の体温上昇を惹起せず，IPおよびLTPの向上に結びつくものと思われる．

（石井好二郎）

■文献
1) Woods K, Bishop P, Jones E：Warm-up and stretching in the prevention of muscular injury. Sports Med 37：1089-1099, 2007.
2) Bishop D：Warm up I：Potential mechanisms and the effects of passive warm up on exercise performance. Sports Med 33：439-454, 2003a.
3) Bishop D：Warm up II：Performance changes following active warm up and how to structure the warm up. Sports Med 33：483-498, 2003b.
4) Ozyener F, Rossiter HB, Ward SA, Whipp BJ：Influence of exercise intensity on the on- and off-transient kinetics of pulmonary oxygen uptake in humans. J Physiol 15：533(Pt 3), 891-902, 2001.
5) 瀧澤一騎，石井好二郎：ウォーミングアップ強度が高強度運動のパフォーマンスと酸素摂取動態，筋活動へ及ぼす影響．日本運動生理学雑誌 12：41-49, 2005.

6．クーリングダウン

a．クーリングダウンとは

クーリングダウン (cooling down) とは，高強度の身体運動の後に，最大酸素消費量（$\dot{V}_{O_2max}$）の数～数十％程度の低強度の運動を行って徐々に身体機能を安静状態に戻すことを言う．クールダウン (cool down)，アクティブリカバリー (active recovery)，ウォームダウン (warm down) などと呼ばれる場合もある．また，ストレッチ運動や実際にからだを冷却するアイシング（クライオセラピー）などを含むこともある．ウォーミングアップは，目的とする運動（主運動）を適切に行うために，体温の上昇や代謝の亢進を起こす．一方クーリングダウンは，運動後のからだの不調を防ぎ，良好な疲労回復過程に導くために行われる．競技スポーツに携わる選手は，高い強度で長時間の身体トレーニングを繰り返す．期待したトレーニング効果を得るためには，質のよい回復を図って，次のトレーニングが計画・設定された条件で十分に行えるような身体状況に戻すことが重要である．クーリングダウンには，筋などの組織で，運動後のホメオスタシスを維持する過程に対し促進的に働くことが期待され，実施が推奨されている．しかし，その根拠は指導者や競技者の経験に依拠しており，科学的な検証は進行中である．

b．運動後のホメオスタシスとクーリングダウン

(1) 筋グリコーゲンの回復

高強度の運動中，筋ではアデノシン三リン酸 (adenosine triphosphate：ATP) の分解が著明に増加する．クレアチンリン酸の分解や有酸素系の活性も高まるが，ATP再合成の主役は，解糖系による筋グリコーゲンの分解で，代謝産物として乳酸が産生される．運動後に，クレアチンリン酸や筋グリコーゲンの再合成が行われ，筋グリコーゲンの回復には約24時間を要する．筋グリコーゲンの回復速度は，糖質の摂取量，小腸での吸収速度，筋以外の組織による摂取量，筋細胞膜における輸送速度などに左右される．主運動後に，クーリングダウンとして低強度であっても運動を継続することは，活動筋での糖質の利用を増やし，筋グリコーゲンの回復を遅らせると考えられる．

(2) 乳酸，水素イオン濃度の変化

筋細胞内への乳酸の蓄積やそれに伴うアシドーシスによって筋収縮は阻害されると言われ，血中乳酸濃度の変化を指標として，筋からの乳酸の除去速度や疲労回復の程度が評価されてきた．しかし，乳酸濃度が上昇しなくても筋疲労が生じること，体温付近の温度ではアシドーシスが筋収縮に及ぼす影響は小さいこと，アシドーシスは，細胞膜のCl^-チャネルに影響し，運動の継続で細胞外K^+の増加により小さくなっている細胞膜の静止膜電位を安静時に近づけることで，筋収縮にはむしろ有利となりうることなどの知見が得られ，乳酸の蓄積やH^+濃度の上昇は筋疲労の直接の指標とは言えなくなった．乳酸は有酸素的にATPを再合成するエネルギー基質であり，その濃度は，解糖系による筋グリコーゲン分解の程度を表す指標であると考えられる．主運動後に低強度の運動を行うと，血中乳酸濃度の低下が早まるとの報告は多く，クーリングダウンが代謝産物の除去を促進し回復を早めるとされていたが，筋での利用が増加しているとの解釈により傾いたと考えられる．ほかに筋疲労と関係する代謝産物などがわ

かって，その血中濃度と血中乳酸濃度との関連などが判明すれば，クーリングダウンの効果はより明確になるかもしれない．

(3) 体温と血圧への影響

運動により筋温や深部体温は上昇する．運動中に高まった交感神経活動により内臓への血流は減少するが，筋では温度の上昇や二酸化炭素や乳酸などの代謝産物の増加などの影響が強く血管が拡張するため，心拍出量の増加に伴って血流量が著明に増加する．下肢の筋の律動的な収縮が，静脈をそのリズムで圧搾し，静脈弁が血液の逆流を防ぐこと（筋ポンプ）によって促進される血液の還流は，運動中の中心静脈圧の維持に貢献する．運動を止めても筋や皮膚の血管拡張は続くが，筋ポンプの作用はなくなるため，静脈還流量が減少し中心静脈圧が低下しやすくなる．特に脱水状態にある場合や，高温環境下など体温上昇が著しく皮膚血管への血液貯留が増える条件では，運動停止とともに脳血流の低下が生じる可能性が高まる．主運動後に低強度の運動を続けて筋ポンプの効果を継続させることは，これらによる不調を防止することに有効であると考えられる．

(4) 筋の損傷と遅発性筋肉痛

日頃やり慣れていない高強度の運動を行うと1〜2日後をピークとする筋の痛みや不快感が生じる．これを遅発性筋肉痛（delayed onset of muscle soreness：DOMS）という．同時に筋力，筋パワーの低下や浮腫などを生じる．血中クレアチンキナーゼ濃度の上昇は筋損傷の指標となる．DOMSのメカニズムは不明であるが，伸張性収縮を含む運動で筋損傷やDOMSは生じやすく，完全な回復には数日を要する．このDOMSや筋力の低下などは，同様の運動を前もって少しでも行っておくと生じにくくなる．運動後に行うクーリングダウンとしての運動が，血中クレアチンキナーゼ濃度の低下を早めたとの報告もあるが，一般に適用できる条件ではなく，高強度の運動後に生じる筋損傷やDOMSからの回復プロセスに影響するかどうかは不明である．高強度の収縮で生じた筋細胞の微細な損傷を修復するために，好中球やマクロファージを中心として炎症反応が生じ，ダメージを負った組織の除去や再生のプロセスが始まる．また，マクロファージからは筋の成長や再生に影響すると考えられるサイトカインや成長因子が放出される．これらに対するクーリングダウンの影響も明らかになっていない．

c．パフォーマンスの維持に対するメリットとデメリット

クーリングダウンの効果については，主運動後に種々の運動を用いて行った後，数十秒〜数日間の間隔を置いてパフォーマンスの変化を観察する研究が多くなされている．クーリングダウン（アクティブリカバリー，ウォームダウン）を行ってもパフォーマンスに差はなかったとする研究が多いように見受けられるが，パフォーマンスの低下を防止したとの知見もあり，賛否は分かれる．インターバルが非常に短くアクティブリカバリーの運動強度が高いとパフォーマンスの低下は大きく，アクティブリカバリーでATPやクレアチンリン酸，グリコーゲンを多少なりとも使っていることが影響すると考えられる．数時間以上の間隔があけばその影響は無視できる．運動の種類，強度，インターバルの長さ，クーリングダウンの方法など条件が多様であり，そのメカニズムを含めてさらに検討が必要である．クーリングダウンは，心理的ストレスの低減にも関係するかもしれないが，中枢性疲労などとの関連については明らかになっていない．

d．からだの冷却を用いたクーリングダウン

運動後の冷水や氷水などによるからだの冷却は，深部体温や活動筋の温度を下げ，温熱的快適感を改善するため，心理的な回復効果は大き

い．冷却は急性外傷時のRICE（rise, ice, compression, elevation）処置の重要な要素で，組織の温度，代謝や血流を低下させて，腫脹や痛みを抑える．スポーツ選手には，急性外傷以外でも，痛みがある場合やオーバーユースが考えられる場合にアイシング（クライオセラピー）の適用が推奨されるが，トレーニング後の単なる疲労回復手段として冷却するケースもある．高温環境下での運動など体温上昇が大きい場合，全身の冷水浴など広範囲の皮膚冷却は，体温の低下を引き起こし，心血管系や体温調節系への負担や心理的ストレスを低減することで，引き続いて行う運動のパフォーマンスを維持しやすく，熱中症の予防などにも有効であると考えられる．ある程度の水深がある場合，水圧によって血液の還流が促進され，代謝産物の除去に有利であるとも言われる．DOMSに対しては，腫脹を抑える効果があると言われるが，痛みの低減やパフォーマンスの維持に対する効果については意見が分かれる．また，痛みや疲労感の低減は利点ではあるが，それらが組織の負担度のサインであると考えると，アイシングによってそれらが低減することで，からだの負担度を過小評価し疲労の蓄積を招く可能性もある．さらに，DOMSを生じない中等度の強度でトレーニングを実施し，運動後に毎回冷却を行うと，冷却のない場合と比較して筋力や持久力に対するトレーニングの効果が小さくなる可能性を示唆する報告もある．筋の明確な損傷やオーバーユースに対して有効であるRICE処置と，その他の用途とで区別してアイシングを行う必要性も示唆され，その適用範囲や条件などについても研究が進むことが必要であると考えられる．

〔大西範和〕

7. 運動と暑熱障害

a. 暑熱障害とは

暑熱障害とは，暑熱環境において発生する障害であり，熱失神，熱疲労（熱疲憊(ひはい)），熱射病（日射病），熱けいれんなどの病型がある．このなかで最も重いものが熱射病であり死亡の危険率が高い．これらの暑熱障害を「暑さあたり」の意味で総称として熱中症が用いられる．熱中症とは，斉藤ら[1]によれば，「高温下の労働で，暑熱の作用が強く，あるいは労働が激しく，そのために体温調節や循環器のはたらきが影響をうけ，または水分・塩分代謝の平衡が，著しい失調をきしたりするほどに，影響が強く進んで，種々の高度な自覚症状を伴い，作業遂行に困難をきたし，または不能に陥った状態を，総称して熱中症」としている．日本生気象学会でも熱中症を暑熱障害の総称として用いている．

b. 熱中症の分類と病型

熱失神は熱虚脱とも表現され，外国語では heat syncope または heat collapse に当たる．

熱疲労は，熱疲憊，熱消耗とも言われるが，熱疲憊は難解であるので熱疲労が一般的に用いられる．外国語では，heat exhaustion または heat prostration が用いられる．

熱けいれんは，運動時や労働時によくみられる症状である．外国語では heat cramp と表現される．産業現場で起こる典型的な症状で，けいれんを伴うのではっきりしている．

最も重症なものが，熱射病であり，heat-stroke に対応する．熱射病の原因は，産熱量が放熱量を上回ることや高温環境における熱の流入によってうつ熱状態となり，中枢神経障害を伴う．高温多湿環境下での運動時などに多発する．また日射病は直接日光により脳温の上昇した場合に発生し，sunstroke と表現される．

c. 熱中症の発生機序

高温環境下運動時にみられる生体反応と暑熱障害を図1に示した．高温環境で運動をすると，体温調節機構として皮膚血流量が増加し，皮膚温が上昇し，外界温度との温度勾配に従って放熱が生じる．もう一つの反応として発汗がある．汗は蒸発時に皮膚から気化熱を奪う．ところが，体温が上昇すると皮膚血管が拡張し，血液が皮膚に貯留する．さらに，高温環境下での運動時には活動筋への水分移動が生じ，また発汗による脱水は循環血漿量を低下させる．これらはいずれも心臓への静脈還流量を低下させるので，心拍出量の維持が困難となり，動脈圧の低下を招いて脳をはじめ内臓などの主要臓器の灌流圧を低下させ，熱虚脱・熱失神の原因となる．一方，心拍出量の低下は皮膚血流の維持を困難にし，さらに体温が上昇して高体温による障害が生じる．この体温上昇による障害が最も重篤な熱射病で，体温上昇による突発的な体温調節中枢の障害が特徴である．

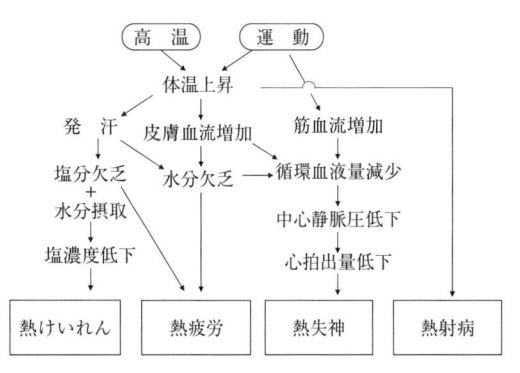

図1 高温環境下運動時にみられる生体反応と暑熱障害[4]

d. 熱中症の症状と救急処置

熱射病の症状は，高度の体温上昇（40℃以上），頭痛，悪心（吐き気），めまい，浅い頻脈，意識喪失，ショック症状などを認める．言動がおかしい，名前を呼んでも答えない，友人の名前がわからないなど，意識障害の初期症状にも十分注意を要する．できるだけ速く体温を39℃以下に下げ，水分補給を行いショック状態から回復させることである．そのために，患者を日陰の涼しい環境下に側臥位にし，やや下半身を高く保ち，静脈還流量を維持する．そして，水を体に掛け，団扇などであおぎ，体温の低下に努める．この際，嘔吐に対する注意が必要である．体を冷やしながら集中治療のできる病院へ一刻も早く運ぶ必要がある．

熱失神は一過性のことが多く，顔面蒼白，意識喪失，全身脱力感，疲労，視覚異常，低血圧，皮膚温および深部体温の上昇，過呼吸などが認められる．涼しいところで頭部を低くして側臥位安静を保ち，意識のある場合には水分を補給する．

熱疲労は激しい口渇感，食欲の減退，脱力感，倦怠感，体温の上昇，血液の濃縮などが認められる．これに塩分の喪失が加わると，脱塩による熱疲憊が生じ，頭痛，めまい，悪心，嘔吐，下痢が加わる．いずれも下痢や多尿による脱水が発生を助長する．これらの障害時には体温調節機能が低下するため，高温環境下では容易に深部体温の上昇を来し，熱射病に移行することがある．処置としてはいずれも涼所で側臥位にて安静を保ち，水分および塩分を補給する．

熱けいれんは，大量発汗時に塩分を含まない水分のみを摂取し，血液のナトリウム濃度が低下した場合に認められる．脚，腹筋，腕などの随意筋の疼痛とけいれんが認められる．これは体液塩分濃度の低下によるものであり，処置としては涼しいところで側臥位安静を保ち軽症者には食塩水を飲ませる．また熱けいれんはスポーツ活動による過度の低張性脱水時にも発生する．このときも水分・塩分補給が必要である．

e. 運動時の熱中症

(1) 発生実態

1970～2007年の38年間に新聞報道された運動時熱中症発生実態から発生要因を分析すると，性別が明らかな310例中男性が87.1%と圧倒的に多く，年齢では20歳以下が78.7%を占めている．運動種目は335件中，野球が最も多く67件，次いで登山30件，マラソン大会27件であり，屋外種目だけでなく柔道，剣道，バレーボールなどの屋内種目でも発生している．また，それぞれの種目においてランニング時の発生が多い（335件中111件）のが特徴である．野球時に発生が多いことは，競技人口が多いことも関係するが，着衣条件や環境条件の影響が考えられる．

(2) 発生時の環境条件

新聞記事による発生場所の最寄りの気象台観測値より，熱中症発生時の気温と相対湿度を解析すると，死亡例と非死亡例に関係なくおおむね気温24℃以上，相対湿度40%以上である（図2）．月別で分析すると，6月は7月よりも低温，低湿に分布し，同温度では相対湿度が約15%低値，同相対湿度では約3℃低値で発生している．高温環境では気温，湿度だけでなく輻射熱が関係するので，これらを取り入れた温熱指数である湿球黒球温度（wet bulb globe temperature：WBGT）が用いられる．

WBGTとは，YaglouとMinardおよびBeldingにより1957年に提唱された高温環境の指標である．これは自然気流に曝露された乾球温度（natural dry bulb temperature：NDB），湿球温度（natural wet bulb temperature：NWB），黒球温度（globe temperature：GT）により以下の式で算出される．

・屋外で日光照射のある場合：

$$WBGT = 0.7\,NWB + 0.2\,GT + 0.1\,NDB$$

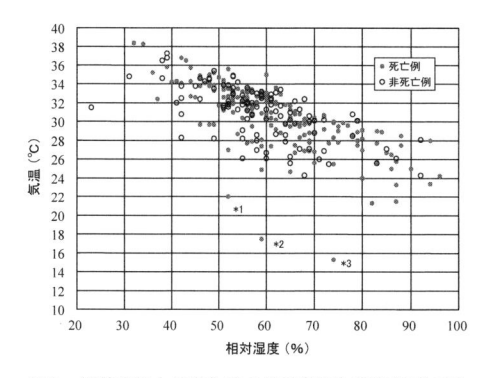

図2 運動時熱中症発生時の相対湿度と乾球温度の関係（1970〜2007年）
新聞記事より発生時の時間と場所を調査し，最寄りの気象官署の資料を解析した．*1 はレスリングの減量であり，*2 は野球練習時にシャトルランの回数がわからないほど繰り返した例であり，無理な行動，運動が原因である．*3 は4月の校内マラソン大会で発生した例で，暑熱順化が原因と考えられる．

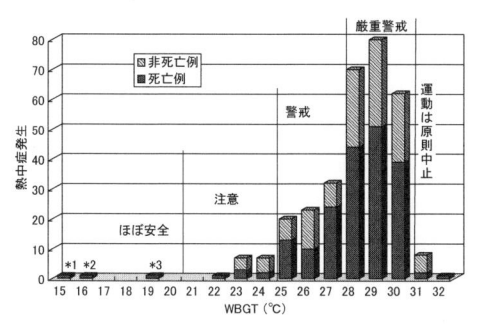

図3 運動時熱中症発生時の湿球黒球温度（WBGT）の分布（1970〜2007年）と熱中症予防運動指針
運動時熱中症発生時の気温と相対湿度（図2）から湿球黒球温度（WBGT）を推定し，発生件数の分布を示したものである．*1〜*3 はそれぞれ図2に示したとおりである．WBGT 22℃ より発生がみられ，25℃ より増加し，28℃ でさらに多くなる傾向である．この度数分布がスポーツ活動時の熱中症予防運動指針の基本となっている．

・室内で日光照射のない場合：

$$WBGT = 0.7\,NWB + 0.3\,GT$$

運動時熱中症が発生したときのWBGTについて発生件数分布を図3に示した．分布をみるとWBGT 22℃ 以上で発生しており，28℃ 以上になると発生数が特に多くなる．WBGT 22℃ 以下で発生した例では，環境温度よりも無理な運動や暑熱順化が原因である．

f．熱中症予防の基本となる項目

運動時の熱中症発生要因は，①若年男性に多い，②運動種目は屋外・屋内を問わない，③ランニング時に多い，④北海道から沖縄まで全国各地で発生，⑤気温24℃，湿球温度20℃，WBGT 23℃ 以上，⑥急激な温度変化と暑熱順化の程度の6項目となる．その他として体調不良や小児では肥満が誘引となる．これらに対する対策が予防になるが，発生機序から，①過度の体温上昇の抑制と②脱水の予防の2点が予防の基本となる．具体的な取り組みとして，以下の3点に要約できる．①暑熱順化，②水分・塩分の補給，③環境温度の厳しさに運動と着衣を適合させる．

対策や取り組みは，環境温度によっても程度が異なるので，日本体育協会による熱中症予防運動指針では，WBGT 22℃ 以下はほぼ安全（適宜水分補給），WBGT 22〜25℃ は注意（積極的に水分補給），WBGT 25〜28℃ は警戒（積極的に休息），WBGT 28〜31℃ は厳重警戒（激しい運動は中止），WBGT 31℃ 以上は運動は原則中止としている（図3参照）．

（中井誠一）

■文献
1) 齋藤 一，三浦豊彦：日本の高温労働―その実態と対策―，労働科学研究所出版部，1963.
2) 森本武利，伊藤敏之：高熱による疾患．最新内科学大系75 環境因子による疾患（井村裕夫ほか編），pp.66-71，中山書店，1994.
3) 川原 貴，森本武利，白木啓三，他：スポーツ活動時の熱中症予防ガイドブック（平成18年度改訂版），日本体育協会，2006.
4) 中井誠一，新矢博美，芳田哲也，他：スポーツ活動および日常生活時の新しい熱中症予防対策の提案―年齢，着衣及び暑熱順化を考慮した予防指針―，体力科学 56(4)：437-444, 2007.
5) 森本武利監修・中井誠一，寄本 明，芳田哲也編著：高温環境とスポーツ運動―熱中症の発生と予防対策―，篠原出版新社，2007.

8. 運動と寒冷障害

寒冷刺激は，生体にとってストレスであるばかりでなく生命にとっても脅威であり，さまざまな調節を駆使して深部体温を維持する．

a. 生理的調節の限界と防衛

寒冷環境下に裸で安静の場合，27～29℃（中性温域）であれば産熱量を上げなくても体温を一定に保つことが可能である．気温が27℃以下になると，主として不随意運動やふるえのような筋肉活動によって産熱量を増加させ熱放散に対応する．また，行動的体温調節として腕を抱きかかえ，脚を曲げて体を丸めるなどの姿勢で放熱面積を小さくして熱流出を少なくし，体表面の広さは50％程度まで減少させることが可能である．しかし，長時間にわたって激しいふるえを持続することは疲労のためできない．気温がさらに低下すると皮膚の血管を収縮させて熱放散を防ぐが，しだいに放熱量が産熱量を上回り，深部体温の低下がみられる．

b. 冷却による影響

体温が低下するにつれて現れる変化の第1は，強いふるえである．これはしだいに弱まりながら，体温が35℃以下になるまで続き，筋肉の脱力と協調動作の失墜が起こり，歩行が困難となる．精神機能は，環境に対する反応の減弱，自己の立場の認識不良などで鈍化する．意識は体温が30～32℃付近で朦朧となり，ふるえは起こらず，その後は身体冷却の速度が速くなる．体温が25～28℃では心臓拍動の規則性が乱れ，心房細動，やがて心室細動が現れる．心室細動が起こると血液循環減少によって血圧は0になり，命に関わる．

c. 運動時の寒冷障害

寒冷障害としては，低体温のほかに，「しもやけ」から「凍傷」に至るまで種々の段階のものがある．「しもやけ」は比較的軽い寒冷障害の一つの型で，普通は手足の指に起こる．「凍傷」は，凍結した組織にみられる変化であって，障害の程度は頬や鼻にできた部分的な小さな凍傷で，数分以内に溶けてしまう軽微なものから，「壊疽」に進展し，指，手，足など広範囲の脱落に及ぶような重篤なものである．

(1) マラソンと体温

寒冷下の運動が生体反応にどのような影響を及ぼすかという問題については，陸上での運動であるマラソン時の環境温度とマラソンの記録についてみると，一般に気温が10～15℃ではランナーにとって比較的良好なコンディションのなかでレースをすることができるが[1]，10℃以下になると風などの気象条件によって熱放散に対する対策が必要である．

マラソン走行時の温度変化と熱平衡の関係を，図1に示す．マラソンを2時間20～30分程度で走った場合の産熱量が928 kcal/hで，機械的効率を20％とすると，有効産熱量は

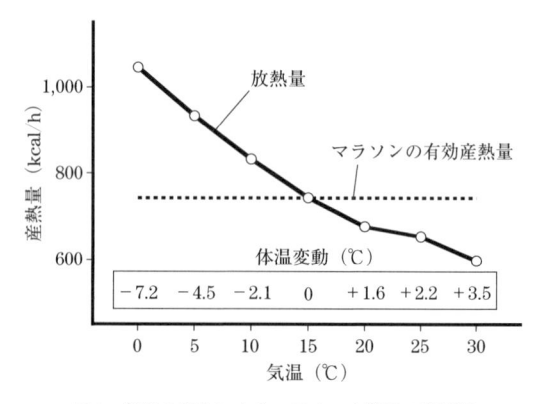

図1 気温の変化によるマラソン走行時の熱平衡
衣服条件は，ランニングシャツ・パンツ．文献[2]を改変．

743 kcal/h となる．ランニングシャツにパンツで走行する場合，体温の増減は放熱量と有効産熱量の差（熱蓄積量）に影響される．ここでの放熱量は，輻射伝導対流，蒸発，吸気加温，呼吸器からの蒸発を含んでいる．気温が5℃の場合，放熱量933 kcal/hと有効産熱量の差である熱蓄積量 H が190 kcal/hとなる．人体の比熱を0.8 kcal/kg・℃とすると，本測定対象者の平均体重 G が52.2 kgであったので，体温変動（℃/h）＝$H/0.8G$ によって1時間で4.5℃の降下となり，ランニングシャツにパンツで走る場合，熱平衡を保つのは気温15℃のみであるが，0℃の気温であっても服装によって熱平衡を保つことが可能である[2]．

(2) ウォーキングと体温

5℃，風速5 m/秒の寒冷環境下で8名が6時間の間欠的ウォーキング運動（45分間の歩行後，15分間休息の繰り返し）を，最初の2時間が6 km/h，以降5 km/hの負荷で，服装は綿シャツ，上下のウェアと防寒コート，ウールの靴下・手袋，防寒用帽子を着用し実施した結果，直腸温は図2に示すように，6 km/hでは上昇するが，5 km/hでは熱放散が産熱を上回り徐々に低下し，低温に加えて風による風冷力が影響する[3]．

(3) 水泳と体温

水の熱伝導率は，空気の約25倍である．

15〜17℃の水温に12〜20時間漬かっている場合，生存予想時間は約5時間とされるが，一定のペースで泳いでいるとその間は高い産熱水準を保つことができる．しかし，泳者が疲れて泳ぐ速度が落ちてくると，産熱量が減少し，体温が下がり始める．いったん体温が下がり始めると，筋肉運動が困難になり，これがさらに体温下降に拍車をかける．そうなると正しい判断ができなくなり混乱し，幻覚を伴う．

24℃の水温下で2時間の水泳中の直腸温の変化をみると（図3），被験者のB〜Dの3名の入水後10分までの上昇は，皮膚血管収縮により核心部への血流移動である．その後4名ともに低下し，開始時と終了時との温度差は1〜1.5℃であり，低水温下での深部体温の低下は，伝導による熱放散である[4]（H編第13章参照）．

（管原正志）

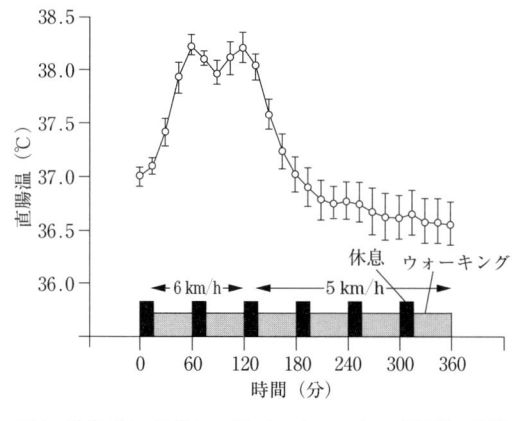

図2 気温5℃，風速5 m/秒でのウォーキング運動6時間の直腸温変化
間欠的（休息15分，ウォーキング45分）運動で，0〜120分は速度6 km/h，以降360分までは速度5 km/h．衣服条件は，ウェア，コート，手袋，靴下，帽子などの防寒用着用．文献[3]を改変．

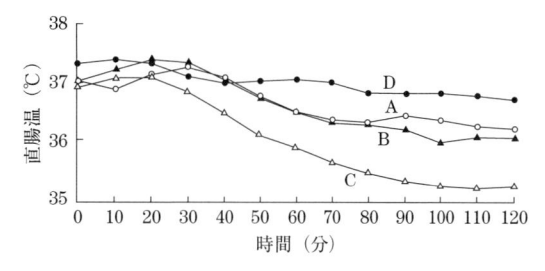

図3 被験者A〜Dの水温24℃での水泳運動2時間の直腸温変化[4]

■文献
1) 猪飼道夫ほか：気温とマラソン記録との関係．体育の科学 19(9)：540-544, 1969.
2) 河谷正光：マラソン競走に及ぼす環境温度の影響について．体力科学 5：62-66, 1955.
3) Weller AS：The influence of cold stress and a 36-h fast on the physiological responses to prolonged intermittent walking in man. Eur J Appl Physiol 77：217-223, 1998.
4) 清水富弘ほか：低水温下における遠泳中の体温調節反応．体育の科学 42：557-560, 1992.

9. 運動の限界─体温と疲労─

a. 運動の限界

運動を長時間継続して行おうとしてもいずれはその強度を維持するのが不可能な限界レベルが訪れ，その結果運動能力は低下し疲労困憊となる．近年では，環境温度や深部体温も運動能力を決定する重要な要因の一つとして注目されている．すなわち，暑熱環境下の運動時に惹起される高体温が暑熱耐性の制限因子となり，末梢および中枢神経を介して疲労感を誘発し，運動パフォーマンスの低下，ひいては熱中症などを引き起こすと考えられている．

b. 暑熱環境と持久的運動パフォーマンス

Parkinら[1]は異なる環境条件下で70% $\dot{V}_{O_2max}$ の自転車運動を疲労困憊に至るまで行い運動継続時間を比較したところ，暑熱下（40℃ 30分）では中程度（20℃ 60分）および寒冷下（3℃ 85分）に比べ極端に短縮されたことを報告した．また，競技選手を用いて自転車タイムトライアルを行った研究では，被験者自ら選択した発揮パワーは，環境温度が高い条件（32℃）の方が中程度条件（23℃）に比べ常に低い値を示した．これらのことは，暑熱ストレスが持久的運動能力を左右する要因であることを示している．

c. 高体温と持久的運動パフォーマンス

Fullerら[2]はラットをさまざまな環境温度に曝露し，疲労困憊に至るまで運動を行わせた．その結果，運動開始前の深部体温は曝露した環境温によって異なっていたにもかかわらず，運動終了時の腹腔内温度（39.8〜39.9℃）と脳の視床下部温度（40.1〜40.2℃）はほぼ一致した温度であったことを報告した．同様にGon-zález-Alonsoら[3]は運動鍛錬者を用い，運動前にからだを冷却または加温し，暑熱下で自転車運動を遂行が不可能になるまで行わせた．図1のように運動前の食道温レベルは異なるが，疲労困憊時の食道温はいずれも40.1〜40.2℃であり，また運動開始前の食道温が高いほど継続時間が短くなることを示した．これらの結果はヒトでもラットでも暑熱下で持久的運動を行った場合，深部体温が約40℃になると運動できなくなることを示している．また，Waltersら[4]もラットを用いた暑熱下での運動実験で同様の結果を示しており，興味深いことに疲労困憊に至る運動後に死亡または顕著な体重減少を示したラットはいなかったと報告している．これらのことから40℃という深部体温は運動時の「体温の危機的限界レベル」と解釈でき，からだの恒常性の乱れを知らせる重要なアラームであり，生体は高体温による組織の損傷を守るための生理的な安全装置を保持していると言える．

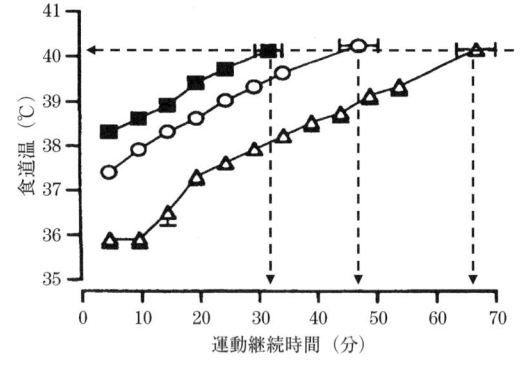

図1 深部体温の上昇と運動継続時間の関係
運動前にからだを冷却あるいは加温し食道温を変化させてから，環境温40℃（相対湿度17%）で60% $\dot{V}_{O_2max}$ の自転車運動を疲労困憊に至るまで行った．文献[3]を改変．

d. 運動時の高体温と中枢性疲労

持久的運動による疲労は，骨格筋のエネルギー源の枯渇および疲労物質の蓄積，水分や電解質の喪失など，主に代謝の限界によるものと考えられていた．しかし，近年は脳内のモノアミン類やアセチルコリンなどの神経伝達物質の増減が，倦怠感の増大やモチベーションの低下などによる中枢性の疲労を引き起こし，運動能力の低下をもたらす可能性が示されている．脳内におけるセロトニンの増大が，中枢性疲労の主な原因であると主張する説もあるが，この説を否定する報告も数多くあり，特に高体温による運動能力の低下へのセロトニンの関与は少ないようである[5]．

Watsonら[6]は競技選手に対し，脳内のカテコールアミンであるドーパミンおよびノルアドレナリンを増大させるブプロピオンを摂取させると，暑熱下の運動能力が向上したことを報告している．図2のようにブプロピオン群のタイムトライアル中の直腸温は，限界レベルである40℃に達していたが，興味深いことに被験者の主観的運動強度や温熱感覚は対照群と変わらなかった．すなわち，ブプロピオンは中枢から末梢への運動を中止させる信号を鈍らせる，あるいは体温の限界レベルを超えてしまう可能性があることがわかった．さらにラットを用いてブプロピオンの影響を検討した結果，運動継続時間の増大に加え，腹腔内温度だけでなく脳温も限界レベルを超えてしまうこと，またその際の体温調節中枢である視床下部のカテコールアミン濃度が上昇することを報告した[7]．これらの結果は，視床下部のカテコールアミンが運動により引き起こされる高体温時の疲労において重要な役割を果たしていることを示唆している．

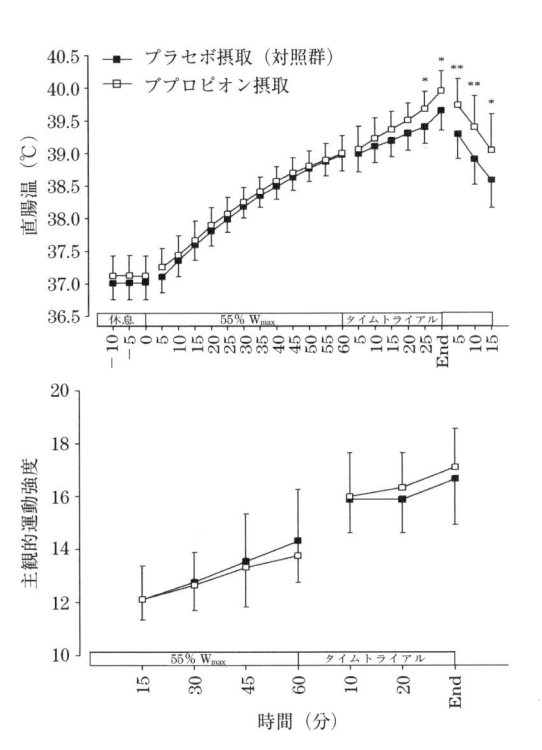

（長谷川博）

図2 暑熱下運動時における直腸温と主観的運動強度の変化
競技選手はドーパミンおよびノルアドレナリンを増大させる薬品（ブプロピオン）またはプラセボ（対照群）を摂取し，環境温30℃（相対湿度60％）で55％W_{max}の自転車運動を60分間行い，その後，運動パフォーマンステストを行った．
文献[6]を改変．

■文献

1) Parkin JM et al.: Effect of ambient temperature on human skeletal muscle metabolism during fatiguing submaximal exercise. J Appl Physiol 86: 902-908, 1999.
2) Fuller A et al.: Brain and abdominal temperatures at fatigue in rats exercising in the heat. J Appl Physiol 84: 877-883, 1998.
3) González-Alonso J et al.: Influence of body temperature on the development of fatigue during prolonged exercise in the heat. J Appl Physiol 86: 1032-1039, 1999.
4) Walters TJ et al.: Exercise in the heat is limited by a critical internal temperature. J Appl Physiol 89: 799-806, 2000.
5) Meeusen R et al.: Central fatigue: the serotonin hypothesis and beyond. Sports Med 36: 881-909, 2006.
6) Watson P et al.: Acute dopamine/noradrenaline reuptake inhibition enhances exercise performance in warm, but not temperate conditions. J Physiol 565: 873-883, 2005.
7) Hasegawa H et al.: Influence of brain catecholamines on the development of fatigue in exercising rats in the heat. J Physiol 586: 141-149, 2008.

10. 運動時の体温と活性酸素

筆者ら[1]は，ラット，マウスのげっ歯類においてトレーニングによる体温と酸化ストレスへの影響を検討している．他方，運動時の体温と活性酸素に関するヒト研究は，実験条件の設定およびサンプリングの困難さなどで，その数は非常に少なく，そのため，適当な総説も見当たらない．ここでは，ヒト研究に的を絞って，その現状を簡単に紹介したい．

a．運動時に体温が低下するケース
(1) 浸水実験

特別な運動を行っていない若年男性に，水温35℃，30℃，20℃でそれぞれ首まで浸水させ，徐々に負荷量を増大して自転車エルゴメーターによる運動を実施させると，35℃，30℃での浸水は深部体温に影響しないが，20℃ではふるえが出現し，鼓膜温度が平均0.50℃低下する[2]．運動をしない浸水のみでは，水温の低下とともに呼気中の一酸化窒素（NO）濃度は減少する．運動を伴う浸水では，いずれの水温でもNO濃度は一層の減少を示し，それは水温の低下と運動強度の増大に依存的である．

寒冷曝露は，さまざまな呼吸器疾患の原因となる．これらの結果は，寒冷環境中の運動は，さらに気管支や肺の血管を収縮させることを示唆しており，要注意である．

(2) cryostimulation

cryostimulation は，−120℃以下で3〜4分間の超低温全身曝露のことで，スポーツ医学をはじめ，いろいろな疾患の治療に応用されている．深部体温は（重要臓器の血液温度も）ほとんど影響されないが，皮膚温度，特に下肢の表面温度が0℃近くまで低下することがあるなど，末梢組織は大きな影響を受ける．

非鍛錬者に cryostimulation を実施すると，共役ジエン（脂質過酸化のマーカー）が増加するなどして，酸化ストレスが亢進する．これは，ふるえなどによる酸素消費量の増大とカテコールアミンの自動酸化によっていると考えられている．一方，カヤック選手が練習前に cryostimulation を実施してトレーニングを継続すると，実施していないトレーニンググループと比較して酸化ストレスの発生が減少傾向を示し，cryostimulation がスポーツ分野ではスポーツ外傷の治療などの臨床面ばかりではなく，実際のトレーニング活動にも有効なことが示唆されている[3]．事前の cryostimulation による酸化ストレスが運動中の活性酸素発生を逆に抑制すると推測されているが，詳しいメカニズムは不明である．

(3) カロリー制限

カロリー制限は長寿をもたらし，血中低インスリンレベル，血中デヒドロエピアンドロステロンスルフェート（DHEAS）濃度低下の遅延，低体温，酸化ストレスの減少がその重要な要因となっている．

非肥満者（ややオーバーウェイト）をカロリー制限群（実験開始時のエネルギー所要量の25%のカロリー制限），カロリー制限・運動併用群（12.5%のカロリー制限＋運動による12.5%のエネルギー消費量増大），超低カロリー食群（体重が15%減少するまで890 kcal/日，その後は体重維持食）に分け，6か月間継続すると，いずれの群も血漿インスリンは有意に減少するが，血漿DHEASは3グループとも変動を示さない[4]．他方，深部体温は，カロリー制限・運動併用群のみが1日平均温と夜間温の両方が有意に低下する．加えて，除脂肪体

重の減少はカロリー制限・運動併用群が最も小さく，さらに長期間の観察を行うと，この群が長寿に最も有利な結果を示す可能性がある．ただし，3グループともに酸化ストレスによるDNAダメージは有意に減少する．

興味深いことに，月経周期のうち低体温期（卵胞ホルモン期）に運動を行うと，酸化ストレスの発生が小さくなる．高レベルのエストラジオール（抗酸化能を有する）も関与していると考えられている．

b．運動時に体温が上昇するケース
(1) 食事による熱産生効果

非鍛錬者と運動習慣を有する者にβ受容体作動薬（イソプロテレノール）を投与すると，後者により高い熱産生が認められる．これは，運動習慣が食事による熱産生効果（DIT）をより大きく誘発することを意味する[5]．非鍛錬者にアスコルビン酸を同時に投与すると，β作動薬効果が鍛錬者と同じくらいに高まるため，両者のβ受容体反応差には酸化ストレスが関与していることが示唆される．鍛錬者にはアスコルビン酸効果がみられないが，これは運動習慣により抗酸化能がすでに十分に亢進しているためと推測される．

(2) 高温環境

アスリートに高温環境（環境温35℃，湿度70％）で直腸温が39.5℃になるまでトレッドミル走を行わせると，中立環境（25℃，40％）での運動と比較して，酸素消費量に差がないにもかかわらず酸化ストレスが亢進する[6]．高体温によるNADPHオキシダーゼおよびキサンチンオキシダーゼ（ともにスーパーオキシド（$O_2^{\cdot-}$）の発生源）活性の上昇や，大量に産生されるカテコールアミンの自動酸化などの影響によると推定される．高体温やカテコールアミン放出，酸化ストレスは赤血球を破壊し，血尿を出現させる場合がある．

なお，熱ショックタンパク質（heat shock protein：HSP）に対する運動の影響は，ヒトではまだ一定の見解が得られていない．

(3) 太極拳

長年の太極拳愛好家は，運動中の皮膚血流量の増大，皮膚温の上昇が非鍛錬者と比べて有意に高く，それにはNOの増加が関与している．太極拳は，皮膚の微小循環を改善し，アンチエイジング効果を有するらしい．

体温の上昇，低下にかかわらず，運動によって酸化ストレスが増大する．体温の変動が大きいと予測されるときには，事前の抗酸化サプリメントの摂取がすすめられる．一方，運動トレーニングは，体温変動や運動による酸化ストレスを軽減する．運動が長寿をもたらす有力なツールとなる可能性がここにある．

（大野秀樹・木崎節子）

■文献

1) Kizaki T et al.：Stress- and aging-associated modulation of macrophage functions. Environ Health Prev Med 6：218-228, 2002.
2) Pendergast DR et al.：Effects of immersion in cool water on lung-exhaled nitric oxide at rest and during exercise. Respir Physiol 115：73-81, 1999.
3) Wozniak A et al.：The effect of whole-body cryostimulation on the prooxidant-antioxidant balance in blood of elite kayakers after training. Eur J Appl Physiol 101：533-537, 2007.
4) Heilbronn LK et al.：Effect of 6-month calorie restriction on biomarkers of longevity, metabolic adaptation, and oxidative stress in overweight individuals. A randomized controlled trial. JAMA 295：1539-1548, 2006.
5) Bell C et al.：Thermogenic responsiveness to β-adrenergic stimulation is augmented in exercising versus sedentary adults：Role of oxidative stress. J Physiol 570：629-635, 2006.
6) McAnulty SR et al.：Hyperthermia increases exercise-induced oxidative stress. Int J Sports Med 26：188-192, 2005.

11. 運動トレーニングと暑熱順化

生体が繰り返し暑熱環境に曝露されると，暑熱に対する生体負担を軽減するための生理的適応が生じるが，これを暑熱順化と呼ぶ．暑熱順化には短期間の暑熱曝露や運動トレーニング後に生じる短期暑熱順化と，熱帯地の住民において生じる長期暑熱順化の二つのタイプがあるが，本章では前者を取り扱う．

a. 暑熱環境が運動パフォーマンスに及ぼす影響

これまで暑熱環境が運動パフォーマンスを低下させることは数多く報告されている．図1に示したように70% $\dot{V}_{O_2max}$ の自転車運動を行った際の疲労困憊に至る時間は，暑熱環境（環境温40℃）が最も短い[1]．また，過度の深部体温上昇は運動パフォーマンスを低下させることが知られている（H編第9章を参照）．すなわち暑熱環境下で運動パフォーマンスを維持するためには，いかに運動中の深部体温上昇を抑え，運動遂行不能閾値深部体温まで達する時間を延長させるかが重要となる．

b. 暑熱環境下運動時の体温調節

運動時においては，運動による生体内部の熱産生と外部からの熱負荷（太陽や地表面からの輻射熱）に対して，末梢皮膚血流量の増加による対流や輻射（非蒸発性熱放散）および主に汗の蒸発（蒸発性熱放散）によって生体外へ熱を放散している．しかし環境温が皮膚温より高い暑熱環境下では対流や輻射による体熱移動の方向は逆転し，生体外部から熱が体内に流入するため非蒸発性熱放散が行われず，蒸発性熱放散のみが唯一の熱放散機能となる．すなわち，暑熱環境下運動時の深部体温上昇を効率的に抑えるためには，特に発汗による蒸発性熱放散機能を亢進させることが重要である．

c. 短期暑熱曝露と運動トレーニングによる暑熱順化

数日〜数週間暑熱に曝露されたり，継続的に運動トレーニングを行うと，同一暑熱負荷に対する末梢皮膚血流量の増加，発汗開始閾値深部体温の低下，深部体温上昇に対する発汗量の増大といった熱放散機能の亢進が生じ，より暑熱曝露や暑熱環境下での運動に耐えられるようになる．

図2に，運動トレーニング前，10日間常温環境下運動トレーニング後，10日間常温環境下運動トレーニング＋10日間暑熱環境下運動トレーニング後における深部体温と胸部発汗量の関係を示したように，同一の深部体温に対する胸部発汗量は，運動トレーニングおよび暑熱

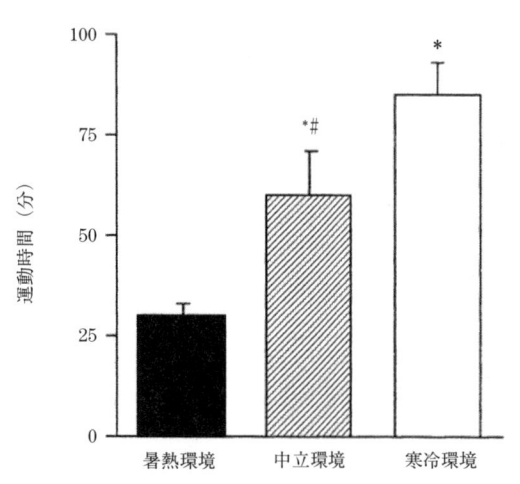

図1 70% $\dot{V}_{O_2max}$ 自転車運動を疲労困憊までの時間に対する環境温（暑熱環境：40℃，中立環境：20℃，寒冷環境：3℃）の影響[1]
＊暑熱環境との比較（$P<0.05$），＃ 寒冷環境との比較（$P<0.05$）．

環境下運動トレーニング後に増大する[3]．また，図3に示したように10日間連続で暑熱環境下において疲労困憊までの運動を行うと，運動時間は1～10日目において約30分間延長する．これは暑熱環境下運動時の蒸発性熱放散機能が亢進した結果である．さらに運動開始時の深部体温が低くなることも，より運動遂行不能閾値深部体温に到達する時間を延長させる[4]．

短期の暑熱順化により生体に生じる熱放散機能の亢進の度合いは，暑熱負荷の強度や暑熱曝露の期間や頻度に依存するが，暑熱環境下での運動トレーニングが最も効果的である．以下に効果的な暑熱順化の方法および留意点をまとめる．①環境温度は30～50℃で，相対湿度は低い方が効果的である．②時間は100分が最も効果的であり，間隔は2～3日以上あけない．③暑熱順化の初期においては運動トレーニング負荷は低く設定し，徐々に負荷を高めていく．④順化後に暑熱曝露や運動トレーニングを停止すると，主な暑熱順化の効果は2～3週間で消失する．⑤暑熱順化過程では発汗量が増大するため，水分補給も増加させる必要がある．

また図4に示したように，一定時刻の暑熱曝露を7日間（環境温度：50℃ 相対湿度：20% 60分間）行い，その前後で暑熱環境下運動時（環境温度：35℃ 相対湿度：50% 60% HR_{max} 自転車エルゴメーター）の深部体温を測定した実験では，被験者が暑熱曝露を行った時刻においてのみ深部体温の上昇が有意に抑えられた

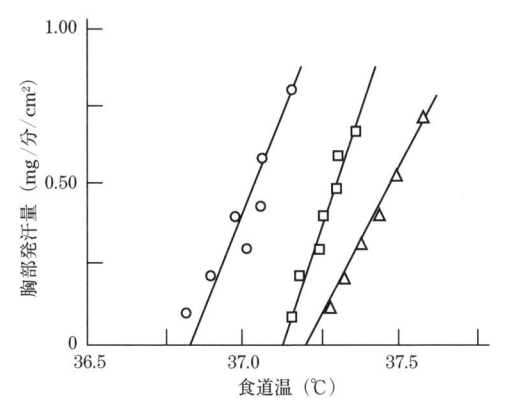

図2 運動トレーニング前（△），10日間常温環境下運動トレーニング後（□），10日間常温環境下運動トレーニング＋10日間暑熱環境下運動トレーニング後（○）における深部体温と胸部発汗量の関係[3]

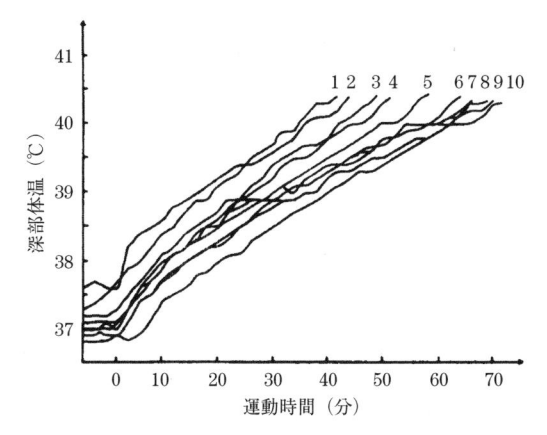

図3 10日間連続で暑熱環境下において疲労困憊まで運動したときの深部体温の変化[4]

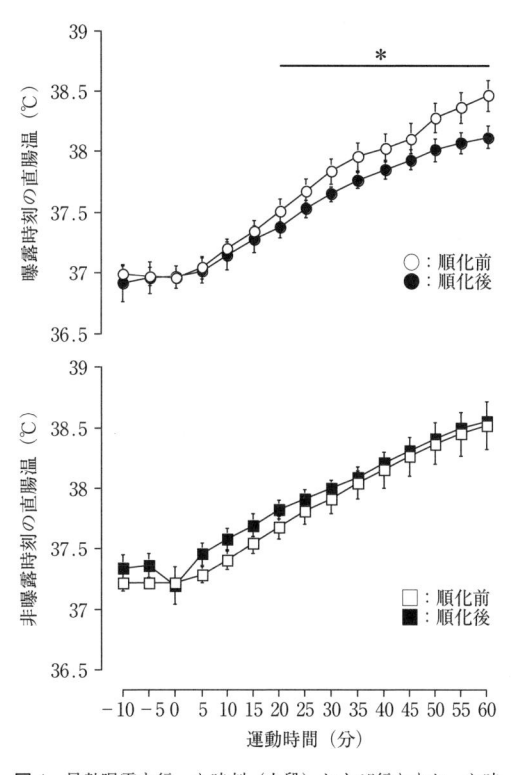

図4 暑熱曝露を行った時刻（上段）および行わなかった時刻（下段）における暑熱順化前後の暑熱環境下運動時深部体温変動の比較
* 暑熱順化前後の比較（$P<0.05$）．

(未発表).よって,あらかじめ運動を行う時刻を考慮した暑熱順化が必要である.

d.その他

短期の暑熱順化により汗中 Na^+ 濃度が低下し,単位発汗量当たりの Na^+ 損失が少なくなる.生体内の Na^+ 量は体水分量の決定に大きく影響し,順化後には水分補給による体水分量の回復が促進する[5].

ヒトは暑熱環境に順化し,暑熱環境下での運動パフォーマンスを向上させる適応能力をもっている.暑熱環境下で運動トレーニングを継続すると,短期間で同一暑熱負荷に対する末梢皮膚血流量の増加や発汗量の増大が観察され,熱放散機能が亢進する.暑熱順化後には,これら熱放散機能の亢進により暑熱環境下運動時の深部体温上昇が抑えられ,運動遂行不能となる閾値深部体温までの到達時間が延長する.

(齊藤武比斗)

■文献

1) Parkin JM et al.: Effect of ambient temperature on human skeletal muscle metabolism during fatiguing submaximal exercise. J Appl Physiol 86: 902-908, 1999.
2) González-Alonso J et al.: Influence of body temperature on the development of fatigue during prolonged exercise in the heat. J Appl Physiol 86: 1032-1039, 1999.
3) Roberts MF et al.: Skin blood flow and sweating changes following exercise training and heat acclimation. J Appl Physiol 43: 133-137, 1977.
4) Nielsen B et al.: Human circulatory and thermoregulatory adaptations with heat acclimation and exercise in a hot, dry environment. J Physiol 460: 467-485, 1993.
5) Sawka MN: Physiological consequences of hypohydration: Exercise performance and thermoregulation. Med Sci Sports Exerc 24: 657-670, 1992.

12. 運動トレーニングと寒冷順化

ヒトが寒冷下で体温を一定に保つには，産熱量の増加と放熱量の減少で対応し，その仕組みは自律神経系，内分泌系および体性神経系により支配される．運動トレーニングによる寒冷への耐性を知る方法には，局所反応と全身反応とがある．

a. 運動トレーニングと局所耐寒性

ヒトが氷水中に手足を浸すと，皮膚温の低下をもたらすが，健常な手足であれば皮膚に発達している動静脈吻合（arteriovenous anastomosis：AVA）が開張して細動脈より細静脈に血液を流し手足を温める．この反応をLewis[1]は皮膚温のうろつき反応（hunting reaction）であり，寒冷血管拡張反応（cold-induced vasodilation）と称した．寒冷血管拡張反応は，局所耐寒性の指標になるとされ，抗凍傷指数を用いた評価法が確立された．

屋内外の14運動種目について運動経験年数と抗凍傷指数の関係をみると，図1のように，運動経験年数が多ければ抗凍傷指数が高く，上位に屋外種目が多くみられる[2]．この種目の順序は，運動種目別の最大酸素摂取量（$\dot{V}_{O_2max}$）の順位とほぼ一致し，このことはトレーニングが$\dot{V}_{O_2max}$の増大とともに寒冷下での代謝の増進，いわゆる熱産生を促すことを，また，屋外種目に抗凍傷指数が高いことは戸外の寒冷曝露が寒冷血管拡張反応の高まりに強く関連していることを示している．

また，男子大学生について定期的に運動を実施した運動群と運動を実施しない対照群について3年間観察すると，$\dot{V}_{O_2max}$と抗凍傷指数の関係は図2のように，$\dot{V}_{O_2max}$が運動群25％，対照群8％の伸び，抗凍傷指数が運動群43％，対照群10％の亢進と密接な関係が認められ，寒冷血管拡張反応は遺伝的なものや慢性的寒冷曝露などの要因に加え，さらに運動トレーニングによってその強さが増す[3]．

b. 運動トレーニングと全身耐寒性

ヒトの寒冷に対する抵抗力を判定するには，寒冷曝露したときの深部体温（直腸温，食道

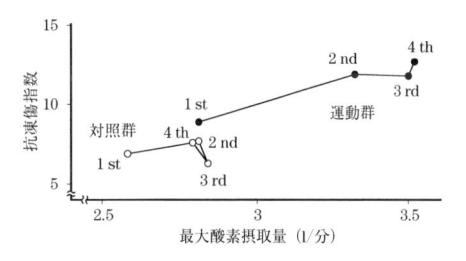

図2 抗凍傷指数に対する運動トレーニング効果[3]

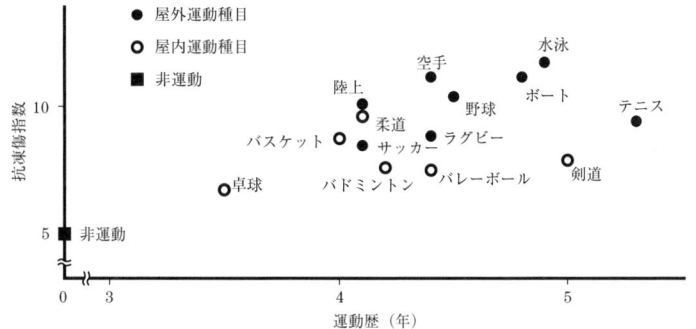

図1 運動種目と抗凍傷指数の関係[2]

温)の変動,全身数か所の皮膚温の低下度,ふるえの出現状況,酸素摂取量の増加度,循環機能の亢進,副腎皮質・髄質ホルモンの分泌などより判定するのが一般的である.全身耐寒性の評価の試みとして,平均皮膚温の低下度 ΔT_{sk} と産熱増加度 ΔM との比率 $(\Delta M/M)/\Delta T_{sk} \times 100$ の指標があり,数値が大きいと耐寒性は弱い,中程度であれば強いとし,これは自覚的な「寒がり」の程度とよく一致する[4].

運動トレーニングと寒冷との間に交叉適応が認められ,これは代謝性寒冷順化ではなく断熱性寒冷順化とふるえによる熱産生の促進,寒冷下の代謝量,体温調節反応と持久的体力水準との間,さらに,体力水準や体脂肪率との間とに関係があり,運動トレーニングは寒冷に対して体温調節系の感受性や熱産生反応の改善がみられる.また,$\dot{V}_{O_2max}$ 水準を高値群(H群:61.0 ml/kg/分),中間値群(M群:53.7 ml/kg/分),低値群(L群:42.8 ml/kg/分)別に分け,12℃ 寒冷下安静状態での平均皮膚温,直腸温,代謝量について比較すると,図3のように寒冷曝露中の平均皮膚温,直腸温は,$\dot{V}_{O_2max}$ の高値群(H群),中間値群(M群),低値群(L群)の順で低下し,曝露後半ではその差が顕著となる.また,代謝量は寒冷曝露中亢進し,30分経過後には差が顕著となり,持久性体力が皮膚温の維持と熱産生の亢進に関係し,寒冷に対しての自律性体温調節反応を向上させる生理学的調節能は,代謝量すなわち熱産生の増加にある[5].また,有酸素運動能力のH群とL群を10℃ 寒冷下で30分安静の後,運動強度70% $\dot{V}_{O_2max}$ で60分間自転車エルゴメーター運動の際のカテコールアミンは,ノルアドレナリンとドーパミンが,寒冷下安静,運動を通じて有酸素運動能力の高値群が高く,カテコールアミンの作用が心拍出量の増加,酸素摂取能力の促進,内臓器官への血流量の増加や骨格筋血管収縮作用の抑制が運動中の熱産生の促

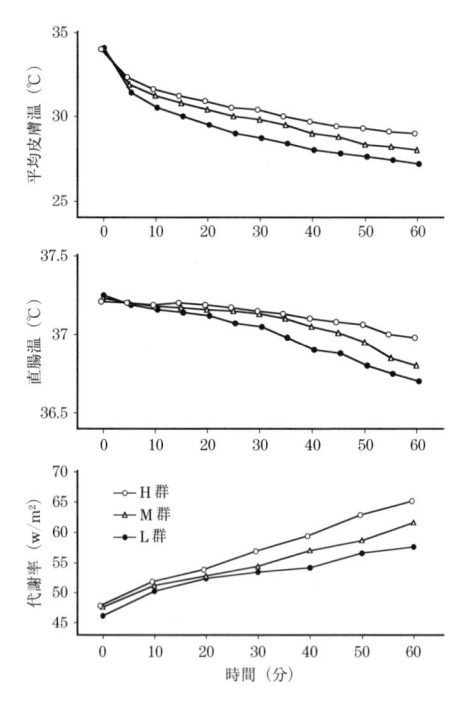

図3 寒冷下安静時の平均皮膚温,直腸温,代謝率と最大酸素摂取量レベルとの関係[5]
H群:高値群,M群:中間値群,L群:低値群.

進に効果があり,耐寒性を高めている.

すなわち,運動トレーニングに伴い骨格筋が増大し,ふるえ熱産生量を亢進する.また,運動トレーニングは自律神経系および内分泌系を介して非ふるえ熱産生量も亢進する.そのため,運動トレーニングは局所・全身の寒冷順化を高めるために有効な手段である.

（管原正志）

■文献
1) Lewis T : Observations upon the reactions of the vessels of the human skin to cold. Heart 15 : 177-208, 1930.
2) 管原正志ほか:身体運動が寒冷血管反応成績に及ぼす影響.体力科学 31 : 163-171, 1982.
3) 管原正志ほか:定期的運動が寒冷血管反応に及ぼす効果.体力科学 42 : 495-501, 1993.
4) 緒方維弘:講座 健康の生理学9 適応—気候風土に対する適応—, p.111, 医歯薬出版, 1973.
5) 管原正志ほか:最大酸素摂取量の違いによる寒冷暴露下での体温調節反応と寒冷血管反応.体力科学 45 : 101-110, 1996.

13. 水泳時の体温

a. 水温と体温調節

ヒトの体温調節は熱産生と熱放散のバランスに依存しており，身体周辺の環境媒体（空気や水）の温度が体温調節に大きな影響を与える．水泳は水中運動であり水の比熱は空気の約4,000倍，熱伝導率は約25倍もあるので，環境温度が体温調節に及ぼす影響は陸上と比較してはるかに大きい．実際に測定された水中での熱伝導率は，安静時で230 W/m²·℃，流水中で460 W/m²·℃，水泳時には580 W/m²·℃とされ，陸上における自転車運動による熱伝導率（17 W/m²·℃）よりもきわめて大きい．

水温15.8～28.3℃での水中安静時および水泳中の時間経過に伴う直腸温の変化は，水温24.2℃以下の水温では時間とともに体温が急激に低下し，水温が低いほど直腸温の低下は大きく，水泳持続時間も短くなる．また，皮下脂肪厚の大きい海峡横断者などでは水中安静時の直腸温の低下が小さく，皮下脂肪層が断熱材の働きをするので水泳時には直腸温の低下がほとんどない．

裸体での水中安静時に体温変化が起こらない生理的中立温度の範囲は33.5～34.0℃であるが，水温30℃以下においては浸漬開始時の深部体温は低下する前に一度上昇し，水温36℃以上では皮膚温より水温の方が大きくなり体内部へ熱が移動することになるので深部体温が増加する．水泳時の深部体温の変化は，一定強度の水泳中において水温の上昇とともに深部体温も上昇する（図1）．2種類の温度（30℃と33℃）と運動強度（酸素摂取量 $\dot{V}_{O_2}$：1.6 l/分と2.6 l/分）による同一負荷での自転車運動と水泳時の体温変化において，水中での体温の上昇は抑制され，同一強度の場合，陸上運動よりも深部体温が低くなる．水中では陸上と比較して深部体温は低く保たれるが，わずかな水温変化が体温変化に与える影響は大きく，水泳速度（運動強度）の増加に比例して，さらに水温が高いほど体温は上昇する．

b. 水泳時の発汗と水分摂取

水泳時においても運動による産熱によって体温が上昇するので，特に高水温環境において高い運動強度での水泳トレーニング時には無視できないほどの発汗（体重減少）が起こる（図2）．しかし，水中での発汗は無効発汗となり，発汗によって体温上昇を抑制することができずに体液を失うことになるので，水泳中であっても積極的に水分摂取を行う必要がある．飲水回数を増やすことで水分摂取率を高めることができるが，水泳の特性から水泳中の呼吸制限や水分摂取が困難であることに加え，水泳中は常に口中が濡れた状態にあるので乾き（口渇感）を

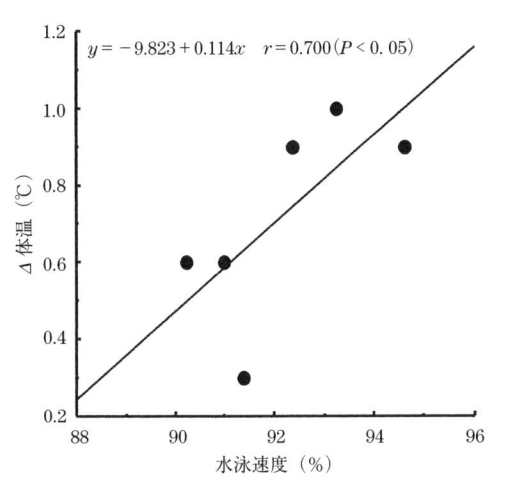

図1 最大速度に対する相対的水泳速度と体温（舌下温）変化量の関連[2]
水泳速度（運動強度）の増加に比例して体温上昇率も増大する．

$y = -9.823 + 0.114x \quad r = 0.700(P < 0.05)$

524   H. 運動

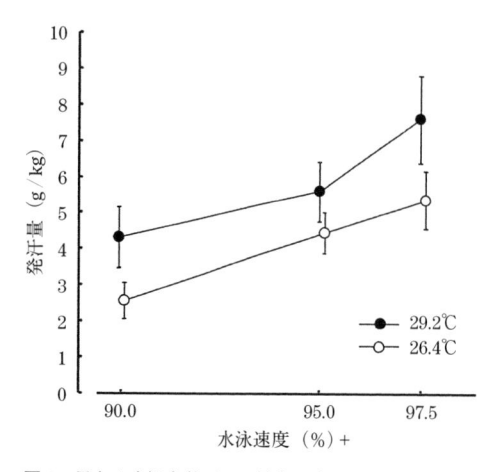

図2 異なる水温条件下での最大速度に対する相対的水泳速度と体重当たりの発汗量（体重減少量）（水泳速度，水温：$P<0.05$）[6]
水泳速度（運動強度）の増加に伴い，また，高水温ほど発汗量が増加する．

おぼえにくいなどの理由で，水泳時の水分摂取率は他の陸上での運動時と比較して低い．

室内プールの場合，室温と水温が一定に管理されているが，屋外プールの場合，気温，水温ともに春季には20℃ と低く，夏季には30℃ を超えることも多い．特に水温30℃ 以上に設定された室内プールや夏季の屋外プールにおいては主に発汗による体水分量の減少がより大きくなり，水泳前の体重の2％を超える減少例もあるので，体温上昇，発汗による脱水，さらに，それらに伴う水泳パフォーマンスの低下を抑制するために，プール環境の改善を図るとともに水泳前からこまめに水分摂取を行うなど，水分摂取率をより高めるための水分摂取方法を工夫する必要がある．

c．水泳時の着衣による影響

水中での着衣の状態によって熱伝導率が大きく異なり，裸体（水着のみ）と比較してウェットスーツなどを着用した場合，水中浸漬時の寒冷ストレス反応が抑制される．厚さ6mm のネオプレン製のウェットスーツを着用した場合，伝熱効率を裸体時の2〜9％にまで下げるとされ，さらに熱伝導率は8〜9 kcal/m²/h と

なる．着衣によって低水温下での皮膚温度や深部体温の低下を抑えることができるので，水中での着衣の状態によって熱バランスを維持できる水温は低下する．一方，裸の状態で熱バランスが中立を示す水温での着衣による水泳では，熱放散の抑制により熱バランスを崩し，体温を上昇させる．

ウェットスーツ着用の場合，水着と比較して30分間の水泳後の平均皮膚温度や平均体温がそれぞれ4℃ と1.6℃ 上昇し，水温が高い（29.5℃）ほど深部体温が上昇する．ウェットスーツと同じような形状の水着においても比較的水温が高い条件（30.2℃）では，水泳中の皮膚温度や温熱感が高くなる．また，頭部の体表面積に占める割合は約9％ で水着を着用する体幹部と比較して小さいが，頭部の熱放散能力は他の身体各部位よりも比較的高いので，防水タイプのシリコンキャップ着用時には水との接触を妨げることで頭部からの熱放散を抑制するので，水が頭部まで浸透するナイロン製のメッシュキャップ着用時と比較してキャップ内の温度（頭部の皮膚温）や温熱感が上昇する．

d．水泳時の至適水温

プールの衛生基準において，プールの水温は22℃ 以上とされている．また，水泳授業を行う際の至適環境条件を判定する目安として，気温と水温による累積温度方式が広く用いられており，気温と水温を加算した値が50℃ であることが望ましいとされている．しかし，利用者の身体的条件や利用目的によって至適水温は異なる．低水温環境や身体的特性の個人差への対応例として，体脂肪率の低い児童を対象とした水泳指導において，水温が25℃ 以下の条件ではネオプレン製の保温水着着用が「ふるえ」や「深部体温低下」の抑制に有効である．

一方，水泳競技において，競技用のプールは水温が25〜28℃ の範囲に設定することが国際水泳連盟のルールで定められているが，ほとん

表1 対象者別の至適水温条件と水泳時間

対象者	至適水温（℃）	水泳時間（分）
乳児，幼児	30±1	30～40
児童（普通水着）	25～28	40～60
児童（保温水着）	23～26	40～60
生徒，成人	28±2	40～100
妊婦	30±1	30～60
競技者	25～28	—

利用者の身体的条件や利用目的によって至適水温は異なる．
文献5)を一部改変．

どの室内プール施設においてはさまざまな利用目的と対象者に対応するために水温が30℃程度に設定されている．また，屋外プールの場合，地域によって異なるが，春季には気温，水温ともに25℃以下になるので体温低下に注意し，夏季には30℃を超えるので特に高強度の水泳トレーニング時には深部体温上昇，発汗による脱水に注意する必要がある（表1）．

（田井村明博）

■文献

1) Matsunami M, Taimura A：Influences of swimming caps on thermal responses of swimmers in two water temperatures. J Phys Fitness Nutri Immunol 17(1)：23-30, 2007.
2) Taimura A, Matsumoto T, Lee JB, Othman T, Yamauchi, M Sugawara M, Kosaka M：Effects of fluid ingestion during intermittent high intensity swimming exercise on thermoregulatory responses and performance. Trop Med 41(2)：65-73, 1999.
3) Taimura A, Matsunami M, Sugawara M, Taguchi M, Taba S：Sweat loss and fluid intake during swimming training in winter and summer at an indoor swimming pool：A field study. Proc 1st Int Sci Confer Aquat Space Act：227-232, 2008.
4) Wakabayashi H, Kaneda K, Okura M, Nomura T：Insulation and body temperature of prepubescent children wearing a thermal, swimsuit during moderate-intensity water exercise. J Physiol Anthropol 26(2)：179-183, 2007.
5) 野村武男：水泳医学百科（日本水泳連盟監修），p. 184, 南江堂, 1987.
6) 田井村明博，管原正志，金田英子，山内正毅，松本孝朗：水温，泳速度が発汗量および体温変化におよぼす影響．デサントスポーツ科学 17：211-218, 1996.

14. 登山時の体温調節

　真っ青な空にそびえ立つ真っ白な峰々への憧れは，山を志す者にとってかき消しがたい想いである．山といっても都市近郊の山から日本アルプス，そして本場アルプスやヒマラヤの峰々など，標高も難度もさまざまである．さらに山はその日の天気しだいで急激に変わる環境条件をわれわれに突きつけてくる．晴天の日であれば直射日光（輻射熱）の影響をまともに受けるし，天気が急変し雨が降れば気温は一挙に低下し，風が吹くとからだの熱はどんどん奪われる．吹雪になれば環境条件はさらに厳しくなる．しかし，われわれのからだはいかなる環境条件下であっても無意識のうちに体温調節機構が働いて体温を一定に保とうとする．

a．気温と湿度

　一般に標高が100m高くなるにつれ気温は0.6℃低下する．例えば，真夏に下界の気温が35℃の猛暑日のとき，標高3,000mの山の頂では17℃となり，下界の4月中旬か10月中旬の気温となる．雨天時には雨具を着用することになるが，登山中は汗をかくことが多く，雨具内の湿度はほぼ100％になる．最近は通気性のよい素材でできた雨具が販売されているので，これを利用すればいくぶん蒸し暑さは解消される．夏の低山で草いきれのするような場所は著しく高温多湿になっている．このような環境では汗はかくが，蒸発せず滴り落ちる（無効発汗）だけなので，体温が上昇しやすく，熱中症に注意が必要である．

b．風

　山ではもちろん快晴無風という日もあるが，一般に天気の変化が激しく，風が吹いていることが多い．風が吹けば涼しく感じるのは経験的に知っている．どのぐらいの強さの風が吹いたとき，どのぐらい涼しいと感じるかを表すのに用いるのが体感温度である．体感温度は一般に，風速に着目したリンケの式で表される．

$$L = t - 4 \times \sqrt{v}$$

ここで，L：体感温度（℃），t：気温（℃），v：風速（m/秒）．

　すなわち，風速が3m/秒以上では，1m/秒増すごとに体感温度は約1℃ずつ下がることになる．気温17℃で5m/秒の風が吹いていれば体感温度は約8℃になる．体感温度を表すのはこれ以外に湿度を基準にしたミスナールの式もある．また，体感温度は日照の有無も関係するので，リンケの式はあくまでも目安として利用されたい．

c．雨と雪

　雨に降られて衣服が濡れると気化熱が奪われ，体温が低下する．これは何も降雨時だけの話ではなく，登山中に汗をかいて衣服を濡れたままにしておいてもからだの熱が奪われる．特に冬山ではこの現象は命に関わる問題となる．冬山に登っているときは運動をしているので，かえって汗をかくぐらいであるが，その汗を下着が吸い取りそのままにしておくと，気化熱によって体温が急激に低下し，ひどい場合には凍死に至ることがある．したがって，冬であれ夏であれ，必ず速乾性の下着を着用する必要がある．冬には，汗を吸収しない純毛の下着も，低体温を防ぐのに非常に効果がある．

d．日　　照

　山では直射日光（輻射熱）を浴びる機会が多

い．輻射熱はからだを温める効果があるので，特に夏山を歩くときは帽子を着用して頭部の温度が上昇しないようにする必要がある．また，直射日光には紫外線が多く含まれているので，日焼け対策も怠らないようにする必要がある．

e. 高度（低酸素）

高度が高くなるにつれ気圧と酸素濃度が低下する．地上で1気圧（1,013 hPa）の場合，標高1,000 mでは気圧は約900 hPa（89％），2,000 mでは約800 hPa（78％），富士山の高さ3,776 mでは約630 hPa（62％）となる．高所では気圧の低下に加え，気温の低下が加わるので，湿度は低下し乾燥状態になり，皮膚や気道表面からの不感蒸散量（皮膚や気道表面から失われる水分量）が増加する．特に長時間の登山では脱水症にも注意が必要である．また低酸素のため呼吸数が増え不感蒸散量がさらに増加

する．しかし喉の渇きは感じにくくなるため，ますます脱水症状に陥りやすい．特に下痢をしているときは要注意である．低酸素は，高所脳浮腫や高所肺水腫などの高山病を引き起こす原因にもなる．

f. 水分補給と塩分補給

夏冬を問わず登山には発汗がつきものである．汗の成分はほとんどが水であるが，わずかに塩分（Na^+）が含まれている．汗をかいた後には水分の補給とともにNa^+の補給も重要である．水だけの摂取では水中毒（軽度の疲労感，頭痛や嘔吐，けいれん，昏睡症状，呼吸困難，精神障害などの症状を示す）を引き起こす結果になるので注意が必要である．摂取する食塩水の濃度は0.1～0.2％（100 ml中にNa^+が40～80 mg）が目安である．特に喉が渇く前に飲むことが重要である．

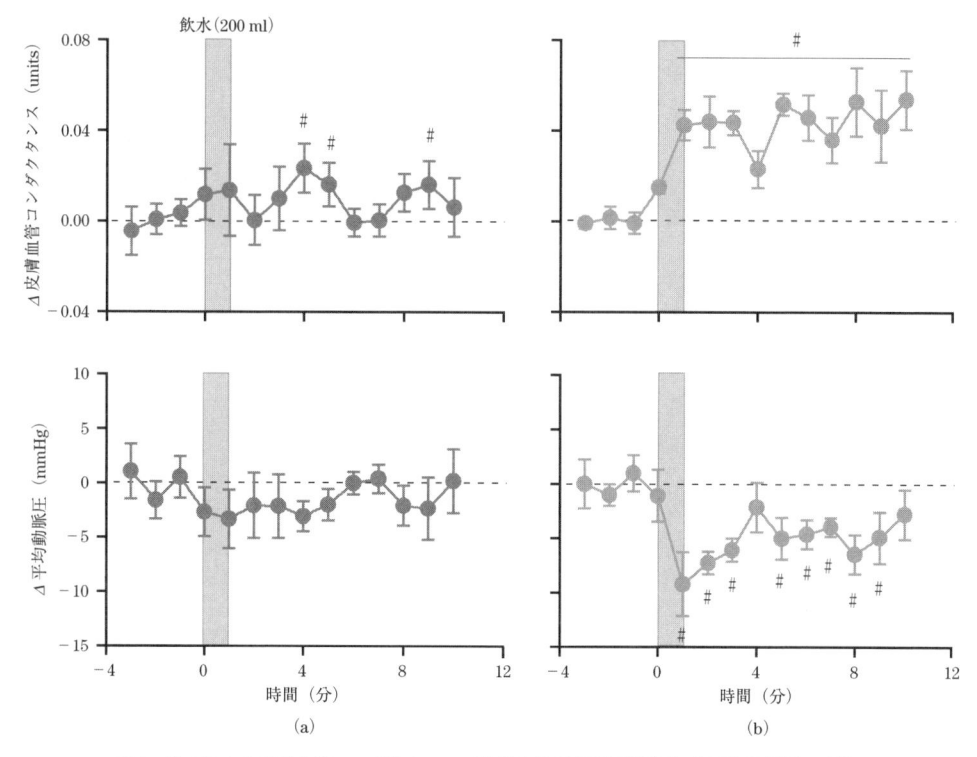

図1 飲水による皮膚血管コンダクタンス（皮膚血流量／平均動脈圧）と平均動脈圧の変化[1]
(a) 対照条件，(b) 高浸透圧条件．飲水前3分間の平均値から変化量を，飲水開始時0分から10分まで示した．
#：飲水前からの有意差（$P<0.05$）．値は被験者7名の平均値±標準誤差．

昔，運動系のクラブでは根性主義から「水を飲むと疲れる」ので水は飲むなと先輩からきつく言われていたことがあった．最近，この問題に対する検証がなされた[1]．

運動時には熱放散を促進させるために皮膚の血管が拡張する．これに対して脱水は，体内の水分の損失を防ぐために皮膚の血管が拡張するのを抑える働きがある．この反応は，運動時の血圧を維持するためには有利ではあるが，体温の上昇を防ぐためには不利な反応である．Kamijoら[1]は脱水状態の被験者に自転車をこいでもらい，体温がほぼ一定になったところで200 mlの温水を1分以内に飲んでもらい，皮膚血管コンダクタンスと平均動脈圧を測定した．その結果，脱水症状を示した被験者では飲水直後に皮膚血管コンダクタンスが約20%増加し（すなわち血液が皮膚血管を流れやすくなり），平均動脈圧が5〜10 mmHgも低下した（図1）．対照条件ではこのような変化は認められなかった．以上の結果から，運動時の飲水は脱水による皮膚血管拡張の抑制を解除することにより，平均動脈圧が低下するためにだるさを感じることが明らかになった．このことから，運動時の飲水による脱力感を防ぐためには，脱水症状に陥らないように十分な水分補給を心がけることが重要であることがわかった．前述の先輩の言葉は一面では正しかったことになるが，脱水症状を来すまで後輩に飲水を制限したのは決して感心できたことではないと言える．

g. 食物栄養

食物は体温を保つためのエネルギー源であるとともに，運動のエネルギー源でもある．登山は典型的な有酸素運動である．有酸素運動はクエン酸回路により体内の炭水化物（糖質）や脂肪が酸素とともに消費される．したがって，登山を継続するには炭水化物や脂肪の摂取が必要となる．体内の脂肪の貯蔵量が大きいのに比べて，炭水化物の貯蔵量は非常に少ない．炭水化物は消費速度が非常に速いのですぐ枯渇するが，脂肪が体内にたくさん貯蔵されているので登山には差し支えないと考えられてしまうが，実は脂肪を燃焼させるのにも炭水化物が必要となる．さらに脂肪は筋運動のエネルギー源になるが，脳や神経系のエネルギー源にはならない[2]．脳や神経系を正常に働かせるためには炭水化物を常に摂取する必要がある．脳や神経系がうまく機能しなければ，運動能力や感覚能力，そして精神活動が衰えるため，登山中の事故の原因となる．そのため登山中は2〜3時間ごとに炭水化物をこまめに摂取するのがよい．

h. 衣 服

衣服の役割の一つに，体温を保つ働きがある．夏冬とも，汗や水を吸収しにくくかつ速乾性の下着を，さらに寒いときには軽量で断熱効果の高い上着を選ぶことは当然であるが，登山中は自分の温冷感覚に従ってこまめに衣服の着脱を行うことが重要である．

冬季には衣服に雪が付き，それが溶けると衣服を濡らす結果になり，低体温を引き起こす原因となる．そのため雪が付きにくいナイロン製の衣服を着用することになるが，ナイロン製の衣服は滑りやすいため，滑落には十分な注意が必要である．

〈野本茂樹〉

■文献

1) Kamijo Y et al.：Transient cutaneous vasodilatation and hypotension after drinking in dehydrated and exercising men. J Physiol 568：689-698, 2005.
2) 山本正嘉：登山の運動生理学百科，東京新聞出版局，2000.

15. 身体障害者の運動環境

a. 脊髄損傷者の体温調節

体温調節能力を顕著に低下させる身体障害の一つは，脊髄損傷（脊損）である．脊髄を損傷すると対麻痺あるいは四肢麻痺となり，交感神経性調節機能不全のために麻痺部における皮膚血管の収縮・拡張および発汗機能など生理的な体温調節機能が低下する．特に，放熱機構の機能不全の体温への影響は著しく，高温環境下あるいは運動時の体温を上昇させ，運動パフォーマンスの低下を招くだけでなく，熱中症の危険も高めることになる．

脊髄損傷者（脊損者）の体温変動の特徴として，脊損者がさまざまな温度環境に曝露された場合，深部体温が環境温の影響を受けやすいことが知られている．脊損者をさまざまな温度環境に曝露させると健常者の深部体温は一定なのに対し，脊損者のそれは環境温の変化に応じて変動する．また，脊損者が持久的な運動を行うと，深部体温および皮膚温は健常者よりも上昇が激しく，運動後半になると両者間に大きな開きがでてくる．

脊損者の体温調節能力は，基本的には脊損レベルに依存している．一般に，脊損者の麻痺部では皮膚血管運動および発汗反応とも障害を受けている場合が多いことから，脊損レベルが高くなると麻痺部が広がり体温調節能力も低下するのである．対麻痺では麻痺がない顔面あるいは上体に発汗が起こるために放熱機構は比較的維持されている．しかし，胸髄高位損傷では体幹部の発汗が十分ではなく，さらに頸髄損傷による四肢麻痺となると発汗が全身に起こらないことから，暑熱環境および運動時の体温上昇は著しくなる．

b. 脊髄損傷者の運動時の体温と皮膚血流量

運動を行うと深部体温が上昇するが，それに伴い放熱のために皮膚血管は拡張する．図1は，脊損者および健常者に環境温25℃のもとで腕回転運動を20Wの負荷で30分間行わせたときの鼓膜温，大腿部および下腿部皮膚血流量の変化を経時的に示したものである[1]．図1(a)は大腿部皮膚血流量が上昇しなかった脊損者のグループであって，脊損レベルが胸髄12より高い脊損者であった．一方，脊損レベルが胸髄12以下の脊損者では，(b)に示しているように，健常者ほど明らかではないが大腿部皮膚血流量の増加が認められた．胸髄12の脊損者では，大腿部皮膚血流量の増加を示した者と示さなかった者が存在しており，大腿部皮膚血管運動の反応の分岐点は胸髄12辺りにあると考えられている．

図2は皮膚血流量が増加した脊損者および健

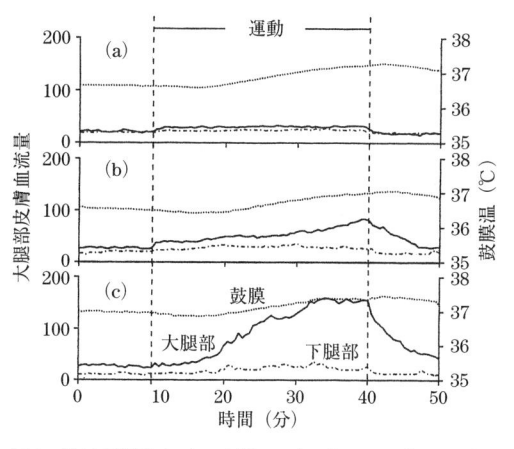

図1 腕回転運動中（30分間）の大腿部，下腿部，鼓膜温の変化[1]
(a) 大腿部皮膚血流量が増加しなかった脊損者（胸髄6～12），(b) 大腿部皮膚血流量が増加した脊損者（胸髄12～腰髄5），(c) 健常者．

530　H．運動

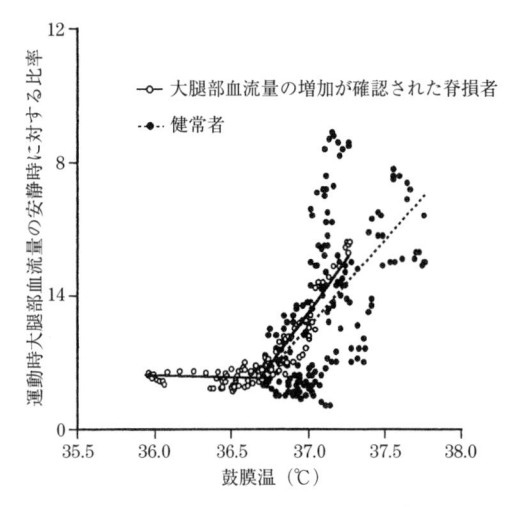

図2 腕回転運動時における鼓膜温と大腿部皮膚血流量との関係[1]
大腿部皮膚血流量の増加が観察された脊損者（胸髄12～腰髄5）と健常者の比較．大腿部皮膚血流量は安静時の測定値に対する比率で示してある．

常者において，腕回転運動時の鼓膜温と皮膚血流量の関係を示したものである[1]．健常者では両者には明らかな直線関係が認められた．一方，脊損者ではある温度を境にして両者の関係が大きく異なっていた．そこで，折れ線回帰分析を適用したところ，鼓膜温が36.7℃ あたりで直線の傾きが変わることが示された．鼓膜温が36.7℃ 辺りまではほとんど大腿部皮膚血流量は増加せず，この温度を過ぎると急激な上昇を示したのである．脊損者の安静時鼓膜温は健常者より低く，安静時の鼓膜温は大腿部皮膚血流量が上昇を始める臨界温度36.7℃ より低い場合が多い．一方，多くの健常者は安静時からすでに鼓膜温は36.7℃ を超えていて，鼓膜温がこの温度に達するまでの時間は必要ないのである．もちろん，脊損レベルが高く，大腿部の血管運動が損失している脊損者では，体温が36.7℃ を超えたとしても皮膚血流量が増加することはない．

c．脊髄損傷者の暑熱環境下における体温と発汗反応

人体における放熱機転の最も重要な生理的因子は発汗である．脊損者の発汗反応は基本的には脊損レベルに依存しているとされている．頸髄を完全損傷すると四肢麻痺となり，全身の発汗機能は消失してしまう．一方，対麻痺者あるいは不完全損傷者では発汗部位および発汗量とも個人差が大きく，脊損レベルとこれらとの関係についてはまだ明確にされていない．

山崎と長谷川[2]は，脊損者（腰髄1～胸髄6）を高温環境下（室温約33℃ 相対湿度約80％）に30分間曝露させ，鼓膜温，皮膚温，局所発汗量（前額部，胸部，腹部，大腿部）を測定した．鼓膜温は暑熱環境下に曝露された直後から増加し続け，平均で約0.7℃ 増加した．皮膚温の増加度は部位により異なっていた．上腕部の温度上昇が最も顕著で，30分間の曝露後半には約2.3℃ の増加を示した．続いて前額部の上昇が大きく，約1.5℃ の上昇であった．一方，下肢の皮膚温上昇は比較的小さく，大腿部および下腿部とも約1.0℃ の増加であった．

発汗量は脊損レベル別および部位別による顕著な違いが観察された．前額部および胸部は，全脊損者において明らかな発汗が観察された．また，腹部の発汗反応についても全脊損者において発汗反応が観察されたが，胸髄6の脊損者では発汗量は少なく，さらに胸髄12の脊損者1名では右腹部において局所的な著しい発汗が認められた．一方，大腿部および下腿部は全脊損者において発汗量は少なく，胸髄6，7の脊損者では発汗が全く観察されなかった．一般に胸髄6より高い損傷レベルでは発汗機能が損なわれると考えられている．本研究においても胸髄6の脊損者において前額部および胸部の発汗は多量であったが，主に下肢部において発汗機能低下が観察された．胸髄12より低い損傷レベルの脊損者では発汗はすべての部位から観察され，これらの脊損者では暑熱環境において発汗による十分な放熱がなされており，体温調節能力を有していることが示された．

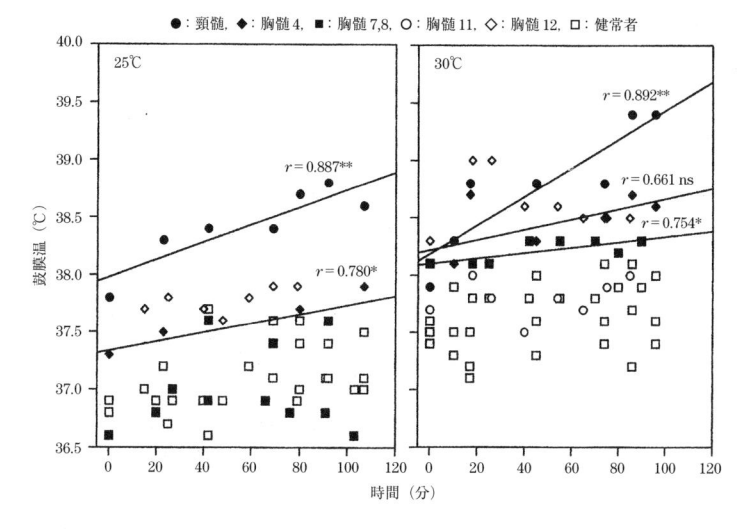

図3 環境温25℃および30℃でのバスケットボール実施時の時間経過に伴う鼓膜温の変化[3]
25℃では頸髄8および胸髄4の脊損者において，また30℃では頸髄8および胸髄7，8において時間経過と鼓膜温に有意な相関関係が認められた．

d．脊髄損傷者の高温環境下における運動時の体温調節

山崎と村木[3]は，発汗能力が異なる脊損者を用いて車椅子バスケットボール時の体温調節反応を観察した．被験者は発汗が全くない頸髄損傷者（頸髄8）と，発汗部位が主に頭部（胸髄4），胸部より上部（胸髄7，8），腰部より上部（胸髄11），全身（胸髄12）の脊損者であった．環境温は25℃あるいは30℃とし，それぞれ休息も含めて2時間の練習およびゲームを行わせた．

環境温30℃のときの各部位の皮膚温は，脊損者全員において25℃の場合よりも約2℃高くなっていた．脊損者の皮膚温は外気温の影響を受けやすいことが指摘されている．特に，脊損者の麻痺部における発汗機能低下により，皮膚温冷却効率が悪化し，平均皮膚温の上昇を招くと考えられている．したがって，脊損レベルが高いほど発汗部位が制限されることから外気温の影響を受けやすいのである．

図3にはバスケットボール実施時の鼓膜温の変化を示している．鼓膜温の変動は明らかに環境温に依存しており，すべての被験者で環境温30℃の方が高かった．また胸髄11，胸髄12の脊損者，健常者の鼓膜温は運動中ほぼ一定だったのに対し，環境温25℃では頸髄8と胸髄4，環境温30℃では頸髄8と胸髄7，8の脊損者は時間経過に伴う鼓膜温の上昇を示した．特に頸髄8の脊損者の鼓膜温上昇は顕著で，30℃の環境下では鼓膜温が39℃を超えるほどであった．このように脊損レベルによって鼓膜温の上昇が異なるのは，残存している体温調節機能（主に発汗能力）の違いによるものである．

（山崎昌廣）

■文献

1) Muraki S, Yamasaki M, Ishii K, Kikuchi K, Seki K：Relationship between temperature and skin blood flux in lower limbs during prolonged arm exercise in persons with spinal cord injury. Eur J Appl Physiol 72：330-334, 1996.
2) 山崎昌廣・長谷川博：脊髄損傷者の暑熱環境下における運動時発汗反応特性に関する研究．平成14～16年度科学研究費補助金研究成果報告書，2005．
3) 山崎昌廣，村木里志：脊髄損傷者の暑熱環境下および運動時の体温調節反応特性．医療体育 19：15-23, 2000.

16. 子どもの運動と体温調節

a. 子どもの形態的特徴

子ども（思春期前）の形態的特徴として，体表面積/質量（体重）比が大人（思春期以降の若年成人）よりも大きいことがあげられる（図1）．体表面積/質量比は体温調節に大きく関与するため，環境温が子どもの皮膚温よりも低い場合には熱放散がより促進され，逆に環境温が皮膚温より高い場合には熱獲得がより大きくなる．さらに，子どもは汗腺のサイズや機能が未発達なため，中強度以上の運動時に発汗量が少ない[3,4]．このため，熱放散が活発になる暑熱環境下や運動時には，大人よりも熱中症の危険や運動パフォーマンスの低下が起きやすいと考えられてきた．

b. 運動時の熱放散特性

子どもは運動時の発汗量が少ないので，その分を頭部（前額部）や軀幹部（胸部，背部）の皮膚血流量の増大（乾性熱放散量の増大）で代償する熱放散特性を有している[4]．皮膚血流量の増大に加えて，環境温が皮膚温よりも低い温熱環境下での条件では，子どもの大きな体表面積/質量比が熱放散をより促進するように作用するため，運動時にも深部体温を大人とほぼ同等に調節できる．逆に，環境温が皮膚温よりも高い条件では，子どもの形態的特徴がマイナスに働き，熱獲得が促進されるので，深部体温の上昇が大人よりも大きくなる．そのため，35℃を超える暑熱環境下では，熱中症が起きやすいので十分に注意する必要がある．

c. 運動時の熱産生量・運動効率

子どもと大人で同じ運動（トレッドミルにて同じ速度，傾斜）を行ったときの酸素摂取量（熱産生量の指標）を比べると，確かに子どもの方が高く，運動効率が悪いように思われる．しかし，子どもと大人では形態的に脚の長さや歩幅が違うため，結果的に子どもの運動強度が高くなっている．これを補正して，からだのサイズ，体重を考慮し，同等の仕事量で熱産生量と運動効率を比較した場合，子どもと大人の差異は認められない．しかし，子どもの心拍出量は大人と比べて少ないのに加えて，運動時には熱放散のために皮膚血流量を増大させなければならないため，からだの中心や活動筋への血流量が減少してしまう．そのため，暑熱環境下での運動時にはパフォーマンスの低下が起きる可能性が考えられる．

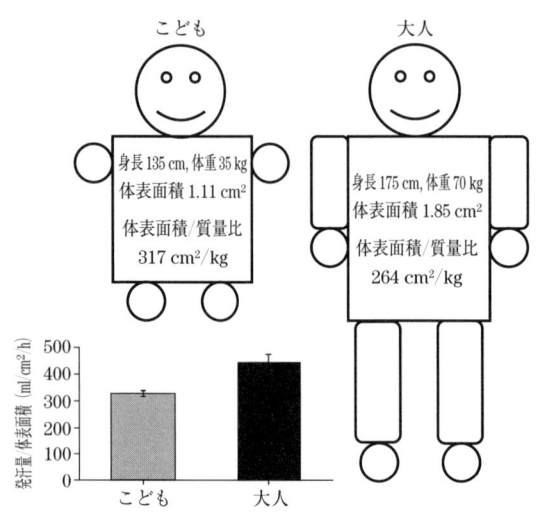

図1 思春期前の子どもの形態的特性
子どもの方が体表面積，体重ともに小さいが，体表面積/質量（体重）比でみると，子どもの方が逆に20%大きくなる．発汗量グラフは暑熱環境下（40℃）で65% $\dot{V}_{O_2max}$ の自転車運動を行わせたときの体表面積当たりの値．文献[2,3]を改変．

d. 暑熱環境下での運動パフォーマンスと深部体温の変化

暑熱環境下での運動パフォーマンスについては，大人に比べて子どもの方が低いという報告が多い．しかし，前述したとおりこれらの研究はトレッドミルを用いた研究が多く，子どもと大人の形態的要素が大きく影響してしまっていた．その点，自転車を用いた研究では，この点を補正できる．最近の自転車を用いた研究で，Rowlandら[5]は暑熱環境下（31℃）および寒冷環境下（19℃）で65% $\dot{V}_{O_2max}$ の自転車運動を行い，子ども（11歳）と大人（31歳）の間に運動時間，直腸温，心拍数，循環器系反応の増加に差がないことを報告している（図2）．加えて，運動の制限因子の一つである深部体温（直腸温）の上昇に注目すると，暑熱環境下での運動中は子どもと大人で差異がないことが多く報告されている．しかし，子どもは形態的にみても高温環境下での持続的な運動には不向きであるため，特に環境温が高い夏季の運動時には安全対策が必要である．

e. 低体温児に対する運動の必要性

本来，子どもの体温は大人に比べて高いはずだが，1980年以降の子どもの体温に関する調査の結果，低くなっていることは間違いないようである[6]．この低体温化の原因として，日常の活動量の減少，食事の問題，生活温熱環境の変化などがあげられる．生活温熱環境に関しては，エアコンの普及により，季節にかかわらず1年中ほぼ同じような温度環境下で暮らすようになってきたことが原因の一つである．さらに，日常の活動量の減少に関しては，室内でのテレビ・ビデオ視聴やゲーム遊びが多くなったことが原因として考えられる．温度調節された室内での遊びは，戸外での遊びに比べて筋肉の活動や温熱刺激が断然少ないので，体温調節が働く必要がなくなってしまう．

前橋ら[7]は，低体温の園児に対して2時間の運動を継続的に18日間行うことで，体温が上昇することを報告している．筆者らの研究においても，生活温熱環境，運動実施の違いにより暑熱環境下での体温調節（皮膚血管）反応が異

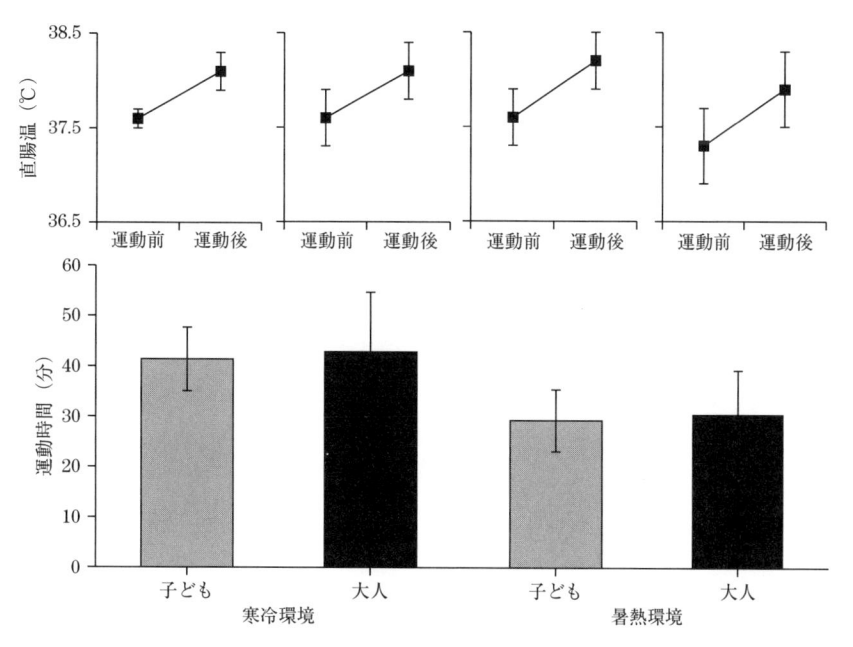

図2 子どもと大人の持久運動能力と直腸温の比較
暑熱環境下（31℃）および寒冷環境下（19℃）で65% $\dot{V}_{O_2max}$ の自転車運動を疲労困憊に至るまで行わせた．上：運動前後の直腸温の変化，下：各温度条件での運動時間．文献[5]を改変．

なることを観察している．運動をすることにより体温調節機能が高まることは間違いのない事実であり，今の子どもには運動が絶対に必要である．そのために，大人も意識して，積極的に子どもを運動させる必要がある．　（石渡貴之）

■文献

1) Rowland T：Thermoregulation during exercise in the heat in children：old concepts revisited. J Appl Physiol 105(2)：718-724, 2008.
2) Falk B, Dotan R：Children's thermoregulation during exercise in the heat：a revisit. Appl Physiol Nutr Metab 33：420-427, 2008.
3) Inbar O et al：Comparison of thermoregulatory responses to exercise in dry heat among prepubertal boys, young adults and older males. Exp Physiol 89(6)：691-700, 2004.
4) 平田耕造，井上芳光，近藤徳彦編：体温―運動時の体温調節システムとそれを修飾する要因―, pp. 180-198，ナップ，2002.
5) Rowland T et al：Exercise tolerance and thermoregulatory responses during cycling in boys and men. Med Sci Sports Exerc 40(2)：282-287, 2008.
6) 相原康二，田中英登，小谷泰則，石渡貴之：ニューロサイエンスと子どものこころとからだ―いい脳を育てるいいインターフェースになろう！―, pp. 24-25，田研出版，2007.
7) 前橋　明：いま，子どもの心とからだが危ない, pp. 6-18，大学教育出版，2005.

17. 高齢者の運動と体温調節

ヒトの形態および機能は，生涯にわたって変化し続ける．そのなかで，成熟期以降に観察される形態的・機能的衰退を老化と呼んでいる．老化の進行速度は身体諸機能で異なる．各機能はいくつかの機序により多重構造的に調節されているが，各機序間の老化進行速度も異なる．ここでは，ヒトの運動時における熱放散反応がどのように老化するのか，全身協関的視点から概説する．

a. 熱放散反応
(1) 発汗反応

図1は，高体力高齢者（最大酸素摂取量 $\dot{V}_{O_2max}=48\ ml/kg/分$），一般の高齢者（30 ml/kg/分），一般の若年者（47 ml/kg/分）における高温下自転車運動時（35% $\dot{V}_{O_2max}$）の (a)

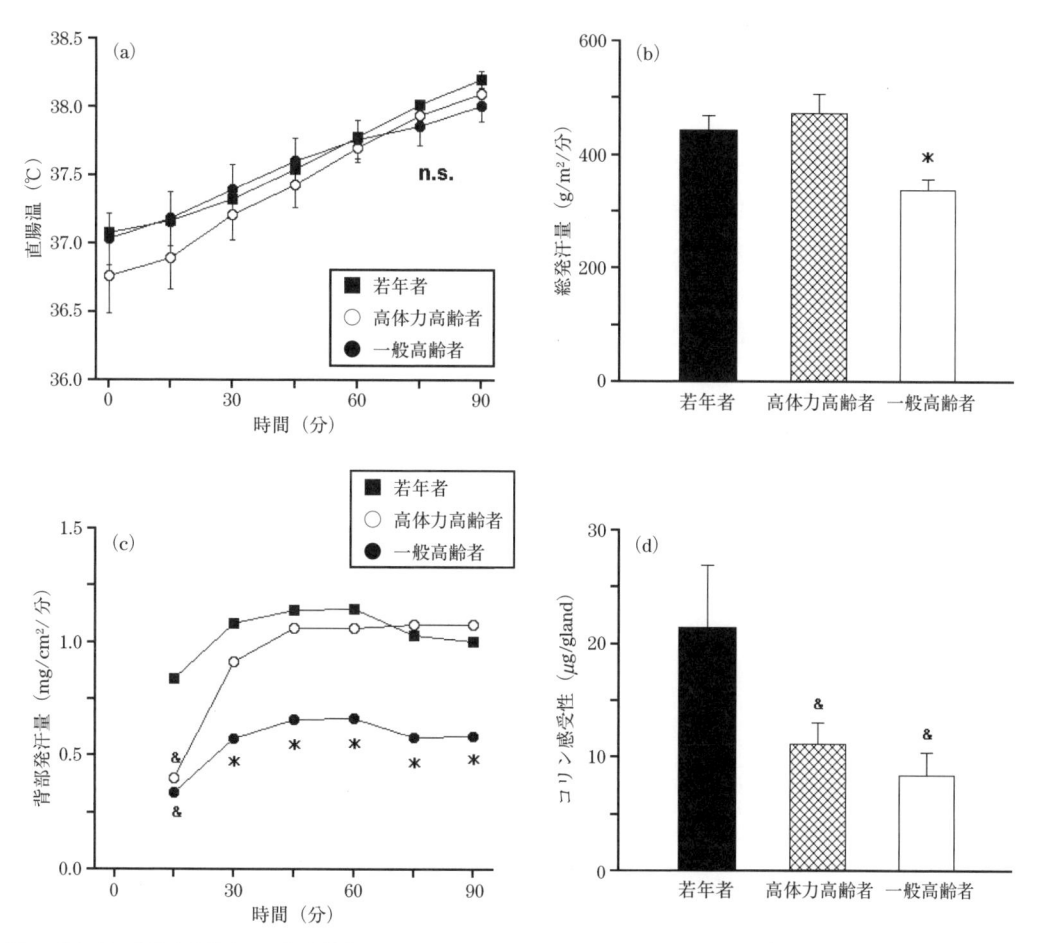

図1 若年者，高体力高齢者，一般高齢者における43℃環境下（30% RH）運動時（35% $\dot{V}_{O_2max}$）の (a) 直腸温，(b) 総発汗量，(c) 背部発汗量，(d) 発汗刺激剤テスト時におけるコリン感受性（背部の単一汗腺当たりの汗出力）
(a)〜(c) は暑熱順化過程8日目のデータを用いた．(d) は8日間の暑熱順化過程後（翌日）に実施したメチルコリン皮下注入テストにおける注入後2分間のデータである．＊は若年者と高体力高齢者から，&は若年者から，それぞれ有意差あり．

直腸温，(b) 総発汗量，(c) 背部の局所発汗量を示したものである．運動終了時の直腸温には群差がみられず，総発汗量は一般の高齢者が高体力高齢者と若年者より少なく，高体力高齢者と若年者が同等だった．なお，この際の絶対的運動強度は，一般の高齢者が高体力高齢者や若年者より低く，高体力高齢者と若年者が同等であった．これらの結果は，総発汗量が絶対的運動強度に，深部体温が相対的運動強度にそれぞれ強く依存することを裏づけるとともに，運動時における総発汗量には年齢より有気的体力がより強く影響することを示唆している．しかし，高体力高齢者でも若年者より，運動開始15～30分間に緩慢な発汗応答（図1(c)）や発汗刺激剤に対する低い単一汗腺当たりの汗出力が観察され（図1(d)），老化に伴う発汗機能の低下が指摘されている．なお，この緩慢な発汗応答は，老化に伴う皮膚の温度感受性の鈍化，汗腺感受性の低下，非温熱性要因に対する発汗量の低下に起因するものと推察されている．

　高齢者に観察される発汗機能の低下は，発汗中枢の活動性より末梢機構の活動性の低下に起因することが発汗波頻度を用いた実験で報告されている．このことは暑熱・運動時や発汗刺激剤投与時の単一汗腺当たりの汗出力の低下（汗腺の萎縮および感受性の低下を意味する）からも裏づけられている．この単一汗腺当たりの汗出力の低下よりも，皮膚血流量の低下が先行することも報告されている．すなわち，老化に伴う皮膚血管拡張機能の低下が汗腺への酸素供給を制約し，それが汗腺を萎縮させ，ひいては汗腺の不活動化（活動汗腺数の低下）を招来するものと考えられている（図2）．熱放散反応の一連の老化過程は全身同等には生じず，下肢→軀幹後面→軀幹前面→上肢→頭部と進行することも明らかにされている．なお，高齢者を対象とした10年間の経年的変化を検討した実験で，老化に伴う発汗量の低下が上肢まで拡大した際

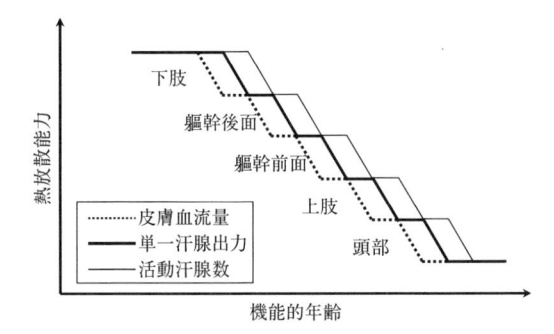

図2　熱放散反応の老化過程

には，頭部の発汗量が増加することが明らかにされている．高齢者で「最近，頭からの汗が多くなった」と訴える人がいるのは，この現象を指している．この増加は，汗腺それ自体およびその周辺に起こる老化を代償するために，発汗中枢からの出力が増大し，まだ老化していなかった頭部の汗腺だけがより積極的に活動したものと解釈されている．つまり，「足からの汗が少なくなったなあ」と感じたら発汗からみた老化の黄信号，その後に「頭からの汗が多くなったなあ」と感じたら，老化の赤信号ということになる．老化に伴う熱放散反応の低下が頭部で他の身体部位より遅れることは，重要な器官である脳の温度上昇を抑制するために理にかなった適応現象である．

　なお，熱放散反応の老化過程に観察された順序性（皮膚血流量→発汗量，下肢→軀幹後面→軀幹前面→上肢→頭部）には，男女差がないようである．しかし，その老化の程度には性差が存在し，老化に伴い性差は消失する．例えば，若年者では女性で劣った発汗機能や鋭敏な皮膚温度感覚が観察されるが，その性差は高齢者ではなくなる．

(2) 皮膚血流量反応

　高齢者における暑熱・運動時の皮膚血流量は，若年者より減弱することが実験で認められている．このような皮膚血流量の減弱は，全身同等には生じず，下肢から始まることが推察されている（図2参照）．また，皮膚血流量の減

弱は，高齢者と若年者の有気的体力，暑熱順化，脱水レベルを一致させても観察されることから，これは主に老化現象であることが推察されている．

この老化に伴う皮膚血流量の低下機序は，中心循環と末梢循環から検討されている．中心循環の検討から，高齢者における運動時の皮膚血流量の低下には，血液量や心拍出量の低下，さらに暑熱下運動時における血流再分配の鈍化（腎臓および内臓血管の収縮の程度が小さい）が関与することが指摘されている．末梢においては，老化機序として皮膚血管の組織解剖学的変性（皮膚血管の萎縮や蛇行を意味する），皮膚血管収縮神経のトーヌス低下の減弱，能動的血管拡張システムにおける感受性の低下が報告されている．ヒトの能動的皮膚血管拡張反応には一酸化窒素（NO）の役割が大きく，最近の薬理学的実験結果から，老化に伴う皮膚血管拡張の減弱はNOの生物学的利用能の低下に起因することが報告されている．すなわち，高齢者ではNO産生の低下と，さらに酸化ストレスの増加に伴うNO分解の促進が皮膚血管拡張の減弱に影響していることが明らかにされている．

膝伸展運動時において高齢者が若年者より高い血管抵抗や大きな血圧上昇を示すものの，両群の大腿動脈血流量（安静時の6倍程度まで）には年齢差はみられなかった．これらの結果は，熱放散反応の老化の引き金である下肢皮膚血流量の低下が大腿動脈血流量の低下（中心循環）に起因するとは考えらないこと，さらに末梢循環の老化が中心循環の老化より先行する可能性を示唆している．

b. 運動トレーニング・暑熱順化の影響

高齢者の熱放散反応（発汗・皮膚血流量反応）は，年齢や体格にも修飾されるが，日常歩行量や有気的体力（図1参照）に強く関連する．すなわち，持久的運動トレーニングが発汗や皮膚血管拡張反応の老化を遅延するのに有効な手段であることを示している．また，高齢者の熱放散反応は若年者と同様に暑熱順化でも亢進するが，汗腺機能の亢進度からみたトレーナビリティーは，老化に伴い低下する（図1参照）．このトレーナビリティーの低下にも，熱放散反応の老化過程と同様の身体部位特性が存在するようである．また，発汗反応の季節順化でも，高齢者は夏季に向けた発汗性の亢進が若年者より遅延し，獲得した発汗性を早期に消失することが指摘されている． 〔井上芳光〕

■文献
1) 井上芳光：子どもと高齢者の熱放散反応．適応医学 7(2)：13-22, 2003.
2) 平田耕造，井上芳光，近藤徳彦編：体温―運動時の体温調節システムとそれを修飾する要因―，ナップ，pp. 180-198, 2002.

18. 女性の運動と体温調節

女性の場合，女性ホルモンの変動が安静時の体温に影響し，卵胞早期を基準にすると，体温はエストロゲンのみが増加する排卵前に0.2～0.3℃低くなり（卵胞後期），排卵後のプロゲステロンとエストロゲンが増加する黄体期に0.3～0.5℃高くなる（図1）[1,2]．運動開始前の体温が高い者ほど，運動遂行を不可能にする高体温状態に早く達してしまうことから，女性が運動する場合では黄体期が卵胞期より体温調節上不利になり，運動パフォーマンスの低下を招くことが考えられる．また，主に男性を対象とした研究から運動トレーニングを行うと体温調節機能は改善され，この改善は女性の場合も同じように起こるが，女性特有の変化も示す．

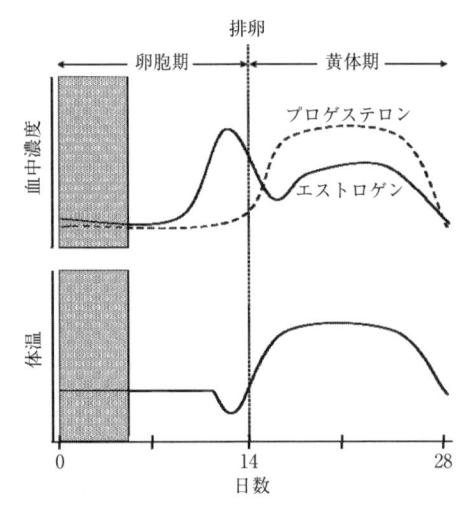

図1 性周期に伴うエストロゲン，プロゲステロン，体温の変動[1,2]
卵胞早期を基準にすると，体温はエストロゲンのみが増加する排卵前（卵胞後期）に低くなり，排卵後のプロゲステロンとエストロゲンが増加する黄体期に高くなる．

a．性周期の影響
(1) 熱放散反応

運動時の発汗開始および皮膚血管拡張の体温閾値は，安静時の体温と同様に性周期の影響を受け，卵胞早期と黄体中期に暑熱環境下で同一強度の運動を負荷した際，発汗開始および皮膚血管拡張の体温閾値が黄体期に高い方へシフトし，同一食道温に対する発汗量・皮膚血流量は低下する（図2(a)）．黄体期に観察される発汗開始・皮膚血管拡張の体温閾値の上昇にはプロゲステロンが強く関与し，そのプロゲステロンの作用はエストロゲンにより減弱されることが指摘され，また，エストロゲンのみが増加する卵胞後期では，発汗開始の体温閾値は卵胞早期よりも低下する．これらのことから，エストロゲンおよびプロゲステロンは直接的に体温調節中枢を修飾し，エストロゲンは発汗開始や皮膚血管拡張の体温閾値を低い方へ，プロゲステロンは高い方へ，それぞれシフトさせることが推察される．さらに，常温下中等度運動を用いた研究では一般女性の黄体中期に卵胞中期より発汗や皮膚血管拡張開始の体温閾値が高い方へシフトするとともに，食道温-皮膚血流量および発汗量の対応関係の勾配が黄体中期に小さくなる（図2(b)の一般女性の①）．また，これらの熱放散反応の抑制で常温下中等度運動中の体温増加度は黄体中期で大きくなる．これまで女性の血漿量は黄体期に卵胞期より減少すること，血漿量の低下は心肺圧受容器反射を介して体温-熱放散反応の対応関係の勾配を小さくすることから，黄体期に低下した勾配は，プロゲステロンの増加→血漿量の低下→心肺圧受容器反射を介して熱放散反応が間接的に影響されることを示唆している[1,2]．

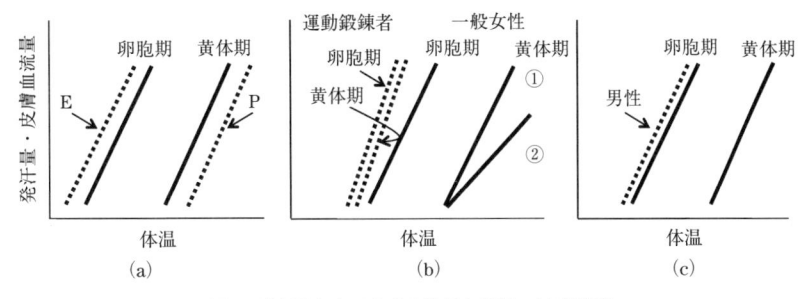

図2 発汗量および皮膚血流量と体温の対応関係
(a) 性周期およびエストロゲン（E）またはプロゲステロン（P）の影響．発汗開始および皮膚血管拡張体温閾値は，黄体中期に卵胞早・中期より高い方にシフトされる．(b) 運動トレーニングの影響．一般女性では性周期に伴う体温閾値の変化①に加え，常温下中等運動では黄体期に回帰直線の勾配も小さくなる（②）．これらの性周期差は運動鍛錬者では消失する．(c) 性差の影響．発汗開始および皮膚血管拡張の体温閾値の性差は女性の性周期に大きく影響され，黄体中期の女性は男性より高い体温閾値を示すが，卵胞中期の女性では男性とほぼ同一の体温閾値を示す．

女性ホルモンが皮膚血管拡張の末梢機序に影響することも考えられ，エストロゲンが一酸化窒素（NO）依存の血管拡張を亢進することや，NOが局所加温時の皮膚血管拡張に貢献することも知られている．

(2) 運動トレーニング

女性が運動トレーニングを継続すると，正常な性周期を有する者でも女性ホルモン（特に黄体期のプロゲステロン）の分泌量が低下し，その変動幅も小さくなる．そのため，前述した性周期（女性ホルモンの変動）に伴う熱放散反応の変容は，運動トレーニングでさらに修飾される．運動鍛錬者には一般女性に観察された女性ホルモンおよび熱放散反応の性周期差は認められず，発汗・皮膚血管拡張開始の体温閾値は黄体期で運動鍛錬者が低く，食道温-発汗量と皮膚血流量の対応関係の勾配は卵胞期，黄体期とも運動鍛錬者が大きく，それらの運動トレーニング差は卵胞中期より黄体中期で顕著である（図2(b)参照）．そのため，運動トレーニングに伴う熱放散反応の改善は，女性ホルモンの影響が小さい卵胞期とその影響が大きい黄体期では異なる[1,2]．

b．性差の影響
(1) 熱放散反応

卵胞早期の女性と男性に各種暑熱刺激（運動も含む）を負荷した際の発汗反応では，女性の発汗量が男性より少なく，その傾向は暑熱刺激の増大に伴い顕著になる．また，下肢温浴前・中における一般女性の直腸温は，卵胞中期には男性とほぼ同等だったが，黄体中期には男性より高値を示した．発汗量では女性（卵胞期，黄体期とも）が多くの身体部位で低値を示したが，皮膚血流量では発汗量ほど差がないか，部位によっては女性の方が多かった．このことから，女性は男性に比べて発汗よりも皮膚血管拡張に依存した熱放散特性を有していると考えられる．発汗・皮膚血管拡張開始の体温閾値の性差は女性の性周期に大きく影響され，黄体中期の女性は男性より高い体温閾値を示すが，卵胞中期の女性では男性とほぼ同一の体温閾値を示している（図(c)）[1,2]．さらに，女性の低い発汗量は，女性の単一汗腺当たりの汗出力が低いことに起因している．女性に観察された熱放散特性と大きな体表面積/体重比を考え合わせると，汗が唯一の熱放散手段となる環境温が皮膚温より高い条件では，女性は男性より体温調節上不利になり，運動パフォーマンスの低下が予

(2) 運動トレーニングの影響

運動トレーニングが運動時の熱放散反応に及ぼす影響の程度を男女でみると，発汗量および単一汗腺当たりの汗出力は運動鍛錬者および一般人とも運動強度が強いほど女性が男性より低値を示し，その性差は運動鍛錬者でより顕著である．この結果と単一汗腺当たりの汗出力の増加がコリン感受性の亢進および/もしくは汗腺肥大を意味することを考え合わせると，運動トレーニングは男女ともコリン感受性の亢進および/もしくは汗腺肥大により発汗機能を亢進するものの，その亢進は女性で小さいことが示唆される．これまで発汗量は男性ホルモンで促進，女性ホルモンで抑制，さらに運動トレーニングに伴う男性ホルモンの増加は女性では微量であるので，汗腺レベルでの単一汗腺当たりの汗出力に観察された性差およびその運動トレーニング差は，男性ホルモンの相違に起因することが考えられる[1,2]．　　　（近藤徳彦・井上芳光）

■文献

1) 井上芳光，桑原智子，小倉幸雄，近藤徳彦：女性の体温調節と運動，体育の科学 54：797-803, 2004.
2) 平田耕造，井上芳光，近藤徳彦編：体温—運動時の体温調節システムとそれを修飾する要因—, pp. 218-227, ナップ, 2002.

19. 海外遠征（時差）と運動

近年では，スポーツはますます国際化し，従来のアマチュアスポーツにおける国際交流から，プロスポーツにおいても多くの選手が国際的に活躍するようになっている．このような選手は，極端な場合空港から直接競技場に向かい，プレーをするようなことも起きている．旅行による疲れもあるが，同時にいわゆる時差ぼけ，ジェットラグ症候群によるコンディションの悪化も大きな問題となる．

a. 体温のサーカディアンリズムと運動能力のサーカディアンリズム

ジェットラグ症候群は，体内時計によるサーカディアンリズムの位相と，飛行到着地タイムゾーンの時刻が同調していないために起こるさまざまな障害である（表1）．サーカディアンリズムにはさまざまなものがあるが，そのなかで運動能力もサーカディアンリズムをもっている．さらには，運動能力のサーカディアンリズムは体温のサーカディアンリズムと非常に密接な関連があることが，明らかにされつつある．

Klineら[2]は，超短時間睡眠覚醒法を用いて，200m競泳の記録の日内変動について詳細な検討をした．図1に彼らの結果を示す．図の実線は耳腔内体温の変動であり，点線は200m競泳のタイムを標準化した値を示している．競泳のタイムは，よい成績すなわちタイムが早いものが上に来るように，小さい数値を上にプロットしてある．

この図から明らかなように，体温のサーカディアンリズムと運動能力の間には，非常に密接な関係がある．細かくみると，体温の下降相においては，2時間程度運動能力の位相が遅れて下降しているようにもみられる．この点については，未だ研究の数が少なく，今後さらなる検討が必要であろう．しかし，ここでさらに注目すべき点は，実際のタイムの差である．グラフでは，タイムを標準化して示してあり実測値ではないが，実測した最低タイムと最高タイムの間には6秒近い差がみられる．この差は，国際大会においては優勝するか入賞できないかというほどの大きな差であり，今後このような運動能力のサーカディアンリズムに関連した，競技場面でのコンディショニングが行われるようになる可能性を示唆するデータでもある．

b. 体温と運動能力

一般に，ウォーミングアップを行って体温が上昇すると，運動能力が向上する．運動能力が向上する理由については，筋における血流の上

表1 ジェットラグ症候群の症状[1]

- 不眠
- 過度の眠気
- 日中の作業効率の低下
- 筋疲労感
- 頭痛
- 抑鬱気分・イライラ感
- 食欲の変化

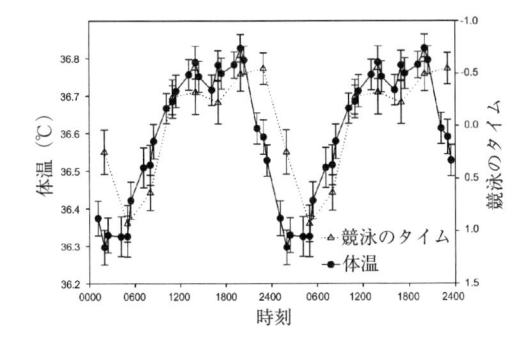

図1 体温のサーカディアンリズムと運動能力[2]
競泳のタイムは標準化した値で，軸は上下逆になっている．軸の上が良い競技成績を示す．

昇，筋への酸素供給能の上昇，神経伝達速度の上昇，などがあげられている．上記の実験でも体温のサーカディアンリズムと運動能力の間には密接な関係があることが示されているが，これは，ウォーミングアップなどによる結果としての体温の上昇と同じ効果の結果であるのかどうかは明らかではない．サーカディアンリズムを示す生理学的指標は内分泌系などほかにもたくさんあり，サーカディアンリズムはいわば生理システム全体の「うねり」のようなものであり，これとウォーミングアップなどによる一過性の体温上昇の結果としての運動能力の向上を同じように考えられるのかどうかは，今後の大きな課題であろう．

c．海外遠征におけるジェットラグ症候群の克服

体温のサーカディアンリズムと運動のサーカディアンリズムの間に密接な関連があることがわかったが，運動能力の低い時間帯に，海外遠征先での試合時間が重なった場合どうしたらよいであろうか．試合時間帯については，図1をもう一度見直すと，午後23時に最もよいタイムが出ているが，午前11時から午後23時までの間の差は，さほど大きいものではない．したがって，目的地に到着したときに午後の高体温期が試合時間帯と一致すれば，すぐに試合があっても比較的よいコンディションになるということである．一方，目的地に到着した後に数日間の適応期間を設けている場合や合宿でも，その場合にも，スムーズに現地に適応するには，出発前から現地の時間帯に少しでも近づけておけばよい．

外界の光やさまざまな社会的因子をすべてコントロールした，隔離環境室（environmental isolation unit）においては時間をかければ，サーカディアンリズムの位相を24時間までもシフトすることができる．しかしながら，競技に出かけるアスリートの場合には，トレーニング環境を考えればそのようなところに入ることはできない．一般に，自然な明暗サイクルのある地域での自然環境下では，実践的には3時間程度のシフトが妥当であろう．

もっとも，これはほぼ南中時刻が昼の12時に一致する地域での話で，たとえば中国などでは，全地域が一つのタイムゾーンで統一されているため，中国の東端と，西端で緯度は60°の違いがあり，著しく日照時間帯あるいは日の出や日の入り時刻が異なる．60°は，地球の自転を考えれば4時間の時差である．したがって，そのような地域では，前進後退の一方向では睡眠覚醒位相のシフトがしやすいが，他方向は難しいというような結果になろう．

d．スケジュールの実際

筆者らの研究室では，アスリートに対して，実際の海外遠征のための渡航前のスケジュール調節の試みを行っている．実践におけるスケジュール調節の経験は未だ十分とは言えないが，これまでの経験に基づいた実践の方法について述べる．基本的な考え方は，現地の時間帯にサーカディアンリズムを3時間程度近づけるということである．この方法として，睡眠覚醒リズムをずらすと同時に高照度光とメラトニンを試みている．その際には下記に示した位相反応曲線を参考に，スケジュールを立てている．また，運動そのものもサーカディアンリズムに影響を与えるので，これも考慮する[3]．

(1) 高照度光

図2に筆者らの作成した高照度光照射装置を示す．これは，蛍光灯を集めて取り付けただけのものであるが，図に示したような被検者の位置で約1万lxの照度を照射することができる．一般に，生体リズムの位相に影響を与えるためには2,500 lx以上の照度が必要であると言われているので，この照度であれば十分なものである．生体リズムの位相変化への影響は，短波長の光の方がより効果が大きいと考えられてい

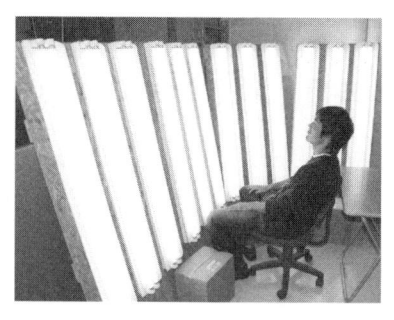

図2 高照度光照射装置

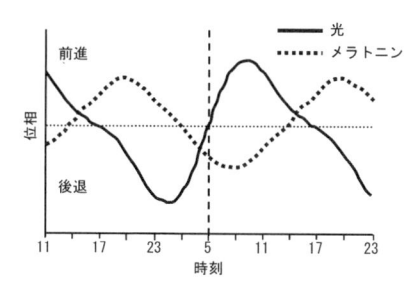

図3 光とメラトニンの位相反応曲線の概略
文献[4,5,7]などにより作成.

るが, 図のような市販の蛍光灯でも照度さえ強ければ, 効果は十分である.

高照度光の照射時刻によって位相への効果は異なり, 位相反応曲線[4,5,7]が描かれる (図3). 照射は, 30分間をパルス状に与えるものなど, いくつかの工夫がなされているが, 1時間連続して高照度光を浴びるという方法も可能である.

(2) メラトニン

メラトニンは, 夜間に松果体から分泌される内因性の物質である. 光によって分泌が抑制される. 海外では経口摂取できる錠剤がサプリメントとして小売りされているが, 国内では認可されていない.

メラトニンは, 現時点でWADA (World Anti Doping Agency) の指定する禁止薬物ではないのでアスリートに使用することも可能である. しかしながら, メラトニンは眠気を起こさせる薬理作用などがあり, トレーニングに対してマイナスの効果があるため注意を要する. 使用に当たっては, 競技関係者に十分な説明が必要であろう.

生体リズムの位相変化[6]に対しては, 低用量投与にて十分な効果が得られることが知られている. メラトニンの位相反応曲線は, 光の位相反応曲線からほぼ12時間遅れた逆位相のものであることが知られている[7] (図3).

海外遠征 (時差) と運動についての概論を述べたが, 出発前の睡眠覚醒スケジュールだけでなく, 高照度光やメラトニンを用いる方法は, 競技に関連して十分に確立されているわけではない. したがって, 十分な専門的知識を有した人のアドバイスのもとに, 行っていく方がよい. 時に, 出発前に内的脱同調が起き, 競技力が低下することもある. このような変化は, ただでさえ試合前に神経質になっているアスリートに不安を与え, 競技にマイナスの要素になる. 一方で, 時差対策は確実に有効な競技力向上の手段とも考えられ, 今後この分野の研究が, 研究者と競技現場の共同作業によって進んでゆくことが望ましい.

(内田 直)

■文献
1) 内田 直:好きになる睡眠医学, 講談社, 2006.
2) Kline CE, Durstine JL, Davis JM, et al.: Circadian variation in swim performance. J Appl Physiol 102(2): 641-649, 2007.
3) Atkinson G, Edwards B, Reilly T, Waterhouse J: Exercise as a synchroniser of human circadian rhythms: an update and discussion of the methodological problems. Eur J Appl Physiol 99(4): 331-341, 2007.
4) Khalsa SB, Jewett ME, Cajochen C, Czeisler CA: A phase response curve to single bright light pulses in human subjects. J Physiol 15; 549(Pt 3): 945-952, 2003.
5) Johnson CH: Phase Response Curve Atlas. (http://www.cas.vanderbilt.edu/johnsonlab/prcatlas/index.html)
6) Lewy AJ, Ahmed S, Latham JJM, Sack RL: Melatonin shifts human circadian rhythms according to a phase-response curve. Chronobiol Int 9(5): 380-392, 1992.
7) Lewy AJ, Bauer VK, Ahmed S, et al.: The human phase response curve (PRC) to melatonin is about 12 hours out of phase with the PRC to light. Chronobiol Int 15(1): 71-83, 1998.

20. 自律神経トレーニング（気功・ヨガ・呼吸法）と体温

a. 気功・ヨガと呼吸

気功は，外気功，内気功，さまざまな体操（導引）や動物の動きをまねたものなど，さまざまな要素を含んだ健康法でもあり，中国3,000年の養生法の総称と言える．ヨガはインド由来の健康法でさまざまなポーズをとることでも有名であるが，身体内部を整え，精神を安定させ，健康な生活を送るための手段，方法であり，哲学である．

気功やヨガに共通し，最も重要なことは，呼吸を重視していることである．どちらも，からだと心をつなぐものとして呼吸の重要性を説いている．

b. 呼吸と自律神経

心臓や胃腸は，自分の意志で働かせることができず，これらの臓器は自律神経系の支配を受ける．自律神経系は交感神経と副交感神経からなり，心臓で言えば，交感神経優位な場合には心臓の拍動が強まり，1回拍出量も増大する．副交感神経優位な場合には逆になる．胃腸では，交感神経優位な場合には，蠕動運動や消化液の出が抑制されたりする．しかし，呼吸運動は不随意的（無意識）な呼吸と随意的（意識）な呼吸とが可能である．

気功，ヨガは，行・呼吸を通じ，からだを鍛え，心を静め，心身一如の状態を求めた．意図的に自律神経系を整えるためではなかったが，結果的には自律神経系トレーニングを行っていたとも考えられる．

ここでは気功，ヨガに通底している呼吸に注目し，足芯呼吸と呼ばれる呼吸法を中心とした西野流呼吸法の実践者のデータから，自律神経トレーニングと体温，循環系について述べる．

c. 西野流呼吸法とは

西野流呼吸法は，足芯呼吸と呼ばれる独自の呼吸法と円運動を中心とした体操の基本からなり，さらに気を相手と巡らす対気と呼ばれるものから構成されている．足芯呼吸は大地のエネルギー（気）を植物が吸い上げるイメージで，足裏から丹田（腹部）を経由して背骨から百会（頭頂）まで吸息とし，止息して丹田に落とし，そこから全身に向かって呼息とともに気を広げるイメージで行う．動作を変えながら30分間ほど，呼吸法を行う．基本の体操は，首から足首まで，円運動や螺旋運動によって緩む運動を行う．呼吸法と基本の体操は約1時間行う．次に対気を行う．これは互いの気の交流を行う方法で，互いに手首と手首を合わせ，からだを前後させながら気の交流を行うものである．

d. 気功・呼吸法で末梢循環がよくなる

図1には，呼吸法から基本の体操，対気と実験的に行ったときの心拍数の変動である．呼吸法は1呼吸2分間をかけ，ゆっくりとした動作であるために心拍数は80拍/分である．基本の体操時でも安静時に比較してもおよそ90拍/分の上昇であるが，実践者はこのとき，手のひらや丹田に熱感をもつと報告している．また，呼吸法を行っている間は，からだのなかから温かくなり，汗がでてくる者もいる．このとき，呼吸法実践者の全身の代謝が上がり，体温も上昇し，皮膚温も上昇しているものと考えられる．

対気時では，心拍数は一挙に160拍/分まで上昇し，もとの状態に戻る．このとき，気を受けた者は後ろ走りしたり，転んだり，各人各様の動作を示し，少し通常では考えられないことが起こる．

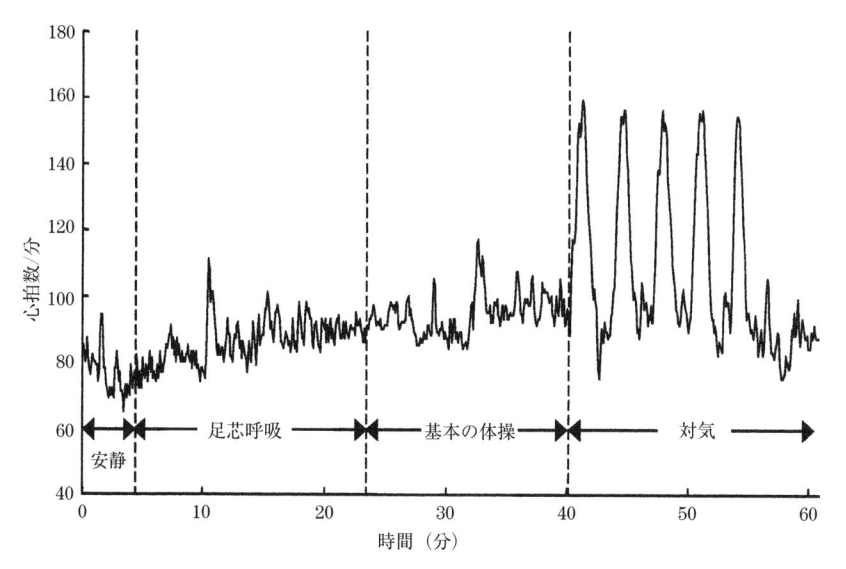

図1 西野流呼吸法実践者における稽古時の心拍数の変動
安静時から，足芯呼吸，基本の体操，対気時の心拍変動を示した．

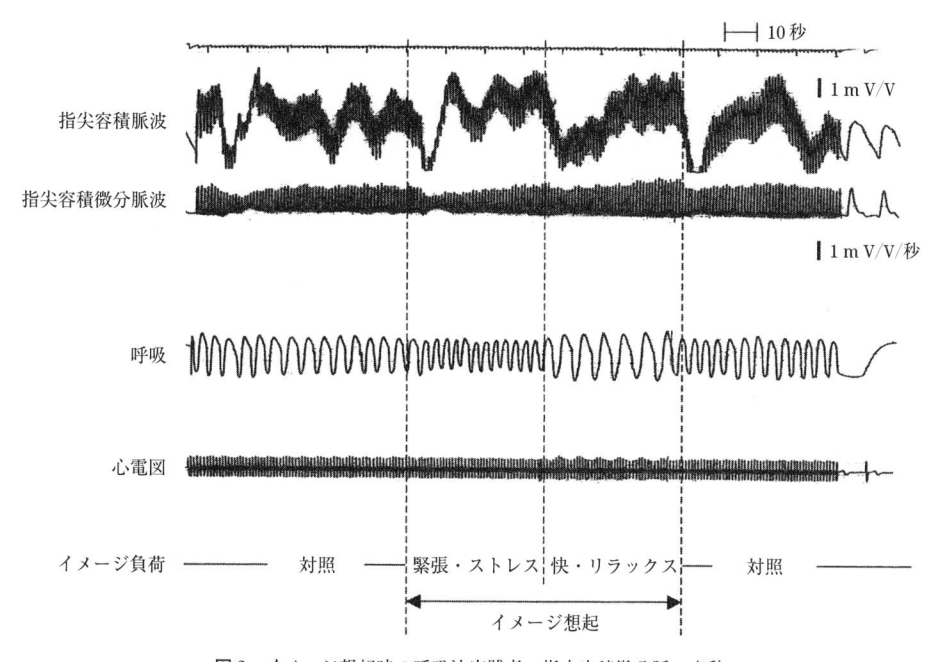

図2 イメージ想起時の呼吸法実践者の指尖容積微分脈の変動

信じがたいが，急激な心拍数の上昇にもかかわらず，皆，一様に気持ちがよいと言う．

足芯呼吸，基本の体操では，ゆっくりとした呼吸と動作に加え，後半の対気になると心拍数の急激な上昇と動きが伴い，静から動，動から静により，自律神経系への働きかけ（トレーニング）が行われることになるのではないか．

e．自律神経トレーニングの効果

図2は，数年間の稽古をした呼吸法実践者を座位安静にし，指先に脈波センサーを装着し，緊張・ストレスのイメージと快・リラックスのイメージの二つのイメージ想起時の指先の血管応答を示したものである．図中の指尖容積微分脈波（⊿DPG）の波高は，末梢血管径に対応

表1 緊張イメージおよびリラックスイメージにおける一般人と呼吸法実践者との指尖容積微分脈波-P波高（％）の比較

	緊張型	リラックス型
	左手	左手
呼吸気功法 ($n=10$)	79.1± 8.6	104.3±14.6
一般男子 ($n=10$)	58.7±19.6	81.2±14.0

（安静）心臓位（指先を心臓の位置に置いたとき）＝100％，平均値±標準偏差．

し，波高の小さいときは血管収縮，波高が大きいときは拡張を示す．呼吸法実践者においては，イメージ想起前の状態から比較すると緊張のイメージで血管収縮がみられ，リラックスのイメージでは血管拡張傾向がみられる．

表1に，イメージ想起時の一般人と呼吸実践者との血管応答をまとめた．一般人は緊張・ストレスのイメージでは，イメージ前の血管径の約60％になり，呼吸法実践者でも，一般人と同様に血管の収縮がみられる．一方，快・リラックスのイメージでは，一般人では，緊張・ストレスのイメージと同様に血管が収縮するが，呼吸法実践者では，イメージ前と同様か血管拡張の傾向がみられる．実践者のなかには，約120％の増加を示した者もいた．末梢血管は，交感神経支配であり，一般人のように，何かあれば収縮するのが一般的である．しかし，呼吸法実践者は，ゆっくりとした呼吸と体操による運動（行）により，リラックス状態を維持でき，自律神経系に働きかけ，さらにその体験の積み重ねから，イメージしただけ（意念）でも自律神経系の調整を可能にしている．

f．自律神経トレーニングの要は呼吸

呼吸法実践者，気功，ヨガの実践者たちは，呼吸を意識・コントロールすることによって，自律神経系の緊張と弛緩のバランスをとることを可能にする．特に深い呼吸によって，全身の代謝は促進され，末梢血管が拡張し，指先や足先まで温かくなり，心も平穏な状態になる．まさに心身一如の状態を呼吸がもたらすことを実感してきた．自律神経系トレーニングの要は呼吸にある．

〔田中幸夫〕

■文献

1) 田中幸夫，江口和美，伊藤 孝，竹宮 隆：剣道熟練者の位置負荷及びイメージ負荷時の指尖容積微分脈波分析．体力科学 53(2)：235-244, 2004．
2) 田中幸夫，江口和美，伊藤 孝，前田順一，竹宮 隆：武道およびスポーツ熟練者の指尖容積微分脈波分析からみた運動適応に関する一考察．日本体育大学紀要 33(2)：79-85, 2004．
3) Tanaka Y, Kimura H, Shimabukuro A, Abe S, Nobechi T：Beneficial effects of the Nishino Breathing Method on the microcirculatory response, the immune activity and the stress level. J Int Soc Life Inform Sci 22 (2)：450-454, 2004．

21. スポーツサーフェースと温度

a. スポーツサーフェースの変化

運動により，体温は上昇することが一般的に知られているが，この上昇度には，運動強度と環境条件が関係する．環境条件には，運動を行う周辺の気温，湿度，輻射熱などで，運動を行う表面であるスポーツサーフェースも，環境条件に大きく影響することが考えられる．屋外で行われる運動では，本来，自然環境下で行われており，スポーツサーフェースは土や天然芝が常であった．しかし，より安定した運動環境を求める人々の欲求は，発展する技術進歩を利用して，天候の影響を極力受けない人工的な環境を考案し，自然環境下で運動を行う機会を奪っていった．特に，テニス，野球，サッカーなどにおいて，スポーツサーフェースは，天然芝や土から人工芝に主流が変わりつつある．サッカー競技において急速な普及をみせているのが，パイル（芝に当たる部分）の長さを50 mm以上とし，砂やゴムチップなどの充填材を入れてクッション性を出したロングパイル人工芝である．（株）日本体育施設出版[1]が行った調査によると，2004年3月時に180施設だったものが，2005年3月時に360施設，2006年3月時に550施設，2007年度3月時で740施設となり，2008年3月時には約930施設まで普及が拡大している．日本サッカー協会（JFA）は，天然芝のグラウンドを増やすことを提言している一方で，ロングパイル人工芝を公認しており，「JFAロングパイル人工芝ピッチ公認規定」を定めている．この規定は，サッカー競技に適したピッチ環境の提供を目的としており，衝撃吸収性やボール転がり距離などの検査も実施される．ところが，温度環境に関しては，保守管理の項に「適切な散水体勢をとり，ピッチ上の温度管理に留意するとともに，選手及び関係者に対し，休憩時間の確保，水分の補給等につき指導しなければならない」との記述にとどめており，サーフェースの温度に対する厳格な検査項目はないのが現状である．

b. スポーツサーフェースの環境温度

これまでに，スポーツサーフェースの違いが衝撃特性や怪我の発生頻度に及ぼす影響に関する研究は，多く報告されている．しかしながら，スポーツサーフェースの違いが環境温度に及ぼす影響に関する報告は非常に少ない．青木[2]は，ハイパイル人工芝グラウンド，天然芝グラウンド，全天候型陸上トラック，クレイ陸上トラック，砂入り人工芝テニスコートにおいて，それぞれのスポーツサーフェースにおける表面温度の経時的変化を四季を通して測定した結果を報告している[2]．有機高分子製サーフェースのグループ（ハイパイル人工芝グラウンド，全天候型陸上トラック）の表面温度は，自然素材からなるサーフェースのグループ（天然芝グラウンド，クレイ陸上トラック）の表面温度よりもいずれの季節も高い傾向にあり，夏季で15℃程度，その他の季節で10℃程度の差がみられた．ハイパイル人工芝における，それぞれの季節の昼間の表面温度は，春季で約55℃，夏季で約65℃，秋季で約30℃，冬季で約20℃であり，春季および夏季の温度は，熱中症予防の観点からも大変深刻な高温となることを示唆した（図1）．

そこで，ハイパイル人工芝におけるこの高温化を抑制するための試みも報告されている．手計ら[2]は，環境課題に貢献するグラウンドとして，表面温度上昇を緩和しつつ雨水の流出抑制

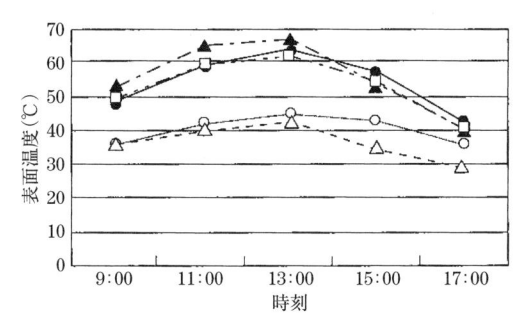

図1 夏季におけるスポーツサーフェースの表面温度の変化[2]
▲：ハイパイル人工芝グラウンド，△：天然芝グラウンド，●：全天候型陸上トラック，○：クレイ陸上トラック，□：砂入り人工芝テニスコート．

c．スポーツサーフェースと生体負担度

上述のように，ロングパイル人工芝は天然芝と比較して，暑熱環境ストレスが大きいことが示唆されている．また，キッズ年代（およそ12歳まで）の特徴として，体表面積/質量比が大きいため，暑熱環境においては熱獲得を促進し，未発達な発汗機能が大きく影響し，深部体温の上昇が若年成人より大きくなることが報告されている[4]．これらのことから，暑熱環境下でのロングパイル人工芝におけるキッズ年代のサッカーの試合では，天然芝における試合と比較して熱ストレスが大きく，パフォーマンスに大きく影響すると思われる．そこで，筆者ら[5]は，暑熱環境下でのキッズ年代のサッカーの試合において，生体負担度に対するロングパイル人工芝の影響を，天然芝との比較から検討した．

環境条件の指標となる平均湿球黒球温度（wet bulb globe temperature：WBGT）は，人工芝で30.46±1.16℃，天然芝で29.54±0.83℃であり，人工芝の方が有意に高かった．いずれの環境条件も，熱中症予防のための運動指針による「厳重警戒（激しい運動は中止）」のレベルであり，生体に対する暑熱ストレスは非常に大きいと推測される．この環境下で，2試合連続して人工芝でゲームを行ったチームを人工芝条件，2試合連続して天然芝でゲームを行ったチームを天然芝条件として，両チームのデータから生体負担度を比較した．

表1は，両条件におけるゲーム中の生体負担度をまとめたものである．体重減少率以外は，両条件間で有意な差はみられなかったが，天然芝条件よりも人工芝条件の方が，心拍数および

に効果のある保水性・浸透性の高い土壌と人体に優しい新型の人工芝の有効性を報告している．まず，人工芝のなかの充填材を，従来のゴムチップからゴムと樹脂をブレンドした熱可塑性弾性体にし，さらに，人工芝下の土壌において添加剤を配合し，土を団粒構造に変化させることで透水性と保水性を向上させている．これらの工夫により，人工芝グラウンドと天然芝グラウンドでの気温は同程度になることが示されている．また，20分間の散水で散水後5時間程度，約10℃表層温度を低下させることも報告している．また，青木[2]は，パイルの色について，従来の緑色パイルのみの配合から，太陽光の反射率の高い白色パイルを織り込んだ人工芝に変えると，表面温度が低くなることを報告している．地球温暖化や熱中症予防の観点から，充填材やパイルの色および素材，さらに土壌における保水性の向上など，人工芝における高温抑制の試みは，さらに発展していくと考えられる．

表1 人工芝と天然芝におけるゲーム中の生体負担度の比較[4]

種類	心拍数（拍/分）	耳内温上昇度（℃）	水分摂取量（ml）	発汗量（ml）	体重減少率（％）
人工芝	155.6±11.2	0.46±0.29	1,113.6±209.0	1,174.8±266.5	0.23±0.61
天然芝	145.4±13.8	0.39±0.26	1,239.4±368.7	1,061.7±207.7	−0.59±0.94
有意差	n.s.	n.s.	n.s.	n.s.	$P<0.05$

耳内温上昇度が高く，発汗量も多い傾向がみられたことから，人工芝による暑熱ストレスが影響しているかもしれない．しかし，自覚的運動強度（rate of perceived exertion：RPE）および喉の渇きのレベルにおいても，それぞれ両条件間で差はみられなかったことから，天然芝条件が，水分摂取量を多くし，体重減少率を大きくしない理由であることを説明することは難しい．この研究では，キッズ年代の測定であり，試合時間も短かったことから，傾向が顕著にみられなかった可能性もある．したがって，スポーツサーフェスの違いによる環境条件の違いが，生体負担度やパフォーマンスに及ぼす影響を明らかにするためには，さらなる研究成果が必要である．

（安松幹展）

■文献

1) (株)日本体育施設出版：安定的に増えるロングパイル人工芝．月刊体育施設2008年増刊号，2008．
2) 青木豊明：屋外スポーツサーフェス高温化抑制の試み．月刊体育施設3月号：56-59, 2007.
3) 手計太一，渡辺亮一，山崎惟義，乾 真寛：新型人工芝グランドの水分気象環境に関する基礎的研究．水工学論文集 52：265-270, 2008.
4) 平田耕造，井上芳光，近藤徳彦：体温—運動時の体温調節システムとそれを修飾する要因—, pp.180-198, ナップ，2002．
5) 安松幹展：暑熱環境下における人工芝の影響—キッズ年代を対象として—（財団法人埼玉県サッカー協会キッズ研究プロジェクト報告書），(財)埼玉県サッカー協会，2005-2006.

I. 気象・地理

1. 温 度 と は

a. 温度と熱平衡状態

温度は，物体の温かさ・冷たさの度合いを数量的に表したものであり，質量などと並んで物体の特性を表す基本的な物理量の一つである．

温かさの異なる物体を接触させると，物体間に熱の移動が発生し，温かい物体はしだいに冷え，冷たい物体は温まっていく．外からの影響を受けないならば，やがて物体間で温・冷の程度は同じになる．この状態を熱的な平衡状態（熱平衡状態）と言う．

物体A～Cについて，物体Aと物体Bが熱平衡状態にあり，物体Aと物体Cが熱平衡状態にあるならば，物体Bは物体Cとも熱平衡状態にある（熱力学の第0法則）．このことから，複数の物体が互いに熱平衡状態にある場合に，それぞれの物体に共通する熱的性質の存在を考えることができ，この性質が物体の温度と定義される．物体Bと物体Cの温度が同じであることは，物体Aとの比較から知られるわけで，温度測定に当たっては物体Aの役割を温度計（の感温部）が果たしている．

b. 温度目盛―ファーレンハイト度（華氏温度）とセルシウス度（摂氏温度）―

物体の温度を温度計によって測定するためには，測定対象の物体と温度計の感温部とを熱平衡状態（同じ温度）にすることが必要である．液柱（ガラス製）温度計である水銀温度計ならば，感温部（水銀溜まり）の水銀が熱平衡状態の温度に応じた体積になり，水銀柱がある高さを示すので，あらかじめ刻まれた温度目盛によってその高さを温度に換算できる．

このような温度による物体の体積変化を利用した温度計の原型は，1592年のガリレオ・ガリレイ（1564-1642）による空気を用いた測温器とされる．アルコールを用いた液柱温度計は1650年頃に制作されたが，高温の測定が困難であったり，正確さに欠けるなどの欠点があった．ファーレンハイト（1686-1736）は，1714年に純度の高い水銀を用いた精密な液柱温度計を開発し，氷と塩（寒剤）を混ぜることによって当時得られた最低温度を0°F，人間の体温を96°Fとする温度目盛を定義した．これが，ファーレンハイト度（華氏温度：degrees Fahrenheit，°F）である．華氏の表記は，ファーレンハイトの中国語の音訳「華倫海特」に由来する．

ファーレンハイトの没後まもなくの1742年，セルシウス（1701-1744）は，1気圧（1 atm）下における水の氷点を0℃，沸点を100℃とし，その間を100等分するセルシウス度（摂氏温度：degrees Celsius，℃）を導入した．摂氏の表記は，セルシウスの中国語の音訳である「摂爾修」によっている．なお，長い間「百分度」としてdegrees centigradeが使用されていたが，1948年の第9回国際度量衡総会においてdegrees Celsiusへの変更が決議されている．セルシウス度tとファーレンハイト度fは，$f=9t/5+32$の関係にある．

ファーレンハイト度が広く使用されていた英語圏の国々においても，メートル法の導入に伴い，1960年代後半から1970年代にかけてセルシウス度への切り替えが進められた．しかし，英語圏の多くの国では，現在でも年配者を中心にファーレンハイト度が日常的に使用されている．

c. 熱力学温度（絶対温度）

気体の熱膨張に関して，シャルル（1746-1823）とリュサック（1778-1850）は，圧力一定の場合に気体の熱膨張は気体の種類によらず温度の上昇量に比例することを見出している（シャルルの法則）．リュサックは，セルシウス度 t と気体の体積 V との関係を提示しており，それは κ を比例定数として $V=\kappa(t+t_0)$ で表現できる．当初は $t_0=266.66℃$ とされたが，その後，ルニョー（1810-1878）の精密な実験によって，$t_0≒273.15℃$ の値が得られている．

これによれば，$t=-t_0$ において，$V=0$ となることから，温度の下限値 $t=-t_0=-273.15℃$ が想定されることになる（実際には $t=-t_0$ になる前に液体・固体となる）．ここで，$-273.15℃$ を基準（絶対零度）とすれば，セルシウス度 t に対して $\Theta=273.15+t$ という新たな温度目盛を定義でき，これを経験的絶対温度と呼ぶことがある．

一方，ケルビン卿（ウィリアム・トムソン）（1824-1907）は，可逆熱機関（カルノーサイクル）に関する熱力学的考察から，1848年に物質によらない温度目盛が得られることを示した．これは熱力学温度（熱力学的絶対温度）と呼ばれ，その値 T は経験的絶対温度 Θ と一致する．これ以降，熱力学温度の単位としてケルビン（K）が使用されることになった．なお，1954年の第10回国際度量衡総会では，温度の基準点として，水の三重点（0.01℃）を 273.16 K と定義した．また，1967年の第13回国際度量衡総会では，温度の単位として，1 K の大きさを水の三重点の熱力学温度の 1/273.16 と定義した．この国際単位系（SI）に従えば，熱力学的温度 T（K）とセルシウス度 t（℃）との関係は，それぞれを単位で除して無次元化し，$t/℃ = T/K - 273.15$ と表現される．

d. 乾球・湿球温度と乾湿計

温度計は空気の温度（気温）の測定だけではなく，相対湿度など空気の乾湿の測定にも利用される．その場合，温度計の感温部を直に空気にさらした乾球温度計と，感温部を薄いガーゼで包み，水（蒸留水）で湿らせた湿球温度計の2本が必要となる（図1）．

日射や赤外線など放射の影響がないとすれば，乾球温度計の感温部（乾球）は，それと接

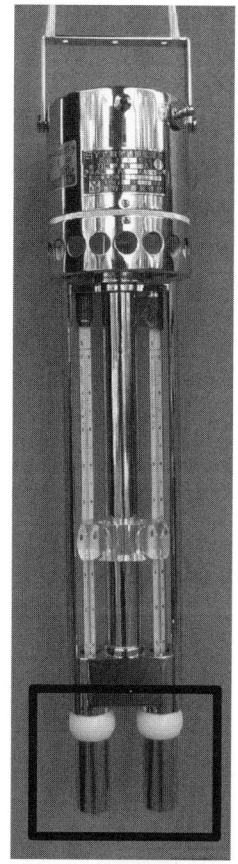

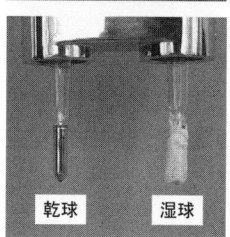

図1 アスマン通風乾湿計（上）とその乾球・湿球の拡大（下）

する周囲の空気と熱平衡状態になり，得られる温度（乾球温度：drybulb temperature, t_d）は空気の温度（気温）である．一方，湿球温度計の感温部（湿球）は，水の薄膜で覆われた状態にあるので，そこからの蒸発によって潜熱（気化熱）が空気中へ奪われる．そのため，感温部は，一般に乾球温度よりも低い温度（湿球温度：wetbulb temperature, t_w）で熱平衡状態に達する．両者の温度差（t_d-t_w）は，t_dあるいはt_wが同一の場合，蒸発が活発であるほど，したがって空気が乾燥しているほど大きくなる．空気中の水蒸気圧 e (hPa) は，次式の乾湿球公式で与えられ，t_d における飽和水蒸気圧 e_d に対する e の百分率が相対湿度 (%) となる．

$$e_w - e = \frac{C_{pd} \cdot P}{\varepsilon \cdot L}(t_d - t_w)$$

ここで e_w (hPa) は t_w における飽和水蒸気圧，P (hPa) が現地気圧で，乾燥空気の定圧比熱 $C_{pd}=1,005$ J/kg/K，潜熱 $L=2.501 \times 10^6$ J/kg，乾燥空気と水蒸気の分子量比 $\varepsilon=0.622$ である．

このような原理に基づく市販の乾湿計に，アスマン通風乾湿計（Assmann aspirated psychrometer）がある（図1参照）．乾球・湿球温度計は放射の影響を避けるため断熱構造の金属管内に収められ，周囲から空気を吸引するためのファンを備えている．相対湿度を t_d と t_w から求めるための数表や計算尺が作成されており，携帯型の乾湿計として野外における気温や相対湿度の測定によく用いられる．

〔高橋日出男〕

■文献
1) 浅井冨雄，武田喬男，木村竜治：大気科学講座2 雲や降水を伴う大気，東京大学出版会，1981.
2) 櫻井弘久：温度とは何か―測定の基準と問題点―，コロナ社，1992.
3) 砂川重信：物理の考え方3 熱・統計力学の考え方，岩波書店，1993.
4) 溝口 正：熱学の基礎，裳華房，2007.

2. 気温・水温・地温

a. 気　　温

　気温とは何か．明確な定義は非常に難しい．測定場所（高度など）と測定方法とによってニュアンスがかなり異なるからである．気象官署における地上気温は，地表面が一定草丈の芝生上1.5 mにおける「通風式温度計」で測定したもので，ファンによる吸引によって平均的で代表性のある空気の温度を意味する．ただし，過去においては百葉箱内に置かれた通風装置のない棒状温度計で測定したものやバイメタル式の自記録温度計による「気温」とは多少異なるが，日平均気温とか月平均気温のような平均気温となると統計的にはあまり問題はない．最高気温とか最低気温などの記録を論ずるとき，気温の測定方法の違いを考慮する必要がある．言うまでもなく気象観測基準に基づいて測定されている気象官署での気温の記録が公認記録とされる．

　一方，高層大気の気温となると，ラジオゾンデ搭載の電気抵抗温度計による測定値であり，特に自由大気では対流が盛んであるから通風の必要はないし，成層圏以上の高層では時間的変化が小さいから，空間的な代表性のうえではあまり問題ない．

　昨今の地球温暖化問題で使用される気温の統計値は，世界各地の地上気温の日平均気温に基づいた月平均気温や年平均気温の変化からの評価である．気温の形成要因の一つで，なかでも最大の要因は緯度効果であり，それは太陽光線の入射角度の緯度による違いが根本にある．気温の成因には，海岸からの距離も次に大きく効いている．気温の日変化や年変化は熱容量の大きい海洋の影響の弱い内陸ほど大きい．盆地内か否かでも気温の変化量が左右されるし，他の環境が同じでも植生の有無でも気温は異なる．それゆえに，気象官署の観測圃場が芝生上という条件を課しているのである．

b. 水　　温

　気温の形成には，大気の対流による熱交換ばかりでなく潜熱交換や放射，伝導も効いているのである．水温の形成にも伝わる速度は異なるが対流と潜熱交換，放射，伝導のすべてが関わる．水温と言っても水体の種類や動態によって異なる．

（1）海水温

　海水の温度はその空間的な違いが密度の違いをもたらし，密度流などの海水の動きにも影響する．また，海水の空間的配置と量的な違いは，それに接する地域空間の気温をも左右する．海洋性気候とか海岸気候はまさにそれらの影響の現れである．海水くらいの大容量の水体ともなると，深さ方向の対流や伝導による熱の伝わり方で，いくつかの水温成層が形成され，水中生態系へ大事な作用をもたらしている．

　海水表面の温度は，かつては表面近くの海水をバケツなどで汲み上げ，棒状温度で測定された値をもって代表させていたが，真の表面海水温度からはほど遠い値である．昨今は赤外放射温度計による非接触型の表面温度計でほぼ真の水温を測ることができる．気象衛星などにより上空から海水の表面温度を測定されており，エルニーニョ現象の調査などにも役立っている．

（2）湖沼水温

　湖沼の水温は海水や河川水に比べほぼ静水であることから，水温形成のメカニズムが特殊で，その結果である水温の分布の時間変化に起因する熱的作用に加え，静振，弱い波や湖流な

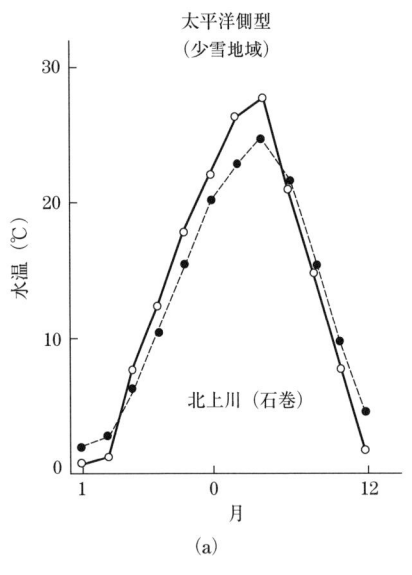

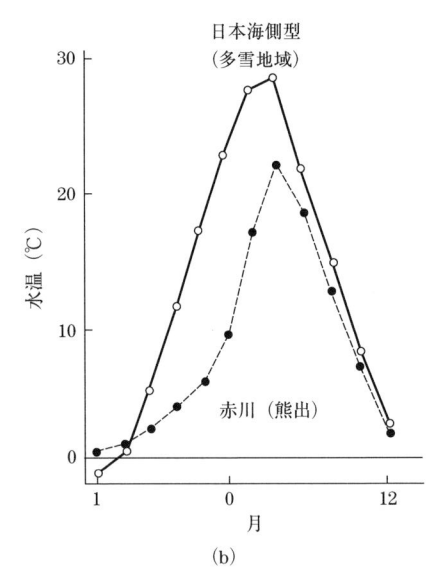

図1 河川水温と流量の年変化[3]

どによる機械的作用とによって，湖水の混合が生ずる．浅い湖や温帯の湖には少なくとも1年に1回は上下に完全に混合する全循環湖が多く，熱帯の深い湖では，水温の季節変化が少ないので水層の混合は弱い．なお，湖沼の違いを，水温に成層ができるものを湖，成層のできないものを沼とする分類方法もある．

湖の水温に関して非常に珍しい現象に「諏訪湖の御神渡り」現象がある．諏訪湖の表面水温が厳冬期に氷点下になって凍り，体積が膨張して湖の中央部辺りで堤状に盛り上がり，諏訪湖の対岸に向かって延びる．その方角によってその年の豊凶を占う行事が神主によってとり行われてきた長い歴史が，諏訪神社に残っている．暖冬年には「御神渡り」ができず，それらをもとにして過去の寒暖の歴史を辿ることができる．

(3) 河川水温

河川水の温度は，河川水内の物質の化学変化や水中生物の環境条件として重要な因子の一つである．河川水に出入りする熱量の年変化は，一定のタイムラグをもっておおよそ太陽放射エネルギーの年変化に対応するが，それは流動変化にも左右される．すなわち，流速や水位などの変動も水温変化に影響するが，とりわけ積雪地帯などでは融雪水などの流入がかなり左右する．日本の河川水温の年変化パターンは，大きく太平洋型と日本海型に分けられる．これは流量変化のパターンに依存するからである．日本海側の融雪水を流出する河川では3～5月頃まで水温上昇が抑制される（図1）．

水温の年変化についてみると，一般に年最高と最低の出現時期は上流・中流・下流でほとんど違いがなく，河川間でもあまり差異がない．あってもその差は1年という周期に比べ無視できるほどに小さい．

次に，河川の横断面内での水温分布の様子をみてみよう（図2）．この種の分布現象は，河川水の横あるいは深さ方向の混合状況に左右される．一般的には流心部辺りが最も低温で，両

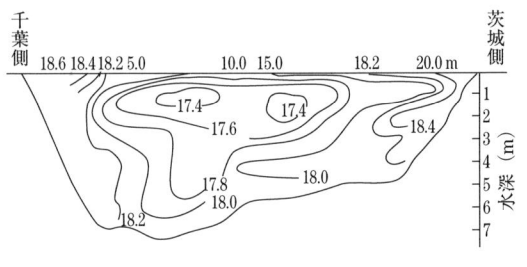

図2 佐原水郷大橋の横断面の水温分布

岸側に高温域が存在する．

c．地　温

地温には地表面温度と地中温度がある（図3）．地表面の温度は放射温度であり，放射収支の結果決まってくるものである．地表がどのような質の土壌かで，特に日中は太陽放射の反射率が違うし，昼夜通して射出率（長波放射の割合）の違いが温度形成に左右する．また，地表が草などで覆われている場合も，表面が濡れているか乾燥しているかで短波放射収支も長波放射収支もともに異なる．短波放射の変化は太陽放射の変化や有無で決まってくるが，長波放射の変化には温室効果が左右することが大きい．

地中温度は年恒温層（温度の年変化がなくなる深さ）までは太陽放射の地表面における放射収支の結果が伝導で伝わっていくが，その深さ以下の地中温度は地殻の温度に向かって深さとともに増加していくものである．年恒温度層の深さまでの温度の季節変化量は年変化の位相差

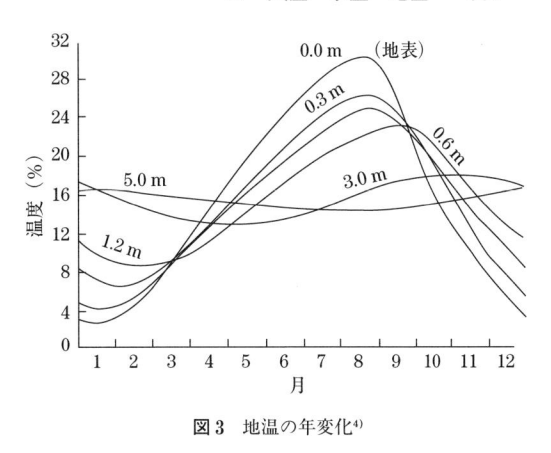

図3　地温の年変化[4]

を利用し，夏は冷却効果に冬は暖房効果に利用される．
（福岡義隆）

■文献
1) 榧根　勇：水の循環，共立出版，1973．
2) 西岡秀雄：気候700年周期説，好学社，1972．
3) 新井　正，西沢利栄：水温論，共立出版，1974．
4) 坪井八十二：農業気象ハンドブック，養賢堂，1961．

3. 温度の日較差と年較差

a. 温度較差の意味

温度の日較差とは日最高温度と日最低温度の差であり，年較差は本来は年最高温度と年最低温度の差である．ところが現行の気温の年較差は最暖月の月平均気温と最寒月の月平均気温との差を言う．この定義によると熱帯地方および亜熱帯の一部では，年較差がきわめて小さく，気温の年変化（季節変化）がほとんどないと考えられている．しかし，日変化でみるとかなり大きく，1日のうちに15～20℃も変化する地域も少なくない．すなわち「熱帯の夜は熱帯の冬である」と言われるほどに，日中の高温に比べて夜から早朝にかけては寒いと思うくらいに温度低下が生ずる．したがって，「熱帯夜」（日最低気温が25℃以上の日）と言う表現は熱帯の気候概念からやや間違ったとらえ方をしているように思われる．現行の年較差よりは，日最高気温の月平均値と日最低気温の月平均値の差によって年較差を評価した方が，より現実に近い年較差と考えられる．

気温の日較差は測定の仕方と場所によって異なることも認識しておくことが必要である．昨今，アメダスなどの気象官署では百葉箱は使用してないが，他の研究所関係や小・中学校の教育現場では百葉箱で気温や湿度が測定されている．百葉箱には気象庁の規格に従った大・中・小の3種類があるが，大きい百葉箱で測定された気温の日較差は小さい百葉箱で測定された気温の日較差よりやや小さい傾向にある．また，同じ緯度，高度，内陸度における場所でも盆地内かそうでないかでも日較差が異なる．面積が大きい盆地や起伏の小さい浅い盆地に比べ，面積の小さい盆地や起伏の大きい盆地は気温の最高と最低の差が大きい．日較差も年較差も平坦地に比べ盆地内の方が大きい．盆地の面積と気温の年較差は反比例の関係にあることもわかっている．

b. 温度較差と海抜高度

気温の日較差も年較差も海抜高度とともに小さくなる．高層気象観測値では日較差は得られないが，午前9時と午後9時の2回の気温観測値でみる限り，上層ほどその2回の差が小さくなる傾向はみられる．1日2回の気温測定値に基づいて各高度の日平均または月平均気温を求め，その年最高値と年最低値から，各高度における年較差を求めることができ，明らかに海抜高度とともに小さくなっていることがわかる．日較差の実測値でみるには，富士山山頂での観測値と近くの静岡での観測値を比較してみることによってある程度わかる．静岡（14 m）における気温の日較差が8月で7.2℃，1月で10.2℃であるのに比べ，富士山頂（3,776 m）では8月で5.9℃，1月で6.4℃と小さくなっている．

c. 温度較差と緯度

気温の日較差も年較差も緯度とともに変化するが，前者は低緯度ほど大きく，後者は高緯度ほど大きい．Strahler らによる世界の気温年較差の分布図をみると，赤道付近における年較差は3℃以下であるのに対し，高緯度（70～75°）のシベリア大陸内部では年較差が60℃を超えている（図1）．極地が最大の年較差を示さないのは海水の影響である．

水温の日変化は一般的には小さい．年変化もあまり大きくはない．それは水の熱容量が大きいためであり，そのことが海岸気候や海洋性気

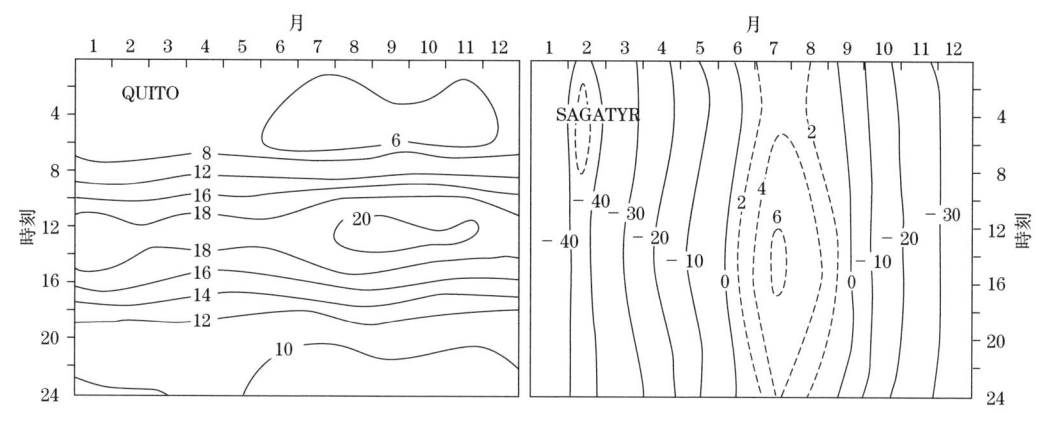

図1 気温の日変化と年変化の緯度効果の比較[1]
QUITO：キトー，SAGATYR：サガティア．

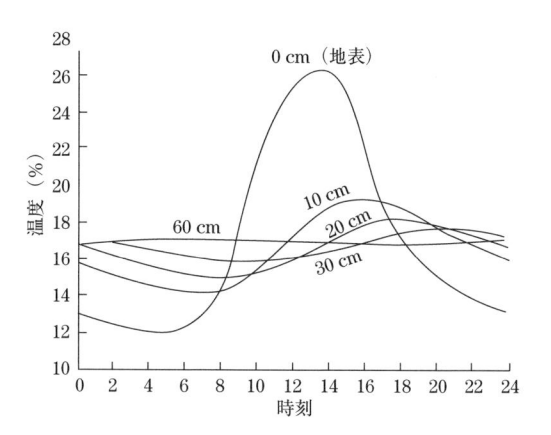

図2 地温の深さ方向の日変化[3]

候を特徴づけているのである．表面水温の日較差は小さいが0になる深さ，すなわち恒温層は地温に比べ深いのが特徴である．

地温の日変化は表面はきわめて大きいが，深さとともに急激に減衰する（図2）．減衰率は地質岩石の熱特性の違いと土壌水分含有量によって異なる．熱特性が同じであれば水分が少ない乾燥土の場合は，日較差，年較差ともに0になる恒温層は浅く，水分が多い湿潤土の恒温層は深い．表面の温度較差と恒温層深度の積は，地中への熱交換量にほぼ比例する．ただし，太陽放射の日変化，年変化とはそれぞれ半日，半年位相がずれている．このタイムラグを利用することによって昼間または夏季間の太陽放射エネルギーを夜間または冬季間に利用することが可能になる．

（福岡義隆）

■文献
1) 福井英一郎編著：気候学，古今書院，1962．
2) 菊地俊夫，岡　秀一編著：住の世界，二宮書店，2003．
3) 坪井八十二：農業気象ハンドブック，養賢堂，1961．

4. 地球温暖化

a. 長期的傾向と要因

20世紀の気温は世界的に上昇傾向にある．1950～1970年代には一時低温な時期がみられたが，1980年代から急速に温暖化が進行している．

地球温暖化の要因として，大気中の二酸化炭素の増加が筆頭にあげられる．そのほかの代表的な温室効果ガスとして知られるメタンガス，一酸化二窒素は，いずれも増加傾向にある．また，水蒸気にも温室効果が認められる．

気温の経年変動は，地球温暖化ガスの増加と地球自体のもつ自然変動の総合的な結果として生じている．比較的低温な1950～1970年代には，大気汚染物質の増加，数回に及ぶ核実験，1963年のアグン火山大噴火があり，関連性が指摘されている（例えば，文献[1]）．

近年，地球温暖化が顕著であることに着目し，1979～2005年に限定して，世界の気温変化トレンドが地域別に検討されている[1]．特に，ユーラシア大陸の中央アジア，中国北部，グリーンランド南西部，アフリカ南部のボツワナ付近で0.7℃/10年以上の昇温が認められる．一方，北極圏と南極圏ではいくぶん低温化傾向が現れた．同年について3か月ごとの季節別に気温変化状況をみると，3～5月には，シベリア西部で昇温量が1℃/10年を上回っているが，残雪の早期融解とそれに派生するアイスアルベドフィードバック（いったん雪氷が減少（増加）し始めるとアルベド効果（I編第8章参照）で気温が上昇（低下）する機構）の促進が原因として考えられる．

6～8月には，モンゴル・中国北部と地中海沿岸地域で約0.7/10年の高い昇温があり，亜熱帯高圧帯の強い張り出しと関連する．9～11月には，北半球高緯度の陸上で昇温量が大きかった．12～2月になると，北ヨーロッパ，グリーンランド南西部，カナダ西部の昇温量が約1.3℃/10年と際立っている．北ヨーロッパで高温化が著しかった時期は，北大西洋振動（North Atlantic Oscillation：NAO）の正偏差卓越傾向と対応し，また，北アメリカの高温化は，エルニーニョ傾向の多発による影響が大きいと推測される．

b. 最高・最低気温と日較差

1950年以降で最高気温と最低気温を検討してみると（図1），ともに前半は負偏差で，後

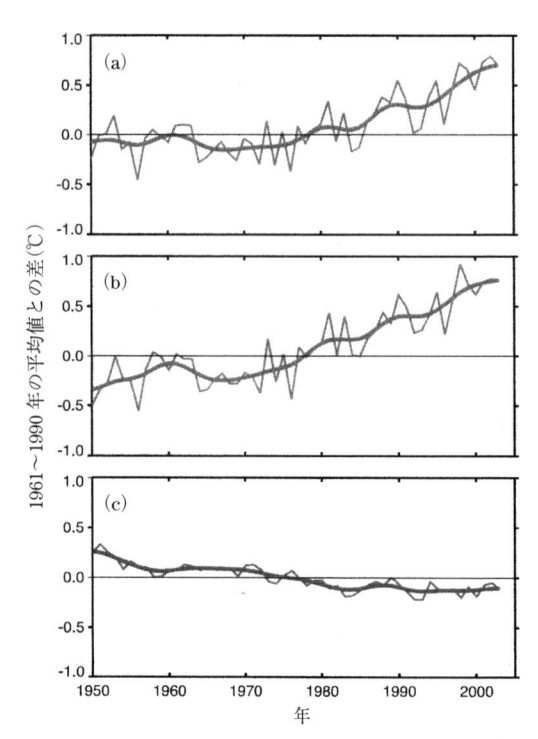

図1 (a) 最高気温, (b) 最低気温, (c) 気温日較差の経年変動（℃）[1]
1961～1990年平均からの偏差．世界陸上の71％のデータによる．平滑化された曲線10年規模変動を示す．

半は正偏差が増加してきているが，最低気温の昇温量が比較的大きかったため，最高気温と最低気温の差，つまり気温の日較差はしだいに小さくなる傾向がみられる．これは，一般に，大気汚染や都市化が夜間の放射冷却抑制傾向につながったためとみられる．

気温日較差の世界分布を1979～2004年の長期変化に着目してみると[1]，全体的に減少トレンドがあるなかで，アフリカ北部から中央アジアを経て東アジアにかけて減少率が大きい．この日較差減少は，穀物・果樹の登熟や野菜の生長には不利に働くこともしばしばある．一方，南北アメリカの西岸には気温日較差の増加トレンドが集中的に現れている．このことから西岸寒流域での海面水温の上昇傾向，つまりエルニーニョ現象またはそれに類似の状況との関連が示唆される．

c．影響と対策

地球温暖化は地表付近で最も顕著に現れ，対流圏の下層で明瞭であるが，対流圏の中層から上層に行くに従って，その昇温の割合が小さくなっている．そのため，大気は不安定化して対流性の雲が発生しやすく，大雨の降るところもあれば，旱魃になるところも増えるなど，気象災害が起こりやすくなっている（I編第9章参照）．

地球温暖化で，山岳氷河が後退し，南極大陸やグリーンランドの氷床融解に伴い，海面は上昇する．海洋表層の海水温が高まると海水の熱膨張で海面が上昇する．その結果，特に，海抜高度の低いサンゴ礁の島々や低湿地，三角州地帯の水没，島や海岸での地下水の塩水化などが懸念される．

北極海の海氷は20世紀末から減少傾向が顕著となり，2007年9月16日に史上最小（413万km^2）を記録した[2]．21世紀半ば，早ければ2020～2030年頃には北極海の海氷が夏に消滅してしまう可能性も指摘されている．

地球温暖化で高緯度地方の永久凍土が融解したり，海底に堆積しているメタンハイドレートが崩壊すると，温室効果ガスであるメタン（分子レベルでは二酸化炭素の21倍の温室効果を引き起こしうる）が大気中に放出して，一段と温室効果が加速するというフィードバックも危惧される．

雲の影響は複雑であるが，一般に高層の層状雲が増加すれば，対流圏中・下層で温室効果が進行し，温暖化につながるものと考えられる．

温暖化防止対策としては，森林の植林，化石燃料の利用制限，二酸化炭素の海中・地中への貯留，太陽光発電・風力発電・海洋温度差発電などクリーンエネルギーの開発・普及などが考えられ，「地球サミット」などの国際会議でも議論が交わされている．

（山川修治）

■文献
1) IPCC：Climate Change 2007—The Physical Science Basis—, Cambridge University Press, 2007.
2) NSIDC (Boulder's National Snow and Ice Data Center in Colorado Univ.), 2007. (http://www.eurekalert.org/pub_releases/)

5. ヒートアイランド

a. ヒートアイランドの定義

ヒートアイランドとは，気温の分布現象を等温線を描くと，高温域を中心にして低温の外側に向かってほぼ同心円状に等温線が分布している状態が，海に浮かぶ島の等高線のようにみえることから，「熱の島」(heat-island) と命名されたものである．

すでに19世紀末から20世紀初頭にかけてドイツやオーストリアで観測によって確認されており，冬の夜から早朝にかけて発現する現象である．日本でも1930年には福井英一郎博士がすでに東京にヒートアイランドが顕在していることを冬の気温分布観測で明らかにしている．これにより，冬季の事業所や家庭での暖房などを中心に人工排熱が盛んであること，建物の密集による相対的に高温の大気の滞留や水面や緑面の縮小が主たる成因になっていることなども明確になってきた．しかしながら，必ずしもヒートアイランド現象は都市域のみに発現するものとは限らないことも，その後の研究でわかってきた．

田宮兵衛お茶の水女子大学名誉教授らの研究で団地サイズでもヒートアイランドが発生していることがわかり，大和田道雄（愛知教育大学）や筆者らも都市郊外の小集落でもはっきりヒートアイランドを見出した．

したがって，昨今の大都市における夏の猛暑をヒートアイランドと決めつけている都市工学的誤解が，本来の学術的なヒートアイランドの意味を間違って使う風潮が目立ってきた．東京や大阪などの大都市の局部的に高温になったヒートスポット的現象をすなわちヒートアイランド現象とゆがめて評価している．上記のように，ヒートアイランド現象は19世紀後半から知られたわけで，その頃は小氷期の最中でもあった．要するにヒートアイランドと地球レベルの気温の寒暖の歴史とは，別の認識に立たなければならないのである．

b. 近年の大都市やその近郊のおける猛暑の要因

昨今の大都市やその近郊の夏の猛暑が何割かはヒートアイランド的成因によるものであるが，もっと多くの原因による複合的な成因による現象と見なすのが正しいのである．そのことを実証するのにふさわしい例が，2007年の埼玉県熊谷市の日最高気温記録である．

2007年8月16日，74年ぶりに日本一の気温を記録した熊谷市がなぜ暑いのかについて，各種の成因が考えられ，調査が行われている．

都市の規模から言って，毎年のように高い気温を記録しているのには，ほかの多くの要因を考えねばならない．そのためには，まず熊谷市の最近の猛暑の特徴をまとめてみる必要がある．主な特徴としては，①関東地方のなかでも特に熊谷市が著しい高温になる傾向が多い，②その高温になる頻度が最近増加している，③39℃を上回る高温の出現は1987年以降目立ってきている，④40℃を超えたのは2007年夏が初めてである，⑤熊谷市が著しく暑いときは北関東一円が著しく暑い．

それでは，特に熊谷市が暑いのはなぜか，考えられる要因を次にいくつかあげてみよう．

① 内陸型気候説．

② 熊谷市独自の都市気候成因説．

③ 海岸から遠い（太陽南中後4時間程度，海風侵入困難）．

④ フェーン説～中部山岳（高原）の影響

(滑昇-反転下降流).

⑤ 荒川・利根川の谷地形（谷風循環反転下降流）.

⑥ 夏のモンスーンとラニーニャ（エルニーニョの夏は冷夏の傾向にあるがラニーニャ年の夏は例年より暑い）.

本章では特に②のヒートアイランド説と④フェーン説を中心に述べる.

c. 熊谷の気候形成のバックグラウンド

まず，内陸型の気候については，例えば大陸度（continentality）K によれば，東京が 43.66 であるのに対して熊谷は 45.79 と確かに大きい．なお，前橋は 46.08，甲府は 49.52 である．大陸度は，次に示すゴルチンスキーの式で求められる．

$$K = 1.7 \times \frac{A - 12\sin\varPhi}{\sin\varPhi}$$

ここで，A：気温年較差，$\varPhi$：緯度.

また，仮に海風で東京の方からの熱移流があったとしても 50～60 km もの距離を考え，さらにやや低温の海風による昇温抑制効果や，到達に要する時間を考えると，東京の影響はあまり考えられない．

さらに，2007 年の夏だけについて考えられることは，かなり強く広範囲に及ぶラニーニャの条件下にあって西太平洋全般に高温状態にあったことも確かである．

なお，熊谷市独特の人工排熱などによる都市気候は，弱いながら存在することも認められる．ただし，単位面積当たり 10 W にも達していない．

d. フェーン説に関する考察

2007 年 8 月 16 日や 2005 年 8 月 6 日などの高温時には明らかに西～北西風が吹いていた．統計的にはこの 2 例以外でもかなりの割合で関東山地越えの風のときに猛暑になっていることが認められた．明らかにフェーン風発生に伴う気温上昇と考えられる．まれにはウェットフェーン時のタイプもあるが，多くはドライフェーン時のタイプである（I 編第 14 章の図 2 参照）．

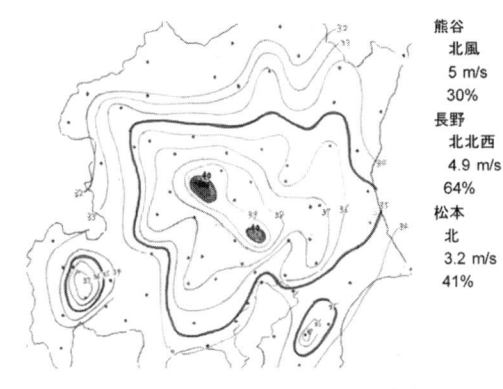

図 1 日本一の高温記録更新の日の気象

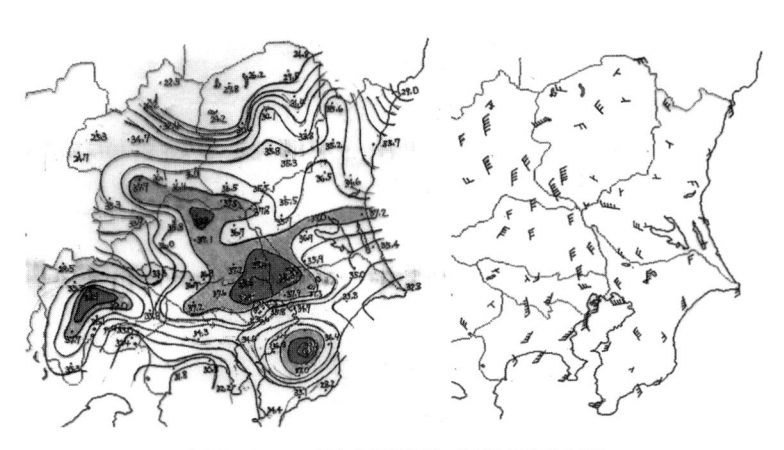

図 2 フェーンによる高温現象（2005 年 8 月 5 日）

ちなみに，2007年8月16日に熊谷市と岐阜県多治見市が40.9℃という日本一高温を記録する74年前，1933年の山形市は，決して東京や大阪を上回る都市気温を形成していたとは言えない（図1）．フェーンによる盆地特有の気候が日本一を記録していたのであり，当時の5位以内に盆地都市福島市とか山梨県甲府市が入っており，当時の報告記録によるとフェーンによる盆地気候の結果であるとされている．日中の最高温度であるからヒートアイランドはほんの一部の成因であり，地球温暖化は無関係と言ってもよい時代の話である．

フェーンによる熊谷市など北関東の高温現象は，渡来ら[2]のシミュレーション結果でも証明された（図2）．

（福岡義隆）

■文献
1) 河村　武：熊谷市の都市温度の成因に関する二三の考察．地理学評論 37：560-565, 1964.
2) 渡来　靖ほか：日本気象学会春季大会, 2008.

6. 温度の計測

　ここでは，快適性など温熱環境の評価に関わる温度の計測を念頭に，測定器の原理，特徴，取り扱い上の注意事項および較正方法について解説する．したがって，対象は1気圧程度の標準空気にさらされている環境とし，高温・高圧や極低温など特殊な環境における計測は範囲外の扱いとする．また測定器についても，現在使用可能なすべての測定器やセンサーを対象としたわけではなく，この種の測定に一般的に用いられるものを対象としている．なお，測定対象としては気温を中心に表面温度についても触れる．ただし，赤外放射による表面温度計測は，I編の第11章を参照のこと．

a. 測定機器・センサー

　人間に対する温熱環境を評価する目的で行われる温度計測においては，表1に示される種類の温度計がよく使用される．

(1) ガラス製温度計

　水銀が封入されているものと有機液体が封入されているものがあり，これら液体の熱膨張を利用したものである．簡易に比較的精度よく長期間の安定した測定ができるが，応答性は期待できず変動の計測には適さない．破損しやすく振動や衝撃に弱いのが欠点で，自動計測ができないのが難点である．気象庁検定付きのものは較正用として用いられる．

(2) バイメタル式

　2種類の熱膨張率が異なる金属板を貼りつけたもので，温度変化による金属板の変形を利用する．応答は非常に遅い．長期間の自記記録計として主に用いられる．

(3) 白金抵抗測温体

　温度によって金属の電気抵抗が変化することを利用したもので，高純度の材質が得られる白金は最も安定した抵抗素子となる．そのため，標準器としても用いられる．ただし，白金の抵抗値は小さいので導線抵抗が無視できず，測定回路はこのことを考慮して構成される．ロガーにおける熱電対の基準接点の温度計測にも利用される．

(4) サーミスター測温体

　サーミスターとは，温度変化に対して電気抵抗の変化が大きい抵抗体のことであり，一般に用いられるのは金属酸化物（マンガン，コバルト，ニッケル）からなる半導体で，負の温度特性（温度が上昇すると抵抗値が減少する）をもつ．測定には，白金抵抗と同様電源電流が必要となる．感温部は比較的小さくできるので，携帯用温度計としてよく用いられる．

(5) 熱電対

　2種類の金属線の両端を接続し，端子間に温度差を与えると起電力が生じるというゼーベック効果を利用したものである．一方の端子温度を一定に保つことで温度の計測が可能となる．

表1　温度計の種類と特徴

種類	特徴
ガラス製温度計	安定した測定が可能．簡便．安価．自動測定・変動の測定は不可．
バイメタル式	簡便．丈夫．自動制御利用可能．変動の測定は不可．
白金測温抵抗体	最も安定しており標準用として用いられる．連続測定可能．
サーミスター測温体	小型で応答性がよい．微小な温度差の測定が可能．連続測定可能．
熱電対	安価．均質．基準接点が必要．熱伝導誤差が大きい．連続測定可能．
超音波風速温度計	瞬時変動の測定が可能．放射の影響を受けない．絶対値は信頼性に欠ける．連続測定可能．高価．

金属線の種類にはいくつかあるが，常温の測定で最もよく用いられるのは，銅-コンスタンタン（銅とニッケルの合金）を組み合わせたT型である．

(6) 超音波風速温度計

本来は空気の振動である音波の速度が風速で変化することを利用した風速計として開発されたもので，音波の発信方向を逆向きとした1対の到達時間から風速の寄与をキャンセルし，絶対音速を求める．絶対音速は気温依存性があるため，気温が逆算できる．熱的な物理現象を用いないため，日射などの強い放射がある環境でも測定ができる．温度変動の測定に向くが，温度の絶対値は一般に信頼できない．同時に測れる風速変動を利用して熱フラックスを計算すると，1点の計測で空間の温度傾度も推定できる．

b. 測定方法と測定上の注意事項・精度

温度計測において一般に言えることは，応答性がよい測器は一般に経時変化が大きく，頻繁な較正を必要とするため長期測定には向かないというトレードオフ関係である．また，抵抗体や熱電対など，センサーの温度変化に起因する物理現象を利用している測器では，センサーの大きさ（熱容量）が応答性を左右する．したがって，どのような時間スケールの変動を計測したいのかという目的に従ってセンサーを選択することが重要である．また，温度差の検出や空間分布の把握を目的とした計測では，どの程度の温度差を問題にするかということを念頭に，適切な精度を有する測器を選ぶことも重要である．

気温の測定で最も注意すべき点は，放射の影響を防ぐという点である．とりわけ，緑の効果など，日向と日陰の差異を扱う場合には致命的な誤差を生じる危険性がある．もし放射除けなしで屋外の測定を行うとした場合，センサーが受ける放射熱量が，許容される温度差での対流熱伝達量とバランスする必要がある．対流熱伝達は風速に左右されるため，気温計測の放射による誤差は風速依存性をもつことになる．計算を行ってみると，弱風時にはセンサーの線径が0.01 mmのオーダーであることが条件となることがわかる．したがって，通常の1 mm程度のセンサーでは，直射光除けを付けた二重の筒に装着し，3 m/秒以上で通風しながら測定するのが望ましい．直射光除けのみでは，高温化した直射除けからの赤外放射の影響が無視できない．ただし，このような通風をすると，微細な温度場は乱されることになるため，そのような詳細分布を把握するためには線径を細くするしかない．

熱電対による測定に際しては，測温接点の加工の仕方とデータロガーの基準接点の温度ムラが測定誤差要因として重要である．測温接点の作成は線径の100～150倍の被覆を剥がし，はんだで接続するか電気溶接を施す．2本の金属線が1点でつながっているのが理想ではあるが，通常は2本の金属線をできるだけ密にねじり，先端部にできるだけ薄くはんだを付けて接続し，接続部を2 mm程度残して余分な箇所を切断する．細線を用いる場合は，コネクター付きの補償導線を用いると取り扱いやすくなる．最近のデータロガーは，基準接点を一定温度に保つのではなく，ある点の温度を測定して基準接点を補償するものが多い．端子台に温度ムラがあると，温度補償用の温度に代表性がなくなり，チャネル間に測定誤差が生じる．この誤差をできるだけ防ぐためには，データロガーの端子台を断熱したり熱放射の遮蔽をしたりすることが肝要である．なお，熱電対による表面温度測定では，気温と表面温度に温度差がある場合が一般的であるので，導線を通じての熱伝導の影響を防ぐため，線径の40倍以上の長さを測定する物体に確実に貼りつける．

最後に，一般論として，測定点と計測機器との距離が長い場合には誘導ノイズの影響を受け

やすくなるため，シールド線を使用し，かつ確実にアースをとることが不可欠である．

c. 較正方法

温度計の較正とは，使用する温度計の示度と真温度との関係を決定することである．一定かつ均一な温度に保たれた恒温槽に較正する温度計を入れ，標準器と比較する（比較法）が一般的で，氷点や水の沸点などの温度定点を実現する方法（定点法）も用いられる．

本章で参照した温度の計測に関連する日本工業規格は，以下のとおりである．

JIS Z 8710-1993「温度測定方法通則」，JIS B 7411-1997「一般用ガラス製棒状温度計」，JIS Z 8705-1992「ガラス製温度計による温度測定法」，JIS Z 8707-1992「充満式温度計およびバイメタル式温度計による温度測定方法」，JIS Z 8704-1993「温度測定方法—電気的方法」，JIS C 1610-1995「熱電対用補償導線」，JIS C 1604-1997「測温抵抗体」，JIS C 1611-1995「サーミスタ測温体」，JIS C 1602-1995「熱電対」，JIS Z 8103-2000「計測用語」．

（成田健一）

■文献
1) 室内温度環境 測定規準・同解説（日本建築学会環境基準 AIJES-H002-2008），日本建築学会，2008.

7. 気候帯と気候区

a．気候帯

地球を単一表面と考えた場合，地球上の気候は緯度に平行ないくつかの帯状地域に分類できる．太陽と地球との数理的関係から決定できるので，数理気候帯または天文学的気候帯と呼ぶ．一方，地球表面は海洋と陸地に分かれ，複雑な地形をしている．物理的な気候要素で決定されるものを，物理気候帯と言う．

数理（天文学的）気候帯は，南北の回帰線（23°27′）および極圏（66°37′）を境界にして熱帯，温帯，寒帯とする．南北半球は対称的に五つの気候帯に分類され，普通に使われている．物理気候帯としては，ズーパンが定義した年平均気温20℃の等温線に囲まれた内側を熱帯，外側で最暖月の平均気温10℃以上の地域を温帯，さらに高緯度側の寒冷な地帯が寒帯である．また，熱帯を気温の日較差が年較差より大きい地域とする定義もある．このような物理気候帯は緯度帯と一致しないのは当然で，北半球と南半球で対称的にはならない．

b．気候区分

気候とは大気の総合状態であり，地球上には緯度，経度や水陸分布などの違いによりさまざまな気候型が存在している．詳細にみれば，異なる場所で気候型が全く同一となることはない．しかし，ある程度似ているところで括って分類することで，地球の気候の理解を一層深めることができる．それゆえ，古くから地球上の気候をいくつかの気候帯や気候区に分類することが行われてきた．ただし，地球大気はシームレスに連続しているので厳密に境界を設定することはできない．何らかの基準が必要で，その設定方法には大別して2通りある．大気の総合状態である気候を分類するのであるから，大気自身のなかにその理由を求めるべきであるという考えと，大気の状態を反映している地表面の状態，例えば植生分布などに求めるものがある．前者を成因論的方法と言い，アリソフやフローンの区分が代表的である．後者は経験的方法と言い，ケッペンがよく知られている．

(1) アリソフの気候区分

大気の大循環との関連で形成される気団の季節的な南北への移動に着目して世界の気候区域を設定したものである．低緯度から高緯度に向かって赤道気団，熱帯気団，中緯度気団，極気団の四つの気団と，それらの境界域に熱帯前線，寒帯前線，極前線が形成される．気団は季節により南北にシフトするので，1年中同じ気団に覆われる地域と，夏と冬で気団が交代する地域が出現する．1年中同じ気団に覆われる地域を，それぞれ赤道気団地帯（図1の凡例1），熱帯気団地帯（同3），中緯度気団地帯（同5），極気団地帯（同7）とし，気団が季節的に入れ替わる地域が順に赤道季節風地帯（同2），亜熱帯地帯（同4），亜極地帯（同6）となる．七つの大気候地帯は，さらに大陸の東岸と西岸の違いから大陸性と海洋性の気候区に細区分される．

(2) ケッペンの気候区分

ケッペンの気候区分は最もよく使われてきたが，反面多くの批判も受けてきた．しかし，今なお世界の気候区分図としてよく利用されている．

最大の特徴は植生分布から境界値を設定したことにあり，経験的な区分法である．他方，この利点がまた最大の欠点にもなり，極論して単に植生分布を分類しただけという批判さえあ

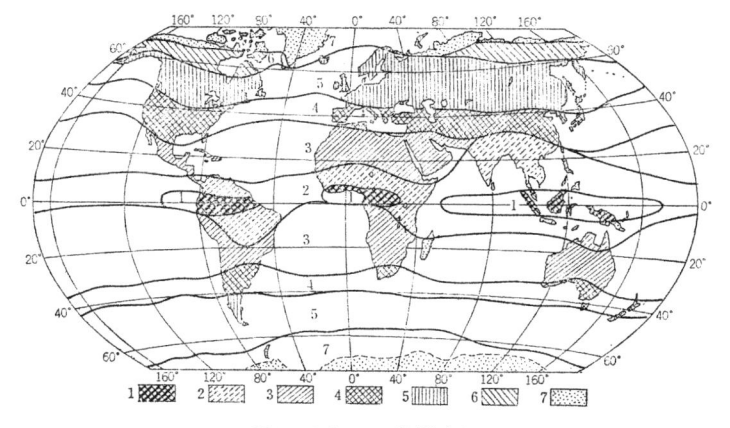

図1 アリソフの気候区分[3]

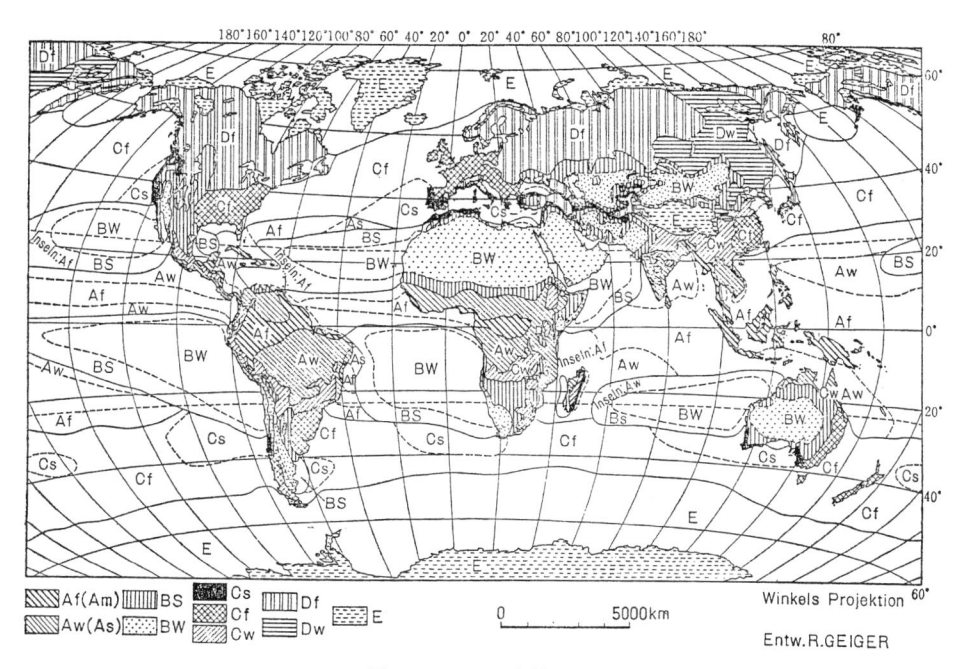

図2 ケッペンの気候区分[2]
図中の記号は表1に対応する.

る．しかし，ケッペンの考え方は単純明快で，熱と水という現代気候学の基本原理にかなった区分で優れている．

まず地球を南北両半球を対称的にとらえ，赤道から極方向に向かって，温度によってA～Eの五つの気候帯に大分類する．海洋と陸地の違いはさておき，陸地には樹木が生長している地域と，樹木が生長できない地域とがある．樹木がある地域が樹木気候，ない地域が無樹木気候である．樹木が生長できるということは熱と水がともに存在していることであり，樹木が生長できないということは熱と水のうちどちらか一方が不足していることである．樹木気候のうち，熱も水も十分あるのがA（熱帯気候），熱も水もそれなりにあるのがC（温帯気候），水はあるものの熱，特に冬季に熱が不足するのがD（冷帯気候）である．無樹木気候は，熱はあるが水が不足するのがB（乾燥気候），水はあるが熱が不足して樹木が生長できないのがE（極気候）である．次に降水の降り方や量，熱

表1 ケッペンの気候区分

気候区名	記号	区分の基準	細区分基準
樹木気候			
熱帯気候	A	最寒月平均気温18℃以上	w′：地点所属半球の秋に最多雨月がある
熱帯雨林気候	Af	最少雨月雨量60 mm以上	w″：雨量の極大・極小が年2回
熱帯季節風気候	Am	最少雨月雨量 y が60 mm未満で，かつ年降水量 x に対し $y>100-x/25$	s：太陽高度の高い季節に乾期
			i：気温の年交差が5℃未満
熱帯サバナ気候	Aw	最少雨月雨量 y が60 mm未満で，かつ年降水量 x に対し $y\leq 100-x/25$	g：最暖月が夏至以前に現れる
温帯気候	C	最寒月平均気温−3℃以上18℃未満	a：最暖月平均気温22℃以上
温帯多雨気候	Cf	年中多雨（次のCw, Csの条件に入らないもの）	b：最暖月平均気温22℃未満で，かつ平均気温10℃以上の月が4か月以上
温帯夏雨気候	Cw	夏の最多雨月雨量が冬の最少雨月雨量の10倍以上	c：平均気温10℃以上の月が4か月未満
			i, g：A気候と共通
温帯冬雨気候	Cs	冬の最多雨月雨量が夏の最少雨月雨量の3倍以上で，かつ夏の最少雨月雨量が30 mm未満	
冷帯気候	D	最寒月平均気温−3℃未満，最暖月平均気温10℃以上	t′：最暖月が秋に現れる
			x：最大雨量が晩春か初夏，夏に少雨
冷帯冬雨気候	Df	年中多雨（Dw条件に入らないもの）	s′：最多雨月が秋
冷帯夏雨気候	Dw	夏の最多雨月雨量が冬の最少雨月雨量の10倍以上	d：最寒月平均気温−38℃未満
			f, s, w, a, b, c：C気候と共通
無樹木気候			
乾燥気候	B	年雨量 r cmが年平均気温 t ℃に対し，f気候：$r<2(t+7)$，w気候：$r<2(t+14)$，s気候：$r<2t$	s：冬半年の雨量が年雨量の70％以上
			w：夏半年の雨量が年雨量の70％以上
			f：雨量の季節配分がs, wに入らないもの
草原気候	BS	年雨量が年平均気候に対し，f気候：$r\geq t+7$，w気候：$r\geq t+14$，s気候：$r\geq t$	h：年平均気温18℃以上
			k：年平均気温18℃未満
砂漠気候	BW	年雨量が年平均気候に対し，f気候：$r<t+7$，w気候：$r<t+14$，s気候：$r<t$	k′：最暖月平均気温18℃未満
極気候	E	最暖月平均気温10℃未満	
ツンドラ気候	ET	最暖月平均気温0℃以上	
氷雪気候	EF	最暖月平均気温0℃未満	

表中の記号は図2に対応する．

の多寡でさらに細区分している．結果を示したのが図2である．区分の詳細な基準は表1に示した．

(3) 日本の気候区分

日本の気候学者が独自に日本に適した気候要素などを使って行ったものもあるが，世界の気候区分を日本に当てはめたものも数多くある．福井英一郎は月平均気温で日本を大きく3区分し，次に降水量とその季節的配分により10の中気候区を設定し，さらに降水期間や風系などから細区分をしている．

成因論的な方法にこだわって気候区分したのが鈴木秀夫である．大気の総合状態である気候を区分するのであるから，その理由を大気自体に求めるのが本筋であるとした．大気中に内在する不連続線として前線に注目し，その頻度分布から境界を設定したものである．

なお，さまざまな方法による気候区分図は，文献[1]に詳しい． （山下脩二）

■文献
1) 福井英一郎ほか：日本・世界の気候図，東京堂出版，1985．
2) 水越 治，山下脩二：気候学入門，古今書院，1985．
3) Flohn H：Zur Frage der Einteilung der Klimazonen. Erdkunde 11：S. 161-175, 1957.
4) Geiger R, Pohl W：Eine neue Wandkarte der Klimagebiete der Erde. Erdkunde 8：S. 58-60, 1954.

8. 日射と日照

　日射（solar radiation）と日照（sunshine）はともに太陽光の量を示すが，日射は太陽エネルギーの熱量を，日照は太陽光の照射している時間である．気候の成因など熱収支を問題にする場合は日射（量）が重要であるが，植物には日照時間がより重要になるものもある．

a．日射

　大気上限に到達した太陽放射エネルギーが大気中で反射・吸収され，残部が地表面に到達する．この地表面に到達した太陽放射エネルギーを日射と言い，単位面積当たりのエネルギー強度で表す．地表面での熱の流れは基本的に垂直方向なので，通常水平面における量で表す．ゆえに正確には全天水平面日射量（global solar radiation incident on the horizontal surface または insolation）と言う．日射量には，太陽から直接到達する直達日射（direct solar radiation）と大気で散乱して地表面に到達する散乱日射（diffused solar radiation）があり，両者の和が全天水平面日射量（単に日射量とも言う）である．日射量は太陽高度に依存し，1日のなかでは太陽の南中時に，1年では夏至の頃に最大となる．地理的には，低緯度から高緯度に行くにつれて少なくなる．しかし，日射は大気の状態（雲や水蒸気量，大気汚染物質など）によって変動する．

　図1と図2は，日本における日射量の分布を，冬（1月）と夏（7月）の場合について示したものである．冬の場合は日本海側と太平洋側で顕著な差が現れているが，日本列島が北太平洋高気圧に覆われることが多い夏は全体として差は少なくなる．年総量の日射量分布（図3）は，絶対値の大きい夏の値に影響されて，全体の差は少なくなる．しかし，体感的には日光を必要とする冬場の天候が大きく影響し，両者の気候の差を顕著なものにしている．

b．アルベド

　地表面に到達した日射は一部は反射し，残りが吸収され熱エネルギーとして使われる．地表面で反射した日射量を反射日射量（reflected solar radiation）と言い，その割合をアルベド（albedo）という．アルベドは太陽放射の全波長域に対して定義される．太陽光の反射特性は波長に依存し，物理的に反射率として定義されるものとアルベドとは異なる．気候の成り立ちである放射収支や熱収支では，エネルギーの総量が重要で，日射が全体としてどのくらい反射されるかを示すアルベドが重要となる．

　アルベドは，物質の表面の色，凹凸，湿り気などによって変化する．凹凸が大きい表面は小さいものより多重反射により低くなる．黒ないし湿っている表面は白ないし乾燥しているものよりも低い．また，入射角が大きい，つまり真上の方から入射する光は，小さい，すなわち斜めから入射する場合よりもアルベドは低い．さまざまな表面のアルベドを表1に示した．

　地球表面の約7割は海洋で，海面のアルベドは入射角や塩分濃度（色），波の様子（凹凸）によって変動する．赤道海域では年平均で太平洋，大西洋ともに15%前後，緯度30～40°の海域になると20%前後～30%ぐらいである．地球全体の年平均のアルベドは約30%である．つまり，地球大気の上限に到達した太陽エネルギーの約3割は反射され，約7割が地球-大気系に吸収され，地球上の営みを支えるエネルギーとして使われている．

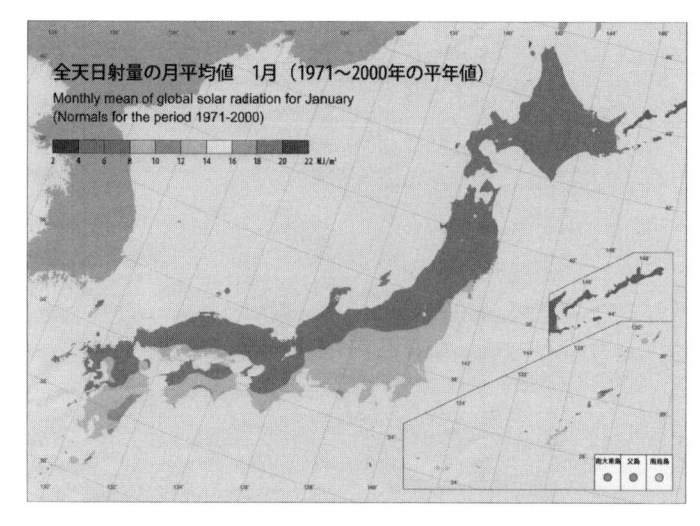

図1　1月における全天日射量の月平均値（1971〜2000年の平年値）（気象庁ホームページより）（口絵参照）

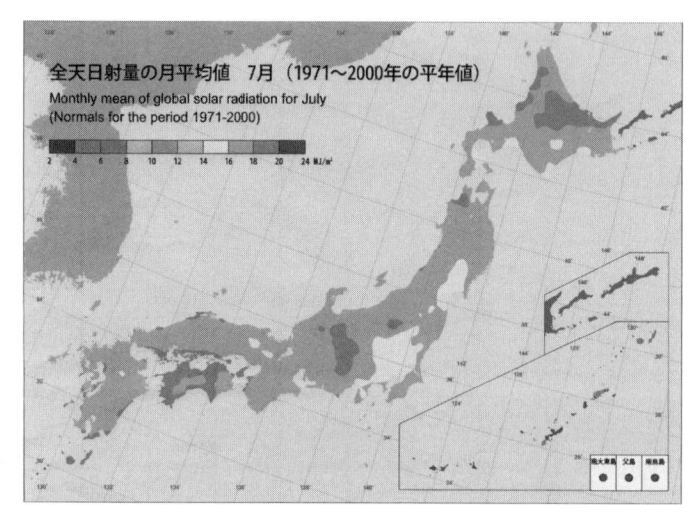

図2　7月における全天日射量の月平均値（1971〜2000年の平年値）（気象庁ホームページより）（口絵参照）

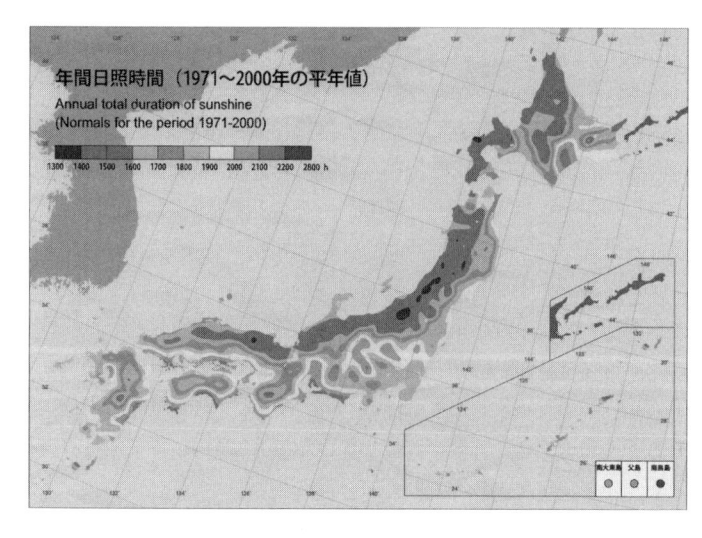

図3　年間日照時間（1971〜2000年の平年値）（気象庁ホームページより）（口絵参照）

表1 さまざまな表面のアルベド[4]

表面	アルベド (%)
アルミニウムフォイル	90
乾いたコンクリート	17～35
アスファルト（黒）	10
赤粘土タイル	30
新しく電気メッキした鉄	45
錆びた鉄	10
わら葺き屋根	15～20
窓	0
新しい白ペンキ	75
赤，茶または緑のペイント	30
きれいな白い車	54
汚れた黒い車	10
白人の皮膚	40
黒人の皮膚	18
雪	80
濡れた土	10
乾いた砂，砂漠	40
雨林	13
ユーカリ林	18
松林	13
草地，緑色植物	22
天空真上から水面	3.5
45°からの水面	6
25°からの水面	9
10°からの水面	38

c. 日照時間

太陽の直射日光が地表面を照射した時間を日照時間 (duration of sunshine) と言う．日本では近代的な気象観測が始まった明治以来の感光紙の変化から読み取るジョルダン式日照計が使われてきた．国際的には照射の有無の閾値を直達日射量 $0.12 \, kW/m^2$ としている．この値は日射しで影ができる程度の状態であると言う．日本でもアメダスの運用開始（1974年）以来，太陽電池の起電力により日照の有無を観測する仕組みになっている．

日照時間の等しい線を結んだものを等日照線と言う．年間の日照時間が最も長くなるのは緯度15～35°の範囲である．日照時間は雲量の影響を受けるので，雲量が午後に多くなる大陸型では極大は午前に，海洋型では午後に出現する．また，大陸の西岸では冬の日照が著しく少なく，東岸では夏の日照がさほど多くない．

日本の年間日照時間は2,000～4,000時間で，山岳地帯では海抜高度1,500 m付近に1,500±400時間の極小地帯が出現している．年間日照時間が多いのは，本州中央部の太平洋岸，伊良湖 (2,220.7 h)，御前崎 (2,210.2 h) などと甲府 (2,128.7 h)，松本 (2,095.7 h) などの盆地である．日照時間が少ないのは北日本の日本海側（新庄1,348.2 h）と，名瀬 (1,390.0 h) や屋久島などの南西の島嶼部である．

d. 日照率と雲量

可照時間に対する日照時間の割合を日照率 (duration ratio of sunshine) と言い，天気の目安として利用されている．可照時間は太陽の中心が地平線（水平線）から昇って没するまでの時間で，山岳などの地形や建物による影響は考慮されていない．一般的な天気の目安は雲量を使い，日平均雲量1.5未満を快晴，8.5以上を曇りとし，その間を晴れとしている．雲量の代わりに日照率を使い，40％以上を晴れの日とすることもある．

日照と雲量は必ずしも相反するものではないが，1か月程度の時間間隔で平均すると，近似的には $n+s=1$ の関係が成り立つ．ただし，n：雲量，s：日照率で，いずれも比で表す．日射量の測定器は非常に高価であるため，雲量や日照率を組み込んだ経験式をつくり，日射量を求めることも行われている． （山下脩二）

■文献
1) 山下脩二：日射と日照．生気象学の事典，pp. 318-319，朝倉書店，1992.
2) 小柴 厚：日本の日照時間．日本の気候1（吉野正敏監修），pp. 24-29，二宮書店，2002.
3) 小柴 厚：東アジアのの日照時間．日本の気候1（吉野正敏監修），pp. 50-54，二宮書店，2002.
4) Linacre E, Geerts B：Climates & Weather Explained, p. 432 ROUTLEDGE, 1977.

9. 気象災害と温度

大気現象が原因となって発生する自然災害を気象災害と言う．気象災害は，① 気温に関するもの，② 降水に関するもの，③ 風害・高潮，④ その他に分類される．

a. 気温に関係する気象災害

高温による災害として熱波があげられる．2003年夏，ヨーロッパは数百年に1回という熱波に見舞われた．図1はヨーロッパ中央部における6～8月の気温の経年変動を示す．2003年夏の異常高温ぶりがよくわかる．20世紀末～21世紀初頭に高温化傾向が顕著となったが，2003年は際立っていた．その際，フランス，ドイツ，スペインなどでは熱中症による犠牲者が多数に及び，アルプスの氷河は同夏に10%ほど縮小した．

一方，冷夏は日本における1993年，2003年のように，約10年に1回の割合で生じている．冷夏の主因となるオホーツク海高気圧は，海陸温度差の増大でむしろ出現頻度が高まることが憂慮される．

冬季に関しては2006～2007年のような暖冬が近年圧倒的に多くなってきているが，2005～2006年のような寒冬・豪雪年もまれに発生している．

b. 降水に関する気象災害

降水量の少ない方の災害として旱魃，多い方の災害として豪雨・洪水があげられる．近年，世界各地で両極端な災害が高頻度で起こるようになってきた．

1951～2003年における卓越湿潤年出現のトレンドをみると[1]，アメリカ合衆国東部，東ヨーロッパ，ロシア南部，北東部を除くインドの大部分，華南，南アメリカ南東部で増加している．逆に，中央アジア～ロシア中南部は減少傾向にある．年間の卓越湿潤日数の経年変動をみると，20世紀末～21世紀初頭に増加傾向が明らかに現れている．大雨・豪雨日数の経年変化は，世界的に湿潤化のトレンドが支配的であるが，西日本，イギリス南部，アフリカ中部，インドシナ半島，オーストラリア南西部では乾燥化のトレンドがみられる．

旱魃で注目される2地域について述べる．アメリカ合衆国西部における卓越乾燥日の経年変動（図2上）には，約10～25年および4～5年

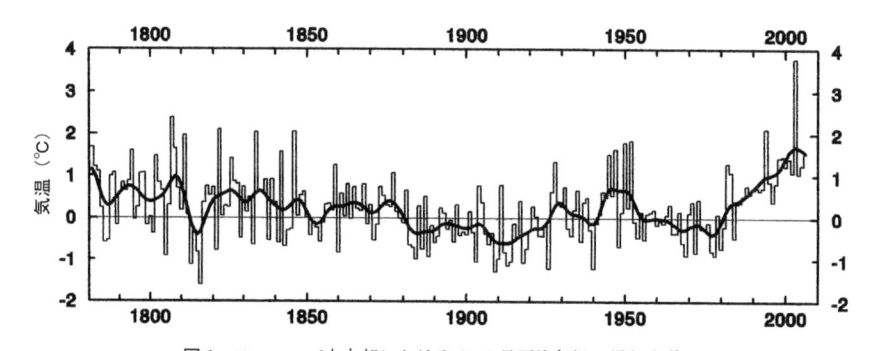

図1 ヨーロッパ中央部における6～8月平均気温の経年変動[1]
1961～1990年の平年値からの偏差．平滑曲線：10年規模変動．2003年の夏の平年偏差は+3.8℃で飛び抜けていた．

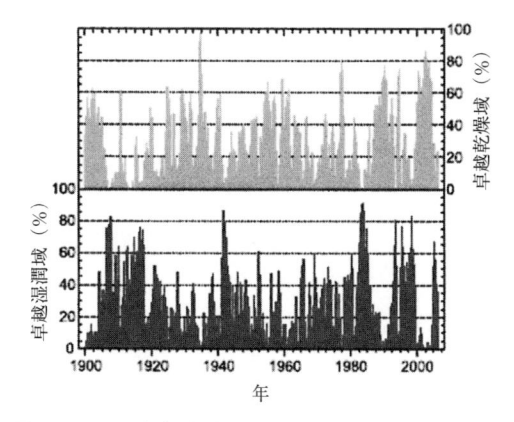

図2 アメリカ合衆国西部のロッキー山脈以西における卓越乾燥域（上）と卓越湿潤域（下）出現の平年変動（1900年1月～2006年5月）[1]
Palmer Drought Severity Index に基づき，中・大規模を識別．

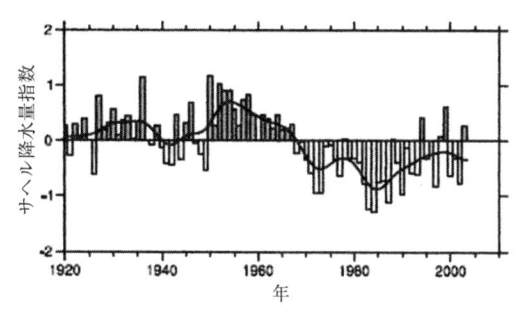

図3 サヘルにおける4～10月の降水量の経年変動[1]
サヘル地域：10～20°N，18°W～20°E．基準化した偏差を用い，面積荷重をかけている．平滑曲線は10年規模変動を示す．

の準周期的な変動（主にENSO（エンソ）などの海洋変動に起因する）の合成パターンが認められ，近年では，1990年代前半と21世紀初頭の数年間に高頻度となった．一方，卓越湿潤日の経年変動（図2下）は，上記とは反比例の変動がみられ，近年では1980年代半ばと1990年代後半に頻度が高まった．なかでもエルニーニョイベントの起きた1982年と1998年を中心にアメリカ西部で旱魃が続発し，乾燥化が進んだ．そして1993年のミシシッピおよびミズーリ川の洪水は，旱魃後の断続的大雨によるものだった．

次に，アフリカ北部，サハラ砂漠南縁のサヘル地域の降水量指数を1920～2004年についてみると（図3），1970年代以降，旱魃が続発し，砂漠化が進んだ．1980年代がそのピークで，20世紀末～21世紀初頭にはやや回復傾向がみられた．

c．風に関する気象災害

近年，強い台風，ハリケーン，サイクロンの襲来や竜巻（トルネード）の発生に伴う暴風災害が起こりやすくなっている．

2004年10月20日，台風0423号（2004年の23号）が日本列島に襲来（955 hPaで土佐清水に上陸）した際には，いわゆる「可航半円」（進路の西側の比較的風速が弱い領域）内に位置した舞鶴・豊岡などでも激しい風水害を被った．

また，2005年8月末には，ハリケーン*Katrina*がアメリカ南部，ニューオーリンズのすぐ東をカテゴリー4（最大風速59～69 m/秒）で直撃，最大瞬間風速は79 m/秒に達し，高さ9 mに及ぶ高潮災害を引き起こした．

これらの災害発生の背景としては総じて海水温の上昇によるところが大きい．熱帯低気圧は水蒸気の潜熱をエネルギー源として発達するので，海水温の上昇によって非常に強い熱帯低気圧出現の危険度が増大している．

地球温暖化は，地表付近で最も急速に進み，対流圏下層で強く上層ほど弱い[1]．そして，放射平衡（太陽放射に対する地球放射などの放射収支バランス）によって，成層圏では低温化が進行中である．その結果，対流圏の大気が不安定化し，突発的・局地的な激しい大気現象——雷雨，突風，ガストフロント，ダウンバースト，降雹，竜巻など，気象災害頻発の傾向がみられる．

〈山川修治〉

■文献
1) IPCC：Climate Change 2007—The Physical Science Basis, Cambridge University Press, 2007.

10. 体 感 気 候

　ある地域を気候で区分することは，区分された地域の特性や風土性のまとまりを表すものである．一般的には気温や降水量，植生に関わる指標などをもとに区分が行われる．しかし，人間にとっては，温熱4条件と人体側2条件（F編第2章参照）のすべてあるいは一部を総合化した影響を示す指標が必要になる．すなわち人間の温熱環境に対する感覚である体感に基づいた気候である体感気候を知ることが重要である．体感気候は，人間の暮らしの環境としての安全性や健康性の評価や建築やすまいの工夫，快適性の把握，適正な着衣量，そして製品の生産や販売に関わる産業やツーリズムにとって必要な情報である．

a. 体感気候表現の歴史

　歴史的には，Heberden[1]が，日向と日陰では，同じ温度計で気温を測ってもその示度が違うことから，屋外の日射の影響を考慮する体感温度測定の試みを行ったことなどが源流と考えられる．Aitken[2]は，乾球温度計や真空黒球温度計の測定値だけでは，人間の温度感覚と合わなかったり，その地点の情報を十分には表していないことを指摘して，黒球温度計の原型をつくり，Vernon[3]の黒球温度計の開発につながった．

　体感気候として環境をとらえることは，このような屋外における温熱環境評価から発していると考えられる．日本において，人体と温熱環境との関係についての研究に取りかかったのは，医学・衛生学分野が早く，温熱環境指標や測定器について紹介が行われ，独自の研究も行われた．これらの成果に基づいて，各地における暑さ寒さの状態や分布を知る体感気候の研究が始まったと考えられる．建築分野では，藤井[4]が体感温度の考慮が建築設計に必要であり，おのおのの土地の気候に適した設計を行うべきことを早くから主張し，都市での家屋の密集が気候の変化をもたらすことを指摘し，年間死亡率が，大阪市と大阪府で異なり，夏季には大阪市は不良であることを示し，都市住宅における環境調節の重要性を指摘した[5]．気候学分野では，横浜の体感気候に関する志賀[6]の研究があり，体感については被験者による「感測」が行われた．体感温度を表す指標としてVincentの皮膚温が用いられている．福井[7]は，気候区分の研究のなかで，国内外の研究成果の総括を行い，日本における体感気候の分布に主眼点を置いて体感気候区分を示している．体感に影響する要素としては，気温と湿度，気温と風の二つの評価軸を提示しており，夏の蒸し暑さ・冬の寒さを評価する要素としての組み合わせに対応しているものと考えられる．

b. 不快指数と各種体感温度

　比較的簡便に気象観測データに基づいて体感気候が利用されるようになったのは，不快指数（discomfort index）[8]が開発されたからである．これは，アメリカ気象局において無風時の有効温度[9]を1次式で表したものである．結果的には華氏の気温と湿球温度の平均値である．名称が温度-湿度指数（temperature-humidity Index）に改められたが，日本では親しまれていない．よく利用されているのに反して，この指標は元来が空調など室内の空間で使われるべきものである．不快指数を用いて各都市における体感気候の年変化や要因の研究が行われた．北沢と森田[10]は，前橋で5～9月に，人体の感

覚との関係を調べた．予報には，体感温度より体感の階級を示す方がよいとしている．日下部[11]は，札幌における7～8月の不快指数の値の出現について発表した．橋本と岸谷[12]は，和歌山市内で水平分布の測定を行い，地域差がないことを述べている．都市内の体感気候の分布を調べた研究として，大和田[13]の名古屋の研究がある．移動観測により気温，湿度，風速を測定し，夏季には不快指数，冬季には酷寒指数の空間的分布を求め，体感気候の分布の実態を明らかにした．しかし，気温と湿度のみの不快指数は体感の表現や評価に限界があり，旧有効温度もほとんど利用されなくなった現在，まだ多く利用されている点が課題である．

寒冷に関わる体感気候を表す指標として風力冷却指数（windchill index）[14]があり，北アメリカでは冬季の体感天気予報に用いられている．さらに天気快適指数（weather comfort index）[15]がある．これには，気温，風速，湿度，日射の環境側の4条件が盛り込まれている．日本では，人体の「熱損失式」を用いて快感指数を定義し，不快指数に風速と着衣の影響を入れようとした武田[16]の試みもある．

c. 日本の体感気候

日本の各都市での体感気候分布として，渡辺[17]は，エンタルピーと風速で体感度を表し，4区よりなる体感気候区を作成した．気温，湿度，風速の3条件を考慮したもので日射は含まれていない．河村[18]は，不快指数の地理的な分布と季節的な変化の実態を示し，気団との関係が大きいことと，北・中部・西南日本の間で変化が大きいことを示した．

人体に与える環境要素として，気温，湿度，風速，熱放射（平均放射温度）が温熱4条件として考慮すべきものとしてあげられている．さらに，人間側の条件として活動量（代謝量）および着衣熱抵抗がある．これらの要素を網羅したものとしては，屋外向けに修正した湿り作用温度[19]がある．また，快適条件として平均皮膚温34℃，濡れ面積率0.06とした場合の熱平衡が保たれる条件から，至適条件として求める着衣量を予測至適着衣量（predicted comfort clothing：PCC）[20]も提案されている．これらの指標を日本の体感気候マップとして作成したものを示す．これは各季節における典型的な時期をみるように，半旬別の日平均値データを使用した．1月の場合を図1に示す．気温では，

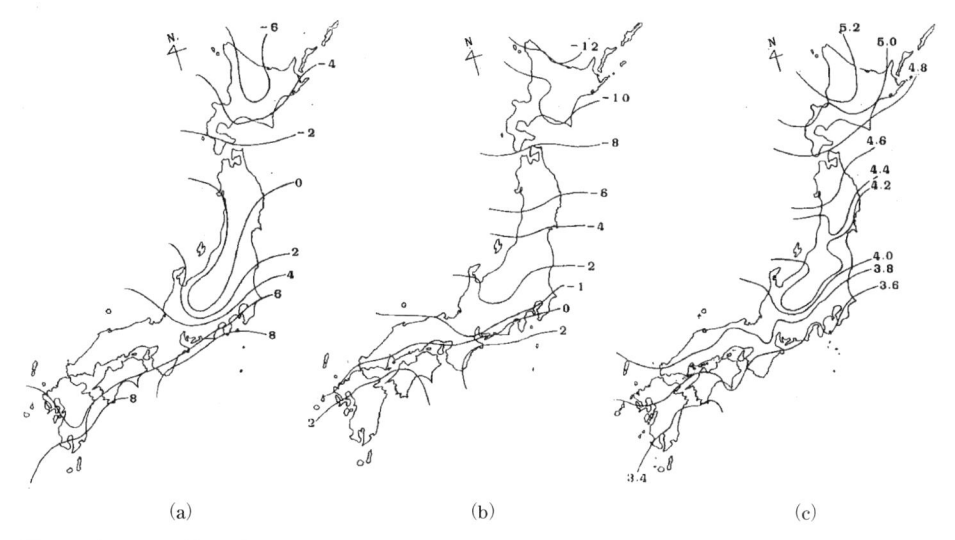

図1 日本における第1半旬（1月1～5日）の平年データによる (a) 日平均気温（℃），(b) 修正湿り作用温度（℃）（代謝量：1 met，着衣量：0.6 clo），(c) 予測至適着衣量（clo）（代謝量：1 met）の分布

578   I. 気象・地理

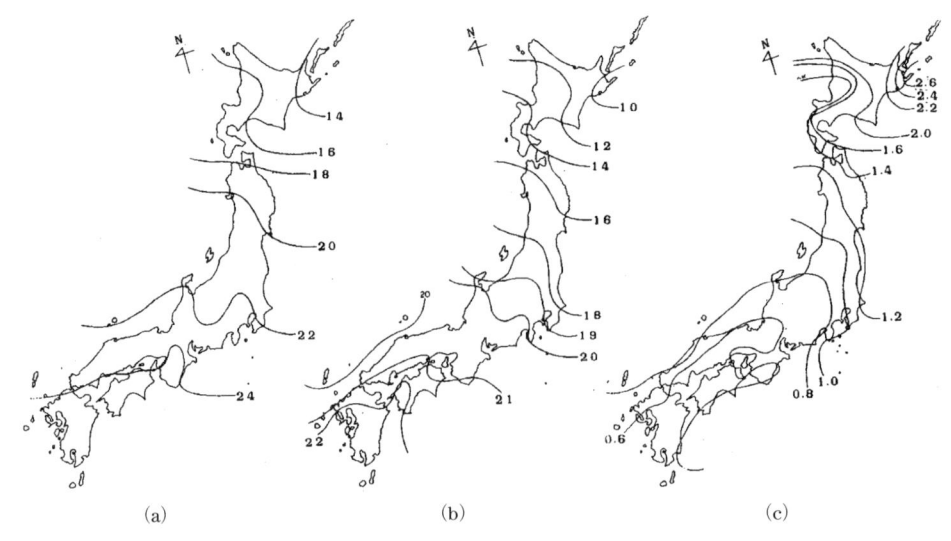

(a)　　　　　　　　(b)　　　　　　　　(c)

図2　日本における第37半旬（6月30〜7月4日）の平年データによる (a) 日平均気温（℃），(b) 修正湿り作用温度（℃）（代謝量：1 met，着衣量：0.6 clo），(c) 予測至適着衣量（clo）（代謝量：1 met）の分布

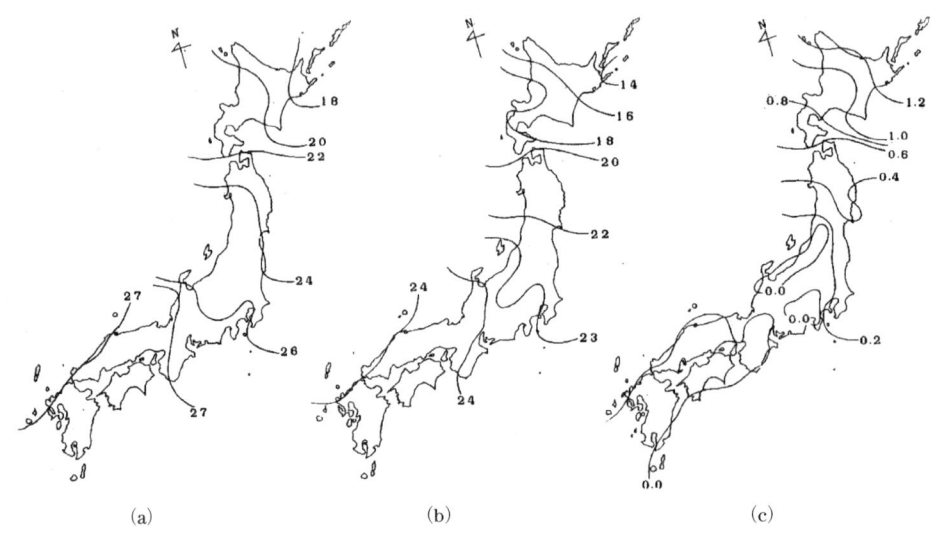

(a)　　　　　　　　(b)　　　　　　　　(c)

図3　日本における第42半旬（7月25〜29日）の平年データによる (a) 日平均気温（℃），(b) 修正湿り作用温度（℃）（代謝量：1 met，着衣量：0.6 clo），(c) 予測至適着衣量（clo）（代謝量：1 met）の分布

本州中央部が低温であることが強調されるが，修正湿り作用温度やPCCでは同緯度でも日本海側より太平洋側が暖かい傾向を示している．山陰地方と山陽地方を比較すると山陰の方が寒い傾向が示されている．梅雨期として第37半旬の分布図を図2に示す．気温では東北地方での太平洋側と日本海側の差が，体感温度指標よりも大きくない．また，瀬戸内において，体感温度指標では気温に比べ太平洋側よりも暑い傾

向を示す．図3に示す盛夏期の第42半旬では，修正湿り作用温度は本州中央部の周囲より涼しい側を強調し，PPCでは北陸の内陸部での若干の暑さの傾向を示している．この時期について不快指数でマップを作成すると，九州を除き，気温と同じような傾向を示している（図4）．これは夏季の多湿が地域によってそれほど変わらないとすれば，気温に依存して決定されるためと考えられる．図5に，PCCによる，

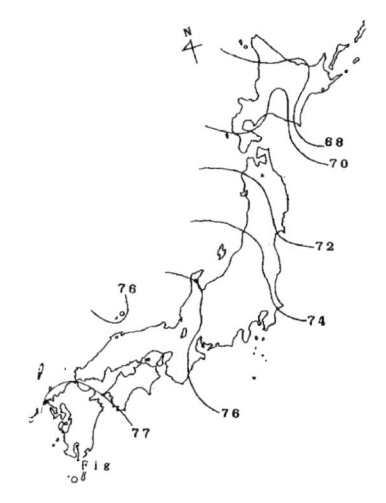

図4 日本における第42半旬（7月25〜29日）の平年データによる不快指数の分布

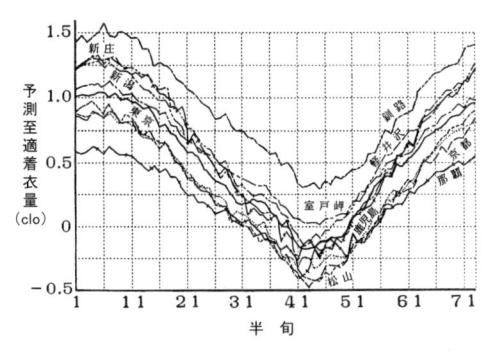

図5 日本における平年値半旬データを用いた予測至適着衣量の年間変動

代表的な各都市の年変動を半旬データを用いて示す．7〜8月には0 cloを割ってしまい，快適さは得られないことが示されている．釧路は1年を通して低温の傾向で，室戸岬は夏季に相対的に寒い側にあるが，風速の影響が現れている．夏季に最も暑い状態を示したのが京都と松山である．

生気候地域としての区分が吉野[21]により行われている．温量指数，年平均気温，月平均気温，1月平均最低気温，降水量，積雪量などをもとに分類され，人間の生活にも関わるものとして，各地域の特性が提示されている．

（堀越哲美）

■文献

1) Heberden W: An account of heat of July, 1825; together with some remarks upon sensible cold, Phil Trans Roy Soc 2: 69-74, 1826.
2) Aitken, J: Additional to thermometer screens Part IV, Proc Roy Soc XIV: 428-432, 1887.
3) Venon HM: The measurement of radiant heat in relation to human comfort. J Physiol 70: XV-XVII, 1930.
4) 藤井厚二：日本の住宅，岩波書店，1929.
5) 藤井厚二：気候の季節的變化に因る影響に就いて．建築学研究 4: 1-14, 1932.
6) 志賀徹二：横濱における體感気候．気象雑蒜 5(2): 161-237, 1928.
7) 福井英一郎：本邦における體感気候．気象台彙報 19: 429-441, 1941.
8) Thom EC: The discomfort index, Weatherwise. Apr: 57-60, 1959.
9) Houghten FC, Yaglou CP: Determining lines of equal comfort. ASHVE Transactions 29: 163-176, 1923.
10) 北沢貞男，森田良雄：前橋における夏季の快，不快指数と体感の関係．天気 9(5): 29-31, 1962.
11) 日下部正雄：札幌の不快指数．天気 9(8): 29-31, 1962.
12) 橋本義愛，岸谷至教：和歌山の不快指数について．天気 10(11): 25-28, 1963.
13) 大和田道雄：名古屋気候環境，荘人社，1980.
14) Siple PA, Passel CF: Measurements of dry atomosphere cooling subfreezing temperatures. Proc Am Phil Soc 89: 177-199, 1945.
15) Hendrick RL: An outdoor weather-comfort index for the summer season in Hartford, Connecticut. Bull Amer Meteor 40: 620-623, 1959.
16) 武田京一：体感気候と不快指数．気象集誌 41(6): 348-354, 1963.
17) 渡辺 要：建築と気象，地人書館，1962.
18) 河村 武：本邦における夏季の不快指数の分布．研究時報 17(7): 36-42, 1965.
19) 堀越哲美，芹生智香：日本における体感気候分布の表現方法に関する研究．大阪市立大学生活科学部紀要 35: 133-138, 1988.
20) Horikoshi T, Einishi M, Tsuchikawa T, Imai H: Geographical distribution and annual fluctuation of thermal environmental indices in Japan—Development of a new thermal environmental index for outdoors and its application—, JHES 1(1): 87-92, 1997.
21) 吉野正敏：生気候による日本の地域区分．地球環境 8(2): 121-135, 2003.

11. 積算温度

a. 積算温度と有効積算温度

植物の発育や生長などは，温度条件が適合することによって促進することが知られている．そこで，一定値を超えた温度を一定期間について積算し，植物が生存する環境を表す指標として利用する．この積算値を積算温度（accumulated temperature）という．0℃以上の温度を積算した値を積算温度とし，基準となる温度との差を積算した値を有効積算温度（effective accumulated temperature）として区別する．世界の陸域における積算温度の分布を図1に示す．極地方では積算温度は低く，熱帯地方では高い．植物が生存するには温度ばかりでなく水分が必要であるため，図1において積算温度が大きな値の地帯が必ずしも植物の生育に適した地帯ではない．日平均気温をもとにする場合の単位は℃・日（デグリーデイ），1時間ごとの平均気温をもとにする場合は，℃・時（デグリーアワー）で示す．

有効積算温度の基準となる温度を基準温度（base temperature）という．一般に，植物の発育や生長に必要な低温側の限界温度として日平均気温5℃を，また栽培の限界温度として10℃を用いる．積算温度をT_a，温度をT，基準温度をT_bとすると，次式で表すことができる．

$$T_a = \Sigma(T - T_b)$$

こうして求めた有効積算温度は，植物の発育

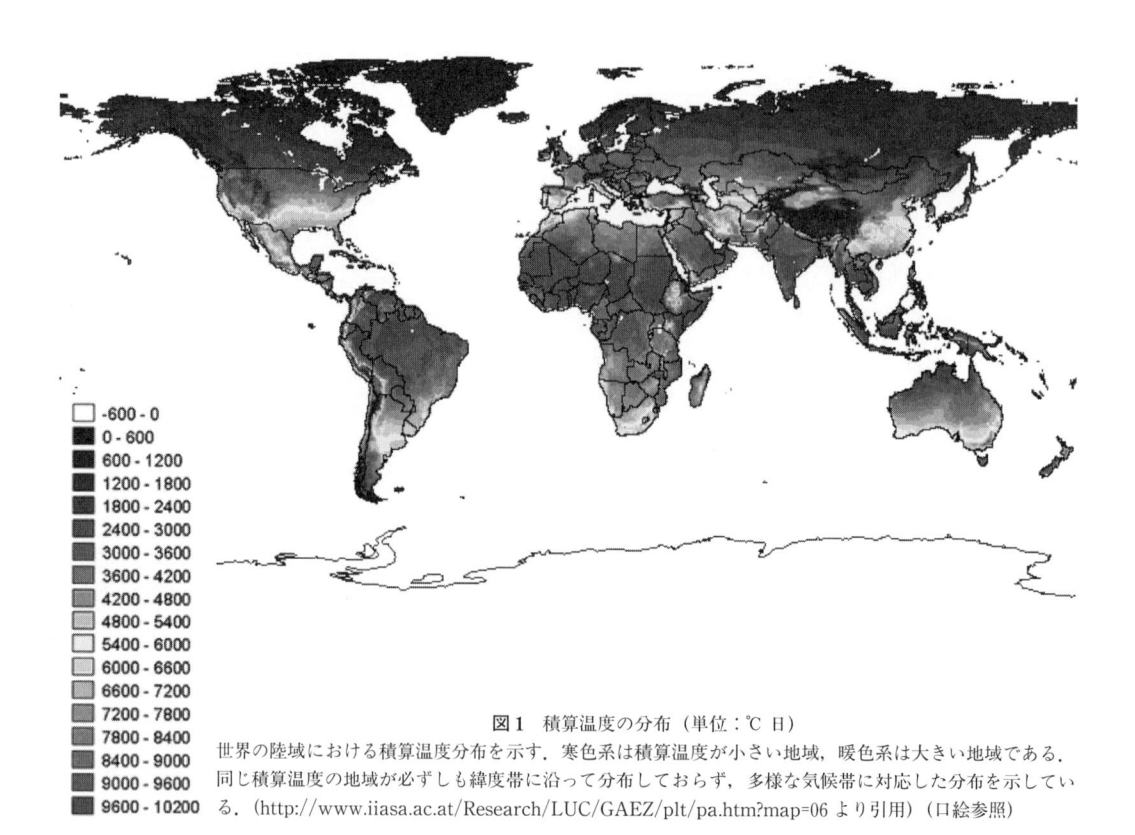

図1 積算温度の分布（単位：℃日）
世界の陸域における積算温度分布を示す．寒色系は積算温度が小さい地域，暖色系は大きい地域である．同じ積算温度の地域が必ずしも緯度帯に沿って分布しておらず，多様な気候帯に対応した分布を示している．(http://www.iiasa.ac.at/Research/LUC/GAEZ/plt/pa.htm?map=06 より引用)（口絵参照）

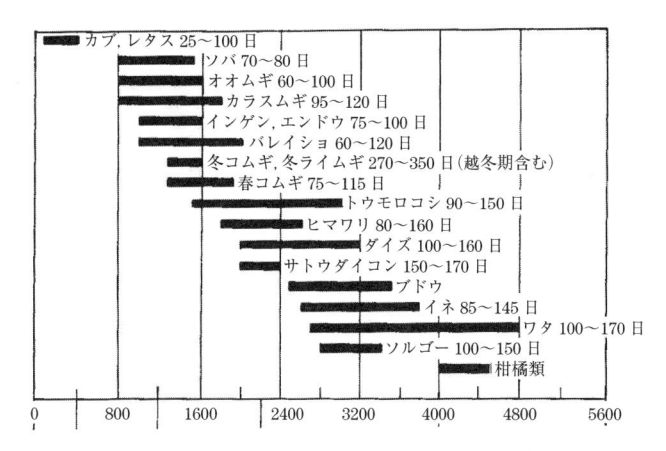

図2 各種作物の有効積算温度
作物ごとに発育や生長に必要な有効積算温度が存在する．穀物の栽培適地は，こうした温度要求度に依存して地球上に分布している．

や生長などに必要な太陽熱の要求量と考えることができる．日平均気温を予測して一定期間の有効積算温度を求め，生育状態を推定したり栽培に適した品種を選定する場合の基準として利用される．

主な作物の有効積算温度を図2[1)]に示す．この図から，例えばトウモロコシ，ダイズ，イネ，ワタのように有効積算温度の範囲が広い作物と，冬コムギや春コムギのように範囲が狭い作物があることがわかる．前者は気候変化に比較的強い一方，後者は弱いと考えることができる．

b．暖かさの指数と寒さの指数

自然植生の分布に関する指標で月平均気温を基準にした概念に，吉良[2)]の定義した暖かさの指数（warmth index）および寒さの指数（coldness index）があり，これらも積算温度の一種である．暖かさの指数は温量指数とも呼ばれ，月平均気温が5℃を超える期間を植物期間とし，その期間内における各月の平均気温から5℃を引いた値を積算した値である．単位は℃・月（デグリーマンス）で表す．月平均気温をもとにして基準温度を5℃とした場合の有効積算温度に等しい．

例えば，樹種に固有な生存に最適な積算温度と生存に適した積算温度の幅が存在するが，地球温暖化が進行するに従って暖かさの指数が増大すると，従来その土地に適応していた森林が存続できなくなることが容易に想像され，大きな影響が及ぶことが懸念されている．

寒さの指数は，1年のうち月平均気温が5℃より低い月を選び，それらの月の平均温度から5℃を減じた値を積算しマイナス記号を除いて求める．5℃を基準とした理由は，植物の生育が月平均気温5℃以上で活発に行われるとされているためである．寒さの指数（0℃以下の気温の積算値）は，寒冷な気候帯の分布を説明する場合にしばしば利用される．

c．暖房・冷房デグリーデイ

建築設計などの人間生活に関わる暖房や冷房の度合いの評価にも，積算温度の概念が応用されている．これらのうち，暖房デグリーデイ（heating degree day）や冷房デグリーデイ（cooling degree day）は，暖房や冷房に必要な熱量を計算する場合に利用される．いずれも日平均値を基準にして求める．一般に冬季に暖房によって室内を一定温度に設定する場合を考えると，建物の存在によって外気温より室温が

高まる効果（約5℃）を考慮し，外気温と設定温度との差よりこの効果分だけ低い気温を積算して暖房デグリーデイと定義する．暖房デグリーデイの値は，東京では900℃・日，札幌では2,638℃・日である．札幌の暖房デグリーデイは東京の約3倍であり，燃料費もその分だけ多く消費することになる．

冷房デグリーデイの場合も，暖房デグリーデイと同様の考え方による．しかし，気温が高い条件で冷房を行う場合には，建物が存在することにより高まる気温は，暖房デグリーデイの場合ほど大きな値ではないものの，冷房の対象となる熱量として加算されることになる．

〔林　陽生〕

■文献
1) 内嶋善兵衛：地球温暖化とその影響，裳華房，1996.
2) 吉良竜夫：落葉針葉樹林の生態学的位置づけ．大興安嶺探検（今西錦司編），pp.476-497，講談社，1952.

12. 赤外放射温度

a. ステファン-ボルツマンの法則

すべての物体は絶対温度の4乗に比例したエネルギーを放出している．この現象を熱放射 (thermal radiation) という．一般に，物体の温度と，物体から照射される放射フラックス密度 (radiation flux density) の関係は，次に示すステファン-ボルツマンの法則 (Stefan-Boltzman's Law) で表すことができる．

$$E=\varepsilon\sigma T^4$$

ここで，E：放射フラックス密度（W/m²），ε：射出率（または放射率：emissivity）（0〜1），σ：ステファン-ボルツマン定数（5.67×10^{-8} W・m^{-2}・K^{-4}），T：物体の絶対温度（K）である．

ステファン-ボルツマンの法則を利用し，物体から射出されたエネルギーから求めた温度を，赤外放射温度 (infra-red radiation temperature) と言う．射出率は物体固有の値であり，物体へ入射するエネルギーを完全に吸収し反射および透過が起こらない理想的な物質，すなわち黒体の場合に1である．このほか，水面で0.96，植物体で0.96〜0.99，アルミ光沢面で0.049などである．

b. 赤外線の波長域

電磁波は，波長の長い方から，γ線（波長 0.01 nm 以下），X線（0.01〜10 nm），紫外線（1〜400 nm），可視光線（0.4〜0.7 μm），赤外線（0.7〜1,000 μm）およびマイクロ波より波長の長い領域の電波（100 μm 以上）に分類される．ただし，こうした波長領域による区別は便宜的なものである．

赤外線は近赤外線（波長 0.7〜2.5 μm），中赤外線（2.5〜4 μm），遠赤外線（4〜1,000 μm）に細分される．常温の物体の熱放射のスペクトルは赤外線の領域に分布するため，放射温度計や人工衛星から撮影した赤外画像を分析することにより，生体の表面や広域の地表面温度分布の測定が行われている．これらの手法による熱放射の測定は，リモートセンシングとして有効である．

紫外線のうち，一般に 300 nm 以上を近紫外線，200〜300 nm を中間紫外線，200 nm 以下を遠紫外線というが，厳密な区分ではない．紫外線は生物に影響を及ぼすが，そうした影響を論じる場合は，A領域 (UV-A)（波長 315〜400 nm），B領域 (UV-B)（280〜315 nm），C領域 (UV-C)（280 nm 以下）に分類する．太陽放射 (solar radiation) に含まれる紫外線のうち地表面に到達するのは大部分が UV-A であり，成層圏オゾンの減少により地表面への到達量が増加するのは UV-B である．UV-A は日焼けの原因，UV-B は生物の細胞を破壊することが知られている．

c. 地表面の放射収支と温室効果

太陽放射と地球放射の放射スペクトルを図1に示す．太陽放射と地球放射 (terrestrial radiation) は，それぞれ表面温度が 6,000 K と 288 K の黒体からの放射スペクトルで近似することができる．地表に到達する太陽放射は 0.3〜4 μm の波長帯に分布し，短波放射 (shortwave radiation) と呼ばれる．一方，地球放射は 4〜100 μm の波長帯に広く分布し長波放射 (long wave radiation) と呼ばれる．

地表面においては，短波長の成分については太陽放射（下向き）とその反射放射（上向き），長波長の成分については地球放射（上向き）と

大気からの入射（下向き）の放射収支量が，顕熱フラックス，潜熱フラックス，地中熱フラックスなどのエネルギー収支量と平衡した状態になっている．地表面の放射収支は，短波放射の成分と長波放射の成分の各収支量の和で表すことができる．

$$R_n = (1-a)S_d + L\downarrow - L\uparrow$$

ここで，R_n：正味放射，a：アルベド（反射率），S_d：短波放射，$L\downarrow$：地表へ入射する長波放射，$L\uparrow$：地表から射出する長波放射である．上式の各項は，それぞれ測器を用いて測定することができる．このうち$L\uparrow$については，地表面温度の測定値をステファン-ボルツマンの法則に代入して推定する方法がしばしば利用される．

地球の温室効果は，大気中の水蒸気や二酸化炭素などの温室効果ガス，雲粒，エアロゾルが地表面から射出された赤外線を吸収し，それらのガスや粒子が再び地表面に向かい赤外放射エネルギーを射出することによって，地表付近の気温が上昇する現象である．もし，温室効果ガスが大気中に存在しなければ，地球の平均温度はほぼ$-19℃$（放射平衡温度）になることが知られている．ところが実際には約$15℃$であり，$34℃$ほど高温状態が保たれている．この理由は，現在の地球大気中に温室効果ガスなどが適度に混在するためである．地球上の生態系は，

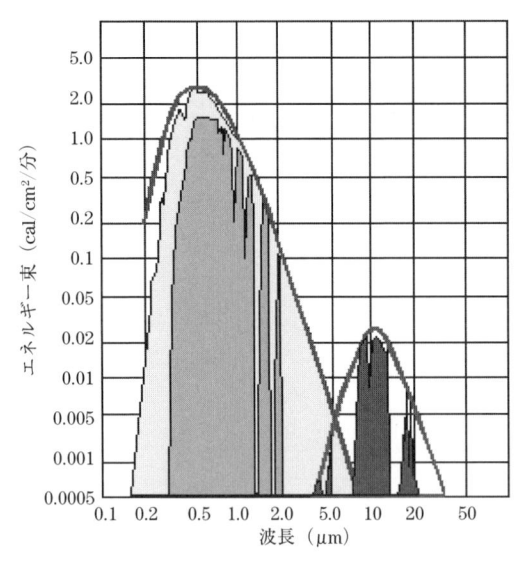

図1 太陽放射と地球放射
太陽から地球に入射する太陽放射のスペクトル（左）と地表から宇宙へ放射する地球放射のスペクトル（右）は，ほぼ5 μm を境界として分離している．スペクトルの最大値に対応する曲線は，それぞれ約6,000 K と約288 K の黒体の放射エネルギースペクトルに一致している．スペクトルのピークのエネルギーの比は，太陽放射が地球放射の約100倍である．また太陽放射は，大気圏の上端から地表面に入射する過程で，エネルギーが大気を構成する物質に吸収あるいは反射され，徐々に減衰する．同様に地球放射も，地表から大気圏外へ放射する過程で特定の波長のエネルギーだけが放射される．

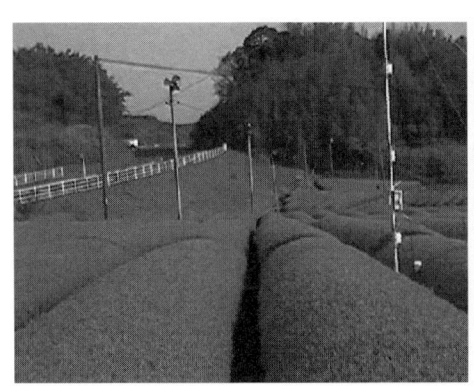

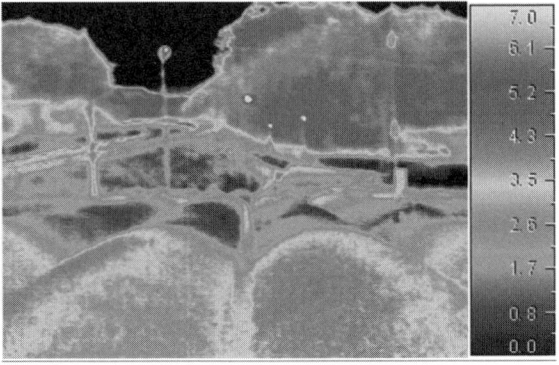

図2 茶園における表面温度分布
左は可視画像を，右は同じ領域の赤外画像を示す．赤外画像の右側に，表面温度を示す尺度が示してある．赤外画像は2007年4月8日午前5時頃のもので，表面温度が高い茶樹の表面は画面左側に設置してある防霜ファンの効果を示している．畝の左側の高温の部分は防霜ファンの風が当たる側である．一方，寒色系の部分は防霜ファンの風が届かないために，0℃ 近くまで低温になっている．（撮影：溝口愛子）

温室効果の恩恵を受けて繁栄してきたと言える．近年の地球温暖化は，温室効果ガス濃度が急速に上昇することが原因と考えられている．

d． 放射温度計

放射温度計の原理は，ステファン-ボルツマンの法則の左辺を測定し，逆に物体の温度を求めるものである．非接触で測定できる利点があるが，高い精度で温度を測定するためには正確な射出率を用いる必要がある．比較的小面積（$1\,mm^2$〜数十$\,cm^2$）の温度を計測するものから，面的は温度分布を測定するため走査型の計測器もある．後者は，サーマルカメラあるいはサーモグラフィと呼ばれ，温度分布を画像として得ることができる．

図2は，サーマルカメラで撮影した夜間における茶園の表面温度分布である．茶の栽培では，一番茶を摘み取る時期にしばしば晩霜に見舞われるため，防霜ファンを設置して霜害を防ぐ．一般に植物の樹液は約$-2°C$までは凍結しないことが知られているが，放射冷却（radiative cooling）が強い気象条件では，防霜ファンが起動しても品質に影響が及ぶ危険性がある．左の写真は可視領域で撮影した画像，右の写真は赤外領域で撮影した画像である．畝の表面の濃い色の部分は，防霜ファンの効果で表面温度すなわち茶葉の温度が高い領域に対応している．

（林　陽生）

■文献
1) 新編農業気象学用語解説集編集委員会編：新編農業気象学用語解説集—生物生産と環境の科学—．日本農業気象学会，1997．
2) 日本生気象学会編：生気象の事典，朝倉書店，1992．

13. 気温の逆転

a. 放射平衡温度の鉛直分布

気温は，空気塊の内部エネルギーの大きさを表す指標である．地球大気下層では，空気塊のもつ内部エネルギーは均一ではなく，高度が増すに従って減少するのが一般的であるため，気温も高度が増すに従って低下する状態が常態であり，この状態を気温の逓減と呼ぶ．

図1に，気温の逓減をつくり出す根源である，短波放射（日射）に対しては透明で，長波放射（地球放射および大気放射）に対しては半透明である地球大気における放射平衡温度の鉛直分布を示す．縦軸に大気上限からの光学的深さ τ，横軸に上向き長波放射 $F^\uparrow$，下向き長波放射 $F^\downarrow$，気温での黒体放射 σT^4 を目盛ってある．これらの鉛直分布はそれぞれ，

$$F^\uparrow = \frac{I_0}{4}(1-\alpha)\left(\frac{\tau}{2}+1\right)$$

$$F^\downarrow = \frac{I_0}{8}(1-\alpha)\tau$$

$$\sigma T^4 = \frac{I_0}{8}(1-\alpha)(\tau+1)$$

と表される．ここで，I_0：太陽定数，α：アルベド，T：気温，σ：ステファン-ボルツマン定数である．光学的深さ τ は，大気上限から下向きに入射した赤外線フラックス密度の透過率が $e^{-\tau}$ になる深さを意味する．したがって $\tau = \tau_s$ の地上では，

$$F^\uparrow_s = \frac{I_0}{4}(1-\alpha)\left(\frac{\tau_s}{2}+1\right) = \sigma T_s^4$$

$$F^\downarrow_s = \frac{I_0}{8}(1-\alpha)\tau_s$$

$$\sigma T_a^4 = \frac{I_0}{8}(1-\alpha)(\tau_s+1)$$

となる．ここで，T_s：地表面温度，T_a：地上気温である．この式から，太陽定数，アルベドが一定であれば，地上気温が大気上限から地上までの光学的な深さのみで決まることがわかる．大気上限から地上までの光学的な深さは，地球大気の総量が一定であれば，地球大気中に含まれる水蒸気，二酸化炭素，オゾン，メタンといった温室効果ガスの量によって定まるので，結局，気温は温室効果ガスの量によって定まることになる．気温の温室効果ガス依存性は温室効果と呼ばれている．

b. 標準大気の気温減率と逆転

絶対温度で表される放射平衡温度の4乗が光学的深さに対して線型なので，放射平衡温度のプロファイルは超断熱減率となり，大気下層に著しい不安定場をつくり出す．このため激しい対流が起こって，放射平衡温度による気温減率は乾燥断熱減率 0.976℃/100 m にまで低減される結果，地球大気の上層には放射平衡温度場に等しい成層圏が形成されるのに対して，下層には直線的な気温減率をもつ対流圏が形成され

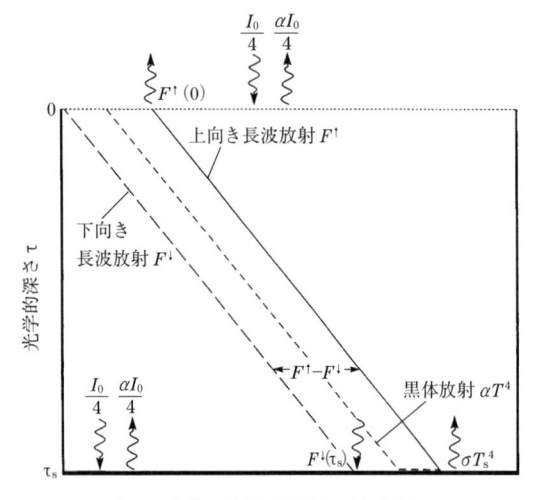

図1 大気の放射平衡温度の鉛直分布
文献[1]を改変．

る．平均的な大気の成層状態における気温 t の鉛直分布は，高度 11 km までは気温減率 $\Gamma=0.65℃/100 m$ の対流圏で，

$$t = t_0 - 0.0065z$$

となり，それ以高は気温減率 $\Gamma=0$ の成層圏となるとされ，標準大気と呼ばれている．ここで，t_0：地上気温（℃）z：高度（m）である．

標準大気の減率が 0.65℃/100 m であることからわかるように，地球大気は対流圏においても平均的には気温減率が乾燥断熱減率 0.976℃/100 m より小さくて，若干安定な気層を形成している．気象現象によっては，気温減率が乾燥断熱減率 0.976℃/100 m を下回り，極端な場合には，高度が増すに従って気温が増加する気層が出現することがある．このような温度成層を気温の逆転と呼び，気温の逆転を伴っている気層を気温の逆転層と呼ぶ．逆転層内では高度とともに密度が減少する成層をしているため鉛直方向の対流が起こりにくいので，逆転層は安定層と呼ばれることも多い（厳密には，気温が逓減していても，気温減率が乾燥断熱減率 0.976℃/100 m より小さければ安定と呼ぶので，逆転層は安定層の一部ということになる）．

c．成因別逆転（層）

逆転（層）はその出現高度に従って，接地逆転（層）と上層逆転（層）に大別され，上層逆転（層）はさらに，沈降性逆転（層），前線性逆転（層），雲頂逆転（層），成層圏に区分されることが多い．

接地逆転（層）は，地表面が日射および赤外線のやりとりの結果，正味の熱損失状態に陥ることにより生じる地表面の放射冷却に伴って出現する．地表面の放射冷却による熱損失を補うために，地中深部や接地大気から熱伝導や乱流熱交換によって伝導熱や顕熱・潜熱が地表面に向かって供給される．地中の熱伝導や大気中の顕熱・潜熱の乱流交換は，いずれも，熱を供給

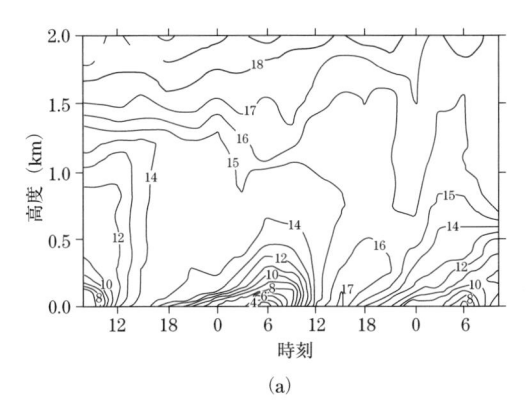

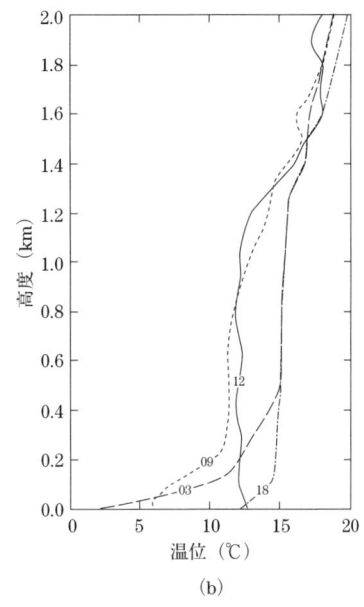

図2 接地境界層の温位の日変化
(a) 温位のアイソプレス，(b) 温位の鉛直プロファイルの日変化．文献2)に加筆．

される側から供給する側への温度勾配を必要とし，供給される熱フラックス密度は温度勾配の大きさに比例する．このため，放射冷却されている地表面近傍の接地層には必ず地表面から大気に向かう正の温度勾配が形成され，気温の逆転層が出現する．図2は Wangara 実験観測で観測された接地境界層の温度構造の日変化の例である[2]．気温ではなく温位で表示されているので注意が必要であるが，上下の温位に差がない状態が乾燥断熱減率を意味しており，上方ほど温位が大きい場合には，安定層が形成されていることを意味する．18時にはすでに最下層

100 m に明瞭な逆転層が形成され，3 時には厚さ 400 m を超える逆転層が形成され，9 時にはまだ厚さ 200 m の逆転層が維持されていることがわかる．逆に日中は厚さ 1,200 m に及ぶ混合層（等温位層）が形成される．

成層圏を上層逆転層として記載する文献は少ないが，対流圏の上に定常的に存在するきわめて安定な逆転層である．長波放射平衡だけではほぼ等温な成層をなすが，上部成層圏におけるオゾンによる紫外線吸収による加熱のために顕著な逆転層を形成する．

沈降性逆転（層）は下降気流に伴って出現する．例えば，夏の太平洋高気圧下や冬の寒気吹出時には高気圧からの風の場にさらされるが，いずれの場合も，自由大気下層では対流圏上層から空気塊が断熱圧縮されながら降下してくるため，大気境界層上端部に明瞭な逆転層が形成される．

前線性逆転（層）は，上層にある前線面を挟んで出現する逆転層である．温暖前線であれ寒冷前線であれ閉塞前線であれ，前線面を挟んで地上付近を寒気が占め，上層を暖気が占める構造をもっているので，必ず逆転層を伴う．

雲頂逆転（層）は，雲頂高度付近に出現する．雲頂は上昇気流がその高度で停止していることを示している．雲層の頂上部に存在する逆転層が雲層内の上昇気流をその高度で止めている側面があると同時に，雲頂面が地表面のような働きをして放射冷却により雲頂付近を最低温とする逆転層を形成している側面もある．雲頂逆転は，しばしば，雲海とともに出現する．

d．逆転層と大気汚染の関係

逆転層内の気温減率 Γ の値は負なのに対して，逆転層内を上昇する空気塊は乾燥断熱減率 $0.976℃/100\,m$ で降温するので，気温 T_0（K）の空気塊が z（m）上昇すると逆転層内の周囲の空気に比べて $(0.00976-\Gamma)z$（℃）低温になってしまうために，温度 T_0 の単位質量の空気塊は $-g(0.00976-\Gamma)z/T_0$ の負の浮力（復元力）を受けることになり，当該空気塊の運動方程式は，

$$\frac{\partial^2 z}{\partial t^2} = -\frac{g(0.00976-\Gamma)}{T_0}z$$

で与えられる．ここで，g：重力加速度である．これは単振動の運動方程式であるから，逆転層内の空気塊は周期 $2\pi\sqrt{T_0/\{g(0.00976-\Gamma)\}}$ の単振動を行い，逆転層から脱出することは困難であることがわかる．このため，逆転層内，特に接地逆転層内では，汚染物質がトラップされ，視界がかすむことが頻発する．

（中川清隆）

■文献

1) Salby ML：Fundamentals of Atmospheric Physics. Academic Press, 1996.
2) Clarke RH, Dyer AJ, Brook RR, Reid DG, Troup AJ：The Wangara experiment：boundary layer data CSIRO Tech Pap 19, 1971.

14. フェーン現象

a. ヨーロッパアルプスのフェーン

地中海沿岸地方と北海沿岸地方を分けるアルプス山脈を越えて吹くフェーンと呼ばれる山越え気流が吹き込むことによりアルプス山脈山麓地域に高温乾燥状態がもたらされる現象を，フェーン現象（Foehn phenomena）と呼んでいる．アルプス山脈が低気圧の前面に位置してイタリア側からドイツ側に山越え気流が発生するとアルプス山脈北側斜面のスイスやオーストリアにフェーン現象が出現し，サウスフェーンと呼ばれる．逆に，アルプス山脈が温帯低気圧の後面に位置してドイツ側からイタリア側に山越え気流が発生するとアルプス山脈南側斜面にフェーン現象が出現し，ノースフェーンと呼ばれる．

図1は，アルプス山脈北側のドナウ川の支流イン川側からみた，アルプス山脈中最も高度が低い鞍部であるブレンナー峠を通るWipp谷の鳥瞰図である．アルプス山脈には最高峰のモンブラン（4,810.9 m）をはじめとする3,000 m

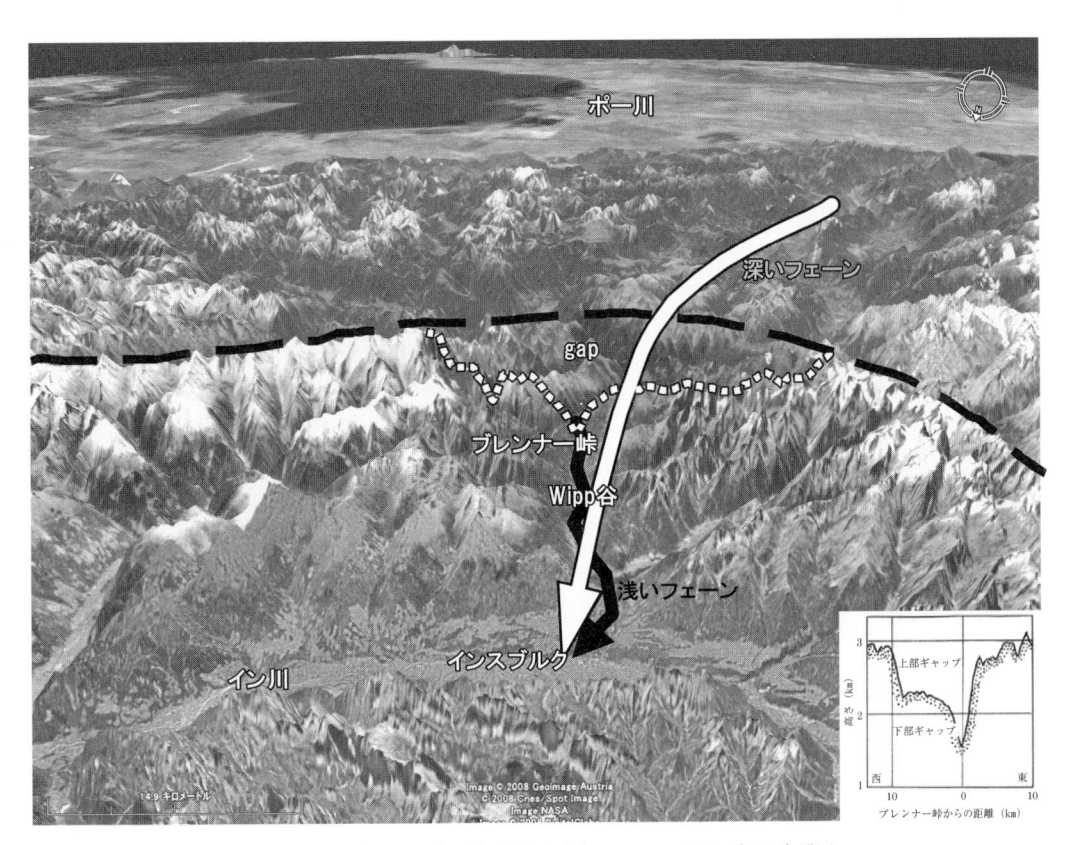

図1 オーストリア・イン川の谷からみたヨーロッパアルプスの鳥瞰図
画面奥はアルプス山脈南側のイタリア・ポー川の谷で，濃色に示されているのはアドリア海（地中海）である．山頂高度を破線で示し，稜線のギャップ（Wipp谷）を点線で示す．図右下隅に，ブレンナー峠を通るWipp谷の横断面を示す．白太矢線は対流圏全層がアルプス山脈を越える深いフェーンを意味し，黒色太矢線は山頂高度より低いギャップのなかを吹く浅いフェーンを意味する（Google Earth画面および文献[2]に加筆）．（口絵参照）

を超える高峰が連なるが，Wipp 谷のように，高峰の間の比較的低高度の鞍部を通って山脈の走向に直角な方向に走るギャップが多数存在する．図右下に稜線部の Wipp 谷の断面図を付してあるが，1,371 m のブレンナー峠を中心とする幅約 20 km，深さ 1,000〜1,500 m のギャップが形成されているのがわかる．

b. ドライフェーンとウェットフェーン

フェーンには，破線で示されるアルプス山脈山頂高度より上層も含めた対流圏全層の大気がアルプス山脈を横切る深いフェーンと，アルプス山脈山頂高度より下層の大気だけがギャップを通ってアルプス山脈を横切る浅いフェーンとに区分される．いずれにしてもギャップのなかは乾燥した高温な風フェーンが吹き降りるのであるが，山脈山頂高度の風向が山脈稜線に平行であるか否かによって，浅いフェーンと深いフェーンの区別が行われている．

最初にフェーン現象のメカニズムを学術的に提唱した Hann[5] の熱力学的フェーン理論によると，山越え気流は，地形面に沿って山地風上斜面を滑昇して山頂上空に至った後，地形面に沿って風下斜面を滑降するとし，山地風上斜面を滑昇する際に顕著な上昇気流となって凝結高度を超えるため，雲粒子・雨滴の生成に伴って除湿されながら放出される潜熱により加熱され，山頂上空に至った空気塊は高温位飽和空気となる．風下斜面では山頂上空の温位と水蒸気量を保存したまま降下してくるので，山麓部では顕著な高温乾燥の強風となるとされている（図 2 (a)）．この学説は，わが国の近代気象学創始者の教科書[3]などにより流布され，理科教育や地理教育現場で徹底した教育が展開されたため，日本人のフェーン現象観の骨格となっている．図 2 (a) からも明らかなように，この説は，山岳稜線部のギャップの存在は最初から全く前提にしておらず，山越え気流はすべて山頂高度の上層を通過するので，深いフェーンのメカニズムを提唱している．したがって，深いフェーンが発生するためには風上斜面における降水現象の発生が不可欠ということになるので，このタイプのフェーンはウェットフェーンと呼ばれる．

風下斜面で顕著なフェーン現象が発生しているのに風上斜面では降水現象が全く発生していないことがしばしばあり，このタイプのフェーンはドライフェーンと呼ばれる．Ficker[4] は，フェーンの最中のパイバル観測結果に基づいて，図 2 (b) に示されるような風上斜面と風下斜面とで対称的な流跡線を描かない山越え気流の存在を明らかにし，山頂高度より上層の高温位の空気塊が何らかの力学的理由により断熱的に下降して風下山麓地上部に至るだけでフェーンが発生し，その際には風上斜面において降水現象を伴う必要がないことを示した．風上側に押し寄せてくる気層の静的安定度が大きく，風速が小さい場合に，風上斜面と風下斜面とで非対称的な流跡線となりやすい．山脈稜線部に Wipp 谷（図 1 参照）のようなギャップが

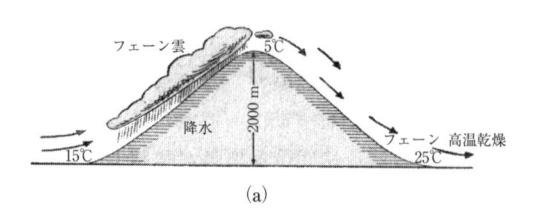

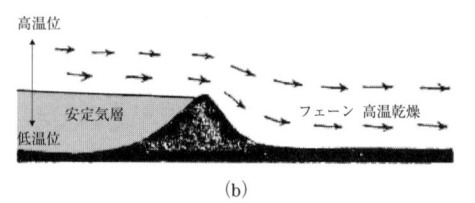

図 2 (a) Hann 型フェーン（ウェットフェーン）と (b) Ficker 型フェーン（ドライフェーン）の模式図の比較

いずれも稜線に対して垂直な鉛直面内の流跡線を示していて，稜線部のギャップは示されていない．実際には山頂高度の半分以下の標高しかない峠をもつギャップがあり，浅いフェーンの場合には，強いギャップフローがこのギャップ内を吹き抜け，風下斜面で発散場を形成し，上層から高温位のフェーン風を降下させる．(a) は文献[3]に，(b) は文献[4]に加筆．

存在すれば，風上側の安定気層はこのギャップを経て山脈を通過するギャップフローを形成する．ギャップは峠部分において最も高度が高く幅が狭いので，ギャップフローは風下斜面を降下するに従って加速されるとともに横方向に広がり，水平発散場を形成する．このため，下降気流が形成されて上層の高温位の空気塊がギャップフローのなかに混入してきて，ギャップフローの温位は峠における温位に比べて跳ね上がり，風下山麓部ではギャップフローは高温乾燥の強風となり，フェーン現象をもたらす．これが稜線山頂程度より低高度のみでフェーンが吹く浅いフェーンのメカニズムである．浅いフェーンは必ずしも風上斜面で降水現象を伴う必要がないので，ドライフェーンになりやすい．

c．世界各地のフェーン

アルプスフェーンと同様に，山岳部から谷間や平野に向かうきわめて乾燥した温暖な斜面下降流が発生し，この気流が流入した谷間や平野の気温が当該気流流入以前に比べて著しく高温・乾燥になる現象は世界各地に存在しており，出現する土地土地で異なる名称が与えられている．例えば，北アメリカのロッキー山脈東麓ではチヌーク（chinook），ニュージーランド南島のニュージーランドアルプス東麓ではカンタベリー西風（Canterbury northwester），南アフリカではバーグ風（berg wind），南アメリカのアンデス山脈東麓ではゾンダ風（zonda wind），アンデス山脈西麓ではペルーチェ（Puelche），南カリフォルニアではサンタナ（Santa Ana），わが国ではだしなどと呼ばれている．これらの風は共通して，気流が山頂高度付近の対流圏中層から風下側山麓へ向かって断熱下降する際に出現するフェーン効果を伴っているため，個々の局地風名とは別に，中央ヨーロッパでの呼称と同様にフェーンと総称される場合が多い．ただし，山頂高度付近の対流圏中層から風下側山麓へ向かって吹く下降気流がフェーン効果を伴っているだけでは，気象条件によっては，旧ユーゴスラヴィアのボラ（Bora）やわが国のおろしのように，山麓の気温が当該気流流入以前に比べて，逆に低温になる場合もある．このような特徴をもつ局地風は，フェーンではなくボラと総称される．

わが国では，台風や温帯低気圧が日本海を東進する際に発生する日本海沿岸地域フェーンが有名である．夏に発生すれば酷暑をもたらし，晩冬～初春に発生すれば融雪洪水をもたらす．夏季の関東平野北西部の著しい高温も，太平洋高気圧の中心が日本の南東海上にある場合には秩父山系越えの南西風フェーン，太平洋高気圧の中心が日本海西部まで張り出した場合には越後山脈越えの北西～北風フェーンの寄与が大きい．

（中川清隆）

■文献

1) 荒川正一：局地風のいろいろ（2訂版），成山堂書店，2004．
2) 荒川正一：gap wind について．天気 53：161-166, 2006．
3) 岡田武松：気象学（下巻），岩波書店，1935．
4) Ficker H：Der Einfluss der Alpen auf Fallgebiete des Luftdruckes und die Entstehung von Depressionen über dem Mittelmeer. Meteorol Z 55：350-363, 1920．
5) Hann J：Der Föhn in den österreichischen Alpen. Z österreichischen Gesellschaft Meteorol 2：433-445, 1867．

15. 熱帯夜・猛暑日

a. 熱帯夜の定義

アジア大陸の東岸気候，モンスーン気候地域に位置し，四季の変化に富んでいるばかりでなく，亜熱帯的な沖縄から亜寒帯的な北海道に至る実に多種多様な気候条件下にある日本には，きわめて豊富な天気表現がある．特に，寒暖に関する表現はいろいろある．

例えば，日最高気温が25℃以上の日を「夏日」と言い，日最高気温が30℃を超えると「真夏日」と言う．これらはなかなかに的を射た表現で，問題はない．2007年からは日最高気温が35℃以上の日が「猛暑日」と命名されるようになった．35℃を超えると熱中症患者数が急激に増える傾向にあり，熱中症発生の指標として重要視されている（図1）．

ところが，日最低気温が25℃以上の日を「熱帯夜」というのがあり，ロマンティックな響きもあって便利に使われている．一般に日最低気温は日の出直前頃に現れやすいとされているので，「熱帯夜」というのは一晩中25℃以下になることがない暑い夜ということになる．これが実におかしいのである．

「熱帯の夜は熱帯の冬である」とか「熱帯の夜はイギリスの春あるいは秋のような感触である」と言われることがある．筆者自身のインドにおける体験でも同感である．モンスーンも終わりに近い11月の初旬でも昼間は40℃を超える暑さであったが，日の出頃には20℃以下にも下がり寒くて目が覚めたものである．乾燥気候のせいもあって20℃くらいでも日較差が大きいと，むしろ肌寒くすら感ずるのである．要するに熱帯の夜は日本の蒸し暑い夜とはかなり違うものと考えた方がよいのである．

以上のように，現在，便利に使われている「熱帯夜」という表現は熱帯という気候，特に熱帯の夜の気候を間違った概念でとらえていることになり，そのまま英訳してtropical nightなどと表現すると国際的にも誤解を招くことになる．山下は，熱帯夜に代わる表現としてアメリカですでに一般に使用されている「熱波」(heat wave)を当てて「熱波の夜」(heat wave night)を提唱している．

しかし，残念ながら言葉というものは生き物のごとく，生まれると成長して一人歩きし始

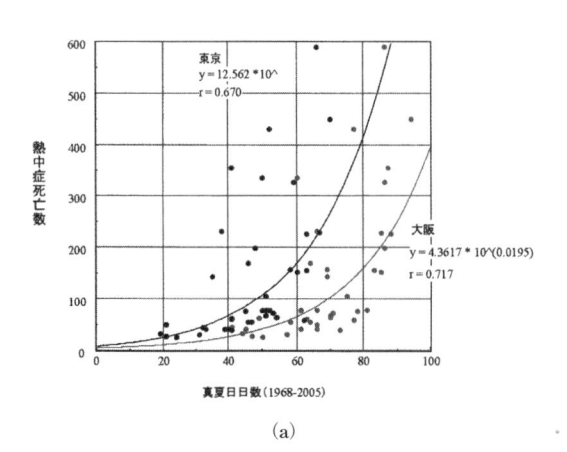

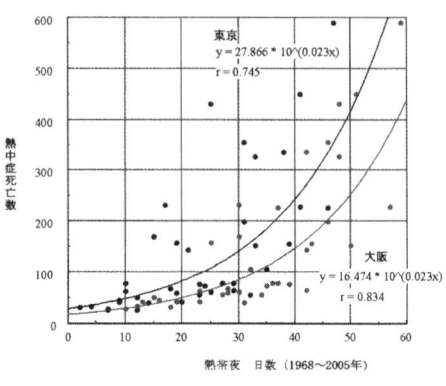

図1 熱中症死亡数と (a) 真夏日日数および (b) 熱帯夜日数との関係

るものである．テレビや新聞，雑誌などマスコミで重宝がられ何の疑問も挟まれず人口に膾炙している．今後は，ことあるごとに熱帯の夜の本当の気候を認識してもらうように心がけながら，この言葉を用いて日本の夏や都市気候との関連などについて論じてみたいと思う．

b. 瀬戸内の夕なぎと熱帯夜の関係

一般に夕なぎと言うと日中の海風と夜の陸風が交替するときの数十分～1時間くらいの無風状態を指すが，瀬戸内の夏の夕なぎはそんな生やさしいものではない．

まず，瀬戸内はわが国でも特に夏は海陸風の発達しやすい地域の一つではある．この海陸風の交替時の無風状態がしばらく続いた後，陸風に変わったとしても，平均風速はたかだか1～2m/秒である．無風状態のなかを普通の速さで歩くときに顔に感ずる空気の抵抗が，大体風速1.1m/秒強であるから，そもそも陸風は静穏に近いきわめて弱い風ということになる．

かつて筆者は日本全国の静穏率の分布を調べたことがあるが，瀬戸内は海岸に面しているが非常に風の弱いところであることを明らかにした．一つには，周辺が中国・四国の両山地と九州および近畿の山並みに囲まれた一種の盆地状を呈していることからと考えられる．このことはいずれの方向から風が吹いても弱められ，特に夏場は山越えした気流はフェーン現象も伴い気温は上昇する．普通のフェーンであれば乾燥するのであるが，海岸に面しているために湿潤である．そのうえ1晩中25℃以上の高温状態が持続すると体感的にもきわめて不快な夜となる．いわゆる「熱帯夜」である．要するに瀬戸内の夕なぎは「熱帯夜」の定義に相当する高温状態と，湿潤および静穏状態が夕方から翌朝まで持続する現象なのである．

c. 都市気候と熱帯夜の関係

同じ瀬戸内地域に位置していても，夕なぎの蒸し暑さの感じ方にも場所によって強弱があるように思われる．大阪や広島，岡山，松山などの大きい都市域ではことさらに蒸し暑さがひどく感じられる．これは言うまでもなく都市気候現象による気温の上昇分が加わっているためと思われる．大気が安定しやすく静穏な夜から朝方にかけてヒートアイランド（熱の島）が形成されやすい傾向にあるため，ますます蒸し暑い夕なぎとなる．都市化によって熱帯夜が増えたとする見方もされている．

ここで注意しておきたいのは，気象台が都市郊外から都心部に移転したことによって，都市気候の影響で見かけ上の熱帯夜が増えたことになる場合があるということである．ここ数年の岡山や広島がその例である．すなわち，気象台の移転前に比べるとヒートアイランド強度が大きくなり，相対湿度が低くなり都市気候の影響下に移転したことを物語っている[1]．

また，東京の場合でみると，真夏日日数は増減を繰り返しつつ多少増加の傾向を示すのに対し，熱帯夜日数の増え方はかなり大きい．明らかに都市気候の影響と考えられる．

熱帯の気候を考えると熱帯夜の定義には問題があるが，瀬戸内の蒸し暑さや都市気候の影響などを論ずるときは，語感的に便利な面がある．マスコミのみならず気候学や気象学など専門的な論文にも多用されているので，熱帯夜という言葉はもはや無視できない．

したがって，一般に考えられている「湿潤で高温の熱帯のような体感的気象状態」が1晩中続くのを「熱帯夜」として，熱帯の夜ではないことを明確に認識したうえで使用すればよいと思う．国際的には日本特有の気候と割り切ってnettaiyaとするのも一案である． （福岡義隆）

■文献
1) 福岡義隆：熱帯夜についての一考察．気象利用研究 5：44-46, 1992.

16. クライモグラフ

a. クライモグラフとハイサーグラフの違い

任意の地域の気候を寒暖・乾湿の季節的変化を総合的でグラフィックな表現にクライモグラフ（またはクリモグラフ）とハイサーグラフの2種類がある．前者は縦軸に月平均気温，横軸に月平均相対湿度を用い，後者の場合は縦軸は同じく月平均気温であるが横軸は月降水量を使う．

毎月の気温と降水量（または湿度）を xy 座標上にプロットして，線で結んだクライモグラフが便利である．図の右上に集まる月は高温多湿であり，左上は高温乾燥，右下は低温湿潤，そして左下にあれば低温乾燥という気候であることを示す．また，例えば縦に細長ければ気温の年変化が大きく，横に細長ければ気温の変化は少ないが乾燥の差が大きいというように，形によって土地土地の気候の特徴を一目で把握することができる．

b. 同一緯度に沿ったクライモグラフ

図1に示した例は，瀬戸内沿岸の岡山を出発し，ほぼ同じ緯度帯を偏西風に乗って東へ向かったときのものである．大阪・奈良・浜松・大島と通過していくが，日本国内だけでも，瀬戸内気候と太平洋気候でかなり形が異なるのに気がつく．太平洋を越え，さらに東進すると，北アメリカ大陸西岸のロサンゼルスに達する．わが国が大陸東岸気候にあるのに対し，西岸気候下で，しかも地中海式気候（実際の地中海の気候とはやや異なるが）とサバナ気候の中間くらいの，日本とは全く異質の気候を示す．やや乾燥ぎみであるが，夏は比較的涼しく冬は意外に暖かくて，非常に生活のしやすいところと言われている．しかし，筆者の留学体験からは，四季の変化に乏しく日本ほどの情緒がない．アメリカ合衆国の中央よりやや東，ミシシッピ川沿岸にあるメンフィス市も，おおよそ岡山と同じ緯度帯に位置する．年雨量は同じくらいであるが，気温はやや高く，夏にはトルネードが多発する．

偏西風はアパラチア山脈を吹き越え，北アメリカの東岸気候（やや日本の気候に近い）をもたらした後，大西洋を渡り，北アフリカのカサブランカ（モロッコ）を経て，地中海の東端，ベルイート（レバノン）に至る．これらの地点はいずれも地中海性気候に属するが，「日本の地中海」こと瀬戸内海に面する岡山や広島とは全く違った気候を経験することになる．和辻哲郎は「乾いた海」と称している．

なおも東へ向かうと，ヒンドゥークシュ山脈（アフガニスタン）の南，カブールという標高1,966mの都市に達する．大陸内部の高山気候を呈し始めるが，偏西風はチベット高原を吹き越えることはできず，南回りか北回りして東進する．回りきった辺りに，西安という黄河上流

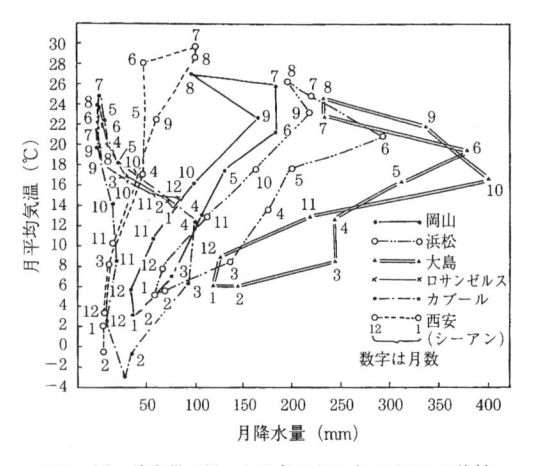

図1 同一緯度帯に沿った地点のクライモグラフの比較

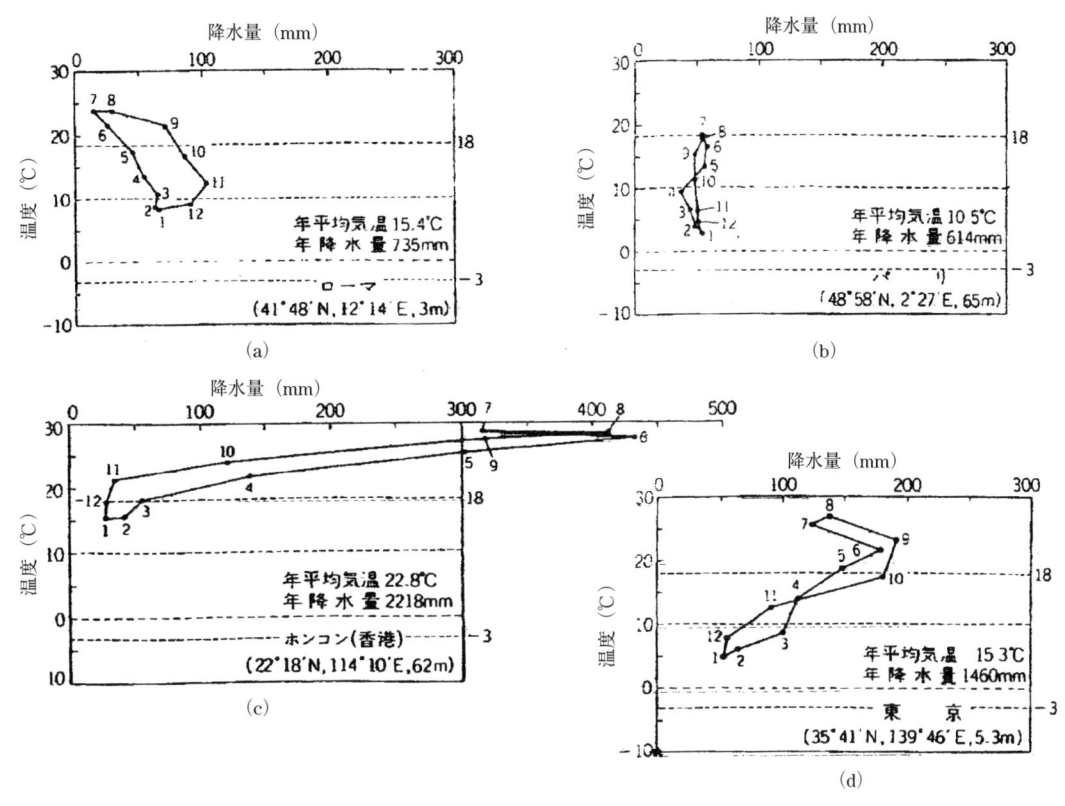

図2 世界の典型的 (a) Cs, (b) Cfb, (c) Cw, (d) Cfa 気候の地点のハイサーグラフ

沿岸の大都市が，北緯34°近くに存在する．年平均気温は岡山より1.3℃高いが，冬は0℃以下になり非常に寒い．徐州まで来ると，かなり日本の気候に似てくる．朝鮮半島の南端を通過し，やがて島根県の益田辺りに上陸し，吉備高原を吹走して北半球1周の旅を終える．ケッペンの主要な気候区12（I編第7章を参照）のうち，実に7種類の気候区を，同一緯度帯沿いの旅でみたことになる．

ハイサーグラフというのは，ハイがhydrologyのhyで水(hydro)を意味し，サーはthermalのtherであって熱（気温）を意味する．相対湿度ではあくまでも相対的な湿潤さや乾燥の概念的な把握に近いのに対して，降水量であれば絶対的な水分量を評価することになる（図2）．すなわち，単なる乾湿の体感気候的な評価とは別に，例えば水資源の多寡とその季節的推移，あるいは，多雨による水害のような負の気候環境の季節的変化も評価できる．昨今の地理学や気候学の教育の場（地図帳など）ではクライモグラフよりハイサーグラフが多用されている．

(福岡義隆)

■文献
1) 福岡義隆：気圏環境工学，山海堂，2005．
2) 福岡義隆：図説 都市環境，新和製本．
3) 福岡義隆：気候図を使って世界の気候を体験させる．地図社会科研究，1992．

17. 気候指数と気温

気候を大気の総合状態と定義したとしても，どのように表すかは一様ではない．気候を指数化して数量的に表現することによって，気候の影響を受けていると類推される現象との関連性を考察することができる．気候の2大要素は気温と降水量で，いずれも重要であるが，自然環境の成り立ちを考えた場合はまず気温で代表される熱的条件を第一義的に考える．つまり，気温の関数とした気候指数がよく利用される．その他，気温と降水量を組み合わせたものや緯度などの気候因子を組み合わせたものもある．指数化する場合，地表面状態から類推して経験的に導かれる場合が多いが，熱収支や水収支の理論に基づいて導いた半理論式なども提案されている．

a．暖かさの指数と寒さの指数

暖かさの指数（warmth index）と寒さの指数（coldness index）は，吉良[3]が考案した指数で，気候指数として最もよく知られ，使われてきた指数で，月平均気温から求めることができるという簡便性もあり，現在でもその有効性を保っている（詳細はI編第11章を参照）．図1に日本における分布を示す．

暖かさの指数は温量指数とも言い，植生分布とよい対応関係がある．例えば，リンゴの耕作地域は暖かさの指数が100～60の範囲，つまり中部内陸部から東北地方および北海道南部の日本海側にあり，主として温度条件によって規定されていることがわかる．

グローバルスケールでみた気候帯や植生帯の境界域にもよく対応している．例えば，亜寒帯針葉樹林と冷温帯落葉樹林との境界は暖かさの指数が45，暖温帯と亜熱帯林との境界は180が対応するなどである（表1）．

一方，月平均気温が5℃より低い月につい

表1 気候帯と暖かさの指数との関係

気候帯	暖かさの指数	植生帯
極帯	0	氷雪
寒帯	0～15	ツンドラ帯
亜寒帯	15～45	針葉樹林帯
冷温帯	45～85	夏緑広葉樹林帯
暖温帯	85～180	照葉樹林帯
亜熱帯	180～240	亜熱帯降雨林帯
熱帯	240≦	熱帯降雨林帯

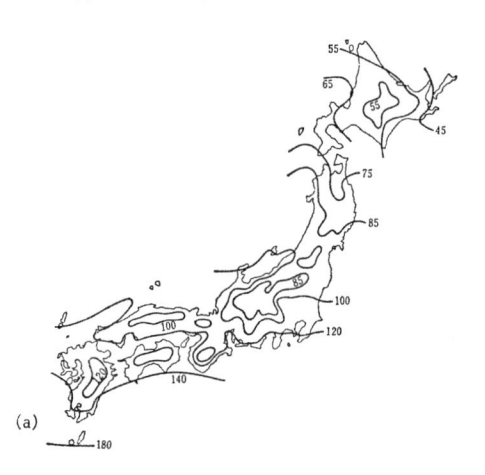

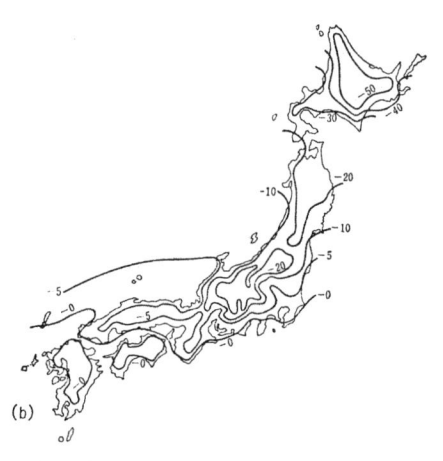

図1 (a) 暖かさの指数と (b) 寒さの指数の分布[3]

て，各月平均気温から5℃を減じた値の総和を寒さの指数と言い，同様に吉良[4]によって考案されたものである（図1参照）．

b. 乾湿を表現した指数

気候は，熱ばかりでなく水分条件もその重要な構成要素である．つまり，湿潤であるか乾燥しているかを指数化することも重要である．ただし，熱があれば水分を蒸発するので，水分条件と熱的条件との組み合わせが重要である．例えば，乾湿指数と言われるものは，年平均降水量と前述の暖かさの指数を使って指数化したものである．暖かさの指数が100未満のとき，年降水量を（暖かさの指数+20）で，100以上のときは（暖かさの指数+140）で割った値と定義している．植物の生育条件によく合った気候を表現していることで知られている．

同様な指数として，ドゥ・マルトンヌの乾燥指数（aridity index）がある．年平均気温 t（℃）と年降水量 P（mm）の比 $A (=P/(t+10))$ によって表される．A が5以下は無河流地域，5〜10はステップなどの内陸流域，10以上になると乾燥農業が可能となり，30くらいで森林が現れるとされ，自然の諸条件とよく対応していることで知られている．

土壌学者のラングが提案した気候指数は，地表面からの蒸発量が年平均気温 T に比例すると考え，降水量 P との比を示標とした．$R=P/T$ をラングの雨量因子（rain factor）という．ただし，T は0℃以上の月平均気温をもつ月の値を合計し，それを12で割ったものである．表2に示すように，卓越する土壌型や景観とよい対応をしている．年平均気温の代わりに，年平均気温に対する飽和水蒸気量と年平均水蒸気圧との差，つまり，年平均飽差 S（mmHg）を用い，年降水量 N（mm）との比 N/S を $N-S$ 係数と言い，気候の乾湿を表現したものである．

c. 収支論を基礎にした指数

地表面における水収支理論から導いたソーンスウェイトのPE指数は，毎月の降水量（P）と蒸発量（E）との比を年間積算した値である．実際は蒸発量を月平均気温で置き換えることでより汎用性を増している．

地表面における年間の正味放射量に対する水の蒸発の潜熱量と年降水量の積との比は，ブディコの定義した放射乾燥指数である．これらは放射収支（正味放射量）を考慮した半理論式である．しかし，実際には放射収支や熱収支項のデータを必要とするので，科学的には興味深いが，気温と降水量のみから得られる場合のような簡便性はない．

d. その他

気候以外の要素を組み込んだものに大陸度（continentality）がある．寒暖や乾湿といった気候特性のほかに，気温の年変化などの時間的特徴を表現したもので，次式などがある．

$$K=\frac{100A}{\phi} \quad (1)$$

$$K=1.7\times\frac{A-12\sin\phi}{\sin\phi} \quad (2)$$

ここで，K：大陸度，A：気温の年較差，ϕ：緯度．

大陸度とは気候の大陸性の度合いを示すもので，海洋性の気候との違いは気温に顕著に現れる．また，気温は緯度の関数でもあるので，気温年較差を緯度で補正して大陸度を定義したものである．図2はゴルチンスキーにより定義された式（2）で計算した大陸度である．

表2 雨量因子，景観と土壌型との関係

雨量因子	景観	土壌型
0〜20	砂漠	塩類土
20〜40	半砂漠	
40〜60	草原・熱帯原野	ラテライト，赤色土，黄色土
60〜100	灌木林	褐色土
100〜160	喬木林	黒色土
>160	荒原	ツンドラポトゾール

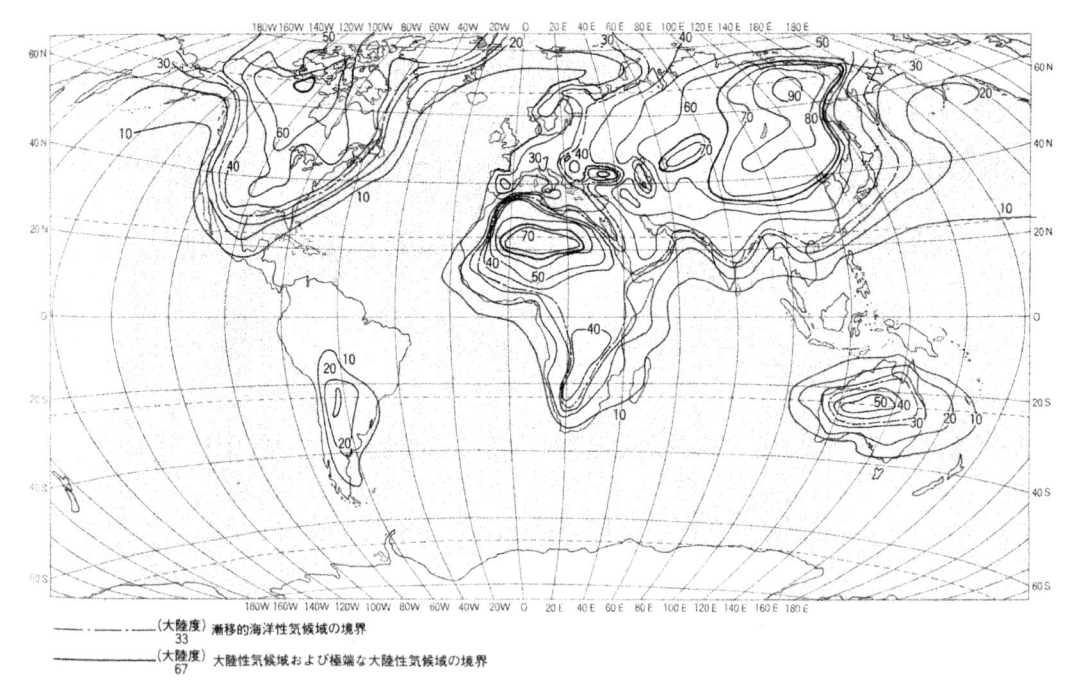

図2 世界の大陸度[1]

　暖かさの指数や寒さの指数も積算気温の一種であり，ある地域を限定して考えれば，水分条件に大きな違いがあるとは認めがたいことから，特定の季節的な推移現象を説明するためにさまざまな積算気温が考え出されている．すでに国民的な関心事ともなっているサクラの開花時期を予側する試みも気候指数の一種である．

　近年では冷暖房完備の建物が普通となり，室温などを何℃に設定するかが重要な問題である．そのために建築設計上重要となるのが，暖房デグリーデイや冷房デグリーデイである．からだの温度感覚を体感温度と言い，気温と湿度の気象要素を組み合わせて算出する不快指数は，応用上重要な気候指数でもある．

（山下脩二）

■文献
1) 福井英一郎ほか：日本・世界の気候図．東京堂出版，1985．
2) 水越　治，山下脩二：気候学入門．古今書院，1985．
3) 吉良竜夫：生態学からみた自然，河出書房新社，東京，1971．

18. 露点温度

a. 露点温度の定義

気圧と水蒸気量を一定に保ったまま空気塊を水蒸気によって飽和させるとき空気塊がとる温度を露点（dew point）あるいは露点温度（dew point temperature）と呼ぶ．露点は，空気塊の実際の水蒸気圧を飽和水蒸気圧とする温度とも定義できる．露点が氷点（0℃）以下の場合には，霜点（frost point）と呼ばれることもある．

通常の気象条件下で相変化を起こす大気組成は水蒸気に限られるうえ，場所や季節，気象条件によって濃度が著しく変化する大気組成も水蒸気に限られるので，気象学では，地球の空気を分子量28.96の乾燥空気と分子量18.01の水蒸気という2種類の気体の混合気体と見なし，水蒸気の量を把握するパラメーターの一つとして露点が用いられる．露点が高いほど，同じ気温の空気塊中の水蒸気量は大きい．また，気温と露点が等しいときは空気が水蒸気で飽和されており，気温と露点の差が大きいほど，空気の乾燥状態が著しい．

b. 飽和水蒸気圧曲線

密閉容器に液体の水だけを封入して，温度を一定に保ったまま容器の体積を増加させて圧力を低下させると，温度ごとに異なる特定の圧力において一部の水が蒸発して水蒸気となり，液体の水と水蒸気の平衡状態が出現する．このときの平衡圧力を，その温度に対する飽和水蒸気圧と呼ぶ．さまざまな温度に対して飽和水蒸気圧を求めて圧力-温度（P-T）図上にプロットすると，図1の太実線に示されるような，温度0℃で6.11 hPaの値をとり，温度が増加するに従って急激に単調増加して，100℃で

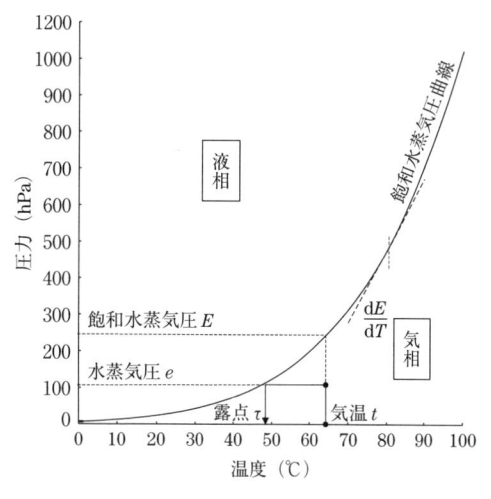

図1 0℃以上の領域における水物質の相図および飽和水蒸気圧曲線

1,013.25 hPaに達する曲線が得られ，飽和水蒸気圧曲線と呼ばれる．飽和水蒸気圧曲線により，P-T図の第1象限は，気相と液相に二分され，飽和水蒸気圧曲線上の温度と圧力の組み合わせ時のみ，水蒸気と液体の水が平衡状態で共存できる．

水蒸気と液体の水の化学ポテンシャルGはそれぞれ，

$$G_\text{蒸} = U_\text{蒸} + P_\text{蒸} V_\text{蒸} - T_\text{蒸} S_\text{蒸}$$
$$G_\text{液} = U_\text{液} + P_\text{液} V_\text{液} - T_\text{液} S_\text{液}$$

と表される．ここで，U：内部エネルギー，P：圧力，V：1 mol体積，T：温度，S：エントロピーであり，添字の蒸と液は，それぞれ，水蒸気と液体の水を意味する．相平衡は，$T_\text{蒸}=T_\text{液}$, $P_\text{蒸}=P_\text{液}$, $G_\text{蒸}=G_\text{液}$のときに成り立つから，平衡温度と平衡圧力（すなわち，飽和水蒸気圧）をそれぞれTとEとすると，

$$U_\text{蒸} - U_\text{液} + E(V_\text{蒸} - V_\text{液}) - T(S_\text{蒸} - S_\text{液}) = 0$$

が成り立つ．この式の全微分をdE/dTについて解いて，熱力学の第1法則$TdS=dU+$

EdV と $L_{液蒸}=T(S_蒸-S_液)$ および $V_液 \ll V_蒸$ を考慮して整理すると,

$$\frac{dE}{dT}=\frac{S_蒸-S_液}{V_蒸-V_液}=\frac{L_{液蒸}}{T(V_蒸-V_液)}\doteqdot\frac{L_{液蒸}}{TV_蒸}$$

$$=\frac{0.622EL_{液蒸}}{RT^2}$$

が得られる.ここで,$L_{液蒸}$:蒸発の潜熱,R:乾燥空気の気体定数である.この式はクラペイロン-クラジウスの式と呼ばれ,飽和水蒸気圧曲線の勾配(1℃ の温度変化に対する飽和水蒸気圧の変化)を与える.0℃ における飽和水蒸気圧は 6.11 hPa であるから,6.11 に 0℃ におけるクラペイロン-クラジウスの式の値を加えてやれば,1℃ における飽和水蒸気圧が求まる.その値に 1℃ におけるクラペイロン-クラジウスの式の値を加えてやれば,2℃ における飽和水蒸気圧が求まる.この作業を繰り返すことにより,図1の飽和水蒸気圧曲線を作成することができる.繰り返し計算の際の温度変化幅を小さく設定すれば,飽和水蒸気圧曲線の精度を高めることができる.

作業現場では,Tetens[2] の式

$$E=6.11\times10^{\frac{7.5t}{237.3+t}}$$

が広く利用されている.ここで,E:飽和水蒸気圧(hPa),t:気温(℃)である.

c. 大気圧下の飽和水蒸気圧

現実の大気中には水蒸気以外に大量の乾燥空気が存在するため,液体の水の圧力は大気圧に等しい.このため,液体の水の化学ポテンシャルは,平衡温度は変化させずに平衡圧力のみを飽和水蒸気圧 E から大気圧 P に増加させた場合の値になる.このときの化学ポテンシャルの変化 dG は,

$$dG=V_液 dP$$

と表せ,非圧縮的な液体の水の体積 $V_液$ は一定と見なせるので,大気圧と同圧の液体の水の化学ポテンシャル $G_{T,P,液}$ は,

$$G_{T,P,液}=G_{T,E,液}+V_液(P-E)$$

と表される.飽和水蒸気圧 E 下の液体の水と平衡状態にあった水蒸気は,飽和水蒸気圧 E とは異なる水蒸気圧 E' になって,大気圧 P 下の液体の水の化学ポテンシャルと等しい化学ポテンシャルをもたなければ平衡状態を維持できない.水蒸気の状態方程式を利用して dG の値を求めると,水蒸気分圧 E' における水蒸気の化学ポテンシャル $G_{T,E',蒸}$ は,

$$G_{T,E',蒸}=G_{T,E,蒸}+\left(\frac{R}{0.622}\right)T\ln\left(\frac{E'}{E}\right)$$

と表される.両式の左辺同士および右辺第1項同士が等しいことと $0.622\,EV_蒸=RT$ を考慮して整理すると,

$$\frac{E'}{E}=\exp\left\{0.622V_液\left(\frac{P-E}{RT}\right)\right\}$$

$$=\exp\left\{\left(\frac{V_液}{V_蒸}\right)\left(\frac{P-E}{E}\right)\right\}$$

が得られる.$(V_液/V_蒸)(P-E)/E>0$ であるから,$E'/E>1$ が必ず成り立ち,大気中に水蒸気以外の気体が存在する場合の平衡水蒸気圧 E' は必ず飽和水蒸気圧 E より大きくならねばならない.この関係をわかりやすく図2に示す.しかしながら,$V_液 \ll V_蒸$ なので,上式の右辺の指数関数の引数はほぼ0と見なせるため

$$\frac{E'}{E}\doteqdot e^0=1$$

がよい近似で成り立つため,水蒸気以外の気体

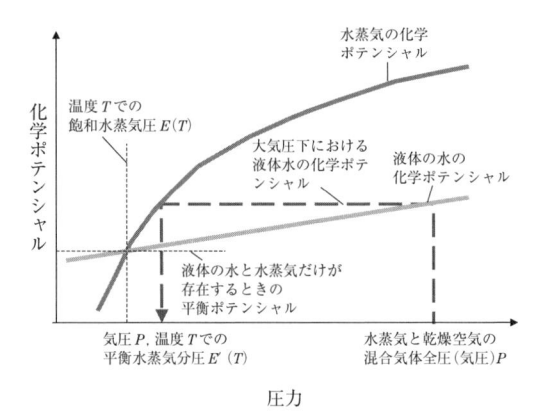

図2 温度 T において気相-液相平衡にある純粋水蒸気に乾燥空気を加えて大気圧を増加させた場合の水の化学ポテンシャルと平衡水蒸気圧の変化の関係

の存在の有無にかかわらず，すなわち，大気圧に無関係に，平衡水蒸気圧 E' は平衡温度における飽和水蒸気圧 E に等しいとして扱える．

d．露点と持上凝結高度

観測された気温と水蒸気圧の関係を図1上にプロットすると，一般的には，飽和水蒸気圧曲線の下側の気相域にプロットされる．水蒸気圧は変化させずに気温だけを低下させると，気温低下に伴って飽和水蒸気圧も低下し，やがて露点 τ に達する．水蒸気圧 e（hPa）に対する露点 τ（℃）は，$t=\tau$ を代入した Tetens[2] の式を τ について解いて，

$$\tau = \frac{237.3}{\dfrac{7.5}{\log\dfrac{e}{6.11}} - 1}$$

として求めることができる．

水蒸気が付加されたり除去されたりしない限り，空気塊を等圧加熱したり等圧冷却してもその空気塊の露点は変化しないので，露点は等圧加熱過程または等圧冷却過程においては保存量となる．しかしながら，大気中の空気の断熱鉛直運動は，等圧過程ではないので，露点は保存されない．断熱鉛直運動する湿潤空気の露点は，乾燥断熱減率 0.976℃/100 m のおよそ 1/5 の減率 0.176℃/100 m で変化する．したがって，空気塊が 100 m 上昇するごとに気温と露点の差（湿数と呼ぶ）は 0.8℃ 縮まることになるので，地上の湿数の 125 倍の高度（m 単位）まで上昇すればその空気塊は水蒸気で飽和されて雲が形成されることになる．この高度はヘニングの持上凝結高度と呼ばれ，下層雲雲底高度のよい近似となる．　　　　　　（中川清隆）

■文献
1) Zdunkowski W, Bott A：Thermodynamics of the Atmoshere：A Course in Theoretical Meteorology, Cambridge University Press, 2004.
2) Tetens, VO：Uber einige meteorologische begriffe. Z Geophy 6：297-309, 1930.

19. 気 温 予 報

　テレビやラジオでなじみの天気予報は，さまざまな気象現象を予報している．その項目は，天気，降水確率，降水量，降雪量，風，波の高さ，気温などの多岐にわたる．これらの予報は，世界各地で観測された現在の気象状態をスーパーコンピューターによる数値予報モデルに取り込み，その解析結果によるものである．本章では，天気予報のなかでも気温の予報についての詳細を記すことにする．数値予報や天気予報についての詳細はⅠ編の第23章を参照のこと．

a. 天気予報のなかで発表される気温予報

　気象庁発表の気温の予報（2008年7月現在）は，さまざまな形態によって発表されている．以下に発表の形態について記す．

(1) 府県天気予報

　都道府県を1～4の地域に区分して，その地域の代表的な地点（主として気象台や測候所などがある場所）についての最高気温と最低気温が発表されている．府県天気予報のなかで発表されている天気（晴れ，曇りなど）や降水確率などは，面積的に広がりをもった地域の予報であるが，気温は代表地点であるポイントの予報である．それは気象台や測候所などで何年も蓄積された観測データがもとになっているからである．

　気象庁における気温の観測は高さ1.5m，地面は芝生，強制的な通風，日陰で行っているため，屋外でも涼しい場所の観測である．この気温は窓を開けて風通しをよくした家のなかの直射日光が当たらない場所の気温とほぼ同じである．以前観測に使われていた百葉箱は，家の造りをしている．

　テレビやインターネットでは各地点の予想される気温を，前日差や平年差と合わせて画面上に表示することが多い．平年の値は10年ごとに更新され，2008年現在使われている平年値は1971～2000年の値であるが，2011年になると1981～2010年の値が平年値となる．

　なお，統計上に残っている気象庁が観測した最低気温・最高気温（実況値）は，日界である0～24時の値であるが，明日の予報における最低気温は0～9時（明け方の最低気温），最高気温は9～18時（日中の最高気温）に出現する値を予想している．

(2) 地方天気分布予報

　地方天気分布予報とは，日本全国を20km四方で区切ったメッシュ内の3時間ごとの平均気温を表したものである．1℃単位で予報している．テレビやインターネットなどでは日本地図をメッシュで区切り，5℃単位で色分けしたものが画面となっている．

(3) 地域時系列予報

　地域時系列予報とは，府県天気予報における代表的な地点の3時間ごとの気温を，折れ線グラフなどで表したものである．民間の気象会社で発表されている時系列予報は，ポイント数が多く（市町村単位など），1時間ごとの気温を予想しているところもある．

(4) 週間天気予報

　週間天気予報では，都道府県単位の代表的な地点における7日先までの最高気温と最低気温を1℃単位で予報している．明後日以降の予報については誤差の幅（±1 など）も合わせて発表している．

(5) 季節予報

　季節予報では，向こう1か月，3か月の気温

の予報を，高い，平年並み，低いの3階級に分けて，それぞれの階級が出現する確率で表している．

b． 気温予報の誤差

気象庁では予報の精度を向上させる目的として，府県天気予報と週間予報における気温予報の検証を行っている．検証方法は，平均誤差と，2乗平均平方根誤差がある．

(1) 平均誤差

平均誤差（mean error：ME）とは，系統的な偏りを表すものである．気温の予報の値と実際の値の誤差をそのまま期間平均するもので，$ME=\Sigma$（予報値－実況値）÷予報回数で表される．平均誤差が正の値になると予報が実況よりも高かったことを示し，負の値になると低かったことを示し，予報の偏りが分析できる．

(2) 2乗平均誤差

2乗平均平方根誤差（root mean square error：RMSE）とは，予報誤差の標準的な大きさを示すものである．個々の予報の誤差を2乗した後に期間平均し，平方根をとったものである．$RMSE=SQRT$（Σ（予報値－実況値）^{2}÷予報回数）で表される．2乗平均平方根誤差は常に正の値になり，値が0に近いほど予報精度が高いことになる．

17時発表の府県天気予報の場合（1992～2007年），1年間を平均した2乗平均平方根誤差は，全国平均で最低気温は1.5℃，最高気温は1.8℃である．週間予報における2～7日目の平均は（1995～2007年），最低気温では2.1℃，最高気温では2.5℃である．東京地方における17時発表の最低気温の予報誤差は，過去50年前の2.2℃前後から1.5℃前後になっており，0.5℃以上も誤差が減少し，予報の精度は上がっている．

c． 天気予報の解析に用いられる気温の目安

気象庁からは高層気象観測などから得られたデータや，それをもとにした数値予報の結果としての高層の天気図（実況・予想）などが，(財)気象業務支援センターを通じて予報業務認可事業者に配信される．実況や予想された気温のなかでも，主として使用されるのは，上空850hPa（1,500m付近）や上空500hPa（5,500m付近）の値である．これらは地図上に等温線が描かれている．これをもとにして，大気の安定の度合いや，積乱雲による降雪や発雷などの程度や広がりなどが予想される．

(1) 降雪の目安

平野で雪が降る目安の気温は，上空850hPaで-6℃，上空500hPaで-30℃，大雪の目安は850hPaで-12℃，500hPaで-36℃であり，天気予報の解説ではこの温度が一般的に使用される．また地上の気温では4℃以上だと雨が降り，2℃以下だと雪が降ることが多いが，空気が乾いていると雪が降りやすく，4℃以上でも湿度が低ければ雪になることもある．

(2) ショワルター安定指数

ショワルター安定指数（showalter stability index：SSI）とは，大気の安定度を示す指数（温度）であり，不安定降水や，発雷・降雹・竜巻・突風などの発生の目安となる．これは，850hPaの空気の塊を飽和するまでは乾燥断熱減率に沿い，飽和した後は湿潤断熱減率により500hPaまで上昇させる．このときの空気塊の温度と実際に高層気象観測で観測された500hPaの温度または予想される500hPa温度との差がSSIとなる．一般的にはSSIが3以上だと大気の状態は安定しており，にわか雨が発生する可能性は低い．0以下になると不安定となり発雷の可能性が高い．-3以下では非常に不安定となり，激しい雷雨や突風が発生する可能性が高くなる．

(3) 相当温位

相当温位とは，大気の湿潤の度合いを示す温度（絶対温度）である．空気の塊を断熱的に乾燥断熱減率により上昇させ，飽和すると湿潤断

熱減率により上昇させる．含んでいる水蒸気をすべて凝結させ，空気塊がもっていた潜熱を放出させる．凝結した水滴や氷粒は降水として落下させた後，乾燥断熱減率により空気塊を1,000 hPa の高さまで降下させたときの絶対温度のことである．気象庁は 850 hPa（1,500 m 付近）の空気塊の相当温位を予想図として作成している．これには，相当温位の等温位線が地図上に描かれているが，相当温位が高い空気塊は水蒸気をたくさん含んでいることになり，340 K 以上（夏季）は大雨のおそれの目安とされる．また等温位線が混んでいるところは性質の違った空気がぶつかり合っていることになり，前線として解析される．

d. 気温予報とビジネス

民間の気象会社からは，気象現象により売り上げや諸経費が変動する会社などに向けて，詳細な天気や気温の予報などが提供されている．特に気温の変化がもたらす経済効果は大きく，景気を左右することもある．気温が消費者の購買意欲を起こさせたり，低下させたりするのである．一般的に経済にとって冷夏と暖冬はマイナスに，猛暑と厳冬はプラスに作用することが多い．

流通業界においては，気温によってどの商品が売れ出すのか詳細に調査している．商品のなかには一定気温より 1℃ 上昇するごとに売り上げが増加するものや，1℃ 下降するごとに売り上げが減少するものがある．例えば，ビールは 28℃ を超えると，1℃ 上がるごとに 1 社当たり 1 日に大瓶にして 230 万本多く売れ，アイスクリームは関東から西の地域では 25℃ 以上になると売れ出すが，30℃ 以上になるとかき氷が売れるようになる．また，エアコンは真夏日（日最高気温が 30℃ 以上の日）が 1 日延びると，4 万台多く売れると言われている．このように，気温が高くなると売れる商品，それとは逆に気温が低くなると売れる商品や，雨が降ると売れる商品など，気温や天候によって売れる商品は異なってくる．これを商品政策に活用していく手法をウェザーマーチャンダイジングと言い，民間の気象会社などから提供される気温予報などが，商品の販売数の分析や管理などに活かされている．

また東京電力によると，気温が 30℃ を超えるとエアコンなどの冷房の利用が増えるため，1℃ 上昇するごとに電力の需要は 170 万 kW 増加する．猛暑になると，供給量が需要に追いつかず，他の電力会社から電力の融通を受けることや，大口需要先に電力を一時的に抑えてもらい供給を減らす需給調整が必要になる．電力の逼迫を避けるには，火力発電の出力拡大などが必要になるため，1℃ の上昇がシビアな問題となる．民間の気象会社による電力会社向けの気温の予報は，1℃ 以上の誤差がでると電力会社に大きな影響を与えることになるため，数値予報の結果や民間の気象会社の独自の手法を使って慎重に予報を行っている． （南 利幸）

■文献
1) NHK 放送文化研究所編：NHK 気象・災害ハンドブック，日本放送出版協会，2005．
2) 気象庁編：気象業務はいま 2008，研精堂印刷，2008．
3) 村山貢司：猛暑・厳寒で株価は上がる？ 経済界，2007．

20. 花粉飛散と気温

空中飛散花粉の観測は医師や教師，国や自治体などによって行われ，その観測データを用いて花粉飛散と気象との関係が解析されている．本章では，花粉飛散と気温との関係について，関連性が認められる3項目を記すことにする．

a. シーズンに飛散する花粉数と夏の気温

花粉飛散の観測は，ダーラム型花粉捕集器を用いる方法が一般的である．ワセリンを塗ったスライドガラスを捕集器に設置して1日放置し，ワセリンに付着した花粉を顕微鏡で種類を鑑別し，個数を数えて1 cm²当たりの個数に換算する方法である．

これによって計測された花粉の飛散量は，前年の6〜7月（スギやヒノキ科の花芽が形成される時期）における天候の影響を受けることがわかってきた．この時期の気温が低いと，花芽の数は少なくなり，翌春の花粉の飛散も少なくなる．逆に気温が高いと，花芽の数は多くなる．大阪のスギ花粉のデータ（図1）では，前年の7月の平均気温との相関が高く，前年の7月の気温が低いと少なくなり，高いと多くなる傾向がある．ヒノキ科の花粉数にも同様の傾向がある．

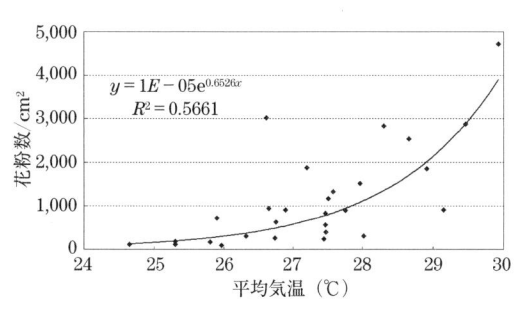

図1 シーズン中に飛散したスギ花粉数と前年7月の平均気温（花粉数は東大阪市芦田耳鼻咽喉科，気温は大阪管区気象台による）

b. 飛散開始やピークの時期と冬から春にかけての気温

(1) スギ花粉の飛散時期

西日本や東日本の太平洋側では，1月中頃から0.1個/cm²のスギ花粉が観測される初観測日を迎えるところが多い．

1個/cm²を超える日が2日以上続いたその初日である飛散開始日は，西日本の太平洋沿岸から東海では2月初旬，九州北部や瀬戸内，関東は2月中頃，山陰や北陸などの日本海側で2月下旬，北日本では3月に入ってからとなる．

シーズン中に最も飛散数が多い飛散最大日は西日本や東日本は2月末〜3月中頃，北日本は3月下旬〜4月中頃に迎えるところが多い．

飛散の終了は西日本や東日本は4月初旬〜中頃，北日本は5月上旬〜中頃である．飛散開始日から飛散終了日までは約2か月程度である．

大阪での飛散時期の予想は，簡便な方法として1月1日以降の最高気温の積算値を目安にしている．積算値が400℃前後で飛散開始，600℃前後が飛散の最盛期，1,000℃前後で飛散時期の後半となる（図2）．

(2) ヒノキ科花粉の飛散時期

ヒノキ科花粉は西日本や東日本では，スギ花粉が少なくなり始める3月中頃に初観測日を迎え，飛散開始日は3月下旬頃である．飛散最大日は4月初旬〜中頃になる．4月後半には少なくなり，5月上旬には飛散の終了を迎える．北日本ではヒノキの植林地が少ないため，シーズン中に飛ぶ総飛散数も少なく，飛散開始日がはっきりと認定できない年もある．飛散最大日は4月中旬〜下旬頃に迎え，最大の飛散数でも西日本や東日本の1/10以下になることが多い．

大阪での飛散時期は，最高気温の積算値が

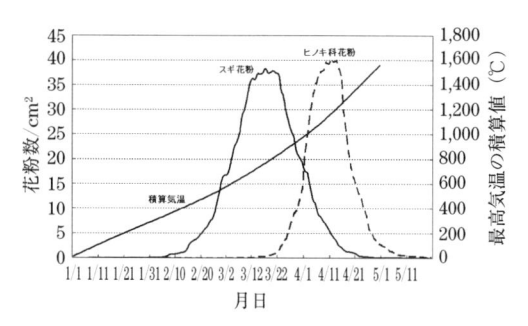

図2 スギ・ヒノキ科花粉の平均的な飛散数と1月1日からの最高気温の積算値（東大阪市）

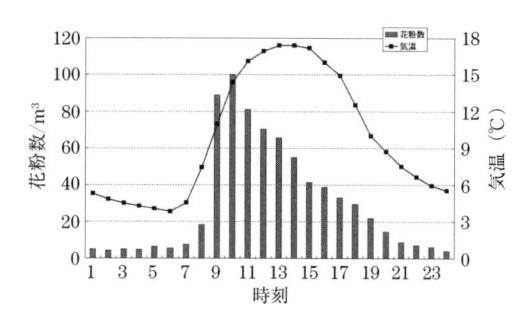

図3 和歌山県田辺市中辺路町の時刻別花粉数と気温（2008年3月1日〜4月20日における日照8時間以上の日の平均値）

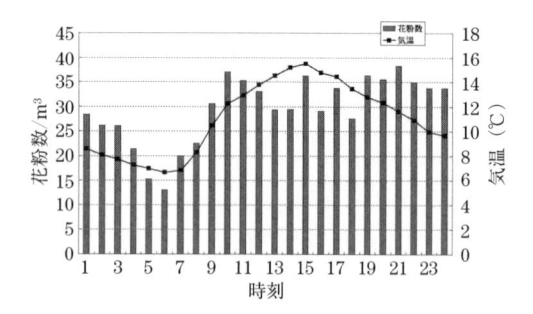

図4 和歌山市の時刻別花粉数と気温（2008年3月1日〜4月20日における日照8時間以上の日の平均値）

800℃に達すると飛散開始を迎え，1,000℃前後から最盛期に入り，1,400℃になると飛散終了が近づいてくる（図2参照）．

c．日々の飛散と当日の気温

環境省が全国各地に花粉自動計測器を設置し，自動的に計測された1時間ごとの花粉飛散数がわかるようになってきた．機器は山間部と都市部に設置されており，発生源に近い山間部と，発生源から遠い都市部では，飛散の傾向が異なることがわかってきた．

山間部では樹木自体の生理による花粉の増減が認められる．図3は和歌山県田辺市中辺路町の1時間ごとの花粉数と気温である．アメダスと花粉自動計測器が同じ敷地内に設置され，気象状態との比較が容易な地点である．期間はスギやヒノキ科花粉の本格的な飛散時期である3月1日〜4月20日（2008年）で，なおかつ日照時間が8時間以上の晴れている日のデータを時刻別に平均したものである．これをみると発生源では，気温が上がる朝のうちから飛散が始まり，昼前に飛散のピークを迎えている．午後は徐々に少なくなり，夜は飛散数が少なくなっていることがわかる．晴れの日の日中は気温の上昇により，山の斜面を昇る谷風が発達するため，その風に花粉を乗せてメソβスケール（20〜200 km）で花粉を飛ばしていると考えられる．また，低気圧が接近している段階でも気温が上昇し，花粉の飛散が多くなることがあるが，これは広範囲に風が強くなるためメソαスケール（200〜2,000 km）で，花粉を飛ばしていると考えられる．

一方，図4は，発生源がない都市部に位置する和歌山市のグラフである．花粉自動計測器は和歌山地方気象台にある．個々の機器の特性により，他の地点との絶対数の比較はできないが，傾向としては朝方〜午前中は多くなるものの，午後から夜にかけても比較的飛散数が多いことが認められる．都市部では山間部から風によって花粉が飛ばされてくるため，昼前にピークを迎える山間部とは時間的なズレがみられ，夜も花粉が空気中を漂っている状態が続いていると考えられる．

（南　利幸）

■文献
1) NPO花粉情報協会編集：環境省花粉症保健指導マニュアル，環境省，2008．

21. 植物季節

a. 環境指標としての植物季節

植物の生長には，大気や水，地形，土壌など，さまざまな自然条件が関わっているが，特に発芽，開花，紅葉，落葉などは気象の季節的な変化に伴う植物の変化現象であって，植物季節と呼ばれている．

日本では植物季節はもともと農業や漁業などとの関係が深く，作物の播種期や植え付け期など農作業の暦や，出漁の時期を決める指標として用いられてきた．また，終霜日などの気象災害の予報に役立てられてきた．その代表的なものがサクラの開花である．温度計，湿度計などの気象測器がない時代から，人々は植物季節を通して気候，風土を感じてきたと言える．気候環境に敏感に反応する植物季節を観察することは環境を評価する方法として有効であり，ファイトメーター法とも呼ばれている．

植物季節には気象要素の長期間にわたる平均的なもの，あるいは種々の要素が複合的に絡み合って影響を及ぼしている．したがって，植物季節は温度計や風速計で感知できない地域的な環境の変化を反映できる．また，植物季節は安価でわかりやすい指標であり，比較的多数の個体の観測値を得ることができるという点で優れている．

b. 植物季節観測

気象庁では，動物・植物に及ぼす気象の影響を知るとともに，その結果から季節の遅れ・進みや気候の違いなど総合的な気象状況を知ることを目的として，1880年から生物季節観測が行われている．植物季節観測は動物季節観測とともに，その一部門である．現在は全国69の気象官署において実施されている（2009年6月現在）．以前は100以上の気象官署で実施されていたが，近年，観測業務の簡素化や測候所の無人化に伴い，縮小する傾向にある．

観測種目は，全国の官署で実施される「規定種目」と，各官署が地域特性を考慮し独自に選ぶ「選択種目」がある．規定種目は全国で広く分布している種が選ばれ，観測結果の地域間の比較に役立てられており，植物季節観測の場合は表1のようになる．なお，自然条件により規定種目の観測が難しい場合，代替種目が観測されている．例えば北海道の北部や東部では，ソメイヨシノの代替品種がエゾヤマザクラやチシマザクラとなっている．

観測は気象庁によって定められた生物季節観測指針に従い，統一された基準により行われ

表1 植物季節観測の概要

植物季節	観測対象（規定種目のみ記載）	観測方法
開花日	ツバキ，ウメ，タンポポ，ソメイヨシノ，ヤマツツジ，ノダフジ，アジサイ，サルスベリ，ヤマハギ，ススキ	対象とする植物の花が数輪（サクラについては5～6輪）咲いた日
満開日	ソメイヨシノ	対象とする植物の花の約80％以上が咲いた日
発芽日	イチョウ	対象とする植物の芽の総数の約20％が発芽した日
紅（黄）葉日	イチョウ，イロハカエデ	対象とする植物の葉の色が大部分紅（黄）色系統の色に変わり，緑色系統の色がほとんど認められなくなった日
落葉日	イチョウ，イロハカエデ	対象とする植物の葉の約80％が落葉した日

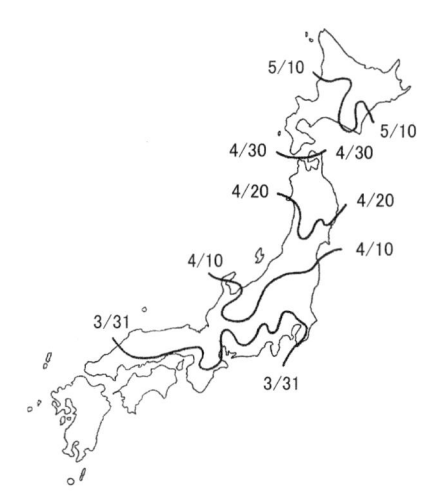

図1 1971〜2000年におけるソメイヨシノの平均開花日（平年値）
北海道の一部はエゾヤマザクラ，チシマザクラで代替．

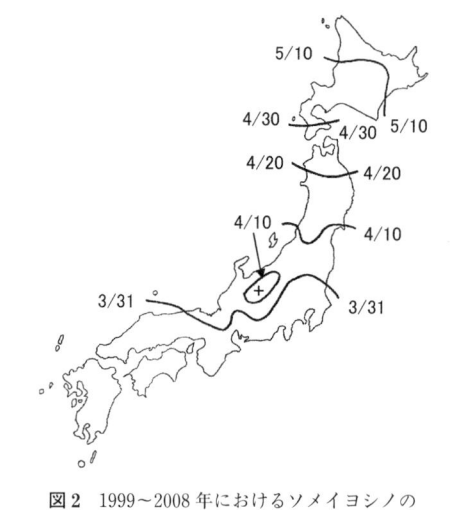

図2 1999〜2008年におけるソメイヨシノの平均開花日
北海道の一部はエゾヤマザクラ，チシマザクラで代替．

る．観測対象については，精度のよい観察結果を得るために，毎年同一地点の同一個体を標本として観測を行っている．

なお，標本は自然な状態に置かれているものを観察対象とし，盆栽など観賞用植物は対象としていない．

c. 現代における植物季節の活用

現在，一般的に知られている植物季節情報として春季の開花前線や秋季の紅葉（黄葉）前線がある．その代表例が，サクラの開花前線である（図1）．桜前線は九州や四国から始まり，約1〜2か月で北海道まで北上する．サクラは春季の気温上昇に伴い，日平均気温がおおむね5℃以上になると花芽が生長を開始し，10℃を超えてくる時期に開花すると言われており，開花日は春の到来を示す指標と言える．

また，農業においても作物の開葉期（萌芽期）や開花期を予測することは，適切な品種の選定や，農事暦（栽培カレンダー）の作成など栽培の計画や管理を進めるうえで重要である．例えば出穂期や成熟期などの生育ステージの予測や，最終的な収穫期の計画に役立てられている．なおある生育ステージに達するまでの積算気温が一定のとき，逆に，日々の気温推移から生育ステージを予測する考え方も有効である．

d. 気候変化と植物季節

植物季節は長期的な気候変化を表す指標ともなりうる．歴史時代の書物や古日記における観桜（花見）の記録に基づき，その開花日から，過去の気候変化を推定した研究もある．

近年，地球規模の温暖化に呼応するように，春季の開花が早くなったり，秋季の紅葉が遅くなったりするなど，植物季節に変化がみられるようになったと言われている．図2は1999〜2008年におけるサクラの開花日の10年間平均の分布であるが，図1の平年値と比較すると，開花日が早くなっている地点が多く，開花前線が全体的に北へ移動している．また，植物季節観測を行っている気象官署は都市内に位置する場合が多いので，開花日の早まりには地球温暖化だけではなく，ヒートアイランドに象徴される都市部の高温化が関係しているという報告もある．近年の植物季節の変化は気候環境の変化のバロメーターとも言える．今後，観察に基づく慎重な評価が必要であろう．　　（松本　太）

22. スモッグ

a. スモッグとは

温度との関わりでからだに影響を及ぼすスモッグ（smog）としては光化学スモッグが最も重要である．モクモクと排出される煙が主因の黒いスモッグ時代から，光化学スモッグなどの白いスモッグ時代に入ってから久しい．

黒いスモッグによる人体被害の最大のものは，1952年冬のロンドン大スモッグ事件で，後遺症も含め2か月間に8,000人という死亡者であったが，白いスモッグの一つである光化学スモッグによる人体被害は，1970年7月18日の東京都杉並区での女子高生45名が最初であった．当日，同様の症状を訴えた被害者は東京都内だけでも6,000人を超えていたとされるが，死者はいなかった．翌年までに被害者は全国で38,000人以上にも達したという．

b. 光化学スモッグと気象

光化学スモッグは1980年代にはかなり減ったが，1980年代後半頃から温暖化が表面化してきて，1990年代以降になると，熱中症や感染症が温暖化により加速的に増えてきた．と同時にいったん減りつつあった光化学スモッグも温暖化によって再び増えつつあり，幼児や高齢者にとって，熱中症とともに光化学スモッグの被害が深刻になってきている．

工業地帯からは生産活動に伴って窒素酸化物や硫黄酸化物などの汚染物質が煙として排出され，都市域では車から種々の排気ガスが排出されて，深刻な大気汚染を招いている．これら工場や車からの排出ガスを第1次汚染質と言うのに対して，特に窒素酸化物などが発生源から放出された後，大気中を浮遊して風で輸送される過程で化学反応により別の物質に変化して大気を汚染させるものを第2次汚染質と言う．

その化学反応が太陽放射のうちの短波長側の紫外線によって生ずることから光化学反応と言い，その反応によって生ずるスモッグを光化学スモッグと言うのである．光化学反応の一例を示すと，下記の反応式のようになる．第1次汚染質のうちの二酸化窒素（NO_2）に紫外線が照射されると一酸化窒素（NO）と酸素原子（O）に分離される．酸素原子がすでに大気中に存在している酸素分子（O_2）と結合してオゾン（O_3）が形成される．

$$NO_2 \longrightarrow NO + O^- \qquad (1)$$
$$O + O_2 \longrightarrow O_3 \qquad (2)$$

これらは，明らかにされている光化学反応式のうち，最も簡単なものである．

車や工場から排出された NO_2 が，大気中を運搬・拡散されつつあるとき，晴天であるほど豊富な紫外線によって反応 (1) が生じ，温度が高いほど (1)～(2) の反応が活発になる．この場合の運搬や拡散をもたらす風が強すぎると，第1次汚染質が希釈され，上記のような化学反応は起きにくい．要するに，晴天で紫外線が豊富で気温が高い状態に加えて風が弱い気象条件のときに光化学スモッグが発生する．

式 (2) のようなオゾンは光化学スモッグの一つであり，このほかにもアルデヒド（RCHO）やパーオキシルナイトレート（PAN）なども発生する．これらはいずれも酸化性が強くオキシダント（総酸化物）と総称され，光化学スモッグの元凶となっている．

日差しが強くて気温が高く，風が比較的弱い天気の日に光化学スモッグが発生しやすいことからも明らかなように，暖候期に頻度が高いことは事実である．気温は20℃を超えると発生

しやすくなり25℃以上（夏日）になると急激に増える傾向にある．紫外線が豊富な晴天日で，かつ風が穏やかであるということは，4月から5月にかけてそろそろ光化学スモッグのシーズン開始となる．まさに五月晴れは絶好の光化学スモッグ日和である．

第1次汚染質が拡散希釈されない条件と言っても，汚染源から輸送されねばならないので，微風が吹いている必要がある．すなわち，海陸風循環のような breeze（そよ風）が発生しやすい気象条件下である．したがって，移動性高気圧型の天気のときに，シノプティック的には穏やかで季節風などは吹かず，日中は海風（sea breeze），内陸では谷風（valley wind）などの局地風が卓越するのである．瀬戸内海のような内海では冬季でも海陸風循環は発生するが，一般的には夏を中心の暖候期に海陸風循環が卓越しやすい．

c. 光化学スモッグによる健康障害

都道府県単位で光化学スモッグ発生地域をみてみると，最もひどかった1970年代初頭の平年並みか平年以下の気温の年については図1に示すとおりであるが，平年より暖かい年になると図のように広範囲に及ぶことがわかる．前者，すなわちやや低温年には第1次汚染質発生の多い首都圏と名古屋，および大阪・神戸の限られた地域に発生しているのに対して，温暖年には関東6県から東海道沿岸，瀬戸内海地域へと続き，かつ宮城県にまで注意報が発令されているのが注目される．言い換えれば，温暖化とともに光化学スモッグ発生が増加することを暗示している．光化学スモッグ（オキシダント）濃度の1時間値が0.12 ppm以上となり，気象条件からみてその状況が継続すると認められるときに，健康被害を防止するために光化学スモッグ注意報が発令される．気象条件としては，天気は晴れ，または薄曇りであり（日照時間が9〜15時で2時間半以上），日中弱い海風が吹

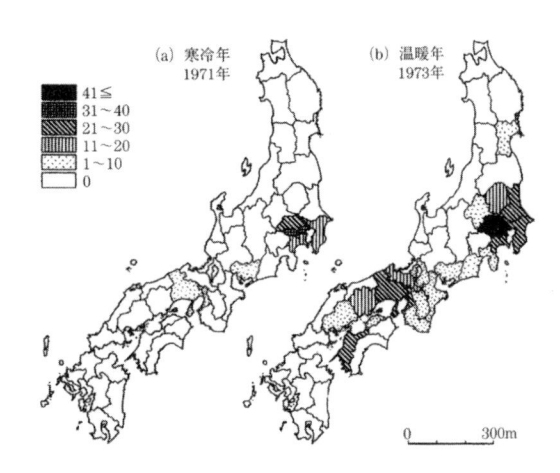

図1 光化学スモッグ注意報発令数の地理的分布

き（天気図上で等圧線間隔が広い，風速は3〜4m/秒以下），気温は25℃以上（従来24℃としており，今でも県によっては24℃以上）としている．

全国統計では，被害届数はかすかな漸増ではあるが，増減の変化は注意報発令数増減とよく対応している．ともに右上がりに漸増していることに温暖化説を関連づけられている．光化学反応に限らず，一般に化学反応は温度が高いほど盛んになるということから，地球温暖化に伴って光化学スモッグも増えることは間違いなさそうである．

光化学オキシダントは，物を酸性化する作用が強いので，人体内の粘膜に強い刺激を与え，眼や鼻，喉が痛くなる．この汚染質を吸い込むと，胸の痛みや呼吸障害，けいれん，意識障害，喘息的発作などを引き起こしやすい．このうち，眼への刺激（eye irritation）は，角膜よりも結膜部にあるとされており，呼吸障害に関しては，急性の1次障害として呼吸気道に対する峽さ性刺激作用とされている．そのほか，本場のロサンゼルスでの調査では，光化学スモッグのもとでは男子学生の長距離競走のタイムが低下するとか，不快感から来る選手の意欲低下がみられるともされる．

（福岡義隆）

23. 天気予報

昔は，経験に基づいたことわざ（天気俚諺）が天気予報であった．雲の形や風の流れ，動物の行動などを天気と結びつけ，関係が深い事例をことわざとして伝承し，地域に応じた天気の予想がなされていた．現在は大気の状態を詳細に観測し，数値予報モデルに観測データを取り込んで，水蒸気の凝結や日射による影響，地形や植生などの影響を考慮した計算結果が，天気予報として発表されている．

a. 天気予報の種類

現在，さまざまな天気予報が発表されている．一般的な都道府県別の今日，明日，明後日の短期的な予報や，1か月，3か月先の長期的な予報などがある．民間の気象会社もさまざまな予報を発表しているが，ここでは2008年7月現在，気象庁が発表している予報の詳細について以下に記すことにする．

(1) 府県天気予報

府県天気予報とは，都道府県を地形の影響などを考慮して1～4の地域（北海道は支庁ごと，沖縄は七つの地域）に区分したテレビの天気予報の時間にみられる一般的な予報である．5時，11時，17時の1日3回発表される．発表内容は，風向や風の強さ，天気，6時間ごとの降水確率，最高最低気温，沿岸20海里の波の高さなどである．5時の段階では今日と明日の予報が，11時，17時は明後日の予報も発表される．

(2) 地方天気分布予報

地方天気分布予報とは，日本全国を20km四方のメッシュに区切り，5時，11時，17時の1日3回，発表時刻の1時間後から24時間先まで（17時予報は30時間先）の天気や気温，降水量，降雪量の分布や変化を表す予報である．天気はメッシュ内の代表的な天気（晴れ，曇り，雨，雪）を3時間ごとに予報し，気温はメッシュ内の平均気温を3時間ごとに1℃単位で予報している．降水量はメッシュ内の3時間降水量を平均し4段階（降水なし，1～4 mm，5～9 mm，10 mm以上）で，降雪量はメッシュ内の6時間降雪量を平均し4段階（降雪量なし，2 cm以下，3～5 cm，6 cm以上）で予報している．

(3) 地域時系列予報

地域時系列予報では，府県予報における区域内の天気，風向風速，気温を，図やグラフ形式で24時間先まで表現し，5時，11時，17時の1日3回発表される．天気は区域内に卓越する天気（晴れ，曇り，雨，雪）を3時間ごとに表現し，風向風速は区域内の代表的な風向を8方位または風向なしで3時間ごとに表し，風速は4段階（0～2 m/秒，3～5 m/秒，6～9 m/秒，10 m/秒以上）で予報している．気温は特定地点における3時間ごとの気温を1℃単位で表している．

(4) 週間天気予報

週間天気予報では，発表の翌日から7日先までの各府県における1日ごとの天気，最高・最低気温，降水確率，予報の信頼度が，11時と17時に発表される．信頼度とは3日目以降の降水の有無について適中率の高さをA～Cの3段階で表し，Aは適中率が平均86％，Bは適中率が平均72％，Cは適中率が平均56％である．

(5) 季節予報

季節予報には，向こう1か月先の1か月予報（毎週金曜日発表），3か月予報（毎月25日頃

に発表），6か月先の暖候期予報（2月25日頃発表）や寒候期予報（9月25日頃発表）がある．それぞれの期間の平均的な気温や降水量を三つの階級（低い・少ない，平年並み，高い・多い）に分けている．予報期間が長くなると予測誤差が大きくなるため，それぞれの階級が出現する可能性の大きさを確率で示している．

そのほか，気象庁では全国を1km四方に分けた地域ごとに6時間先までの雨量を予報する「降水短時間予報」，防災情報としての「警報（7種類）・注意報（16種類）」，大雨や土砂災害の危険度が高まったときに，市町村長が避難勧告などを発令する際の判断や，住民の自主避難の参考になるように，都道府県庁と気象庁が共同で発表する「土砂災害警戒情報」，防災上重要な河川について国土交通省や都道府県と気象庁が共同で発表する「指定河川洪水予報」，台風の中心位置や気圧，中心付近の最大風速や今後の進路を予想する「台風情報」なども発表されている．

b．数値予報

天気予報や警報・注意報などの防災情報は，ほとんどが数値予報による予測結果に基づいている．大気中のさまざまな現象は物理や化学の法則にのっとっており，現在の状態がわかるとこの先に起きる現象も法則に従って予測することが可能となる．この予測手法を数値予報と言い，法則をコンピューターのプログラムにしたものを数値予報モデルと言う．数値予報モデルは予測する期間や対象の地域の広さによって異なるが，基本的には空間を水平方向と垂直方向に区切った格子をつくり，格子上の地点に現在の気温や風向風速・湿度などを入れて，将来の格子上の気象を予測するものである．

数値予報の作成の順序は，観測データから初期値を作成し，初期値から数値予報モデルを使って予測を行う．精度の高い予報には，精度の高い観測データ，初期値，よりよいモデル，格子の間隔をより細かくすることが必要である．また，コンピューターのレベルが上がるごとに詳細な情報が発表することができるようになってきている．2008年3月現在の主な数値予報モデルと解像度などを表1に示す．

(1) 観測データ

数値予報には，世界中から集められたさまざまな最新の観測データが使われている．その主な観測データは，各地の気象台が行う降水量や風向風速，気温などの地上気象観測，ラジオゾンデを用いて上空30kmまでの気圧，気温，湿度，風向風速を観測する高層気象観測，高さ5kmまでの風向風速を観測するウインドプロファイラー，雨や雪の分布や雨粒や雪の動きを観測する気象ドップラーレーダー，雲や海面，

表1 主な数値予報モデル（2008年3月現在）

種類	発表する情報や予報	予報領域と水平解像度	予報期間	実行回数
メソモデル	防災気象情報	日本周辺，5km	33時間先まで	1日8回
全球モデル	分布予報 時系列予報 府県天気予報 台風予報 週間天気予報	地球全体，20km	9日先まで	1日4回
アンサンブル週間予報モデル	週間天気予報	地球全体，60km	9日先まで	1日1回
1か月予報モデル	1か月予報	地球全体，110km	1か月先まで	毎週1回

地面などの温度の分布や雲の動きから風向風速を観測する人工衛星（静止気象衛星，極軌道衛星，地球観測衛星），航空機による観測，船舶や海上ブイの観測によるデータを，気象資料総合処理システムに取り込み，そのなかにある数値予報解析予報システムを使い，データを解析・予測をしている．

（2） 初期値の作成

初期値とは，予測計算を開始する時刻の格子点における気温や風速などの大気の状態を表す値のことである．気象台が行う地上気象観測などのように，決まった時刻に行われる観測に加えて，衛星観測のように観測時刻が決まっていない観測などを，同時刻の格子点上の初期値として計算する方法をデータ同化技術という．地上の観測は密に行われているが，海上の観測は主として衛星からの観測データを用い，海上での格子点上の初期値に直して，数値予報モデルに活用している．

（3） 数値予報モデル

最新の数値予報モデルには，全球モデルとメソモデルがある．

全球モデルは，地球全体の大気の状態を予測するモデルで，府県天気予報や週間天気予報，季節予報などに利用されている．府県予報などに用いられている全球モデルの水平分解能は2007年11月に20 kmとなり，その格子点上の初期値から将来の気象状態を予測している．

全球モデルのなかでも週間予報や季節予報は予測期間が長くなるにつれて誤差が大きくなるため，アンサンブル予報という手法を使用している．観測値の誤差などに起因する初期値の微小な誤差が予測時間とともに拡大することがある．アンサンブル予報は，観測段階での誤差に合わせてわずかに変化させた複数の初期値を用い，複数の予測結果の平均やバラツキなどから出現する可能性の高い気象状態を予測するものである．

メソモデルは，日本周辺を対象にして局地的な現象の予測を行うモデルで，警報や注意報など，防災気象情報の作成や降水短時間予報に利用されている．水平方向の分解能を5 kmと格子を細かくし，積乱雲に伴う上昇気流や水蒸気の凝結，雨や雪などの降水粒子の発生・落下など，雲のなかで発生する現象を精密に扱っている．このモデルの登場により詳細な情報の発信が可能となった．

〔南　利幸〕

■文献
1） 気象庁編：気象業務はいま 2007，研精堂印刷，2007．
2） 気象庁編：気象業務はいま 2008，研精堂印刷，2008．
3） 気象庁予報部編：気象庁非静力学モデルⅡ，気象業務支援センター，2008．

24. 文化としての温泉

a. 温泉の多目的利用

　温泉とは，日本の温泉法にも定められるように地中から湧出する温水や鉱水であり，洋の東西を問わず古くから活用されてきた．温泉がもつ優れた効能を指摘した古代ギリシアの医師ヒポクラテスをはじめ，日本でも温泉の入浴効果は経験的に知られており，霊泉や秘湯，隠し湯などの名で親しまれてきたところも少なくない．

　一方，現代人にとって温泉は入浴をするばかりでなく，さまざまなニーズに応える場所になっている．例えば日本の温泉地には，入浴施設をはじめ，ホテルや旅館などの宿泊施設があるほか，病院や療養所（サナトリウム）などの医療施設の立地がみられる．さらにレジャー施設や商業施設が集積するところも多い．温泉は水温や含有物質などによって固有の効能があるが，いずれも病気の治療やレクリエーションに活用されている．

　日本に限らず，このように温泉が一般に多目的に利用される背景には，特に近代以降のヨーロッパ各地で温泉保養地が発展してきたことと，観光やレクリエーションの大衆化が起こったことがあげられる．以下，温泉とそれが立地する温泉地利用の文化的特徴を，ヨーロッパと日本の温泉においてみてみよう．

b. ヨーロッパにおける温泉利用

　ヨーロッパでは近代以降，温泉への関心が急速に高まった．特に都市部を中心にして工業化が起こった18世紀後半以降，水質の汚染や人口過密による不衛生，コレラのような病気の流行などで都市の生活環境が著しく悪化すると，人々の健康への関心は高まり，農村や地方の優れた環境に目が向けられるようになった．18世紀のロマン主義思想の流行や博物学の発達も，人々の関心がそれまでの生活空間の枠を大きく越えて世界各地の自然や環境を知ることにつながっていく要因となった．

　温泉は，そうした都市の人々の欲求に見合う場所として注目されるようになった．温泉水がもつ効能もさることながら，温泉の多くが都市から離れた山岳地や農村に立地したことも温泉への関心の高まりと無関係ではなかった．この時期，山や農村も温泉同様に健康的で美しい風景が広がる理想の地と考えられるようになったからである．

　実際，ヨーロッパの温泉の多くは，都市から離れた山岳地に多く立地している．例えばドイツでは，最南部のアルプス山麓地帯をはじめ，シュヴァルツヴァルトやハルツ山地，チューリンゲン山地などに集中する．いずれも都市の住民にとって，大気が澄んだ静かで落ち着いた環境であり，気分転換するにふさわしい場所と見なされた．

　温泉には病気の治療や療養，健康増進のための施設がつくられた．例えばドイツ南西部にあるバーデンバーデンは，古くから優れた効能をもつ温泉で知られてきたが，特に19世紀には皇族をはじめ各界の名士が一堂に集まるところとして発展した．大理石の床と彩色タイルの壁が美しいフリードリヒ浴場は，健康を求める人々の安らぎの場所となった．また，近隣に広がるブナやトウヒの鬱蒼とした森のなかでの散策は，からだによい理想的な保養と見なされた．

　その一方で，温泉は上流階級の人々の社交の場としても発達してきた．ここにはカジノやホテル，クアハウスや公園も配され，温泉客は日常から切り離された至福の時間を大いに堪能し

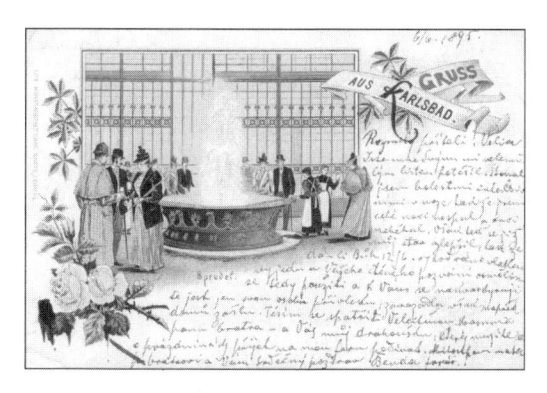

図1 温泉からの絵葉書（19世紀末）
ヨーロッパ屈指の温泉カールスバート（現チェコのカルロヴィヴァリ）は，消化器系の疾患に効果のある湧泉で知られる．19世紀にはゲーテやドストエフスキーなど著名人が訪れた．噴出する温泉はもっぱら飲用とされている．

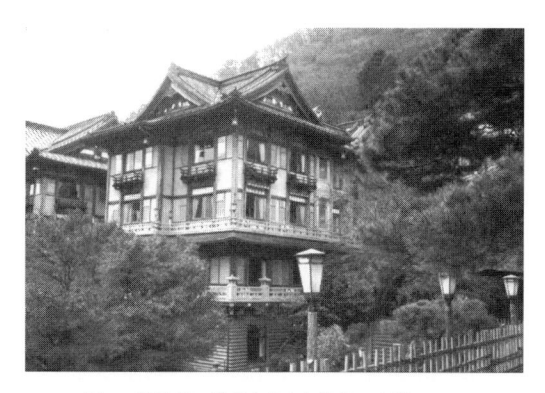

図2 明治期に営業を始めた箱根の老舗ホテル
箱根は明治期に欧米人が多く訪れることによって発展した．さらに交通の整備により，東京に近い温泉郷として知られるようになった．現在も入浴を目的にした観光客でにぎわっている．

た．19世紀に発達した温泉保養地ではこうした階級の人々が出会い，交流を深める場所としての意味も強くもつようになった．

19世紀半ば以降，鉄道網の整備によって旅行が容易になり，工業化とともに市民の間に余暇への関心が高まって旅行ブームが訪れると，彼らは特権階級の人々が過ごす温泉保養地を目指すようになる．上流階級向けにつくられた瀟洒な保養地のたたずまいに触れることによってのステイタスを実感し，その優雅な保養地滞在を絵葉書に書き綴った（図1）．こうして，かつての上流階級の人々の楽しみ方は，やがて一般大衆の温泉滞在スタイルとして確立されていくことになる．

このような近代以降に確立された温泉での治療や療養の方法，保養や余暇の楽しみ方は，今日に至るまで市民の間に定着している．その際，温泉客は入浴ばかりでなく，散歩やハイキングなど，屋外で楽しむことも忘れていない．ヨーロッパの温泉は，温泉水や大気，森林など，温泉保養地の環境を総合的に利用するものである点で特徴的なのである．

c．日本の温泉の発展

日本の温泉の多くは，古くから温泉浴や湯治場として利用されてきた．また，江戸中期には温泉のランキングを決める温泉番付が流行するなど，日本人の温泉好きの歴史は長い．明治期になると，草津などいくつかの温泉を調査したドイツ人医師ベルツの業績によって温泉の科学的な効能が明らかにされ，医療行為としての湯治が積極的に開始された．また，彼の著書『日本鉱泉論』（1880）は，ヨーロッパと比肩しうる日本の温泉の質の高さを指摘しながら，温泉の浴用・飲泉のほかに気候療法を重視して温泉地の優れた大気を吸引することの必要性も説いている[2]．

しかし，日本の温泉は大正期以降，しだいに大衆観光地と化していく．箱根や日光など欧米人の避暑地として発展した温泉には，当初は日本の政財界人が好んで足を運んだが，交通の発達や旅行ガイドブックの普及とともに観光ブームが訪れると，一般大衆の行楽地としてにぎわうようになった．さらに戦後の経済の高度成長期以降，団体旅行や家族旅行の目的地として温泉はますます人気を集めている（図2）．

現在，日本国内には3,000を超す温泉がある．温泉地にはホテルや旅館などの宿泊施設が立地するが，浴場とともにレジャー施設も備えるところも少なくない．ジャグジーや打たせ湯などの設備をもつ温泉プールや，サウナと組み合わせたレクリエーション施設も増えている．

また，都市部には宿泊を伴わない入浴専門の温泉が開設されており，さまざまな温度環境を体験しながらリラックスできる場を提供している．

その一方で，ヨーロッパで盛んな大気浴のような，温泉の環境を多角的に利用する滞在の形態は少なく，そのための施設の整備も必ずしも進んでいない．日本温泉協会のホームページには，温泉の効果として，温泉水の効能とともに温泉地の地形や気候，植生の効果として精神安定作用や鎮静効果があげられている．実際，すでに森林浴コースなどを設けて温泉地の環境を利用する動きもみられる．しかし，日本の温泉利用は依然として温泉浴に特化しており，それが日本の温泉文化の特徴になっている．

〈加賀美雅弘〉

■文献
1) クリチェク V（種村季弘，高木万里子訳）：世界温泉文化史，国文社，1994．
2) 関戸明子：近代ツーリズムと温泉，ナカニシヤ出版，2007．
3) 山村順次：新版 日本の温泉地―その発達・現状とあり方―，日本温泉協会，1998．

索引

あ 行

アイシング　508
アイスアルベドフィードバック　560
悪性高熱症　4, 101
　──の臨床診断基準　102
悪性高熱症素因　101
悪性症候群　117
アクティブリカバリー　506
亜酸化窒素　320
アスマン通風乾湿計　554
アセチルコリン　18
アセチルコリンエステラーゼ　19
汗の拍出特性　494
汗の拍出頻度　18
暖かさの指数　581, 596
アトピー素因　197
アドレナリン　27
アドレナリン作動性血管収縮神経　30
アナピレキシア　87, 120
アポクリン腺　17
アミノ酸　287
アラキドン酸　91
アリソフの気候区分　568
アリューシャン低気圧　312
アルコール　150
アルドステロン　497
アルベド　571
アレルゲン　198
安定層　587

異温　87
意識障害　114
異常気象　317
1次的脱水　500

著しく寒冷な場所　427
著しく暑熱な場所　424
一酸化窒素　65, 166, 537, 539
衣服　528
　──の開口　431
　──の湿潤　436
　──の保温性　444
衣服下空気層　431
衣服気候　212, 256, 270
衣服気候調節　271
衣服中の濡れ　268, 276
衣料品需要　220
インスリン　50
インターロイキン　24

ウェザーマーチャンダイジング　604
ウェットフェーン　590
ウォーキング　513
ウォーミングアップ　541
ウォームビズ　469
うつ熱　409
運動強度　490, 523
運動鍛錬者　539
運動トレーニング　537
運動ニューロン　20
運動能力のサーカディアンリズム　541
運動パフォーマンス　491, 518, 533

エクリン腺　17
エストロゲン　43, 136, 154, 538
越冬可能地域　322
エポキシエイコサトリエン酸　99
エルニーニョ　561, 575
園芸用ガラス室　332
園芸用ハウス　332

炎症性サイトカイン　95, 98
鉛直混合　313
煙突効果　214
エンドトキシンショック　122
塩分喪失　113
塩分補給　527

黄体期　538
黄体形成ホルモン　137
屋外作業　465
屋外用ET　406
温覚　253
温室効果ガス　307, 560, 584, 586
温泉法　614
温泉保養地　614
温暖化　303, 313, 560
温暖化防止対策　561
温点　8, 252
温度感覚　37
温度感受性ニューロン　5
温度差　388
温度-湿度指数　311
温度受容器　252
温度要求度　292
温熱快感帯　459
温熱感　524
温熱感覚予測式　380
温熱環境　336
温熱環境快適範囲　401
温熱環境指標　342, 349, 382
温熱環境条件　339
温熱環境調節　416
温熱指標　216
温熱性発汗　18
温熱性要因　493
温熱の快感　35, 153
温熱的快適感　37

温熱的快適性 263, 266
温熱的環境要因 421
温熱的中性域 62, 459
温熱的不快感 35, 153
温熱療法 109, 157
温冷覚閾値 250
温冷感 275, 351, 357, 412
温冷感申告 230
温冷感申告値 382

か 行

外因性発熱物質 89
概日リズム 187
海象 182
海水温 555, 575
害虫化 296
外的脱同調 141
快適方程式 343
海風 563
海面上昇 561
海陸風循環 610
化学防護服 438
化学ポテンシャル 599
核心温 460
核心温閾値 48
隔離環境室 542
下限体温 53
華氏温度 552
果実着色 303
ガス交換 320
花成 298
化石燃料 307, 561
風通し 413
風の道 404
河川水温 556
仮想水 331
褐色脂肪 23
褐色脂肪細胞 94
褐色脂肪組織 54, 60, 67
活性酸素 516
活動汗腺 495
カテキン 287
カテコールアミン 515
カフェイン・ハロタン拘縮試験 103
カプサイシン 9, 11
花粉自動計測器 606
カロリー制限群 516
感覚 355

眼角静脈 76
感覚モダリティー 421
乾球温度 553
環境共生技術 397
環境収容力 324
環境制御 333
環境適応 400
環境適応モデル 401
寒締め栽培 302
寒暑の感覚 407
汗疹 424
関節炎病態モデル 199
汗腺 146
　　——のコリン感受性 63
汗腺活動 56
汗腺感受性 536
感染経路 185
感染症サーベイランスシステム 177
感染症対策防護服 439
汗腺能動化 67
乾燥化 574
乾燥断熱減率 586, 601
汗中 Na^+ 濃度 46
汗中塩分濃度 57
がん治療 109
寒冬 574
寒熱 155
旱魃 574
顔面紅潮 145
寒冷 427
寒冷アレルギー 427, 448
寒冷屋内作業環境 463
寒冷環境 267, 478
寒冷環境下 475
寒冷血管拡張 262
寒冷血管拡張反応 521
寒冷作業 443
寒冷順化 59
寒冷障害 427, 466
寒冷ストレイン 460
寒冷ストレス 455, 482, 487
寒冷曝露 62
寒冷療法 158

気温 195, 524
　　——の逆転 587
　　——の形成要因 555
気温日較差 561
気管支喘息 197

起居様式 365
気候区分 568
気候景観 419
気候的適域 293
気候変化 317, 608
気候変化シナリオ 317
気象 182, 198
寄生虫 284
季節 195
季節商品 218
季節病 202
季節病カレンダー 205
基礎体温 43
基礎保温力 457
北大西洋振動 560
基本味 288
気密性 417
ギャップフロー 591
吸汗速乾素材 241
吸湿 213
吸湿性 264, 436
吸水 214
吸水速乾性 263
急性相反応 95
急速加温 128
休眠 304
局所加温 110, 260
局所耐寒性 521
局所風冷曝露 428
局所冷却 260
虚実 155
魚種交替 312
気流方向 359
筋温 503
近代建築 338
筋の代謝受容器 495
筋紡錘 21
筋や腱の機械受容器 495

クアハウス 614
空間スケール 209
空気調和 338
空気の保温力 434
空港マラリア 180
空調服 433
靴内換気 223
靴内気候 222
クライオゲン 120
クライオセラピー 508
クライモグラフ 594

クラペイロン-クラジウスの式 600
グリーンアーキテクチャー 397
クリーンエネルギー 561
グルココルチコイド 107
クールスーツ 439
クールビズ 220,375,396,469
クールピット 372
グレリン 51

頸動脈網 75
血液脳関門 92
血液量 498
血管拡張神経 30
血管収縮 472
血管収縮神経 14,30
血管内皮機能低下 166
血漿浸透圧 47,496
血漿量 47,57,496
血清 CK 値 103
血中ヘモグロビン濃度 379
ケッペンの気候区分 568
血流調節障害 269
血流量相対比 79
結露 274
解熱薬 97,98,106
ケルビン (K) 553
減圧症 473
検疫 177
限界水分率 239
健康管理 446
健康気象予報 208
建築デザイン 413
建築物衛生法 374,469
建築物における衛生的環境の確保に
  関する法律 367,374,469

コア温 3
豪雨 574
高エネルギーリン酸代謝 504
高温菌 193
高温障害 316,327
恒温生物 289
恒温層 559
高温耐性 296
恒温動物 2
光化学スモッグ 609
光化学スモッグ注意報 610
光化学反応 609
交感神経 23,27,201
交感神経性血管収縮 65

交感神経地域反応 28
交感神経プレモーター細胞 27
光合成 290,320
抗酸化能 517
高照度光 542
高所環境 274
洪水 574
豪雪 574
高体温 86,114,514
高度 527
抗凍傷指数 521
行動性体温調節 34,39,40,336,
  346,364,389,459
行動性調節 150
更年期障害 136
硬膜静脈洞 77
高齢者 229,478,535
呼気性放熱量 378
呼吸 289,544
呼吸速度 321
呼吸法 544
呼吸用保護具 437
国際度量衡総会 552
湖沼水温 555
炬燵 385
炬燵作用温度 386
骨格筋 20
骨格筋 Ca^{2+} 調節機構 101
黒球温度 386
黒球温度計 576
子どもの体温 66
好みの気流 358
鼓膜温 530
コリン感受性 540
コリン作動性血管拡張神経 30
コリン作動性神経 19,30
衣替え 218

さ 行

最大酸素摂取量 521
最大持続生産量 324
再暖措置 473
最低体温 54
サイトカイン 90
再分布性低体温 134
細胞外液量 47,498
サウスフェーン 589
サウナ浴 165
サーカディアンリズム 139,348

作業環境管理 446
作業管理 446
作業効率 441
作付形態 293
作目適地移動 327
桜前線 608
サケ 313
サッカリンクリアランスタイム
  480
砂漠化 575
サーフェース 547
サーマルトモグラフィ 81
サーマルマネキン 242,247
サーミスター 565
寒さの指数 581,596
サーモグラフィ 70,81,154
作用温度 343,382
酸素解離曲線 503
酸素摂取量 504
産熱 340
産卵 322
散乱日射 571

ジェットラグ症候群 541
シェル温 3
紫外線 609
自覚症状 488
時間スケール 209
時間的空間的同期性 319
閾値温度 123
磁気共鳴法 70
色彩 420
軸索反射 19,65
シクロオキシゲナーゼ 2 91
視交叉上核 41,139,187
視索前野 28,93,106
時差飛行 140
四肢麻痺 530
視床下部 13,515
四診 155
姿勢 34,346,382
肢端紅痛症 144
湿球温度 554
湿潤化 574
湿潤感 255
湿度 354
至適温度 348,452
至適作業温熱条件 449
至適水温 524
自発的脱水 500

死亡変動率　205
湿り感　255
しもやけ　448
重症高体温症　86
重症頭部外傷　129
就床内気候　188
住宅内温度差　410
主観的温度感覚　150
主観的快適温度　492
宿主　184
受精　299
樹木気候　569
順応的管理　325
省エネルギー　398
省エネルギー法　367
上下温度差　375,476
　　──の許容範囲　348
蒸散　289,320
掌蹠多汗症　148
上層逆転　587
小児の発汗量　68
蒸発性熱放散　518
蒸発熱抵抗　272
蒸発放熱　341
消防服　433
静脈還流量　46
初期生残率　324
食中毒　284
食中毒発生予測　183
職場の温熱条件　449
植物季節観測　607
食物栄養　528
食料安全保障　319
植林　561
除神経過敏　144
女性労働者　475
触覚受容器　240
暑熱　424
暑熱感覚　258
暑熱環境　475,478
暑熱環境下　533
暑熱環境下運動トレーニング　518
暑熱環境ストレス指標　311
暑熱許容基準値　425
暑熱順化　65,447
　　──の影響　537
暑熱ストレイン　460
暑熱ストレス　440,455,481,514
暑熱逃避行動　151
暑熱曝露　63

ショワルター安定指数　603
自律神経系　544
自律神経系トレーニング　546
自律性体温調節　34,40,150,459
心筋梗塞　202
心筋梗塞予報　203
寝具　225
神経ペプチドY　62
人工環境　475,479
人工環境化　390
人工芝　547
人工排熱　562
寝床内温度　411
寝床内気候　225
新生児の温熱中間帯　66
人体側温熱条件　339
身体周囲温度　411
身体障害　408
人体熱収支　339,354,407
身体冷却方法　114
浸透圧　496
浸透圧調節系　46
心肺圧受容器反射　538
心肺区圧受容器　498
心拍数　235,460,466
心不全　165
深部体温　62,514,523
深部体温計　71
深部体温測定法　69
心房性ナトリウム利尿ホルモン
　　498
心理的（主観的）ストレイン　461
森林浴　616

水泳　513
水温　523
水耕栽培　334
水中運動　523
水分移動特性　213
水分摂取　523
水分透過指数　273
水分補給　501,527
睡眠・覚醒リズム　187
睡眠相後退症候群　140
睡眠相前進症候群　140
数値予報　612
数値予報モデル　613
数理気候帯　568
ステファン-ボルツマンの法則　583
ストレス性高体温　106

ストレスブタ　104
スーパーマーケット　374
頭冷足暖　450

生育段階　314
静穏率　593
西岸気候　594
生気候地域　579
静止空気　435
星状神経節ブロック　161
精神性発汗　18,33
成層圏　588
生態系アプローチ　325
生体内熱移動方程式　79
生体負担度　548
生体防御反応　16
生長　298
静的温度感覚　37
静的特性　6
生物季節観測　607
生物多様性　323
生理食塩水　115
赤外線　70
赤外線サーモグラフィ　81
積算温度　580
積算温度法則　297
脊髄損傷　408,529
積雪　306
石油依存型農業　329
摂氏温度　552
接触温冷感　239
接触湿潤感　239
絶対温度　553
絶対零度　553
接地逆転　587
ゼーベック効果　565
セルシウス度　552
セロトニン症候群　117
潜在リスク　179
全身温冷感　261
全身加温　110
全身寒冷曝露　428
全身耐寒性　521
全身麻酔　133
全天水平面日射量　571
セントラルコマンド　495
喘鳴　197

騒音レベル　421
霜害　301

索引 *621*

送気マスク　437
増殖至適温度　194
相対湿度　466
相対的発汗係数　79
霜点　599
相当温位　603
総ヘモグロビン濃度変化量　395
蘇生後脳症　130

た　行

体液バランス　500
体温　250
　──のサーカディアンリズム　541
　──の日周変動　66
体温基準　102
体温計　69
体温上昇　56
体温測定　69
体温調節機構　146
体温調節中枢　20,147,150,485
体温調節効果器　3
体温調節不全　150
体温低下　123
体温変動機構　491
体感温度　342,403
体感温度指標　578
体感気候　576
体感気候分布　577
対寒反応　269
大気・海洋結合大循環モデル　317
対向流熱交換　75
代謝　320
代謝型寒冷順化　59
体重減少　466
体重減少量　460
代償性発汗　148
対暑反応　56,269
大腿部皮膚血流量　529
耐凍性　302,304
第2世代バイオ燃料　329
体熱平衡　456
体表温分布　83
体表温分布異常　83
体表面積　34,346
体表面積/質量比　532
タイムゾーン　542
太陽放射　583
大陸度　563,597

対流熱伝達　566
対流熱伝達率　360
対流熱伝達率分布　361
対流放熱　340
耐冷性　302
高床式住居　337
多汗症　148
卓越湿潤　575
タスク&アンビエント　368
脱共役タンパク質　23
脱水　48,113,447,500,524
脱水症　482
竪穴住居　336
ダーラム型花粉捕集器　605
単一汗腺当たりの汗出力　495,536
短期暑熱順化　56
単振動　588
男性ホルモン　540
淡蒼縫線核　94
ダントロレン　104,118
断熱　416
断熱型寒冷順化　59
断熱性　225,417
短波長放射　403
短波放射　586
暖房器具　410
暖房負荷　334
暖冷房　416

地域景観　419
地球放射　583
地産地消　331
稚仔魚　323
地中温度　370,557
地中熱　370
地中熱源ヒートポンプシステム　372
知的生産性　394,442
遅発性筋肉痛　507
地表面温度　557
地表面の放射収支　584
着衣　524
　──の蒸発熱抵抗　243
　──の熱抵抗　246
着衣熱抵抗　362
着衣熱抵抗値　346
着衣量　216
着用率の季節変化　219
中温菌　193
中心循環　537

中枢性疲労　515
中等度温熱環境　229
中立温度　231,365
腸炎ビブリオ食中毒　182
超音波診断装置　45
長期暑熱順化　57,73
超高層建築　367
超高熱古細菌　193
長波長放射　404
長波放射　586
直達日射　571
直腸温　234
直通気孔　431

通気性　263
通風　415
通風式温度計　555

低温菌　194
低温障害　281
低温熱傷　163,481
低温物体　428
低湿環境　411
低体温　53,447
低体温型寒冷順化　60
低体温児　533
低体温症　4,62,126,427,482
低体温療法　129
定量的軸索反射性発汗テスト　73
適域　314
適地　305,314
適地判定　293
手先の器用さ　472
手の巧緻性　475
手指の機能　444
手指の巧緻性　443
電気カーペット　386
電気炬燵　385
デング熱媒介蚊　174
伝統的住宅　418
天文学的気候帯　568

等温線　562
頭蓋内圧亢進　131
トウガラシ　281
等価冷却温度　429,447,457
東岸気候　594
透湿　213
透湿性　436
透湿性能　377

透湿防水性 264
透湿防水布 436
湯治場 615
登熱 299
導出静脈 75
凍傷 16, 160, 427, 447, 482, 512
動静脈吻合 143
凍瘡 160
疼痛逃避行動 200
動的特性 6
糖尿病 144
ドゥ・マルトンヌの乾燥指数 597
冬眠 54
時計遺伝子 41
土壌凍結 306
ドライフェーン 590

な 行

内因性解熱物質 100
内因性発熱物質 90
内的脱同調 141
内部エネルギー 586
夏ばて 482
夏日 592
ナトリウム利尿ペプチド 99
鍋料理 278
難通気性 435

匂い 422
二酸化炭素 307
二酸化炭素施肥 332
2次感染 180
2次的脱水 500
日内休眠 55
日射の影響 576
日射病 112, 424, 509
日射量 405
日照時間 573
日照調節 416
日照率 573
日本産業衛生学会 425
日本脳炎媒介蚊 175
乳酸 506
乳幼児 233
尿中 Na 量 460
人間の感覚 443

濡れ感 255
濡れ面積率 259

濡れ率 243

熱移動特性 212
熱獲得 532
熱環境指標 380
熱貫流率 334
熱虚脱 424
熱けいれん 112, 114, 190, 424, 509
熱産生 62, 126
熱失神 112, 114, 190, 424, 509
熱射病 112, 114, 190, 424, 509
熱傷 162, 481
熱水分移動性能 266
熱水分移動特性 263
熱性浮腫 424
熱帯熱マラリア 170
熱帯夜 558, 592
熱蓄積量 513
熱中症 4, 112, 114, 190, 391, 410, 439, 465, 481, 485, 509, 609
熱中症予防 485
熱中症予防指針 192
熱中症予防対策 424
熱的快適感 420
熱的中性圏 309
熱的中立 352
熱的なユニバーサルデザイン 375
熱電対 70, 565
熱伝導 382
熱伝導率 434, 523
熱の再分布 123
熱波 574
熱疲憊 424
熱疲労 113, 114, 190, 424, 509
熱負荷 267
熱平衡 341
熱平衡状態 552
熱放散 126, 532
熱放散反応 535
熱放射 382
熱放射環境 267
熱放射不均一度 380
熱容量 566
熱力学温度 553
眠気 451
年間熱負荷係数 367
年恒温層 557
年齢調整死亡率 391

脳圧管理法 130

農業生産 327
脳血管障害 132
脳血管内皮細胞 91
脳蘇生 128
脳卒中 195
農地面積減少 327
能動汗腺 17, 58, 72
能動的な血管拡張 65
能動的な血管拡張システム 494
能動的な皮膚血管拡張システム 15
脳内温度分布 71
ノースフェーン 589
のぼせ 137
ノルアドレナリン 23, 27, 62
ノンレム睡眠 188

は 行

バイオエタノール需要 329
バイオクリマティックデザイン 338
ハイサーグラフ 594
薄層緑化ユニット 398
バゾプレッシン 497
肌触り 239
発芽 298
発汗 15, 32, 47, 63, 72, 233, 523
発汗機能低下 531
発汗減少症 147
発汗サーマルマネキン 238, 242, 272
発汗神経 31
発汗漸減 19
発汗調節機構 146
発汗調節 78
発汗停止 114
発汗量 530, 536
パッシブクーリング 371
発熱 87, 89, 95, 106
発熱時 491
発熱症候群 95
パフォーマンス 548
ハーレクイン症候群 145
半屋外 400
半側発汗 19

日当たり 413
冷え 152
冷え性 152, 250
非温熱性要因 493

日傘　432
皮下脂肪による熱抵抗　472
飛散開始日　605
飛散最大日　605
飛散終了日　605
非蒸発性熱放散　518
非ステロイド性抗炎症薬　98
必要発汗率　461
必要保温力　455
ヒートアイランド　397, 403, 593
ヒートショック　388
ヒートスポット的現象　562
火の使用　337
皮膚温　233, 250, 351, 460, 532
皮膚温度感受性　252
皮膚温度受容器　201
皮膚感覚　252
被覆部位　251
皮膚血管　33
皮膚血管拡張　30, 47, 63, 72
皮膚血管収縮　62
皮膚血管調節　78
皮膚血流　143
皮膚血流量　57, 536
皮膚交感神経　32
皮膚交感神経活動　32
皮膚濡れ率　258, 431
皮膚の温度感受性　536
非ふるえ熱産生　59
肥満　25
百葉箱　558
病原体　184
表面放射率　432
表裏　155
日よけ　415
ビール　278, 280, 287
ビル衛生管理法　452
疲労自覚症状　394

ファーレンハイト度　552
フィードバックシステム　82
フィードバックメカニズム　5
フィードフォワードメカニズム　5
フィルム衣服　244
風合い　240
風速　357
風速修正気温　358
風速分布　361
風力冷却指数　577
風冷指数　457, 467

フェーン　589
フェーン風　563
不快側申告割合　230
不快指数　576
不感蒸散　256
不感蒸泄　377
復温　131
副腎皮質刺激ホルモン　107
婦人体温計　44
フタテンチビヨコバイ　295
フットベット　224
物理気候帯　568
フードマイレージ　330
不稔　299, 315
部分作用温度　380
部分平均放射温度　380
冬ごもり　55
プリオン　194
フリーランリズム　139
ふるえ　20, 59, 124, 135, 460, 473
ふるえ熱産生調節　78
ふるえ熱産生量相対比　79
ふるえのリズム　21
プロゲステロン　43, 538
プロスタグランジン E_2　91, 98
分解　321

平均死亡率　206
平均体温　524
平均皮膚温　229, 250, 352, 357, 359, 524
壁面緑化　399
ペリメーターレス化　368
変温　87, 121
変温生物　289
変温動物　2
ベンチレーション効果　223

防寒手袋　445
防護手袋　438
防護長靴　438
防護服　266
帽子　432
放湿　213
放射平衡温度　586
放射放熱　341
放射除け　566
防暑効果　432
防塵マスク　437
防水性　436

防霜ファン　585
防毒マスク　437
放熱量　275
暴風災害　575
防風対策　418
飽和水蒸気圧　599
飽和水蒸気圧曲線　599
飽和潜水　377
穂温　291
保温効果　251
保温力　377, 448
北極海の海氷　561
ホメオスタシス　440
ホルネル症候群　145
盆地気候　564

ま　行

マイワシ　312
摩擦抵抗　432
末梢血管収縮　124
末梢循環　537
末梢部皮膚温　235
真夏日　592
麻痺　409
マラソン　512
マラリア原虫　170, 176
マラリア媒介蚊　173
マラリアワクチン　172
慢性痛モデル　199

味覚性発汗　19
ミクロソーム型 PGE 合成酵素　91
水資源減少　329
水中毒　527
水の三重点　553
三日熱マラリア　170
緑の革命　329
緑の冷却効果　405
ミナミアオカメムシ　295
民族服　236
　　——の気候適応域　238

無汗症　147
無効発汗　378, 431, 523
無樹木気候　569
矛盾冷覚　37
蒸れ感　223, 255

メタン　307, 320, 561

メラトニン　187, 543
免疫グロブリンE　197
メントール　9, 13

毛細管現象　214
毛細血管　14
持上凝結高度　601

や　行

薬剤耐性マラリア　172
屋敷林　418

有機物　321
有効積算温度　580
有効積算温量　297
有効積算気温　292
有効発汗　431
有酸素運動能力　522
床温　384
床暖房　382, 413
雪囲い　418
輸入マラリア　172, 180
指先皮膚温　153

養生　544
腰痛　451, 483, 488
容量調節系　46
予測至適着衣量　577
予測暑熱ストレイン　461

ら　行

ライ症候群　98
ラニーニャ　563
ラングの雨量因子　597
卵胞期　538

リアノジン受容体　101
リステリア菌　283
リポ多糖類　90
涼暖の感覚　407
緑陰　405
臨界温度　472
リンケの式　526

冷夏　574
冷害　301
冷覚　253
冷却衣服　260
冷却枕　228
冷蔵倉庫　463
冷点　8, 252
レイノー現象　143, 484
冷房病　486
冷房病対策　486
レクリエーション施設　615
レニン　497
レニン-アンギオテンシン-アルドステロン系　498
レプチン　50
レム睡眠　188

老化　536
労働安全衛生規則　462
労働衛生教育　446
露点　599
ロンドン大スモッグ事件　609

わ　行

ワイン　280, 287
和温療法　165

欧　文

ACGIH　425, 428, 462
Artzの基準　163
ASHRAE　454
ASHRAEの快適線図　344
ASHRAE Standard 55　380
AV3V　46
AVA　14, 143, 153, 521
AVP　99
α-MSH　99

BAT　54, 94

Ca^{2+}遊離速度測定　103
CGs　264
CIVD　15
Clock　51
clo値　216, 225, 246, 270, 362
COX-2　91
CPK　117
cryostimulation　516

DIT　50
DOMS　507

EET　99
ENSO　575
EP3受容体　94
ET　344, 349, 406

Fabry病　88
$FGF21$　52

GSHP　372

HIVC　16
hue-heat仮説　420

IPCC　178, 327
IREQ　455
$IREQ_{min}$　456
$IREQ_{neutral}$　456
ISO　428, 453
ISO 7243　462
ISO 7730　380
ISO 7933　461
ISO 11079　448
ISO 13732-3　428
ISOTR 10799　428
IZ　87

J波　127

KES法　240

LPS　90

MH　101
MH素因診断　102
MHモデル動物　104
mPGES　91
MRI　71

Na^+-K^+-$2Cl^-$共輸送体機構　18
NAO　560
NO合成酵素　166

PAL　367
PCPS　132
PET　24
PGE_2　91
PGE_2受容体　93
PMV　245, 344, 349, 401, 441, 453, 470
PO/AH　6

PPARα 52
PPD 453

Q_{10} 283, 289, 321
Q_{10} 効果 2

rapid rewarming 161
RICE 508

SCN 41
SCT 480
SDT 375
SET 216, 245, 344, 351, 402

SST 375

thermo TRP 7, 10
THI 311
TLRs 90
Toll 様受容体 90
torpor 51
TRP 9
TRPA 1 13
TRPM 2 13
TRPM 4 13
TRPM 5 13
TRPM 8 13

TRPV 1 11
TRPV 2 12
TRPV 3 12
TRPV 4 12
TRP チャネル 11

UCP 1 23
UTCI 467

WBGT 116, 191, 343, 425, 440, 446, 455, 466, 510, 548
WCI 457, 467

からだと温度の事典

2010年4月10日　初版第1刷
2012年4月20日　　　第3刷

監修者　彼　末　一　之
発行者　朝　倉　邦　造
発行所　株式会社　朝　倉　書　店
　　　　東京都新宿区新小川町 6-29
　　　　郵便番号　162-8707
　　　　電話 03(3260)0141
　　　　FAX 03(3260)0180
　　　　http://www.asakura.co.jp

〈検印省略〉

© 2010 〈無断複写・転載を禁ず〉　　　　　新日本印刷・渡辺製本

ISBN 978-4-254-30102-1　C 3547　　　　　Printed in Japan

JCOPY 〈(社)出版者著作権管理機構 委託出版物〉

本書の無断複写は著作権法上での例外を除き禁じられています．複写される場合は，そのつど事前に，(社) 出版者著作権管理機構 (電話 03-3513-6969, FAX 03-3513-6979, e-mail: info@jcopy.or.jp) の許諾を得てください．

前東大 杉本恒明・国立病院機構 矢崎義雄総編集

内 科 学 （第九版）

32230-9 C3047　　　B5判 2156頁　本体28500円
32231-6 C3047　　　B5判（5分冊）　本体28500円

内科学の最も定評ある教科書，朝倉『内科学』が4年ぶりの大改訂。オールカラーで図写真もさらに見やすく工夫。教科書としてのわかりやすさに重点をおき編集し，医師国家試験出題基準項目も網羅した。携帯に便利な分冊版あり。
〔内容〕総論：遺伝・免疫・腫瘍・加齢・心身症／症候学／治療学：移植・救急・感染症・寄生虫／循環器／血圧／呼吸器／消化管・膵・腹膜／肝・胆道／リウマチ・アレルギー／腎／内分泌・代謝・栄養／血液／神経／環境・中毒・医原性疾患

前東大 杉本恒明・東大 小俣政男総編集

内 科 学 症 例 図 説

32208-8 3047　　　B5判 656頁　本体18000円

症例を中心にその診断・治療の過程をストーリー性の中でわかりやすく，興味のもてるようにオールカラーで編集．典型的な症例を挙げ，その臨床所見と標準的な検査値を示し，超音波像・造影CT像・MRI像・血管造影像そして病理組織像などの画像診断をコンパクトに解説。〔内容〕感染症／循環器系疾患／呼吸器系疾患／消化器系疾患／肝疾患／胆・膵疾患／膠原病／腎・尿路系疾患／内分泌系疾患／代謝異常／血液疾患／神経疾患／眼底／救急医療

癌研有明病院 武藤徹一郎監訳

医 学 症 候 群 辞 典

32194-4 C3547　　　A4判 1024頁　本体49000円

医学生から，専門医，研修医，実地医家，さらに研究者を含め広く医療に携わる方々を主な読者対象として，内科，外科，眼科，耳鼻咽喉科，皮膚科，神経内科，脳神経外科，精神医学など臨床医学全般にわたる代表的な疾患・症候群約4000を収載。それらの疾患症候群についての別名・症状・徴候・病因・病理・鑑別診断・治療・予後などについて簡便に解説し，さらに詳しい事実などについて知りたい人のために最新の文献を併記するなど読者が便利なように纏めた事典

環境影響研 牧野国義・
昭和女子大 佐野武仁・清泉女子大 篠原厚子・
横浜国大 中井里史・内閣府 原沢英夫著

環 境 と 健 康 の 事 典

18030-5 C3540　　　A5判 576頁　本体14000円

環境悪化が人類の健康に及ぼす影響は世界的規模なものから，日常生活に密着したものまで多岐にわたっており，本書は原因等の背景から健康影響，対策まで平易に解説〔内容〕〔地球環境〕地球温暖化／オゾン層破壊／酸性雨／気象，異常気象〔国内環境〕大気環境／水環境，水資源／音と振動／廃棄物／ダイオキシン，内分泌撹乱化学物質／環境アセスメント／リスクコミュニケーション〔室内環境〕化学物質／アスベスト／微生物／電磁波／住まいの暖かさ，涼しさ／住まいと採光，照明，色彩

産総研 石田直理雄・北大 本間研一編

時 間 生 物 学 事 典

17130-3 C3545　　　A5判 340頁　本体9200円

生物のもつリズムを研究する時間生物学の主要な事項を解説。生理学・分子生物学的な基礎知識から，研究方法，ヒトのリズム障害まで，幅広く新しい知見も含めて紹介する。各項目は原則として見開きで解説し，図表を使ったわかりやすい説明を心がけた。〔内容〕生物リズムと病気／生物リズムを司る遺伝子／生殖リズム／アショフの法則／レム睡眠／睡眠脳波／脱同調プロトコール／社会性昆虫／ヒスタミン／生物時計の分子システム／季節性うつ病／昼夜逆転／サマータイム／他

福岡大 進藤宗洋・福岡大 田中宏暁・福岡大 田中 守編

健康づくりトレーニングハンドブック

69037-8 C3075　　　A5判 512頁　本体9500円

健康づくりの現場の指導者が自信をもって指導できるようその基礎知識と指導法を具体的・実際的に解説。〔内容〕運動処方作成の為の基礎知識（運動の為のエネルギーの発生・運搬・利用／運動を取巻く諸要因／健康関連体力の評価法と到達目標と運動処方）／健康づくり運動の実践指導法（健康づくり指導法／対象に応じた健康づくり指導法）／疾患の治療と予防に役立つ運動（内科的疾患者に対する運動処方の流れ／各疾患に対する運動処方）／健康づくりの支援システム／資料集，他

溝口昌子・大原國章・相馬良直・高戸　毅・
日野治子・松永佳世子・渡辺晋一編

皮　膚　の　事　典

30092-5　C3547　　　　B 5 判　388頁　本体14000円

皮膚は，毛・髪・爪・汗腺などの付属器をも含めて，からだを成り立たせ，外界からの刺激に反応し対処するとともに，さまざまなからだの異変が目に見えて現れる場所であり，人の外見・印象をも左右する重要な器官である。本書は，医学・生物学的知識を基礎として，皮膚をさまざまな角度から考察して解説するもの。皮膚のしくみ，色，はたらき，発生，老化，ヒトと動物の比較，検査法，疾患，他臓器病変との関連，新生児・乳児，美容，遺伝，皮膚と絵画・文学など学際的内容。

高戸　毅・天笠光雄・葛西一貴・古郷幹彦・
須佐美隆史・鈴木茂彦・谷口　尚・新美成二編

口　と　歯　の　事　典

30091-8　C3547　　　　B 5 判　436頁　本体15000円

口と歯は，消化管の入口として食物の摂取や会話など多くの機能を有するとともに，外見や印象にも大きく影響を与え，生物学的にも社会的にもヒトの生存および生活にとって，たいへん重要な器官である。本書は，医学，歯学，生物学的知識をベースにして，口と歯にまつわるさまざまな現象をとりあげ，学際的・総合的な理解を通じて，人々の健康保持・増進の願いにこたえられる成書としてまとめられたもの。医療，保健，看護，介護，福祉，美容，スポーツ，心理など広範な内容。

元東大 平井久丸・順天堂大 押味和夫・
自治医大 坂田洋一編

血　液　の　事　典

30076-5　C3547　　　　A 5 判　416頁　本体15000円

血液は人間の生存にとって不可欠なものであり，古くから研究されてきたが，最近の血液学の進歩には著しいものがある。本書は，分子生物学的な基礎から臨床まで，血液に関する最新の知識を，用語解説という形式をとりながら，ストーリーのある読みものとして，全体像をとらえることができるように配慮してまとめたものである。〔内容〕ヒトと動物の血液の比較／造血の発生／赤血球膜異常症／遺伝子診断の手法／白血球減少症／血球計数と形態検査／血小板と血管内皮／凝固

老人研 鈴木隆雄・老人医療センター 林　泰史総編集

骨　　の　　事　　典

30071-0　C3547　　　　A 5 判　480頁　本体15000円

骨は動物の体を支える基本構造であり，様々な生物学的・医学的特性をもっている。また古人骨や動物の遺骸を通して過去の地球上に生息し，その後絶滅した生物等の実像や生活習慣等を知る上でも重要な手掛かりとなっている。このことは文化人類学においても重要な役割を果たしている。本事典は骨についての様々な情報を収載，また疑問に応える「骨に関するエンサイクロペディア」として企画。〔内容〕骨の進化・人類学／骨にかかわる風俗習慣と文化／骨の組成と機能／骨の病気

三島濟一総編集　岩田　誠・金井　淳・酒田英夫・
澤　　充・田野保雄・中泉行史編

眼　　の　　事　　典

30070-3　C3547　　　　A 5 判　656頁　本体20000円

眼は生物にとって生存に不可欠なものであり，眼に対しては動物は親しみと畏怖の対象である。ヒトにとっては生存のみならず，Quality of Lifeにおいて重要な役割を果たしており，何故モノが見え，色を感じるのかについて科学や眼に纏わる文化，文学の対象となってきている。本事典は眼についての様々な情報を収載，また疑問に応える『眼に関するエンサイクロペディア』として企画。〔内容〕眼の構造と機能／眼と脳／眼と文化／眼の補助具／眼の検査法／眼と社会環境／眼の疾患

前京大 清野　裕・神戸大 千原和夫・九大 名和田新・
医歯大 平田結喜緒編

ホ　ル　モ　ン　の　事　典

30074-1　C3547　　　　A 5 判　708頁　本体22000円

総論ではホルモンの概念・研究の歴史など，各論では，人体の頭部より下部へ，部位別の各ホルモンを項目立てし，最新の研究成果を盛り込んで詳しく解説したホルモンの総合事典。〔内容〕I．総論，II．各論(視床下部ホルモン／下垂体前・後葉ホルモン／甲状腺ホルモン／副甲状腺ホルモン／心臓ホルモン／血管内皮ホルモン／脂肪ホルモン／軟骨ホルモン／腎ホルモン／副腎皮質ホルモン／副腎髄質ホルモン／性腺・胎盤ホルモン／環境ホルモン／膵ホルモン／消化管ホルモン)

医歯大 佐々木成・明薬大 石橋賢一編

からだと水の事典

30094-9 C3547　　　B 5 判 372頁 本体14000円

水分の適切な摂取・利用・排出は人体の恒常性の維持に欠かせないものであり，健康の基本といえる。本書は，分子・細胞・器官・臓器・個体の各レベルにおいて水を行き渡らせるしくみを解説。〔内容〕生命の誕生と水(体内の水，水輸送とアクアポリン，水と生物の進化，他)／ヒトの臓器での水輸送とその異常(脳，皮膚と汗腺，口腔と唾液腺，消化管，腎臓，運動器，他)／病気と水代謝(高血圧，糖尿病，心不全，肝硬変，老化，妊娠，熱中症，他)／水代謝異常の治療(輸液療法，利尿薬)

酸素ダイナミクス研究会編

からだと酸素の事典

30098-7 C3547　　　B 5 判 596頁 本体19000円

生体と酸素のかかわりを，物理学，化学，生物学，基礎医学，臨床医学，工学など，広範な分野に渡るテーマについて取り上げ，それぞれを第一人者が解説し，総合的にまとめた成書。医療，保健，保育，教育，看護，衛生，介護，リハビリテーション，福祉，健康科学，環境科学，生活科学，スポーツ科学，各種身体活動，心理学などの学生，研究者，実務家に有益。〔内容〕地球と酸素と生命の歴史／生体における酸素の計測／生体と酸素／酸素と病気／酸素の利用／酸素とextremity／他

都老人研 鈴木隆雄・東大 衞藤　隆編

からだの年齢事典

30093-2 C3547　　　B 5 判 528頁 本体16000円

人間の「発育・発達」「成熟・安定」「加齢・老化」の程度・様相を，人体の部位別に整理して解説することで，人間の身体および心を斬新な角度から見直した事典。「骨年齢」「血管年齢」などの，医学・健康科学やその関連領域で用いられている「年齢」概念およびその類似概念をなるべく取り入れて，生体機能の程度から推定される「生物学的年齢」と「暦年齢」を比較考量することにより，興味深く読み進めながら，ノーマル・エイジングの個体的・集団的諸相につき，必要な知識が得られる成書

順天堂大 坂井建雄・東大 五十嵐隆・順天堂大 丸井英二編

からだの百科事典

30078-9 C3547　　　A 5 判 584頁 本体20000円

「からだ」に対する関心は，健康や栄養をはじめ，誰にとっても高いものがある。本書は，「からだ」とそれを取り巻くいろいろな問題を，さまざまな側面から幅広く魅力的なテーマをあげて，わかりやすく解説したもの。
第1部「生きているからだ」では，からだの基本的なしくみを解説する。第2部「からだの一大事」では，からだの不具合，病気と治療の関わりを扱う。第3部「社会の中のからだ」では，からだにまつわる文化や社会との関わりを取り扱う

東邦大 有田秀穂編

呼　吸　の　事　典

30083-3 C3547　　　A 5 判 744頁 本体24000円

呼吸は，生命活動の源であり，人間の心の要である。本書は呼吸にまつわるあらゆる現象をとりあげた総合的事典。生命活動の基盤であるホメオスタシスから呼吸という行動まで，細胞レベルから心を持つヒトのレベルまで，発生から老化まで，しゃっくりの原始反射から呼吸中枢まで，睡眠から坐禅という特殊な覚醒状態まで，潜水から人工血液まで，息の文化からホリスティック医療までさまざまな呼吸関連の事象について，第一線の研究者が専門外の人にも理解しやすく解説したもの

東京歯科大 井出吉信編

咀　嚼　の　事　典

30089-5 C3547　　　B 5 判 368頁 本体14000円

咀嚼は，生命活動の基盤であり，身体と心のパフォーマンスの基本となる。噛むこと，咀嚼することは，栄養の摂取という面だけではなく，脳をはじめ全身の機能の発達や維持と密接に関わっている。咀嚼を総合的にまとめた本書は医学，歯学，生物学，看護科学，保健科学，介護・福祉科学，医療技術，健康科学，スポーツ科学，栄養学，食品科学，保育学，教育学，パフォーミング・アーツ，心理学などの学生・研究者・実務家，咀嚼と健康の関わりに興味・関心のある人々の必携書。

上記価格(税別)は 2012 年 3 月現在